Psicopatologia e Semiologia dos Transtornos Mentais

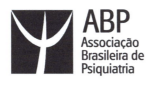

A Artmed é a editora oficial da ABP

> **Nota**
>
> A medicina é uma ciência em constante evolução. À medida que novas pesquisas e a própria experiência clínica ampliam o nosso conhecimento, são necessárias modificações na terapêutica, em que também se insere o uso de medicamentos. Os autores desta obra consultaram as fontes consideradas confiáveis num esforço para oferecer informações completas e, geralmente, de acordo com os padrões aceitos à época da publicação. Entretanto, tendo em vista a possibilidade de falha humana ou de alterações nas ciências médicas, os leitores devem confirmar estas informações com outras fontes. Por exemplo, e em particular, os leitores são aconselhados a conferir a bula completa de qualquer medicamento que pretendam administrar para se certificar de que a informação contida neste livro está correta e de que não houve alteração na dose recomendada nem nas precauções e contraindicações para o seu uso. Essa recomendação é particularmente importante em relação a medicamentos introduzidos recentemente no mercado farmacêutico ou raramente utilizados.

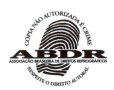

D142p   Dalgalarrondo, Paulo.
              Psicopatologia e semiologia dos transtornos mentais / Paulo Dalgalarrondo. – 3. ed. – Porto Alegre : Artmed, 2019.
              xiii; 505 p. ; 25 cm.

              ISBN 978-85-8271-505-5

              1. Psicopatologia. 2. Transtornos mentais. I. Título.

                                                                            CDU 616.89-008

Catalogação na publicação : Karin Lorien Menoncin - CRB 10/2147

Psicopatologia e Semiologia dos Transtornos Mentais

3ª Edição

Paulo
Dalgalarrondo

Professor Titular de Psicopatologia da Faculdade de Ciências Médicas da Unicamp.
Doutor em Antropologia Social pelo Instituto de Filosofia e Ciências Humanas da Unicamp.
Doutor em Medicina pela Universidade de Heidelberg, Alemanha.

Reimpressão

2019

© Artmed Editora Ltda., 2019

Gerente editorial: *Letícia Bispo de Lima*

Colaboraram nesta edição:

Coordenadora editorial: *Cláudia Bittencourt*

Capa, projeto gráfico e editoração: *Paola Manica e equipe*

Preparação do original: *Camila Wisnieski Heck*

Leitura final: *Antonio Augusto da Roza*

Ilustrações: *Gilnei da Costa Cunha*

Reservados todos os direitos de publicação à
ARTMED EDITORA LTDA., uma empresa do GRUPO A EDUCAÇÃO S.A.
Av. Jerônimo de Ornelas, 670 – Santana
90040-340 – Porto Alegre – RS
Fone: (51) 3027-7000 Fax: (51) 3027-7070

SÃO PAULO
Rua Doutor Cesário Mota Jr., 63 – Vila Buarque
01221-020 – São Paulo – SP
Fone: (11) 3221-9033

SAC 0800 703-3444 – www.grupoa.com.br

É proibida a duplicação ou reprodução deste volume, no todo ou em parte, sob quaisquer
formas ou por quaisquer meios (eletrônico, mecânico, gravação, fotocópia, distribuição
na Web e outros), sem permissão expressa da Editora.

IMPRESSO NO BRASIL
PRINTED IN BRAZIL

*Para minha mãe, Maria Teresa, que me ensinou a
curiosidade por tudo o que é humano.*

*Rigorosamente, todas estas notícias são desnecessárias
para a compreensão da minha aventura; mas é um modo
de ir dizendo alguma coisa, antes de entrar em matéria,
para a qual não acho porta grande nem pequena; o melhor
é afrouxar a rédea à pena, e ela que vá andando, até
achar entrada. Há de haver alguma; tudo depende das
circunstâncias, regra que tanto serve para o estilo como para
a vida; palavra puxa palavra, uma ideia traz outra, e assim
se faz um livro, um governo, ou uma revolução; alguns dizem
mesmo que assim é que a natureza compôs as suas espécies.*

Machado de Assis
*(em Primas de Sapucaia,
Histórias sem data, 1884)*

Prefácio à 3ª edição[1]

Esta nova edição de *Psicopatologia e semiologia dos transtornos mentais* foi cuidadosa e amplamente revista, buscando oferecer a estudantes e profissionais, além de conceitos descritivos da rica tradição da psicopatologia, os conhecimentos científicos contemporâneos mais relevantes sobre a mente humana e seus transtornos. Assim, considerando os sistemas diagnósticos de transtornos mentais da atualidade (DSM e CID), são apresentados conceitos psicopatológicos, diretrizes e critérios diagnósticos, sempre que possível, correspondentes às versões mais recentes desses sistemas. Foi consultada a versão atualmente disponível da classificação da Organização Mundial da Saúde, além das publicações sobre tal classificação. Buscou-se, ainda, integrar conceitos e definições da nova linha de pesquisa em transtornos mentais, o chamado Research Domain Criteria (RDoC), do National Institute of Mental Health (NIMH), dos Estados Unidos.

A psicopatologia é, não se deve esquecer, uma linguagem, um idioma; e, como já assinalou o grande psicopatólogo francês Philippe E. A. Chaslin (1857-1923), uma *ciência bem feita* necessita de *um idioma bem construído,* claro, compreensível e honesto para a comunicação dos fatos clínicos.

Além da expansão e da atualização do conteúdo, foi desenvolvido, para a presente edição, um *hotsite* exclusivo em que o leitor pode acessar materiais complementares, como: instrumentos, escalas e modelos de histórias clínicas, que auxiliarão em sua prática clínica; textos históricos citados no livro, para os interessados em conhecer a história da psicopatologia e suas bases conceituais; um breve atlas com imagens neuroanatômicas, para ajudar os estudantes na compreensão dos conteúdos; instrumentos padronizados de avaliação psicológica e neuropsicológica, para pesquisa ou mesmo para avaliações clínicas quantificáveis (ou mais objetificáveis); além de questões para

revisão dos conhecimentos adquiridos em cada capítulo e um glossário de denominações populares relacionadas a comportamentos, estados e transtornos mentais, substâncias psicoativas e psicopatologia em geral.

Não posso deixar de mencionar e agradecer a um grupo de professores, profissionais e estudantes de graduação que gentilmente contribuíram com esta nova edição, lendo criticamente as primeiras versões, apontando falhas e fazendo valiosas sugestões. O psicólogo de nosso departamento na Unicamp, Luiz Fernando L. Pegoraro, contribuiu com revisões detalhadas de vários capítulos, assim como com orientações e sugestões referentes a testes padronizados em avaliação psicológica e neuropsicológica. A psicóloga Rafaela T. Zorzanelli, professora da Universidade Estadual do Rio de Janeiro (UERJ), leu e fez valiosas sugestões sobre os capítulos e pontos de interface entre psicopatologia e epistemologia, filosofia e antropologia médica. Lucas F. B. Mella e Luiz Fernando Lima e Silva, psiquiatras de idosos da Unicamp, revisaram cuidadosamente os temas de psicopatologia do idoso.

Meu companheiro fraterno na psicopatologia, com quem busco, no dia a dia, a decifração de pacientes com transtornos mentais graves e intrigantes, Claudio E.M. Banzato, leu, comentou e revisou partes importantes do livro, sempre com olhar apurado e mente lúcida. Fez sugestões valiosíssimas, com precisão e generosidade.

Também leram os rascunhos desta edição Gabriela Jacques de Moraes Dalgalarrondo e Letícia Daher Pereira, estudantes de graduação em psicologia, e Luísa Rocco Banzato, Elisa de Carvalho Iwamoto e Rafael Daher Pereira, estudantes de medicina, devolvendo ao autor uma primeira perspectiva que estudantes de graduação terão ao ler o livro. Permitiram, assim, que eu pudesse adequar ao máximo o texto aos leitores nas diversas fases do aprendizado. O médico-residente em psiquiatria Rafael Gobbo me ajudou com sugestões no capítulo sobre sexualidade. Luísa Jacques de Moraes Dalgalarrondo

---

[1] Para ler os Prefácios da 1ª e da 2ª edição, acesse o *hotsite* do livro.

contribuiu nos temas relacionados a percepção e emoção, sobretudo as não conscientes.

Minha amiga querida, psiquiatra de crianças e adolescentes e psicanalista, Eloísa Valler Celeri leu várias das partes relacionadas a infância e adolescência e a conceitos psicanalíticos, apontando falhas e fazendo sugestões valiosas.

Nosso jovem amigo/filho acadêmico e professor de psiquiatria da Unicamp, Amilton dos Santos Júnior, fez sugestões valiosas e me ajudou na pesquisa bibliográfica. A psicóloga Juliana T. Fiquer, pesquisadora da comunicação não verbal em psicopatologia, deu importante contribuição, revisando o capítulo sobre o tema (que é novo nesta edição).

As professoras de nosso departamento Renata C. S. de Azevedo, especialista em dependência química, e Ana Maria G. R. Oda, psiquiatra/historiadora da psiquiatria, fizeram correções e deram sugestões generosas e atualizadas, bem como ajudaram a encontrar artigos de grandes autores da área. Alexandre Saadeh, do Instituto de Psiquiatria do Hospital das Clínicas da Universidade de São Paulo, forneceu orientação, com toda sua generosidade e experiência, no campo da sexualidade humana.

Também devo assinalar minha gratidão aos demais colegas do Departamento de Psicologia Médica e Psiquiatria da Faculdade de Ciências Médicas da Unicamp, que todas as terças-feiras, em nossas reuniões clínicas, discutem questões psicopatológicas e dilemas humanos referentes a pacientes com os mais diferentes quadros e dificuldades. Sou aluno e devedor dessa nossa pequena e íntima escola de psicopatologia.

Minha esposa, Mônica Jacques de Moraes, fez preciosas sugestões para a organização geral do livro, com sua visão pragmática e inteligente. Meus amigos fraternos, Neury José Botega e Mário E. Costa Pereira, me deram, como sempre, dicas e conselhos sábios. Utilizei-os na medida de minhas possibilidades.

Finalmente, agradeço a Artmed Editora pelo incentivo, paciência, apoio e compreensão na realização desta 3ª edição. As pessoas que estão à frente dessa grande editora não pouparam esforços em me ajudar com material bibliográfico e sugestões para que a edição ficasse o melhor do que podemos produzir nesta fase da vida e do conhecimento científico e humanístico disponível.

Desde a 1ª edição até esta, este livro persegue um fim, busca realizar um projeto específico e relativamente ambicioso: construir e tornar disponível uma obra formada por duas grandes correntes do conhecimento científico e humanístico sobre os transtornos mentais.

A primeira dessas duas correntes é a tradição da psicopatologia, construída de forma artesanal (e, muitas vezes, genial), com apuradíssimo método de observação e análise de dados clínicos, desenvolvida pelos grandes autores dos séculos XIX e XX, bebedores das melhores fontes da tradição filosófica e clínica. A segunda corrente é constituída pelas neurociências cognitivas modernas, possivelmente uma das mais produtivas áreas do conhecimento científico atual, com implicações crescentes para o conhecimento dos transtornos psicopatológicos. Se, ao unirmos a valiosa tradição psicopatológica com as sofisticadas neurociências modernas, foi possível ou não produzir uma obra útil e relevante, cabe apenas aos leitores decidir.

Sumário

Parte I: Aspectos gerais da psicopatologia

Capítulo 1 | Introdução geral à semiologia psiquiátrica 3

Capítulo 2 | Definição de psicopatologia e ordenação dos seus fenômenos 6

Capítulo 3 | Os principais campos e tipos de psicopatologia 10

Capítulo 4 | A questão da normalidade e da medicalização 14

Capítulo 5 | Contribuições das neurociências à psicopatologia 19

Capítulo 6 | Contribuições da filosofia à psicopatologia 26

Capítulo 7 | Princípios gerais do diagnóstico psicopatológico 35

Parte II: Avaliação do paciente e funções psíquicas alteradas

Capítulo 8 | A avaliação do paciente 41

Capítulo 9 | A entrevista com o paciente 45

Capítulo 10 | Aspecto geral do paciente e comunicação não verbal 55

Funções psíquicas elementares e suas alterações no exame do estado mental

Capítulo 11 | Introdução às funções psíquicas elementares 67

Capítulo 12 | A consciência e suas alterações 69

Capítulo 13 | A atenção e suas alterações 82

Capítulo 14 | A orientação e suas alterações 93

Capítulo 15 | As vivências do tempo e do espaço e suas alterações 100

XII   Sumário

Capítulo 16 | A sensopercepção e suas alterações
(incluindo a representação e a imaginação) 105

Capítulo 17 | A memória e suas alterações 129

Capítulo 18 | A afetividade e suas alterações 148

Capítulo 19 | A vontade, a psicomotricidade, o agir e suas alterações 172

Capítulo 20 | O pensamento e suas alterações 195

Capítulo 21 | O juízo de realidade e suas alterações (o delírio) 206

Capítulo 22 | A linguagem e suas alterações.. 232

Funções psíquicas compostas e suas alterações

Capítulo 23 | Introdução às funções psíquicas compostas 255

Capítulo 24 | O eu, o *self*: psicopatologia 256

Capítulo 25 | A personalidade e suas alterações 270

Capítulo 26 | Inteligência e cognição social 302

Parte III: As grandes síndromes psicopatológicas

Capítulo 27 | Do sintoma à síndrome 335

Capítulo 28 | As síndromes da psicopatologia, os transtornos
e os modos de proceder em relação aos diagnósticos 341

Capítulo 29 | Síndromes depressivas 344

Capítulo 30 | Síndromes maníacas e transtorno bipolar 355

Capítulo 31 | Síndromes ansiosas e síndromes
com importante componente de ansiedade 365

Capítulo 32 | Síndromes psicóticas
(quadros do espectro da esquizofrenia e outras psicoses) 379

Capítulo 33 | Síndromes psicomotoras.. 389

Capítulo 34 | Síndromes relacionadas ao comportamento alimentar 394

Capítulo 35 | Transtornos devidos ou relacionados a substâncias
e comportamentos aditivos 398

Capítulo 36 | Síndromes relacionadas ao sono 407

Capítulo 37 | Sexualidade e psicopatologia 413

Capítulo 38 | Transtornos neurocognitivos (síndromes mentais orgânicas) 433

Capítulo 39 | Demências e outros transtornos
neurocognitivos de longa duração 441

Capítulo 40 | Síndromes relacionadas à cultura 455

Referências 460

Índice 492

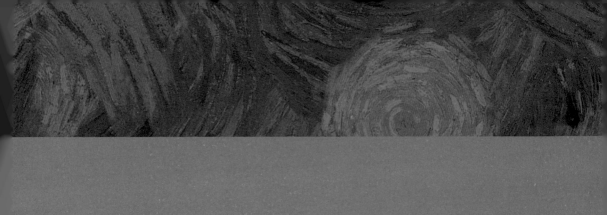

Parte I
Aspectos gerais da psicopatologia

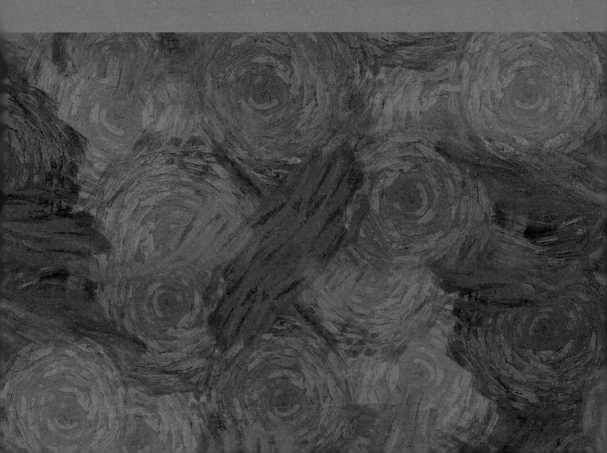

1 Introdução geral à semiologia psiquiátrica

Um dia escrevi que tudo é autobiografia, que a vida de cada um de nós a estamos contando em tudo quanto fazemos e dizemos, nos gestos, na maneira como nos sentamos, como andamos e olhamos, como viramos a cabeça ou apanhamos um objeto no chão. Queria eu dizer então que, vivendo rodeados de sinais, nós próprios somos um sistema de sinais.

José Saramago

O QUE É SEMIOLOGIA (EM GERAL E SEMIOLOGIA MÉDICA E PSICOPATOLÓGICA)

A semiologia, tomada em um sentido geral, é a **ciência dos signos**, não se restringindo, obviamente, à medicina, à psiquiatria ou à psicologia. É campo de grande importância para o estudo da linguagem (semiótica linguística), da música (semiologia musical), das artes em geral e de todos os campos de conhecimento e de atividades humanas que incluam a interação e a comunicação entre dois interlocutores por meio de sistemas de signos.

Já a **semiologia psicopatológica**, por sua vez, é o estudo dos **sinais e sintomas dos transtornos mentais**.

Entende-se por semiologia médica o estudo dos sintomas e dos sinais das doenças, o qual permite ao profissional da saúde identificar alterações físicas e mentais, ordenar os fenômenos observados, formular diagnósticos e empreender terapêuticas.

Embora esteja intimamente relacionada à linguística, a semiologia geral não se limita a esta, uma vez que o signo transcende a esfera da língua. São também signos os gestos, as atitudes e os comportamentos não verbais, os sinais matemáticos, os signos musicais, etc. De fato, a semiologia geral como ciência dos signos foi postulada pelo linguista suíço Ferdinand de Saussure [1916] (1970, p. 24), que afirmou:

> Pode-se, então, conceber uma ciência que estude a vida dos signos no seio da vida social; [...] chamá-la-emos de Semiologia (do grego *semeion*, "signo"). Ela nos ensinará em que consistem os signos, que leis os regem.

Charles Morris (1946) discrimina três campos distintos no interior da semiologia: a **semântica**, responsável pelo estudo das relações entre os signos e os objetos a que se referem; a **sintaxe**, que compreende as regras e leis que regem as relações entre os vários signos de um sistema; e, por fim, a **pragmática**, que se ocupa das relações entre os signos e seus usuários, os sujeitos que os utilizam concretamente, em situações e contextos sociais e históricos do dia a dia.

O **signo** é o elemento nuclear da semiologia; ele está para a semiologia assim como a célula está para a biologia e o átomo para a física. O signo é um tipo de sinal. Define-se sinal como qualquer estímulo emitido pelos objetos do mundo. Assim, por exemplo, a fumaça é um sinal do fogo, a cor vermelha, do sangue, etc.

O signo é um sinal especial, sempre provido de significação. Dessa forma, na semiologia médica, sabe-se que a febre pode ser um sinal/signo de uma infecção, ou a fala extremamente rápida e fluente pode ser um sinal/signo de uma síndrome maníaca. A semiologia médica e a psicopatológica tratam particularmente dos signos que indicam a existência de transtornos e patologias.

Os signos de maior interesse para a psicopatologia são os **sinais comportamentais** objetivos, verificáveis pela observação direta do paciente, e os **sintomas**, isto é, as vivências subjetivas relatadas pelos indivíduos, suas queixas e narrativas, aquilo que o sujeito experimenta e, de alguma forma, comunica a alguém.

Sá Junior (1988) apresenta uma definição de sintoma e sinal um pouco diferente. Ele discrimina os **sintomas objetivos** (observados pelo examinador) dos **sintomas subjetivos** (percebidos apenas pelo paciente). Os **sinais**, por sua vez, são definidos como *dados elementares das doenças que são provocados (ativamente evocados) pelo examinador* (sinal de Romberg, sinal de Babinski, etc.).

Segundo o linguista russo Roman Jakobson (1896-1982), já os antigos filósofos estoicos desmembraram o signo em dois elementos básicos: *signans* (o significante) e *signatum* (o significado) (Jakobson, 1962; 1975). Assim, todo signo é constituído por estes dois elementos: o **significante**, que é o suporte material, o veículo do signo; e o **significado**, isto é, aquilo que é designado e que está ausente, o conteúdo do veículo.

De acordo com o filósofo norte-americano Charles S. Peirce (1839-1914), segundo as relações entre o **significado** (**conteúdo**) e o **significante** (**suporte material**) de um signo, há três tipos de signos: o ícone, o indicador e o símbolo (Peirce, 1904/1974).

O **ícone** é um tipo de signo no qual o elemento significante evoca imediatamente o significado, graças a uma grande semelhança entre eles, como se o significante fosse uma "fotografia" do significado. O desenho esquemático no papel de uma casa pode ser considerado um ícone do objeto casa.

No caso do **indicador**, ou índice, a relação entre o significante e o significado é de contiguidade; o significante é um índice, algo que aponta para o objeto significado. Assim, uma nuvem é um indicador de chuva, e a fumaça, de fogo.

O **símbolo**, por sua vez, é um tipo de signo totalmente diferente do ícone e do indicador; aqui, o elemento significante e o objeto ausente (significado) são distintos em aparência e sem relação de contiguidade. Não há qualquer relação direta entre eles; trata-se de uma **relação** puramente **convencional e arbitrária**. Entre o conjunto de letras agrupadas "C-A-S-A" e o objeto "casa" não existe qualquer semelhança (visual ou de qualquer outro tipo), o que constitui uma relação totalmente convencional. Por isso, o sentido e o valor de um símbolo dependem necessariamente das relações que este mantém com os outros símbolos do sistema simbólico total; depende, por exemplo, da ausência ou presença de outros símbolos que expressam significados próximos ou antagônicos a ele.

DIMENSÃO DUPLA DO SINTOMA PSICOPATOLÓGICO: INDICADOR E ELEMENTO SIMBÓLICO AO MESMO TEMPO

Os sintomas médicos e psicopatológicos têm, como signos, uma dimensão dupla. Eles são tanto um índice (indicador) como um símbolo. O sintoma como índice sugere uma disfunção que está em outro ponto do organismo ou do aparelho psíquico; porém, aqui, a relação do sintoma com a disfunção de base é, em certo sentido, de contiguidade. A febre pode corresponder a uma infecção que induz os leucócitos a liberarem certas citocinas, que, por sua ação no hipotálamo, produzem o aumento da temperatura. Assim, o sintoma febre tem determinada relação de contiguidade com o processo infeccioso de base.

Além de tal dimensão de indicador, os sintomas psicopatológicos, ao serem nomeados pelo paciente, por seu meio cultural ou pelo médico, passam a ser "símbolos linguísticos" no interior de uma linguagem.

No momento em que recebe um nome, o sintoma adquire o *status* de símbolo, de signo linguístico arbitrário, que só pode ser compreendido dentro de um sistema simbólico dado, em determinado universo cultural. Dessa forma, a angústia manifesta-se (e realiza-se) ao mesmo tempo como *mãos geladas, tremores e aperto na garganta* (que indicam, p. ex., uma disfunção no sistema nervoso autônomo), e, ao ser tal estado designado como *nervosismo, neurose, ansiedade ou gastura*, passa a receber certo significado simbólico e cultural (por isso, convencional e arbitrário), que só pode ser adequadamente compreendido e interpretado tendo-se como referência um universo cultural específico, um sistema de símbolos determinado.

A semiologia psicopatológica, portanto, cuida especificamente do estudo dos sinais e sintomas produzidos pelos transtornos mentais, signos que sempre contêm essa dupla dimensão.

DIVISÕES DA SEMIOLOGIA

A semiologia (tanto a médica como a psicopatológica) pode ser dividida em duas grandes subáreas: semiotécnica e semiogênese (Marques, 1970).

A **semiotécnica** refere-se a técnicas e procedimentos específicos de observação e coleta de sinais e sintomas, assim como da descrição de tais sintomas. No caso dos transtornos mentais, a semiotécnica concentra-se na entrevista direta com o paciente, seus familiares e demais pessoas com as quais convive.

A coleta de sinais e sintomas requer a habilidade sutil em formular as perguntas mais adequadas para o estabelecimento de uma relação produtiva e a consequente identificação dos signos dos transtornos mentais. São fundamentais o tipo de perguntas e "como" e "quando" fazê-las, assim como o modo de interpretar as respostas e a decorrente formulação de novas perguntas.

Além disso, é crucial, sobretudo para a semiotécnica em psicopatologia, a observação minuciosa, atenta e perspicaz do comportamento do paciente, do conteúdo de seu discurso e do seu modo de falar, da sua mímica, da postura, da vestimenta, da forma como reage e do seu estilo de relacionamento com o entrevistador, com seus familiares e, eventualmente, com outros pacientes.

Já a **semiogênese**, por sua vez, é o campo de investigação da origem, dos mecanismos de produção, do significado e do valor diagnóstico e clínico dos sinais e sintomas.

Por fim, alguns autores utilizam o termo "propedêutica médica" ou "psiquiátrica" para designar a semiologia. O termo **propedêutica**, de modo geral, é empregado em várias áreas do saber para designar o ensino prévio, os conhecimentos preliminares necessários ao início de uma ciência ou filosofia. Prefiro o termo "semiologia" a "propedêutica", mas reconheço que a semiologia psicopatológica (como propedêutica) pode ser concebida como uma ciência preliminar, necessária a todo estudo psicopatológico e prática clínica em psiquiátrica e em psicologia clínica.

Entretanto, ao se delimitar uma síndrome (como síndrome depressiva, demencial, paranoide, etc.), não se trata ainda da definição e da identificação de causas específicas, de um curso e evolução relativamente homogêneos e de uma estrutura básica do processo patológico. A síndrome é puramente uma definição descritiva de um conjunto momentâneo e recorrente de sinais e sintomas.

Denominam-se, em medicina e psiquiatria, **entidades nosológicas, doenças** ou **transtornos específicos** (como esquizofrenia, doença de Alzheimer, anorexia nervosa, etc.). São os fenômenos mórbidos nos quais podem-se identificar (ou pelo menos presumir com certa consistência) certas **causas** ou fatores causais (**etiologia**), o **curso** relativamente homogêneo, certos **padrões evolutivos** e **estados terminais** típicos.

Além disso, nas entidades nosológicas ou transtornos, busca-se identificar **mecanismos psicológicos e psicopatológicos** característicos, antecedentes genético-familiares algo específicos e respostas a tratamentos e intervenções mais ou menos previsíveis.

Em psicopatologia e psiquiatria, frequentemente somos obrigados a trabalhar no âmbito das síndromes, pois, muitas vezes, o diagnóstico preciso de entidades nosológicas, doenças ou transtornos específicos é difícil ou incerto. Embora muito esforço tenha sido (há mais de 200 anos!) empreendido no sentido de se identificar transtornos mentais específicos bem delimitados, na prática isso ainda não se consegue em todos os casos clínicos.

Cabe, ainda, lembrar que o reconhecimento dessas entidades não tem apenas um interesse científico ou acadêmico (valor teórico); ele geralmente viabiliza ou facilita o desenvolvimento de procedimentos e intervenções terapêuticos e preventivos mais eficazes (valor pragmático).

SÍNDROMES E ENTIDADES NOSOLÓGICAS (TRANSTORNOS ESPECÍFICOS)

Na prática clínica, os sinais e os sintomas não ocorrem de forma aleatória; surgem em certas associações, certos *clusters* (agrupamentos) mais ou menos frequentes. Definem-se, portanto, as **síndromes** como agrupamentos relativamente constantes e estáveis de determinados sinais e sintomas.

2 Definição de psicopatologia e ordenação dos seus fenômenos

Um fenômeno é sempre biológico em suas raízes e social em sua extensão final. Mas nós não nos devemos esquecer, também, de que, entre esses dois, ele é mental.

Jean Piaget

Campbell (1986) define a psicopatologia como o ramo da ciência que trata da natureza essencial da doença ou transtorno mental – suas causas, as mudanças estruturais e funcionais associadas a ela e suas formas de manifestação. Entretanto, nem todo estudo psicopatológico segue a rigor os ditames de uma "ciência dura", "ciência *sensu strictu*". A psicopatologia, em acepção mais ampla, pode ser definida como o conjunto de conhecimentos referentes ao adoecimento mental do ser humano. É um conhecimento que se esforça por ser sistemático, elucidativo e desmistificante.

Como conhecimento que visa ser científico, a psicopatologia não inclui critérios de valor, nem aceita dogmas ou verdades *a priori*. Ao se estudar e praticar a psicopatologia, não se julga moralmente aquilo que se estuda; busca-se apenas observar, identificar e compreender os diversos elementos do transtorno mental. Além disso, em psicopatologia, deve-se rejeitar qualquer tipo de dogma, qualquer verdade pronta e intocável, seja ela religiosa, seja ela filosófica, psicológica ou biológica; o conhecimento que se busca está permanentemente sujeito a revisões, críticas e reformulações. Ou seja, a psicopatologia como ciência dos transtornos mentais requer um debate científico e público constante de todos os seus postulados, noções e verdades encontradas.

O campo da psicopatologia inclui uma variedade de fenômenos humanos especiais, associados ao que se denominou historicamente de doença mental. São vivências, estados mentais e padrões comportamentais que apresentam, por um lado, uma especificidade psicológica (as vivências das pessoas com doenças mentais apresentam dimensão própria, genuína, não sendo apenas "exageros" do normal) e, por outro, conexões complexas com a psicologia do normal (o mundo da doença mental não é totalmente estranho ao mundo das experiências psicológicas "normais").

A psicopatologia tem boa parte de suas raízes na tradição médica (na obra dos grandes clínicos e alienistas do passado, sobretudo dos séculos XVIII até o presente), que propiciou, nos últimos 300 anos, a observação prolongada e cuidadosa de um considerável contingente de pessoas com transtornos mentais.

Em outra vertente, a psicopatologia nutre-se de uma tradição humanística e universitária (filosofia, literatura, artes, psicologia, psicanálise), a qual sempre viu na "alienação mental", no *pathos* do sofrimento mental extremo, uma possibilidade excepcionalmente rica de reconhecimento de dimensões humanas que, sem o fenômeno "doença mental", permaneceriam desconhecidas.

Apesar de se beneficiar das tradições neurológicas, psicológicas e filosóficas, a psicopatologia não se confunde com a neurologia das chamadas funções corticais superiores (não se resume, portanto, a uma ciência natural dos fenômenos relacionados às zonas associativas do cérebro lesado) nem com a hipotética psicologia das funções mentais desviadas. Assim, podemos defini-la como uma ciência autônoma, e não um prolongamento da neurologia, da neuropsicologia ou da psicologia (seja ela experimental, seja ela psicométrica ou social). Ela é ricamente nutrida por essas tradições, mas não se confunde com elas.

Karl Jaspers (1883-1969), um dos principais autores da psicopatologia moderna, pensa que esta é uma ciência básica, que serve de auxílio à psiquiatria e à psicologia clínica, a qual é, por sua vez, um conhecimento aplicado a uma prática profissional e social concreta. Jaspers é muito claro em relação aos **limites da psico-**

patologia: embora o objeto de estudo seja o ser humano na sua totalidade ("Nosso tema é o homem todo em sua enfermidade." [Jaspers, 1913/1979]), os limites da ciência psicopatológica consistem precisamente em **nunca** se poder **reduzir** por completo o **ser humano a conceitos psicopatológicos**. O domínio dessa ciência, segundo ele, estende-se a "[...] todo fenômeno psíquico que possa ser apreendido em conceitos de significação constantes e com possibilidade de comunicação" (Jaspers, 1979, p. 13). Assim, a psicopatologia, como **ciência**, exige um rigoroso **pensamento conceitual**, que seja **sistemático** e que possa ser **comunicado de modo inequívoco**.

Entretanto, na **prática profissional**, no trabalho clínico, além da ciência psicopatológica que o clínico deve ter, participam ainda **opiniões instintivas**, uma **intuição pessoal** que nunca se pode comunicar. Dessa forma, a ciência psicopatológica é tida como uma das abordagens possíveis do ser humano mentalmente doente, uma parte do que compõe o saber clínico, mas não o único saber ou conhecimento. Há, ao lado da ciência, a arte do trabalho clínico, as habilidades, intuições que compõem o encontro clínico.

Em todo indivíduo, oculta-se algo que não se consegue conhecer, pois a ciência requer um pensamento conceitual sistemático, o qual cristaliza e torna evidente, mas também aprisiona e limita, o conhecimento. Quanto mais conceitualiza, afirma Jaspers, "[...] quanto mais reconhece e caracteriza o típico, o que se acha de acordo com os princípios, tanto mais reconhece que, em todo indivíduo, se oculta algo que não pode conhecer" (Jaspers, 1979, p. 12).

Assim, a psicopatologia como ciência sempre perde, obrigatoriamente, aspectos essenciais do ser humano, sobretudo nas dimensões existenciais, estéticas, éticas e metafísicas. O filósofo Hans-Georg Gadamer (1900-2002) postula para a arte o que pode ser também formulado para a prática clínica (Gadamer, 1990, p. 220):

> [...] diante de uma obra de arte, experimentamos uma verdade inacessível por qualquer outra via; é isso o que constitui o significado filosófico da arte. Da mesma forma que a experiência da filosofia, também a experiência da arte incita a consciência científica a reconhecer seus limites.

Dito de outra forma, não se pode compreender ou explicar tudo o que existe em um ser humano por meio de conceitos psicopatológicos. Assim, ao se diagnosticar Van Gogh como esquizofrênico (ou epiléptico, maníaco-depressivo ou qualquer que seja o diagnóstico formulado), ao se fazer uma análise psicopatológica de sua biografia, isso nunca explicará totalmente sua vida e sua obra. Sempre resta algo que transcende à psicopatologia e mesmo à ciência, permanecendo no domínio do mistério.

FORMA E CONTEÚDO DOS SINTOMAS: PATOGÊNESE E PATOPLASTIA

Em geral, quando se estudam os sintomas psicopatológicos, dois aspectos básicos devem ser enfocados: a **forma** dos sintomas, isto é, sua estrutura básica, relativamente semelhante nos diversos pacientes e nas diversas sociedades (a forma "alucinação", "delírio", "ideia obsessiva", "fobia", etc.), e seu **conteúdo**, ou seja, aquilo que preenche a alteração estrutural (o conteúdo de culpa, religioso, de perseguição, de um delírio, de uma alucinação ou de uma ideia obsessiva, por exemplo).

Na tradição psicopatológica, seguindo-se o modelo proposto pelo psicopatólogo alemão Karl Birbaum (1878-1950), a forma dos sintomas se relaciona ao que ele chamou de *patogênese*, que representa o processo de como os diferentes sintomas da psicopatologia se formam e se estruturam.

À configuração e preenchimento dos conteúdos dos sintomas, ou seja, como a forma é preenchida pelos temas específicos, Birbaum (1923) denominou *patoplastia*. Assim, os contornos específicos dos sintomas, os temas e histórias que preenchem essas manifestações, dependentes da história de vida singular do paciente e da cultura em que vive, são determinados pela chamada patoplastia.

Enfim, a forma (*patogênese*) seria mais geral e universal, comum a todos os pacientes, em todas ou quase todas as culturas, enquanto o conteúdo (*patoplastia*) seria algo bem mais pessoal, dependendo da história de vida singular do indivíduo, de seu universo cultural específico e da personalidade e cognição prévias ao adoecimento (Birbaum, 1924).

De modo geral, embora sejam pessoais, singulares, os conteúdos dos sintomas são extraídos ou constituídos pelos temas centrais da existência humana, como sobrevivência e segurança, sexualidade, ameaças e temores básicos (morte, doença, miséria, abandono, desamparo, etc.), religiosidade, entre outros. Esses temas representam uma espécie de substrato que participa como ingrediente fundamental na constituição da experiência psicopatológica. Nesse sentido, os **Quadros 2.1** e **2.2** apresentam um esquema simplificado de temas e temores básicos e universais do ser humano.

A ORDENAÇÃO DOS FENÔMENOS EM PSICOPATOLOGIA

O estudo da doença ou transtorno mental, como o de qualquer outro objeto, se inicia pela observação cuidadosa de suas manifestações. A observação articula-se dialeticamente com a ordenação dos fenômenos. Isso significa que, para observar, também é preciso definir, classi-

ficar, interpretar e ordenar o objeto observado em determinada perspectiva, seguindo certa lógica observacional e classificatória.

Assim, desde Aristóteles, o problema da classificação está intimamente ligado ao da definição e do conhecimento de modo geral. Segundo ele, definir é indicar o *gênero próximo* e a *diferença específica*. Isso quer dizer que definir é, por um lado, afirmar a que o fenômeno definido se assemelha, do que é aparentado, com o que deve ser agrupado (gênero próximo) e, por outro, identificar do que ele se diferencia, ao que é estranho ou oposto (diferença específica). Portanto, na linha aristotélica, o problema da classificação é a questão da unidade e da variedade dos fatos e dos conhecimentos que sobre eles são produzidos.

Classicamente, distinguem-se três tipos de fenômenos humanos para a psicopatologia:

1. **Fenômenos semelhantes em todas ou quase todas as pessoas.** É o plano dos fenô-

---

Quadro 2.1 | Temas existenciais básicos que com frequência se expressam no conteúdo dos sintomas psicopatológicos

TEMAS E INTERESSES CENTRAIS PARA O SER HUMANO	O QUE BUSCA E DESEJA
• Alimentação • Sexo • Conforto físico	• Sobrevivência • Prazer
• Poder (econômico, político, social, etc.) • Prestígio • Relacionar-se com os outros	• Segurança • Controle sobre si e sobre os outros • Ser reconhecido pelos demais

---

Quadro 2.2 | Temores que frequentemente se expressam no conteúdo dos sintomas psicopatológicos

TEMORES CENTRAIS DO SER HUMANO	FORMAS FREQUENTES DE LIDAR COM TAIS TEMORES
• Morte	• Religião/mundo místico • Continuidade através das novas gerações
• Ter uma doença grave • Sofrer dor física ou moral • Miséria	• Vias sobrenaturais/medicina/psicologia, etc.
• Falta de sentido existencial • Perda da identidade e do sentido do *self*	• Relações interpessoais significativas • Cultura

menos psicológicos, fisiológicos, daquilo que é o normal. De modo geral, todo ou quase todo ser humano sente fome, sede ou sono. Aqui se inclui também o medo de um animal perigoso, a ansiedade perante desafios difíceis, o desejo por uma pessoa amada, etc. Embora haja uma qualidade pessoal própria para cada ser humano, certas experiências são basicamente semelhantes para todos.

2. **Fenômenos em parte semelhantes e em parte diferentes**. É o plano em que o psicológico e o psicopatológico se sobrepõem. São fenômenos que o ser humano comum experimenta, mas que apenas em parte são semelhantes aos vivenciados pela pessoa com transtorno mental. Assim, todo indivíduo comum pode sentir tristeza, mas a alteração profunda, avassaladora, que uma paciente com depressão psicótica experimenta é apenas parcialmente semelhante à tristeza normal. A depressão grave, por exemplo, com ideias de ruína, lentificação psicomotora, apatia, etc., introduz algo qualitativamente novo na experiência humana.

3. **Fenômenos qualitativamente novos, distintos das vivências normais**. É o campo específico das ocorrências e vivências psicopatológicas. São praticamente próprios a apenas (ou quase apenas) certas doenças, transtornos e estados mentais. Aqui, incluem-se alguns fenômenos psicóticos, como alucinações e delírios, ou cognitivos, como turvação da consciência, alteração da memória nas demências, entre outros.

3

Os principais campos e tipos de psicopatologia

Umas das principais características da psicopatologia, como campo de conhecimento, é a multiplicidade de abordagens e referenciais teóricos que tem incorporado nos últimos 200 anos. Tal multiplicidade é vista por alguns como "debilidade" científica, como prova de sua imaturidade. Os psicopatólogos são criticados por essa diversidade de "explicações" e teorias, por seu aspecto híbrido em termos epistemológicos (Ionesco, 1994).

Dizem alguns que, quando se conhece realmente algo, tem-se apenas uma teoria que explica cabalmente e organiza a observação dos fatos; quando não se conhece a realidade que se estuda, são construídas centenas de teorias conflitantes. Discordo de tal visão; querer uma única "explicação", uma única concepção teórica que resolva todos os problemas e dúvidas de uma área tão complexa e multifacetada como a psicopatologia, é impor uma solução simplista e artificial, que deformaria o fenômeno psicopatológico.

A psicopatologia é, por natureza e destino histórico, um campo de conhecimento que requer debate constante e aprofundado, no qual não há e não pode haver uma teoria ou perspectiva amplamente hegemônica. Aqui, o conflito de ideias não é uma debilidade, mas uma necessidade. Não se avança em psicopatologia negando e anulando diferenças conceituais e teóricas; evolui-se, sim, pelo esforço de esclarecimento e aprofundamento de tais diferenças, em discussão aberta, desmistificante e honesta.

A seguir, são apresentadas algumas das principais correntes da psicopatologia, dispostas de forma arbitrária, por motivos estritamente didáticos, em pares antagônicos.

PSICOPATOLOGIA DESCRITIVA *VERSUS* PSICOPATOLOGIA DINÂMICA

Para a **psiquiatria descritiva**, interessa fundamentalmente a descrição das formas de alterações psíquicas, as estruturas dos sintomas, aquilo que caracteriza e descreve a vivência patológica como sintoma mais ou menos típico.

Já para a **psiquiatria dinâmica** interessa o conteúdo das vivências, os movimentos internos de afetos, desejos e temores do indivíduo, sua experiência particular, pessoal, singular, não necessariamente classificável em sintomas previamente descritos.

A boa prática em saúde mental implica a combinação hábil e equilibrada de uma abordagem descritiva, diagnóstica e objetiva e de uma abordagem dinâmica, pessoal e subjetiva do paciente e de sua doença. Assim, logo na introdução de seu tratado de psiquiatria, Eugen Bleuler (1857-1939) afirma que:

> Quando um médico se defronta com a grande tarefa de ajudar uma pessoa psiquicamente enferma, vê à sua frente dois caminhos: ele pode registrar o que é mórbido. Irá, então, a partir dos sintomas da doença, concluir pela existência de um dos quadros mórbidos impessoais que foram descritos. [...] ou pode trilhar outro caminho: pode escutar o doente como se fosse um amigo de confiança. Nesse caso, dirigirá a sua atenção menos para constatar o que é mórbido, para anotar sintomas psicopatológicos e, a partir disso, chegar a um diagnóstico impessoal, e mais para tentar compreender uma pessoa humana na sua singularidade e co-vivenciar suas aflições, seus temores, seus desejos e suas expectativas pessoais (Bleuler, 1985, p. 1).

PSICOPATOLOGIA MÉDICA *VERSUS* PSICOPATOLOGIA EXISTENCIAL

A **perspectiva médico-naturalista** trabalha com uma noção de ser humano centrada no corpo, no ser biológico como espécie natural e universal. Assim, o adoecimento mental é visto como um mau funcionamento do cérebro, uma desregulação, uma disfunção de alguma parte ou sistema do "aparelho biológico".

Já na **perspectiva existencial**, o paciente é visto principalmente como "existência singular", como ser lançado a um mundo que é apenas natural e biológico na sua dimensão elementar, mas que é fundamentalmente histórico e humano. O ser é construído por meio da experiência particular de cada sujeito, na sua relação com os outros, na abertura para a construção de cada destino pessoal. O transtorno mental, nessa perspectiva, não é visto tanto como disfunção biológica ou psicológica, mas, sobretudo, como um modo particular de existência, uma forma, muitas vezes trágica, de ser no mundo, de construir um destino, um modo particularmente doloroso de ser com os outros.

PSICOPATOLOGIA COMPORTAMENTAL E COGNITIVISTA *VERSUS* PSICOPATOLOGIA PSICANALÍTICA

Na **visão comportamental**, o ser humano é visto como um conjunto de comportamentos observáveis, verificáveis, que são regulados por estímulos específicos e gerais, bem como por suas respostas (estímulos antecedentes e consequências; contingências). Em suma, o comportamento se baseia em certas leis e determinantes do aprendizado.

Associada a essa visão, a **perspectiva cognitivista** centra seu foco sobre as representações cognitivas (cognições) de cada indivíduo. As cognições seriam vistas como essenciais ao funcionamento mental, tanto normal como patológico. Os sintomas resultam de comportamentos e representações cognitivas disfuncionais, aprendidas e reforçadas pela experiência familiar e social.

Em contraposição, na **visão psicanalítica**, o ser humano é visto como ser "sobredeterminado", dominado por forças, desejos e conflitos inconscientes. A psicanálise dá grande importância aos afetos, que, segundo ela, dominam o psiquismo. O ser humano racional, autocontrolado, senhor de si e de seus desejos, é, para ela, uma enorme ilusão.

Na visão psicanalítica, os sintomas e síndromes mentais são considerados formas de expressão de conflitos, predominantemente inconscientes, de desejos que não podem ser realizados, de temores aos quais o indivíduo não tem acesso. O sintoma é encarado, nesse caso, como uma "formação de compromisso", um certo arranjo entre o desejo inconsciente, as normas e as permissões culturais e as possibilidades reais de satisfação desse desejo. A resultante desse emaranhado de forças, dessa "trama conflitiva" inconsciente, é o que se identifica como sintoma psicopatológico.

PSICOPATOLOGIA CATEGORIAL *VERSUS* PSICOPATOLOGIA DIMENSIONAL

As entidades nosológicas ou doenças mentais específicas podem ser compreendidas como entidades completamente individualizadas, com contornos e fronteiras bem demarcados. As **categorias diagnósticas** seriam "espécies únicas", tal qual espécies biológicas, cuja identificação precisa constituiria uma das tarefas da psicopatologia. Assim, entre a esquizofrenia e os transtornos bipolares e os delirantes, haveria, por exemplo, uma fronteira nítida, configurando-os como entidades ou categorias diagnósticas diferentes e discerníveis em sua natureza básica.

Em contraposição a essa visão "categorial", alguns autores propõem uma **perspectiva "dimensional"** em psicopatologia, que seria hipoteticamente mais adequada à realidade clínica. Haveria, então, dimensões como, por exemplo, o espectro esquizofrênico, que incluiria desde formas muito graves, tipo "demência precoce" (com grave deterioração da personalidade, embotamento afetivo, muitos sintomas negativos residuais), formas menos deteriorantes de esquizofrenia, formas com sintomas afetivos, chegando até um outro polo, de transtornos afetivos, incluindo formas de transtorno afetivo com sintomas psicóticos até formas puras de depressão e mania (hipótese esta que se relaciona à antiga noção de psicose unitária). Algumas polaridades dimensionais em psicopatologia seriam, por exemplo:

Esquizofrenia deficitária, esquizofrenia benigna, psicoses esquizoafetivas, transtornos afetivos com sintomas psicóticos, transtornos afetivos menores ou

Depressões graves (estupor, psicótica), depressão bipolar, depressões moderadas, distimia, personalidade depressiva, depressão subclínica.

PSICOPATOLOGIA BIOLÓGICA *VERSUS* PSICOPATOLOGIA SOCIOCULTURAL

A **psicopatologia biológica** enfatiza os aspectos cerebrais, neuroquímicos ou neurofisiológicos das doenças e dos sintomas mentais. A base de todo transtorno mental consiste em alterações de mecanismos neurais e de determinadas áreas e circuitos cerebrais. Nesse sentido, o aforismo do psiquiatra alemão Wilhelm Griesinger (1817-1868) resume bem essa perspectiva: "doenças mentais devem ser vistas como afecções do cérebro" (Griesinger, 1997, p. 7).

Em contraposição, a **perspectiva sociocultural** visa estudar os transtornos mentais como comportamentos desviantes que surgem a partir de certos fatores socioculturais, como discriminação, pobreza, migração, estresse ocupacional, desmoralização sociofamiliar, etc. Os sintomas e os transtornos devem ser estudados, segundo essa visão, no seu contexto eminentemente sociocultural, simbólico e histórico.

É nesse contexto de normas, valores e símbolos culturalmente construídos que os sintomas recebem seu significado e, portanto, poderiam ser precisamente estudados e tratados. Mais que isso, a cultura, em tal perspectiva, é elemento fundamental na própria determinação do que é normal ou patológico, na constituição dos transtornos e nos repertórios terapêuticos disponíveis em cada sociedade.

PSICOPATOLOGIA OPERACIONAL--PRAGMÁTICA *VERSUS* PSICOPATOLOGIA FUNDAMENTAL

Na **visão operacional-pragmática**, as definições básicas de transtornos mentais e sintomas são formuladas e tomadas de modo arbitrário, em função de sua utilidade pragmática, clínica ou orientada à pesquisa. Não se questiona a natureza da doença ou do sintoma, tampouco os fundamentos filosóficos

ou antropológicos de determinada definição. Trata-se do modelo adotado pelas modernas classificações de transtornos mentais: o *Manual diagnóstico e estatístico de transtornos mentais* (DSM-5), norte-americano, e a *Classificação internacional de doenças e problemas relacionados à saúde* (CID-11), da Organização Mundial da Saúde (OMS).

Por sua vez, o projeto de **psicopatologia fundamental**, proposto pelo psicanalista francês Pierre Fedida, visa centrar a atenção da pesquisa psicopatológica sobre os fundamentos históricos e conceituais de cada conceito psicopatológico, os quais incluem não apenas a tradição médica da psicopatologia, mas também as tradições literárias, artísticas e de outras áreas das humanidades.

Além disso, tal psicopatologia dá ênfase à noção de doença mental como *pathos*, que significa sofrimento, paixão e passividade. O *pathos*, diz Manoel T. Berlinck (1937-2016), é um sofrimento-paixão que, ao ser narrado a um interlocutor, em certas condições, pode ser transformado em experiência e enriquecimento (Berlinck, 1977).

As dicotomias apresentadas revelam a pluralidade teórica e de modos de aplicação clínica desses diversos campos e abordagens. Visões mais integrativas e menos parciais são desejáveis, no sentido de superação das dicotomias das *dimensões biológicas* (o congênito, genético) e *ambientais* (o aprendido, cultural) nas diversas psicopatologias.

CONTRIBUIÇÕES DA PSICOLOGIA À PSICOPATOLOGIA

A psicologia, em suas diversas áreas (psicologia das diferentes funções mentais, experimental, social, do desenvolvimento, etc.), tem fornecido contribuições fundamentais à ciência, sendo, portanto, fonte de consulta, inspiração e orientação à psicopatologia geral.

Não cabe aqui tentar resumir de forma apressada e incompleta esse vasto campo de conhecimento. Nessa linha, sugere-se a consulta a bons textos de psicologia geral, como os excelentes tratados *Ciência psicológica: mente, cérebro e comportamento* (Gazzaniga; Heatherton, 2005); *Desenvolvimento humano* (Papalia; Feldman, 2013); e *Introdução à psicologia* (Feldman, 2015).

RELAÇÕES DA PSICOPATOLOGIA COM A PSICOLOGIA GERAL

Segundo Sonenreich e Bassitt (1979), as relações da psicopatologia com a psicologia geral e a psiquiatria são múltiplas. Há diversas visões sobre a posição exata da psicopatologia em relação a essas duas outras ciências (Ionescu, 1997). Apresentam-se aqui algumas dessas visões:

1. **Psicopatologia como "patologia do psicológico".** Aqui, a psicopatologia é tida como um ramo da psicologia geral. Nesse sentido, se a psicologia é o estudo sistemático da vida psíquica normal, a psicopatologia deveria ser vista, então, não propriamente como uma disciplina autônoma, mas como uma parte ou um ramo da psicologia geral, uma subdisciplina que estuda os fenômenos anormais. Os fenômenos psicopatológicos (delírios, alucinações, alterações do humor, da vontade, etc.) seriam derivados dos fenômenos psicológicos normais, desvios em certa continuidade com os fenômenos normais.

2. **Psicopatologia como "psicologia (especial) do patológico" (da mente alterada ou patológica).** A psicopatologia seria, neste caso, uma ciência autônoma, porque, em seu campo de estudo, entraria uma série de fenômenos especiais que não representam alterações quantitativas do normal, simples desvios do normal. Alguns fenômenos psicopatológicos seriam produções novas, como o delírio verdadeiro, as alucinações verdadeiras, as alterações de humor no transtorno bipolar (TB). Seriam fenômenos originais, descontínuos, não deriváveis dos fenômenos psicológicos normais (como o pensamento e julgamento normal, as percepções normais, a afetividade normal).

3. **Psicopatologia como semiologia psiquiátrica.** Em tal concepção, a psicopatologia se concentraria na descrição e no estudo dos sintomas e dos sinais dos transtornos mentais, como unidades de estudo, sem se ater a questões outras da psiquiatria e psicologia clínica. É nesse sentido que Henri Ey (1965) emprega o termo, assim como muitos tratados clássicos de psiquiatria. É, aparentemente, uma perspectiva menos ambiciosa de ciência, mas de grande relevância para o avanço do conhecimento.

4. **Psicopatologia como propedêutica psiquiátrica.** Nessa conceitualização, a psicopatologia passa a ser vista como o campo de estudo dos princípios e dos métodos de estudo do adoecimento mental, a ciência introdutória e prévia à psiquiatria e psicologia clínica. Ela visaria elucidar as bases conceituais e epistêmicas da prática clínica em saúde mental, da psiquiatria e psicologia clínica como campos de saber, bem como os pressupostos filosóficos e metodológicos que fundamentam o estudo dos transtornos mentais. Seria, então, uma disciplina introdutória, preparatória para os estudos em psiquiatria e psicologia clínica.

4 A questão da normalidade e da medicalização

*Que é loucura: ser cavaleiro andante
ou segui-lo como escudeiro?
De nós dois, quem o louco verdadeiro?
O que, acordado, sonha doidamente?
O que, mesmo vendado,
vê o real e segue o sonho
de um doido pelas bruxas embruxado?*

Carlos Drummond de Andrade

A QUESTÃO DA NORMALIDADE EM PSICOPATOLOGIA

O conceito de saúde e de normalidade em psicopatologia é questão de grande controvérsia, sendo fundamental o questionamento permanente e aprofundado sobre o que seriam o normal e o patológico (Almeida Filho, 2000).

Há questões particularmente difíceis na determinação de normalidade/anormalidade em psicopatologia. Historicamente, essas noções receberam grande **carga valorativa**; assim, definir alguém como normal ou anormal psicopatologicamente tem sido associado àquilo que é "desejável" ou "indesejável", ou àquilo que é "bom" ou "ruim". Tais valores, mesmo que se busque esclarecer que não devam estar presentes, retornam quase sempre, de forma explícita ou camuflada, quando se caracteriza alguém como "anormal" psicopatologicamente (Duyckaerts, 1966).

Além disso, o **comportamento** e o **estado mental** das pessoas **não são fatos neutros**, exteriores aos interesses e preocupações humanas. Não se fica indiferente perante outros indivíduos, ao lidar com seus comportamentos, sentimentos e outros estados mentais. A classificação de Plutão como *planeta-anão* ou *plutoide*, *asteroide* ou *cometa*, perdendo, enfim, o *status* de *planeta*, não afeta nada, ou quase nada, a vida dos seres humanos. Já classificar de normal/anormal ou patológico/saudável alguém cuja orientação do desejo erótico é homossexual ou cuja identidade de gênero é de transgênero afeta marcadamente milhares de pessoas reais, para as quais essas definições interferem diretamente em suas vidas. Assim, o debate sobre normalidade em psicopatologia é um debate vivo, intenso, interessado, repleto de valores (explícitos ou não), com conotações políticas e filosóficas (explícitas ou não) e conceitos que implicam o modo como milhares de pessoas serão situadas em suas vidas na sociedade.

Obviamente, quando são casos extremos que estão em discussão, cujas alterações comportamentais e mentais são de intensidade acentuada e de longa duração, com sofrimento mental intenso e disfunções graves no dia a dia, como demências avançadas, psicoses graves ou deficiência intelectual profunda, o delineamento das fronteiras entre o normal e o patológico não é tão problemático. Entretanto, há muitos casos menos intensos e delimitados, além daqueles limítrofes e complexos em sua definição, nos quais a delimitação entre comportamentos, estados mentais e formas de sentir normais ou patológicas é bastante difícil e problemática. Nessas situações, o conceito de normalidade em psicopatologia e saúde mental ganha especial relevância. Na CID-11, o transtorno leve de personalidade (*mild personality disorder*) é um exemplo infeliz de criação de entidade nosológica que, por ser muito próxima ao comportamento de um grande número de pessoas em geral tidas como normais (p. ex., que, em apenas alguns contextos sociais, apresentam problemas não graves na identidade, alguma dificuldade em relações interpessoais, desempenho no trabalho e em relações sociais), poderá gerar diagnósticos psicopatológicos exagerados e medicalização inapropriada.

Tal problema não é exclusivo da psicopatologia, mas de toda a medicina e psicologia clínica (Almeida Filho, 2001). Tome-se, como exemplo, a questão da delimitação dos níveis de tensão arterial para a determinação de hipertensão ou de glicemia na definição do diabetes. Essas delimitações mudaram em função de visões de saúde e de políticas sanitárias da sociedade. Esse problema foi cuidadosamente estudado pelo filósofo e médico francês Georges Canguilhem (1943/1978), cujo livro *O normal e o patológico* tornou-se uma obra clássica e indispensável em tal discussão.

O **conceito de normalidade** em psicopatologia também implica a própria definição do que é saúde e doença/transtorno mental. Os próprios termos levantam discussão. No século XIX, usava-se o termo "**alienação**", oriundo do direito; no século XX, passou-se a usar o termo "**doença mental**"; e, nas últimas décadas, com os sistemas diagnósticos *Classificação internacional de doenças e problemas relacionados à saúde* (CID) e *Manual diagnóstico e estatístico de transtornos mentais* (DSM) ganhando protagonismo, passou-se a usar o termo "**transtorno mental**".

O termo "doença" foi criticado para a área de psiquiatria e psicologia clínica, pois implicaria sempre ou quase sempre alterações patológicas no corpo (no caso, no cérebro). Como em muitas das condições psicopatológicas não se evidenciam alterações anatômicas, fisiológicas ou histológicas no cérebro, convencionou-se usar o termo "transtorno". Neste livro, usam-se como sinônimos os termos "doença" e "transtorno".

Os temas relacionados ao debate sobre normalidade apresentam desdobramentos em várias áreas da saúde mental e da psicopatologia, a saber:

1. **Psiquiatria e psicologia legal ou forense.** A determinação de anormalidade psicopatológica pode ter importantes implicações legais, criminais e éticas, podendo definir o destino social, institucional e legal de uma pessoa. A definição de alguém como normal psicopatologicamente significa que o indivíduo em questão é plenamente responsável por seus atos e deve responder legalmente por eles. Caso se defina a pessoa como anormal e tal anormalidade a impeça de avaliar a realidade e de agir racionalmente, respeitando as leis de sua sociedade, ela passa a ser considerada não responsável por seus atos, perdendo a autonomia, de um lado, e, de outro, a possibilidade de ser acusada e punida judicialmente. Assim, a definição de normalidade/anormalidade tem um peso marcante nessa dimensão da vida.

2. **Epidemiologia dos transtornos mentais.** Nesse caso, a definição de normalidade é tanto um problema como um objeto de trabalho e pesquisa. A epidemiologia, inclusive, pode contribuir para a discussão e o aprofundamento do conceito de normalidade em saúde em geral e em psicopatologia, em particular.

3. **Psiquiatria cultural e etnopsiquiatria.** Aqui, o conceito de normalidade é tema importante de pesquisas e debates. De modo geral, o conceito de normalidade em psicopatologia impõe a análise do contexto sociocultural. Aqui se exige necessariamente o estudo da relação entre o fenômeno supostamente patológico e o contexto social no qual tal fenômeno emerge e recebe este ou aquele significado cultural.

4. **Planejamento em saúde mental e políticas de saúde.** Nessa área, é preciso estabelecer critérios de normalidade, principalmente no sentido de verificar as demandas assistenciais de determinado grupo populacional, as necessidades de serviços, quais e quantos serviços devem ser colocados à disposição desse grupo, etc.

5. **Orientação e capacitação profissional.** São importantes na definição de capacidade e adequação de um indivíduo para exercer certa profissão, manipular máquinas, usar armas, dirigir veículos, etc. – por exemplo, o caso de indivíduos com déficits cognitivos e que desejam dirigir veículos, pessoas psicóticas que querem portar armas, sujeitos com crises epilépticas que manipulam máquinas perigosas, entre outros casos.

6. **Prática clínica.** É muito importante a capacidade de discriminar, no processo de avaliação e intervenção clínica, se tal ou qual

fenômeno é patológico ou normal, se faz parte de um momento existencial do indivíduo ou se é algo francamente patológico. De modo geral, são incluídas na prática clínica apenas as pessoas com transtornos mentais; entretanto, isso não é absoluto, pois aquelas com sofrimento mental significativo, sem uma psicopatologia, também podem se beneficiar de intervenções profissionais em saúde mental, como psicoterapia, arte-terapia, orientação e mesmo, em certos casos avaliados individualmente e com cuidado, uso de psicofármacos por períodos breves.

Critérios de normalidade

Há vários e distintos critérios de normalidade e anormalidade em medicina e psicopatologia. A adoção de um ou outro depende, entre outras coisas, de opções filosóficas, ideológicas e pragmáticas do profissional ou da instituição em que ocorre a atenção à saúde (Canguilhem, 1978). Os principais critérios de normalidade utilizados em psicopatologia são:

1. **Normalidade como ausência de doença.** O primeiro critério que geralmente se utiliza é o de saúde como "ausência de sintomas, de sinais ou de doenças". Segundo expressiva formulação de um dos fundadores das pesquisas médicas de intervenção sobre a dor física, René Leriche (1879-1955), "a saúde é a vida no silêncio dos órgãos" (Leriche, 1936).

   Normal, do ponto de vista psicopatológico, seria, então, aquele indivíduo que simplesmente não é portador de um transtorno mental definido. Tal critério é bastante falho e precário, pois, além de redundante, baseia-se em uma "definição negativa", ou seja, define-se a normalidade não por aquilo que ela supostamente é, mas por aquilo que ela não é, pelo que lhe falta (Almeida Filho & Jucá, 2002).

2. **Normalidade ideal.** A normalidade aqui é tomada como certa "utopia". Estabelece-se arbitrariamente uma norma ideal, aquilo que é supostamente "sadio", mais "evoluído". Tal norma é, de fato, socialmente constituída e referendada. Depende, portanto, de critérios socioculturais e ideológicos arbitrários e, às vezes, dogmáticos e doutrinários. Exemplos de tais conceitos de normalidade são aqueles com base na adaptação do indivíduo às normas morais e políticas de determinada sociedade (como nos casos do macarthismo nos Estados Unidos e do pseudodiagnóstico de dissidentes políticos como doentes mentais na antiga União Soviética).

3. **Normalidade estatística.** A normalidade estatística identifica norma e frequência. Trata-se de um conceito de normalidade que se aplica especialmente a fenômenos quantitativos, com determinada distribuição estatística na população geral (como peso, altura, tensão arterial, horas de sono, quantidade de sintomas ansiosos, etc.).

   O normal passa a ser aquilo que se observa com mais frequência. Os indivíduos que se situam estatisticamente fora (ou no extremo) de uma curva de distribuição normal passam, por exemplo, a ser considerados anormais ou doentes.

   Esse é um critério muitas vezes falho em saúde geral e mental, pois nem tudo o que é frequente é necessariamente "saudável", assim como nem tudo que é raro ou infrequente é patológico. Tomem-se como exemplo fenômenos como as cáries dentárias, a presbiopia, os sintomas ansiosos e depressivos leves, o uso pesado de álcool, os quais podem ser muito frequentes, mas que evidentemente não podem, *a priori*, ser considerados normais ou saudáveis.

4. **Normalidade como bem-estar.** A Organização Mundial da Saúde (WHO, 1946) definiu, em 1946, a saúde como o "completo bem-estar físico, mental e social", e não simplesmente como ausência de doença. É um conceito criticável por ser muito amplo e impreciso, pois bem-estar é algo difícil de se definir objetivamente. Além disso, esse completo bem-estar físico, mental e social é tão utópico que poucas pessoas se encaixariam na categoria "saudáveis".

5. **Normalidade funcional.** Tal conceito baseia-se em aspectos funcionais e não necessariamente quantitativos. O fenômeno é considerado patológico a partir do momento em que é disfuncional e produz sofrimento para o próprio indivíduo ou para seu grupo social.

6. **Normalidade como processo.** Nesse caso, mais que uma visão estática, consideram-se os aspectos dinâmicos do desenvolvimento psicossocial, das desestruturações e das reestruturações ao longo do tempo, de crises, de

mudanças próprias a certos períodos etários. Esse conceito é particularmente útil na chamada psicopatologia do desenvolvimento relacionada a psiquiatria e psicologia clínica de crianças, adolescentes e idosos.

7. **Normalidade subjetiva.** Aqui, é dada maior ênfase à percepção subjetiva do próprio indivíduo em relação a seu estado de saúde, às suas vivências subjetivas. O ponto falho desse critério é que muitas pessoas que se sentem bem, "muito saudáveis e felizes", como no caso de sujeitos em fase maníaca no transtorno bipolar, apresentam, de fato, um transtorno mental grave.

8. **Normalidade como liberdade.** Alguns autores de orientação fenomenológica e existencial propõem conceituar a doença mental como perda da liberdade existencial. Dessa forma, a saúde mental se vincularia às possibilidades de transitar com graus distintos de liberdade sobre o mundo e sobre o próprio destino.

O psicopatólogo francês Henri Ey (1900--1977) formulou com clareza esta noção:

> [...] as enfermidades físicas são ameaças à vida, as enfermidades mentais são **ataques à liberdade**. [...] no transtorno mental [...] o processo mórbido travando, bloqueando, dissolvendo a atividade psíquica, diminui a liberdade e responsabilidade do paciente mental (Ey, 2008, p. 77).

A doença/transtorno mental é, portanto, constrangimento do ser, é fechamento, fossilização das possibilidades existenciais. Dentro desse espírito, o psiquiatra gaúcho Cyro Martins (apud Guilhermano, 1996, p. 12) afirmava que a saúde mental poderia ser vista, em certo sentido, como a possibilidade de dispor de "**senso de realidade**, **senso de humor** e de um **sentido poético perante a vida**", atributos esses que permitiriam ao indivíduo "relativizar" os sofrimentos e as limitações inerentes à condição humana e, assim, desfrutar do resquício de liberdade e prazer que a existência oferece.

9. **Normalidade operacional.** Trata-se de um critério assumidamente arbitrário, com finalidades pragmáticas explícitas. Define-se, *a priori*, o que é normal e o que é patológico e busca-se trabalhar operacio-

nalmente com esses conceitos, aceitando as consequências de tal definição prévia. Até certo ponto, a demarcação de separação entre normal e patológico dos sistemas diagnósticos atuais (CID e DSM) emprega critérios operacionais e pragmáticos na definição dos transtornos mentais.

Portanto, de modo geral, pode-se concluir que os critérios de normalidade e de doença em psicopatologia variam consideravelmente em função dos fenômenos específicos com os quais se trabalha e, também, de acordo com as opções filosóficas do profissional ou da instituição. Além disso, em alguns casos, pode-se utilizar a associação de vários critérios de normalidade ou doença/transtorno, de acordo com o objetivo que se tem em mente. De toda forma, essa é uma área da psicopatologia que exige postura permanentemente crítica e reflexiva dos profissionais.

MEDICALIZAÇÃO, PSIQUIATRIZAÇÃO, PSICOLOGIZAÇÃO

Em excelente trabalho abrangente e crítico, Rafaela T. Zorzanelli e colaboradores apontam para os múltiplos (e, às vezes, confusos) sentidos do termo "medicalização" na atualidade (Zorzanelli et al., 2014).

Campos e condições como infância e transtorno de déficit de atenção/hiperatividade (TDAH), timidez e fobia social, envelhecimento e menopausa, memória e transtorno de estresse pós-traumático exemplificam temas que são reiteradamente incluídos nas críticas sobre medicalização. Por **medicalização** entende-se "o processo pelo qual problemas não médicos passam a ser definidos e tratados como problemas médicos, frequentemente em termos de doenças ou transtornos" (Conrad, 2007).

No campo da psicopatologia, medicalização é um conceito que se refere mais especificamente à transformação de comportamentos desviantes em doenças ou transtornos mentais, implicando geralmente a ação do controle e poder médico sobre as condições transformadas em *entidades médicas*.

Assim, o termo "medicalização" teve, no início do uso desse construto, um sentido de denúncia sobre o chamado "poder médico" (ver, por exemplo, as críticas de Zola, 1972).

Os termos "psiquiatrização" (transformação de problemas não psiquiátricos em psiquiátricos) e "psicologização" (transformação de problemas não psicológicos em psicológicos), embora menos empregados, teriam um sentido análogo ao de "medicalização".

Assim, o que está em jogo na crítica que o termo "medicalização" implica é o processo ideológico e político de rotular comportamentos desviantes, moralmente repreensíveis ou mal-adaptados e transgressivos como doença, como transtorno mental, e, assim, monitorar, regular e controlá-los melhor, ou desqualificar as pessoas que recebem tal rótulo.

Na atualidade, a noção de medicalização se tornou mais problemática e complexa, sobretudo pela busca que pessoas não profissionais fazem por identidades relacionadas a certas condições médicas e pela apropriação de categorias médicas pela população em geral (Zorzanelli et al., 2014).

Embora a denúncia da medicalização, psiquiatrização e psicologização seja importante, há diversos aspectos controversos em torno dela. Em diversos países e no Brasil, em particular, há o paradoxo de muitas pessoas com transtornos mentais graves (como esquizofrenia, transtorno bipolar, autismo, depressão grave, etc.) não terem acesso a cuidados de saúde mental adequados, enquanto em outros grupos, socioeconomicamente mais privilegiados, há medicalização e psiquiatrização de condições não médicas (p. ex., a tristeza comum, decorrente de conflitos e/ou infelicidade conjugal, sendo medicalizada como "depressão" e tratada com psicofármacos, ou o fracasso escolar devido a inadequações pedagógicas sendo psiquiatrizado como TDAH).

A questão, na maioria das vezes, não é se o indivíduo recebe ou não diagnóstico e tratamento médico, psiquiátrico ou psicológico, mas, antes, se aqueles que necessitam de fato recebem diagnóstico e tratamento adequados, e aqueles que não necessitam possam ficar isentos de ações médicas com implicações inadequadas (Glasziou, 2013).

A definição de um conjunto de comportamentos como normal ou anormal, como transtorno mental, transgressão legal ou anormalidade social, tem implicações marcantes sobre a economia (p. ex., a indústria farmacêutica), a vida política, o sistema judicial e, enfim, sobre a vida concreta, muitas vezes, de milhares de pessoas.

5 Contribuições das neurociências à psicopatologia

Upa! Cá estamos. Custou-te, não, leitor amigo? É para que não acredites nas pessoas que vão ao Corcovado, e dizem que ali a impressão da altura é tal, que o homem fica sendo cousa nenhuma. Opinião pânica e falsa, falsa como Judas e outros diamantes. Não creias tu nisso, leitor amado. Nem Corcovados, nem Himalaias valem muita cousa ao pé da tua cabeça, que os mede.

Machado de Assis

VISÃO GERAL DOS SISTEMAS NEURONAIS

De fato, como Machado de Assis menciona no texto, apesar da riqueza do universo, a cabeça que o estuda e o admira talvez seja uma de suas partes mais ricas. A riqueza do cérebro humano está basicamente relacionada a sua capacidade de receber, armazenar e elaborar informações, bem como fazer planos e promover ações, o que depende intimamente das conexões neuronais via sinapses.

O cérebro humano contém cerca de 100 bilhões de neurônios; cada neurônio (isto é válido, sobretudo, para neurônios do neocórtex), com seus axônios e dendritos, faz aproximadamente 10 mil conexões com outros neurônios, um total que pode alcançar, para todo o cérebro humano, 100 trilhões de conexões (Sporns, 2010).

Hoje se pensa que a **unidade funcional do cérebro** não é o neurônio isolado, mas os circuitos e conexões neuronais. Percepção, imaginação, memória, emoções e mesmo o pensamento surgem vinculados com a atividade desses circuitos neuronais. O desenvolvimento de tais circuitos baseia-se, em parte, em uma programação genética, mas é intensamente dependente das experiências individuais do sujeito em seu ambiente (Pally, 1997; Sporns, 2010).

A arquitetura e a organização do cérebro são produtos de uma longa história de **evolução filogenética** (Dalgalarrondo, 2011). As partes filogeneticamente mais antigas do órgão são o tronco cerebral e o diencéfalo, responsáveis pelas funções vitais, como respiração, batimentos cardíacos, temperatura corporal e ciclo sono-vigília (MacLean, 1990). Também antigas são as estruturas límbicas (na parte mesial dos lobos temporais e frontais), associadas às respostas emocionais e à memória, assim como, em certa medida, a padrões típicos dos mamíferos, como cuidados parentais, amamentação, brincar e choro infantil.

Em termos evolutivos, a parte mais recente do cérebro é o **neocórtex de seis camadas neuronais** dos mamíferos. Esse córtex teve seu desenvolvimento maior nos primatas e na espécie humana, principalmente por meio das áreas associativas temporoparietoccipitais e das áreas pré-frontais. O córtex pré-frontal é o centro executivo do cérebro, responsável pelos pensamentos abstrato e simbólico, pelo planejamento de ações futuras, pela capacidade de montar um esquema de causas, efeitos e consequências das ações (córtex pré-frontal dorsolateral), por dirigir a atenção para uma tarefa, modular o afeto e as emoções (córtex orbitofrontal), assim como adiar uma gratificação e lidar com as frustrações (Pally, 1997).

A localização precisa de atividades cognitivas e mentais, em geral, em termos de regiões cerebrais e módulos cognitivos-cerebrais isoláveis, tem sido criticada, por simplificar a análise do funcionamento do cérebro humano. Há muitos elementos que indicam que os neurônios de determinada área do cérebro não exercem apenas uma função (como linguagem, percepção de objetos, pensamento ou ações motoras).

De modo geral, segundo as pesquisas originais de Michael L. Anderson (2016), neurônios localizados em uma parte do cérebro exercem muitas funções diferentes conforme são requisitados, revelando uma plasticidade maior do que se imaginava décadas atrás. Há o chamado **reuso neuronal**, no qual neurônios são utilizados e reutilizados para múltiplas e distintas funções cognitivas, mentais e comportamentais. Assim, por exemplo, a área da ínsula anterior esquerda está envolvida em funções tão distintas como linguagem, memória de trabalho, atenção, raciocínio, audição e emoção. De acordo com os desafios ambientais colocados diante do indivíduo, muitas áreas neuronais localizadas e circunscritas assumem diferentes funções; assim, **não há muito espaço para ultraespecialistas no cérebro humano** (para uma excelente apresentação desse tema, ver Anderson, 2016).

Nos dias atuais, está cada vez mais evidente que, mais importante do que a localização de um neurônio no cérebro, são as **conexões** que ele faz com outras células cerebrais, o modo como as sinapses são feitas e refeitas. Além disso, hoje é consenso que a construção das importantes conexões cerebrais depende intimamente das experiências pelas quais o indivíduo passa (Anderson, 2016).

Deve-se destacar também que nas últimas décadas foi descoberto que os neurônios não são os únicos atores importantes do cérebro. As **células da glia**, como os astrócitos, os oligodendrócitos e as células de Schwann, que representam cerca de 85% das células no cérebro humano (os neurônios representam apenas 15% das células cerebrais) e, anteriormente, eram vistas apenas com a função de massa de preenchimento, de transporte de nutrientes e de proteção dos neurônios (estes sim, eram os atores do cérebro), foram redescobertas pelas neurociências. Descobriu-se nos últimos anos, por exemplo, que tais **células da glia** participam intensamente do **processamento de informação** no cérebro, são fundamentais para o funcionamento das sinapses, controlam a comunicação sináptica, têm receptores para os mesmos neurotransmissores dos neurônios e influenciam a transmissão sináptica mesmo longe da região onde estão localizadas. A glia está implicada tanto em processos neurofisiológicos complexos, na aprendizagem e nas alterações patológicas como nos transtornos mentais (esquizofrenia, depressão e transtorno obsessivo-compulsivo [TOC]) e neurológicos (esclerose múltipla e neuroquímica da dor) (Fields, 2010).

DESENVOLVIMENTO DO CÉREBRO NO CICLO VITAL

Em relação ao desenvolvimento ontogenético, pode-se afirmar que o cérebro humano "nasce prematuro". Muito do seu desenvolvimento ocorre após o nascimento, até o período adulto. A **migração dos neurônios** no período fetal do tubo neural para seu destino final (a maior parte no córtex cerebral) ocorre sob controle genético direto. Postula-se que anormalidades nesse processo migratório possam contribuir para a gênese de alguns transtornos mentais.

Nos primeiros anos de vida, há um grande número de sinapses, a chamada "**exuberância sináptica**". Ao fim do primeiro ano de vida, a criança chega a ter o dobro de sinapses do adulto para o mesmo número de neurônios. O período de exuberância sináptica dura até o início da **adolescência**. Nesse período, as sinapses serão gradativamente reduzidas, "**podadas**", de acordo com o uso que se fez e se faz delas ao longo da vida. Sinapses e circuitos ativados e utilizados com frequência irão permanecer e serão "reforçados"; os que não são usados desaparecem nos anos de adolescência e juventude. Embora esse processo de poda ou reforço ocorra ao longo de toda a vida, é na adolescência que ele ocorre de forma mais rápida e acentuada (Dennis et al., 2013).

Outro aspecto importante é a **mielinização**, uma vez que as bainhas de mielina permitem uma condução neuronal muito mais rápida e eficiente, potencializando em grau maior as funções cerebrais. As áreas sensoriais primárias são mielinizadas nos primeiros meses de vida; o córtex pré-frontal, por sua vez, responsável por funções mentais extremamente complexas, sofre lento processo de mielinização do terceiro mês de vida até o início do período adulto, ou seja, **até os 30 anos de idade**, quando o **córtex pré-frontal enfim se estabiliza**.

Com o envelhecimento, o cérebro humano também se transforma; o número de neurônios decresce por volta de 5 a 10%, o cérebro todo diminui de tamanho, e a substância branca perde parte de sua integridade. Há declínio de habilidades neuropsicológicas, como velocidade de processamento, memória de trabalho e memória de longo prazo. Entretanto, na velhice, se há engajamento da pessoa em atividades cognitivas e exercício físico, ocorrem mecanismos compensatórios de ativação aumentada das regiões pré-frontais (Park; Reuter-Lorenz, 2009).

FUNÇÕES E ÁREAS CEREBRAIS

De forma bastante simplificada, mas didática, podem-se identificar dois pares de áreas cerebrais, antagônicos em certo sentido, mas também complementares. Distinguem-se funcionalmente, no cérebro, as **porções anteriores** *versus* as **posteriores**, assim como o **hemisfério direito** *versus* o **esquerdo**. A seguir, são apresentados alguns aspectos do funcionamento cerebral nessas duas díades.

Porção anterior (frontal) *versus* posterior do cérebro

A porção posterior do cérebro, incluindo os lobos occipitais, parietais e temporais, contém as **áreas sensoriais primárias** (da visão, do tato, da propriocepção, da audição, do olfato e da gustação); as **áreas secundárias** adjacentes e funcionalmente relacionadas às primárias; e a extensa **área terciária de associação**, a saber, a grande área associativa da encruzilhada temporoparietoccipital. Essa porção posterior do cérebro relaciona-se mais intimamente à recepção, à identificação e à ordenação do ambiente em relação ao indivíduo. Pode-se dizer, didaticamente, que é a região do cérebro que **"recebe" o mundo**. Obviamente, essas áreas também participam de tarefas ativas e motoras do indivíduo sobre o meio, mas seu funcionamento mais característico refere-se à percepção do mundo e à organização dessa percepção em unidades ordenadas e integradas, na codificação, na decodificação e na recodificação em níveis de complexidade crescente, de todos os elementos sensoriais, e, por fim, na configuração e representação coerente da realidade.

A **porção anterior**, frontal, do cérebro relaciona-se mais intimamente com as atividades do indivíduo. É a porção do cérebro que **"age" sobre o mundo**. As áreas anteriores do órgão, principalmente os córtices pré-frontal e frontal e os núcleos da base (sobretudo o núcleo caudado), também participam da identificação de problemas a serem solucionados, assim como são fundamentais para os mecanismos da atenção. Sua especificidade relaciona-se à criação e ao planejamento de estratégias de ação, à colocação na prática de tais estratégias, à monitoração dos efeitos da ação sobre o meio e à adequação contínua dessa ação perante as condições cambiantes do meio.

De modo simplificado e resumido, pode-se afirmar que os lobos frontais são responsáveis pelo planejamento da ação e do futuro, assim como pelo controle dos movimentos; os lobos parietais, pelas sensações táteis, imagem corporal e parte da consciência de si; os lobos occipitais, pela visão e reconhecimento visual do ambiente; e os lobos temporais, pela audição e pelos principais aspectos da linguagem e, nas regiões mesiais temporais (parte interna, sistema límbico), pela memória, aprendizado e emoções (Kandel; Schwartz; Jessel, 1995).

Hemisfério esquerdo *versus* direito

Desde as pesquisas de Paul Broca (1861) e de Carl Wernicke (1874), no século XIX, sabe-se que os dois hemisférios cerebrais não são nem semelhantes do ponto de vista anatômico, nem totalmente equivalentes do ponto de vista funcional. Tanto estudos clínico-patológicos com pacientes que sofreram acidentes vasculares cerebrais ou tumores como pesquisas experimentais têm demonstrado que os hemisférios esquerdo e direito são assimétricos em múltiplos aspectos funcionais e cognitivos.

Para a maioria dos seres humanos, o hemisfério esquerdo desenvolve-se ontogeneticamente de forma mais lenta que o direito e está intimamente associado a funções linguísticas verbais. O hemisfério direito, por sua vez, relaciona-se com habilidades visuoespaciais, aspectos prosódicos da linguagem e aspectos da percepção e expressão musical. O **Quadro 5.1** apresenta algumas das funções e das habilidades diferenciais entre os dois hemisférios (Gaebel, 1988).

Cabe assinalar que a chamada dominância hemisférica para a linguagem (sobretudo para os aspectos semânticos e sintáticos) é esquerda para 96% dos indivíduos destros e para 58% dos canhotos. Pessoas canhotas, ambidestras ou com lateralidade ambígua representam geralmente 10% da população (entretanto, em países como Índia e Japão, são em torno de 5%, possivelmente por pressões culturais) (Ferrari, 2007). Em 27% dos canhotos, a dominância hemisférica para a linguagem fica no hemisfério direito, e, em 15% deles, a dominância para a linguagem é bilateral (Madalozzo; Tognola, 2006).

NEUROPSICOLOGIA E PSICOPATOLOGIA

A neuropsicologia investiga as relações entre as funções psicológicas e a atividade cerebral. É de seu particular interesse o estudo das fun-

Quadro 5.1 | Funções neuropsicológicas predominantes dos hemisférios esquerdo e direito

HEMISFÉRIO ESQUERDO	HEMISFÉRIO DIREITO
• Verbal, linguístico	• Visuoespacial
• Semântica	• Musical
• Sintáxica ("lógica" da língua)	• Prosódica ("música" da fala, entonação)

ções cognitivas, como a memória, a linguagem, o raciocínio, as habilidades visuoespaciais, o reconhecimento, a capacidade de resolução de problemas, as habilidades musicais, etc. As alterações inicialmente **estudadas** pela neuropsicologia foram as **afasias** (perda de linguagem), as **agnosias** (perda da capacidade de reconhecimento), as **amnésias** (déficits de memória) e as **apraxias** (perda da capacidade de realizar gestos complexos, do saber-fazer).

Além dessas funções e sintomas, tem-se dado ênfase a outras dimensões da cognição, como as **atividades construtivas** (execução de tarefas complexas, realização de atos construtivos em sequência, tarefas psicomotoras, etc.) e as **habilidades visuoespaciais** (análise e julgamento de relações espaciais, reconhecimento e memorização de figuras complexas, etc.).

Outras funções e dimensões estudadas pela neuropsicologia nas últimas décadas são: **habilidades musicais** (discriminação de tons e melodias, ritmo e harmonia, etc.), **atenção sustentada e seletiva, percepção e organização temporal, funções executivas** (identificação e resolução de problemas novos, elaboração de estratégias de ação, execução de tarefas sequenciais, etc.) e **funções conceituais** (formação de conceitos, desenvolvimento de raciocínios, pensamento lógico, habilidades aritméticas, etc.).

A neuropsicologia é uma área de interesse crescente em psicopatologia e psiquiatria de modo geral. Nas últimas décadas, tem aumentado o uso de modelos neuropsicológicos para o entendimento dos transtornos mentais, assim como o emprego de testes neuropsicológicos e o estudo de diversos déficits cognitivos sutis ou marcantes em transtornos mentais clássicos, como esquizofrenia, depressão, autismo, transtorno de déficit de atenção/hiperatividade (TDAH) e TOC (revisão em Keefe, 1995).

A neuropsicologia moderna ganhou importante impulso com a obra do neurologista e neuropsicólogo russo Alexander R. Luria (1902-1977). Ele propôs substituir a noção tradicional de sintoma em neurologia e neuropsiquiatria (que, segundo ele, seria demasiadamente simplista e mecanicista) por uma abordagem mais dinâmica e complexa.

A noção de sintoma como decorrente de uma lesão delimitada do cérebro não corresponde à realidade diversificada da vida mental, particularmente dos processos cognitivos. Segundo Luria, no modelo tradicional localizacionista das neurociências, haveria algo que corresponderia ao seguinte esquema:

1. tecido em área cerebral específica, delimitada, é responsável por determinadas funções elementares (linguagem, memória, reconhecimentos, etc.)

2. funções elementares são diretamente afetadas por lesão nesse tecido, nessa área, logo...

3. lesão localizada = sintoma específico

Luria (1981) propõe substituir esse esquema pela noção de **sistema funcional complexo (SFC)**. Segundo ele, o SFC estaria organizado de acordo com as seguintes premissas:

1. Os processos mentais complexos, como linguagem, pensamento, memória, abstração, praxias, gnosias, etc., **não estão "prontos" no adulto, não são fenômenos fixos**, derivados mecânicos de uma área cerebral que entra em ação, independentemente do desenvolvimento do indivíduo. Eles são, de fato, processos mentais construídos durante a ontogênese, por meio da experiência social, ou seja, pela interação intensa e contínua da criança com seus pais e seu meio social. Essa interação é que permite ao indivíduo adquirir todas as suas funções cognitivas, como memória, linguagem, pensamento, reconhecimento, etc.

2. Do ponto de vista cerebral, as funções e os processos mentais complexos são **organizados em sistemas** que envolvem **zonas cerebrais distintas**, cada uma delas desempenhando um papel específico no sistema

funcional, agindo e interagindo em concerto. Tais zonas, na maior parte das vezes, estão em **áreas diferentes** e, em geral, distantes umas das outras no cérebro. Embora distantes, agem de forma coordenada para produzir uma função mental complexa.

3. A **lesão** de uma das áreas cerebrais implicada em determinada função mental superior pode acarretar a **desintegração de todo o sistema funcional**. Portanto, a perda de uma função particular pode informar pouco sobre sua localização. Muito mais relevante que uma área cerebral circunscrita são os sistemas funcionais complexos, constituídos por redes neuronais amplas e muito dinâmicas.

Os **três grandes sistemas funcionais** do cérebro humano, segundo Luria (1981), são:

1. **Sistema do tônus do córtex.** Formado por aferências da periferia, partes superiores do tronco cerebral, córtex límbico e com modulação das regiões pré-frontais. Esse sistema, segundo Luria, é responsável pela ativação geral do sistema nervoso central (SNC). Ele controla particularmente o nível de ativação do córtex, mantendo o nível de consciência, a vigilância e a atenção do sujeito.

2. **Sistema de recepção, elaboração e conservação de informações**. Formado por áreas posteriores do córtex cerebral (occipital, temporal e parietal), ou seja, por zonas sensoriais (visuais, auditivas, táteis e proprioceptivas) primárias e secundárias, além do *carrefour* (encruzilhada) temporoparietaloccipital. Esse sistema, de acordo com Luria, é responsável pela recepção, pela decodificação e pela interpretação das informações provenientes do ambiente externo e interno. É o sistema que reconhece o mundo nas várias modalidades sensoriais (auditiva, visual, tátil, olfativa, etc.) e integra tais informações ambientais em um todo coerente.

3. **Sistema de programação, regulação e controle da atividade**. Formado por áreas anteriores (frontais) dos grandes hemisférios. Esse sistema, conforme Luria, é responsável pela ação do indivíduo sobre o meio ambiente. A partir do reconhecimento de problemas novos e tarefas necessárias, os sistemas pré-frontais programam a atividade complexa do indivíduo, montam estratégias de ação, colocam-nas em fun-

cionamento e monitoram a eficácia de tais ações, modulando-as segundo as variações do ambiente.

Para Luria, a **linguagem** é um dos elementos organizadores mais importantes da atividade cerebral. A partir dela, todas as outras funções cognitivas superiores se organizam. A linguagem, por sua vez, é fenômeno cerebral e sociocultural, produzido e modificado historicamente. Assim, o próprio funcionamento do cérebro, particularmente no que concerne às funções corticais superiores (linguagem, memória, pensamento, etc.), é organizado a partir das interações sociofamiliares básicas, bem como do contexto sociocultural e histórico no qual o indivíduo se insere, desde seus primeiros anos de vida.

LIMITES DA APLICAÇÃO DA NEUROPSICOLOGIA E DOS TESTES NEUROPSICOLÓGICOS EM PSIQUIATRIA

Apesar de representar uma importante contribuição à psicopatologia, abrindo novas perspectivas de entendimento da doença mental, e de contribuir, por meio de um grande número de testes padronizados e sofisticados, para a avaliação de sutis alterações dos rendimentos intelectuais nos transtornos mentais, o modelo neuropsicológico também apresenta claras limitações quando aplicado à psiquiatria (Lezak et al., 2012; Howieson; Loring, 2004).

A utilização, em psicopatologia, dos testes neuropsicológicos é complexa, marcada pelas seguintes dificuldades:

1. Os **testes neuropsicológicos**, ao contrário do que às vezes se afirma, **não medem funções absolutamente específicas**. O desempenho pobre em um teste não indica necessariamente um déficit neuropsicológico específico. Por exemplo, um mau desempenho em um teste visuoespacial (p. ex., o teste de Bender ou o de Benton) pode ser decorrente de déficit visual, déficit de integração de informações visuais, apraxia construcional, agnosia visual e/ou de funções executivas frontais. De modo geral, deve-se constatar que há grande sobreposição entre as várias funções neurocognitivas complexas.

2. Decorrente da primeira constatação, é preciso lembrar-se de que o **desempenho anormal** em um teste neuropsicológico **não significa**, necessariamente, uma **disfunção cerebral regional específica**. Quanto mais complexa for a tarefa (p. ex., funções executivas, raciocínio abstrato, etc.), tanto mais provável será que o déficit se deva a múltiplos fatores, alguns deles inespecíficos, entrando em jogo diferentes redes e sistemas neuronais (revisão em Dodrill, 1997).

PLASTICIDADE NEURONAL: O CÉREBRO TRANSFORMA-SE POSITIVA E NEGATIVAMENTE COM A EXPERIÊNCIA

A experiência é o elemento mais importante que estimula ou restringe a plasticidade neuronal. Desde os anos de 1960, o velho dogma de que o cérebro, uma vez formado, torna-se uma estrutura fixa, pouco passível de modificações, vem sendo substituído pela constatação de que o sistema nervoso, de fato, exibe uma importante característica: a **neuroplasticidade** (Mellon; Clark, 1990).

Tem sido verificada a capacidade do tecido neuronal de se transformar e adaptar às exigências ambientais ou internas do organismo, não só na fase embrionária e no início da vida, mas ao longo de todo o ciclo vital. A experiência é elemento fundamental que estimula ou restringe a plasticidade neuronal (Arteni; Alexandre Netto, 2004).

A neuroplasticidade é verificada pelo nascimento de novos neurônios (neurogênese), pelo aumento ou redução no tamanho dos dendritos e espinhas dendríticas, pela formação ou eliminação de sinapses, pelo aumento da atividade glial e pelas alterações na atividade metabólica de distintas áreas cerebrais. Pequenas proteínas atuantes no cérebro, as neurotrofinas (NTs), também são importantes para a plasticidade neuronal perante a experiência. São algumas delas: fator de crescimento neuronal (NGF), fator neurotrófico derivado do cérebro (BDNF), NT-3 e NT-4/5.

Vinculados à experiência, o aprendizado e a memória estão associados a modificações sinápticas. O fortalecimento de vias sinápticas, a criação de novas sinapses e o recrutamento de neurônios adjacentes, formando novas conexões, relacionam-se, assim, à neuroplasticidade

derivada da experiência. Um exemplo de neuroplasticidade são as modificações neuronais verificadas no cérebro de músicos profissionais, por exemplo, violinistas experientes, cujas representações neuronais de suas polpas digitais no córtex tornam-se, após longos anos de aprendizado com o instrumento, muito mais extensas, desenvolvidas e complexas em comparação às de pessoas sem tal experiência (Elbert et al., 1995; Jancke; Shan; Peters, 2000; Bilder, 2011).

EXPERIÊNCIAS NEGATIVAS, TRANSTORNOS MENTAIS E NEUROPLASTICIDADE (ASPECTOS DA EPIGENÉTICA)

Tanto o estresse prolongado como possivelmente as experiências de depressão e ansiedade graves e duradouras exercem importante efeito negativo sobre a plasticidade neuronal. A liberação de adrenalina e de glicocorticoides endógenos (como o cortisol) após o estresse pode causar dano neuronal, principalmente no córtex pré-frontal e no hipocampo (regiões com muitos receptores para glicocorticoides e intimamente relacionadas ao aprendizado e à memória).

Episódios repetidos, graves e longos de depressão foram associados à redução do volume do hipocampo e do córtex. Postula-se uma neuroplasticidade mal-adaptativa relacionada à origem ou ao agravamento de condições como esquizofrenia, depressão, autismo, transtorno de estresse pós-traumático (TEPT) e deficiência intelectual (Thome; Eisch, 2005). A partir de observações clínicas e pesquisas experimentais, postula-se também que separação precoce da mãe, maus-tratos e negligência (fatores considerados atualmente *estresse tóxico* para o cérebro) durante os primeiros anos de vida possam, por meio de neuroplasticidade mal-adaptativa, gerar padrões neuronais disfuncionais relacionados a maior vulnerabilidade aos transtornos mentais (como depressão, esquizofrenia e mesmo TEPT) ao longo da infância e da vida adulta. O **encurtamento dos telômeros** dos cromossomos decorrente de estresse tóxico, sinal de envelhecimento genético e celular, tem sido demonstrado em muitas condições psicopatológicas (Shalev et al., 2013).

Em contrapartida, por exemplo, o exercício físico ocasiona a liberação de substâncias que estimulam a funcionalidade dos neurônios, como o BDNF. Cabe mencionar, nessa linha, o trabalho do neurocientista Hongjun Song e colaboradores (Song; Stevens; Gage, 2002), que demonstrou que o nascimento de novos neurônios ocorre no hipocampo até o fim da vida, o que é importante para a manutenção da memória, do aprendizado e da inteligência, inclusive na velhice.

No cérebro humano, **mecanismos epigenéticos** de grande relevância têm sido descobertos. São mecanismos mediados por enzimas que atuam em determinadas substâncias "apagadoras" ou "escritoras" no sentido de ativar ou silenciar os genes que se expressam no cérebro humano. Esses mecanismos bioquímicos são fortemente influenciados por experiências pessoais, por estímulos ambientais positivos ou negativos. O estudo dos mecanismos epigenéticos cerebrais relacionados a processos psicológicos e psicopatológicos está apenas se iniciando, mas é possível que traga conhecimento valioso sobre a interação gene-ambiente, natureza-cultura (Franklin et al., 2010).

GENÉTICA MOLECULAR, NEUROCIÊNCIAS E PSICOPATOLOGIA

Nesse ponto, é relevante lembrar que, embora o cérebro no adulto represente apenas 2% do peso corporal, cerca de metade do genoma humano é dedicada a sua produção. Atualmente, os neurocientistas e geneticistas já conseguem mapear no cérebro humano como os genes se expressam ou são silenciados nas diferentes áreas cerebrais (a ação de mais de 20 mil genes já foi identificada). Assim, está em andamento a construção de um mapa genético do cérebro humano (Hawrylycz et al., 2012).

Na fase inicial dessa linha de investigação, tem sido evidenciado que a atividade gênica (expressão dos genes) no cérebro é relativamente homogênea em relação às diferentes áreas cerebrais; o que mais difere em relação à expressão gênica é o tipo de célula neuronal cortical (p. ex., os distintos neurônios cerebrais, como células granuladas, células piramidais, células triangulares, células horizontais de Cajal, células piramidais gigantes).

Os genes definem mais que tipos de células estarão presentes em determinada região cortical; o que define como o córtex se comporta é antes a forma como os neurônios estão conectados entre si e o histórico de experiências pelas quais o indivíduo passou (o que, por sua vez, estimulou a formação de determinados circuitos cerebrais, determinadas sinapses). Entretanto, o trabalho de identificar a atividade gênica no cérebro está apenas se iniciando; nos próximos anos e décadas, possivelmente se saberá muito mais nessa estratégica área de pesquisa (Hawrylycz et al., 2012).

6 Contribuições da filosofia à psicopatologia

Muitas são as contribuições da tradição filosófica à psicopatologia. Não se pode pretender, neste reduzido espaço, explorá-las de modo abrangente. Foram selecionados, então, apenas quatro temas que são particularmente relevantes: 1) a relação mente-cérebro; 2) o problema da causalidade em psicopatologia; 3) o problema da verdade em psicopatologia; e 4) a questão dos valores em psicopatologia e na prática clínica.

A RELAÇÃO MENTE-CÉREBRO

As possíveis relações entre a atividade mental, aquilo que a tradição filosófica chama de espírito, alma ou mente, e o órgão do corpo humano responsável por essa atividade, ou seja, o cérebro, têm sido objeto de reflexões e intensas discussões filosóficas desde a Antiguidade. Trata-se da complexa **relação mente--cérebro (RMC)**, ou alma-corpo. No período contemporâneo, a disciplina filosófica que lida com essa questão é a chamada Filosofia da Mente (ver Costa, 2005; Matthews, 2007; Teixeira, 2012; Kiekhöfel, 2014).

Pergunta-se se seria a mente simplesmente um produto secundário da atividade cerebral, uma "secreção do cérebro", um epifenômeno, ou se ela teria autonomia em relação ao cérebro. Mais que isso, como postula o filósofo Thomas Nagel (1974), deve-se pensar até que ponto ter uma mente (que se relaciona com um corpo) e ter experiências mentais conscientes pode indicar o que seria algo como (*what is it like*) ser alguém (eu mesmo ou um outro diferente de mim) – enfim, o que poderia ser a experiência de um outro ser, radicalmente distinto de mim mesmo.

A primeira reflexão consistente sobre a RMC (naquele contexto histórico seria a relação mente-corpo ou alma-corpo) foi enunciada por Aristóteles (por volta de 330 a.C.) em sua obra *Peri psyches* (*Sobre a alma* [1994]). Nela, o filósofo constata que há relativa facilidade em relacionar as funções sensitivas, locomotoras, nutritivas e reprodutivas da alma a processos físicos do organismo.

Entretanto, quando se trata das funções do intelecto, as coisas parecem ficar mais complicadas. A filosofia aristotélica afirma que o conhecimento sobre as coisas materiais, por meio dos órgãos dos sentidos, reflete simplesmente a capacidade de essas coisas impressionarem a mente. Contudo, o conhecimento racional do ser humano, que inclui as "verdades universais", não poderia partir apenas da impressão das coisas sobre os órgãos dos sentidos. Aristóteles acredita que aquela parte pensante da alma, que denomina espírito, não se mistura com o corpo, não é capaz de sentir ou sofrer, mas pode pensar (na sua nomenclatura, é uma substância distinta da substância material).

As principais teses filosóficas sobre a RMC podem ser divididas em dois grandes grupos: as teses **"dualistas"** (na RMC, há duas realidades distintas, ou duas substâncias) e as **"monistas"** (na RMC, só há uma realidade, ou uma só substância). A seguir, são apresentadas as principais visões, expostas resumidamente, de forma didática e simplificada (para revisões sobre o tema, ver Bunge, 1989; Goodman, 1991; Kandel, 1998; Churchland, 2004; Costa, 2005; Matthews, 2007; Teixeira, 2012).

PERSPECTIVAS DUALISTAS

Nas teses dualistas, o pressuposto básico é o de que haveria duas substâncias ou duas realidades distintas: a mente e o cérebro (ou corpo). As principais versões de dualismo são apresentadas a seguir.

Dualismo interacionista ou cartesiano

Essa tese postula a **ação recíproca** e de influência mútua entre duas substâncias independentes e autônomas: a mente e o corpo (incluído aqui o cérebro). É também chamada de dualismo psicofísico.

Embora a alma e o corpo sejam considerados duas realidades distintas, com determinada autonomia, uma influenciaria a outra intimamente, havendo interação constante. Tal posição foi defendida pelo filósofo René Descartes (1596-1650) em suas obras *Meditações metafísicas* e *As paixões da alma*. Para ele, haveria, então, duas substâncias distintas: a *res extensa* (matéria, uma coisa que se estende no espaço) e a *res cogitans* (pensamento ou mente, uma coisa que pensa). O filósofo afirmou, no fim das Meditações: "Minha alma, pela qual eu sou o que sou, é inteiramente e verdadeiramente distinta de meu corpo e ela pode ser ou existir sem ele" (2017, p. 144).

Para Descartes (1973), a alma se comunica com o corpo, e este, com a alma, revelando sua tese interacionista. Por exemplo, no artigo 19 (p. 234) de seu livro *As paixões da alma*, diz:

> Há duas classes de percepções, umas causadas pela alma e outras pelo corpo. As causadas pela alma são as percepções de nossas vontades e de todas imaginações e outros pensamentos que dela dependam. [...] as causadas pelo corpo dependem dos nervos.

Mais adiante, no artigo 47, o autor (p. 245) explica como alma e corpo se comunicam e interagem:

> [...] pode a glandulazinha (pineal) que há no meio do cérebro ser impulsionada de um lado pela alma e, por outro lado, pelos espíritos animais do corpo (que são corpúsculos presentes no sangue). Sucede que muitas vezes estes impulsos são contrários, e o mais forte anulará o efeito do outro.

Dessa forma, Descartes formulou sua visão dualista da relação mente-corpo, que teve grande influência no Ocidente. Ela passou a ser questionada de forma crescente apenas no século XIX, com a emergência de forte corrente de materialismo cientificista. A tese de Descartes acaba por sustentar a existência de uma alma imaterial no ser humano, que sobrevive à morte do corpo, crença esta que se situa no campo da religião, da fé, e não no campo da ciência, das demonstrações empíricas inequívocas. Assim, no campo científico da atualidade, é difícil manter a tese cartesiana.

Dualismo paralelista

Alma e corpo representam duas espécies de realidade, **duas substâncias** totalmente **distintas e autônomas**, **independentes e ininfluenciáveis** entre si. Uma e outra coexistem e transcorrem paralelamente, sem interações recíprocas (posição defendida, por exemplo, pelo filósofo Gottfried Wilhelm Leibniz [1646-1716]).

A marcante fragilidade dessa tese transparece no fato de inúmeros fenômenos neuropsicológicos, clínicos e experimentais revelarem íntima correlação entre fenômenos mentais e ocorrências cerebrais. Por exemplo, um trauma craniano, uma hemorragia cerebral ou um tumor cerebral de extensão importante associam-se temporalmente a graves perturbações do nível de consciência, da atenção, da orientação, da memória; uma despolarização intensa no córtex cerebral se associa sempre a uma crise convulsiva.

Dualismo epifenomenista

Essa tese, ainda dualista, mas mais próxima de uma visão monista materialista ou fisicalista, afirma que o cérebro produziria ou causaria os fenômenos mentais, que, por sua vez, seriam epifenômenos do cérebro, mas que não retroagiriam sobre ele. Foi uma tese defendida, por exemplo, pelo filósofo Thomas Hobbes (1588-1679) e pelo anatomista evolucionista Thomas Henry Huxley (1825-1895).

A principal objeção a essa tese baseia-se na necessidade de se aceitar uma **mente** ou espírito que, de alguma forma, **se diferenciaria do cérebro**, passando a ter "vida" autônoma. Além disso, muitos fenômenos mentais produzem alterações funcionais e mesmo estruturais no cérebro. Por exemplo, em uma criança privada de visão por problemas nos globos oculares, as áreas corticais relacionadas à visão não se desenvolvem; o estresse intenso e duradouro pode produzir alterações no hipocampo (área temporal medial) do indivíduo.

PERSPECTIVAS MONISTAS

As teses monistas (só há uma substância, uma realidade) são, na sua grande maioria, teses materialistas, também chamadas de fisicalistas (a única substância que existe é a matéria física). A seguir, examinaremos as várias versões de monismo.

Monismo espiritualista

Tese atualmente defendida por poucos. Nela, só o espírito seria real; portanto, trata-se de uma tese diametralmente oposta ao materialismo/fisicalismo. Trata-se de uma forma de idealismo subjetivista extremo. O essencial da realidade seria a experiência interna imediata. Tudo se reduziria à experiência subjetiva ou mental do indivíduo (mentalismo radical). A tese acaba desembocando em um espiritualismo radical, em certo sentido negador da matéria, muito difícil de sustentar. Seu principal defensor foi o filósofo George Berkeley (1685-1753), que afirmava *"esse est percipi"* (ser é ser percebido). A realidade se resume a perceber ou ser percebido; só existiria uma única realidade última, a espiritual.

Monismos materialistas ou fisicalismos

Como mencionado, a grande maioria das teses monistas em filosofia da mente é materialista (fisicalista). O fisicalismo é uma concepção materialista radical. Os primeiros fisicalistas foram os filósofos materialistas da Antiguidade, como Demócrito, Epicuro e Lucrécio. Para eles, só a matéria e o movimento seriam reais e eternos. Na modernidade, essa tese foi adotada e desenvolvida por filósofos do Iluminismo, no século XVIII, posteriormente por materialistas e positivistas do século XIX e, nos dias atuais, por filósofos da mente agrupados como fisicalistas.

O fisicalismo é linha filosófica na filosofia da mente geralmente circunscrita ao **naturalismo**: nada existiria fora da natureza. Os estados mentais seriam, na verdade, estados físicos, cerebrais, que obedecem a leis naturais. A alma seria uma atividade fisiológica do cérebro; processos e eventos mentais seriam expressões de atividade neuronal.

Essa tese começou a ganhar mais força no fim do século XIX, quando se defende que tudo se reduz à matéria. Ao longo do século XX e no início do XXI, o fisicalismo ganha força adicional com o crescimento das neurociências cognitivas, sobretudo a partir dos métodos de neuroimagem funcional, nas últimas décadas do século XX e neste início de XXI.

De modo geral, as **teses fisicalistas** são **reducionistas**, pois visam assumidamente reduzir o conjunto de fenômenos descritos como mentais ou físicos a fenômenos de um só tipo, ou seja, materiais, físicos, neuronais (mesmo havendo a descrição de vários tipos de fenômenos, aqui todos são e devem ser reduzidos a um só tipo de fenômeno). Veremos, agora, algumas das principais versões contemporâneas do fisicalismo, que se opõem ao dualismo.

Fisicalismo 1: Teoria da identidade mente-cérebro ou espírito-matéria

Para os defensores dessa tese, haveria uma identidade entre eventos mentais e físicos, neuronais; eles seriam, de fato, uma única coisa. Uma das primeiras versões de tese de identidade espírito-matéria foi sustentada pelo filósofo Baruch Spinoza (1632-1677). Segundo ele, os fenômenos naturais (cérebro) e os espirituais (mente) são, no fundo, a mesma coisa, havendo apenas diferentes vias de acesso a uma mesma e única substância.

Essa é uma versão relativamente branda de fisicalismo, pois coloca as duas dimensões, matéria e espírito (que de fato seriam uma só dimensão), em posições hierárquicas semelhantes. As versões atuais de identidade mente-cérebro foram formuladas no contexto do positivismo lógico e da filosofia analítica, pelos filósofos Herbert Feigl (1902-1988), Ullin Thomas Place (1924-2000) e John J. Carswell Smart (1920-2012). A tese básica é a de que estados ou eventos mentais seriam, de fato, a mesma coisa que estados ou eventos físicos, neuronais.

Fisicalismo 2: Eliminacionismo

Nessa versão radical de fisicalismo, nada genuína e cientificamente verdadeiro pode ser chamado de "mental" ou "espiritual". Para o eliminacionismo, a linguagem que se usa convencionalmente para se referir aos fenômenos mentais é oriunda de uma psicologia intuitiva referente a sentimentos, desejos, crenças, ideias. Tal linguagem seria a chamada *psicologia popular ou do senso comum (folk psychology)*. Nessa linguagem, os fenômenos (como medo, desejo, timidez, raiva, lembrança, etc.) são dotados de intencionalidade, algo que os fenômenos naturais não teriam. Os principais representantes dessa versão são os filósofos Paul K. Feyerabend (1924-1994) e o casal Paul (1942-) e Patricia (1943-) Churchland.

O que os fisicalistas eliminacionistas propõem é a eliminação da linguagem psicológica tradicional (principalmente da *folk psychology*), substituída por termos das neurociências. Assim, a sentença *"eu sinto uma tremenda dor de dente"* deveria ser eliminada da ciência e substituída por algo como *"as fibras-C (células nervosas que ativadas em sincronia produzem a sensação desagradável de dor) de minha boca foram intensamente ativadas".*

Uma das críticas ao eliminacionismo é a de que não temos nenhuma garantia de que as neurociências possam produzir uma linguagem que expresse de fato a riqueza de experiências subjetivas que a *psicologia popular* (e também a científica) apresenta. Também pode-se criticar essa tese ao afirmar que talvez seja uma grande perda abandonar os termos subjetivistas, dotados de intencionalidade e valor, que a *psicologia popular* apresenta. Nesse sentido, Mario Bunge (1989, p. 57) afirma que "[...] não nos livramos do problema da natureza da mente declarando que ela não existe, ou que não é possível estudá-la cientificamente".

Fisicalismo 3: Teorias do duplo aspecto ou monismo anômalo

Essa tese, formulada pelo filósofo Donald Davidson (1917-2003), postula que, embora só haja matéria, devido à não existência de leis psicofísicas (leis que relacionam a matéria ao espírito, o cérebro à mente), existiriam dois tipos legítimos de descrição (do cérebro e da mente), não redutíveis um ao outro. É, portanto, uma versão de fisicalismo moderado.

Outra forma de fisicalismo menos radical, que se difundiu nos séculos XVIII e XIX, foi a chamada "**teoria do duplo aspecto**". Segundo ela, o organismo é unitário, revelando, porém, dois aspectos: um físico e outro mental, um não se reduzindo, nem sendo mais válido que o outro. Não há duas realidades, mas dois aspectos de uma só realidade (que, em última análise, é material). Alguns de seus representantes foram Julien Offray de la Mettrie (1709-1751), Charles-Louis de Secondat ou Montesquieu (1689--1755) e Ernst Haeckel (1834-1919).

Fisicalismo 4: Teoria da mente como emergente

Aqui, os fenômenos mentais são conceitualizados como "emergentes", relativos ao cérebro. Eles seriam gerados e constituídos por eventos físicos e físico-químicos da matéria cerebral. Entretanto, os fenômenos mentais são caracterizados, no seu aspecto mais específico e fundamental, por propriedades diferentes e irredutíveis àquelas do cérebro. Essa tese aproxima-se, de fato, ao dualismo epifenomenista e ao monismo materialista, na versão da "teoria do duplo aspecto". Seus representantes mais destacados foram os filósofos Denis Diderot (1713-1784) e Mario Augusto Bunge (1919-), bem como os neurocientistas Santiago Ramón y Cajal (1852-1934) e Roger Wolcott Sperry (1913-1994).

Fisicalismo 5: Behaviorismo analítico

Essa versão do fisicalismo (que é, de fato, antes de tudo, uma versão antidualista) passou a ser defendida por filósofos do positivismo analítico vienense, assim como por Gilbert Ryle (1900-1976) (considerado um dos fundadores da filosofia da mente contemporânea). Para eles, a crítica ao dualismo se referiria às fragilidades de um mentalismo baseado em entidades subjetivas vagas e não consistentes.

Para a tese do behaviorismo analítico, entidades mentais como emoções, dores, pensamentos e crenças ou não existem, ou não desempenham qualquer papel. Esses estados devem ser abordados e analisados como comportamentos ou disposições comportamentais. Estes seriam fenômenos mais circunscritos e definíveis.

Fisicalismo 6: Funcionalismo em filosofia da mente

A versão funcionalista em filosofia da mente repousa no argumento de que certas coisas são definidas por sua natureza material, como uma montanha, um cavalo ou um arbusto; outras são mais bem definidas pelas funções que exercem, como ser alpinista, ser veloz ou ser um jardineiro. O que importa aqui, para a definição, é a função exercida, e não o aspecto material. Em filosofia da mente, argumetam os funcionalistas, os estados e eventos mentais pertencem ao tipo de coisas definidas por sua função, e não por sua natureza material. A mente ou psiquismo não se define pela sua base material, mas pelo que faz ou como funciona.

Quando se abordam eventos como percepções, pensamentos, lembranças e emoções, não se está abordando coisas compostas por certo tipo de substância, mas as funções, o papel causal desses eventos na vida mental de um ser. Raiva ou medo não são algo que acontece na mente ou no cérebro de uma pessoa; são, antes, eventos desencadeados por estímulos como uma frustração ou ameaça, que levarão o indivíduo a gritar ou a ficar tremendo.

Essa versão de monismo se aproxima do behaviorismo analítico, porém difere dele por aceitar os termos e descrições mentalistas. Embora seja uma versão proposta por autores materialistas, o funcionalismo pode também ser compatível com o dualismo cartesiano. Hilary Putnam (1926-2016) e Jerry Alan Fodor (1935-) foram filósofos que aceitaram essa proposta, e este último usou a metáfora da computação para descrever sua versão funcionalista; aproximou o cérebro do *hardware* e a mente do *software*. Assim, a mente passa a ser descrita metaforicamente como uma programação de computador, uma programação feita no cérebro das pessoas.

Argumentos contra o fisicalismo

Embora as várias versões do fisicalismo estejam mais integradas à perspectiva científica atual, ao recusar a realidade de entidades mentais, de uma alma humana imaterial, muitos problemas filosóficos surgem quando se adota teses fisicalistas que negam as especificidades da mente.

Uma das principais **objeções ao fisicalismo** é a de que, na experiência humana, o mental não pode ser reduzido ao neuronal sem uma perda importante de significados e de possibilidades de expressar o que ocorre de fato com o indivíduo. O filósofo Thomas Nagel (1937-) chamou de *qualia* as qualidades privadas e diretamente experimentadas como percepções, emoções ou imagens mentais **vivenciadas na primeira pessoa** (Nagel, 2010). Ao observar um pôr do sol impressionante, ao beber um vinho especialmente bom, ao sentir um medo aterrorizante, vivemos experiências que nos ocorrem como eventos privados únicos, que não podem ser descritos de forma objetiva absoluta, na terceira pessoa, sem uma perda considerável nessa descrição da riqueza de tal experiência.

A possibilidade de reduzir os *qualia* a eventos neuronais parece impossível ou muito distante da realidade das neurociências atuais. Pode-se descrever determinados eventos mentais por meio de fenômenos observados na ressonância magnética cerebral funcional, porém não se encontra nada parecido aos *qualia* por meio de estudos cerebrais.

Outra objeção ao fisicalismo é a chamada **múltipla realizabilidade**. Sabe-se que o cérebro humano é um órgão extremamente plástico em suas funções, e a verificação de tal plasticidade, nas últimas décadas, só tem aumentado com o avanço do conhecimento desse órgão.

Estados e eventos cerebrais não podem ser aproximados, correlacionados ou identificados com estados e eventos mentais de forma unívoca. Eventos mentais singulares podem ocorrer associados a diferentes arranjos (ativações em áreas ou circuitos) cerebrais. Ativações de áreas ou circuitos cerebrais específicos podem resultar, em distintas pessoas, em diferentes eventos mentais. Se as RMCs, apesar de fundamentais para a ciência, não são unívocas, mas ocorrem segundo a *múltipla realizabilidade*, como será possível chegar a uma psicologia e psicopatologia que repouse unicamente em descrições de eventos cerebrais?

O PROBLEMA DA CAUSALIDADE EM PSICOPATOLOGIA

Um dos problemas filosóficos e científicos mais complexos que a psicopatologia enfrenta é a questão das relações de causalidade entre diversos eventos e fenômenos. Por exemplo, pensar corretamente, seguindo a lógica do raciocínio científico, implica sair da posição ingênua em relação à atribuição de causalidade, na qual, muitas vezes, as pessoas se colocam: "Ele ficou louco depois que levou aquele susto" ou "Aquela discussão foi o começo de sua esquizofrenia". Confundem-se, com frequência, associações fortuitas, epifenômenos, eventos já pertencentes ao quadro clínico, com fatores verdadeiramente causais (Lyketsos; Treisman, 1996).

Um dos equívocos mais comuns, cometido mesmo por profissionais e pesquisadores, é confundir mecanismos funcionais, processos psicológicos e psicopatológicos envolvidos em determinado transtorno mental com eventos causais propriamente ditos. Assim, descrevem-se processos de regressão, mecanismos mentais como a projeção, a negação e a foraclusão (em psicanálise), ou processos cognitivos como a organização de determinados conteúdos cognitivos negativos (em abordagens cognitivo-comportamentais), e atribui-se, às vezes sem os critérios científicos adequados, a qualidade de fator causal a tais mecanismos.

Da mesma forma, em psiquiatria biológica, observam-se certas alterações neurobioquímicas ou de neuroimagem, e, apressadamente, deduz-se que essas alterações causaram os transtornos em questão. É a tentação de se atribuir a mecanismos envolvidos na doença o poder de verdadeiros elementos etiológicos, supostamente identificados pelo investigador. Entretanto, o rigor científico exige mais; não basta que certo fenômeno esteja presente no transtorno para que seja considerado elemento etiológico, fator causal indubitável.

Pode-se tomar, como exemplo, a associação entre dois ou mais fenômenos. Muitas vezes, encontram-se, em psicopatologia, como em qualquer outro ramo da ciência, associações de fenômenos, eventos que ocorrem de forma conjunta. Entretanto, é importante sempre lembrar que as associações entre eventos podem ou não implicar um nexo causal.

Dessa forma, o método científico rigoroso alerta que apenas determinadas características de uma associação indicam uma possível relação de causalidade. Em 1964, Sir Austin Bradford-Hill sugeriu um guia para poder se presumir, com mais segurança, quando se está diante de associações estatísticas fortes, que configuram verdadeiras relações de causalidade (A causando B). Suas propostas norteadoras são as seguintes (Bradford-Hill, 1964):

1. **Plausibilidade**. Caso a associação seja considerada como de causalidade, isto é, plausível do ponto de vista biológico e/ou psicológico e/ou social. É plausível que a infecção por um vírus como o HIV produza a doença aids; é plausível que um evento traumático como estupro ou sequestro seja fator causal para a ocorrência de transtorno de estresse pós-traumático em determinada pessoa.

2. **Temporalidade**. A suposta causa deve ocorrer sempre antes do suposto efeito. Pode-se acrescentar às propostas sugeridas por Bradford-Hill (e conectado à temporalidade) a *reversibilidade*, que se evidencia quando a remoção ou redução do possível fator causal cessa ou diminui o suposto efeito.

3. **Força da associação**. Relações intensas e muito frequentes entre dois fenômenos podem, junto com outros itens aqui assinalados, sugerir causalidade. Associações fortes têm mais chances de serem causais.

4. **Gradiente biológico** ou **dose-resposta**. Níveis crescentes de exposição ao fator causal aumentam o risco de ocorrer o suposto efeito ou a intensidade do efeito.

5. **Consistência**. Diferentes estudos, distintas observações, em contextos diversos, em diferentes populações, chegam a resultados semelhantes, revelando a relação de causalidade entre dois eventos.

6. **Especificidade**. A presença e a atuação da causa específica são *necessárias* para o surgimento do efeito.

7. **Evidência experimental.** Quando a relação de causalidade é demonstrada por experimentos feitos com as condições exigidas pela boa pesquisa científica, tal relação causal é reforçada.

8. **Coerência.** A relação de causalidade que será estabelecida não deve conflitar ou ser totalmente díspar em relação a conhecimentos já bem estabelecidos e bem demonstrados pela ciência. Dessa forma, a suposta relação de causalidade não entra em conflito com dados científicos mais robustos que contradigam a suposta relação de causalidade.

9. **Analogia**. Para a relação de causalidade que está sendo aventada, espera-se que, por analogia, relações causais análogas já tenham sido demonstradas. Por exemplo, se um vírus causa certa doença em primatas, ele pode também, por analogia (humanos são também primatas), causar doença semelhante em seres humanos.

As relações causais unilineares e unifatoriais (só um fator ou evento necessário para produzir o resultado) com fatores causais bem estabelecidos, que são necessários e suficientes para produzir um quadro psicopatológico, são, de fato, relativamente raras no campo da psicopatologia. Nesse sentido, Araújo, Dalgalarrondo e Banzato (2014) sugeriram que, para muitas áreas da medicina e para a maior parte da psicopatologia, o guia de Bradford-Hill pode ser de difícil aplicação (Araújo; Dalgalarrondo; Banzato, 2014).

Assim, com base no filósofo da ciência John L. Mackie, Araújo, Dalgalarrondo e Banzato (2014) propõem um **sistema de causalidade** em que a causa não ocorra como evento isolado, mas que se trate de uma somatória de eventos (que podem ser individualmente fracos, mas em conjunto serão suficientes) em certo contexto causal (todo o contexto também necessário para que a relação de causalidade se estabeleça), produzindo o efeito.

Em psicopatologia, por exemplo, para que a perda de uma pessoa próxima se relacione com o eclodir de um episódio depressivo, é necessário, além da perda, que uma situação de fundo, um *background* com vários outros fatores, esteja também presente (como certa vulnerabilidade genética para a depressão, uma situação existencial já difícil antes da perda, falta de apoios sociais, etc.). A essa situação de fundo, Mackie denominou *campo causal*.

Em psicopatologia, de modo geral, para que determinado efeito surja, deve estar presente um **conjunto de fatores causais** isoladamente fracos (porque isoladamente não causam o transtorno), mas que, somados, atuando em um campo causal, contribuem para a ocorrência do efeito (no caso, transtorno ou sintoma psicopatológico).

Vale, no sentido de se recomendar cautela para as associações de causalidade, retomar a fórmula com que os filósofos escolásticos da Idade Média, versados em lógica, criticavam as atribuições apressadas de causalidade. Eles citavam a fórmula latina que resume uma atitude aparentemente lógica, mas enganadora: *Post hoc, ergo propter hoc* (depois disso, logo em consequência disso). Assim, de modo geral, em psicopatologia, são necessários mais elementos do que a simples sequência temporal de um único fator causal isolado produzindo um único efeito.

O PROBLEMA DA *VERDADE* EM PSICOPATOLOGIA

A questão da verdade é fundamental para qualquer campo científico ou de saber. Certamente, não cabe introduzir aqui uma discussão filosófica extensa sobre a verdade; apenas se busca assinalar que tal questão é relevante para a psicopatologia (para debate nessa área, ver Zorzanelli; Dalgalarrondo; Banzato, 2016).

De modo geral, considera-se a verdade como uma propriedade ou um valor que se atribui a teorias, teses e proposições. Três conceitos de verdade podem ser aqui evocados: o convencionalista, o pragmático e o realista (Tarski, 1960).

Segundo o conceito **convencionalista**, a verdade de uma proposição ou teoria depende da relação que esta estabelece com outras proposições; nesse sentido, a verdade é sinônimo de **coerência**. Uma teoria psicopatológica verdadeira seria uma teoria coerente, bem arquitetada, sem contradições internas. Tal concepção agrada aos autores que prezam sobretudo a lógica, a coerência e o raciocínio dedutivo impecável; entretanto, ela é bastante criticável, pois uma teoria muito bem montada e coerente pode estar em total desacordo com os fatos: bem arquitetada, mas falsa.

Já segundo a perspectiva **pragmática**, a verdade se identifica com os resultados que uma teoria produz, com o efeito ou êxito resultante de sua ação, com determinado sucesso nos resultados obtido ao assumir tal verdade. É verdadeiro aquilo que se prova eficaz, que produz os melhores resultados práticos. Essa perspectiva, embora atraente para profissionais práticos e voltados à ação, tem sua fragilidade, pois, historicamente, muitas teorias e concepções que "funcionaram" bem mostraram-se falsas. Uma vertente mais crítica de pragmatismo afirma que, não sendo possível o acesso à verdade última das coisas (verdades pressupostas metafisicamente), as teorias e as concepções devem ser julgadas pelas consequências (de várias naturezas, como eficácia, ética, política, etc.) que decorrem de seu uso e aplicação.

Por fim, a concepção **realista** baseia-se na tese aristotélica da verdade como a *correspondência* do pensamento à realidade fatual; a proposição deve estar de acordo com o fato que afirma. Esse conceito de verdade, embora o mais aceito pelo senso comum e, de forma aparente, o único realmente sustentável, é muitas vezes difícil de utilizar e mais complexo do que parece. Hoje se sabe que, na própria formulação sobre o que seriam os fatos reais ou concretos, intervêm a linguagem e certa interpretação e valoração prévia desses fatos. Fatos brutos, originais, intocados pelas representações, valores e teorias que deles são feitas, são, na verdade, mais virtuais que reais.

A rigor, uma teoria científica em psicopatologia que queira se afirmar como **teoria plenamente verdadeira** (o que, em geral, é uma utopia) deveria idealmente preencher estas quatro dimensões; ou seja, ser **coerente, sem contradições internas**, produzir os resultados **pragmáticos** desejados e mostrar-se **adequada à realidade fatual**, revelando-se plenamente correspondente ao fato que descreve e explica.

Além do exposto, duas outras qualidades são desejáveis a uma teoria científica: poder de previsão e qualidade heurística. Uma teoria capaz de prever fatos a partir de um conjunto de variáveis dadas, além de ser pragmaticamente mais poderosa, revelaria uma relação com a verdade fatual possivelmente mais sólida. A qualidade heurística, por sua vez, indica o poder de uma teoria de enriquecer e esclarecer a percepção da realidade em questão, além de gerar novas teorias e abrir perspectivas mais variadas e fecundas.

Apesar de ter vivido há mais de 700 anos, o filósofo Roger Bacon (1214-1294) sugeriu quatro preceitos que auxiliariam a distanciar-se do erro e aproximar-se da verdade. Ele recomendou **evitar**:

1. As referências a autoridades não apropriadas: porque um "grande autor" afirmou algo, isso não torna a afirmação automaticamente verdadeira. É a crítica ao chamado "argumento de autoridade".

2. A influência indevida dos costumes: determinados "hábitos cognitivos" podem induzir a graves erros.

3. As opiniões da multidão não educada: hoje chamadas de "senso comum", que podem ser, apesar de amplamente aceitas, cientificamente falsas.

4. As atitudes de aparente sabedoria, pois, muitas vezes, apenas disfarçam a ignorância.

A QUESTÃO DOS VALORES EM PSICOPATOLOGIA E NA PRÁTICA CLÍNICA

Nos últimos anos, impulsionado principalmente pelos trabalhos do filósofo e psiquiatra inglês Bill Fulford, o tema dos valores implicados na prática e teoria psiquiátrica e psicopatológica tem ganhado considerável relevância. Muito centrada em supostos "fatos científicos objetivos", a teoria e prática em saúde mental e psicopatologia deve considerar com a devida importância os valores que estão em jogo, tanto para a prática como para a teoria (Fulford, 2004).

Tradicionalmente, médicos, psiquiatras e, em certa medida, psicólogos tenderam a considerar suas práticas e teorias como baseadas em fatos objetivos isentos de valores, a partir dos projetos cientificistas e positivistas que her-

damos do século XIX. Entretanto, tal perspectiva é, quase sempre, irreal e artificial. De fato, nossa prática em saúde geral e mental, assim como nossas teorias, dialogam, dependem ou são consideravelmente influenciadas por valores básicos e profundamente arraigados, os quais se tende a negligenciar ou não perceber. A psicopatologia é, portanto, nas suas várias vertentes, dependente e relacionada tanto a fatos objetivos (sintomas, sinais e transtornos identificados, tratamentos e técnicas de intervenção) como a valores que estão intimamente imbricados, entrelaçados em tais "fatos" (que apenas artificialmente são neutros, em relação a valores).

Os valores podem ser mais ou menos "visíveis", perceptíveis ou não perceptíveis. Aqueles que, de modo geral, no dia a dia, nos influenciam permanecem pouco explicitados, a não ser nos momentos de **conflitos de valores**. Por exemplo, quando se decide diagnosticar com demência uma pessoa idosa com perda importante da memória recente e de outras funções cognitivas e, a partir disso, orientar os familiares sobre como lidar com o idoso, tendemos a não perceber questões relacionadas a valores. Entretanto, no caso do diagnóstico de uma jovem com anorexia nervosa grave e desnutrição acentuada, que não deseja qualquer intervenção, mas corre determinado risco à saúde e à vida, os valores que orientam nossa prática "saltam aos olhos". Uma pessoa com grave risco de morte, mas que, sem sintomas psicóticos ou déficits cognitivos, opta por não receber intervenção médica, deixa nossas equipes de saúde inexoravelmente perplexas e mesmo confusas.

A questão dos valores surge mais claramente em relação a certas **áreas diagnósticas** (questões diagnósticas relacionadas a sexualidade, uso de substâncias, comportamentos alimentares, personalidade), em relação a certos **domínios da vida** (religião e religiosidade, política, sexualidade, grupos minoritários) e a certas questões-chave (**autonomia** do indivíduo e poder/alcance das ações da equipe de saúde, da família, do Estado com seu poder legal e policial, **comportamentos autodestrutivos** e suicídio). De modo geral, questões de valores se intensificam quando relacionadas às intervenções médicas e psicológicas, mas estão profundamente presentes também em relação às fases diagnósticas e de avaliação em saúde mental. A questão dos valores tem marcantes implicações não apenas nas arenas políticas, sociais e legais, mas também nos campos éticos e estéticos.

Fulford (2004) indica alguns pontos relevantes sobre a questão dos valores na prática clínica em saúde mental (mas válidos para toda a área da saúde):

1. Todas as decisões, inclusive sobre identificar sintomas e fazer diagnósticos, repousam inexoravelmente em **dois pés**: **fatos** e **valores;** necessitamos estar sempre atentos a esses dois pés.

2. Valores estão sempre presentes, mas são mais bem percebidos quando há **conflitos de valores** entre pacientes (e/ou familiares) e equipe profissional ou conflitos de valores no interior da equipe profissional.

3. São exemplos de eventos que revelam conflitos de valores de forma marcante a **internação psiquiátrica** contra a vontade do paciente (as internações involuntárias e compulsórias), o **uso de psicofármacos** em indivíduos sem *insight* do transtorno (mas, mais ainda, em pessoas com *insight*, mas sem desejo de tratamento), o manejo da **agressividade e/ou destrutividade**, sobretudo em indivíduos sem psicose, demência avançada ou deficiência intelectual grave, a **alimentação por sonda** em pessoas que se recusam a se alimentar e entram em risco de morte e **intervenções em menores de idade** (que usam substâncias como *crack* e outras drogas) **e idosos** com **perdas cognitivas leves**. Tais eventos geralmente são os que trazem com maior impacto as questões de conflitos de valores.

4. O **progresso dos conhecimentos científicos**, em vez de diminuir a presença de valores e seus potenciais conflitos, na verdade **incrementa essa questão**, pois abre novas possibilidades para diferentes valores se expressarem.

5. Na questão de conflitos de valores, deve-se sempre buscar **ouvir atentamente** e com respeito **a perspectiva do paciente** e/ou de seus familiares, pois são com muita frequência (principalmente a clientela que usa o Sistema Único de Saúde [SUS]) o polo menos empoderado nas relações com o sistema de saúde.

6. Resolver conflitos de valores implica um processo relacionado à **consideração balanceada e à negociação** de distintas perspectivas, que devem ser respeitadas em suas particularidades como igualmente legítimas.

7. Na abordagem e tentativa de resolução de conflito de valores, **a linguagem utilizada** pelos profissionais deve ser considerada como ponto importante, pois é elemento fundamental para a exposição adequada, honesta, compreensível e equilibrada das diferentes perspectivas.

8. **Questões legais** (baseadas na constituição federal e código penal, por exemplo) e da **ética profissional** estabelecida (códigos de ética das profissões) devem ser consideradas, mas não utilizadas de *forma cega e mecânica*, pois pode-se cair em **soluções legalistas ou formais** que desconsideram de forma abusiva as perspectivas de valores dos sujeitos (no caso pacientes e familiares) menos empoderados nas relações com o sistema de saúde.

7 Princípios gerais do diagnóstico psicopatológico

Discute-se muito sobre o valor e os limites do diagnóstico em saúde mental. Pode-se identificar, inclusive, duas posições extremas: a *primeira* afirma que o **diagnóstico** em saúde mental **não tem valor** algum, pois cada pessoa é uma realidade única e inclassificável. O diagnóstico apenas serviria para rotular as pessoas diferentes, excêntricas, permitindo e legitimando o poder médico, o controle social sobre o indivíduo desadaptado ou questionador. Essa crítica é particularmente válida nos regimes políticos totalitários, quando se utilizou o diagnóstico psiquiátrico para punir e excluir pessoas dissidentes ou opositoras ao regime. Já a *segunda posição*, em defesa do diagnóstico em saúde mental, sustenta que seu **valor** e seu **lugar** são absolutamente semelhantes aos do diagnóstico nas outras áreas e especialidades médicas. O diagnóstico, nessa visão, é o elemento principal e mais importante da prática psiquiátrica.

A minha posição é a de que, apesar de ser absolutamente imprescindível considerar os aspectos pessoais, singulares de cada indivíduo, sem um diagnóstico psicopatológico aprofundado não se pode nem compreender adequadamente o paciente e seu sofrimento, nem escolher o tipo de estratégia terapêutica mais apropriado. A favor dessa visão pró-diagnóstico, está a afirmação de Aristóteles (1973, p. 211-212), logo nas primeiras páginas do livro *alpha* de sua *Metafísica*:

> A arte aparece quando, de um complexo de noções experimentadas, se exprime um único juízo universal dos casos semelhantes. Com efeito, ter a noção de que a Cálias, atingido de tal doença, tal remédio deu alívio, e a Sócrates também, e, da mesma maneira, a outros tomados singularmente, é da experiência; mas julgar que tenha aliviado a todos os semelhantes, determinados segundo uma única espécie, atingidos de tal doença, como os fleumáticos, os biliosos ou os incomodados por febre ardente, isso é da arte. [...] E isso porque a experiência é conhecimento dos singulares, e a arte, dos universais.

Entretanto, é bom lembrar que o próprio filósofo defende que somente o individual é real; o que se tem acesso direto é apenas aos objetos concretos e particulares. O universal, afirmava o filósofo, não existe na natureza, apenas no espírito humano, que capta e constitui as "ideias" a partir do processo de abstração e generalização. Assim Aristóteles (1973, p. 212) prossegue:

> Portanto, quem possua a noção sem a experiência, e conheça o universal ignorando o particular nele contido, enganar-se-á muitas vezes no tratamento, porque o objeto da cura é, de preferência, o singular. No entanto, nós julgamos que há mais saber e conhecimento na arte do que na experiência, e consideramos os homens de arte mais sábios que os empíricos, visto a sabedoria acompanhar em todos, de preferência, o saber. Isso porque uns conhecem a causa, e os outros não.

Assim, há, no processo diagnóstico, uma relação dialética permanente entre o particular, individual (aquele paciente específico, aquela pessoa em especial), e o geral, universal (categoria diagnóstica à qual essa pessoa pertence). Portanto, não se deve esquecer: os diagnósticos são ideias (construtos), fundamentais para o trabalho clínico e para o conhecimento científico.

Tanto na natureza como na esfera humana, podem-se distinguir **três grupos de fenômenos** em relação à possibilidade de **classificação**:

1. Aspectos e fenômenos encontrados **em todos os seres humanos**. Fazem parte de uma categoria ampla demais para a classificação, sendo pouco útil seu estudo taxonômico. De modo geral, em todos os indivíduos, a privação das horas de sono causa sonolência, e a restrição alimentar, fome; ou seja, são fenômenos triviais que não despertam grande interesse à psicopatologia.

2. Aspectos e fenômenos encontrados **em algumas pessoas, mas não em todas.** Estes são os fenômenos de maior interesse para a classificação diagnóstica em psicopatologia.

Aqui, situam-se a maioria dos sinais, sintomas e transtornos mentais.

3. Aspectos e fenômenos encontrados **em apenas um ser humano em particular** (totalmente singular). Estes fenômenos, embora de interesse fundamental para a compreensão de um ser humano particular, são restritos demais e de difícil classificação e agrupamento, tendo maior interesse seus aspectos antropológicos, existenciais e estéticos que propriamente taxonômicos.

De modo geral, pode-se afirmar que o diagnóstico só é útil e válido se for visto como algo mais que simplesmente rotular o paciente (para uma abordagem crítica do diagnóstico em psiquiatria, ver Zorzanelli; Bezerra Jr.; Freire Costa, 2014). Esse tipo de utilização do diagnóstico psiquiátrico seria uma forma precária, questionável e não propriamente científica. Funcionaria apenas como estímulo a preconceitos que devem ser combatidos.

A legitimidade do diagnóstico psiquiátrico sustenta-se na perspectiva de **aprofundar o conhecimento**, tanto do indivíduo em particular como das entidades nosológicas utilizadas. Isso permite o **avanço da ciência**, a antevisão de um **prognóstico** e o estabelecimento de **ações terapêuticas** e **preventivas** mais eficazes. Além disso, o diagnóstico possibilita a **comunicação** mais precisa entre profissionais e pesquisadores. Sem ele, haveria apenas a descrição de aspectos unicamente individuais, que, embora de interesse humano, são ainda insuficientes para o desenvolvimento científico da psicopatologia (revisões sobre a questão do diagnóstico em psicopatologia em Leme Lopes, 1980; Pichot, 1994; Abdo, 1996).

Do ponto de vista clínico e específico da psicopatologia, embora o processo diagnóstico em saúde mental siga os princípios gerais das ciências médicas, há certamente alguns aspectos particulares que devem ser aqui apresentados:

1. O diagnóstico de um transtorno psiquiátrico é quase sempre **baseado** preponderantemente nos **dados clínicos**. Dosagens laboratoriais, exames de neuroimagem estrutural (tomografia, ressonância magnética, etc.) e funcional (tomografia computadorizada por emissão de fóton único [SPECT], tomografia por emissão de pósitrons [PET], mapeamento por eletrencefalograma [EEG], etc.), e testes psicológicos ou neuropsicológicos auxiliam de forma muito importante, principalmente para o diagnóstico diferencial entre um transtorno psicopatológico primário (esquizofrenia, depressão primária, transtorno bipolar [TB], etc.) e uma doença neurológica (encefalites, tumores, doenças vasculares, etc.) ou sistêmica (hipotireoidismo, insuficiência renal, etc.). É importante ressaltar, entretanto, que os exames complementares (semiotécnica armada) não substituem o essencial do diagnóstico psicopatológico: uma **história clínica bem colhida** e um **exame do estado mental** minucioso, ambos interpretados com habilidade.

2. O **diagnóstico psicopatológico**, com exceção dos quadros psico-orgânicos (*delirium,* demências, síndromes focais, etc.), de modo geral, **não é baseado em mecanismos etiológicos** supostos pelo avaliador. Baseia-se principalmente no perfil de sinais e sintomas apresentados pelo paciente na história do transtorno, desde que surgiu até o momento atual da avaliação. Por exemplo, ao ouvir do paciente ou familiar uma história de vida repleta de sofrimentos, fatos emocionalmente dolorosos ocorridos pouco antes do eclodir dos sintomas, a tendência natural é estabelecer o diagnóstico de um transtorno psicogênico, como "psicose psicogênica", "histeria", "depressão reativa", etc. No entanto, isso pode ser um equívoco. A maioria dos quadros psicopatológicos, sejam eles de etiologia "psicogênica", sejam eles de etiologia "endogenética" ou mesmo "orgânica", surge após eventos estressantes da vida. Além disso, é frequente que o próprio eclodir dos sintomas psicopatológicos contribua para o desencadeamento de eventos na vida do indivíduo (como perda do cônjuge, separações, perda de emprego, brigas familiares, etc.). Muitas vezes, o raciocínio diagnóstico baseado em pressupostos etiológicos mais confunde que esclarece. Deve-se, portanto, manter duas linhas paralelas de raciocínio clínico – uma linha diagnóstica, baseada fundamentalmente na cuidadosa descrição evolutiva e atual dos sintomas que de fato o paciente apresenta, e uma linha etiológica, que busca, na totalidade dos dados biológicos, psicológicos e sociais, uma formulação hipotética plausível sobre os possíveis fatores etiológicos envolvidos no caso.

3. De modo geral, **não existem sinais ou sintomas psicopatológicos específicos** de determinado transtorno mental. Isso quer dizer que, de fato, **não há sintomas patognomônicos** em psicopatologia, como afirmava Emil Kraepelin [1913] (1996):

> Infelizmente não existe, no domínio dos distúrbios psíquicos, um único sintoma mórbido que seja totalmente característico de uma enfermidade (p. 101)

> [...] O que quase nunca é produzido totalmente de forma idêntica pelos diferentes transtornos mentais é o quadro total, incluindo o desenvolvimento dos sintomas, o curso e o desenlace final da doença (p. 106).

Portanto, o diagnóstico psicopatológico repousa sobre a totalidade dos dados clínicos, momentâneos (exame do estado mental) e evolutivos (anamnese, história dos sintomas e evolução do transtorno). É essa totalidade clínica que, detectada, avaliada e interpretada com conhecimento (teórico e científico) e habilidade (clínica e intuitiva), conduz ao diagnóstico psicopatológico mais preciso e útil.

4. O diagnóstico psicopatológico é, em inúmeros casos, apenas possível com a **observação do curso do transtorno**. Dessa forma, o padrão evolutivo de determinado quadro clínico obriga o psicopatólogo a repensar e refazer continuamente seu diagnóstico. Uma das funções do diagnóstico em medicina é prever e prognosticar a evolução e o desfecho da doença (*o diagnóstico deveria indicar o prognóstico*). Porém, às vezes, isso se inverte no contexto da psicopatologia. Não é incomum que o prognóstico, a evolução do caso, obrigue o clínico a reformular seu diagnóstico inicial.

5. Como salientou o psiquiatra brasileiro José Leme Lopes (1904-1990), em 1954, o diagnóstico psiquiátrico deve ser sempre pluridimensional. Várias dimensões clínicas e psicossociais devem ser incluídas para uma formulação diagnóstica completa: identifica-se um transtorno mental como a esquizofrenia, a depressão, a dependência de álcool, etc., diagnosticam-se condições ou doenças ou condições físicas associadas (hipertensão, cirrose hepática, obesidade,

etc.) e avaliam-se a personalidade e o nível intelectual desse paciente, sua rede de apoio social, além de fatores ambientais protetores ou desencadeantes (Leme Lopes, 1954).

O sistema norte-americano (*Manual diagnóstico e estatístico de transtornos mentais* – DSM], desde o início dos anos de 1980, enfatizou até sua quarta edição a importância da **formulação diagnóstica em vários eixos** (infelizmente, o DSM-5 suprimiu os cinco eixos diagnósticos). Também é sumamente importante o esforço para a **formulação dinâmica** do caso (conflitos conscientes e inconscientes implicados no caso específico, mecanismos de defesa, ganho secundário, aspectos transferenciais, etc.) e a **formulação diagnóstica cultural** (símbolos e linguagem cultural específica para aquele indivíduo, representações sociais do indivíduo e familiares, valores, rituais, religiosidade envolvidos no caso) (Quadro 7.1).

6. **Confiabilidade e validade do diagnóstico em psicopatologia** (ver revisão em Rodrigues; Banzato, 2012). A **confiabilidade** (*reliability*) de um procedimento diagnóstico (técnica de entrevista padronizada, escala, teste, diferentes entrevistadores, etc.) diz respeito a sua capacidade de produzir, em relação a um mesmo indivíduo ou para pacientes de um mesmo grupo diagnóstico, em circunstâncias diversas, o mesmo diagnóstico. Ao mudar diferentes aspectos do processo de avaliação (avaliador ou momento de avaliação), o resultado final permanece o mesmo. Assim, quando a avaliação é feita por examinadores distintos (*interrater reliability*) ou em diferentes momentos (*test-retest reliability*), obtém-se o mesmo diagnóstico. Tem-se um **indicador de reprodutibilidade do diagnóstico**.

Já a **validade** (*validity*) diz respeito à capacidade de um procedimento diagnóstico conseguir captar, identificar ou medir aquilo que realmente se propõe a reconhecer. Para saber se um novo procedimento diagnóstico é válido, é preciso compará-lo com outro, que seja bem aceito e reconhecido como mais acurado ("padrão-ouro"), capaz de identificar satisfatoriamente o objeto pesquisado (de certo modo, mais próximo da "verdade"). A validade também se refere à capacidade de o diagnóstico prever a evolução do caso, a res-

38 Psicopatologia e Semiologia dos Transtornos Mentais

Quadro 7.1 | O diagnóstico pluridimensional em saúde mental (sistema multiaxial do DSM-IV, suprimido no DSM-5), acrescentando-se a dimensão psicodinâmica e cultural

EXEMPLOS DE FORMULAÇÃO DIAGNÓSTICA

Eixo 1. Diagnóstico do transtorno mental	• Esquizofrenia paranoide, episódio depressivo grave, dependência de álcool, anorexia nervosa, etc.
Eixo 2. Diagnóstico de personalidade e do nível intelectual	• Personalidade histriônica, personalidade *borderline*, etc., deficiência intelectual leve, deficiência intelectual grave, etc.
Eixo 3. Diagnóstico de distúrbios somáticos associados	• Diabetes, hipertensão arterial, cirrose hepática, infecção urinária, etc.
Eixo 4. Problemas psicossociais e eventos da vida desencadeantes ou associados	• Morte de uma pessoa próxima, separação, falta de apoio social, viver sozinho, desemprego, pobreza extrema, detenção, exposição a desastres, etc.
Eixo 5. Avaliação global do nível de funcionamento psicossocial	• Bom funcionamento familiar e ocupacional, incapacidade de realizar a própria higiene, não sabe lidar com dinheiro, dependência de familiares ou serviços sociais nas atividades sociais ou na vida diária, etc.
Formulação psicodinâmica do caso	• Que conflitos afetivos são mais importantes neste paciente? Dinâmica afetiva da família? Conflitos relativos à sexualidade? Que tipo de transferência o paciente estabelece com os profissionais da saúde? Que sentimentos contratransferenciais desperta nos profissionais que o tratam? Que mecanismos de defesa utiliza preponderantemente? Qual o padrão relacional do paciente? Qual a estrutura psicopatológica do ponto de vista psicanalítico (estrutura neurótica, obsessiva, histérica, fóbica, etc.; estrutura psicótica; etc.)?
Formulação cultural do caso	• Como é o meio sociocultural atual do indivíduo (bairro de periferia, morador de rua, de uma instituição, etc.)? Como o paciente e seu meio cultural concebem e representam o problema? Quais as suas teorias etiológicas e de cura? Como é a identidade étnica e cultural do paciente? Conflitos relativos à identidade psicossocial? Qual e como é sua religiosidade? Como o indivíduo e seu meio cultural encaram o diagnóstico e o tratamento psiquiátrico "oficial"? O paciente é migrante de área rural? Como isso interfere no diagnóstico e na terapêutica? Qual o idioma que ele fala e qual seu domínio da língua portuguesa? Qual a "linguagem das emoções" que utiliza? Qual o impacto das mudanças socioculturais pelas quais o paciente passou em seu transtorno mental?

posta a tratamentos específicos e o desfecho final do transtorno diagnosticado.

Por sua vez, a **sensibilidade** de um novo procedimento diagnóstico está relacionada a sua capacidade de **detectar com acurácia os casos verdadeiros** incluídos na categoria diagnóstica que se visa identificar.

Já a **especificidade** do procedimento refere-se à capacidade de **identificar verdadeiros "não casos"** em relação à categoria diagnóstica que se pesquisa. Um procedimento com alta sensibilidade identifica quase todos os casos, mas pode falhar reconhecendo erroneamente um não caso (falso positivo) como caso. Outro procedimento com alta especificidade pode ter a qualidade de apenas reconhecer casos verdadeiros, mas falhar ao deixar de reconhecê-los, considerando-os como não casos.

O ideal de um procedimento diagnóstico é que ele seja confiável (reprodutível), válido (o mais próximo possível da "verdade" diagnóstica) e com alta sensibilidade e especificidade.

Parte II

Avaliação do paciente e funções psíquicas alteradas

8
A avaliação do paciente

Todos os homens, por natureza, desejam conhecer.

Aristóteles

AVALIAÇÃO PSICOPATOLÓGICA

A avaliação do paciente, em psicopatologia, é feita principalmente por meio da entrevista. Aqui, a entrevista não pode, de forma alguma, ser vista como algo banal, um simples perguntar ao paciente sobre alguns aspectos de sua vida. Junto com a observação cuidadosa do indivíduo, ela é, de fato, o principal instrumento de conhecimento da psicopatologia. Por meio de uma entrevista realizada com arte e técnica, o profissional pode obter informações valiosas para o diagnóstico clínico, para o conhecimento da dinâmica afetiva do paciente e, o que pragmaticamente é mais importante, para a intervenção e o planejamento terapêuticos mais adequados.

Extrair um conhecimento relevante do encontro com o paciente e, nesse encontro, agir de forma útil e criativa, eis um dos eixos básicos da prática profissional em saúde mental. A entrevista psicopatológica permite a realização dos dois principais aspectos da avaliação:

1. A **anamnese**, ou seja, o histórico dos sinais e dos sintomas que o indivíduo apresenta ao longo de sua vida, seus antecedentes pessoais e familiares, assim como de sua família e meio social.
2. **O exame psíquico**, também chamado **exame do estado mental atual**.

Apresentam-se, a seguir, alguns dos aspectos considerados mais relevantes sobre a técnica de entrevista em psicopatologia.

AVALIAÇÃO FÍSICA

A avaliação da saúde física do paciente com transtorno mental é um aspecto fundamental da avaliação global do indivíduo, inclusive para a psicopatologia.

Aqueles com **transtornos mentais graves (TMGs)** apresentam **doenças físicas bem mais frequentemente** do que a população em geral. Isso ocorre em associação ao enfrentamento de **múltiplas barreiras para o acesso ao cuidado** apropriado em saúde física. Essas combinações têm como consequência a mortalidade precoce das pessoas com TMG. Esses indivíduos têm uma **expectativa de vida reduzida em 15 a 20 anos** em comparação com a população em geral (Banzato; Dalgalarrondo, 2017).

As condições, os riscos e as doenças físicas mais frequentes em pessoas com TMG são: diabetes tipo II e resistência à insulina, dislipidemia, doenças cardiovasculares (hipertensão arterial, arritmias cardíacas), neoplasias malignas, HIV/aids, hepatite C, osteoporose, hiperprolactinemia, obesidade, tabagismo, uso de álcool e de outras substâncias e efeitos colaterais dos psicofármacos (Banzato; Dalgalarrondo, 2017).

Portanto, o exame físico do paciente com transtorno mental é muito importante. Ele não difere, em essência, daquele que deve ser feito em indivíduos sem patologias mentais. Entretanto, deve-se ressaltar que, apesar desse aumento na frequência de doenças físicas em pessoas com TMG, as patologias físicas são **subdiagnosticadas**, não sendo adequadamente reconhecidas e tratadas nesses pacientes. Algumas das causas dessas falhas são:

- O clínico geral (o médico não psiquiatra, de forma geral) tende a não examinar adequadamente o paciente com TMG, pois ele não é "seu paciente", é "paciente apenas do psiquiatra ou do psicólogo".

- O psiquiatra não realiza o exame físico do indivíduo, pois não se considera "médico do corpo", mas "especialista da mente" ou "médico exclusivamente do psiquismo".

- Os pacientes com TMG têm dificuldades em acessar os serviços gerais de saúde. Estas podem decorrer de desorganização comportamental, dificuldades cognitivas ou inibição em decorrência de sintomas mentais (como ideias paranoides, depressão, baixa autoestima), assim como desgaste da família e consequente descuido com a saúde do familiar com TMG.

- Os pacientes com TMG podem ter dificuldades em comunicar objetivamente suas queixas somáticas.

- Os indivíduos com TMG podem não ser adequadamente ouvidos pelos médicos em geral, pois o estigma de "louco", de "doente mental" ou de "paciente psiquiátrico" às vezes, infelizmente, invalida suas queixas somáticas para quem as ouve.

- Há considerável preconceito contra pessoas com TMG em muitos serviços de saúde geral e de especialidades médicas, impedindo que essas pessoas recebam os cuidados devidos em saúde física.

O exame físico do paciente com transtornos mentais, diferentemente do que alguns supõem, quando realizado de forma adequada, pode ser um excelente instrumento de aproximação afetiva, principalmente com indivíduos muito regredidos, inseguros e mesmo psicóticos. Ser examinado respeitosamente pelo médico, pode, inclusive, transmitir segurança e confiança a muitos pacientes. O médico deve saber lidar (ou, pelo menos, buscar aprender a lidar) com possíveis aspectos paranoides e eróticos que, eventualmente, podem emergir em alguns indivíduos quando "tocados" e "apalpados" por seus médicos.

Assim, ao tratar qualquer pessoa com transtorno mental, sobretudo grave, é preciso lembrar da possibilidade de doenças físicas. Tais pacientes devem ser examinados do ponto de vista somático, além da anamnese e exame físico, por meio da semiologia armada (exames laboratoriais e de imagem).

AVALIAÇÃO NEUROLÓGICA

A avaliação neurológica do paciente com transtorno mental é, de modo geral, semelhante à da clientela em geral. Alguns pontos, entretanto, devem ser aqui lembrados:

1. A avaliação neurológica depende de **anamnese** bem colhida e de **exame neurológico** objetivo, que, bem realizado, visa identificar topograficamente uma possível lesão ou disfunção no sistema nervoso central e/ou periférico. Deve-se lembrar, entretanto, de que muitas afecções neuronais, responsáveis por quadros neuropsiquiátricos, embora presentes e clinicamente significativas, não produzem sintomas localizatórios. Em muitos casos, ainda que haja lesão ou disfunção neurológica, não se identifica um sintoma ou sinal que indique lesão com topografia cerebral localizável.

2. A avaliação neurológica baseia-se sobremodo no **exame neurológico**. Neste, a presença de sinais neurológicos claramente patológicos (como o sinal de Babinski na síndrome piramidal) e as assimetrias são aspectos muito relevantes. O médico sempre deve estar atento à assimetria da força muscular nos membros, dos reflexos miotáticos profundos e musculocutâneos superficiais. Igualmente, deve pesquisar, de forma cuidadosa, as diversas alterações sensitivas (tátil, dolorosa, vibratória, térmica, etc.).

3. De particular importância em neuropsiquiatria são alguns **sinais** e **reflexos neurológicos**, ditos **primitivos**, indicadores de lesão cerebral cortical difusa, encefalopatia ou lesões corticais frontais difusas sem que haja, necessariamente, outros sinais localizatórios. São os seguintes os reflexos primitivos:

   - **Reflexo de preensão** (*grasping ou grasp reflex*). É a resposta de flexão dos dedos evocada pelo contato rápido de um objeto (uma espátula ou o dedo indicador do examinador) com a região palmar (ou plantar) do paciente, respondendo este com um movimento involuntário de preensão. O *grasping* é considerado uma manifestação motora primitiva, pois é observado em recém-nascidos e lactentes. Em adultos, o reflexo de preensão tem importante valor diagnóstico: sendo bilateral, é muito sugestivo de lesão ou disfunção frontal ou de sofrimento cerebral difuso (encefalopatias); sendo unilateral, localiza a lesão na área 6 de Broadman contralateral. O *grasping* é o mais significativo dos reflexos primitivos.

- **Reflexo de sucção**. Trata-se de uma resposta primitiva à estimulação da região perioral com uma espátula, na qual há protusão dos lábios, desvio para o lado estimulado e movimentos de sucção. Esse reflexo pode ocorrer em lesões frontais (mas também em encefalopatias difusas).
- **Reflexo orbicular dos lábios**. A percussão da área acima do lábio superior, na linha média, pode produzir a projeção reflexa dos lábios para a frente. A compressão dessa área pode desencadear uma clara projeção dos lábios, como se o indivíduo fizesse um bico ou focinho (*snout reflex*, ou reflexo do focinho). Embora menos específico que o *grasping* e o reflexo de sucção, o reflexo orbicular dos lábios e o *snout reflex* podem ser indicativos de dano cerebral difuso.
- **Reflexo palmomentual**. Pelo estímulo cutâneo da eminência tenar da mão, pode-se observar no queixo do paciente a contração do pequeno músculo do mento ipsilateral e sua elevação e, eventualmente, a elevação do lábio inferior ipsilateral à mão estimulada. Esse reflexo pode ser observado em idosos, em indivíduos com lesões piramidais e em quadros encefalopáticos difusos.

Para uma revisão sobre o exame neurológico, sugerem-se, por seu aspecto didático, os excelentes livros *Propedêutica neurológica básica*, de Sanvito (2000); *A neurologia que todo médico deve saber*, de Nitrini e Bacheschi (2015); e *Semiologia neurológica*, de Martins Jr. e colaboradores (2017). Um texto mais antigo, mas um clássico muito recomendado, é *DeJong's The Neurologic Examination*, de Haerer (1992).

O exame neuropsicológico é considerado parte importante da avaliação psicopatológica, tanto em psiquiatria como em psicologia clínica e em neurologia (**Quadro 8.1**). Nesse sentido, indica-se o livro clássico da área, de autoria de Lezak e colaboradores (2012).

AVALIAÇÃO PSICOLÓGICA: O PSICODIAGNÓSTICO

A área desenvolvida pela psicologia clínica, denominada "psicodiagnóstico", representa, de fato, um importante meio de auxílio ao diagnóstico psicopatológico. Embora haja contribuições dessa área a quase todos os aspectos da psicopatologia, os testes de personalidade, inteligência, cognição social, atenção e memória, além dos rastreamentos (*screening*) para "organicidade", são os mais utilizados na prática clínica diária (para revisão de testes psicológicos sobre personalidade, inteligência e cognição social, ver os capítulos respectivos).

Sempre que possível, a avaliação psicológica com os melhores instrumentos disponíveis para o psicodiagnóstico e feita por profissionais bem capacitados deve ser um fundamental complemento à avaliação clínica psicopatológica.

EXAMES COMPLEMENTARES

Os exames complementares laboratoriais, neurofisiológicos e de neuroimagem também são um auxílio fundamental ao diagnóstico psicopatológico, particularmente na detecção de disfunções e patologias neurológicas e sistêmicas que produzem síndromes e sintomas psiquiátricos (ver revisão em Dalgalarrondo; Jacques de Moraes, 2004).

Os exames laboratoriais de sangue, urina e fezes, assim como as biópsias e as diferentes avaliações da patologia clínica, devem ser sempre utilizados de acordo com a boa prática

---

Quadro 8.1 | Exame neurológico

Fácies, atitude, marcha, equilíbrio

Nervos cranianos II, III, IV e VI (campo visual, reflexos pupilares, motilidade ocular; V: mastigação; VII: músculos (mm.) da mímica, XI: mm. pescoço e ombros; e XII: musculatura da língua

Tônus e força muscular (grau 0 = paralisia; 1 = contração muscular sem deslocamento; 2 = contração muscular sem oposição da gravidade; 3 = contração muscular contra a gravidade; 4 = capaz de vencer resistência; 5 = normal)

Reflexos miotáticos (axiais da face, membros superiores e inferiores) e **reflexos musculocutâneos**

Sistema sensitivo-somático (superficial: tato, dor, temperatura; profundo: sensibilidade vibratória, pressão, cinético-postural); funções cerebelares (marcha, equilíbrio, coordenação)

Movimentos involuntários (tremores, tiques, fasciculações, mioclonias, coreia, atetose, balismo, etc.)

médica geral. São de particular importância na prática clínica diária, pela frequência com que as alterações correspondentes são encontradas: hemograma completo, glicemia, hormônio tireoestimulante (TSH), creatinina, dosagem de vitamina B12 e vitamina D e sorologias para lues, hepatites e HIV/aids.

A avaliação do líquido cerebrospinal é um exame relativamente barato e que fornece muitas vezes informações valiosas ao profissional (em encefalites, doenças inflamatórias, neoplasias, infecções do sistema nervoso central [SNC], etc.), mas que, infelizmente, é com frequência negligenciado na psiquiatria. O eletrencefalograma (EEG), por sua vez, é bastante útil no diagnóstico diferencial dos quadros confusionais agudos (*delirium*), na classificação das diferentes formas de epilepsia e como parte da avaliação dos transtornos do sono (polissonografia).

Já os exames de neuroimagem estrutural e funcional (tomografia computadorizada, ressonância magnética estrutural e funcional e perfusão sanguínea cerebral por meio de tomografia computadorizada por emissão de fóton único [SPECT]) são instrumentos sofisticados de grande auxílio para o diagnóstico diferencial em psicopatologia (para orientação em neuroanatomia para avaliação de neuroimagem, ver Arantes, 2007), tendo sido incorporados à prática psiquiátrica diária (Erhart et al., 2005). Não é do escopo deste livro, entretanto, apresentar em detalhes as indicações e as alterações encontradas nesses exames; para isso, há bons textos de neurologia geral e obras especializadas em neurorradiologia.

9

A entrevista com o paciente

Não sei, não sei. Não devia de estar relembrando isto, contando assim o sombrio das coisas. Lenga-lenga! Não devia de. O senhor é de fora, meu amigo mas meu estranho. Mas, talvez por isto mesmo. Falar com o estranho assim, que bem ouve e logo longe se vai embora, é um segundo proveito: faz do jeito que eu falasse mais mesmo comigo.

João Guimarães Rosa

O psiquiatra norte-americano Harry Stack Sullivan (1983) afirmava que o domínio da técnica de realizar entrevistas é o que qualifica especificamente o profissional habilidoso. Nesse sentido, por exemplo, o autor define o psiquiatra (poderia ser um psicólogo clínico ou enfermeiro em saúde mental) como "um perito do campo das relações interpessoais", ou seja, um profissional especialmente hábil em realizar entrevistas que sejam de fato úteis, pelas informações que fornecem e pelos efeitos terapêuticos que exercem sobre os pacientes.

Assim, a técnica e a habilidade em realizar entrevistas são atributos fundamentais e insubstituíveis do profissional da saúde em geral e da saúde mental em particular. Tal habilidade é, em parte, aprendida e, em parte, intuitiva, atributo da personalidade do profissional, de sua sensibilidade nas relações pessoais. É a respeito dos aspectos passíveis de serem desenvolvidos, aprendidos, corrigidos e aprofundados que trata este capítulo.

Cabe lembrar que há livros muito bons e específicos sobre a entrevista em saúde mental, como as obras detalhadas de Mackinnon e Michels (2008), de Othmer e Othmer (1994) e de Shea (1998), que descrevem a dinâmica da entrevista de forma direcionada para vários tipos de pacientes. O pequeno livro de Carlat (2007) é um texto enxuto, embora bastante didático e prático. A obra de James Morrison (2010), *Entrevista inicial em saúde mental*, é muito bem feita e útil. Sobre o desenvolvimento de habilidades de comunicação na entrevista, recomenda-se, de Pendleton e colaboradores, *A nova consulta* (2011).

De início, pode-se afirmar que a habilidade do entrevistador se revela pelas perguntas que formula, por aquelas que evita formular e pela decisão de quando e como falar ou apenas calar. Também é atributo essencial do entrevistador a capacidade de estabelecer uma relação ao mesmo tempo empática e tecnicamente útil para a prática clínica.

É fundamental que o profissional possa estar em condições de acolher o paciente em seu sofrimento, de ouvi-lo realmente, escutando-o em suas dificuldades e idiossincrasias. Além de paciência e respeito, o profissional necessita de certa têmpera e habilidade para estabelecer limites aos pacientes invasivos ou agressivos e, assim, proteger-se e assegurar o contexto da entrevista (*setting*). Às vezes, uma entrevista bem conduzida é aquela na qual o profissional fala muito pouco e ouve pacientemente o enfermo. Outras vezes, o paciente e a situação "exigem" que o entrevistador seja mais ativo, mais participante, falando mais, fazendo muitas perguntas, intervindo mais frequentemente. Isso varia muito em função:

1. Do **paciente**, de sua **personalidade**, de seu **estado mental** e emocional no momento, de suas capacidades cognitivas, etc. Às vezes, o entrevistador precisa ouvir muito, pois o indivíduo "precisa muito falar, desabafar, descrever seu sofrimento para alguém que o ouça com atenção e respeito"; outras vezes, o entrevistador deve falar mais para que o paciente não se sinta muito tenso ou retraído.

2. Do **contexto institucional** da entrevista (caso a entrevista se realize em pronto-socorro, enfermaria, ambulatório, centro de saúde, Centro de Atenção Psicossocial [CAPS], consultório particular, consultório de rua, etc.).

3. Dos **objetivos da entrevista** (diagnóstico clínico; estabelecimento de vínculo terapêutico inicial; entrevista para psicoterapia, tratamento farmacológico, orientação familiar, conjugal, pesquisa, finalidades forenses, trabalhistas; etc.).

4. E, por fim, mas não menos importante, da **personalidade do entrevistador**. Alguns profissionais são ótimos entrevistadores, falam muito pouco durante a entrevista, sendo discretos e introvertidos; outros só conseguem trabalhar bem e realizar boas entrevistas sendo espontaneamente falantes e extrovertidos.

Deve-se ressaltar que, de modo geral, algumas atitudes são, na maior parte das vezes, inadequadas e improdutivas, devendo o profissional, **sempre que possível**, **evitar**:

1. **Posturas rígidas**, estereotipadas, fórmulas que o profissional acha que funcionaram bem com alguns pacientes e, portanto, devem funcionar com todos. Assim, ele deve buscar uma atitude flexível, que seja adequada à personalidade do doente, aos sintomas que apresenta no momento, a sua bagagem cultural, aos seus valores e a sua linguagem.

2. **Atitude excessivamente neutra ou fria**, que, muito frequentemente, em nossa cultura, transmite ao paciente sensação de distância e desprezo.

3. **Reações exageradamente emotivas** ou artificialmente calorosas, que produzem, na maioria das vezes, uma falsa intimidade. Uma atitude receptiva e calorosa, mas discreta, de respeito e consideração pelo paciente, é o ideal para a primeira entrevista. Criar um clima de confiança para que a história do doente surja em sua plenitude tem grande utilidade tanto diagnóstica como terapêutica.

4. Comentários valorativos ou **julgamentos** sobre o que o paciente relata ou apresenta.

5. **Reações emocionais intensas de pena ou compaixão**. O paciente desesperadamente transtornado, aos prantos, em uma situação existencial dramática, beneficia-se mais de um profissional que acolhe tal sofrimento de forma empática, mas discreta, que de um profissional que se desespera junto com ele.

6. **Responder com hostilidade ou agressão** às investidas hostis ou agressivas de alguns pacientes. O profissional deve se esforçar por demonstrar serenidade e firmeza diante de um doente agressivo ou muito hostil. Também deve ficar claro que, na entrevista, há limites. O clínico procura responder, ao paciente que eleva a voz e se exalta, sempre em voz mais baixa que a dele. Em algumas situações, apesar de não revidar às agressões, o profissional deve mostrar ao paciente que ele está sendo inadequadamente hostil e que não será aceita agressão física ou verbal exagerada. Querelas e discussões acirradas costumam ser inúteis no contato com os pacientes.

7. **Entrevistas excessivamente prolixas**, nas quais o paciente fala, fala, fala, mas, no fundo, não diz nada de substancial sobre seu sofrimento. Fala, às vezes, para se esconder, para dissuadir a si mesmo e ao entrevistador. Nesse sentido, o profissional deve ter a habilidade de conduzir a entrevista para termos e pontos mais significativos, interrompendo o discurso do paciente quando julgar necessário.

8. **Fazer muitas anotações** durante a entrevista, pois, em alguns casos, isso pode transmitir ao paciente que as anotações são mais importantes que a própria entrevista (o profissional precisa observar se o indivíduo se sente incomodado quando se tomam notas).

Dificuldades comuns nas entrevistas realizadas em serviços públicos incluem falta de tempo dos profissionais, excesso de trabalho, estresse e condições físicas (arquitetônicas) de atendimento precárias. Assim, muitas vezes, o profissional da saúde está impaciente para ouvir pessoas com queixas pouco precisas (os chamados *poliqueixosos*), rejeita aqueles pacientes que informam de forma vaga ou que estão muito desorganizados psiquicamente, etc. Entretanto, no atendimento em saúde, a paciência do entrevistador é fundamental.

Às vezes, o profissional dispõe de não mais que 5 ou 10 minutos (p. ex., no pronto-socorro ou em um ambulatório repleto de pacientes à espera), mas, se, nesse pouco tempo, puder ouvir e examinar o indivíduo com paciência e respeito, criando uma atmosfera de confiança e empatia, mesmo com as restrições de tempo, isso poderá propiciar o início de um trabalho de boa qualidade. Muitas vezes, **não é a quantidade de tempo** com o paciente que mais conta, mas **a qualidade da atenção** que o profissional consegue lhe oferecer.

A entrevista com o paciente 47

Assim, o entrevistador, ao entrar em contato com cada novo paciente, deve preparar seu espírito para encarar o desafio de conhecer essa nova pessoa, formular um diagnóstico e entender, quando possível, algo do que realmente se passa em seu mundo interior e nas suas relações interpessoais. Aqui, a paciência é um dos elementos mais fundamentais.

Não é possível saber quantas entrevistas e quanto tempo serão necessários para conhecer adequadamente o paciente. A experiência e a atitude do profissional, curiosa, atenta e receptiva, determinam o quão profundo e abrangente será o conhecimento extraído das entrevistas. O Quadro 9.1 apresenta as três regras "de ouro" da entrevista em saúde mental.

A(S) PRIMEIRA(S) ENTREVISTA(S)

A **entrevista inicial** é considerada um **momento crucial** no diagnóstico e no tratamento em saúde mental. Esse primeiro contato, sendo bem conduzido, deve produzir no paciente uma sensação de confiança e de esperança em relação ao alívio do sofrimento. Entrevistas iniciais desencontradas, desastrosas, nas quais o profissional é, involuntariamente ou não, negligente ou hostil para com o paciente, em geral, são seguidas de abandono do tratamento.

Logo no início, o **olhar** e, com ele, toda a **comunicação não verbal** já têm sua importância: é o centro da comunicação, que inclui toda a carga emocional do ver e ser visto, do gesto, da postura, das vestimentas, do modo de sorrir ou expressar sofrimento. Mayer-Gross, Slater e Roth (1976) assinalam, nesse sentido, que "A primeira impressão tem o seu valor próprio e dificilmente poderá ser recapturada em ocasiões posteriores [...]". E prosseguem:

> [...] com maior frequência, essa impressão é correta, mesmo que desapareça aos poucos ou passe a ser considerada como enganosa, quando a atenção estiver voltada para os detalhes, as ideias e as informações fornecidas pelo paciente. (p. 44).

O profissional se apresenta ao paciente

Logo no início da entrevista, é conveniente que o profissional se apresente, dizendo seu **nome**, se necessário, sua **profissão** e especialidade e,

---

Quadro 9.1 | As três regras "de ouro" da entrevista em saúde mental

1. **Pacientes organizados** (mentalmente), com inteligência normal, com escolaridade boa ou razoável, fora de um "estado psicótico", devem ser **entrevistados de forma mais aberta,** permitindo que falem e se expressem de maneira mais fluente e espontânea. O entrevistador fala pouco, fazendo algumas pontuações para que o indivíduo "conte a sua história".

2. **Pacientes desorganizados**, com **nível intelectual baixo**, em **estado psicótico** ou **paranoide**, "travados" por **alto nível de ansiedade**, devem ser entrevistados de forma mais **estruturada**. Nesse caso, o entrevistador fala mais, faz perguntas mais simples e dirigidas (perguntas fáceis de serem compreendidas e respondidas).

3. Nos primeiros contatos com **pacientes muito tímidos**, **ansiosos** ou **paranoides**, deve-se fazer primeiro perguntas neutras (nome, onde mora, profissão, estado civil, nome de familiares, etc.), para **apenas então, gradativamente**, começar a formular **perguntas "mais quentes"** (às vezes, constrangedoras para o indivíduo), como: *Qual o seu problema?*, *Por que foi trazido ao hospital?*, *O que aconteceu para que você agredisse seus familiares?*, etc. Vale a sabedoria popular que diz: "O mingau quente se come pela beirada".

---

se for o caso, a **razão da entrevista**. A *confidencialidade*, a *privacidade* e o *sigilo* poderão ser explicitamente garantidos caso se note o paciente tímido ou desconfiado ou se o contexto da entrevista assim o exigir. Para isso, em alguns casos, é importante que o **profissional garanta explicitamente** o que segue:

1. A entrevista e o tratamento ocorrerão com **sigilo e discrição**. O profissional esclarece ao paciente (e aos familiares, quando necessário) que aquilo que for relatado durante as entrevistas não será revelado a ninguém. Caso isso se faça necessário por exigência do próprio tratamento (encaminhamento a outro profissional, carta a alguma instituição, informação à família para proteger o paciente, etc.), só será feito após consulta e anuência do entrevistado. O sigilo poderá ser rompido somente no caso de ideias, planos ou atos gravemente auto ou heterodestrutivos.

2. Em qualquer caso, é preciso ressaltar a **necessidade de colaboração mútua** entre o profissional e o paciente. Ambos devem trabalhar ativamente para que o processo terapêutico tenha bons resultados.

Na **primeira entrevista**, o profissional deve inicialmente colher os **dados sociodemográficos básicos**, como nome, idade, data de nascimento, naturalidade e procedência, estado civil, com quem reside, profissão, atividade profissional, religião, etc. Após tais informações, que de fato **situam quem é o paciente** que chega ao serviço de saúde, deve-se solicitar que o indivíduo relate a queixa básica, o sofrimento, a dificuldade ou o conflito que o traz à consulta.

Esse primeiro relato deve ocorrer de forma predominantemente livre, para que o paciente expresse de forma espontânea seus sintomas e sinais. O profissional ouve o relato e observa, além do conteúdo daquilo que o indivíduo conta, como esse relato é feito, o "*estilo do paciente*", sua aparência e suas atitudes básicas. O entrevistador deve, nesse momento, muito mais ouvir que falar. Suas intervenções objetivam facilitar o prosseguimento da fala do entrevistado. O psiquiatra espanhol Vallejo Nágera (1944, p. 8) aconselhava ao jovem profissional: *El explorador hablará poco y dejará que hable mucho el enfermo; la regla más importante del interrogatorio es que el alienista hable muy poco, para que sea locuaz el alienado.*

Cabe lembrar, entretanto, que, embora a atitude básica do entrevistador na fase inicial da avaliação seja de escuta, isso não significa colocar-se em posição totalmente passiva. Bem ao contrário, pois, como enfatizado por Sullivan (1983), os dados essenciais da clínica psicopatológica emergem basicamente de uma **observação participativa**, da interação intensa entre paciente e profissional. Nesse sentido, Sullivan (1983, p. 33) afirmava que:

> o entrevistador desempenha um papel muito ativo na introdução de interrogações, não para mostrar que é inteligente ou cético, mas literalmente para ter certeza que ele sabe o que está sendo dito. [...] Quase toda vez que se pergunta, "Bem, você quer dizer assim e assado?", o paciente é um pouco mais claro sobre o que ele quer dizer...

O entrevistador deve lembrar que, nas fases mais iniciais da entrevista, o paciente pode estar muito ansioso e usar manobras e mecanismos defensivos como riso, silêncio, perguntas inadequadas, comentários circunstanciais sobre o profissional, etc. Por exemplo: "O senhor é jovem, não?"; ou "O senhor é casado, tem filhos?"; ou, ainda, "Por que será que todo psiquiatra é tão sério (ou tem barba, etc.)...?". São estratégias involuntárias ou propositais que podem estar sendo utilizadas para que o paciente evite falar de si, de seu sofrimento, de suas dificuldades. O profissional deve lidar com tais manobras, lembrando polidamente o indivíduo de que a entrevista tem por finalidade identificar seu problema para, assim, poder melhor ajudá-lo. Ele também deve deixar claro para o paciente que a pessoa do entrevistador não é o tema da entrevista.

Nos primeiros encontros, o entrevistador deve evitar pausas e silêncios prolongados, que possam aumentar muito o nível de ansiedade do paciente e deixar a entrevista muito tensa e improdutiva.

Alguns procedimentos podem facilitar a entrevista no momento em que o entrevistador **lida com o silêncio do paciente**:

1. O profissional deve fazer **perguntas e colocações breves** que assinalem sua **presença efetiva** e mostrem ao paciente que ele está **atento e tranquilo** para ouvi-lo.

2. O entrevistador deve evitar perguntas muito direcionadas, fechadas, que possam ser respondidas com um sim ou um não categóricos; também deve **evitar perguntas muito longas e complexas**, difíceis de serem compreendidas pelo paciente.

3. É sempre melhor fazer intervenções do tipo "Como foi isso?", "Explique melhor", "Conte um pouco mais sobre isso", do que questões como "Por quê?" ou "Qual a causa?". Estas últimas estimulam o paciente a *fechar* e encerrar sua fala.

4. O entrevistador deve buscar para cada paciente em particular o tipo de intervenção que *facilite a continuidade de sua fala*.

Mesmo realizando entrevistas abertas, nos primeiros encontros, o profissional deve **ter a estrutura da entrevista em sua mente**, permitindo ao mesmo tempo que o paciente conte sua própria versão. **Falar de forma livre** permite que o entrevistador avalie melhor a personalidade e, por vezes, alguns conflitos do paciente. A fala livre também tem frequentemente uma dimensão catártica, de "desabafo", que pode ser muito útil e servir de alívio para o doente.

À medida que o relato feito pelo indivíduo progride, ele vai sendo "encaixado" em determinada estrutura de história, que está na mente do entrevistador. Surgirão lacunas nessa história, que saltarão à mente do profissional. Após a fase de exposição livre, ele fará as perguntas que faltam para completar e esclarecer os pontos importantes da história e da anamnese de modo geral.

A duração e o número de entrevistas iniciais, com fins diagnósticos e de planejamento terapêutico, não são fixos, dependendo do contexto institucional onde se dá a prática profissional, da complexidade e da gravidade do caso e da habilidade do entrevistador.

Transferência e contratransferência

O conceito de transferência, introduzido por Freud, é um elemento fundamental que o profissional deve conhecer para realizar as entrevistas de forma mais habilidosa, entendendo e tratando seus pacientes de modo menos ingênuo, mais profundo e sensível.

A **transferência** compreende atitudes, percepções, pensamentos e sentimentos cuja origem **é** basicamente **inconsciente** para o indivíduo. Inclui tanto sentimentos positivos (como confiança, amor e carinho) quanto negativos (como raiva, hostilidade, inveja, etc.). Esses sentimentos são uma repetição inconsciente do passado; o analista (ou médico, psicólogo, profissional da saúde, etc.) passa a ocupar, no presente, o lugar que o pai ou a mãe ocupavam no passado. O paciente não se dá conta, dizia Freud ([1926]/1986), da natureza de tais sentimentos, e os considera como novas experiências reais, em vez de identificar o que realmente são, ou seja, *reflexos, repetições de sentimentos do passado*. O próprio Freud ([1926] /1986, p. 85) assim descreveu a transferência:

> Eles desenvolvem com seu médico relações emocionais, tanto de caráter afetuoso como hostil, que não se baseiam na situação real, sendo antes derivadas de suas relações com os pais (o complexo de Édipo). A transferência é a prova de que os adultos não superaram sua dependência infantil.

Assim, para Dewald (1981), a transferência é uma forma de deslocamento que dirige para um objeto presente todos aqueles impulsos, defesas, atitudes, sentimentos e respostas que o indivíduo experimentou e desenvolveu no relacionamento com os primeiros objetos de sua vida.

Segundo Jung (1999), a transferência não é mais que o processo comum de projeção: o paciente tende a projetar inconscientemente no profissional os afetos básicos que nutria (e nutre) pelas figuras significativas de sua vida. Trata-se, então, de um fenômeno geral, não apenas exclusivo da relação analítica. Para Jung, pode-se observar a transferência sempre que uma relação íntima entre duas pessoas se estabelece. O paciente projeta inconscientemente, no profissional da saúde, os sentimentos primordiais que nutria por seus pais na infância. Sente seu médico atual como o pai poderoso e onipotente (ou cruel e autoritário) da infância, ou a enfermeira como a mãe carinhosa e preocupada (ou omissa e negligente) de seus primeiros anos.

A **contratransferência** é, em certo sentido, a transferência que o clínico estabelece com seus pacientes. Da mesma forma que o paciente, o profissional da saúde projeta inconscientemente, no paciente, sentimentos que nutria no passado por pessoas significativas de sua vida. Sem saber por que, este ou aquele indivíduo desperta no clínico sentimentos de raiva, medo, piedade, carinho, repulsa, etc. Ao identificar tais reações contratransferenciais e conscientizar-se de que elas têm a ver com seus próprios conflitos, o profissional poderá lidar de forma mais racional e objetiva com o que está ocorrendo na relação com o paciente.

A avaliação psicopatológica como um todo: anamnese, exame psíquico, exames somáticos e exames complementares

1. Na **entrevista inicial**, realiza-se a **anamnese**, ou seja, o recolhimento de todos os dados necessários para um diagnóstico pluridimensional do paciente, o que inclui os dados sociodemográficos, a queixa ou o problema principal e a história dessa queixa, os antecedentes mórbidos somáticos e psíquicos pessoais, da pessoa. A anamnese contém, ainda, os hábitos e o uso de substâncias químicas, os antecedentes mórbidos familiares, a história de vida do indivíduo, englobando as várias etapas do desenvolvimento somático, neurológico, psicológico e

psicossocial, e, por fim, a avaliação das interações familiares e sociais do paciente.

2. O **exame psíquico** é o *exame do estado mental atual*, realizado com cuidado e minúcia pelo entrevistador desde o início da entrevista até a fase final, quando são feitas outras perguntas. Detalhes do exame psíquico serão desenvolvidos na próxima parte deste livro. O Quadro 9.2 apresenta um resumo do exame psíquico do paciente.

3. O **exame físico geral e neurológico** deve ser mais ou menos detalhado a partir das hipóteses diagnósticas que se formam com os dados da anamnese e do exame do estado mental do paciente. Caso o profissional suspeite de doença física, deverá examinar o indivíduo somaticamente em detalhes; caso suspeite de transtorno neurológico ou neuropsiquiátrico, o exame neurológico deverá ser completo e detalhado. De qualquer forma, é conveniente que todos os pacientes passem por uma avaliação somática geral e neurológica sumária, mas bem feita.

4. **Avaliação psicológica/psicodiagnóstico** e **avaliação neuropsicológica:** aquelas feitas por meio de testes da personalidade, da inteligência, da atenção, da memória, etc.

5. **Exames complementares** (*semiotécnica armada*): exames laboratoriais (p. ex., exame bioquímico, citológico e imunológico do líquido cerebrospinal, hemograma, eletrólitos, TSH, dosagem de vitaminas B12 e D, metabólitos, hormônios, etc.), de neuroimagem (tomografia computadorizada do cérebro, ressonância magnética do cérebro, tomografia computadorizada por emissão de fóton único [SPECT], etc.) e neurofisiológicos (eletrencefalograma [EEG], potenciais evocados, etc.).

Alguns pontos adicionais sobre a anamnese em psicopatologia

Na anamnese, o entrevistador se interessa tanto pelos **sintomas objetivos** como pela **vivência subjetiva do paciente** em relação àqueles sintomas, pela **cronologia dos fenômenos** e pelos dados pessoais e familiares. Além disso, o profissional permanece atento às **reações do paciente ao fazer seus relatos**. Realiza, assim, *parte do exame psíquico e da avaliação do estado mental atual durante a coleta da história* (anamnese).

Em alguns casos, o indivíduo consegue formular com certa clareza e precisão a **queixa principal**, que, ao entrevistador, parece **consistente e central no sofrimento do paciente** e para seu diagnóstico. Isso pode ajudar o clínico a limitar o "campo de procura" a ser investigado. Muitas vezes, entretanto, a pessoa não tem qualquer queixa a fazer; ou simplesmente **não tem crítica ou** *insight* de sua situação, de seu sofrimento. Outras vezes, ainda recusa-se defensivamente a admitir que tenha um problema mental, comportamental, emocional ou psicológico e que esteja sofrendo por ele (isso ocorre mais frequentemente em pacientes do sexo masculino). Sobre isso, Mayer-Gross, Slater e Roth (1976, p. 38) esclarecem:

> Nenhum homem é capaz de avaliar devidamente sua própria personalidade posto que está ele mesmo dentro de suas próprias fronteiras – tal como nossos astrônomos não são capazes de ver a forma da galáxia na qual se move o sistema solar.

Quadro 9.2 | Resumo do exame do estado mental do paciente: o exame psíquico

Verifica-se o estado mental atual e nos dias anteriores à consulta (geralmente última semana ou último mês; utilizar, de preferência, as palavras do indivíduo).

1. Aspecto geral e comunicação não verbal: cuidado pessoal, higiene, trajes, postura, mímica, atitude global do paciente
2. Nível de consciência
3. Orientação alo e autopsíquica
4. Atenção
5. Memória (fixação e evocação)
6. Sensopercepção
7. Pensamento (curso, forma e conteúdo)
8. Linguagem
9. Inteligência
10. Juízo de realidade (presença de delírios, ideias prevalentes, etc.)
11. Vida afetiva (estado de humor basal, emoções e sentimentos predominantes)
12. Volição
13. Psicomotricidade
14. Consciência e valoração do Eu
15. Vivência do tempo e do espaço
16. Personalidade
17. Descrever sentimentos contratransferenciais
18. Crítica em relação a sintomas e *insight*
19. Desejo de ajuda

Entrevista e dados fornecidos por um "informante"

Muitas vezes, para a avaliação adequada do indivíduo, faz-se necessária a informação de familiares, amigos, conhecidos e outros. Os dados fornecidos pelo "informante" também padecem de certo subjetivismo, que o entrevistador deve levar em conta. A mãe, o pai ou o cônjuge do paciente, por exemplo, têm *sua visão* do caso, e não *a visão* (correta e absoluta) do caso. De qualquer forma, muitas vezes, as informações fornecidas pelos acompanhantes podem revelar dados mais confiáveis, claros e significativos.

Cabe a quem está avaliando o paciente decidir quem é o informante mais confiável, de quem vêm as informações mais seguras e úteis para a história e o trabalho clínico. Nessa linha, é preciso muitas vezes decidir qual das versões sobre a história do paciente é a mais correta, a mais afiançada. Para isso, lançamos mão da coerência da história, da plausibilidade do relatado e também da forma como os dados são relatados. Essa decisão é fundamental e nem sempre é tarefa simples e fácil.

Pacientes com quadro demencial, déficit cognitivo, em estado psicótico grave e em mutismo geralmente não conseguem informar dados sobre sua história, sendo, nesses casos, fundamental a contribuição do acompanhante/informante.

Sobre a confiabilidade dos dados obtidos: simulação e dissimulação

O profissional com alguma experiência clínica em psicopatologia aprende prontamente que os dados obtidos em uma entrevista podem estar subestimados ou superestimados. Não é raro o paciente esconder deliberadamente um sintoma que vem apresentando, às vezes, de forma intensa, ou relatar um sintoma ou vivência que de fato não apresenta. O profissional deve exercer toda a sua habilidade para buscar diferenciar as informações verdadeiras, confiáveis e consistentes das falsas e inconsistentes.

Denomina-se **dissimulação** o ato de esconder ou negar voluntariamente a presença de sinais e sintomas psicopatológicos. Ao ser questionado se tem algum temor, se tem cismas ou se acredita que alguém queira prejudicá-lo, o paciente, mesmo tendo ideias de perseguição ou delírio, nega terminante-

mente experimentar tais vivências. Em geral, tal negativa ocorre por medo de ser internado, de receber medicamentos ou de ser rotulado como louco. O indivíduo, por exemplo, nega alucinações auditivas, mas cochicha frequentemente com um ser imaginário que ele percebe ao seu lado, ou seja, apesar de dissimular as alucinações para o profissional, revela indícios de sua presença por meio de comportamento que é incapaz de dissimular.

Já a **simulação** é a tentativa do paciente de criar, apresentar, como o faria um ator, voluntariamente, um sintoma, sinal ou vivência que de fato não tem (Turner, 1997). O sujeito diz ouvir vozes, estar profundamente deprimido ou ter fortes dores nas costas, tudo isso com o intuito de obter algo. Geralmente, o paciente que simula sintomas visa obter algum ganho com isso: dispensa do trabalho, aposentadoria, internação para não ser encontrado por traficantes de drogas, etc. Deve-se ressaltar que a simulação é, por definição, um ato voluntário e consciente, não se incluindo aqui os sintomas psicogênicos (como paralisia conversiva) sem base orgânica, mas com suas raízes em processos e conflitos inconscientes.

Crítica do paciente e *insight* em relação a sintomas e transtornos

Em psicopatologia, um aspecto característico da clínica é que parte dos pacientes, apesar de apresentar sintomas graves que comprometem profundamente suas vidas, não os reconhece como tal (Lewis, 2004). Foi proposto que o *insight* não é um fenômeno categorial e unidimensional, mas inclui vários **níveis de intensidade** e **distintas dimensões** (Dantas; Banzato, 2004). Por exemplo, nessa linha, David (1990) afirma que o *insight*, longe de ser um fenômeno "tudo-ou-nada", compreende vários níveis e é composto por **três componentes/implicações** (David, 1990):

1. **Consciência de que tem um problema**: é a consciência de que algo não vai bem, que pode se estar doente, apresentando um transtorno mental ou uma alteração emocional patológica. Esse estágio pode ser dividido em dois: 1) consciência de que **tem um problema**, em geral, que algo vai mal; e 2) consciência de que tal problema pode ser um **transtorno mental**, algo diferente do normal, no sentido de estar doente, com alteração em sua saúde. Esses dois aspectos

são fundamentais no processo de *insight* (pacientes em psicose aguda ou mania aguda quase nunca têm *insight*, muitas vezem nem reconhecem que têm algum problema; já aqueles fora do estado agudo costumam ter relativamente um pouco mais de *insight*).

2. **Modo de nomear ou renomear os sintomas**: não é raro que pessoas com delírios, alucinações ou alterações marcantes do humor atribuam significados às suas experiências que diferem em maior ou menor grau das noções da psicopatologia, mas que são formas de significar suas mais íntimas experiências. Isso é considerado ausência de *insight*, embora possa ser considerado relativamente um tipo de *insight* em outro sistema de ideias. *O que tenho não é doença, transtorno mental, é influência do demônio, de espíritos, de coisas que fizeram contra mim, etc.*

3. **Adesão a tratamentos propostos**: de modo geral, mas não sempre, pessoas que têm *insight* sobre sua condição psicopatológica aceitam seguir os tratamentos, inclusive o uso de psicofármacos. A ausência total de *insight*, de admitir que tem algum problema, que suas dificuldades são na área da saúde, relaciona-se frequentemente com a recusa de usar psicofármacos prescritos ou mesmo de seguir acompanhamento em serviço de saúde.

Em particular, pacientes graves, como psicóticos com esquizofrenia (Dantas; Banzato, 2007), aqueles com transtorno bipolar em quadro maníaco, alguns indivíduos que apresentam dependência química, deficiência intelectual, síndromes autísticas ou demências, apresentam graves prejuízos quanto ao *insight* (Antoine et al., 2004).

Perspectiva transversal *versus* longitudinal

A avaliação em psicopatologia apresenta uma dimensão longitudinal (histórica, temporal) e outra transversal (momentânea, atual) da vida do paciente. Ao se colher a dimensão longitudinal, deve-se buscar descrever relações temporais, cronológicas, de forma clara e compreensível, e observar como o indivíduo relata, sente e reage aos eventos passados. Sem essa dimensão, a dimensão transversal fica obscura e incompleta,

sendo difícil sua devida apreciação. Assim, as relações temporais ficam perdidas.

Relato do caso por escrito

Ao término da entrevista e da avaliação do paciente, forma-se o esboço do caso na mente do entrevistador. O estado mental foi observado durante toda a coleta dos dados, surgindo, dessa forma, a síntese do estado mental do indivíduo para o profissional. O relato do caso por escrito deve conter, de preferência, as próprias palavras que o paciente e os informantes usaram ao descrever os sintomas mais relevantes. O uso de termos técnicos deve ser sóbrio e proporcional ao grau de conhecimento que o profissional obteve do caso. Já a caligrafia deve ser legível, e o estilo, claro, preciso, com frases e parágrafos curtos e diretos.

Deve-se **evitar terminologia** por demais **tecnicista**, que às vezes revela mais a insegurança do que conhecimento do profissional, o qual busca compensar, na linguagem psicopatológica rebuscada, os vácuos de sua ignorância sobre o caso, ou quer demonstrar de modo exibicionista sua erudição e seu saber médico. Além disso, o profissional deve **evitar** a **interpretação precoce dos dados**, seja ela psicológica, psicanalítica, seja ela sociológica ou biológica. Uma interpretação precoce, feita muitas vezes de modo apressado e excessivo pelo profissional que quer logo ver um sentido em tudo e estabelecer as causas, pode impedir que se enxergue o paciente que está a sua frente.

É preciso lembrar que, apesar de serem descritos fenômenos irracionais em uma história psicopatológica, muitas vezes relatando estados mentais e comportamentais marcadamente desorganizados e caóticos, **o relato em si deve ser organizado e coerente**, facilitando o estabelecimento de hipóteses diagnósticas e o planejamento terapêutico adequado. *O paciente tem o direito de ser confuso, contraditório, ilógico; já o profissional, ao relatar o caso, não.*

Além do aspecto médico e psicopatológico essencial, que é o diagnóstico clínico, a entrevista e seu relato devem fornecer uma compreensão suficientemente ampla da **personalidade do paciente**, da **dinâmica de sua família e de seu meio sociocultural**. A história clínica bem feita não serve apenas para a formulação diagnóstica, que é aspecto importante, mas está longe de ser o objetivo exclusivo da avaliação. O **diagnóstico clínico** deve ser considerado um **ponto de partida** (e não de chegada, que encerraria a compreensão do paciente), o qual deve ser enriquecido, confrontado e contrastado com o conjunto de aspectos singulares do indivíduo e sua vida em particular.

O relato escrito de um caso tem, além de **valor clínico** e médico, importante **valor legal**. É um documento que, sendo bem redigido, poderá ser decisivo em questões legais futuras, impensáveis no momento em que a avaliação está sendo feita.

No momento em que o entrevistador redige os dados que coletou, deve lembrar-se de que a **história clínica** deve ser **redigida** com uma **linguagem simples**, **precisa** e **compreensível**. O relato deve ser pormenorizado, mas não excessivamente prolixo, *detalhado naquilo que é essencial* ao caso e *conciso naquilo que é secundário*.

Não será enfocada aqui a entrevista de crianças e adolescentes. Um bom protocolo de avaliação psicopatológica desses grupos etários é o sugerido pela American Academy of Child and Adolescent Psychiatry (1997). Também são recomendados os trabalhos de Shaffer, Lucas e Richters (1999), o livro de Rutter e Taylor (2002), assim como a obra acessível e didática de Goodman e Scott (2004) e o trabalho de Woerner e colaboradores (2004).

Avaliação inicial e perguntas introdutórias

1. Providenciar um **local com pelo menos o mínimo de privacidade e conforto** para a entrevista (no caso de pacientes muito irritados, potencialmente agressivos, evitar lugares trancados e de difícil acesso ou evasão).

2. **Apresentar-se** ao paciente e, então, explicar brevemente o **objetivo** da entrevista.

3. Buscando estabelecer um contato empático com o indivíduo, iniciar com as **perguntas gerais** sobre quem é ele: como se chama? Quantos anos tem? Qual seu estado civil? Tem filhos? Com quem mora? Até que ano foi à escola? Qual sua profissão? Em que trabalha? Qual sua religião? Pratica?

4. **Qual o seu problema**? (Alternativa: O que o traz aqui? Como tem-se sentido? Tem alguma dificuldade? Sente que algo não vai bem? Está se sentindo doente?)

5. **Como começaram** seus problemas? Como tem passado nos últimos anos (meses ou semanas)?

6. **Quais os tratamentos** que fez até hoje? Quais foram os resultados desses tratamentos?

7. **De onde vêm** seus problemas? (Alternativa: **A que atribui os seus problemas**?)

8. Observar com atenção, desde o início da entrevista, postura, atitudes globais, roupas e acessórios, comportamentos não verbais e mímica; enfim, prestar atenção e descrever com detalhes a **aparência física, comunicação não verbal** e **aspectos psíquicos gerais** do paciente.

9. Verificar o impacto que o paciente causa no entrevistador, **os sentimentos** que a entrevista produz (pena, medo, curiosidade, chateação, confusão, dúvidas, tédio, irritação, etc.). Perguntar a si mesmo se o indivíduo é repulsivo ou atraente, simpático ou antipático, produz o desejo de ajudá-lo ou de não querer mais vê-lo, etc.

10. Lembrar-se de que é necessário, na entrevista, **utilizar linguagem e vocabulário compatíveis** com o **nível intelectual** do paciente, adequados ao seu **universo cultural** e aos seus valores morais e religiosos.

11. É conveniente utilizar *perguntas mais abertas para os pacientes com bom nível intelectual*. Já para aqueles com *déficit intelectual*, quadros *demenciais* ou muito *desestruturados*, empregar *perguntas mais fechadas, mais estruturadas*, que permitam respostas do tipo "sim" ou "não". Para um guia de referência à história clínica do paciente, recomendo algumas fichas de história clínica disponíveis no *hotsite* **do livro**.

Entrevistas diagnósticas padronizadas em psicopatologia

Há uma série de entrevistas padronizadas organizadas principalmente para a realização de pesquisas, nas quais se deseja o máximo possível de confiabilidade nas avaliações.

De modo geral, na prática clínica, é melhor não se utilizar primordialmente de tais instrumentos, pois, para a obtenção da confiabilidade nos resultados (p. ex., o mesmo diagnóstico obtido por diferentes profissionais), utilizam-se, nos instrumentos padronizados, perguntas e sequências de questões previamente estabelecidas, produzindo certa rigidez na avaliação.

Para a prática clínica, é mais desejável que o profissional possa utilizar roteiros de avaliação mais flexíveis e variáveis de acordo com o paciente, em seu quadro clínico, *background* cultural, história de vida particular, personalidade e nível de inteligência específicos.

Um exemplo de instrumento padronizado de entrevista para diagnóstico psicopatológico é o ***Mini International Neuropsychiatric Interview Plus*** (M.I.N.I. Plus). Trata-se de uma entrevista diagnóstica padronizada breve, compatível com diretrizes do *Manual diagnóstico e estatístico de transtornos mentais* (DSM-IV) e da *Classificação internacional de doenças e problemas relacionados à saúde* (CID-10). Sua vantagem é ter sido feita com perguntas-chave no início de cada capítulo que orientam a investigação mais aprofundada ou a mudança de capítulo. Isso faz dela uma entrevista diagnóstica mais rápida, sendo aplicada em cerca de 25 a 45 minutos. A versão brasileira foi validada (Amorim, 2000) e tem sido utilizada em pesquisas no Brasil. Entretanto, não há ainda uma versão para o DSM-5 e para a CID-11.

Além disso, há também o exame do estado mental ***Present State Examination*** (de Wing; Cooper; Sartorius, 1974) e aqueles desenvolvidos pela Organização Mundial da Saúde (OMS):

1. *Composite International Diagnostic Interview* (**CIDI**);

2. *The Schedules for Clinical Assessment in Neuropsychiatry* (**SCAN**), uma entrevista semiestruturada muito utilizada;

3. *The Structured Clinical Interview for DSM* (**SCID**) e sua versão adaptada para a prática clínica: SCID-Clinical Version (**SCID-CV**), que inclui apenas os quadros mais frequentes nessa área.

Por fim, foi desenvolvido para uso clínico o **The Standard for Clinicians' Interview in Psychiatry (SCIP)**. O SCIP é um método de avaliação clínica psicopatológica bastante amplo, que tem três componentes: 1) a entrevista SCIP dimensional; 2) a avaliação do componente etiológico e 3) a classificação do transtorno.

A avaliação SCIP produz três tipos de dados clínicos: 1) a classificação diagnóstica do transtorno mental; 2) a avaliação e o escore dimensional (de dimensões como ansiedade, obsessões, compulsões, depressão, mania, suicidalidade, delírios, alucinações, desorganização, agitação, sintomas negativos, catatonia, dependência de álcool e outras substâncias, alterações de atenção e hiperatividade) e 3) dados quantitativos numéricos (da gravidade dos sintomas e sinais) (Aboraya et al., 2016). O quanto sabemos, não há tradução ou validação desse interessante instrumento para o português do Brasil.

10 Aspecto geral do paciente e comunicação não verbal

Os movimentos expressivos do rosto e do corpo, qualquer que seja sua origem, são por si mesmos muito importantes para o nosso bem-estar. Eles são o primeiro meio de comunicação entre a mãe e seu bebê: sorrindo, ela encoraja seu filho quando está no bom caminho; se não, ela franze o semblante em sinal de desaprovação. Nós facilmente percebemos simpatia nos outros por sua expressão; nossos sofrimentos são assim mitigados, e os prazeres, aumentados, o que reforça um sentimento mútuo positivo. Os movimentos expressivos conferem vivacidade e energia às nossas palavras. Eles revelam os pensamentos e as intenções alheias melhor do que as palavras, que podem ser falsas.

Charles Darwin

Em um trabalho importante sobre o diagnóstico em saúde mental, Sandifer, Hordern e Grenn (1970) observaram por meio de pesquisas empíricas que, em profissionais com alguma experiência clínica, a entrevista em saúde mental não funciona como uma *máquina de somar simples*, na qual o passar do tempo vai acrescentando informações, em progressão linear. De fato, esses pesquisadores verificaram que os **primeiros três minutos** da entrevista são extremamente **significativos**, sendo muitas vezes úteis tanto para a identificação do perfil predominante de sintomas do paciente como para uma primeira formulação da hipótese diagnóstica.

A **primeira impressão** que o indivíduo produz no entrevistador é, na verdade, o produto de muitos fatores, como a aparência global do paciente, seu tom de voz, sua face e olhar, suas roupas e postura. Importante também, nesse primeiro momento, é a experiência clínica do profissional. Além disso, há grande dose de intuição, que, lapidada pelo estudo e amadurecida pela prática clínica, pode se tornar instrumento valioso para a avaliação do paciente. Muitas vezes, a entrevista transcorre em uma espécie de luta para se confirmar ou refutar a avaliação geral inicial, o diagnóstico, a percepção da personalidade que a primeira impressão causou no entrevistador.

ASPECTO GERAL DO PACIENTE

Um fator importante nas fases iniciais da avaliação do paciente é notar e descrever seu **aspecto global**, expresso pelo corpo e pela postura corporal, pela indumentária (roupas, sapatos, etc.), pelos acessórios (colares, brincos, *piercing*, etc.), por detalhes como maquiagem, perfumes, odores, marcas corporais (tatuagens, queimaduras, etc.), porte e atitudes psicológicas específicas e globais. A **aparência do paciente**, suas vestes, seu olhar, sua postura, gestos, etc., podem, às vezes, revelar muito de seu estado mental interior, sendo um recurso importante para o diagnóstico e para conhecer o indivíduo como pessoa. Assim, o aspecto geral do paciente que percebemos se relaciona à área denominada "comunicação não verbal", que examinaremos a seguir.

PSICOPATOLOGIA E SEMIOLOGIA DA COMUNICAÇÃO NÃO VERBAL

Comunicação não verbal

Há consenso de que o comportamento não verbal (CNV), verificado por meio da mímica da face, do olhar, dos movimentos da boca, da postura, do gestual, da qualidade e do tom da voz, do modo de andar e se mexer e até de se vestir e utilizar adereços, informa muito sobre a personalidade e o estado mental das pessoas (Knapp; Hall, 1999). Eventualmente, a CNV informa de forma mais verdadeira, sintética e expressiva do que a comunicação verbal. Knapp e Hall (1999, p. 40) afirmam:

A relevância dos sinais não verbais nas artes é óbvia – dança, apresentações teatrais, música, filmes, fotografia e assim por diante. O simbolismo não verbal de várias cerimônias e rituais provoca respostas importantes e necessárias em seus participantes, tais como a pompa da cerimônia de casamento, as decorações de Natal, rituais religiosos, funerais, etc.

Em psicopatologia e semiologia dos transtornos mentais, a CNV não é menos importante do que nas áreas descritas. De fato, os sistemas de **comunicação verbal e não verbal** ocorrem, no mais das vezes, de forma **conjugada**, ambos sendo importantes para a comunicação e para a expressão do quadro psicopatológico.

Desde a Antiguidade, filósofos, dramaturgos, atores e poetas reconheceram a importância da CNV. Em Roma, a obra *Instituti Oratoria*, do orador e professor de retórica Marco Fábio Quintiliano (Quintiliano, 2015), escrita no século I, é fonte importante sobre a relevância do gesto nas interações humanas naquele período. No período moderno, desde o século XVI, os estudos de fisiognomia e expressão facial vêm crescendo gradativamente (ver histórico em Courtine; Haroche, 2016).

No século XIX, o cantor e filósofo francês François Delsarte (1811-1871) escreveu uma importante obra sobre as possibilidades da expressividade gestual e vocal. Foi, entretanto, o genial Charles Darwin que produziu uma das primeiras e mais originais obras científicas sobre a expressão não verbal das emoções nos homens e nos animais (Darwin, 2009. Ver texto histórico, no original em inglês). Nela, além de descrição detalhada da CNV em diferentes povos e em animais, expressão de distintos estados emocionais, é apresentada a tese relacionando a evolução humana com a evolução da expressividade gestual nas diferentes espécies.

De modo geral, para a interação e comunicação humana, as **funções básicas do comportamento não verbal** são: 1) **expressar emoções**; 2) **apresentar a própria personalidade** ao outro 3) **acompanhar a fala** com a finalidade de **controlar a alternância** entre os interlocutores, **monitorar o tema** da conversa e a **atenção** dos participantes e 4) **transmitir sinais** relacionados às **atitudes** interpessoais, como afeto/desafeto, dominação/

submissão, confiança/desconfiança, ternura/hostilidade, etc.

A CNV se baseia mais em respostas automáticas e reflexas, sendo menos dependente do que a comunicação verbal de habilidades cognitivas adquiridas. Também, por estar sob menor controle intencional, a CNV é considerada um sistema comunicacional mais espontâneo e sincero que o verbal.

A CNV, de modo geral, tende a fornecer informações tão valiosas (eventualmente mais valiosas) quanto a comunicação verbal; *mente-se mais facilmente com as palavras do que com a expressão facial, corporal e da voz* (canais comunicativos dominados apenas por bons atores e por alguns poucos *hábeis mentirosos*).

Também, cabe aqui chamar atenção para uma das características da CNV que a faz ser um veículo particularmente potente de comunicação de intenções sociais e afetos: ela é *redundante*, isto é, utiliza **múltiplos canais**, que se somam. A CNV utiliza canais faciais, de movimentação das mãos e do corpo, do timbre e volume da voz, etc. Esses múltiplos canais reforçam a mensagem que está sendo passada (decorre disso também a dificuldade de modificá-la intencionalmente).

No entanto, grande parte dos textos e cursos de psicopatologia, psicologia clínica e psiquiatria tende a não abordar ou a abordar muito superficialmente os comportamentos não verbais. Isso ocorre, talvez, porque a ênfase de nossa cultura ocidental (inclusive a médica e psicológica) se volta sobretudo para a comunicação verbal e os aspectos linguísticos do conhecimento.

Estima-se que, em conversas regulares entre duas pessoas, os componentes verbais provavelmente cubram menos de 35% do significado social da interação; assim, pelo menos 65% do significado social seria transmitido por canais não verbais (Knapp; Hall, 1999).

Os **sinais emitidos** por uma pessoa quando em interação com uma ou mais pessoas cobrem amplo leque de sinais visuais, acústicos e, eventualmente, táteis e olfativos, importantes para a CNV. Isso inclui aspectos como (Knapp; Hall, 1999): 1) o **ambiente da comunicação** no qual ocorre o encontro das pessoas; 2) a **aparência física** das pessoas em interação; 3) a **proxêmica**; 4) os vários **movimentos corporais** e 5) a "**paralinguagem**". Vejamos tais aspectos com mais detalhes.

1. **Ambiente da comunicação**: a influência de fatores não humanos, do ambiente físico na comunicação humana, tem sido cada vez mais salientada. O tipo de ambiente (p. ex., pequeno ou grande, barulhento ou silencioso, escuro ou claro, com muita ou pouca gente, etc.) pode afetar o humor das pessoas, a expressão corporal, a escolha de palavras e de temas da narrativa.

2. **Aparência física**: é um sinal não verbal muito influente. Aqui se incluem o corpo das pessoas, sua forma física, altura, peso, cabelos, cor e tonalidade da pele, tipo de pele (com ou sem alterações dermatológicas), beleza ou feiura física. Também estão incluídas as roupas, maquiagem, óculos, adereços, acessórios e pertences (como bolsas, mochilas, maletas, pastas executivas, canetas), além dos odores emitidos (pelo corpo, pelo hálito, pelos perfumes utilizados).

3. **Proxêmica**: por proxêmica compreende-se a utilização e a percepção do **espaço que as pessoas estabelecem entre si**, como elas usam e reagem à disposição espacial em relacionamentos humanos. Inclui também a ocupação do espaço, posicionamentos em uma sala relacionados a gênero, *status*, hierarquia, papéis sociais, formação cultural, intensão ou recusa a se comunicar e interagir, afabilidade ou hostilidade entre as pessoas.

4. **Movimentos do corpo**: esse é um aspecto muito importante da CNV. Inclui como as pessoas se expressam por meio de postura, gestos, toque, expressões faciais, movimentos oculares. Cabe detalhar estes itens:

    4.1 **Gestos relacionados à fala** (chamados *gestos ilustradores*) servem para acentuar ou enfatizar uma palavra, um verbo, substantivo ou adjetivo, traçar uma linha de pensamento, descrever uma relação espacial, descrever o ritmo de um evento, descrever uma ação corporal, dar ênfase a um adjetivo, verbo ou substantivo, etc. – por exemplo, quando alguém diz "muito grande" e abre os braços e faz um sinal de ampliação com as mãos.

    4.2 **Gestos independentes da fala** podem substituir palavras ou resumir símbolos, como gestos de adeus, de cumprimento, de aprovação (com o polegar e/ou com a cabeça), de paz, de agressão, intimidação, xingamentos sexuais, etc. Também devem ser aqui incluídos os *gestos de autotoque* ou manuseamento de objetos, conhecidos como *gestos adaptativos*. Os gestos independentes da fala incluem movimentos feitos com as mãos, que não servem para dar respaldo à fala (como os *gestos ilustrativos*), não têm uma função clara (como pegar uma caneta para escrever algo, ou se coçar após ter sido picado por um inseto), mas são movimentos que sinalizam, com frequência, algum nível de ansiedade e tensão – por exemplo, alguém que fica passando as mãos nos cabelos enquanto fala, como se estivesse se penteando, ou que fica apertando os dedos enquanto fala ou escuta outra pessoa, ou que fica mexendo em uma borracha ou caneta durante a entrevista (Fiquer; Boggio; Gorenstein, 2013).

    4.3 **Postura:** pode indicar o nível de atenção ou envolvimento na interação com outras pessoas, a relação hierárquica (postura autoritária, "superior" ou de submissão), o grau de empatia pelo outro. Por exemplo, a *inclinação do corpo para a frente, na direção do interlocutor,* é associada a maior envolvimento na conversa, maior empatia e, eventualmente, menor *status* em relação ao parceiro de interação. A postura é também indicativa da intensidade de certos estados emocionais, como, por exemplo, quando é tensa, rígida, estando associada à raiva, enquanto a postura curvada é associada à tristeza.

    4.4 **Comportamento tátil**: o modo, a frequência e a intensidade com que as pessoas se tocam são muito importantes na CNV. O modo como a pessoa dá seu **aperto de mão** (firme, forte, delicado, muito fraco e "largado", apertado em demasia, etc.), por quanto tempo e de que modo a pessoa **abraça** o interlocutor, bem como se dá tapinhas nas costas ou na cabeça, se alisa o outro com a mão e o grau de erotização do contato, são elementos importantes da CNV. Aqui, é importante considerar o histórico cultural dos interlocutores (há grupos e ambientes culturais nos quais quase todo toque é praticamente proibido e outros em que é normal e incentivado). De modo geral, na prática clínica em saúde clínica e mental, os profissionais devem ser muito cuidadosos e discretos em relação ao comportamento tátil (é preciso conhecer bem o paciente para saber o que o mínimo toque significa para ele).

4.5 Expressões faciais: o rosto e as expressões faciais revelam de forma particularmente importante o estado afetivo de uma pessoa. O **rosto** certamente é um **lócus primário do afeto**. Na expressão facial, sobretudo o movimento dos olhos, das sobrancelhas e da região da boca (sorrisos, lábios cerrados, curvatura dos lábios e boca, etc.) revela os afetos básicos: tristeza, raiva, alegria, surpresa, medo e nojo. Além disso, o **rubor**, a **palidez** e/ou **suor facial** são expressões marcantes, em algumas pessoas, de vergonha, raiva, medo, surpresa ou susto.

4.6 Comportamento ocular: são os movimentos de corpo, cabeça e olhos que indicam em que direção, quando e por quanto tempo uma pessoa olha para outra ou para objetos do ambiente. Na análise do olhar, atenta-se aos movimentos oculares, ao tempo e ao modo como a pessoa fixa seu olhar no interlocutor, assim como à dilatação e à contração das pupilas. Sobre os olhos e a boca na CNV, Darwin (2009, p. 308-309) afirmava:

> [...] mas as maneiras mais refinadas de demonstrar desprezo ou desdém, abaixando as pálpebras, ou desviando os olhos e o rosto, como se a pessoa desprezada não fosse digna de ser olhada [...] Fúria e nojo, no entanto, continuariam sendo expressos por movimentos ao redor dos lábios e da boca, e os olhos alternariam entre brilhantes e apagados de acordo com o estado da circulação.

5. Paralinguagem: são as qualidades vocais e vocalizações, latências de respostas, silêncios, pausas que o indivíduo produz ou deixa de produzir na interação humana ao se comunicar verbalmente. A paralinguagem é sobretudo *a maneira como se diz algo*, e não o que foi dito (o conteúdo verbal). São as variações sonoras, as mudanças na altura da voz, sua intensidade, assim como os silêncios produzidos, as pausas entre as palavras, o modo de articulá-las.

A paralinguagem inclui a *prosódia*, ou seja, canto, entonação, inflexões da linguagem falada. A prosódia é constituída pelos aspectos sonoros da fala que incluem a intensidade dos sons (forte ou fraco), sua frequência (agudos ou graves) e a duração de cada um deles. A paralinguagem abarca também sons intrusos na fala (como *humm! ahá! ihh! xii!*), risos, bocejos, arrotos, gemidos, etc., que podem acentuar a comunicação verbal ou se contrapor, contradizer, ao que é falado.

Cabe acentuar aqui, em relação a todas as dimensões da CNV listadas, que o **histórico cultural** dos indivíduos que participam do encontro comunicativo é fundamental. Diferentes grupos culturais apresentam distintas formas de CNV. Por exemplo, em culturas germânicas, anglo-saxãs e japonesas, a proximidade corporal que os indivíduos devem respeitar, a cerimônia e o cuidado com o toque entre pessoas que não são íntimas, a forma de gesticular e se comportar em espaços públicos diferem, às vezes, marcadamente, daquilo que se observa em culturas latinas e de influência africana, como as brasileiras e demais sul-americanas.

Comunicação não verbal e psicopatologia

A CNV, especialmente a expressão facial, foi estudada cuidadosamente pelo psicopatólogo alemão Karl Leonhard (1904-1988). Esse autor subdividiu os gestos faciais e corporais em **intencionais** (gestos com finalidades controladas pela vontade) e **expressivos** (gestos espontâneos que expressam estados emocionais, volitivos e cognitivos, muitas vezes de forma inadvertida). Os gestos expressivos seriam os de maior valor e interesse para a semiologia psicopatológica (Leonhard, 1949).

Para Leonhard, a expressão facial se constitui como uma verdadeira linguagem. Ela é composta por um **conjunto global de sinais** que ocorrem de forma simultânea, mas que podem ser **subdivididos em aspectos parciais** (como, por exemplo, as contrações da testa e das sobrancelhas, a direção e o modo de olhar, os movimentos dos lábios e da boca, os movimentos da cabeça, etc.). Os sinais emitidos pela expressão facial representariam, na sua visão, uma linguagem extremamente fina, detalhada e relativamente estável e universal para os humanos. Tal linguagem expressiva teria se formado durante a evolução da espécie humana, não variando tanto como a linguagem verbal, de geração em geração, de grupo humano para grupo humano.

Leonhard afirma que, apesar de a expressão facial comunicar principalmente **estados afetivos** e emoções as mais variadas, a riqueza da mímica facial também comunica **estados volitivos**, desejos e inclinações, assim como **estados cognitivos**, como pensamentos, noções, reflexões, dúvidas, etc. Para ele, a CNV tem três grandes componentes: 1) a **expressão facial**, que é o componente mais importante e mais rico em detalhes da CNV; 2) o **gestual**, que representa os variados gestos executados pela cabeça, tronco, membros, mãos e dedos; 3) a **altura e a expressão sonora da voz**, também muito ricas em possibilidades expressivas.

Em seu tratado de CNV, chamado *Linguagem expressiva da alma*, de mais de 500 páginas, Leonhard (1949) apresenta em detalhes a expressão mímica da testa, da boca e dos lábios, das bochechas, assim como a participação da mandíbula e do nariz. Detalha como se compõe a mímica de estados afetivos, como, por exemplo, alegria, excitação, diversão, surpresa, medo, tristeza, desconfiança, inveja, padecimento, dor, preocupação, angústia, raiva, saudades, estupefação, perplexidade, susto, interesse, nojo, esgotamento, entre muitos outros.

Em todos os estados, Leonhard mostra com fotografias e explica detalhadamente as mínimas contrações musculares e movimentos, apresentando como tais experiências são expressas pela mímica da boca e dos lábios, da testa e das sobrancelhas, dos gestos da cabeça, do tronco, dos membros e das mãos, além da altura da voz e da expressão vocal. Ao final, o autor mostra como esses diferentes aspectos da CNV (expressão facial, gestual e altura e expressão da voz) se integram formando expressões globais e emitindo sinais que, se estudados em detalhes e interpretados adequadamente, permitem verdadeira leitura sobre o psiquismo humano em pessoas sadias e naquelas com quadros psicopatológicos.

Comunicação não verbal nas principais síndromes e transtornos psicopatológicos

Os tipos, assim como as competências, relacionados à CNV têm sido associados a diferentes síndromes, estados e transtornos mentais (revisão em Philippot; Coats, 2003). A ideia de diferenciar os quadros psicopatológicos e os transtornos por sua expressão e/ou sensibilidade não verbal é antiga, mas somente a partir de meados do século XX esse tema tem sido estudado de forma empírica detalhada.

A CNV em psicopatologia se refere principalmente a aspectos emocionais, volitivos e sociointerativos do comportamento humano. Nesse campo, têm sido estudados com maior ênfase aspectos como: 1) **expressão emocional**, que é a capacidade de expressar diferentes estados emocionais por meio de mímica, gestos, postura, tom de voz, etc.; 2) **sensibilidade aos sinais não verbais**, que diz respeito à capacidade de perceber nos outros e decodificar principalmente estados emocionais emitidos por vias não verbais e 3) **controle e monitoração de estados emocionais**, que significa a capacidade de controlar estados emocionais percebidos e emitidos por CNV.

Por razões de espaço, serão abordados apenas os principais achados sobre CNV nas seguintes síndromes e transtornos: depressão, ansiedade, esquizofrenia, autismo e mania.

Depressão

Nos quadros depressivos, sobretudo de intensidade moderada ou grave, há, de modo geral, uma **redução da expressividade afetiva**. O **contato ocular** com as outras pessoas é **diminuído**; o paciente gravemente deprimido tende a não olhar ou a evitar a face e os olhos do interlocutor. O olhar pode dirigir-se para baixo, e há redução global das interações sociais. A face, como um todo, revela emoções tristes, melancólicas ou simplesmente apáticas.

Em alguns casos, por contração excessiva de alguns músculos da testa (sobretudo do *músculo corrugador*), músculos que Darwin sagazmente chamou de *grief-muscles* ("músculos do pesar"), ao descrever detalhadamente a expressão não verbal da melancolia, há o enrugamento da pele sobre o nariz e entre as sobrancelhas, que se contrai e se curva em direção ao centro da testa, produzindo dobras no andar superior da face que parecem "desenhar" a letra ômega do alfabeto grego (Ω). Por isso, tal expressão facial foi chamada, pelo psiquiatra alemão Heinrich Schüle (1878), de **sinal do ômega**, ou *ômega melancholicum*, sinal típico das descrições clássicas da melancolia (depressão) grave (**Fig. 10.1**).

Além disso, nos quadros depressivos, a **boca** pode **curvar-se para baixo**, e, igualmente, o ângulo da **cabeça** também se dobra para o chão. O indivíduo não sorri, ou sorri muito pouco (riso frágil e forçado). Pode haver uma **diminuição global dos gestos e movimentos** da cabeça, das mãos e do corpo em geral. A **voz** produzida é com frequência **baixa** e/ou **monótona**, com pouca expressividade e, em alguns quadros extremos, de difícil compreensão.

Em pesquisa original, Canales, Fiquer e Campos (2017) estudaram a postura de pacientes deprimidos em relação à gravidade e à recorrência do episódio depressivo. Os pesquisadores notaram que os pacientes apresentam alterações posturais (desalinhamento postural), que corroboram o aspecto *corcunda, cabisbaixo*, do indivíduo deprimido. Esse desvio postural diminui à medida que os pacientes apresentam remissão do quadro e é menor em quadros de episódio único do que em episódios recorrentes, outro achado interessante do quanto o aspecto corporal postural pode refletir a presença/recorrência do humor deprimido (Canales; Fiquer; Campos, 2017).

Outras pesquisas revelam que a face e o gestual triste não apenas expressam o estado interno da pessoa, mas também **a expressão triste** pode **reforçar** e mesmo participar da **gênese** de tal estado; *apresentar e manter um rosto marcadamente triste pode fazer a pessoa passar a sentir-se, de fato, mais triste* (Perez; Riggio, 2003). Além disso, Juliana T. Fiquer e colaboradores demonstraram haver correlação entre a intensidade da depressão e a intensidade da redução da CNV, como expressão facial e movimentos expressivos da cabeça e das mãos (Fiquer; Boggio; Gorenstein, 2013).

Ansiedade

Nos quadros ansiosos, há, muitas vezes, uma expressão facial tensa, preocupada ou amedrontada. A **tensão muscular** costuma comprometer todo o corpo, mas pode ser mais intensa nos músculos cervicais do pescoço e na musculatura da face.

Pode haver, sobretudo nos **quadros de ansiedade aguda** e/ou crises de pânico, **descarga** importante do **sistema nervoso autônomo** (inicialmente, descarga simpática e, depois, *rebote parassimpático*). Na **descarga simpática**, há a clássica reação de **lutar ou fugir** (*to fight or to flight*), que é reação de alarme do organismo (situações agudas de ameaça intensa, medo arrebatador), com manifestações físicas como vasoconstrição cutânea e consequente **palidez da face** e midríase (**dilatação das pupilas**), podendo haver **ereção dos pelos**, assim como **aumento do ritmo cardíaco** (que o paciente pode perceber como *batedeira no peito*). Nas mãos e nos pés, pode ocorrer **suor frio**, assim como tremores das extremidades (**tremores de mãos, dedos e lábios**), e o indivíduo pode sentir sua **respiração** como **dificultosa** e incômoda (às vezes, **sensação de sufocamento**). A **voz** pode ficar **tensa, hesitante**, projetando-se, às vezes, com dificuldade, o que pode tornar sua compreensão difícil.

Pessoas com **ansiedade social** (ou fobia social) são, de modo geral, muito sensíveis às reações e expressões faciais dos outros, sobretudo de mínimos sinais negativos, percebidos de forma exacerbada em indivíduos considerados como "importantes" ou dotados de significação "superior", "autoritária" ou "ameaçadora". De fato, em várias pesquisas tem sido evidenciado como pacientes com ansiedade ou fobia social são marcadamente sensíveis à exposição de faces críticas ou bravas. O estado de **hipervigilância** (atenção acentuada, contínua e hiperativa em relação ao exterior), sobretudo perante estímulos ameaçadores ou potencialmente ameaçadores, é uma verdadeira "marca" das pessoas com acentuada ansiedade social (Perez; Riggio, 2003).

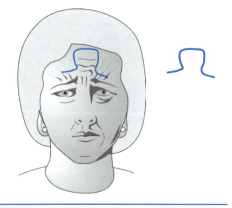

Figura 10.1 | Sinal do ômega em pessoa com melancolia (depressão) grave.

Esquizofrenia

Nos escritos clássicos de Kraepelin e Bleuler já estão presentes descrições de pacientes com esquizofrenia que, apesar de experimentarem emoções desagradáveis intensas, não expressavam tais sentimentos; pareciam não conseguir emitir sinais exteriores de tais emoções. Na esquizofrenia, deve-se distinguir dois estados em relação à CNV: agudos e crônicos.

Nos **estados ou episódios agudos**, sobretudo nas fases iniciais da esquizofrenia, observam-se alterações da CNV relacionadas ao tipo de episódio agudo. Assim, em **quadros paranoides**, podem ser observados gestos e movimentos faciais que indicam um estado intenso de medo e desconfiança, relacionados às vivências paranoides como delírio de perseguição e vozes ameaçadoras (alucinações auditivas). Além disso, o episódio agudo pode ser marcado por **desorganização** mental e comportamental intensa, que se expressa nos gestos e movimentos do paciente que indicam desorganização, inclusive, às vezes, em atos básicos da vida, como alimentação, banho, caminhada, posturas bizarras de repouso, e no encontro com outra pessoa.

Nos **quadros** mais **crônicos**, com alguns anos de evolução, observa-se com frequência uma **diminuição da expressão afetiva**, na face e no corpo como um todo, que pode ir de uma leve indiferença afetiva até embotamento dos afetos, podendo chegar a um completo achatamento das expressões afetivas.

Pacientes com esquizofrenia expressam de forma deficitária emoções tanto negativas como positivas. Assim, há uma tendência a **diminuição dos gestos** e **redução** ou imobilidade na **expressão facial**. Eventualmente, podem apresentar **estereotipias faciais** com caretas, piscamento amplo dos olhos e movimentos bucais, que podem ocorrer por discinesia tardia provocada por antipsicóticos de primeira geração ou pelo próprio adoecimento cerebral relacionado à esquizofrenia (Perez; Riggio, 2003).

Há também **empobrecimento das inflexões vocais**, diminuição dos **movimentos espontâneos** e redução do **contato ocular**. Assim, estudos controlados indicam que pessoas com esquizofrenia já estabelecida apresentam menos expressões faciais, diminuição da troca de olhares, além de gestos e posturas não habituais, às vezes bizarras. Esse empobrecimento da CNV **não pode ser atribuído apenas ao uso de neu-** **rolépticos** (antipsicóticos de primeira geração); estudos com pessoas que nunca usaram neurolépticos, apesar do desenvolvimento da esquizofrenia, revelam igualmente tal empobrecimento (Kring; Earnest, 2003).

De modo geral, pacientes com esquizofrenia apresentam menos comportamentos pró-sociais e de afiliação, como inclinação lateral da cabeça, levantar de sobrancelhas, sorrisos, movimentos afirmativos de cabeça (o chamado *yes-nodding*), assim como menos gesticulação. Além disso, tais indivíduos revelam menos CNV de relaxamento (rir, cruzar os braços relaxadamente, soltar o corpo na cadeira, etc.). Os déficits expressivos nesse transtorno tendem a se correlacionar com o prognóstico: por exemplo, quanto mais contato ocular o paciente apresenta, maior é a tendência à melhor evolução do quadro (Fiquer, 2017).

Indivíduos com esquizofrenia tendem também a **perceber** os sinais de CNV emitidos por pessoas do ambiente com um marcante **viés de interpretação**. Quando apresentam, por exemplo, quadros paranoides intensos, percebem, em detalhes da mímica e da voz dos outros (que, muitas vezes, emitiram apenas sinais neutros), **sinais ameaçadores,** com conteúdos de **desprezo, ameaça** ou **condenação** em relação a eles. Pesquisas também indicam que pacientes com esquizofrenia têm *performance* relativamente ruim em tarefas de reconhecimento de afeto facial: tendem a perceber menos holisticamente a face alheia (Kring; Earnst, 2003).

Alguns autores sugerem que as dificuldades em expressar emoções vistas nas pessoas com esquizofrenia se associam, na verdade, a uma tendência a perceber de forma **demasiadamente intensa** e **distorcida sinais não verbais mínimos** das emoções alheias. Tais dificuldades em decodificar afetos faciais corretamente têm sido atribuídas, por alguns autores, a possíveis alterações no córtex parietal direito desses pacientes (Perez; Riggio, 2003).

Autismo

Os primeiros casos de crianças com autismo, descritos por Leo Kanner em 1943, já revelavam uma importante, quando não total, redução das respostas ao ambiente. Notaram-se graus, às vezes acentuados, de **ausência de interesse por seres humanos** e, de forma muito importante, **evitação do contato ocular** com outras pessoas. Também foi percebido que tais crianças preferiam brincar sozinhas a brincar acompanhadas. Com o tempo, passaram a ser percebidas as marcantes dificuldades das crianças com autismo tanto em **expressar CNV** como em **entender** os **sinais não verbais** emitidos pelas pessoas que buscavam interagir com elas (McGee; Morrier, 2003).

Indivíduos com autismo tendem a apresentar dificuldades importantes em CNV que regulam a interação social, tanto em exprimir como em compreender a CNV dos outros. Assim, apresentam um **contato ocular ausente ou inconsistente**. Esse é um dos déficits de CNV mais frequentes nesse transtorno. Os **sorrisos socialmente dirigidos** podem não existir ou ser apenas **frustros e descompassados**. Observa-se, na interação com os pares, que as crianças com autismo, quando caminham em ambiente com várias outras, parecem "**atravessar**" o grupo, como se as demais crianças não estivessem aí.

Pode-se notar também **ausência de *postura antecipatória*** ao contato (estender os braços para o abraço) e, às vezes, resistência ao toque ou abraço. Pessoas com autismo apresentam com frequência comportamentos repetitivos (**estereotipias motoras**), como *balanceio do tronco, andar na ponta dos pés*, balançar as mãos como bater asas (*flapping*), emissão de *ruídos e estalos* com a boca ou mãos.

Também se nota que pessoas com autismo podem não expressar esforço e/ou habilidade em compartilhar a alegria por algo de bom que eventualmente acontece. Têm dificuldades em **expressar** seus **interesses e conquistas** para os outros. Crianças com autismo geralmente não iniciam interações com seus pares por meio do mostrar, pegar ou trazer coisas para que os outros vejam ou, ainda, apontar para objetos de interesse e se certificar de que o outro também se interessa por isso (expressão da chamada *atenção conjunta*). Enfim, tais crianças parecem **não ter** o **interesse** e as **habilidades** para responder efetivamente às aproximações sociais feitas pelos outros.

Em relação à voz e aos elementos sonoros da comunicação verbal, indivíduos com autismo de alto funcionamento ou do tipo Asperger desenvolvem a linguagem, mas tendem a apresentar uma **voz monótona**, de **afinação alta**, ou um **falar** com volume muito **baixo**. Às vezes, a voz de pacientes com autismo se assemelha à de **personagens de desenho animado** ou à de um **robô**.

Muitas pesquisas indicam que indivíduos com autismo têm **déficits no reconhecimento facial** e da expressão emocional em faces, os quais não correspondem a um simples atraso no desenvolvimento, mas tendem a ser persistentes (sobretudo naqueles que não recebem tratamento especializado e adequado). Em casos de maior gravidade, a compreensão de expressões faciais, vocais e corporais pode estar gravemente reduzida. Ao que parece, o reconhecimento de emoções mais complexas, como *orgulho* ou *constrangimento*, é bem mais difícil que o de emoções simples, como alegria e tristeza (McGee; Morrier, 2003).

Nas últimas décadas, com o desenvolvimento de abordagens terapêuticas mais específicas e eficazes (como Análise do Comportamento Aplicada [ABA]), tem sido verificado que alguns aspectos das dificuldades comunicacionais das pessoas com autismo podem ser reduzidos com a elaboração de estratégias alternativas ou originais para incrementar e melhorar a qualidade da interação e da comunicação.

Mania

Nas fases de mania do transtorno bipolar, há um conjunto de elementos da CNV bastante característico. O comportamento global do paciente é **muito ativo, alegre, eufórico** ou **irritável**; interage com o interlocutor logo ao conhecê-lo, como se fosse seu amigo íntimo.

A proxêmica está alterada, e o indivíduo se aproxima de pessoas desconhecidas, podendo **não respeitar a distância mínima** de corpo com corpo. A psicopatologia alemã descreveu tal sintoma como ***Distanzlosigkeit*** ou *Abstandslosigkeit*, ou seja, a *perda da distância* espontânea (culturalmente determinada) entre o paciente e seu interlocutor. Nas conversas, aproxima-se do corpo do interlocutor como se fosse uma pessoa íntima. Entretanto, ao que parece, um subgrupo de pacientes com mania com sintomas psicóticos apresenta o contrário – maior distância, e não menor, com o interlocutor (Fiquer, 2017).

A **perda da inibição social** é frequente no episódio de mania. O paciente fala com o médico que acabou de conhecer como se fosse um amigo íntimo e antigo, se expressa diante de uma classe de alunos, contando sobre sua vida pessoal, às vezes íntima, sem o menor receio ou inibição (por isso, deve-se sempre procurar proteger a intimidade do paciente em mania).

O paciente pode expressar **alegria** e **grandeza**, contentamento transbordante, com risos, sobretudo quando conta de suas peripécias. Geralmente, se considera uma pessoa extraordinária, por isso deve receber toda a atenção dos outros. Não admite qualquer dificuldade para seus projetos ou ideias (Monedero, 1975).

No começo do quadro, pode haver algumas CNVs que indicam o início da fase maníaca. Além de diminuição da necessidade de sono, veste-se com **roupas mais chamativas**, às vezes provocativas sexualmente, bem como usa **mais maquiagem** ou **adereços corporais**; tem "acessos" de limpeza ou de *arrumação* (p. ex., resolve arrumar todas as suas roupas ou objetos guardados há anos); toma providências diversas, faz compras excessivas e investe em falas proselitistas sobre religião, política ou costumes. É comum que o paciente com mania **acorde muito cedo** pela manhã, manifestando já uma **hiperatividade ruidosa**; canta e sobretudo se for religioso, **prega para todos**, **entoa** os **hinos** e canções de sua igreja ou outros hinos conhecidos. Tem uma loquacidade quase inesgotável, com condutas diversas e, às vezes, escandalosas (Caillard, 1984). Seus **movimentos** às vezes são **incessantes**, acelerados e endiabrados; faz barulho, suas roupas podem ser vestidas de forma descuidada, colocando várias camisas, saias ou calças, umas sobre as outras. A **mímica** pode exprimir de forma **exagerada** as emoções que se impõem ao paciente. A **fala** pode ser **acelerada**, em **voz alta**, às vezes com gritos, insultos ou declarações e declamações veementes (Caillard, 1984). Há **aceleração** em **todas** as **esferas psíquicas** e **comportamentais**, da ação, do pensamento, das lembranças e das representações na imaginação. O ritmo global é não apenas acelerado, mas exagerado e descompassado. O paciente maníaco pode permanecer muitas horas, às vezes dias, em movimento agitado. Tendo riscos cardíacos, pode inclusive padecer ou mesmo ter eventos graves, como infarto agudo do miocárdio.

De modo geral, o indivíduo em mania, **no início do quadro**, está animado, **alegre, acelerado**, com ideias grandiosas. Com o passar dos dias e semanas, as pessoas que lhe são mais próximas passam a impor **limites aos seus atos**, como, por exemplo, negam lhe dar dinheiro, censuram sua atitude e fazem críticas crescentes. Geralmente, então, o **paciente pode mudar** de um estado global de alegria, elação e excitação para o **estado de irritação, beligerância**, podendo agredir familiares, profissionais da saúde ou outros que interagem com ele e lhe coloquem qualquer limite ou oposição.

Semiotécnica do aspecto geral do paciente e da comunicação não verbal

Para a avaliação do paciente, sugere-se utilizar como guia possível os quadros apresentados a seguir. O Quadro 10.1 resume os principais aspectos a serem observados na CNV do indivíduo. Já o Quadro 10.2, organizado a partir dos trabalhos de Betta (1972) e de Cheniaux (2005), visa resumir os principais padrões de roupas e acessórios observados sobre o aspecto geral do paciente. Por fim, o Quadro 10.3 apresenta algumas das **possíveis atitudes globais do indivíduo**. Podem ser usadas, para uma única pessoa, uma ou mais das atitudes globais listadas.

Além disso, para descrever a aparência do paciente, convém relatar o que se observou de forma detalhada, objetiva e precisa, mas sem precipitações ou inferências indevidas. **No *hotsite* do livro**, o leitor encontrará um quadro que apresenta alguns dos possíveis **termos descritivos** relativos à **aparência física do paciente**.

64   Psicopatologia e Semiologia dos Transtornos Mentais

Quadro 10.1 | Principais aspectos da comunicação não verbal do paciente

1. **Ambiente da comunicação:** anote os aspectos principais do ambiente (p. ex., pequeno ou grande, barulhento ou silencioso, escuro ou claro, com muitas ou poucas pessoas, etc.), onde ocorreu a avaliação e se tal ambiente teve alguma influência na interação.

2. **Aparência física:** busque resumir os principais aspectos da aparência física do paciente: altura, cabelos, cor e tonalidade da pele, além das roupas que usa, maquiagem, adereços e acessórios. Note a higiene geral em que se apresenta e cuidados globais com a aparência física, cuidados e higiene do cabelo, dos dentes e da boca (se estão sujos, quebrados ou apodrecidos).

3. **Proxêmica:** note o espaço que o paciente estabelece entre si e as outras pessoas, bem como sua ocupação do espaço, posicionamento na sala, distância de conversação estabelecida com interlocutores.

4. **Movimentos do corpo:**
   4.1 Gestos relacionados à fala: note como são os gestos que acompanham a linguagem verbal ("gestos ilustradores").
   4.2 Gestos independentes da fala: repare e anote se emite os "gestos adaptativos", como os de autotoque ou de manuseamento de objetos, que podem revelar o estado de tensão e ansiedade.
   4.3 Postura: repare na postura, que indica o nível de atenção ou envolvimento na interação com outras pessoas, o grau de empatia que desenvolve na entrevista; se revela postura tensa, rígida, associada à raiva, postura curvada associada à tristeza ou de outro tipo.
   4.4 Comportamento tátil: note o modo, a frequência e a intensidade com que o paciente toca nos outros, o modo como dá seu aperto de mão (firme, forte, delicado, muito fraco e "largado", apertado em demasia, etc.).
   4.5 Expressões faciais: procure descrever com particular atenção o rosto e as expressões faciais principais.
   4.6 Comportamento ocular: repare na direção, quando e por quanto tempo o paciente olha na interação com as pessoas, o tempo e o modo como fixa seu olhar nos interlocutores.

5. **Paralinguagem:** descreva as principais qualidades vocais e vocalizações do paciente, repare a maneira como faz seu relato, como desenvolve sua narrativa.

6. **Histórico cultural:** descreva o contexto cultural básico do paciente e sua possível influência na CNV.

Quadro 10.2 | Aspectos gerais dos pacientes verificados por meio de roupas, higiene e adornos corporais, segundo o diagnóstico clínico

ROUPAS E ACESSÓRIOS SEGUNDO ALGUNS QUADROS CLÍNICOS

Anorexia nervosa: roupas largas e escuras (geralmente para esconder o grau de magreza em que se apresentam).

Demência: pode apresentar higiene e roupas descuidadas, dentes sujos, ausência de senso crítico em relação à aparência.

Depressão: às vezes, roupas desalinhadas ou sujas, cabelos despenteados, higiene descuidada, sem maquiagem, preferência por roupas escuras.

Esquizofrenia: nos pacientes mais crônicos, pode-se notar higiene e roupas descuidadas e sujas, indiferença pela vestimenta; é possível que apresentem roupas, adereços e acessórios bizarros que expressam delírios (medalhas, colares e tiaras que podem ter significado no delírio) ou a desorganização mental do paciente.

Transtorno da personalidade histriônica: algo semelhante à mania; roupas chamativas, muita maquiagem, roupas muito curtas e decotadas, comportamento sedutor.

Mania: roupas coloridas, chamativas, muita maquiagem, perfume em excesso; pode utilizar roupas muito curtas e decotadas devido a desinibição social e sexual. Pode colocar uma roupa sobre outra, de forma desordenada.

Transtorno da personalidade *borderline*: marcas no corpo, como de cortes por faca ou gilete na parte ventral dos braços, cicatrizes de queimaduras de cigarro nos braços e pernas. Pode apresentar roupas extravagantes, *piercings* (mas isso pode ser usado por pessoas de subgrupos culturais sem qualquer transtorno mental). É comum que esses pacientes tentem encobrir essas marcas com roupas com mangas compridas.

Transtorno obsessivo-compulsivo e personalidade obsessiva: às vezes, roupas e acessórios "muito certinhos" (roupas passadas de forma impecável, cabelos penteados de modo ultracuidadoso, etc.).

Aspecto geral do paciente e comunicação não verbal **65**

Quadro 10.3 | Possíveis atitudes globais do paciente

- **Afetada:** modo de falar, gesticular e andar muito teatral e artificial.
- **Amaneirada:** comportamento caricatural, curva-se diante do entrevistador, diz "vossa excelência".
- **Arrogante:** coloca-se como superior, acima do entrevistador, ironiza e critica constantemente.
- **Confusa:** parece não entender nada, não estar na situação de entrevista.
- **Deprimida:** paciente triste e desanimado de modo geral.
- **Desconfiada ou suspicaz:** pelo olhar, postura, pelo modo de ouvir e responder, revela desconfiança, medo.
- **Desinibida:** contato extremamente fácil, próximo fisicamente, trata como se conhecesse o entrevistador há anos, fala e pergunta sobre intimidades, sem inibição.
- **Dissimuladora:** tenta ocultar sintomas ou fatos de sua vida com algum intuito.
- **Dramática ou teatral:** hiperemocional, quer chamar atenção, dá grande expressão a coisas corriqueiras.
- **Esquiva:** não deseja o contato social e foge dele.
- **Evasiva:** evita responder a perguntas, dá respostas muito gerais e inespecíficas.
- **Excitada:** fala e gesticula muito e de forma acelerada.
- **Expansiva:** fala alto, é o "dono do pedaço", comporta-se como se fosse muito importante.
- **Gliscroide ou "grudenta":** difícil de encerrar a conversa, quer atenção na sua prolixidade.
- **Hostil ou beligerante:** provoca, irrita, parece querer confronto.
- **Indiferente:** não parece estar na entrevista, não gosta, nem se sente incomodado por estar na entrevista.
- **Inibida ou contida:** não encara o examinador, demonstra estar pouco à vontade, se segura para não falar.
- **Irônica:** faz comentários críticos a toda hora, mas não revela superioridade como o arrogante.
- **Lamuriosa ou queixosa:** queixa-se o tempo todo de seus problemas, demonstra autopiedade.
- **Manipuladora:** tenta obrigar o entrevistador a fazer o que ele quer, com chantagens, indiretas, ameaças.
- **Não cooperante:** não colabora com solicitações básicas na entrevista.
- **Oposicionista ou negativista:** recusa-se a participar da entrevista, se opõe a tudo que solicitam.
- **Perplexa:** assustado, parece não entender nada do que está acontecendo na entrevista.
- **Querelante:** discute ou briga com o entrevistador por se sentir ofendido ou prejudicado.
- **Reivindicativa:** exige, de forma insistente, aquilo que julga ser seu direito, mesmo se inadequado.
- **Sedutora:** elogia e tenta agradar o examinador, às vezes sexualmente.
- **Simuladora:** tenta parecer que tem um sintoma ou problema que realmente não tem.
- **Submissa:** atende passiva e imediatamente, sem questionar, a todas as solicitações do entrevistador.

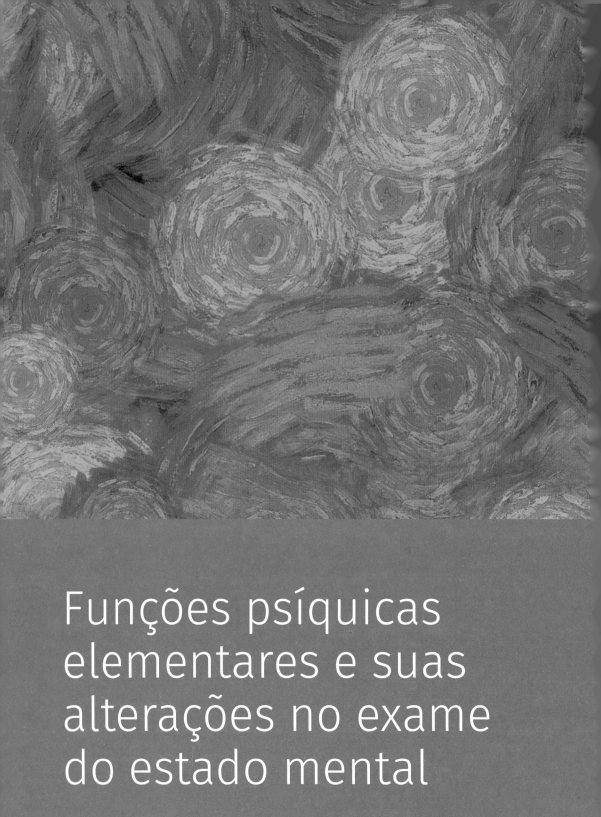

Funções psíquicas elementares e suas alterações no exame do estado mental

11 Introdução às funções psíquicas elementares

ADVERTÊNCIA: LIMITAÇÕES DE UMA PSICOPATOLOGIA DAS FUNÇÕES PSÍQUICAS

Apesar de ser absolutamente necessário o estudo analítico das funções psíquicas isoladas e de suas alterações, nunca é demais ressaltar que a separação da vida e da atividade mental em distintas **áreas ou funções psíquicas** é um procedimento essencialmente **artificial**. Trata-se apenas de uma estratégia de abordagem da vida mental que, por um lado, é bastante útil, mas, por outro, um tanto arriscada, pois pode suscitar enganos e simplificações inadequadas. É útil porque permite o estudo mais detalhado e aprofundado de determinados fatos da vida psíquica normal e patológica; é arriscada porque facilmente se passa a acreditar na autonomia desses fenômenos, como se fossem objetos naturais.

Com o passar do tempo, na prática clínica diária, passa-se inadvertidamente a crer que a memória, a sensopercepção, a consciência do Eu, a vontade, a afetividade, etc., são áreas autônomas e naturais, separadas umas das outras e com vida própria. Deixa-se de lembrar o que elas realmente são, isto é, **construtos aproximativos da psicologia e da psicopatologia** que permitem uma comunicação mais fácil e um melhor entendimento dos fatos. Que fique claro: **não existem funções psíquicas isoladas e alterações psicopatológicas compartimentalizadas** desta ou daquela função. É sempre a pessoa na sua totalidade que adoece.

Essa questão é discutida, com muita propriedade, pelo psicopatólogo Eugène Minkowski (1966). Ele questiona se o objeto da psicopatologia seria o estudo de sintomas isolados, atomizados e cindidos ou se, de fato, não seria mais adequado um projeto de estudo que vise abordar globalmente a pessoa que adoece.

Além disso, para Minkowski (1966), a psicopatologia deve sempre e necessariamente **estudar o homem na "primitiva solidariedade inter-humana"**. A psicopatologia é, impreteri-velmente, uma ciência a, pelo menos, "duas vozes" (no mais das vezes, *polifônica*), fundamentada em determinado **encontro** de, pelo menos, **dois seres humanos**. O que conta não são os sinais e os sintomas, mas, sobretudo, o fundo mental e inter-humano do qual eles procedem e no qual se realizam e que, afinal, determina sua significação, seu sentido.

As funções perturbadas fazem pressentir transtornos subjacentes, ligados à personalidade inteira, atingida na sua estrutura e em seu modo de existir. A psicopatologia geral dos manuais que Minkowski (1966) critica seria apenas a **descrição mecânica e irrefletida dos sintomas**, um exercício classificatório vazio, sem indicar o essencial, ou seja, a significação dos fenômenos.

Nos transtornos mentais, não se trata apenas de agrupamentos de sintomas que coexistem com regularidade e revelam, assim, sua origem comum. Os **sintomas** que os compõem **são ligados estruturalmente entre si**. A psicopatologia, na medida em que é centrada na pessoa humana, não se desenvolve a não ser partindo de determinadas síndromes (psicopatologia sindrômica). A psicopatologia sintomática, como estudo dos sintomas isolados, não passa de uma semiologia psiquiátrica rudimentar.

Monedero (1973, p. 21) explicita essa questão utilizando um exemplo claramente clínico:

> As alucinações durante as intoxicações não são iguais às do esquizofrênico, do histérico, ou às que aparecem no extremo cansaço. Se, no estudo das alucinações, prescindimos das diferenças entre umas e outras, seria inútil todo o nosso trabalho psicopatológico. Por isso, torna-se necessária a contínua referência aos quadros nosográficos, que são estruturas totalizantes, nos quais adquirem sentido os fenômenos particulares.

Há, portanto, em psicopatologia, uma relação dialética fundamental entre o conhecimento do elementar e o do global, da inserção de estruturas básicas em estruturas totalizantes,

68 Psicopatologia e Semiologia dos Transtornos Mentais

as quais redimensionam constantemente o sentido das primeiras.

É, finalmente, Eugen Bleuler (1985, p. 16) quem adverte sobre o perigo compartimentalizador de qualquer psicopatologia:

> Em um ato psíquico, apenas pode ocorrer uma separação teórica, não uma separação real, entre as distintas qualidades psíquicas de que se trata. [...] Na observação e descrição do mundo das manifestações psíquicas e psicopatológicas tendemos, de há muito, à fragmentação: descrevemos fun-

> ções psíquicas singulares (como a sensação, a percepção, a atenção, a memória, o pensamento, o juízo). [...] Se reunirmos estes fragmentos, ficamos com a impressão de que a vida psíquica pode ser compreendida como um mosaico, a partir de uma soma de manifestações isoladas. Esta impressão, não obstante, não corresponde à realidade. [...] Cada função parcial na vida psíquica e cada aspecto da realidade psíquica só existem em vinculação estreita com toda a vida e com a realidade psíquica total.

Quadro 11.1 | Funções psíquicas no exame do estado mental atual		
FUNÇÕES MAIS AFETADAS NOS TRANSTORNOS PSICO-ORGÂNICOS	**FUNÇÕES MAIS AFETADAS NOS TRANSTORNOS DO HUMOR E DA PERSONALIDADE**	**FUNÇÕES MAIS AFETADAS NOS TRANSTORNOS PSICÓTICOS**
Nível de consciência	Afetividade	Sensopercepção
Atenção*	Vontade	Pensamento
Orientação	Psicomotricidade	Juízo de realidade
Memória	Personalidade	Vivência do Eu e alterações do *self*
Inteligência		
Linguagem**		

*Também nos quadros afetivos (mania, principalmente).

**Também nas psicoses.

12 A consciência e suas alterações

DEFINIÇÕES BÁSICAS

Este capítulo apresenta como dificuldade inicial a definição de consciência. Os muitos psicopatólogos e filósofos que estudaram a consciência humana utilizam o termo com sentidos diferentes. Há acepções muito extensas, como equiparar consciência ao conjunto de atividades psíquicas conscientes do indivíduo (consciência aqui equivale à mente humana consciente), até acepções restritas, como equiparar consciência ao nível de consciência (que será o uso predominante neste capítulo). Podem-se resumir os usos do termo "consciência" em pelo menos três acepções diferentes, que implicam três definições distintas, apresentadas a seguir.

A **definição neuropsicológica** emprega o termo "consciência" no sentido de estado vígil (*vigilância*), o que, de certa forma, iguala a consciência **ao grau de clareza do sensório**. Consciência, aqui, é fundamentalmente o estado de estar desperto, acordado, vígil, lúcido. Trata-se especificamente do **nível de consciência**.

Já a **definição psicológica** a conceitua como a soma total das experiências conscientes de um indivíduo em determinado momento. Nesse sentido, consciência é o que se designa *campo da consciência*. É a **dimensão subjetiva** da **atividade psíquica** do sujeito que se volta para a realidade. Na relação do Eu com o meio ambiente, a consciência é a capacidade do indivíduo de entrar em contato com a realidade, perceber e conhecer os seus objetos.

Por fim, a **definição ético-filosófica** é utilizada mais frequentemente no campo da ética, da filosofia, do direito ou da teologia. O termo "consciência" refere-se à capacidade de tomar ciência dos deveres éticos e assumir as responsabilidades, os direitos e os deveres concernentes a essa ética. Assim, a consciência ético-filosófica é atributo do homem desenvolvido e responsável, engajado na dinâmica social de determinada cultura. Refere-se a consciência moral, ética e política.

Uma corrente filosófica que se ocupou de modo particular da consciência foi a **fenome-nologia**, desenvolvida inicialmente pelo filósofo Edmund Husserl (1859-1938). A psicologia clássica, com base na teoria sensualista-empirista, compreendia a consciência como algo passivo, uma tábula rasa ou papel em branco no qual os objetos do mundo penetram e imprimem suas marcas, formando as imagens e as representações. Husserl propõe inverter essa visão meramente passiva da consciência; para ele, o **fundamental da consciência** é ser profundamente **ativa**, *visando o mundo* e produzindo sentido para os objetos que se lhe apresentam. Não existiria, então, uma consciência pura, pois ela é necessariamente *consciência de algo*. A **intencionalidade**, isto é, o visar algo, o dirigir-se aos objetos e sujeitos do mundo, de modo ativo e produtivo, é próprio da consciência na visão fenomenológica (Penha, 1991).

John Searle (2000), talvez um dos filósofos contemporâneos que mais se tem dedicado ao estudo da consciência, ressalta a importância de articular conceitualmente a consciência com a busca das neurociências contemporâneas de correlatos neuronais dos estados de consciência (CNEC). O aspecto fundamental da consciência que se deve tentar explicar, segundo ele, é seu caráter de **unidade qualitativa subjetiva**. Mas o que vem a ser isso?

Todo estado de consciência vem acompanhado de um sentimento qualitativo especial. A experiência de beber uma cerveja com os amigos é muito diferente da de ouvir uma sinfonia de Beethoven, e ambas são distintas de sentir o perfume de uma mulher bonita ou ver o crepúsculo na praia. Esses exemplos revelam o **caráter qualitativo** das **experiências conscientes**. Experimentar os estados de consciência é também algo essencialmente subjetivo. A experiência da consciência é sempre realizada em um sujeito, **vivenciada na primeira pessoa**. Searle (2000) afirma que sem subjetividade não há experiência consciente. Assim, os estados de consciência são experimentados como um campo de consciência unificado. Dessa forma, unidade, subjetividade e caráter qualitativo são as marcas da experiência dos estados de consciência.

Searle (2000) ainda acrescenta outras características aos estados de consciência. Segundo ele, estes são sempre vivenciados com **caráter prazeroso** ou **desprazível**, como experiências **totais e globalizantes** (caráter *gestáltico*) e com um **senso de familiaridade** que impregna todas as experiências conscientes (mesmo quando vejo uma casa que nunca vi antes, ainda reconheço que é uma casa; sua forma e estrutura me são familiares). Os pintores surrealistas tentaram quebrar tal senso de familiaridade, mas mesmo o relógio derretendo de Salvador Dali nos remete à estrutura familiar de um relógio.

Este capítulo, entretanto, não se aprofunda nos aspectos filosóficos da consciência humana (recomendam-se, nesse sentido, o texto de Searle [2000] e o trabalho de Nagel [1974]). Aqui, serão abordados apenas os seus aspectos psicológicos e, principalmente, neuropsicológicos.

NEUROPSICOLOGIA DA CONSCIÊNCIA

O **sistema Research Domain Criteria (RDoC)** (https://www.nimh.nih.gov/research-priorities/rdoc) contém construtos psicológicos dimensionais relevantes tanto para o comportamento humano normal como para a psicopatologia. No campo da neuropsicologia da consciência, o RDoC propõe **sistemas reguladores** relacionados ao nível de consciência (*arousal*), os quais são responsáveis por gerar toda a ativação dos sistemas neurais nos vários contextos da vida. Eles têm por função produzir uma regulação adequada dos estados de consciência vígil (sujeito acordado) e dos períodos de sono.

Segundo o RDoC, deve-se salientar que o **nível de consciência** é o *continuum* de sensibilidade e alerta do organismo perante os estímulos, tanto internos como externos. As **principais características** e propriedades do nível de consciência são:

1. O nível de consciência **facilita a interação da pessoa com o ambiente** de forma adequada ao contexto no qual o sujeito está inserido (p. ex., em situações de ameaça, alguns estímulos podem ser ignorados, e, ao mesmo tempo, a sensibilidade para outros, mais relevantes, pode estar aumentada, expressando o chamado *estado de alerta*).

2. O nível de consciência adequado pode ser **evocado** tanto por **estímulos externos ambientais** como por **estímulos internos**, como pensamentos, emoções, recordações.

3. O nível de consciência pode ser **modulado** tanto pelas características dos estímulos externos como pela motivação que o estímulo implica para o indivíduo em questão.

4. O nível de consciência varia ao longo de um *continuum* que inclui **desde o estado total de alerta**, passando por níveis de redução da consciência até os estados de **sono** (variação normal) ou **coma** (variação patológica).

AS BASES NEUROANATÔMICAS E NEUROFUNCIONAIS DO NÍVEL DE CONSCIÊNCIA

O primeiro elemento do sistema nervoso relacionado ao nível de consciência é o chamado **sistema reticular ativador ascendente** (SRAA). Foram Horace Winchell Magoun e Giuseppe Moruzzi (Moruzzi; Magoun, 1949) que inicialmente propuseram o SRAA. Esses autores partiram da noção de que a capacidade de **estar desperto** e agir conscientemente **depende** da atividade do **tronco cerebral** e do **diencéfalo**. Essas estruturas exercem poderosa influência sobre os **hemisférios cerebrais**, ativando-os e mantendo o **tônus** necessário para seu funcionamento normal.

O SRAA se origina no **tronco cerebral**, e sua ação se estende até o córtex, por meio de **projeções talâmicas**. Elementos do SRAA particularmente importantes para a ativação cortical são os neurônios da **parte superior da ponte** e os do **mesencéfalo**. Tais neurônios recebem impulsos da maioria das vias ascendentes, as quais trazem estímulos intrínsecos (proprioceptivos e viscerais) e extrínsecos (órgãos dos sentidos: visão, audição, tato, paladar e olfato). Lesões ou disfunções no SRAA produzem alterações do nível de consciência e prejuízo a todas as funções psíquicas.

Embora a importância do SRAA para o nível de consciência seja aceita até hoje, sabe-se atualmente que várias estruturas mais altas, do telencéfalo, têm também participação crítica na gênese do nível de consciência. Verificou-se, por exemplo, que a ação sincrônica de numerosas áreas corticais visuais, que contêm amplas redes neuronais bidirecionais, é uma pré-condição para a visão consciente.

É de fundamental importância, para a atividade mental consciente, a atividade do **lobo parietal direito**, o qual está intimamente relacionado ao reconhecimento do próprio corpo, dos objetos e do mundo, assim como da apreensão daquilo que, convencionalmente, se denomina realidade. Também as **áreas pré-frontais** são fundamentais na organização da atividade mental consciente. Por fim, reconhece-se a importância das **interações talamocorticais** na ativação e na integração da atividade neuronal cortical relacionada à consciência (Zeman; Grayling; Cowey, 1997).

Nos anos de 1990, o cientista Francis Crick, que formulou, com James Watson, a tese do DNA como dupla hélice, também propôs, juntamente com o neurocientista Cristof Koch, uma hipótese original para dar conta das atividades mentais conscientes mediadas pelo nível de consciência. Eles propuseram que as atividades mentais conscientes emergiriam relacionadas aos disparos sincronizados dos neurônios do tálamo e das camadas quatro e seis do córtex cerebral, em ritmo de 40 vezes por segundo. Apesar do caráter ambicioso da proposta de Crick e Koch (1998), a maioria dos neurocientistas concorda que é extremamente difícil encontrar os correlatos neuronais da emergência dessa experiência humana chamada *atividade mental consciente*.

Estão relacionados a **alterações do nível da consciência** na síndrome denominada *delirium* (que veremos adiante) as regiões do córtex parietal posterior direito superficial, o córtex pré-frontal bilateral, o córtex fusiforme (ventromedial temporoparietal), o giro lingual, o tálamo anterior direito e os núcleos da base. Também têm sido reconhecidas as conexões talamofrontais e temporolímbicas frontais, em nível subcortical, como importantes na gênese dos quadros de *delirium* (Trzepacz; Meagher; Wise, 2006). Assim, pode-se concluir que, além do SRAA, também o tálamo e as regiões do córtex parietal direito e pré-frontal direito têm importância estratégica para o funcionamento da consciência, sobretudo no seu aspecto de nível de consciência.

O **tálamo** é uma estrutura posicionada singularmente no centro do cérebro para filtrar, integrar e regular as informações que chegam ao córtex cerebral, dados que partem da periferia do organismo e meio externo e se dirigem ao córtex cerebral. O tálamo é extensiva e reciprocamente interligado a todas as áreas do córtex cerebral, de forma que uma pequena lesão talâmica pode produzir graves alterações do nível de consciência, como, por exemplo, o *delirium* (Trzepacz; Meagher; Wise, 2006). Por fim, deve-se ressaltar a importância das estruturas encefálicas do lado direito (parietais, frontais e mesmo talâmicas) na origem dos transtornos da consciência.

CAMPO DA CONSCIÊNCIA

Ao voltar-se para a realidade, a consciência demarca um campo, no qual se pode delimitar um foco, ou **parte central** mais iluminada da consciência, e uma **margem** (*franja* ou *umbral*), que seria sua periferia menos iluminada, mais nebulosa. Segundo a psicopatologia clássica, é na *margem da consciência* que surgem os chamados *automatismos mentais* e os estados ditos subliminares.

O inconsciente

Agora porém, o caminho é escuro. Passamos da consciência para a inconsciência, onde se faz a elaboração confusa das ideias, onde as reminiscências dormem ou cochilam. Aqui pulula a vida sem formas, os gérmens e os detritos, os rudimentos e os sedimentos; é o desvão imenso do espírito.

Machado de Assis (1896)

O conceito de inconsciente dinâmico e determinante da vida psíquica é um dos pilares mais importantes da psicanálise e da psicopatologia dinâmica com base na psicanálise. Já no fim do século XIX, Freud e Breuer (1895), pesquisando com a hipnose os conteúdos esquecidos, reprimidos, de seus pacientes, verificaram que certas ideias que surgiam em estado hipnótico eram intensas, mas isoladas da comunicação associativa com o restante do conteúdo da consciência, organizando-se, então, como uma segunda consciência. Perceberam que, em pacientes histéricos, os atos podem ser regidos por essa outra vontade que não a consciente.

Freud chegou à conclusão, ao longo de suas investigações, de que existem duas classes de inconsciente: o verdadeiro inconsciente e o inconsciente pré-consciente. O primeiro é fundamentalmente incapaz de consciência. Já o pré-consciente é composto por representações, ideias e sentimentos suscetíveis de recuperação por meio de esforço voluntário: fatos, lembranças, ideias que esquecemos, deixamos de lado, mas que podemos, a qualquer hora, evocar voluntariamente.

Por sua vez, o inconsciente verdadeiro é muito diferente, inacessível à evocação voluntária; só tem acesso à via pré-consciente, e apenas por meio de uma técnica especial (hipnose, psicanálise, etc.) pode tornar-se consciente. A rigor, para Freud, o inconsciente verdadeiro só se revela por meio de subprodutos que surgem na consciência, as chamadas formações do inconsciente: os sonhos, os atos falhos, os chistes e os sintomas neuróticos.

Em seu verbete sobre psicanálise, na Enciclopédia Britânica, Freud ([1926]/1994, p. 104--105) aproxima o inconsciente ao conjunto de conteúdos recalcados, excluídos da consciência:

> Chamamos então essas tendências de "recalcadas". Elas permanecem inconscientes e, se o médico tenta trazê-las à consciência do paciente, provoca "resistência". Esses impulsos instintivos recalcados não têm, contudo, seu poder anulado por esse processo. Em muitos casos, conseguem fazer sentir sua influência por caminhos tortuosos, e a satisfação indireta ou substitutiva de impulsos recalcados é o que cria os sintomas neuróticos.

Características funcionais do inconsciente

Para Freud, o inconsciente é bem mais do que um simples estado mental fora da consciência. Ele é, embora obscuro, a estrutura mental mais importante do psiquismo humano. Segundo Freud, o sistema inconsciente funciona regido pelo princípio do prazer por meio do processo primário em forma de condensação e deslocamento. É, também, isento de contradições mútuas e não apresenta referência ao tempo. Explicando melhor:

Atemporalidade. No inconsciente, não existe tempo; ele é atemporal. Os processos inconscientes não são ordenados temporalmente, não se alteram com a passagem do tempo, não têm qualquer referência ao tempo. Não existe, aqui, passado, presente ou futuro.

Isenção de contradição. No sistema inconsciente, não há lugar para negação ou dúvida,

nem graus diversos de certeza ou incerteza. Tudo é absolutamente certo, afirmativo.

Princípio do prazer. O funcionamento do inconsciente não segue as ordens da realidade; submete-se apenas ao princípio do prazer. Toda a atividade inconsciente visa evitar o desprazer e proporcionar o prazer, independentemente de exigências éticas ou realistas. A busca do prazer se dá por meio da descarga das excitações, diminuindo-se ao máximo a carga de excitações no aparelho psíquico.

Processo primário. As cargas energéticas (*catexias*) acopladas às representações psíquicas, às ideias, são totalmente móveis. Uma ideia pode ceder a outra toda sua cota de energia (processo de deslocamento) ou apropriar-se de toda a energia de várias outras (processo de condensação).

Caráter dinâmico do inconsciente

O sentido dinâmico não designa apenas o inconsciente como sede de ideias latentes em geral, mas especialmente como sede daquelas que têm certo caráter dinâmico e atuante. O inconsciente é dinâmico, segundo Freud, na medida em que exerce uma ação permanente sobre a vida psíquica. Do ponto de vista clínico, esse caráter dinâmico verifica-se simultaneamente pelo fato de encontrarmos uma resistência para chegarmos ao inconsciente e pela produção renovada de derivados do recalcado (Laplanche; Pontalis, 1986).

ALTERAÇÕES NORMAIS DA CONSCIÊNCIA

Ritmos circadianos

As alterações normais da consciência ocorrem no contexto dos chamados **ritmos circadianos**. Segundo definição do RDoC, os ritmos circadianos são oscilações endógenas autossustentadas do ritmo biológico no período de um dia de 24 horas (que inclui centralmente as oscilações do nível de consciência da vigília e do sono), as quais, nesse intervalo, organizam a temporalidade dos sistemas biológicos do organismo e otimizam a fisiologia, o comportamento e a saúde.

Quanto às suas **propriedades, os ritmos circadianos**, segundo o RDoC:

1. são **sincronizados** por **pistas ambientais** recorrentes (como o nível de luminosidade);

2. permitem **respostas eficientes** perante os desafios e oportunidades no ambiente físico e social;

3. **modulam a homeostase** interna do **cérebro**, assim como de outros sistemas, como demais órgãos e tecidos;

4. se expressam em **vários níveis** do **funcionamento do organismo**, desde o molecular, celular, órgãos e circuitos orgânicos até sistemas sociais aos quais o indivíduo pertence.

Sono

O RDoC define sono e vigília (*wakefulness*) como **estados comportamentais endógenos e recorrentes** que expressam mudanças dinâmicas na organização da função cerebral e que otimizam aspectos como fisiologia, comportamento e saúde. Processos circadianos (do período de um dia de 24 horas) homeostáticos regulam a propensão do organismo à vigília e ao sono.

O sono se caracteriza por:

1. ser um estado **reversível**, tipicamente expresso pela **postura de repouso**, comportamento quieto e **redução da responsividade;**

2. ter uma **arquitetura neurofisiológica complexa**, com estados cíclicos de sono não REM e de sono REM, tendo tais estados substratos neuronais distintos (neurotransmissores, moduladores, circuitos específicos) e propriedades oscilatórias do eletrencefalograma (EEG);

3. ter **duração e intensidade** dos seus vários períodos afetadas por mecanismos de regulação homeostáticos;

4. ser **afetado** por experiências ocorridas durante a **vigília;**

5. ter **efeitos restauradores** e transformadores que otimizam funções neurocomportamentais da vigília.

Pode-se, portanto, descrever o **sono** como um **estado especial da consciência**, que ocorre de forma recorrente e cíclica nos organismos superiores (Ayala-Guerrero, 1994). É também, ao mesmo tempo, um estado comportamental e uma fase fisiológica normal e necessária do organismo. Dividem-se as fases do sono em duas: o sono sincronizado, sem movimentos oculares rápidos (sono não REM), e o sono dessincronizado, com movimentos oculares rápidos – *rapid eye movements* (sono REM) (Aloé; Azevedo; Hasan, 2005*).*

O sono sincronizado não REM caracteriza-se por atividade elétrica cerebral síncrona, com elementos eletrencefalográficos próprios, como os fusos do sono, os complexos K e as ondas lentas de grande amplitude. Há, nesse tipo de sono, diminuição da atividade do *sistema nervoso autônomo simpático* e aumento relativo do tônus do *sistema nervoso autônomo parassimpático*, permanecendo vários parâmetros fisiológicos estáveis em um nível de funcionamento mínimo, como as frequências cardíaca e respiratória, a pressão arterial, o débito cardíaco e os movimentos intestinais. Durante o sono não REM, ocorrem quatro estágios (Irwin, 2015):

- **Estágio 1:** mais leve e superficial, com atividade regular do EEG de baixa voltagem, de 4 a 6 ciclos por segundo (2-5% do tempo total de sono).

- **Estágio 2**: um pouco menos superficial, com traçado do EEG revelando aspecto fusiforme de 13 a 15 ciclos por segundo (fusos do sono) e algumas espículas de alta voltagem, denominadas complexos K (45- -55% do tempo total de sono).

- **Estágio 3**: sono mais profundo, com traçado do EEG mais lentificado, com ondas delta, atividade de 0,5 a 2,5 ciclos por segundo, ondas de alta voltagem (3-8% do tempo total de sono).

- **Estágio 4**: estágio de sono mais profundo, com predomínio de ondas delta e traçado bem lentificado. É mais difícil de despertar alguém nos estágios 3 e 4, podendo o indivíduo apresentar-se confuso ao ser despertado (10-15% do tempo total de sono).

O **sono REM**, por sua vez, não se encaixa em nenhuma dessas quatro fases. Sua duração total em uma noite perfaz de 20 a 25% do tempo total de sono. É um estágio peculiar, cujo padrão do EEG é semelhante ao do Estágio 1 do não REM. O sono REM não é, entretanto, um sono leve, tampouco profundo, mas um tipo de sono qualitativamente diferente. Caracteriza-se por instabilidade no sistema nervoso autônomo simpático, com variações das frequências cardíaca e respiratória, da pressão arterial, do débito cardíaco e do fluxo sanguíneo cerebral.

Psicopatologia e Semiologia dos Transtornos Mentais

No **sono REM**, há um padrão de **movimentos oculares rápidos** e conjugados (movimentos oculares sacádicos), bem como um **relaxamento muscular** profundo e generalizado (atonia muscular), interrompido esporadicamente por contrações de pequenos grupos musculares, como os dos olhos. Além de irregularidade das frequências cardíaca e respiratória e da pressão sanguínea, ocorrem **ereções penianas** totais e parciais. É durante o sono REM que ocorre a maior parte dos **sonhos**, e, em **60 a 90% das vezes**, se o indivíduo for despertado durante a fase REM, relatará que estava sonhando. Durante o sono REM, dá-se a ativação das vias neuronais que ligam o tronco cerebral ao **córtex occipital** (i.e., a área da visão); são as chamadas ondas ponto-genículo-occipitais. Tal ativação cerebral das áreas occipitais se relaciona ao **caráter visual dos sonhos**, como será visto adiante.

Em uma noite normal de sono, as fases não REM e REM se repetem de forma cíclica a cada 70 a 110 minutos, com 4 a 6 ciclos completos por noite. O sono se inicia com o tipo não REM, havendo a sucessão dos Estágios de 1 a 4. O primeiro período REM, que geralmente é bem curto, ocorre cerca de 70 a 120 minutos após o indivíduo adormecer. Ao longo da noite, os períodos REM vão se tornando mais frequentes e prolongados, desaparecendo os Estágios 3 e 4. A maior quantidade de sono REM ocorre no último terço da noite, geralmente de madrugada (das 4 às 7h da manhã), momento em que a maioria das pessoas mais sonha. O Estágio 4, de forma oposta, ocorre predominantemente no primeiro terço da noite (Tavares; Aloé, 1998).

Pessoas com depressão grave e narcolepsia podem ter a latência – adormecimento-primeiro sono REM – bastante diminuída, implicando geralmente uma inversão da arquitetura do sono.

O sono normal

Várias estruturas neuronais têm sido relacionadas com o controle dos estados de vigília e de sonos não REM e REM. De fundamental importância na regulação fisiológica do sono é o **núcleo supraquiasmático**, localizado no **hipotálamo anterior**. Além dele, são também fundamentais estruturas como a **glândula pineal** (que secreta melatonina e funciona como oscilador que controla o ritmo

sono-vigília no período de 24 horas), os **sistemas reticulares mesencefálicos e bulbares** e os geradores de sono REM localizados na **ponte**. Quimicamente, neurônios aminérgicos, colinérgicos e histaminérgicos estão envolvidos de forma mais estreita nos mecanismos neuronais do sono (Tavares; Aloé, 1998).

O sonho

O sonho, fenômeno associado ao sono, pode ser considerado uma alteração normal da consciência. É, sem dúvida, uma experiência humana fascinante e enigmática (Hobson, 2002; Domhoff, 2003). Nas mais diversas sociedades, ao longo da história, ele tem exercido grande curiosidade, sendo interpretado das mais diversas formas.

No século XIX, tomou-se o sonho como modelo da loucura, pois, para o francês Moreau de Tours (1804-1884), "[...] a loucura é o sonho do homem acordado", uma espécie de invasão da vigília pela atividade onírica. Também o antropólogo inglês Edward Burnett Tylor (1832-1917) formulou a hipótese de que o sonho, com suas visões arrebatadoras, seria a experiência humana que teria dado origem à crença em seres espirituais e, posteriormente, às religiões. Apesar de essas teorias terem sido abandonadas, o sonho permanece como uma experiência intrigante a ser desvendada.

Para o escritor Gérard de Nerval (1808--1855), o sonho é um modelo fértil para o entendimento da condição humana. Em seu romance *Aurélia* [1855] (1999, p.17), ele diz:

> O sonho é uma segunda vida. Não posso passar sem um frêmito por estas portas de marfim ou córneas que nos separam do mundo invisível. Os primeiros instantes do sono são a imagem da morte; um entorpecimento nebuloso toma nosso pensamento, e não podemos determinar o instante preciso em que o eu, sob outra forma, continua o trabalho de existir. É um subterrâneo vago que se aclara aos poucos, e onde saem da sombra e da noite as pálidas figuras gravemente imóveis que habitam a morada dos limbos.

Os modernos laboratórios de sono, com a polissonografia do sono (EEG, eletroculograma, eletromiograma de superfície da região submentoniana e outros registros fisiológicos), têm demonstrado que, ao contrário do que se pensava no passado, sonhar não é algo raro, infrequente (para uma excelente revisão sobre o sonho e o cérebro, ver Nir; Tononi, 2010). A maioria das pessoas sonha várias vezes durante uma noite, apenas não se lembra da maior parte, pois, se acordarem (ou forem despertadas) após mais de oito minutos de um sono REM (durante o qual sonharam), não se lembrarão mais do conteúdo do sonho (Oliveira; Amaral, 1997).

Os sonhos são vivências predominantemente visuais, sendo rara a ocorrência de percepções auditivas, olfativas ou táteis. Isso se relaciona às ondas ponto-genículo-occipitais que ativam as áreas corticais visuais do lobo occipital durante sua ocorrência (Nir; Tononi, 2010). Em sonhos eróticos, podem ocorrer sensações de orgasmo. Pessoas cegas de nascença geralmente relatam sonhos com sensações corporais e de movimento, mas obviamente sem o caráter visual das pessoas que enxergam.

Os significados dos conteúdos dos sonhos permanecem controvertidos. As diversas culturas tendem a interpretá-los a partir de seus símbolos, crenças religiosas e valores próprios, geralmente tomando-os como mensagens divinas ou demoníacas.

No ano de 1900, Freud publicou um de seus mais importantes trabalhos: *A interpretação do sonho*. Nessa obra, ele busca demonstrar que o sonho não é nem um "produto aleatório e sem sentido de um cérebro em condições alteradas de funcionamento", nem um "mensageiro de recados do além". O sonho é um fenômeno psicológico extremamente rico e revelador de desejos e temores, ainda que de forma indireta e disfarçada. Enfim, para ele, o conteúdo do sonho tem um sentido.

Ao descrever o que chamou de "trabalho do sonho", Freud afirma que tal trabalho transforma os conteúdos latentes (inconscientes) do sonho original em conteúdos manifestos (conscientes) do sonho lembrado. Isso se dá por meio da condensação (fusão de duas ou mais representações), do deslocamento (passagem da energia de uma representação a outra representação) e da figurabilidade (desejos transformam-se em imagens visuais). Esses três mecanismos servem para disfarçar o desejo reprimido (inconsciente), possibilitando seu acesso à consciência, ainda que com deformações e restrições, pois existe a censura entre as duas instâncias: inconsciente e consciente/pré--consciente. Dessa forma, para Freud, o sonho é uma solução de compromisso, o resultado de uma intensa negociação entre o inconsciente (que visa expulsar, forçar os desejos para a consciência) e o consciente (que visa impedir que tais desejos inconscientes surjam).

ALTERAÇÕES PATOLÓGICAS DA CONSCIÊNCIA

A consciência pode se alterar tanto por processos fisiológicos, normais, como por processos patológicos. A seguir, são apresentados os quadros patológicos de alteração da consciência.

Alterações patológicas quantitativas da consciência: rebaixamento do nível de consciência

Em diversos quadros neurológicos e psicopatológicos, o nível de consciência diminui de forma progressiva, desde o estado normal, vígil, desperto, até o estado de coma profundo, no qual não há qualquer resquício de atividade consciente.

Os diversos **graus de rebaixamento da consciência** (Ramos Jr., 1986) são: 1) obnubilação, 2) torpor, 3) sopor e 4) coma. Examinemo-los com mais detalhes.

- **1º grau, obnubilação**: turvação da consciência ou sonolência patológica leve. Trata-se do rebaixamento da consciência em **grau leve a moderado**. À inspeção inicial, o paciente pode já estar claramente sonolento ou parecer desperto, o que pode dificultar o diagnóstico desse estado. De qualquer forma, há sempre diminuição do grau de clareza do sensório, com **lentidão da compreensão** e dificuldade de concentração. Nota-se que o indivíduo tem **dificuldade para integrar as informações** sensoriais oriundas do ambiente. Assim, mesmo não se notando a sonolência do paciente de forma evidente, observa-se, nos quadros de obnubilação, que a pessoa se encontra um tanto perplexa, com a compreensão dificultada, podendo o pensamento que expressa revelar confusão mental. No geral, o indivíduo **diminui a atenção para as solicitações externas**, dirigindo-se para a sonolência. Já se pode observar alguma lentificação do traçado eletrencefalográfico.

- **2º grau, torpor**: é um **grau mais acentuado de rebaixamento** da consciência. O paciente está **evidentemente sonolento**; responde ao ser chamado apenas de forma enérgica e, depois, volta ao estado de sonolência evidente. A resposta aos estímulos externos, quando solicitado energicamente, é mais curta do que nos estados de obnubilação, mas menos frustra que no estado de sopor. Na obnubilação e no torpor, o paciente pode ainda apresentar traços de crítica e pudor, tentando cobrir as partes íntimas de seu corpo com o cobertor, quando em uma enfermaria ou emergência de hospital. No sopor e no coma, tal pudor e crítica da situação não existe mais, estando o indivíduo totalmente indiferente à exposição de partes íntimas (o que deve ser evitado sempre que possível, em respeito à pessoa).

- **3º grau, sopor**: é um estado de *marcante e profunda turvação da consciência*, de sonolência intensa, da qual o indivíduo pode ser **despertado apenas por um tempo muito curto**, por estímulos muito **enérgicos**, do nível de uma dor intensa. Nesse momento, o paciente pode revelar fácies de dor e ter alguma gesticulação de defesa. Retorna, então, muito rapidamente, em segundos, à quase ausência de atividade consciente. Portanto, aqui, ele **sempre se mostra intensamente sonolento, quase em coma**. Embora ainda possa apresentar reações de defesa muito esporádicas, é incapaz de qualquer ação espontânea. A psicomotricidade encontra-se mais inibida do que nos estados de obnubilação e de torpor. O traçado eletrencefalográfico acha-se global e marcadamente lentificado, podendo surgir as ondas mais lentas, do tipo delta e teta.

- **4º grau, coma**: é a **perda completa da consciência**, o grau mais profundo de rebaixamento de seu nível. No estado de coma, **não é possível qualquer atividade voluntária consciente**. Além da ausência de qualquer indício de consciência, os seguintes sinais neurológicos podem ser verificados: movimentos oculares errantes com desvios lentos e aleatórios, nistagmo, transtornos do olhar conjugado, anormalidades dos reflexos oculocefálicos (*cabeça de boneca*) e oculovestibular (calórico) e ausência do reflexo de acomodação.

Além disso, dependendo da topografia e da natureza da lesão cerebral, podem ser observadas rigidez de decorticação ou de decerebração, anormalidades difusas ou focais do EEG com lentificações importantes e presença de ondas patológicas.

Os graus de intensidade de coma são classificados de I a IV: I, semicoma; II, coma superficial; III, coma profundo; e IV, coma *dépassé*.

Perdas abruptas da consciência

Vários fatores e condições médicas e/ou psicopatológicas podem produzir a perda abrupta da consciência. Tal perda pode ser causada por fatores emocionais, neurofuncionais ou orgânicos de diversas naturezas. Podem também ser rapidamente reversíveis ou irreversíveis, indicando quadros orgânicos mais graves. As perdas abruptas e transitórias (duram geralmente segundos a minutos) da consciência recebem várias denominações médicas e populares: lipotimia, síncope, desmaios e perdas da consciência de outra natureza (Ramos Jr., 1986; Bickley; Szilagyi, 2013.).

A **lipotimia** se caracteriza por **perda parcial e rápida da consciência** (dura apenas segundos), geralmente com *visão borrada*, palidez da face, suor frio, vertigens e perda parcial e momentânea do tônus muscular dos membros, com ou sem queda do corpo ao chão. A pessoa tem a sensação desagradável de que vai desmaiar. A lipotimia é rápida e completamente reversível. Às vezes, utiliza-se o termo "lipotimia" para descrever a fase inicial da síncope.

A **síncope** designa um colapso **bem súbito**, com **perda abrupta e completa da consciência**, perda total do tônus muscular, com queda completa ao chão. O mecanismo básico é a instalação rápida de irrigação cerebral insuficiente por causas diversas. A síncope pode ou não ser reversível, dependendo dos fatores causais envolvidos.

O termo "**desmaio**" é uma designação não médica, da linguagem comum, que geralmente significa uma perda abrupta da consciência. Corresponde de forma genérica aos termos médicos "síncope" ou "lipotimia".

O **Quadro 12.1** apresenta um resumo didático das condições que mais frequentemente produzem perdas abruptas da consciência.

A consciência e suas alterações

Quadro 12.1 | Perdas abruptas da consciência (síncopes, lipotimias, desmaios)

TIPO	POSIÇÃO FÍSICA DO PACIENTE	MANIFESTAÇÕES PRODRÔMICAS	PREDISPO-NENTES	PRECIPITANTES	RECUPERAÇÃO	MECANISMO CAUSAL
Hipotensão ortostática	Ocorre de forma rápida, quando a pessoa se levanta (e a pressão arterial cai).	Geralmente nenhuma. Costuma ocorrer em ambientes quentes e úmidos.	Pressão baixa, uso de drogas vasodilatadoras, anti-hipertensivos, neuropatia, Parkinson.	Levantar-se da posição deitada ou sentada de forma abrupta.	Recuperação rápida quando a pessoa é colocada em posição deitada.	Reflexo vasoconstritor inadequado, com congestão venosa e ↓ do fluxo cerebral.
Hipoglicemia	Ocorre com o paciente em qualquer posição.	Tremores, sudorese, palpitações, fome, dor de cabeça, confusão mental.	Uso de insulina, dieta com baixa caloria.	Muito variável, mas frequente em períodos de jejum.	Variável, depende da gravidade da hipoglicemia e de haver tratamento adequado.	Nível baixo de glicose no sangue para manter o metabolismo cerebral.
Síncope vasovagal Após súbita, inesperada e desagradável visão, som, cheiro ou dor	Geralmente ocorre quando o paciente está em pé, mas pode ocorrer quando está sentado.	Palidez notável, fraqueza, inquietação, náusea, salivação, sudorese.	Cansaço, fome, ambiente quente e úmido.	Emoções fortes, medo, susto ou dor. Mais comum após ver (ou ouvir, cheirar) algo intensamente desagradável ou assustador.	Retorno rápido à consciência quando deitado, podendo persistir um pouco de palidez, fraqueza e náusea.	Vasodilatação periférica abrupta, especialmente nos músculos, sem o *output* cardíaco compensatório, havendo então ↓ do fluxo cerebral.
Hipocapnia por hiperventilação *A consciência é mantida durante todo o episódio (pode haver apenas rápida turvação).	Ocorre com o paciente em qualquer posição.	Desconforto respiratório, dispneia, palpitações, formigamento das mãos e dos lábios.	Ansiedade, geralmente intensa.	Ansiedade, crises de pânico.	Recuperação lenta após parar a hiperventilação.	Constrição de vasos cerebrais provocada por queda de CO_2 (hipocapnia) devido a hiperventilação.
Síncopes por condições cardíacas	Ocorrem com o paciente em qualquer posição.	Nenhuma ou dor torácica, dispneia.	Doenças cardíacas, doença coronariana, trombose venosa profunda (TVP).	Variável. Podem ocorrer durante ou após atividade física intensa.	Variável, depende da demora para o diagnóstico, da gravidade e de haver tratamento adequado.	Arritmias, infarto do miocárdio, embolia pulmonar grave, etc.
Crise dissociativa abrupta e curta	Paciente pode cair ao chão, mas, geralmente, sem se machucar. Movimentos bizarros.	Muito variável. A crise tende a ocorrer na presença de outras pessoas significativas para o paciente.	Traços de personalidade histriônica, pessoa muito sugestionável, instabilidade emocional.	Situações estressantes, brigas conjugais ou familiares, discussões, notícias ruins.	Muito variável; pode durar minutos a horas, e a consciência pode flutuar nesse período.	A crise pode ser a expressão simbólica de algo inaceitável por meio da linguagem corporal.
Crises convulsivas* (epilepsia)	Ocorrem com o paciente em qualquer posição. A pessoa pode urinar durante a crise.	Pode haver rápida "aura epiléptica", com automatismos e sensações estranhas.	Muito variável. Período pré-menstrual, privação de sono, uso de bebida alcoólica, etc.	Geralmente não se identificam. Pode haver febre, uso de drogas que baixam o limiar convulsivo.	Recuperação lenta. Pode haver cefaleia, tontura, sonolência, confusão, fadiga, dor muscular.	Despolarização de áreas do córtex cerebral produzem as crises epilépticas de vários tipos.
Síncope por tosse intensa	Ocorre com o paciente em qualquer posição.	Nenhuma, exceto a tosse intensa.	Bronquite crônica em uma pessoa musculosa.	Tosse paroxística intensa.	Recuperação rápida.	Mediada por fatores neuronais, possivelmente estímulo vagal.
Síncope por micção, defecação, deglutição ou dor visceral	Na posição de urinar ou defecar.	Nenhuma.	Nictúria, geralmente em pessoa idosa ou homem adulto.	Urinar ou defecar, após ter levantado da cama para isso.	Recuperação rápida.	Estímulo vagal intenso.

Adaptado e modificado de Bickley e Szilagyi (2013). *As crises epilépticas são de muitos tipos diferentes; pensou-se aqui, principalmente, em crises convulsivas tônico-clônicas.

Síndromes psicopatológicas associadas ao rebaixamento prolongado do nível de consciência

Delirium (ver também o tema no capítulo "Transtornos neurocognitivos")

Delirium é o termo atual mais adequado para designar a maior parte das síndromes confusionais agudas (o termo "paciente confuso", muito usado em serviços de emergência e enfermarias médicas, refere-se a tais síndromes confusionais, ou seja, ao *delirium*). Cabe ressaltar que esses termos (*síndrome confusional* e *paciente confuso*) dão ênfase ao aspecto confuso do pensamento e do discurso do paciente (fala incongruente, com conteúdos absurdos e sem articulação lógica), um dos traços do *delirium*, mas não necessariamente o mais importante ou mais frequente. Daí a opção preferencial de se utilizar o termo *delirium* em vez de síndrome confusional. O *delirium* é uma das síndromes mais frequentes na prática clínica diária, principalmente em pacientes com doenças somáticas (emergências e enfermarias médicas e geriátricas) e idade avançada (Trzepacz; Meagher; Wise, 2006).

O *delirium* diz respeito, portanto, aos vários quadros com **rebaixamento leve a moderado** do nível de consciência, acompanhados de **desorientação temporoespacial**, dificuldade de concentração, perplexidade, ansiedade em graus variáveis, agitação ou lentificação psicomotora, **discurso ilógico e confuso** e **ilusões** e/ou **alucinações**, quase sempre **visuais**. Trata-se de um quadro que oscila muito ao longo do dia.

Geralmente, o paciente está com o sensório claro pela manhã, e, no início da tarde, o nível de consciência "afunda", piorando no fim da tarde e à noite. Podem surgir, então, ilusões e alucinações visuais, bem como intensificar-se a desorientação e a confusão do pensamento e do discurso, com a possibilidade de haver também agitação psicomotora e sudorese.

Não se deve confundir *delirium* (quadro sindrômico causado por alteração do nível de consciência, em pacientes com distúrbios cerebrais agudos) com o termo **"delírio"** (ideia delirante; alteração do juízo de realidade encontrada principalmente em psicóticos esquizofrênicos ou em outras psicoses).

Outras síndromes com rebaixamento prolongado do nível de consciência próximas ao *delirium*

Estado onírico ou **oniroide** (*état oniroide, dream-like state, oneiroider Zustand*) é o termo da psicopatologia clássica (Mayer-Gross, 1924) para designar uma alteração da consciência na qual, paralelamente à turvação da consciência, o indivíduo entra em um estado **semelhante** a um **sonho muito vívido** (Peters, 1984). Em geral, predomina a atividade alucinatória visual intensa com caráter cênico e fantástico. A pessoa vê cenas complexas, ricas em detalhes, às vezes terríficas, com lutas, matanças, fogo, assaltos, sangue, etc. Há carga emocional marcante na experiência onírica, com angústia, terror ou pavor.

O doente manifesta esse estado onírico angustioso gritando, movimentando-se, debatendo-se na cama e apresentando, às vezes, sudorese profusa. Há geralmente amnésia consecutiva ao período em que o doente permaneceu nesse estado onírico. Tal estado ocorre com mais frequência devido a psicoses tóxicas, síndromes de abstinência de substâncias (com maior frequência no *delirium tremens*) e quadros febris tóxico-infecciosos. Alguns autores descrevem estados oníricos em pacientes com psicose (esquizofrenia, mania e depressão psicóticas), mas, nessa acepção, o termo não tem sido mais utilizado. Na prática, o *estado onírico* ou *estado tipo-sonho* tem sido cada vez mais absorvido pela categoria ampla do *delirium*.

O termo *amência* era utilizado na psiquiatria clássica (Meynert, 1890) para designar quadros mais ou menos **intensos** de **confusão mental** por rebaixamento do nível de consciência, **com excitação psicomotora**, **marcada incoerência do pensamento**, **perplexidade** e **sintomas alucinatórios** com aspecto de sonho (oniroide) (Peters, 1984). Assim como para o estado onírico, atualmente se tende a designar a amência com o termo *delirium*.

Alterações qualitativas da consciência

Além dos diversos estados de redução global do nível de consciência, a observação psicopatológica registra uma série de estados alterados da consciência, nos quais se tem **mudança parcial** ou **focal** do **campo da consciência**. Uma parte do campo da consciência está preservada, normal, e outra, alterada. De modo geral, há quase sempre, nessas alterações qualitativas, algum grau de rebaixamento (mesmo que mínimo) do nível de consciência (Sims, 1995).

Trata-se de uma área muito controversa da semiologia psiquiátrica e da psicopatologia. Os neurologistas tendem a denominar tais alterações de distúrbios focais ou do conteúdo da consciência, enquanto os psiquiatras as definem como alterações qualitativas da consciência.

Têm-se, então, as seguintes **alterações qualitativas da consciência**:

1. **Estados crepusculares** (*état crepusculaire, twilight state, Dämmerzustand*). Consistem em um estado patológico transitório no qual uma **obnubilação** leve da consciência (mais ou menos perceptível) é acompanhada de **relativa conservação da atividade motora coordenada** (Porot, 1967). Nos estados crepusculares, há, portanto, **estreitamento transitório do campo da consciência** e afunilamento da consciência (que se restringe a um círculo de ideias, sentimentos ou representações de importância particular para o sujeito acometido), com a conservação de uma atividade psicomotora global mais ou menos coordenada, permitindo a ocorrência dos chamados **atos automáticos** (Peters, 1984).

   O estado "crepuscular" caracteriza-se por **surgir e desaparecer de forma abrupta** e ter duração variável, de poucos minutos ou horas a algumas semanas (Sims, 1995). Durante esse estado, ocorrem, com certa frequência, atos explosivos violentos e episódios de descontrole emocional (podendo haver implicações legais de interesse à psicologia e à psiquiatria forense). Geralmente ocorre **amnésia lacunar** para o episódio inteiro, podendo o indivíduo se lembrar de alguns fragmentos isolados. Os estados crepusculares foram descritos classicamente como associados à epilepsia (relacionados à turvação da consciência após uma crise ou a alterações pré-ictais ou ictais), mas também podem ocorrer em intoxicações por álcool ou outras substâncias, após traumatismo craniano, em quadros dissociativos histéricos agudos e, eventualmente, após choques emocionais intensos (Peters, 1984).

2. **Estado segundo**. Estado patológico transitório semelhante ao estado crepuscular, caracterizado por uma *atividade psicomotora coordenada*, a qual, entretanto, permanece *estranha à personalidade do sujeito acometido* e não se integra a ela. Com certa frequência, alguns autores utilizam os termos "estado segundo" e "estado crepuscular" de forma indistinta ou intercambiável.

   Em geral, atribui-se, ao estado segundo, uma **natureza** mais **psicogenética**, sendo produzido por **fatores emocionais** (choques emocionais intensos). Já ao estado crepuscular, são conferidas causas mais frequentemente orgânicas (confusão pós-ictal, intoxicações, traumatismo craniano, etc.). Os atos cometidos durante o estado segundo são geralmente incongruentes, extravagantes, em contradição com a educação, as opiniões ou a conduta habitual do sujeito acometido, mas quase nunca são realmente graves ou perigosos, como no caso dos estados crepusculares (Porot, 1967). Do ponto de vista do mecanismo produtor da alteração, o estado segundo se aproxima mais da dissociação da consciência do que do estado crepuscular.

3. **Dissociação da consciência**. Tal expressão designa a **fragmentação** ou a **divisão do campo da consciência**, ocorrendo perda da unidade psíquica comum do ser humano. O termo "dissociação" pode cobrir não apenas a consciência como também a memória, a percepção, a identidade e o controle motor (Krause-Utz et al., 2017). Neste livro, entretanto, optamos por utilizar a noção de dissociação centrando nas alterações da consciência.

   A dissociação da consciência ocorre com mais frequência nos quadros anteriormente chamados *histéricos* (crises histéricas de tipo dissociativo). Nessas situações, observa-se dissociação da consciência, um estado semelhante ao sonho (ganhando o caráter de *estado onírico*), em geral desencadeada por **acontecimentos psicologicamente significativos** (conscientes ou inconscientes) que produzem **grande ansiedade** para o paciente. Essas crises duram de minutos a horas, raramente permanecendo por dias.

   Alguns pacientes têm crises ou estados dissociativos agudos que se iniciam com queda ao chão, abalos musculares e movimentação do corpo semelhante à crise convulsiva (da epilepsia). Nesses casos, designa-se tal crise como **crise pseudoepiléptica** (em relação à crise epiléptica verdadeira).

   A dissociação da consciência pode ocorrer também em **quadros de ansiedade intensa**, independentemente de se tratar de paciente com personalidade histriônica ou traços histéricos, sendo a dissociação, então, vista como uma estratégia defensiva inconsciente (i.e., sem a deliberação voluntária plena) para lidar com a ansiedade muito intensa; o indivíduo *desliga da realidade* para parar de sofrer. Quadros dissociativos são também frequentes em pessoas com o diagnóstico de transtorno da personalidade *borderline*.

4. **Transe**. Estado de alteração qualitativa da consciência que se assemelha a *sonhar acordado*, diferindo disso, porém, pela presença em geral de **atividade motora automática** e **estereotipada** acompanhada de **suspensão parcial dos movimentos voluntários**.

O estado de transe ocorre sobretudo em contextos religiosos e culturais (espiritismo kardecista, religiões afro-brasileiras e religiões evangélicas pentecostais e neopentecostais). O transe dito *extático* pode ser induzido por treinamento místico-religioso, ocorrendo geralmente a **sensação de fusão do eu com o universo**. Não se deve confundir o **transe religioso**, culturalmente contextualizado e sancionado, com o chamado **transe histérico**, que é um estado dissociativo da consciência relacionado frequentemente a conflitos interpessoais e alterações psicopatológicas.

Os estados de transe e possessão culturalmente contextualizados e sancionados são fenômenos muito difundidos nas várias culturas em todo o mundo, vistos, na atualidade, como um recurso religioso e sociocultural que permite às pessoas, sobretudo às mulheres, lidar com as dificuldades da vida por meio de estratégias religiosas socialmente legitimadas.

5. **Estado hipnótico**. É um estado de consciência reduzida e estreitada e de atenção concentrada, que pode ser induzido por outra pessoa (hipnotizador). Trata-se de um estado de consciência semelhante ao transe, no qual a sugestionabilidade do indivíduo está aumentada, e sua atenção, concentrada no hipnotizador. Nesse estado, podem ser lembradas cenas e fatos esquecidos e podem ser induzidos fenômenos como anestesia, paralisias, rigidez muscular, alterações vasomotoras. Não há nada de místico ou paranormal na hipnose. É apenas uma técnica refinada de concentração da atenção e de alteração induzida do estado da consciência.

Outras alterações da consciência

Perplexidade patológica (perplexidade como experiência psicopatológica)

A experiência mental de perplexidade difusa e intensa diante do ambiente, relatada por alguns psicopatólogos (p. ex., Carl Wernicke, Gustav E. Störring, Louis A. Sass, Josef Parnas), é com frequência observada em pacientes com quadros psicopatológicos agudos e graves, sobretudo em **fases agudas das psicoses**.

É discutível se o sintoma *perplexidade patológica* deve ser apresentado neste capítulo de consciência ou se ficaria melhor nos capítulos de vivências do tempo e do espaço ou no de afetividade (Humpston; Broome, 2016).

Perplexidade, no contexto psicopatológico, é definida como a **perda de uma sensação de naturalidade** na experiência comum e óbvia do dia a dia, **perda** de uma certa **autoevidência do ambiente** e seus **objetos**. Na experiência comum, normal, *sento-me no sofá de minha casa, olho a mesa, os quadros, as janelas; tudo é natural, de uma realidade autoevidente*. Na perplexidade como experiência psicopatológica, a pessoa sente uma **estranheza inquietante**, uma sensação de incapacidade de captar o significado comum das coisas, pessoas e acontecimentos.

O psicopatólogo alemão Gustav E. Störring (1903-2000), por sua vez, define perplexidade (como experiência psicopatológica) como a *consciência opressiva que o indivíduo sente relacionada a sua incapacidade para perceber e compreender sua situação, sua experiência presente, interna e externa* (Störring, 1939). Tal consciência de estranhamento é difícil mesmo de ser comunicada pela pessoa acometida. Notamos, ao examinar o paciente com perplexidade patológica, sua atitude de estranhar o ambiente de forma radical. O olhar e a face perplexa, com certa angústia e incerteza, transmitem para nós essa experiência de não captar com naturalidade o ambiente.

A perplexidade psicopatológica é experimentada geralmente em quadros psicóticos agudos, sobretudo nos primeiros dias do episódio, podendo ocorrer em quadros psicóticos esquizofrênicos ou em transtornos do humor (depressão ou mania) com sintomas psicóticos. Nas psicoses breves (quadros psicóticos mais reativos e agudos), também se observa com considerável frequência tal experiência de perplexidade como experiência psicopatológica.

Quadro 12.2 | Semiotécnica da consciência-I

Lembrar que qualquer alteração do nível de consciência repercute no funcionamento global do psiquismo. O nível de consciência deve ser averiguado no início da avaliação do paciente.

Observar a fácies e a atitude do paciente e, se possível, notar se ele está desperto, levemente sonolento ou claramente sonolento.

Notar se o paciente está perplexo, com dificuldade de integrar coerentemente os estímulos ambientais, se a atenção está diminuída e a concentração prejudicada.

Lembrar que é por meio da orientação (sobretudo temporoespacial) que, muitas vezes, se verifica a alteração no nível de consciência. Perguntar sobre dia da semana, do mês, em que mês e ano estamos e, aproximadamente, que horas são no momento.

Teste da parede ou do papel branco: pedir ao paciente que olhe atenta e fixamente para uma parede branca (ou papel grande branco); o indivíduo com leve rebaixamento do nível de consciência pode, ao fazer isso, apresentar alucinações visuais simples ou complexas.

Experiência de quase-morte (*near death experience* – NDE)

Um estado especial de consciência é verificado em situações críticas de ameaça grave à vida, como parada cardíaca, hipoxia grave, isquemias, acidente automobilístico grave, afogamento, quedas com trauma craniano, entre outras, quando alguns sobreviventes afirmam ter vivenciado as chamadas experiências de quase-morte (EQMs). São experiências muito rápidas (de segundos a minutos) em que um estado de consciência particular é vivenciado e registrado por essas pessoas.

O genial geólogo suíço Albert von St. Gallen Heim (1849-1937) teve uma marcante EQM ao sofrer grave queda quando escalava os Alpes suíços, em 1872. Ele passou, então, a coletar relatos de experiências semelhantes e as descreveu no *Clube Alpino Suíço*, em 1892. Em seu relato, afirmou a sensação de paz e tranquilidade imensa e deslocamento muito rápido ao longo de um túnel escuro que, ao fim, tinha uma luz particularmente brilhante. Disse, ainda, que tal "viagem" se acompanhara da passagem rapidíssima de um "retrospecto da vida" e da sensação da presença de um espírito pleno de amor (Vignat, 1996; Nahm, 2016).

Estudos de revisão (Nelson et al., 2006) têm mostrado que as características mais frequentes desses estados (EQM) são as seguintes (em 55 casos revisados a partir da literatura científica internacional): sensação de paz (87%), de estar fora do próprio corpo (80%), de estar rodeado por uma luz intensa (78%), de estar em "outro mundo" (75%), sensações de "união cósmica" (67%), de ter atingido um "ponto de não retorno" (67%), de alegria intensa (64%), de "compreensão imediata" (60%) e de contato com uma "entidade mística" (55%).

As EQMs parecem ocorrer em muitas culturas, com variações nos seus conteúdos. Nos Estados Unidos, aparentemente, ocorrem em 6 a 12% das pessoas que sobreviveram a uma parada cardíaca, e, na Europa, 6% de uma amostra de 14 mil pessoas da população em geral relatou já ter experienciado EQM. Em estudo recente, Nelson e colaboradores (2006) buscaram demonstrar que a EQM seria a consequência de uma invasão maciça de atividade cerebral do tipo sono REM nas pessoas enquanto passavam por tais experiências. Entretanto, há também consistentes hipóteses socioculturais e históricas para tal experiência (Kellehear, 1993).

13 A atenção e suas alterações

DEFINIÇÕES BÁSICAS

A atenção pode ser definida como a direção da consciência, o estado de concentração da atividade mental sobre determinado objeto (Cuvillier, 1937). A fim de explicitar o que os mecanismos de atenção representam para o funcionamento psíquico normal, William James (1952, p. 260-261) dizia que:

> Milhões de itens [...] que são apresentados aos meus sentidos nunca ingressam propriamente em minha experiência. Por quê? Porque esses itens não são de interesse para minha pessoa. Minha experiência é aquilo que eu consinto em captar... Todos sabem o que é a atenção. É o tomar posse pela mente, de modo claro e vívido, de um entre uma diversidade enorme de objetos ou correntes de pensamentos simultaneamente dados. Focalização, concentração da consciência são a sua essência. Ela implica abdicar de algumas coisas para lidar eficazmente com outras.

A atenção se refere, portanto, ao conjunto de processos psicológicos que torna o ser humano capaz de selecionar, filtrar e organizar as informações em unidades controláveis e significativas. Os termos "consciência" e "atenção" estão estreitamente relacionados. A determinação do nível de consciência é essencial para a avaliação da atenção (Cohen; Salloway; Zawacki, 2006).

Assim, a atenção é um construto psicológico complexo que se refere a uma variedade de componentes, sendo eles, principalmente: 1) início da atividade consciente e focalização; 2) atenção sustentada e nível de alerta (*vigilance*); 3) atenção seletiva ou inibição de resposta a estímulos irrelevantes; e 4) capacidade de mudar o foco de atenção (*set-shifting*), ou atenção alternada.

O sistema **Research Domain Criteria (RDoC)** conceitualiza a atenção afirmando que ela engloba um conjunto de processos mentais que regulam o acesso a sistemas cognitivos de capacidades limitadas. Tais sistemas incluem a consciência (*awareness*), processos perceptivos e a ação motora. As noções de capacidade limitada e de competição são inerentemente relacionadas aos conceitos de atenção seletiva e atenção dividida, que veremos neste capítulo.

PSICOLOGIA DA ATENÇÃO

Conceitos da psicologia e da psicopatologia clássicas da atenção

Tomando-se em consideração a natureza da atenção, pode-se discernir dois tipos básicos de atenção: a **voluntária**, que exprime a concentração ativa e intencional da consciência sobre um objeto, e a **espontânea**, que é aquele tipo de atenção suscitado pelo interesse momentâneo, incidental, que desperta este ou aquele objeto. Esta última geralmente está aumentada nos estados mentais em que o indivíduo tem pouco controle voluntário sobre sua atividade mental.

Em relação à direção da atenção, pode-se discriminar duas formas básicas: a **atenção externa**, projetada para fora do mundo subjetivo do sujeito, voltada para o mundo exterior ou para o corpo, geralmente de natureza mais sensorial, utilizando os órgãos dos sentidos. Difere-se da **atenção interna**, que se volta para os processos mentais do próprio indivíduo. É uma atenção mais reflexiva, introspectiva e meditativa.

Em relação à amplitude atencional, há a **atenção focal**, que se mantém concentrada sobre um campo determinado e relativamente delimitado e restrito da consciência, em contraposição à **atenção dispersa**, que não se concentra em um campo determinado, espalhando-se de modo menos delimitado.

Foi o psiquiatra suíço Eugen Bleuler (1857--1939) que sugeriu, no início do século XX, que a atenção tinha duas qualidades fundamentais: tenacidade e vigilância. A **tenacidade** consiste na capacidade do indivíduo de fixar e manter sua atenção sobre determinado estímulo, em um tema da conversa ou em um campo de atenção. Na tenacidade, a atenção se prende a certo estímulo, fixando-se sobre ele. A **vigilância** (nessa conceitualização de Bleuler) é definida como o aspecto da atenção relacionado a mudança de foco, de um objeto para outro. Tais qualidades são com frequência antagônicas; por exemplo, nos estados maníacos, os pacientes costumam apresentar *hipotenacidade* (redução da capacidade de fixar a atenção) e *hipervigilância* (uma atenção que salta rapidamente de um estímulo para outro).

Atenção flutuante é um conceito desenvolvido por Freud (1856-1939), relativo ao estado de como deve funcionar a atenção do psicanalista durante uma sessão analítica. Segundo Freud, a atenção do analista não deve privilegiar *a priori* qualquer elemento do discurso ou comportamento do paciente, o que implica deixar funcionar livremente sua própria atividade mental, consciente e inconsciente, deixando livre a atenção e suspendendo ao máximo as motivações, os desejos e os planos próprios. É um estado artificial da atenção, cultivado pela necessidade técnica do processo psicanalítico. Para o psicanalista inglês Wilfred Bion (1897--1979), a atenção do analista deve se manter o máximo possível aberta à experiência imediata, evitando a fuga para o passado ou para o futuro; assim, o profissional buscaria abolir momentaneamente a memória e o desejo, a fim de que sua atenção permaneça livre para o que realmente emerge na experiência mútua (analista-analisando) da situação analítica.

Hábito e sensibilização

Um aspecto importante da atenção é o que o neurocientista e psicólogo russo Ivan Petrovich Pavlov (1849-1936) denominou "**resposta de orientação**". Quando um indivíduo ou animal é exposto a um estímulo novo, há um padrão de respostas motoras, do sistema nervoso autônomo (excitação fisiológica) e da atividade elétrica cerebral, que indica que o organismo entrou em certo estado de alerta, de prontidão, para captar o estímulo e a ele responder. Se tal estímulo se dá de forma contínua ou repetitiva, ele deixa de desencadear a *resposta de orientação*. Esse fenômeno é denominado **hábito**. O fenômeno oposto é a **sensibilização**, que ocorre quando, devido à natureza ou ao contexto do estímulo, o organismo passa a se excitar mais e mais com a repetição do estímulo, aumentando a prontidão geral de resposta.

A neuropsicologia contemporânea da atenção

Nas últimas décadas, a psicologia, fortemente marcada pelas abordagens cognitivistas e neuropsicológicas, passou a abordar e a subdividir a atenção em alguns aspectos fundamentais. Não há, entretanto, pleno consenso sobre a melhor divisão de subtipos de atenção. De toda forma, os subtipos mais utilizados e estudados são (Cohen; Salloway; Zawacki, 2006; Buschman; Kastner, 2015):

1. capacidade e foco de atenção (atenção concentrada ou *concentração*)
2. atenção seletiva
3. atenção dividida
4. atenção alternada
5. atenção sustentada (*sustained attention*)
6. seleção de resposta e controle executivo

1. **Capacidade** e **foco de atenção** referem-se à focalização da atenção e estão intimamente associados à experiência subjetiva de ***concentração***. A capacidade de ***atenção concentrada*** sobre um estímulo ou um campo atencional se verifica quando o indivíduo consegue aplicar e focar toda sua atenção em tal campo ou estímulo.

    Ela não é constante com o passar do tempo, flutuando em função de fatores extrínsecos (valor dos estímulos para o indivíduo, demandas de respostas predominantes e de fatores intrínsecos, fatores energéticos, como estado afetivo e grau de motivação, e fatores estruturais, como velocidade de processamento e capacidade de memória).

    A capacidade de focalizar a atenção concentrando-se relaciona-se diretamente com o número de operações mentais que precisam ser realizadas ao mesmo tempo e com a dificuldade das tarefas.

2. **Atenção seletiva** diz respeito aos processos que permitem ou facilitam a *seleção de estímulos e informações* **relevantes** para o sujeito e seu processamento cognitivo. Ela resume a qualidade mais importante dos processos atencionais: a **seletividade**. A atenção seletiva diz respeito, portanto, à manutenção da atenção apesar da presença de estímulos distratores e/ou concorrentes.

    Todo o tempo, o sujeito é inundado por um número quase infinito de sinais vindos do exterior ou do interior; a atenção seletiva limita as informações que chegam aos sistemas cerebrais neurocognitivos. Além disso, aumenta a capacidade de processar e dar conta dos estímulos e das informações mais relevantes, mais essenciais, para o sujeito, fundamentais para o desempenho cognitivo e o comportamental global.

Quando a atenção elege certos estímulos, a capacidade de responder a outros diminui proporcionalmente. Um indivíduo que lê um livro em um ônibus lotado de pessoas, com mil ruídos no ambiente, está exercendo exitosamente sua capacidade de atenção seletiva. Há certa sobreposição entre os conceitos de atenção seletiva e atenção concentrada.

Tem sido proposto que há um filtro que seleciona os estímulos que serão utilizados pelo cérebro, sobretudo via controle *top-down* (estruturas neurais corticais sobre estruturas subcorticais). O sistema de atenção seletiva inclui dois processos que competem entre si: *bottom-up* e *top-down*. O processo **bottom-up** (de baixo para cima) ocorre quando o cérebro automaticamente capta os estímulos sensoriais notáveis do ambiente. Já o sistema **top-down** (de cima para baixo) implica esforço consciente para controlar a atenção em direção a um alvo determinado, o que inclui também a possibilidade de mudar o alvo (*shift*) conforme o interesse e a vontade da pessoa. O sistema *bottom-up* é dependente das áreas parietais posteriores, enquanto o *top-down* depende do córtex pré-frontal e de suas conexões (Awh; Belopolsky; Theeuwes, 2012.).

3. **Atenção dividida**. Os processos atencionais não se limitam a um único alvo ou foco da atenção (abordado no item anterior, como atenção seletiva); com frequência, ocorre o processamento simultâneo e paralelo de dois ou mais estímulos captados pela atenção ao mesmo tempo. A atenção dividida é, portanto, acionada quando duas ou mais tarefas ou estímulos concorrentes se apresentam ao sistema atencional. Ocorre aqui uma demanda adicional para mais de um item no campo atencional, o que irá requerer um tipo de controle *top-down* específico para tarefas paralelas.

Para testar a atenção dividida, utiliza-se geralmente um paradigma de duas-tarefas, no qual primeiramente se oferece um estímulo único e, depois, dois ao mesmo tempo, comparando-se a eficiência do processo atencional nessas duas tarefas distintas. Quando estamos dirigindo um carro e ouvindo música ao mesmo tempo, estamos utilizando a atenção dividida.

4. **Atenção alternada** diz respeito à capacidade de mudança do foco de atenção (***set-shifting***), alternando voluntariamente o foco atencional de um estímulo a outro durante a execução de tarefas. Quando estamos assistindo a uma série na televisão e recebemos uma chamada telefônica, atendemos o telefone e respondemos a algumas perguntas rápidas do interlocutor, depois voltamos ao enredo da série, estamos exercendo nossa capacidade para a atenção alternada.

Trata-se de uma capacidade atencional, em certa medida, sobreposta conceitualmente à atenção dividida. A atenção alternada se relaciona intimamente às funções executivas frontais. A integridade do córtex orbitofrontal, do córtex pré-frontal medial e do córtex do cíngulo anterior é fundamental para essa capacidade (Bissonette; Powell; Roesch, 2013).

5. **Atenção sustentada** (*sustained attention*) diz respeito à capacidade de manter a atenção ao longo do tempo, geralmente durante uma atividade contínua e repetitiva. Quando um estudante consegue manter sua atenção em uma aula por uma ou duas horas, seguindo o raciocínio e a exposição do professor, sem se distrair com outros estímulos do ambiente, está utilizando sua atenção sustentada.

Tal capacidade varia (geralmente diminui) com o passar do tempo. Como função psíquica, a atenção é mais variável ao longo do tempo que a percepção e a memória. Todas as pessoas apresentam limites na capacidade de manter a atenção por longo tempo; tal desempenho depende da relação entre os estímulos-alvo (*sinal*) e os estímulos distrativos (*ruído*), do nível de consciência (vigilância), da motivação (incluindo aqui a excitação com a tarefa e seu oposto, o tédio) e da fadiga. Os paradigmas de teste da atenção sustentada exigem que o indivíduo detecte mudanças em estímulos ao longo de um período de tempo, como ocorre nos *Continuous Performance Tests* (ver adiante, no item de avaliação da atenção).

6. **Seleção de resposta** e **controle seletivo** são de extrema relevância, pois o ato de prestar atenção está, quase sempre, associado a uma ação planejada, voltada a certos objetivos. Assim, a atenção está sempre envolvida na seleção não apenas dos estímulos e das informações, mas também das respostas e do controle destas.

A atenção vincula-se a processos cognitivos complexos que envolvem a intenção, o planejamento e a tomada de decisões. Esses processos estão na base da ação volitiva (dos atos de vontade), são denominados funções executivas e dependem intensamente de sistemas cerebrais pré-frontais, sobretudo em circuitos subcorticais. O controle executivo possibilita que se mude com eficácia de uma resposta possível para outra conforme as demandas cambiantes do ambiente.

NEUROPSICOLOGIA DA ATENÇÃO

Atenção e funções executivas frontais

As funções executivas, processadas nos **lobos frontais (áreas pré-frontais)**, são um conjunto de habilidades cognitivas relacionadas à capacidade do indivíduo de planejar, executar e monitorar de forma flexível comportamentos com objetivos (Lezak; Howieson; Bigler, 2012).

Os déficits em funções executivas impedem o indivíduo de iniciar, parar ou mudar seus comportamentos, conforme as exigências ambientais. As funções executivas incluem processos cognitivos relacionados à ação apropriada sobre o ambiente, ou seja, processos relacionados ao agir, como planejamento da ação, início da atividade, geração de hipóteses, flexibilidade cognitiva, tomada de decisões, regulação do comportamento, julgamento, utilização de *feedback* e autopercepção (Yuana; Raza, 2014).

As funções executivas são divididas em "quentes" e "frias". As quentes incluem os aspectos emocionais e volicionais como parte central de tais funções, enquanto as "frias" se referem a atividades cognitivas sem envolvimento de fatores emocionais, como, por exemplo, realizar cálculos matemáticos mentalmente ou decorar números. Em neuropsicologia, a atenção é vista por alguns autores como uma função básica de apoio às funções executivas e, por outros, como parte das funções executivas.

De qualquer forma, como modelo da interação entre a atenção e as funções executivas (incluindo o controle executivo), quatro componentes têm sido sugeridos: **memória de trabalho**, **seleção competitiva** (competição entre diferentes estímulos), **controle sensorial *top-down*** (do córtex pré-frontal para os processos sensoriais e de vigília) e **filtros de saliência** (seleção dos estímulos mais salientes).

No processo *bottom-up*, as informações sensoriais que chegam ao cérebro são filtradas a partir de sua **importância** para o sujeito, sendo filtrados os estímulos mais **relevantes** do ponto de vista de sobrevivência, assim como os **mais infrequentes**. Os estímulos são, então, codificados e sofrem uma seleção competitiva baseada na força relativa do sinal, no sentido de poder acessar o sistema de memória de trabalho.

Sendo um dos elementos principais das funções executivas, a memória de trabalho usa a informação fornecida pelo processo atencional para dirigir e gerenciar os comportamentos subsequentes, assim como faz dirigir a atenção por meio de um mecanismo *top-down* mediado pelo córtex pré-frontal.

Atenção e memória de trabalho

As relações entre a atenção e a memória de trabalho (ver também capítulo "A memória e suas alterações") são complexas. A memória de trabalho tem um papel central em toda a cognição. Ela corresponde à habilidade de manter itens, percepções e tarefas ativos na mente (*on-line*), sem se apoiar em mais estímulos do mundo externo. A memória de trabalho age como um núcleo gerenciador de trabalho, no qual percepções e pensamentos, constantemente atualizados, são processados, transformados e manipulados.

As áreas cerebrais envolvidas no controle da atenção se sobrepõem às áreas requeridas pela memória de trabalho, em particular as redes frontoparietais. Para a memória de trabalho funcionar adequadamente, é necessária uma central executiva que controle e manipule os conteúdos da memória de trabalho; essa central executiva seria a atenção. Nesse sentido, a atenção filtra o que entra no sistema da memória de trabalho, além de contribuir para a manutenção de tais itens em tal sistema.

A **velocidade de processamento** é um aspecto geral de quase toda cognição humana; ela corresponde ao tempo que um indivíduo

86 Psicopatologia e Semiologia dos Transtornos Mentais

leva para realizar uma tarefa mental, da fase inicial de perceber a tarefa até sua realização completa. Na avaliação da atenção, alguns testes medem a tarefa cronometrando o tempo que o indivíduo utiliza para realizá-la, estimando, assim, a velocidade de processamento.

NEUROANATOMIA E REDES NEURAIS DA ATENÇÃO[1]

A atenção resulta da interação complexa de diversas áreas corticais e subcorticais do sistema nervoso, não sendo, portanto, um processo unitário (Cohen; Salloway; Zawacki, 2006). As principais estruturas **subcorticais** do sistema nervoso relacionadas à atenção são: no tronco cerebral, o sistema reticular ativador ascendente (SRAA) e o *locus ceruleus noradrenérgico* (LCN); no diencéfalo, o tálamo; e, no telencéfalo, o corpo estriado; no nível **cortical**, o córtex parietal posterior direito (não dominante), o córtex pré-frontal e o giro cingulado anterior (também na região frontal), assim como estruturas do lobo temporal medial do sistema límbico.

O **SRAA** possibilita o nível de consciência básico para manter a vigilância necessária aos processos de atenção; assim, fornece a preparação inespecífica à atenção. O **LCN** é o principal centro de alerta subcortical, importante para a manutenção de um estado de alerta eficiente. A noradrenalina do LCN inibe a atividade neuronal espontânea, permitindo o aumento da resposta neuronal específica para estímulos sensoriais. Os **núcleos intralaminares do tálamo** filtram os sinais enviados pelo tronco cerebral e os projetam para o núcleo caudado (no corpo estriado) e para o córtex pré-frontal, assim como para outras áreas corticais (exceto as áreas sensoriais primárias). O **núcleo reticular do tálamo** também tem associações recíprocas com o córtex pré-frontal e com núcleos sensoriais do tálamo. Ele age como um filtro ou uma comporta, permitindo que apenas algumas informações prossigam em direção ao córtex cerebral (Cohen; Salloway; Zawacki, 2006; Langner; Eickhoff, 2013).

Por sua vez, o **córtex parietal** (sobretudo o posterior direito) também está envolvido na seleção sensorial (principalmente na atenção seletiva visual e na atenção dirigida ao espaço extrapessoal), ao passo que o **córtex frontal do cíngulo** se vincula à intensidade do foco de atenção e à motivação.

No nível cortical, são as estruturas do **córtex pré-frontal** as mais relevantes à atenção. As **áreas pré-frontais dorsolaterais** (na porção mais externa e alta do cérebro frontal) estão muito relacionadas à "seleção de resposta e controle seletivo". Além disso, desempenham um papel na manutenção da flexibilidade da resposta e na geração de alternativas de respostas, assim como na **memória de trabalho** (ver esse conceito no capítulo sobre memória) e no sequenciamento da informação temporal. Na região pré-frontal, em particular o córtex do cíngulo anterior e o córtex pré-frontal dorsolateral direito agem para manter o nível de atenção, modulando a atividade do *locus ceruleus* via núcleo reticular do tálamo. Além disso, o sistema atencional de alerta é mediado, ainda, por um circuito frontoparietal ventral direito, também responsável pela obtenção e manutenção de um nível apropriado de alerta atencional.

Lesões nas **áreas frontais dorsolaterais** produzem alterações da atenção, como distraibilidade, impersistência e perseveração (repetição automática de respostas). Já as **áreas pré-frontais orbitomediais** (córtex frontal medial acima dos globos oculares) relacionam-se à modulação dos impulsos, ao humor e à memória de trabalho. Lesões nessas áreas ocasionam alterações da atenção relacionadas a impulsividade, desinibição e labilidade afetiva (Cohen; Salloway; Zawacki, 2006; Langner; Eickhoff, 2013).

Além dos lobos frontais, diversas **estruturas límbicas** nas porções medianas dos lobos temporais estão envolvidas no interesse afetivo, principalmente no que diz respeito a atração, motivação, importância do estímulo e carga emocional que este ou aquele objeto desperta na mente. Assim, também participam dos mecanismos neuronais da atenção. Nesse sentido, há consenso de que os aspectos motivacionais e afetivos da atenção, mobilizados em áreas límbicas, devam interagir com os aspectos de seleção e hierarquização da atividade consciente, elaborados em áreas pré-frontais e parietais, produzindo um vetor final, a saber, a atividade atencional do indivíduo (Engelhardt; Laks; Rozenthal, 1996).

Cabe mencionar, ainda, que a **atenção sustentada** depende intimamente da ação do mesencéfalo e do tronco cerebral interagindo com o córtex pré-frontal. A **atenção seletiva**, focada, também depende do córtex temporal superior,

---

[1] Para revisão detalhada, ver Langner; Eickhoff (2013).

do córtex parietal inferior e do *striatum*. Por fim, o **processo de codificação dos estímulos**, processados pelo sistema atencional, irá depender intimamente do hipocampo e da amígdala.

Psicopatologia da atenção

A alteração mais comum e menos específica da atenção é sua diminuição global, a chamada **hipoprosexia**. Nessa condição se verifica uma perda básica da capacidade de concentração, com fatigabilidade aumentada, o que dificulta a percepção dos estímulos ambientais e a compreensão; as lembranças tornam-se mais difíceis e imprecisas, e há dificuldade crescente em todas as atividades psíquicas complexas, como o pensar, o raciocinar e a integração de informações.

Denomina-se **aprosexia** a total abolição da capacidade de atenção, por mais fortes e variados que sejam os estímulos utilizados. Por sua vez, a **hiperprosexia** consiste em um estado da atenção exacerbada, no qual há uma tendência incoercível a obstinar-se, a deter-se indefinidamente sobre certos objetos com surpreendente infatigabilidade.

Em psicopatologia, usa-se o termo **distração** para um sinal, não de déficit propriamente (não é anormalidade), mas de superconcentração ativa da atenção sobre determinados conteúdos ou objetos, com a inibição de tudo o mais (Nobre de Melo, 1979). Há, nesse sentido, certa hipertenacidade e hipovigilância. É o caso do cientista que, pelo fato de seu interesse e de sua atenção estarem totalmente voltados para um problema, comete erros do tipo esquecer onde estacionou o carro ou colocar meias de cores diferentes.

Já a **distraibilidade**, diferentemente da distração, é um estado patológico que se exprime por instabilidade marcante e mobilidade acentuada da atenção voluntária, com dificuldade ou incapacidade para fixar-se ou deter-se em qualquer coisa que implique esforço produtivo. Ou seja, a atenção do indivíduo é muito facilmente desviada de um objeto para outro.

VALOR DIAGNÓSTICO DAS ALTERAÇÕES DA ATENÇÃO

Veremos, a seguir, os quadros clínicos nos quais são verificadas alterações da atenção. Essas alterações podem ocorrer tanto em distúrbios neu-

ropsiquiátricos e neuropsicológicos como em transtornos mentais.

Distúrbios neuropsiquiátricos e neuropsicológicos

Quadros de ***delirium*** causados por distúrbios sistêmicos, neurológicos e neuropsicológicos em que se verificam diminuição do nível de consciência e déficit de atenção ocorrem em encefalopatias metabólicas (por alteração de níveis de oxigênio, glicose e do equilíbrio eletrolítico, acúmulo de catabólitos, etc.), meningoencefalites, acidentes vasculares cerebrais, esclerose múltipla e quadros tumorais. Os distúrbios da atenção estão sempre ou quase sempre presentes nos quadros de *delirium*.

No **transtorno cognitivo leve (TCL)** (declínio cognitivo leve), comum em idosos, verificam-se alterações da atenção relacionadas a maior demora em realizar as tarefas do dia a dia. Devido ao déficit de atenção, o indivíduo passa a cometer mais erros em suas tarefas rotineiras e a ter dificuldades na atenção dividida (p. ex., dificuldade para ouvir o noticiário no rádio e preparar a refeição) (American Psychiatric Association, 2014). De modo geral, o déficit atencional no TCL vem associado a déficits em funções executivas: muitas vezes, a família relata que o paciente se apresenta com algumas novas dificuldades na vida diária (como dificuldade em preparar as refeições, assinar cheques ou documentos), se distrai com facilidade, etc., e os familiares se preocupam com a capacidade de autocuidado do indivíduo (Langa; Levine, 2014).

Nas **demências**, as alterações de atenção costumam estar presentes desde as fases iniciais. Clinicamente, elas se revelam pelas marcantes perturbações do paciente em ambientes com múltiplos estímulos e nas limitações que apresenta no lidar com eventos e estímulos concomitantes. Os déficits atencionais nas demências também se entrelaçam com as funções executivas, a memória e a aprendizagem (American Psychiatric Association, 2014).

Na **demência de Alzheimer (DA)**, assim como na **demência vascular (DV)**, os pacientes têm dificuldades em tarefas que requerem **concentração e foco**, assim como em atividades de controle executivo. A **atenção seletiva** e a **atenção dividida** já estão comprometidas em formas leves de DA e DV, implicando perturbação do controle executivo. O paciente geralmente tem dificuldades marcantes em testes que avaliam o **efeito *stroop*** (habilidade de inibir inferências cognitivas em estímulos conjuntos; ver adiante nos testes de atenção) e em testes que avaliam a **atenção alternada** (Kolanowski et al., 2012).

Em contraste a tais déficits marcantes, no início da DA e da DV, o nível de consciência e o nível de alerta podem estar preservados, assim como a atenção sustentada, que pode estar relativamente preservada até estágios intermediários da doença (Parasuraman; Greenwood, 2002). Os déficits de atenção e concentração nas demências também se associam com lentificação da velocidade de processamento, impactando também quase todas as outras áreas da cognição. Por exemplo, o déficit atencional afeta o desempenho da memória, das funções executivas e, eventualmente, até de funções locomotoras, implicando a quase totalidade de comportamentos do indivíduo (Kolanowski et al., 2012).

Na **demência frontotemporal**, a atenção é consideravelmente prejudicada, podendo haver pronunciada distraibilidade, impulsividade e dificuldades com estímulos distraidores, como no *Stroop test*. As alterações atencionais nessa demência estão intricadamente associadas a funções executivas frontais, como memória de trabalho e planejamento. As habilidades visuoespaciais costumam estar preservadas (Caixeta, 2006).

Na **demência com corpos de Lewy** e na **demência associada à doença de Parkinson**, as alterações da atenção costumam ser mais acentuadas que na DA. Na demência com corpos de Lewy, as alterações de atenção e função executivas, junto com as flutuações no nível de consciência, parecem estar implicadas na origem das alucinações visuais, encontradas em tal demência (Firbank et al., 2016).

Nas demências em que há um componente **subcortical** mais marcante, como na demência na doença de Huntington, na demência associada a HIV/aids e, sobretudo, em demências vasculares com predomínio subcortical, verifica-se maior prejuízo da atenção, maior lentificação na velocidade de procedimento e prejuízo nas funções executivas frontais (Wallin et al., 2016).

Cabe lembrar, por fim, que, nas demências, alterações de atenção também podem estar relacionadas a quadros episódicos de rebaixamento do nível de consciência (*delirium* que se sobrepõe ao quadro demencial).

Transtornos mentais

Sabe-se, desde os primórdios da semiologia psicopatológica, no século XIX, que a atenção quase sempre está alterada nos transtornos mentais graves. Um dos fundadores da psicopatologia moderna, o francês Jean-Étienne-Dominique Esquirol (1772-1840) afirmou que: "[...] a atenção é fugitiva no maníaco, concentrada no monomaníaco (melancólico, delirante) e vaga e difusa no demente" (Mattos, 1884, p. 31).

As alterações mais frequentes da atenção são encontradas nas seguintes condições: transtorno de déficit de atenção/hiperatividade (TDAH), transtornos do humor (depressão e mania), transtorno obsessivo-compulsivo (TOC) e esquizofrenia.

No **TDAH**, transtorno bastante importante na infância e na adolescência, mas também significativamente presente em adultos, há dificuldade marcante de direcionar e manter a atenção a estímulos internos e externos, pois o paciente tem a capacidade prejudicada em organizar e completar tarefas, assim como graves dificuldades em controlar seus comportamentos e impulsos.

Pacientes com TDAH revelam, em estudos de imagem cerebral, alterações no **córtex frontal** e em suas conexões. Tem sido dada ênfase a estruturas como o córtex pré-frontal dorsolateral, o córtex frontal medial superior, o córtex do cíngulo anterior e a regiões do lobo parietal, como o lobo parietal inferior e o sulco intraparietal. A área 10 de Brodmann, parte lateral (na parte anterior do córtex pré-frontal) e regiões anteriores da ínsula e do *operculum* frontal têm sido também implicadas nas disfunções atencionais e executivas do TDAH (Matthews; Nigg; Fair, 2014). Pode-se afirmar que o principal circuito neuronal relacionado com atenção que se revela hipofuncional no TDAH é o **circuito atencional cíngulo-frontal-parietal**. Um considerável número de estudos confirma disfunção em tal circuito (Bush, 2011).

Os processos atencionais prejudicados, inibição falha e impulsividade são aspectos importantes dessa condição. A dificuldade é maior quando se faz necessário um estado de vigilância para detectar informação infrequente, sobretudo quando tal informação não é motivacionalmente saliente para o sujeito. Pessoas com TDAH têm, portanto, prejuízo relacionado à filtragem de estímulos irrelevantes à tarefa (embora seja questionável se a filtragem atencional é ou não o principal problema desses pacientes) (Cohen; Salloway; Zawacki, 2006; Matthews; Nigg ; Fair, 2014).

Há também perturbação da inibição de respostas no TDAH, com déficits nas respostas inibitórias, que, por sua vez, envolve disfunção nas funções executivas frontais. As respostas de inibição implicam inibir ou suprimir respostas inapropriadas em determinado contexto, em favor de respostas alternativas mais apropriadas. Tal autocontrole, fundamental para a regulação emocional, é exercido pelos circuitos frontoestriatais e frontossubtalâmicos. A inibição de respostas, assim como a seleção de respostas, são fatores-chave para o comportamento dirigido a objetivos, sendo os déficits em tais funções fundamentais no TDAH.

Por fim, cabe mencionar que estão também implicadas no TDAH a memória de trabalho, a mudança de tarefas e contexto (*set shifting*, atenção alternada) e a capacidade de manter-se na tarefa (atenção sustentada), ou seja, muitas das funções executivas frontais (Matthews; Nigg; Fair, 2014).

Já os pacientes com **transtornos do humor** têm importantes dificuldades de concentração e atenção sustentada. Há, nos **quadros maníacos**, diminuição marcante da atenção voluntária e aumento da atenção espontânea, com hipervigilância e hipotenacidade. A atenção do indivíduo em fase maníaca salta rapidamente de um estímulo para outro, sem se fixar em algo.

Nos **quadros depressivos**, com muita frequência há diminuição geral da atenção, ou seja, hipoprosexia. Em alguns casos graves, ocorre a fixação da atenção em certos temas depressivos (hipertenacidade), com rigidez e diminuição da capacidade de mudar o foco da atenção (hipovigilância). Isso acontece pelo fato de o indivíduo estar em um quadro depressivo grave, muitas vezes voltado totalmente para si, concentrado em conteúdos de fracasso, doença, culpa, pecado ou ruína.

Em pacientes deprimidos, o desempenho prejudicado em tarefas de atenção sustentada é, de modo geral, proporcional à gravidade do estado depressivo. A atenção seletiva sensorial costuma ser menos afetada (Cohen; Salloway; Zawacki, 2006). Em pessoas com transtorno depressivo,

mesmo fora dos episódios de depressão, pode haver prejuízo da atenção e das funções executivas. Tais prejuízos atencionais podem também ter implicações para a funcionalidade ocupacional dos pacientes (Woo et al., 2016).

Já pessoas com **TOC** apresentam atenção e vigilância excessivas e desreguladas e alterações em funções executivas que geralmente se sobrepõem aos déficits atencionais. Foi identificado, no TOC, prejuízo na **atenção alternada** (*set-shifting*), no planejamento, na inibição de respostas, na memória de trabalho e na velocidade de processamento (Abramovitch et al., 2015).

Na **esquizofrenia**, o déficit de atenção também é muito importante. A inadequada filtragem de informação irrelevante é uma dificuldade comum em pacientes com o transtorno. Tais indivíduos costumam ter dificuldade em anular adequadamente estímulos sensoriais irrelevantes enquanto realizam determinada tarefa e são muito suscetíveis a distrair-se com estímulos visuais e auditivos externos. Sob testagem neuropsicológica, revelam lentificação no tempo de reação em consequência da distraibilidade, não conseguem suprimir informações interferentes e têm grande dificuldade com a atenção sustentada, possivelmente devido a essa forte tendência à distraibilidade (Cohen; Salloway; Zawacki, 2006).

Cabe mencionar que as dificuldades atencionais relacionadas a atenção alternada (*set-shifting*), inibição de resposta e atenção seletiva foram correlacionadas em pacientes com esquizofrenia com a presença de sintomas positivos, como alucinações e delírios (Morris et al., 2013). Além disso, verificou-se que modulação das emoções em relação à atenção também se revela anômala na esquizofrenia (Walsh-Messinger et al., 2014).

SEMIOTÉCNICA DA ATENÇÃO: A AVALIAÇÃO DO PROCESSO ATENCIONAL (VER QUADRO 13.1)

Testes de atenção

Os *continuous performance tests*

Os *continuous performance tests* (CPTs) (em português, testes de desempenho contínuo – TDCs) são constituídos por um grupo de paradigmas cognitivos (apresentados em forma de testes psicológicos) cujo objetivo central é a avaliação da atenção. Trata-se de uma das medidas mais utilizadas para avaliar a atenção sustentada e o nível de alerta. O paradigma do CPT inclui, além da **atenção sustentada**, a **atenção seletiva** e o **nível de alerta** na resposta a estímulos que ocorrem de forma infrequente. Na prática, o CPT se caracteriza pela rápida apresentação de estímulos que continuamente mudam, havendo um estímulo-alvo (*target stimulus*) que deve ser corretamente identificado. A duração do teste é variada, mas deve ser suficiente para avaliar a atenção sustentada.

Há várias modalidades de CPTs disponíveis. Atualmente, os mais utilizados incluem estímulos visuais e auditivos integrados. O mais utilizado na prática clínica é o *Conners' Continuous Performance Test* (CPT III) (Conners, 2002).

É comum que o CPT faça parte de uma bateria de testes neuropsicológicos com o intuito específico de avaliar a capacidade do indivíduo de lidar e manipular informações e utilizar a atenção e as funções executivas. O teste é um dos mais importantes na avaliação de pessoas (crianças e adultos) com TDAH.

Na realização do CPT, é apresentada ao sujeito investigado uma tarefa em que ele deve manter o foco da atenção em uma sequência repetitiva de estímulos (que podem ser números, símbolos, letras ou sons) para responder apenas quando o estímulo-alvo aparece e para inibir a resposta quando estímulos confundidores aparecem.

Os escores finais dos CPTs variam de teste para teste, havendo quatro escores principais:

1. **Detecções corretas**: revela o número de vezes que o testando respondeu corretamente ao estímulo; quanto mais alto esse escore, melhor a atenção do sujeito.

2. **Tempo de reação**: avalia a quantidade de tempo entre a apresentação do estímulo e a resposta do indivíduo.

3. **Erros por omissão**: indica o número de vezes que o estímulo foi apresentado, mas o testando não respondeu (geralmente clicando um *mouse*). Muitos erros desse tipo indicam alta distraibilidade do sujeito.

4. **Erros por co-omissão**: esses erros ocorrem quando o sujeito responde (clicando o *mouse*), mas o estímulo-alvo não foi apresentado (e

sim um outro estímulo). Tempo de reação rápido e muitas respostas de co-omissão da parte do testando podem indicar impulsividade no processo atencional e nas capacidades de controle executivo.

No Brasil, foi validado o K-CPT Conner's para crianças (Miranda et al., 2008). Também uma versão para adolescentes foi estudada e validada no Brasil, em relação a idade e gênero (Miranda; Rivero; Amodeo Bueno, 2013).

Outros testes de atenção

Teste de Dígitos (Digit Span ou Extensão de dígitos) das baterias WISC-III e WAIS-III

Esse é um teste bastante simples, prático e fácil de utilizar. Ele avalia a atenção geral e a focalizada, que mantém a informação na memória operacional. É um teste muito utilizado, pois tem a vantagem de ser rápido. Em contrapartida, devido a sua rapidez, de certa forma, impede a avaliação da atenção sustentada.

O examinador lê uma sequência de números para o sujeito que está sendo testado, o qual deverá repeti-la. Primeiro, é feito o teste com a **ordem direta** dos números, depois com a **ordem inversa** (o sujeito deve repetir os números na ordem inversa ao que foi apresentado).

Assim, o teste se inicia com a leitura pelo examinador da lista de números, respeitando-se o intervalo de um segundo entre cada número. Para a ordem direta, após a leitura, solicita-se ao paciente que tente repetir os números na mesma ordem que foram lidos pelo examinador. Após duas sequências repetidas de forma errada, o profissional deve passar outra lista de números. Na ordem

---

> **Quadro 13.1 | Semiotécnica clínica simplificada e rápida da atenção**
>
> Fazer perguntas de triagem sobre dificuldades atencionais ao paciente e à pessoa que o acompanha (em especial a ele): Tem dificuldade para se concentrar? Distrai-se com facilidade? Não escuta quando lhe falam? Tem problemas para terminar tarefas? Não consegue organizar as tarefas? Perde seus pertences ou coisas necessárias para a realização de tarefas? Esquece com muita frequência seus pertences em lugares variados? Solicitar ao paciente que olhe os objetos que estão na sala da entrevista e logo em seguida cite o que viu.

direta, a mediana de números repetidos corretamente, para pessoas adultas **até 40 anos, é sete**, e, para pessoas com **mais de 40 anos, seis** números.

Na **ordem inversa**, após a leitura dos números, pede-se ao paciente para repetir os números do fim para o começo da sequência que foi falada pelo examinador. Aqui, também, duas sequências respondidas de forma errada devem encerrar o teste. Na ordem inversa, a mediana de números repetidos corretamente, para pessoas adultas **até 30 anos, é cinco**, e, para pessoas com **mais de 30 anos, quatro** números. Valores abaixo da mediana indicam dificuldades atencionais, que serão mais graves quanto menor for o número de repetições corretas.

O teste na ordem direta avalia a atenção geral e a concentração; já o teste na ordem inversa implica também a avaliação da memória de trabalho.

O **Quadro 13.2** apresenta alguns dos principais testes e subtestes de atenção disponíveis em nosso meio.

Na prática clínica, para a avaliação da atenção, é recomendável aplicar uma bateria de testes que avalie os vários tipos de atenção, como o BPA ou o conjunto de medidas de atenção dos testes Wechsler. Caso não se disponha desses recursos, uma avaliação mínima da atenção deveria incluir, por exemplo, o **Teste de Dígitos** (atenção geral e focalizada). e o **Teste de Códigos** (atenção sustentada, atenção alternada e atenção seletiva).

Quadro 13.2 | Testes psicológicos padronizados para a avaliação da atenção desenvolvidos ou disponíveis no Brasil

TESTE	O QUE AVALIA	COMENTÁRIOS
BPA: Bateria Psicológica para Avaliação da Atenção	Avalia os vários tipos de atenção, como atenção sustentada, seletiva, dividida e alternada.	Teste de uso internacional, validado no Brasil por Rueda e Monteiro (2013).
CTT: Teste das Trilhas Coloridas e TMT: Teste de Trilhas A e B	Avaliam principalmente atenção seletiva, mas também a atenção alternada, planejamento e sequenciamento. Não avaliam bem a atenção sustentada, pois são muito rápidos. O Trilhas B avalia mais memória de trabalho.	O CTT é uma adaptação do *Trail Making Test* (TMT), ou, em português, Teste de Trilhas A e B, de uso internacional.
Teste de Cancelamento dos Sinos	Avalia atenção seletiva e atenção sustentada.	É um teste com a exposição de muitos estímulos visuais, nos quais o testando deve achar os sinos.
Teste FDT (Teste dos Cinco Dígitos): teste para avaliar funções executivas e atenção	Avalia o efeito de interferência atencional (efeito *Stroop*), ao utilizar informações conflitantes sobre números e quantidades. Como o controle inibitório é um aspecto importante das funções executivas, esse teste não é exclusivo para atenção.	Teste usado internacionalmente com boas propriedades psicométricas e validado para a população brasileira.
Teste Stroop (*Stroop Test*) O mais utilizado é o *The Stroop Color and Word Test* (SCWT). Há várias versões desse teste. As duas mais famosas são a versão *Victoria* e a versão *Golden*.	Avalia controle inibitório, atenção alternada e atenção seletiva. Avalia-se o número de erros e a velocidade em realizar as tarefas. Por avaliar controle inibitório, avalia também funções executivas frontais.	O chamado "efeito *stroop*" é a habilidade de inibir inferências cognitivas que ocorrem quando o processamento de um estímulo específico se faz junto com a apresentação simultânea de um segundo estímulo confundidor (p. ex., expõe-se a palavra "vermelho" escrita em letras azuis e se pergunta o que está escrito aqui. A resposta correta é vermelho, o testando devendo ter inibido o estímulo da cor azul das letras).
Teste *n-Back*	Avalia atenção sustentada, mas trata-se de um teste sobretudo para memória de trabalho.	O testando deve assinalar positivamente qualquer letra que aparecer em sequência, uma, duas ou três depois da letra-alvo.

SUBTESTES DE ATENÇÃO DAS BATERIAS DE INTELIGÊNCIA DE WECHSLER WISC-III/IV E WAIS-III

TESTE	O QUE AVALIA	COMENTÁRIOS
Códigos	Avalia atenção sustentada, atenção alternada e atenção seletiva. Entretanto, também são testadas velocidade de processamento, coordenação motora e percepção visual. A pessoa examinada no teste tem 2 minutos para realizá-lo.	É um teste em que números de 1 a 9 são expostos na primeira linha, e, para cada número é apresentado, na linha justamente abaixo, um sinal ou código (- ou X ou = ou O, etc.). A pessoa deve preencher o mais rápido possível sete linhas em que estão os números, mas não os sinais-código.
Aritmética	Avalia atenção para cálculos mentais, mas também inclui memória de trabalho.	Por exemplo, pedir que a pessoa subtraia de cem, sete e, depois, mais sete (até cinco vezes). Verificar o número de acertos e o tempo que o indivíduo usa para fazer os cálculos mentais.

Também são subtestes Wechsler que avaliam, além de outras funções, a atenção: Procurar Símbolos, Completar Figuras, Sequência de Números e Letras, Cancelamento, Cubos.

Fontes: Miller et al., 2009; Rueda; Monteiro, 2013; Campos et al., 2016.

14 A orientação e suas alterações

Este capítulo e o próximo ("As vivências do tempo e do espaço e suas alterações") tratam de temas que se sobrepõem: a orientação temporoespacial e as vivências de tempo e espaço. Esses capítulos poderiam ter sido agrupados em um só; entretanto, como o capítulo presente é de maior relevância prática para o estudante, e o seguinte, sobre "vivências do tempo e espaço", tem um conteúdo e desdobramentos um tanto mais complexos, optou-se por mantê-los separados, sobretudo por questões didáticas.

DEFINIÇÕES BÁSICAS

A capacidade de situar-se quanto a si mesmo e quanto ao ambiente é elemento básico da atividade mental e fundamental para a sobrevivência do indivíduo. A avaliação da orientação é um instrumento valioso para a verificação das perturbações do nível de consciência, da percepção, da atenção, da memória e de toda a cognição. As alterações da orientação também podem ser decorrentes de déficits cognitivos graves (como nas demências) e de qualquer transtorno mental grave que desorganize de modo marcante o funcionamento mental global (Quadro 14.1).

Muitas vezes, verifica-se que um paciente com nível de consciência aparentemente normal está, de fato, desorientado. Assim, ao examiná-lo melhor, verifica-se que, na realidade, ele está com a consciência ligeiramente turva e rebaixada, o que se revela pela sua desorientação. Desse modo, investigar a orientação é também um recurso útil para aferir o nível de consciência dos pacientes.

A capacidade de orientar-se requer, de forma consistente, a integração das capacidades de nível de consciência preservado, atenção, percepção e memória. Alterações de atenção e retenção (memória imediata e recente), moderadas ou graves, costumam resultar em alterações globais da orientação.

Além disso, a orientação é excepcionalmente vulnerável aos efeitos da disfunção ou do dano cerebral. A desorientação é um dos sintomas mentais mais frequentes e sensíveis das doenças cerebrais. Apesar disso, cabe lembrar que a orientação preservada não significa necessariamente que o sujeito não apresente qualquer alteração cognitiva ou atencional (Lezak; Howieson; Bigler, 2012).

A capacidade de orientar-se é classificada em autopsíquica e alopsíquica. A **orientação autopsíquica** é aquela do indivíduo em relação a si mesmo. Revela se o sujeito sabe quem é: seu nome, idade, profissão, estado civil, com quem mora, etc. Já a **orientação alopsíquica** diz respeito à capacidade de orientar-se em relação ao mundo, isto é, quanto ao espaço (orientação espacial ou topográfica) e quanto ao tempo (orientação temporal).

Orientação espacial

Por orientação espacial entende-se vários subtipos de orientação: **quanto ao local** onde o sujeito está no momento (o local específico, o tipo de edifício, distância entre onde está e sua casa, etc.), orientação **topográfica** (ter a noção do arranjo e da organização de seu quarto, de sua casa, saber se localizar em seu bairro, sua cidade), **orientação geográfica** (saber onde fica sua cidade, seu país, saber localizar-se em relação a mapas), **julgamento de distância** (quão longe é o hospital de sua casa, sua cidade de outras cidades conhecidas, etc.) e **capacidades de navegação** (conseguir seguir caminhos e rotas previamente conhecidos ou com pistas suficientes) (Lezak; Howieson; Bigler, 2012).

Assim, a orientação espacial é uma capacidade complexa, constituída por vários componentes: reconhecer locais, edifícios e casas, com suas partes (cozinha, quartos, sala, etc.), reconhecer cenas, perceber de forma acurada relações espaciais entre diferentes locais e ter *habilidade de navegação* (locomover-se em distintos caminhos, utilizando distintas pistas).

A orientação espacial é investigada perguntando-se ao paciente o lugar exato onde ele se encontra, a instituição em que está, o andar do prédio, o bairro, a cidade, o estado e o país.

Também é investigada a capacidade do indivíduo de identificar a distância entre o local da entrevista e sua residência (em quilômetros ou horas de viagem).

É importante verificar detidamente se o paciente sabe o tipo de lugar em que está (p. ex., se está em um hospital, uma unidade básica de saúde, um consultório médico ou psicológico, Centro de Atenção Psicossocial [CAPS], etc.), se pode dizer o nome do recinto (Hospital das Clínicas da Unicamp, Consultório da Dra. Raquel, Unidade Básica de Saúde da Vila Carrão, etc.) e onde se situa esse estabelecimento (no Distrito de Barão Geraldo, em Campinas, no bairro do Cambuci, em São Paulo, etc.).

Orientação temporal

A orientação temporal necessita de uma adequada **percepção do tempo** e da sequência de **intervalos temporais**, de sua correspondente **representação mental** e do **processamento mental** da temporalidade.

Essa orientação é, de modo geral, mais sofisticada que a espacial e a autopsíquica. A orientação temporal indica se o paciente sabe em que momento cronológico está vivendo, a hora do dia, se é de manhã, de tarde ou de noite, o dia da semana, o dia do mês, o mês do ano, a época do ano, bem como o ano corrente. Também é possível avaliar a noção que o paciente tem da duração dos eventos e da continuidade temporal. O examinador pode perguntar: há quanto tempo o senhor está neste local? Há quanto tempo trabalhou (ou se alimentou) pela última vez? Faz quanto tempo que o senhor não me vê?

A orientação temporal é adquirida mais tardiamente que a autopsíquica e a espacial na evolução neuropsicológica da criança. Jean Piaget notou que crianças de 4 a 7 anos, no nível pré-operatório, têm ainda algumas dificuldades com a noção de tempo. Elas acreditam que pessoas mais altas são sempre mais velhas, que árvores altas, mais largas e com mais frutos são sempre "mais velhas" e que a duração de uma viagem é dada pelos pontos de chegada, sem consideração da velocidade de locomoção (Beard, 1978).

Assim, a temporalidade (*timing*), em relação à espacialidade, é uma função que exige maior desenvolvimento cognitivo do indivíduo, além da integração de estímulos ambientais de forma mais elaborada. Por isso, em relação à orientação espacial, a orientação temporal é mais fácil

---

> ### Quadro 14.1 | Os distúrbios da orientação na psicopatologia de Carl Wernicke (1848-1905)
>
> Foi o grande neuropsiquiatra alemão Carl Wernicke que propôs que, na base de todas as psicoses, sobretudo as agudas, haveria algum grau, mesmo que sutil, de perturbação da orientação. Wernicke postulou que, para cada dimensão da vida consciente, a saber, a corporal ou somatopsíquica, a ambiental ou alopsíquica e a referente ao próprio psiquismo e personalidade, a autopsíquica, haveria também um tipo específico de desorientação. Assim, uma pessoa pode estar desorientada quanto a si mesma (**desorientação autopsíquica**), quanto ao seu próprio corpo (**desorientação somatopsíquica**) e quanto ao tempo e espaço (**desorientação alopsíquica**). Quando o paciente está desorientado em uma ou em todas essas dimensões da orientação, é frequente surgir concomitantemente um afeto marcante. Tal afeto, para Wernicke, é captado pela noção de **perplexidade**. Assim, **desorientação** e **perplexidade** seriam dois fenômenos mentais que caminhariam juntos.

Fonte: Wernicke, 1996 (edição original em alemão: *Grundriss der Psychiatrie in klinischen Vorlesungen*, 1900).

e rapidamente prejudicada pelos transtornos mentais e distúrbios neuropsicológicos e neurológicos, particularmente pelos que afetam a consciência; do mesmo modo, costuma ser o último aspecto da orientação a se recuperar.

NEUROPSICOLOGIA DA ORIENTAÇÃO

A desorientação temporoespacial ocorre, de modo geral, em quadros psico-orgânicos, quando três áreas encefálicas são comprometidas:

1. nas **lesões corticais difusas** e amplas ou em lesões **bilaterais**, como na doença de Alzheimer;
2. nas **lesões mesotemporais** do sistema límbico, como na síndrome de Korsakoff;
3. em patologias que afetam **o tronco cerebral e o sistema reticular ativador ascendente** (comprometendo o nível de consciência), como no *delirium* e nas demais síndromes decorrentes de alteração do nível de consciência (Lezak; Howieson; Bigler, 2012).

Neuropsicologia da orientação espacial ou topográfica

Vários componentes cerebrais da orientação espacial têm sido estudados pelos neuropsicólogos e neurocientistas (Benton; Tranel, 1993). O déficit de orientação espacial ou topográfica parece, de modo geral, depender de lesões ou disfunções bilaterais ou unilaterais à direita nas **áreas posteriores do córtex cerebral**, ou seja, as regiões retrorolândicas do cérebro (implicando os lobos parietais, occipitais e partes do temporal).

De modo geral, a capacidade de avaliar corretamente direção e distância, tanto para estímulos visuais como táteis, relaciona-se mais com as estruturas corticais do **hemisfério direito** do que do esquerdo, sendo, entretanto, as lesões bilaterais as que mais produzem os sintomas.

O Quadro 14.2 apresenta de forma resumida alterações da orientação espacial e as respectivas áreas cerebrais lesadas ou disfuncionais (Kim et al., 2015).

Além disso, tem sido identificado, em estudos com pacientes que tiveram lesões cerebrais e naqueles com doenças neurodegenerativas, que as seguintes estruturas estão também relacionadas à desorientação espacial: regiões do **lobo temporal medial**, principalmente **hipocampo**, **córtex para-hipocampal** e **amígdala**, assim como regiões **cerebrais posteriores,** como o **giro fusiforme,** o **giro lingual**, a **região posterior do giro do cíngulo,** o **córtex parietal posterior,** o **giro occipital inferior** e o **cerebelo** (Tae-Sung et al., 2010).

A síntese visual, ou seja, a capacidade de integrar diferentes estímulos visuais para a orientação espacial, pode ser afetada por lesões no **córtex occipital associativo**, produzindo quadros de **simultanagnosia** (déficit em captar os elementos mais importantes a partir de estímulos visuoespaciais complexos, embora o indivíduo consiga identificar corretamente cada detalhe). A localização adequada de pontos no espaço depende, por sua vez, da integridade do **córtex parietoccipital**.

Um aspecto neuropsicológico interessante é a **associação** frequente entre **desorientação espacial e a prosopagnosia** (incapacidade de reconhecer faces conhecidas); cerca de 30% das pessoas com prosopagnosia adquirida (geralmente após acidente vascular) têm também importante desorientação topográfica (Corrow et al., 2016).

A principal explicação para tal associação é que as duas alterações são provocadas por lesão ou disfunção em áreas cerebrais posteriores próximas (irrigadas pela artéria cerebral posterior). A prosopagnosia ocorre frequentemente como consequência de lesões na área fusiforme (estrategicamente importante para o reconhecimento de faces), sendo que a área fusiforme é muito próxima da área espacial do córtex para-hipocampal, importante para a orientação espacial, pois é ativada quando vemos e reconhecemos cenas visuais (Corrow et al., 2016).

Neuropsicologia da orientação temporal

A orientação temporal depende de uma adequada percepção da passagem do tempo, do registro e da discriminação dos intervalos temporais, assim como da capacidade de apreender o tempo passado e antever o tempo futuro (Damasceno, 1996).

A orientação temporal, a representação e o processamento mental do tempo (*timing*) foram amplamente revistos por Sundeep Teki (2016). Nessa área complexa de estudo, foram constatados alguns dados relevantes, como:

Quadro 14.2 | Alterações da orientação espacial e respectivas áreas cerebrais disfuncionais	
ÁREA CEREBRAL ENVOLVIDA	**DISFUNÇÃO NA ORIENTAÇÃO ESPACIAL**
Córtex parietal posterior	Déficit em representar a localização de objetos em relação a si próprio (ao próprio corpo)
Córtex occipitotemporal e/ ou córtex para-hipocampal	Dificuldades em navegação por déficit no reconhecimento de localidades previamente familiares, conhecidas
Córtex retrosplenial (córtex imediatamente atrás do *splenium* **do corpo caloso)**	Embora podendo reconhecer localidades familiares, o paciente é incapaz de codificar e aproveitar informações visuoespaciais de tais localidades
Estruturas mediais do lobo temporal	Desorientação espacial devido a incapacidade de representar localidades do ambiente e caminhos aprendidos recentemente

1. a **língua nativa** das pessoas demarca como elas pensam sobre o tempo (p. ex., falantes de inglês e de mandarim pensam sobre o tempo de formas claramente distintas, e alguns grupos aborígenes australianos usam os pontos cardinais para a percepção temporal);
2. as **informações espaciais afetam a temporalidade** e a percepção do tempo (mas não o contrário);
3. a orientação temporal **depende de eventos sensoriais;**
4. diferentes áreas cerebrais codificam e processam o tempo no nível **abaixo de um segundo** ou **acima de um segundo;**
5. crianças **recém-nascidas** já têm percepção de **batidas rítmicas;**
6. a **dopamina** nos circuitos dopaminérgicos modula componentes atencionais de intervalos de tempo;
7. a temporalidade motora está alterada em crianças com **transtorno de déficit de atenção/hiperatividade (TDAH)** com impulsividade;
8. áreas corticais relacionadas à **emoção** influem claramente no **processamento do tempo;**
9. experiências corporais (*embodiment*) são importantes na modulação emocional de percepção do tempo.

A temporalidade (*timing*) não é processada em uma área específica do cérebro, sendo sua neuropsicologia extremamente complexa e heterogênea. Ao que parece, diferentes escalas de tempo (p. ex., abaixo de um segundo e acima de um segundo) são processadas por diferentes estruturas cerebrais.

A percepção e o processamento do tempo implicam **amplas redes neurais** situadas em áreas corticais e subcorticais nos córtices frontal, parietal e temporal (implicando córtices sensoriais e pré-motores), na ínsula, nos núcleos da base, no cerebelo e no núcleo olivar inferior. Assim, foram propostos por toda uma linha de pesquisa nas últimas décadas alguns centros organizadores da temporalidade (*core timer*), apresentados no Quadro 14.3 (revisão em Teki, 2016).

PSICOPATOLOGIA DA ORIENTAÇÃO (ALTERAÇÕES SEGUNDO A ALTERAÇÃO DE BASE)

Distinguem-se vários **tipos de desorientação**, de acordo com a **alteração de base** que a con-diciona. É preciso lembrar que geralmente a desorientação ocorre, em primeiro lugar, em relação ao tempo. Só após o agravamento do transtorno o indivíduo se desorienta quanto ao espaço e, por fim, quanto a si mesmo.

- **Desorientação por redução do nível de consciência**. Também denominada *desorientação torporosa* ou *confusa*, é aquela na qual o indivíduo está desorientado por rebaixamento ou turvação da consciência. Tais turvação e rebaixamento do nível de consciência produzem alteração da atenção, da concentração, da memória recente e de trabalho e, consequentemente, da capacidade de percepção e retenção dos estímulos ambientais. Isso impede que o indivíduo apreenda a realidade de forma clara e precisa e integre, assim, a cronologia dos fatos. Portanto, nesse caso, a alteração do nível de consciência é a causa da desorientação. Essa é a **forma mais comum de desorientação**.

- **Desorientação por déficit de memória imediata e recente**. Também denominada *desorientação amnéstica*. Aqui, o indivíduo não consegue reter as informações ambientais básicas em sua memória recente. Não conseguindo fixar as informações, perde a noção do fluir do tempo, do deslocamento no espaço, passando a ficar desorientado temporoespacialmente. A desorientação amnéstica é típica da **síndrome de Korsakoff**. Já a **desorientação demencial** é muito próxima à amnéstica. Ocorre não apenas por perda da memória de fixação, mas por déficit de reconhecimento ambiental (agnosias) e por perda e desorganização global das funções cognitivas. Ocorre nos diversos quadros demenciais (doença de Alzheimer, demências vasculares, etc.).

- **Desorientação apática ou abúlica**. Ocorre por apatia marcante e/ou desinteresse profundos. Aqui, o indivíduo torna-se desorientado devido a uma marcante alteração do humor e da volição, comumente em **quadro depressivo grave**. Por falta de motivação e interesse, o paciente, geralmente muito deprimido, não investe sua energia no mundo, não se atém aos estímulos ambientais e, portanto, torna-se desorientado.

- **Desorientação delirante**. Ocorre em indivíduos que se encontram imersos em profundo **estado delirante**, vivenciando ideias delirantes muito intensas, crendo com convicção plena que estão "habitando" o lugar (e/ou o tempo) de seus delírios. Nesses ca-

A orientação e suas alterações   97

Quadro 14.3 | Áreas cerebrais e diferentes aspectos da orientação temporal, da percepção do tempo e da temporalidade

ÁREA CEREBRAL ENVOLVIDA	ASPECTO DA PERCEPÇÃO DO TEMPO E PROCESSAMENTO DA TEMPORALIDADE
Núcleos da base	• Marcador do tempo (*timer*) para intervalos temporais, sobretudo mais longos. • Núcleos da base e área motora suplementar medeiam a percepção de batidas rítmicas. • O *striatum* é um marcador de tempo (*timer*), sendo parte de um sistema amplo de temporalidade. • Gânglios da base são fundamentais para a temporalidade explícita (consciente), e áreas parietais e pré-motoras, para a temporalidade implícita • Em tarefa de estimar o tempo, em ressonância magnética funcional, o putame à direita foi marcadamente ativado.
Cerebelo	• Marcador do tempo (*timer*), sobretudo para intervalos temporais mais curtos e precisos. • Estudos sugerem que o cerebelo pode funcionar como um relógio interno. • Representação explícita do tempo. • Pacientes com lesão cerebelar podem produzir movimentos rítmicos contínuos, mas não os descontínuos. • O cerebelo pode "aprender" respostas temporais adaptativas. • O cerebelo posterior fornece sinais sobre a temporalidade para circuitos corticais de orientação espacial.
Córtex pré-frontal	• O córtex pré-frontal dorsolateral modula tanto a memória de trabalho como a temporalidade e está envolvido na percepção do tempo. • Os circuitos pré-frontais que incluem o núcleo caudado, o núcleo talâmico dorsolateral e o giro cingulado participam da percepção do tempo, da orientação temporal, da síntese temporal e da noção de duração. • Pacientes com lesões nas áreas pré-frontais têm suas capacidades de perceber e avaliar intervalos de tempo, tanto do passado como do futuro, comprometidas. Devido ao déficit de síntese temporal, seu comportamento é altamente suscetível de perturbação por interferência de estímulos externos ou internos.
Sistemas motores automáticos e cognitivos frontais e parietais	• Regulação e mensuração do tempo (*timing measurement*). • A escuta passiva de ritmos recruta regiões motoras do cérebro.
Circuitos corticoestriatais	• Atenção dirigida à temporalidade. • Esses circuitos são ativados na percepção de intervalos de tempo. • Circuitos frontoestriatais processam intervalos de tempo.
Hipocampo	• Neurônios hipocampais especializados em temporalidade codificam momentos sucessivos em uma sequência de eventos. • Também participam da temporalidade circuitos hipocampais que incluem, além do hipocampo, os corpos mamilares, os núcleos anteriores e mediais do tálamo e os núcleos septais.
Ínsula	• A ínsula está intimamente envolvida na percepção do próprio corpo, do *self* corporal, e a percepção do tempo processada pela ínsula relaciona-se à mensuração interna e subjetiva do tempo, marcada pelas experiências do *self* corporal. • Áreas posteriores da ínsula modulam gratificações atrasadas do sistema de recompensa, enquanto o *striatum* codifica intervalos de tempo. • Ínsula é um marcador de tempo (*timer*) central. • O *operculum* é área-chave para mediar aspectos atencionais da estimação do tempo.

Fonte: Teki (2016).

sos, pode-se, eventualmente, observar a chamada *dupla orientação*, na qual a orientação falsa, delirante, coexiste com a correta. O paciente afirma que está no inferno, cercado por demônios, mas também pode reconhecer que está em uma enfermaria do hospital ou em um CAPS. Pode, ainda, ocorrer de o indivíduo dizer, em um momento, que está na cadeia e que as enfermeiras são carcereiros, e afirmar, logo em seguida, que são enfermeiras do hospital (alternando sequencialmente os dois tipos de orientação).

- **Desorientação por déficit intelectual**. Ocorre em pessoas com deficiência intelectual (DI) grave ou moderada (eventualmente em DI leve). Nesse caso, a desorientação ocorre pela incapacidade ou **dificuldade em compreender aspectos complexos do ambiente** e de reconhecer e interpretar as convenções sociais (horários, calendário, etc.) que padronizam a orientação do indivíduo no mundo.

- **Desorientação por dissociação, ou *desorientação histérica***. Ocorre em geral em quadros dissociativos graves, normalmente acompanhada de alterações da identidade pessoal (fenômeno do desdobramento da personalidade) e de alterações da consciência **secundárias à dissociação** associada ou não com personalidade histriônica (antigamente chamada de "estado crepuscular histérico" e, na atualidade, de "quadros dissociativos").

- **Desorientação por desagregação**. Ocorre em pacientes com psicose, geralmente com esquizofrenia, em estado crônico e avançado da doença, quando o indivíduo, por **desagregação profunda do pensamento**, apresenta toda a sua atividade mental gravemente desorganizada, o que o impede de se orientar de forma adequada quanto ao ambiente e quanto a si mesmo.

- **Desorientação quanto à própria idade**. É definida como uma discrepância de cinco anos ou mais entre a idade real e aquela que o indivíduo diz ter. Tem sido descrita em alguns pacientes com esquizofrenia crônica e parece ser um fiel indicativo clínico de déficit cognitivo na esquizofrenia (Crow; Stevens, 1978).

Cabe lembrar que, em indivíduos com quadros de desorientação por lesão ou disfunção cerebral, o modo de recuperação do paciente, quando há reversão e cura do quadro e a lesão ou disfunção não produz sequelas definitivas, é o seguinte: 1) inicialmente recupera a orientação quanto a si mesmo; 2) depois recupera a orientação espacial; e, por fim, 3) recupera a orientação temporal (Tate; Pfaff; Jurjevic, 2000).

Em pacientes com amnésia, além de desorientação, nos quadros de lesões neuronais leves, a recuperação da orientação tende a ocorrer antes da recuperação da amnésia. Nos quadros de lesão grave, a recuperação da orientação tende a ocorrer depois da recuperação da amnésia (Tate; Pfaff; Jurjevic, 2000). Pacientes com doença de Parkinson, doença de Huntington, TDAH e esquizofrenia podem apresentar alterações da percepção, da codificação e do processamento do tempo, independentemente de terem alterações do nível de consciência (Teki, 2016). No Quadro 14.4 estão resumidas as principais alterações de orientação, percepção e processamento da temporalidade em transtornos neurológicos e mentais, mesmo quando não há alteração do nível de consciência. Para a avaliação da orientação ver o Quadro 14.5.

A orientação e suas alterações 99

Quadro 14.4 | Alterações da orientação temporal e temporalidade em algumas condições neurológicas e em transtornos mentais

TRANSTORNO	ALTERAÇÕES DA ORIENTAÇÃO TEMPORAL E TEMPORALIDADE
Esquizofrenia	• Pacientes superdimensionam intervalos de tempo quando a tarefa é verbal e subdimensionam quando a tarefa é de produção de intervalos de tempo.
TDAH	• Déficits em discriminação da duração de eventos e na reprodução e produção de duração em intervalos de tempo. Anormalidades na temporalidade motora e alterações da percepção do tempo relacionadas à impulsividade.
Doença de Parkinson	• Alterações da temporalidade de ações motoras (consequência de ativação inadequada do *striatum* e de má conectividade corticoestriatal). Alterações da percepção do tempo na faixa de subsegundos e de segundos.
Doença de Huntington	• Distúrbios na *performance* de estimação do tempo são encontrados na fase pré-clínica e na fase clínica. A *performance* piora se a tarefa for baseada em ações motoras.
Encefalite límbica	• Alteração da percepção subjetiva do tempo, alteração autobiográfica da consciência da própria idade.

Fonte: Piras e colaboradores (2014).

Quadro 14.5 | Semiotécnica da orientação

Orientação temporal:	• *Que dia é hoje? Qual o dia da semana? Qual o dia do mês? Em que mês estamos? Em que ano estamos? Qual a época do ano (começo, meio ou fim do ano)? Aproximadamente que horas são agora?* Lembrar-se de que alguns sujeitos com baixa escolaridade (menos de oito anos) podem, eventualmente, apresentar dificuldades na orientação temporal e, sobretudo, nas noções de duração e continuidade temporal (Anthony; Le Resche; Niaz, 1982).
Orientação espacial:	• *Onde estamos? Como se chama a cidade em que estamos? E o bairro? Qual o caminho e quanto tempo leva para vir de sua casa até aqui? Que edifício é este (hospital, ambulatório, consultório, etc.) em que estamos? Em que andar estamos?*
Orientação autopsíquica:	• *Quem é você? Qual o seu nome? O que faz? Qual a sua profissão? Quem são seus pais? Qual a sua idade (verificar a idade real do paciente)? Qual o seu estado civil?*

Carlat (2007) sugere que se investigue a orientação "do mais fácil para o mais difícil". Se o paciente tiver dificuldade em responder, que se pergunte: Onde fica sua casa? Que lugar é este? Onde estamos agora? Em que ano estamos? Que mês? Que dia da semana? Que dia do mês?

15 As vivências do tempo e do espaço e suas alterações

O segundo, não o tempo, é implacável. Tolera-se o minuto. A hora suporta-se. Admite-se o dia, o mês, o ano, a vida, a possível eternidade.

Mas o segundo é implacável. Sempre vigiando e correndo e vigiando. De mim não se condói, não para, não perdoa. Avisa talvez que a morte foi adiada ou apressada.

Por quantos segundos?

Carlos Drummond de Andrade

DEFINIÇÕES BÁSICAS

As vivências do tempo e do espaço constituem-se como dimensões fundamentais de todas as experiências humanas. O ser, de modo geral, só é possível nas dimensões reais e objetivas do espaço e do tempo. Portanto, o tempo e o espaço são, ambos, condicionantes fundamentais do universo humano e estruturantes básicos da nossa experiência.

Em seu "Tratado do tempo" (Física IV, 10--14), Aristóteles busca abordar algumas das principais dificuldades teóricas sobre a natureza do tempo e a temporalidade – se o tempo existe ou não e se ele é constituído por momentos presentes que se sucedem. Assim, movimento e repouso, mudança e permanência, bem como a natureza dos entes que estão submetidos ao tempo, foram temas difíceis e relevantes para o grande filósofo da Antiguidade (Puente; Baracat Jr., 2014).

Mais tarde, Santo Agostinho irá questionar "[...] o que é, por conseguinte, o tempo? Se alguém me perguntar, eu sei; se o quiser explicar a quem me fizer a pergunta, já não sei" (Puente; Baracat Jr., p.122). Para ele, só o tempo passado e o futuro podem ser longos ou curtos; apenas eles têm duração. Mas como algo que não existe pode ser longo ou curto? O passado e o futuro parecem ter duração, mas não existência; o presente existe, mas não tem duração. Assim esse importante filósofo medieval levantou questões difíceis e sutis sobre o tempo e a temporalidade (Puente; Baracat Jr., 2014).

Para o físico Isaac Newton (1643-1727) e o filósofo Gottfried W. Leibniz (1646-1716), o espaço e o tempo produzem-se exclusivamente fora do homem e têm uma realidade objetiva plena. São realidades independentes do ser humano.

Em contraposição a essa noção, o filósofo alemão Immanuel Kant (1724-1804) defende que o espaço e o tempo são dimensões básicas, que possibilitam todo e qualquer conhecimento, intrínsecas ao ser humano como ser cognoscente. Segundo ele, não se pode conhecer realmente nada que exista fora do tempo e do espaço. Para o filósofo alemão, entidades que pairam fora do tempo e do espaço, como Deus, a liberdade ou a alma humana, não podem ser propriamente conhecidas. Pode-se pensar sobre elas, mas nunca conhecê-las objetivamente, pois não se dão no tempo e no espaço.

Nesse sentido, Kant acrescenta, à visão de Newton, a dimensão subjetiva do tempo e do espaço, elevando-os ao *status* de "categorias do conhecimento humano". Para o filósofo, o tempo e o espaço são "entidades potenciais ou ocas"; isto é, embora sejam absolutamente necessárias ao conhecimento e se encontrem presentes no interior do homem, só adquirem plena realidade quando preenchidas por objetos do conhecimento.

Para o filósofo francês Henri Bergson (1859-1941) uma das principais dificuldades para compreender o que o tempo realmente é origina-se na história da filosofia, quando o espaço e o tempo foram considerados como do mesmo gênero. Estudou-se o espaço, determinou-se sua natureza e sua função, depois transportaram-se para o tempo as conclusões obtidas. Para passar de um a outro, foi suficiente mudar uma palavra: *justaposição* por *sucessão*. Segundo esse filósofo, o problema é que os pensadores sempre se referiram à duração (temporalidade) como uma extensão (espacialidade): "Quando evocamos o tempo, é o espaço que responde ao chamado" (Bergson, 1984).

Ao tentar estudar o movimento, o fluir da vida e das coisas, a inteligência se concentrou em uma série de posições fixas, sucessivas. Bergson (1984) propõe que, para captar o que realmente o tempo é, o que significa a **duração**, deve-se abandonar tal atitude. Diz ele:

> Abandonemos esta representação intelectual do movimento, que o desenha como uma série de posições. Vamos direto a ele, consideremo-lo sem conceitos interpostos: nós o vemos simples e uno. A essência da duração está em fluir, nunca veremos algo que "dure" ao nos atermos ao estável acoplado ao estável. O tempo, a duração, o movimento é o contrário, é o fluxo, é a continuidade de transição, a mudança ela mesma. Esta mudança é indivisível (Bergson, 1984, p. 103).

Os filósofos existencialistas também deram grande ênfase à questão da temporalidade. Para eles, o tempo não é simplesmente um objeto real, exterior ao homem (como queria Newton), nem uma entidade oca, como postulava Kant, mas **um dos elementos constituintes do ser**.

Para Martin Heidegger (1889-1976), o homem deve ser compreendido pelas condições básicas do *"estar/ser no mundo"*, *"estar/ser com os outros"* e, fundamentalmente, como *"ser para a morte"*. Assim, a morte e, por consequência, a temporalidade definem a condição humana. Para o filósofo alemão, analisar o tempo é observar o homem em sua maior contradição: a tensão permanente entre permanência e transitoriedade, poder e impotência, desejo pela vida e irremediavelmente marcado pela inevitável morte.

Por fim, cabe ressaltar que a dimensão temporal da experiência humana relaciona-se com os chamados **ritmos biológicos**. Os de maior importância para a psicopatologia são: o ritmo circadiano (dura cerca de 24 horas, alternando-se o dia e a noite), os ritmos mensais relacionados principalmente ao ciclo menstrual (dura cerca de 28 dias), as variações sazonais (as quatro estações do ano) e as grandes fases e marcos da vida humana (gestação, nascimento, infância, adolescência, período adulto, velhice e morte).

Muitos dos ritmos biológicos associam-se tanto a flutuações hormonais e bioquímicas como a símbolos culturais (datas festivas, representações culturais das fases da vida, ritos de passagem, etc.), contribuindo para a determinação do estado mental do indivíduo.

PERCEPÇÃO DO TEMPO E SENSO DE REALIDADE

O neurocientista Armin Schnider (2013) identificou uma série de pacientes com desorientação temporal e confabulação, cuja neuroimagem revelava certas lesões neurológicas que implicavam a perda da capacidade de discriminar entre um evento ou pensamento ocorridos no passado e algo que está ocorrendo no momento. Tal discriminação é essencial para o contato com a realidade, para se discriminar o que é real, acontecendo neste momento conosco, do que é uma lembrança passada ou uma fantasia relacionada ao futuro (de fato, neuropsicologicamente, *construir um futuro* em nossa mente utiliza os mesmos mecanismos neurais da *construção mental de nosso passado*) (Schnider, 2013).

Todos os 14 pacientes de Schnider tinham algo em comum: a principal área lesada situava-se em uma área filogeneticamente antiga do cérebro – o **córtex orbitofrontal medial posterior**. Assim, Schnider postulou que, para a discriminação do que é real, em relação ao que é lembrança ou fantasia, é essencial a integridade dessa área do lobo frontal, que realiza o que os neuropsicólogos chamam de **filtragem da realidade** (*reality filtering*). Dessa forma, formulou-se a hipótese de que um dos componentes importantes da construção mental da realidade seria a chamada *orbitofrontal reality filtering* (Liverani et al., 2016).

Qualidades da vivência de tempo

A experiência da temporalidade é fundamental para o senso de coerência e continuidade do *self* e da identidade pessoal (Stanghellini et al., 2016). Vários elementos compõem a experiência de temporalidade: percepção do tempo, estimação prospectiva e retrospectiva de intervalos, percepção da duração, experiência da passagem do tempo e duração antecipada.

Assim, como salienta Marc Wittmann (2009), a experiência da temporalidade é influenciada de forma muito marcante pelos estados afetivos e emoções, assim como pelas experiências de vivências corporais (*embodiment*). Dessa forma, quando falamos do tempo, usamos expressões como: "aqueles 40 minutos de dor intensa parecem ter durado um século", "as duas horas de espera pelo retorno de meu filho duraram uma eternidade" ou "estava tão alegre com minha namorada que o tempo voou, não percebi que se passaram três horas".

Além desses elementos afetivos, a percepção do tempo é também influenciada por outros aspectos cognitivos, como atenção, memória de trabalho e memória de longo prazo (Wittmann, 2009).

De toda forma, é inquestionável que a vida psíquica, além de ocorrer e se configurar no tempo, tem ela mesma um aspecto especificamente temporal, e, por isso, é legítima a distinção do tempo em:

- tempo subjetivo (interior, pessoal); e
- tempo objetivo (exterior, cronológico, mensurável).

Muitas vezes, ocorre certo descompasso entre o tempo subjetivo e o cronológico. Tal discrepância pode ser tanto um fenômeno primário, uma legítima alteração da consciência do tempo, como um fenômeno secundário, decorrente de alterações da consciência, da memória, do pensamento, etc. O poeta Fernando Pessoa (1888-1935) ilustra a dessincronia que pode existir entre o tempo cronológico, objetivo, e o subjetivo, vivenciado internamente pelo indivíduo (algo próximo à duração de Bergson):

> Viajei. Julgo inútil explicar-vos que não levei meses, nem dias, nem outra quantidade qualquer de medida de tempo a viajar. Viajei no tempo é certo, mas não do lado de cá do tempo, onde o contamos por horas, dias e meses; foi do outro lado do tempo que eu viajei, onde o tempo se não conta por medida. Decorre, mas sem que seja possível medi-lo. É como que mais rápido que o tempo que vimos viver-nos... (Pessoa, 1995, p. 293)

ESPAÇO E TEMPO PROFANOS E SAGRADOS

Segundo o historiador Mircea Eliade (1992), o espaço e o tempo têm qualidades particulares e diferentes para o homem religioso em relação ao não religioso. Para o primeiro, o espaço não é homogêneo; apresenta rupturas, quebras. O **espaço sagrado** é forte, significativo, o único que, para o homem religioso, é de fato real, que existe realmente. O espaço sagrado constitui uma experiência primordial, que corresponde à fundação do mundo. Para o indivíduo devoto de uma religião, o templo faz parte de um espaço diferente da rua onde ele se encontra. A porta que se abre para o interior do templo significa o limiar que separa dois modos de ser, o profano e o religioso; é a fronteira que distingue e opõe dois mundos, mas, ao mesmo tempo, a via pela qual esses dois mundos se comunicam.

Da mesma forma, por meio dos ritos, o homem religioso passa da duração temporal ordinária para o **tempo sagrado**. Esse é um tempo indefinidamente recuperável, repetitivo, por tratar-se de um tempo mítico e primordial, tornado presente por meio do rito, da festa religiosa. Segundo Eliade (1992, p. 38), "[...] toda festa religiosa, todo tempo litúrgico, representa a reatualização de um evento sagrado que teve lugar num passado mítico, nos 'primórdios' ".

ANORMALIDADES DA VIVÊNCIA DO TEMPO E RITMO PSÍQUICO NAS SÍNDROMES DEPRESSIVAS E MANÍACAS

Embora em quadros depressivos leves pareça haver uma percepção do tempo mais precisa, fenômeno chamado de "realismo depressivo" (Kornbrot et al., 2013), nos graves a passagem do tempo é percebida como lenta e vagarosa. Em contrapartida, nos estados maníacos, é percebida como rápida e acelerada.

O ritmo psíquico também é oposto nesses dois transtornos: na mania, há taquipsiquismo geral, com aceleração de todas as funções psíquicas (pensamento, psicomotricidade, linguagem, etc.), e, na depressão grave, ocorre bradipsiquismo, com lentificação de todas as atividades mentais (Kitamura; Kumar, 1982).

Ilusão sobre a duração do tempo

Trata-se da deformação acentuada da percepção da duração temporal. Ocorre, sobretudo, nas intoxicações por alucinógenos ou psicoestimulantes (cocaína, anfetamina, etc.), nas fases agudas e iniciais das psicoses e em situações emocionais especiais e intensas. Acontece também quando são recebidas, por exemplo, muitas informações novas; o tempo pode parecer transcorrer de modo extremamente veloz ou comprimido, ou de forma muito lenta e dilatada.

Atomização do tempo

Vivemos no tempo presente, em um agora que se vincula intimamente aos acontecimentos passados e às possibilidades do porvir. A alteração ou a falta dessa experiência subjetiva natural do fluir temporal, decorrente da perda ou do enfraquecimento de ambas as margens do tempo (passado e futuro), produz uma redução quase *puntiforme* ou *atomizada* do tempo, fazendo-o parecer uma sucessão de pontos presentes que não se articulam entre si. O indivíduo não consegue inserir-se naturalmente na continuidade do devir; adere a momentos quase descontínuos. Esse fenômeno ocorre nos estados de exaltação e agitação maníaca, geralmente acompanhados da chamada fuga de ideias e de distraibilidade intensa.

Inibição da sensação de fluir do tempo (inibição do devir subjetivo)

A experiência normal do tempo implica a ampliação de um agora que se estende ao passado e se dirige ao porvir. Implica também um movimento mental que integra o fluir dos acontecimentos objetivos e externos à dimensão temporal subjetiva, ou seja, ao devir da vida subjetiva.

A anormalidade da sensação do fluir do tempo corresponde à falta da sensação do avançar subjetivo do tempo, na qual o sujeito perde o sincronismo entre o passar do tempo objetivo,

cronológico, e o fluir de seu tempo interno. Isso ocorre em síndromes depressivas graves. Certos pacientes com **depressão grave** expressam sua vivência do tempo dizendo que o tempo encolheu, que não passa, deixou de fluir, ou que está passando muito mais devagar que o normal.

Indivíduos muito **ansiosos** descrevem uma pressão temporal, como se o tempo de que dispõem fosse sempre insuficiente: "Sinto que nunca vou dar conta de fazer o que devo fazer em determinado período". **Pacientes com transtorno obsessivo-compulsivo (TOC)** grave ocasionalmente experimentam uma lentificação enorme de todas as atividades, sobretudo quando devem completar alguma tarefa.

Alterações da vivência do tempo na esquizofrenia

Pacientes com esquizofrenia, sobretudo em surtos agudos, apresentam importantes alterações da vivência do tempo. Pode-se descrever tais alterações como fundadas na desarticulação e quebra do aspecto natural, pré-reflexivo, que caracteriza a vivência normal do tempo. A experiência temporal em pessoas com esquizofrenia, sobretudo nos períodos de agudização, é marcada pela fragmentação, que se verifica pela alteração da percepção do fluir do tempo, bem como por vivências anormais, como *déjà vu* e *déjà vecu* e estranhamento do tempo passado e futuro, relacionados a delírios e alucinações (Stanghellini et al., 2016).

Alguns pacientes com **esquizofrenia** experimentam certa passividade em relação ao fluir do tempo; sentem que sua percepção temporal é controlada por uma instância exterior ao seu Eu. Outros, geralmente mais graves, sofrem verdadeira desintegração da sensação do tempo e do espaço. As alterações das vivências do tempo, de modo geral, estão associadas a alterações da experiência do *self*, marcantes na esquizofrenia (Stanghellini et al., 2016).

ANORMALIDADES DA VIVÊNCIA DO ESPAÇO

No **estado de êxtase**, há perda das fronteiras entre o eu e o mundo exterior. Nesse caso (que também pode ser classificado como transtorno da consciência do eu), o sujeito sente como se estivesse fundido ao mundo exterior (López Ibor, 1957).

A vivência do espaço no indivíduo em **estado maníaco** é a de um espaço extremamente dilatado e amplo, que invade o das outras pessoas. O paciente desconhece as fronteiras espaciais e vive como se todo o espaço exterior fosse seu. Esse espaço não oferece resistências ao seu eu.

Nos **quadros depressivos**, o espaço exterior pode ser vivenciado como muito encolhido, contraído, escuro e pouco penetrável pelo indivíduo e pelos outros.

Já o paciente com **quadro paranoide** vivencia seu espaço interior como invadido por aspectos ameaçadores, perigosos e hostis do mundo. O espaço exterior é, em princípio, invasivo, fonte de perigos e ameaças. No caso do indivíduo com **agorafobia**, o espaço exterior é percebido como sufocante, pesado, perigoso e potencialmente aniquilador.

16 A sensopercepção e suas alterações (incluindo a representação e a imaginação)

DEFINIÇÕES BÁSICAS

Todas as informações do ambiente, necessárias à sobrevivência do indivíduo, chegam até o organismo por meio das sensações. Os diferentes estímulos físicos (luz, som, calor, pressão, etc.) ou químicos (substâncias com sabor ou odor, estímulos sobre as mucosas e a pele) agem sobre os órgãos dos sentidos, estimulando os diversos receptores e, assim, produzindo as sensações. O ambiente fornece constantemente informações sensoriais ao organismo, que, por intermédio delas, se autorregula e organiza suas ações voltadas à sobrevivência ou à interação com o mundo, com as outras pessoas (Goldstein, 2010).

Define-se **sensação** como o fenômeno elementar gerado por estímulos físicos, químicos ou biológicos variados, originados fora ou dentro do organismo, que produzem alterações nos órgãos receptores, estimulando-os. Os estímulos sensoriais fornecem a alimentação sensorial aos sistemas de informação do organismo. As diferentes formas de sensação são geradas por estímulos sensoriais específicos, como visuais, táteis, auditivos, olfativos, gustativos, proprioceptivos e cinestésicos (Goldstein, 2010).

Por **percepção**, entende-se a tomada de consciência, pelo indivíduo, do estímulo sensorial. Arbitrariamente, então, se atribui à sensação a dimensão *neuronal*, ainda não plenamente consciente, no processo de sensopercepção. Já a *percepção* diz respeito à *dimensão propriamente neuropsicológica e psicológica do processo*, à transformação de estímulos puramente sensoriais em fenômenos perceptivos conscientes (Grondin, 2016). Nessa linha de raciocínio, Piéron (1996) define percepção como a *tomada de conhecimento sensorial de objetos ou de fatos exteriores mais ou menos complexos*.

A **sensação** é considerada, portanto, um **fenômeno passivo**; estímulos físicos (luz, som, pressão) ou químicos atuam sobre sistemas de recepção do organismo. Já a **percepção** seria **fenômeno ativo**; o sistema nervoso e a mente do sujeito constroem um percepto por meio da síntese dos estímulos sensoriais, confrontados com experiências passadas registradas na memória e com o contexto sociocultural em que vive o indivíduo e que atribui significado às experiências. Tal percepto, ou seja, a percepção final, é, dessa forma, apreendido pelo sujeito consciente.

Nos dias atuais, afirma-se que a percepção não resulta simples e passivamente do conjunto de estímulos e sensações; é o produto ativo, criativo e pessoal de experiências que partem de estímulos sensoriais, mas são recriadas na mente de quem percebe algo. Por exemplo, a percepção visual de uma mesa, a partir da sensação visual de quatro troncos e de uma tábua acima deles, só é possível por sujeitos que pertencem a sociedades que fabricam mesas e lhes dão o significado de determinado móvel. Fora desse contexto, o objeto percebido não apresenta o caráter total do percepto "mesa" (Goldstein, 2010; Grondin, 2016).

Já a diferença proposta entre percepção e **apercepção** é mais sutil e controversa. O termo "apercepção" foi introduzido pelo filósofo Gottfried Wilhelm Leibniz (1646-1716) e significa a plena entrada de uma percepção na consciência e sua articulação com os demais elementos psíquicos. Para ele, aperceber é *perceber algo integralmente, com clareza e plenitude*, por meio de reconhecimento ou identificação do material percebido com o preexistente. Carl Gustav Jung (1875- -1961) definia a apercepção como um processo psíquico em virtude do qual um novo conteúdo é articulado de tal modo a conteúdos semelhantes já dados que se pode considerar imediatamente claro e compreendido (Sharp, 1991). Nesse caso, a apercepção seria propriamente uma gnosia, ou seja, o pleno reconhecimento de um objeto percebido (Cabral; Nick, 1996).

Deve-se ressaltar que a maioria dos autores em psicologia e psicopatologia não faz diferença entre percepção e apercepção. Da mesma forma, vários psicopatólogos preferem não separar a sensação da percepção e denominam o fenômeno de **sensopercepção**.

DELIMITAÇÃO DOS CONCEITOS DE IMAGEM, REPRESENTAÇÃO E IMAGINAÇÃO

1. O elemento básico do processo de sensopercepção é a imagem perceptiva real, ou simplesmente "imagem". A **imagem sensoperceptiva** se caracteriza pelas seguintes qualidades:

   - **nitidez** (a imagem é nítida, seus contornos são precisos);
   - **corporeidade** (a imagem é viva, corpórea, tem luz, brilho e cores vivas);
   - **estabilidade** (a imagem percebida é estável; enquanto estiver presente o objeto estimulador, a imagem não muda de um momento para outro);
   - **extrojeção** (a imagem, provinda do espaço exterior, também é percebida nesse espaço);
   - **ininfluenciabilidade voluntária** (o indivíduo não consegue alterar voluntariamente a imagem percebida);
   - **completude** (a imagem apresenta desenho completo e determinado, com todos os detalhes diante do observador).

   É preciso distinguir o fenômeno imagem do fenômeno **representação**. Diferentemente da imagem sensoperceptiva real, a **representação** (ou imagem representativa, ou mnêmica) se caracteriza por ser apenas uma revivescência de uma imagem sensoperceptiva determinada, sem que esteja presente o objeto original que a produziu.

   A diferença entre a experiência vívida da sensopercepção e as experiências da imaginação e da representação é bem descrita pelo criador da psicologia empírica, o filósofo inglês David Hume (1711-1776):

   > Todos admitirão sem hesitar que existe uma considerável diferença entre as percepções da mente quando o homem sente a dor de um calor excessivo ou o prazer de um ar moderadamente tépido e quando relembra mais tarde essa sensação ou a antecipa pela imaginação. Essas faculdades podem remedar ou copiar as percepções dos sentidos, mas jamais atingirão a força e a vivacidade do sentimento original. O máximo que podemos dizer delas, mesmo quando operam com todo o seu vigor, é que representam o seu objeto de maneira tão viva que quase se poderia dizer que os vemos ou sentimos. [...] O mais vivo pensamento é ainda inferior à mais embotada das sensações (Hume, 1973, p. 134).

2. **Representação** é, portanto, a *reapresentação* de uma imagem na consciência, sem a presença real, externa, do objeto que, em um primeiro momento, gerou uma imagem sensorial. A **representação** (imagem representativa ou mnêmica) se caracteriza por:

   - **pouca nitidez** (os contornos, geralmente, são borrados);
   - **pouca corporeidade** (a representação não tem a vida de uma imagem real);
   - **instabilidade** (a representação aparece e desaparece facilmente do campo de consciência);
   - **introjeção** (a representação é percebida no espaço interno);
   - **incompletude** (a representação demonstra um desenho indeterminado, apresentando-se geralmente incompleta e apenas com alguns detalhes).

   Existem alguns subtipos de imagem representativa:

   - **Imagem eidética** (eidetismo). É a evocação de uma imagem guardada na memória, ou seja, de uma representação, de forma muito precisa, com características semelhantes à percepção. A imagem eidética é experimentada por alguns indivíduos que, por uma capacidade excepcional, conseguem *ver em sua mente* uma representação de um objeto com tamanha nitidez e clareza (uma cadeira, a face de uma pessoa, etc.) que parecem ser percepções, e não representações. A evocação de uma imagem eidética é voluntária e não significa necessariamente sintoma de transtorno mental.
   - **Pareidolias**. São, na verdade, um misto de percepção e representação. São imagens visualizadas voluntariamente a partir de estímulos imprecisos do ambiente. *Ao olhar uma nuvem e poder ver nela um gato ou um elefante*, a criança está experimentando o que se denomina pareidolia.

3. A **imaginação** é uma atividade psíquica, geralmente voluntária, que consiste na evocação de imagens percebidas no passado (imagem mnêmica) ou na criação de novas

imagens (imagem criada). A imaginação, ou processo de produção de imagens, geralmente ocorre na ausência de estímulos sensoriais.

A **fantasia**, ou fantasma, é uma forma de imaginação, uma produção imaginativa, produto minimamente organizado do processo imaginativo. No sentido psicanalítico, a fantasia pode ser consciente ou inconsciente. Ela se origina de desejos, temores e conflitos tanto conscientes como inconscientes. A produção de fantasias é muito frequente e intensa em crianças e tem uma importante função psicológica: ajudar o indivíduo a lidar com as frustrações, com o desconhecido e, de modo geral, com seus conflitos. Muitas pessoas encontram grande prazer em suas atividades fantasmáticas, e os profissionais da criatividade (artistas, inventores, poetas, etc.) dependem basicamente de sua capacidade de produzir, desenvolver e elaborar fantasias.

NOVAS PERSPECTIVAS SOBRE FENÔMENOS PERCEPTIVOS: ESTUDOS SOBRE VISÃO CEGA E PERCEPÇÃO CEGA DE ODORES

O interessante fenômeno da **visão cega** (*blindsight*) é uma condição em que o sujeito acometido *responde* **a um estímulo visual**, mas não consegue ter consciência dele, **não percebe conscientemente o estímulo visual**. Assim, algumas pessoas cegas processam estímulos visuais que elas conscientemente não enxergam (revisão em: Weiskrantz, 2009).

Os casos de visão cega foram descritos em pessoas com cegueira visual central, ou seja, que ficaram cegas por terem perdido (por tumor, hemorragia, isquemia, etc.) a área cerebral cortical responsável pela visão (que é a área do córtex estriatal occipital, área 17 de Brodmann, ou V1). Lesões completas bilaterais na área V1 produzem cegueira total (se ocorrer em só um dos hemisférios cerebrais, a cegueira será de apenas um dos hemicampos da visão) (Weiskrantz, 2009).

Em algumas pessoas com tal cegueira, quando se fazem testes com estímulos visuais, elas, embora relatem que nada enxergaram, seguem com movimentos oculares esses estímulos visuais. Em dois casos detalhadamente estudados (Weiskrantz, 2009), dos pacientes DB e GY, que tiveram um dos campos visuais perdidos pela remoção de tumor do córtex estriatal occipital, a visão cega foi constatada. Ao se testar o campo cego de pacientes como DB e GY, verificou-se que eles desempenhavam corretamente (com acertos claramente acima do acaso) tarefas visuais como acertar a posição, a orientação e o movimento de estímulos visuais.

A explicação mais plausível para o fenômeno reside na neuroanatomia do sistema visual. Esse sistema tem duas vias neuronais. A primeira, *via retino-genículo-estriatal* (da retina para o núcleo geniculado lateral do tálamo, chegando ao córtex estriado occipital), é uma via neuronal filogeneticamente nova, responsável pela **visão consciente**. Há uma segunda via para os estímulos visuais, filogeneticamente mais antiga, que é a *via retino-tecto-pulvinar-extraestriado* (da retina para o colículo superior e depois para o pulvinar do tálamo, chegando ao córtex occipital extraestriatal). Essa segunda via recebe estímulos visuais que chegam ao córtex extraestriado (área que não torna a *visão consciente*). Assim, sem ter consciência, o organismo recebe informações visuais, as quais, de alguma forma, são processadas sem que o indivíduo perceba o estímulo (Weiskrantz, 2009).

Em pacientes com visão cega, embora o córtex estriado visual tenha sido totalmente danificado, estímulos visuais que chegam aos olhos e são transmitidos pelo nervo óptico para as áreas do córtex occipital extraestriatal *informam* o organismo sobre os estímulos, mas não há percepção consciente de tal estímulo visual.

Recentemente, Zucco, Priftis e Stevenson (2015) descreveram fenômeno análogo, que denominaram "**percepção olfativa sem consciência**". Em experimentos distintos, pessoas são expostas a odores agradáveis e desagradáveis em nível subliminar. Mesmo sem perceber conscientemente esses odores, respondem a tais estímulos (ficam satisfeitas com os agradáveis e irritadas, tristes, com os desagradáveis). Ao que parece, o olfato consciente é processado pelo giro frontal inferior, e outras áreas das vias olfativas, localizadas no tálamo, recebem estímulos olfativos e "dirigem a atenção" para eles, sem haver processamento consciente do fenômeno.

Por fim, cabe mencionar a linha de pesquisa que revela que estímulos externos com conotação emocional, mesmo quando expostos aos indivíduos em nível perceptivo subliminar (em que não há percepção consciente do estímulo), ativam áreas da amígdala relacionadas à emoção em questão e produzem reações emocionais no indivíduo. Dessa forma, é possível, com estímulos externos, excitar áreas emocionais do cérebro e desencadear reações emocionais (mudanças em ações expressivas e instrumentais, respostas neuroendócrinas e psicofisiológicas, assim como modulação de comportamentos motivados) nas pessoas sem que elas tenham consciência da emoção (ver revisão em: Diano et al., 2017).

Essas linhas de pesquisam revelam que os fenômenos da sensopercepção são extremamente ricos e complexos e envolvem tanto processos cognitivos conscientes como fenômenos importantes que ocorrem fora do campo da consciência.

ALTERAÇÕES DA SENSOPERCEPÇÃO

As alterações da sensopercepção, como as alucinações, as ilusões visuais e outros fenômenos desse tipo, têm intrigado os estudiosos há séculos. Lucrécio (96-55 a.C.), o filósofo epicurista da Roma antiga, manifesta seu assombro com tais fenômenos da seguinte maneira:

> [...] donde provém a alma e qual é a sua natureza e quais são essas coisas que, vindo ao encontro da gente acordada, mas abalada pela doença ou mergulhada no sono, aterrorizam os espíritos, dando-nos a ilusão de que estão diante de nós, e os podemos ouvir, aqueles cujos ossos tocados pela morte se encontram recobertos de terra (Lucrécio, 1973, p. 41).

Alterações quantitativas da sensopercepção (Biller; Gruener; Brazis, 2011; Fuller, 2013)

Nas alterações quantitativas, as imagens perceptivas têm intensidade anormal, para mais ou para menos, configurando hiperestesias, hiperpatias, hipoestesias, anestesias e analgesias. Eventualmente, esses termos são empregados em neurologia com um sentido um pouco diverso do utilizado em psicopatologia.

A **hiperestesia**, no sentido psicopatológico, é a condição na qual as percepções encontram-se anormalmente aumentadas em sua intensidade ou duração. Os sons são ouvidos de forma muito amplificada; um ruído parece um estrondo; as imagens visuais e as cores tornam-se mais vivas e intensas. A hiperestesia ocorre **nas intoxicações por alucinógenos**, como a dietilamida do ácido lisérgico (LSD) (eventualmente também após a ingestão de substâncias como cocaína, maconha, harmina e harmalina, estas duas últimas contidas na beberagem *Ayahuasca*, de uso ritual nas religiões Santo Daime e União do Vegetal), em algumas formas de epilepsia e na enxaqueca. Embora raramente, também pode surgir no hipertireoidismo, na esquizofrenia aguda e em certos quadros maníacos.

Denomina-se **hiperpatia**, no sentido neurológico, quando uma sensação desagradável (geralmente de queimação dolorosa) é produzida por um leve estímulo da pele. A hiperpatia costuma ocorrer nas síndromes talâmicas.

Já a **hipoestesia**, no sentido psicopatológico, é observada em alguns pacientes com depressão grave, nos quais o mundo circundante é percebido como mais escuro; as cores tornam-se mais pálidas e sem brilho; os alimentos não têm mais sabor; e os odores perdem sua intensidade.

As **hipoestesias táteis**, com sentido neurológico, são alterações localizadas em territórios cutâneos de inervação anatomicamente determinada, compondo as chamadas síndromes sensitivas, de interesse à neurologia clínica. As mais comuns são decorrentes de lesões da medula, das raízes medulares dos nervos (hipoestesia em faixa) e dos neurônios periféricos (hipoestesias "em bota" e "em luva" das várias polineuropatias).

Por sua vez, as **anestesias táteis** implicam a perda da sensação tátil em determinada área da pele. Usa-se, com frequência, o termo "anestesia" para indicar também **analgesias** (perda das sensações dolorosas) de áreas da pele e partes do corpo. Anestesias, hipoestesias e analgesias em áreas que não correspondem a territórios de nervos anatomicamente definidos em geral são de causa psicogenética, com fatores emocionais em sua base. Tais alterações ocorrem mais em pacientes com transtornos histéricos (conversão histérica), em sujeitos com alto grau de sugestionabilidade e em alguns quadros depressivos e psicóticos graves.

Por fim, fenômenos e termos próximos aos recém-descritos são as parestesias e as distestesias. Eles se referem a alterações da sensopercepção, sobretudo do sentido tátil e doloroso, associadas mais frequentemente a doenças neurológicas. **Parestesias** são sensações táteis desagradáveis (embora não sentidas propriamente como dor), em geral espontâneas, descritas pelos pacientes como "formigamentos, adormecimentos, picadas, agulhadas ou queimação" mais ou menos intensas. Uma forma fisiológica (não patológica) de parestesia é a chamada **parestesia de Berger**, que ocorre quando um sujeito cruza as pernas por longo tempo e passa a sentir formigamento, adormecimento e fraqueza em parte do membro, por compressão transitória do nervo correspondente.

As **disestesias táteis** são sensações anômalas, em geral dolorosas, desencadeadas por estímulos externos; assim, ao estimular a pele do paciente com calor, este refere sensação de frio, e, após um leve roçar sobre a pele, refere dor (aqui, a disestesia assemelha-se à hiperpatia). As parestesias diferem das disestesias pelo fato de aquelas ocorrerem de forma espontânea, e estas serem desencadeadas por estímulos externos.

Parestesias e disestesias ocorrem em doenças dos nervos, como neuropatia diabética periférica, mononeurite diabética, neuropatia por carências nutricionais ou outras neuropatias de natureza alcoólica, amiloide ou carcinomatosa. Também podem ocorrer na esclerose múltipla e na síndrome de Guillain-Barré.

Algumas disestesias e parestesias corporais, quando de origem não neurológica, podem acometer pacientes com transtornos conversivos, quadros hipocondríacos graves, quadros ansiosos com marcante somatização e, ocasionalmente, indivíduos submetidos a estados emocionais intensos.

Alterações qualitativas da sensopercepção

As alterações qualitativas da sensopercepção são as mais importantes em psicopatologia. Compreendem as ilusões, as alucinações, a alucinose e a pseudoalucinação.

A primeira diferenciação importante entre tais alterações foi proposta pelo alienista francês Jean-Étienne Dominique Esquirol (1772--1840), em 1817. Esquirol propôs diferenciar ilusão e alucinação. Ele afirmou:

> Um homem que tem a convicção íntima de estar percebendo uma sensação [estímulo

sensorial] para a qual não há objeto externo estimulante está, então, em um estado de alucinação; é um visionário [alucinado] (Esquirol, 2004, p. 107).

As alucinações, prossegue Esquirol, "não são falsas sensações, ilusões dos sentidos, percepções errôneas ou erros da sensibilidade orgânica" (apud Berrios, 1996, p. 37).

Dessa forma, Esquirol propõe uma clara diferenciação entre alucinações verdadeiras e as ilusões dos sentidos (ou, simplesmente, ilusão).

O fenômeno descrito como **ilusão** se caracteriza pela **percepção deformada**, alterada, de um **objeto real e presente**. Na ilusão, há sempre um objeto externo real, gerador do processo de sensopercepção, mas tal percepção é deformada, adulterada, por fatores patológicos diversos.

As ilusões ocorrem basicamente em três condições:

1. **Estados de rebaixamento do nível de consciência**. Por turvação da consciência, a percepção torna-se imprecisa, fazendo os estímulos sensoriais reais serem percebidos de modo deformado.

2. **Estados de fadiga grave** ou de **inatenção marcante**. Podem ocorrer ilusões transitórias e sem muita importância clínica.

3. **Alguns estados afetivos**. Por sua acentuada intensidade, o afeto pode deformar o processo de sensopercepção, gerando as chamadas *ilusões catatímicas*.

Tipos de ilusão

As ilusões mais comuns são as **ilusões visuais**, nas quais o paciente geralmente vê pessoas, monstros, animais, entre outras coisas, a partir de estímulos visuais como móveis, roupas, objetos ou figuras penduradas nas paredes. Também não são raras as **ilusões auditivas**, nas quais, a partir de estímulos sonoros inespecíficos, o paciente ouve seu nome, palavras significativas ou chamamentos.

Ilusões em diferentes transtornos mentais

As ilusões são encontradas, com maior frequência, nos quadros de *delirium*, em que há rebaixamento do nível de consciência e consequente distorção do processo perceptivo. Há, nessa síndrome, uma perturbação da capacidade de perceber com clareza, ficando o indivíduo mais suscetível a experimentar as ilusões dos sentidos. Por exemplo, um crucifixo na parede parece um morcego pronto para atacar o paciente, ou uma roupa pendurada no cabide parece uma pessoa ou um monstro que irá atacá-lo.

Em quadros marcantes de alterações do humor e da afetividade, como estados intensos de medo e ansiedade (mais frequentes em pessoas com quadros de depressão e ansiedade e em transtornos da personalidade), o sujeito pode experimentar as chamadas ilusões catatímicas – ouve alguém desprezá-lo ou ofendê-lo; a mãe temerosa com a segurança da filha ouve, de ruídos ao longe, a voz de sua filha. Ao voltar para casa, à noite, em bairro escuro, cada sombra de árvore parece um assaltante pronto para atacá-la.

Cabe destacar que a psicologia experimental tem, desde o século XIX até o presente, utilizado do fenômeno "ilusões dos sentidos" para a investigação de processos sensoperceptivos na população sadia e em transtornos mentais. Há os seguintes tipos de ilusões: ilusões relacionadas ao próprio corpo (como o paradigma experimental da ilusão da mão de borracha – *rubber hand ilusion*), ilusões visuais deflagradas por paradigmas experimentais (como as ilusões de Ebbinghaus, de Hering ou dos círculos de Titchener, de Müller-Lyer, de Ponzo, e as figuras ilusórias de Kanizsa), ilusões relacionadas a objetos móveis (ilusão de Frohlich), ilusões de peso e tamanho e ilusões relacionadas à percepção de palavras faladas.

Esses paradigmas experimentais têm sido utilizados sobretudo na pesquisa sobre processos sensoperceptivos na esquizofrenia (Notredame et al., 2014), mas também no autismo, na dismorfofobia e no transtorno obsessivo-compulsivo (TOC). A ilusão de distorção da imagem da própria face no espelho é bem descrita na esquizofrenia, tendo sido também descrita em adolescentes com traços esquizotípicos (Fonseca-Pedrero et al., 2015).

Alucinações

Define-se alucinação, desde a primeira metade do século XIX, a época de Esquirol, como a *percepção de um objeto, sem que este esteja presente*, sem o estímulo sensorial respectivo. Há, aqui, certa dificuldade conceitual: se a percepção é um fenômeno sensorial que obrigatoriamente inclui um objeto estimulante (as formas de uma bola, o ruído de uma voz, o odor de uma substância química) e um sujeito receptor, como

pode-se falar em percepção sem objeto? Entretanto, a clínica registra indivíduos que percebem perfeitamente uma voz ou uma imagem, com todas as características de uma percepção normal, mas sem a presença real do objeto. Eis um desafio conceitual que a patologia mental coloca à psicologia do normal (Ey, 2009).

Portanto, alucinação é a **percepção clara e definida** de um objeto (voz, ruído, imagem) **sem a presença de objeto estimulante** real. Alguns autores chamam de alucinações verdadeiras aquelas que têm todas as características de uma imagem perceptiva real (nitidez, corporeidade, projeção no espaço exterior, constância). As alucinações, na grande maioria dos casos, são percebidas pelos dois ouvidos, dois olhos, duas narinas. Entretanto, casos raros que implicam apenas um ouvido, um olho ou uma narina, ou apenas um hemicampo visual, também foram descritos (Aleman; Larøi, 2008).

Alucinações em pessoas sem transtorno mental

Embora as alucinações sejam mais comuns em indivíduos com transtornos mentais graves (sobretudo nas psicoses), podem ocorrer também em pessoas que não apresentam tais condições (Behrendt; Young, 2004). Diversos estudos revelam que alucinações de qualquer tipo (mas, sobretudo, visuais e auditivas) ocorrem na população sadia com prevalência de 2 a 28% (a mediana em torno de 10%) e incidência anual de 4 a 5%, sendo as alucinações visuais mais comuns que as auditivas (Tien, 1991; Van Os; Hanssen; Bijl; Ravelli, 2000; Strauss, 1969; Scott et al., 2006).

Na África do Sul, um estudo com 4.250 indivíduos da comunidade revelou que 12,5% apresentavam alucinações; essas pessoas tinham mais dificuldades em seus papéis sociais, mais busca de serviços de saúde e mais tendências suicidas, revelando o significado clínico de tal fenômeno em populações não clínicas (Temmingh, 2011).

As alucinações em populações não clínicas podem, dessa forma, implicar formas atenuadas, ainda sem expressão clínica, de psicoses, fases pré-clínicas que precedem o eclodir de psicoses. Entretanto, podem, ainda, não estar no *continuum* com a psicose clínica, mas associadas a ansiedade e depressão, ou, ainda, não ter qualquer significado clínico, e sim significados culturais.

As diferenças das alucinações entre as populações clínicas (sobretudo de pacientes psicóticos) e não clínicas incluem: em populações clínicas, ocorrem com mais intensidade e duração do que nas populações não clínicas; as alucinações verbais ocorrem com mais frequência, sobretudo nas psicoses esquizofrênicas, e são percebidas como algo fora do controle e desprazeroso. Nas populações não clínicas, predominam as alucinações visuais em relação às audioverbais; as pessoas sentem que têm mais controle sobre as alucinações; e elas não são tão desprazerosas como nas psicoses. Além disso, parece haver mais alucinações em populações não clínicas que residem em áreas urbanas (Leede-Smith; Barkus, 2013).

Alucinações, estresse, ansiedade e problemas do sono

Alucinações, muitas vezes, geram desconforto, ansiedade e sentimentos negativos. Entretanto, há uma consistente linha de pesquisa que revela como humor e emoções negativas, ansiedade, estresse e disforias em geral têm o poder de desencadear as alucinações em pessoas vulneráveis.

Assim, em uma ampla e cuidadosa revisão, Ratcliffe e Wilkinson (2016) mostram como a ansiedade pode ser um fator importante ao desencadear alucinações auditivas com vozes acusativas, humilhantes e ameaçadoras.

Sarah Reeve e colaboradores, por meio de detalhada revisão de 66 estudos, mostram como problemas no sono e sono ruim estão associados à eclosão de alucinações e delírios em pessoas com transtornos psicóticos (Reeve et al., 2015).

Verificou-se também que sintomas psicóticos (delírios e alucinações audioverbais) ocorrem associados a suscetibilidade aumentada ao estresse, preocupação aumentada com ameaças e estresses mínimos que são aberrantemente salientes para pessoas vulneráveis (com alto risco para psicose) ou já no primeiro episódio de psicose (Reininghaus et al., 2016). A **Figura 16.1** apresenta a relação entre estresses e alucinações.

Tipos de alucinações mais importantes na clínica

Alucinações auditivas

As alucinações auditivas são o tipo de alucinação mais frequente nos transtornos mentais (mas não nos transtornos neurológicos, nos quais preponderam as alucinações visuais). Elas podem ser divididas em simples e complexas (estas de maior interesse à psicopatologia). **Alucinações auditivas simples** são aquelas nas quais se ouvem **apenas ruídos primários**. Elas são menos frequentes que as alucinações auditivas complexas.

■ Alucinações auditivas simples: o *tinnitus*

A principal forma de algo que poderíamos chamar de alucinação auditiva simples (audição de ruídos primários) é o ***tinnitus***, ou *tinnitus aurium*. Ele corresponde à sensação subjetiva de ouvir ruídos (em um ou nos dois ouvidos), mais frequentemente **zumbidos**, mas também, eventualmente, burburinhos, cliques e estalidos. Podem ser contínuos, intermitentes ou pulsáteis (nesse caso, o ruído pode ocorrer em sincronia com os batimentos cardíacos) (Kreuzer et al., 2013).

O *tinnitus*, em geral, é decorrente de doenças ou alterações do sistema auditivo (ouvido externo ou médio, cóclea, nervo acústico) e de conexões auditivas centrais, sendo com frequência acompanhado de perda auditiva (hipoacusia) sensório-neural ou de condução. A condição ocorre em 5 a 15% da

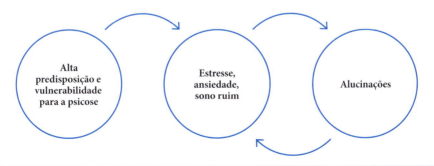

Figura 16.1 | Esquema da relação entre estresses e alucinações.

população em geral (depois dos 60 anos, de 8 a 20%), e, em 3 a 5% da população, a gravidade é de tal monta que requer tratamento. Metade dos indivíduos que necessitam de tratamento afirma que a condição prejudica consideravelmente sua qualidade de vida. Em 93% de todos os pacientes com *tinnitus*, há perdas auditivas concomitantes, quando avaliados por audiometria, e, em 40 a 50% deles, há comorbidades psiquiátricas, como ansiedade e depressão (Hoffmann; Ree, 2004).

O mecanismo que causa o *tinnitus* não foi totalmente esclarecido. Apesar de problemas na cóclea desencadearem o quadro, ele não é uma disfunção periférica do ouvido, e sim resultado de **disfunção central** no cérebro e nas áreas **e circuitos relacionados com a audição**. Aceita-se que haja no *tinnitus* mecanismos compensatórios pela deaferentação (decorrente dos déficits auditivos das pessoas com a condição). A disfunção na conectividade entre as áreas auditivas e o sistema límbico também tem ganhado sustentação em pesquisas (Eggermont; Larry; Robe, 2015).

Um exemplo típico de patologia otológica com esse problema é a *doença de Ménière* (com a tríade *tinnitus*, perda auditiva e vertigem). O *tinnitus* também pode ocorrer em doenças cerebrovasculares (como lesões arteriais estenóticas, aneurismas e tumores vasculares). Quando persistente e grave, a condição requer avaliação otológica e neurológica cuidadosa.

■ Alucinações auditivas complexas

A forma de alucinação auditiva complexa mais frequente e significativa em psicopatologia é a **alucinação audioverbal**, na qual o paciente **escuta** *vozes* sem qualquer estímulo real. São vozes que geralmente o ameaçam ou insultam. Muito frequentemente, a alucinação audioverbal é de conteúdo depreciativo e/ou de perseguição. Deve-se chamar atenção para o fato de que, sobretudo na esquizofrenia, as alucinações audioverbais com frequência impõem determinada **convicção** nos pacientes, deixando-os *intrigados* e *assustados*, a procurar a fonte daquela "**voz invisível**" (revisão em Leede-Smith; Barkus, 2013).

O *insight* em relação às alucinações audioverbais, na esquizofrenia, geralmente é pequeno ou ausente; os pacientes tendem a acreditar que tais vozes não são o produto de um transtorno mental, mas uma realidade apavorante que se lhes impõe, bem como que elas devem ser produzidas *pelo demônio, por máfias ou por grupos* que estão contra ele e querem destruí-lo.

As chamadas **alucinações schneiderianas** (estudadas pelo psicopatólogo alemão Kurt Schneider, 1887-1967) são alucinações audioverbais em que as **vozes comandam** a ação ou **comentam** a ação e as atividades corriqueiras do paciente – por exemplo, "olha, agora o João está indo beber água, agora ele vai lavar a mão...". Vozes que comandam são aquelas que mandam o indivíduo fazer coisas, como, por exemplo: "Lave as mãos!", "Ponha fogo em suas roupas!", "Dê uma facada em sua barriga!".

De modo geral, embora as alucinações schneiderianas não sejam mais consideras específicas ou patognomônicas da esquizofrenia, elas ainda ajudam na prática clínica, pois indicam gravidade do quadro e associação frequente (mais de 95% das vezes) de tais alucinações com delírios (Shinn et al., 2013).

Erkwoh e colaboradores (2002) identificaram, em pacientes que obedecem às vozes de comando (muitas vezes com implicações gravíssimas, com risco de suicídio e/ou homicídio), que isso ocorre quando:

1. a voz tem a sonoridade de uma pessoa já **conhecida** pelo indivíduo;

2. o paciente tem **envolvimento emocional** com a voz;

3. o indivíduo percebe a alucinação como uma **voz real** que está ouvindo.

Cabe mencionar também outros fenômenos muito próximos das alucinações audioverbais, característicos da esquizofrenia. São aqueles referidos como *sonorização do pensamento* (ou *eco do pensamento*) e *publicação do pensamento*.

A **sonorização do pensamento** (do alemão *Gedankenlautwerden*), muito próxima do *eco do pensamento*, é experimentada como a vivência sensorial de ouvir o pensamento, no momento mesmo em que ele está sendo pensado (*sonorização*), ou de forma repetida, logo após ter sido pensado (como *eco do pensamento*). Existem dois tipos básicos de sonorização ou eco do pensamento:

1. **Sonorização do próprio pensamento**. É um fenômeno do tipo alucinatório no qual a vivência é semelhante a uma alucinação auditiva audioverbal, em que o paciente reconhece claramente que está ouvindo os próprios pensamentos, escutando-os no exato momento em que os pensa.

2. **Sonorização de pensamentos como vivência alucinatório-delirante**. É a experiência na qual o indivíduo ouve pensamentos que foram introduzidos em sua mente por alguém estranho, sendo agora ouvidos por ele.

Por fim, na **publicação do pensamento**, o paciente tem a nítida sensação de que as pessoas ouvem o que ele pensa no exato momento em que está pensando.

☐ *Valor diagnóstico*

A **Tabela 16.1** apresenta os transtornos psicopatológicos e neurológicos em que mais frequentemente se encontram alucinações auditivas. Há variações no tipo de amostra e nos instrumentos de pesquisa utilizados, por isso as taxas são variáveis.

Como pode ser observado, as alucinações audioverbais ocorrem com maior frequência nos transtornos do espectro da **esquizofrenia**, com o paciente tendo convicção marcante da realidade das *vozes* que ouve.

As alucinações audioverbais também ocorrem nos **transtornos do humor**: no **episódio de mania**, são ouvidas, mais comumente, vozes com conteúdo de grandeza ou místico-religioso, e, na **depressão grave**, podem-se ouvir vozes com conteúdo negativo, de ruína ou culpa. As alucinações audioverbais que ocorrem nos transtornos do humor são classificadas em **humor-congruentes** (na depressão, vozes com temas depressivos; na mania, vozes com temas de grandeza) ou **humor-incongruentes** (o tema não tem a ver com o estado de humor do paciente; p. ex., vozes acusatórias na mania e vozes religiosas, da Virgem, na depressão).

Com relativa frequência, as alucinações auditivas também são experimentadas por pacientes com transtornos da personalidade *borderline*. Nos quadros neurocognitivos, as alucinações auditivas ocorrem mais na demência frontotemporal e na doença de Parkinson.

Cabe lembrar, entretanto, que, em um quadro psicótico, quando se verificam alucinações audioverbais em pacientes com nível de consciência normal, alucinações com forte convicção, sem *insight* e crítica, havendo ausência de transtorno do humor (mania ou depressão), a hipótese que primeiro deve ser considerada é a de esquizofrenia.

Cabe mencionar que, nas fases iniciais de muitos quadros psicóticos, se observa o fenômeno perceptivo difuso de **estranheza do** *mundo percebido*, no qual o mundo, como um todo, é percebido como alterado, bizarro, difícil de definir pelo paciente. O mundo parece que está se transformando, ou parece morto, sem vida, vazio, ou, ainda, sinistramente outro, estranho. Não se trata, ressalta Ubinha (1974), de erro de julgamento, mas, de fato, "o próprio mundo é percebido de outra forma, a visão de mundo é que está alterada, e não o julgamento sobre ele". É um fenômeno psicótico muito próximo da desrealização.

▨ Alucinações musicais

Fenômeno intrigante, a alucinação musical é descrita como a audição de tons musicais, melodias, ritmos e harmonias sem o correspondente estímulo auditivo externo. Esse tipo de alucinação é pouco frequente, sendo menos observado que os outros tipos de alucinação ou de *tinnitus*. Tais alucinações podem ser contínuas ou intermitentes e, em geral, são acompanhadas de consciência clara e crítica por parte do paciente. Podem ser ouvidas músicas cantadas ou instrumentais, geralmente que o paciente já conhecia (Berrios, 1991; Kumar et al., 2014).

Dividem-se as alucinações musicais em dois grupos:

1. quando ocorrem sem a presença de um transtorno neurológico ou psicopatológico, mas com frequência com déficit auditivo (hipoacusia), são classificadas como alucinações musicais idiopáticas;

2. quando associadas a transtorno neurológico ou psicopatológico, são classificadas como alucinações musicais sintomáticas.

Em pacientes com suspeita de déficit auditivo e que buscaram serviços para teste audiométrico, foi estimada a prevalência de alucinações musicais em 3,6%. Embora algumas pessoas tolerem esse quadro, para a maior parte dos indivíduos acometidos ele causa muito desconforto, piora na qualidade de vida, ansiedade e depressão. Muitos pacientes com alucinações musicais temem que isso seja um sinal de que estão iniciando uma demência de Alzheimer.

As alucinações musicais são classificadas como alucinações por deaferentação, ou seja, ocorrem frequentemente como resposta do cérebro à privação sensorial. Kumar e colaboradores (2014) propuseram que um circuito que inclui o giro temporal superior esquerdo,

114 Psicopatologia e Semiologia dos Transtornos Mentais

Tabela 16.1 | Frequência de alucinações auditivas (geralmente audioverbais) nos diferentes transtornos mentais

TRANSTORNO	FREQUÊNCIA	COMENTÁRIOS
Esquizofrenia de início na infância	95% (David, 2011)	Outros tipos de alucinações são também frequentes na esquizofrenia de início na infância (visuais [80%], táteis ou corporais [61%] e olfativas [30%]) (David, 2011).
Esquizofrenia em adultos	75,6% (Shinn et al., 2012) 59% (Waters et al., 2014)	Embora a maior parte das revisões aponte para os valores de 70-80%, na revisão recente de Waters (2014), a média ponderada em 27 estudos foi de 59%.
Transtorno bipolar	34% (Shinn et al., 2012) 28% (Waters et al., 2014)	Em muitos estudos, não se diferencia, no transtorno bipolar (TB), se o paciente estava em mania ou depressão, ou eutímico, quando ocorreram as alucinações.
Mania	17-54% Mediana 25-30% (Waters et al., 2014)	Waters e colaboradores (2014) relatam 7 estudos, com n grande, que indicaram 17-54%, ficando a mediana entre 25-30%.
Depressão maior	5-59% (Baethge et al., 2005)	O tipo de alucinação mais frequente na depressão psicótica é a auditiva. As frequências variam muito em função do tipo de amostra (comunidade, hospitalar, ambulatorial, etc.).
Transtorno da personalidade *borderline*	50% (Pearse et al., 2014) 27% auditivas e 21% audioverbais (Niemantsverdriet et al., 2017)	"As alucinações no transtorno da personalidade borderline podem ser contínuas ou episódicas".
Delirium	18% (Cutting, 1997)	Embora predominem alucinações visuais, podem ocorrem também as auditivas.
Demência frontotemporal	3,1% (Waldö et al., 2015)	Embora predominem alucinações visuais, podem ocorrem também as auditivas.
Doença de Parkinson	8% (Cutting, 1997) 2% (Kulick et al., 2018)	Embora predominem alucinações visuais, podem ocorrer também as auditivas.
Idosos sadios	2,5% (Soares et al., 2017)	Embora predominem alucinações visuais, podem ocorrem também as auditivas.
Crianças sadias Adolescentes sadios	13,8% em crianças e 15,7% em adolescentes (Kelleher et al., 2012)	Alucinações em crianças e adolescentes sadios parecem ser um pouco mais frequentes que em adultos sadios.
Adultos sadios	13,2% (Beavan; Read; Cartwright, 2011) Fora da transição sono-vigília: 0,6%	Nos levantamentos na população geral, estão inclusas também alucinações relacionadas à transição sono-vigília. Fora dessa transição, as porcentagens são bem menores.

Fontes: Shinn et al., 2012; Cutting, 1997; Chaudhury, 2010; Waters, 2014; Rothschild, 2013; Soares et al., 2017; David et al., 2011; Niemantsverdriet et al., 2017; Kelleher et al., 2012; Beavan; Read; Cartwright, 2011; Baethge et al., 2005; Pearse et al., 2014; Waldö et al., 2015; Kulick et al., 2018.

o córtex posteromedial e o córtex motor estaria implicado nesse tipo de alucinações.

☐ *Valor diagnóstico*

As alucinações musicais são encontradas sobretudo em **mulheres idosas** com **perda progressiva da audição**, geralmente por doenças ou lesões otológicas. Ocorrem também em **distúrbios neurológicos e neuropsicológicos** (p. ex., demências, lesão cerebral traumática, epilepsia, uso de psicofármacos ou intoxicações) e transtornos psicopatológicos, principalmente **depressão** (embora também possam ser desencadeadas pelo uso de antidepressivos em idosos). Pessoas com **esquizofrenia** também podem apresentar alucinações muisicais (Baba; Hamada, 1999). Esses fatores podem ocorrer conjuntamente, como, por exemplo, em uma mulher idosa, com depressão, déficit auditivo, uso de antidepressivo e algum comprometimento cerebral (Berrios, 1991).

German Berrios publicou, em 1991, uma série de 40 casos de pacientes com alucinações musicais, descritos entre 1846 e 1987. Nesse grupo, havia uma concentração de **mulheres**, pessoas com **história de perdas auditivas** e pacientes com **tumores cerebrais** (sobretudo no **lobo temporal**) ou **epilepsia**. Essas são, portanto, as situações em que mais são encontradas tais alucinações (Berrios, 1991).

Alucinações visuais (Waters et al., 2014; Carter; Ffytche, 2015)

As alucinações visuais são visões, muitas vezes nítidas, que o paciente experimenta, sem a presença de estímulos visuais. Podem ser simples ou complexas. As **alucinações visuais simples** também são denominadas *fotopsias*. Nelas, o indivíduo vê cores, bolas e pontos brilhantes.

Os chamados **escotomas**, de interesse maior para a oftalmologia, são pontos cegos ou manchas no campo visual. Eles podem ser positivos (manchas escuras), absolutos (cegueira em parte do campo visual), negativos (escotomas absolutos só revelados ao exame médico), móveis (por opacidades do humor vítreo) ou imóveis. Os escotomas indicam, quase sempre, distúrbios oftalmológicos (doenças ou alterações da retina, do nervo óptico e do humor vítreo).

As alucinações visuais simples ocorrem com mais frequência em pacientes com **doenças oculares**, com **déficit ou privação visual**, mas podem se manifestar também em acidentes vasculares que comprometem as vias visuais, na esquizofrenia, no uso de álcool, na enxaqueca e na epilepsia (Collerton; Perry; McKeith, 2005).

As **alucinações visuais complexas**, ou configuradas (*complex or formed hallucinations*), incluem, por exemplo, figuras e imagens de pessoas (vivas ou mortas, familiares ou desconhecidas), de partes do corpo (órgãos genitais, caveiras, olhos assustadores, cabeças disformes, etc.), de entidades (o demônio, uma santa, um fantasma), de objetos inanimados, animais ou crianças.

As alucinações visuais complexas podem, eventualmente, incluir visões de cenas completas (p. ex., o quarto pegando fogo), sendo então denominadas **alucinações cenográficas**.

Um tipo curioso de alucinação visual é a chamada **alucinação liliputiana**, na qual o indivíduo vê cenas com personagens diminutos, minúsculos, entre os objetos e pessoas reais de sua casa (mais frequentes na síndrome de Charles Bonnet). As alucinações cenográficas e as liliputianas são relativamente raras, podendo ser observadas nas diversas psicoses.

■ Valor diagnóstico

As alucinações visuais podem ocorrer tanto em estados normais e fisiológicos como em estados de adormecimento (alucinações hipnagógicas) ou na fase de despertar do sono (alucinações hipnopômpicas) e em estados de fadiga e de emoção intensa. As alucinações visuais simples ocorrem em casos de enxaqueca, doenças oftalmológicas, sobretudo quando há perda total ou parcial da visão (10 a 30% dos indivíduos cegos têm alucinações visuais, simples ou complexas; Lepore, 1990), epilepsia e, eventualmente, esquizofrenia. Já as **alucinações visuais complexas** se manifestam na ordem de frequência apresentada na Tabela 16.2.

A **demência com corpos de Lewy** (DCL) é uma condição caracterizada pela ocorrência, **em idosos**, de **alucinações visuais proeminentes**, declínio cognitivo, flutuação do nível de consciência e, posteriormente, na evolução da doença, sintomas extrapiramidais. As alucinações costumam acontecer no fim do dia, associadas com alteração da consciência, transtornos do sono e sonhos vívidos.

Os corpos de Lewy são inclusões citoplasmáticas esféricas encontradas nos neurônios dos núcleos subcorticais, da substância negra e do córtex (nas regiões paralímbicas). É preciso lembrar que os pacientes com DCL, apesar de apresentarem alucinações visuais marcantes,

116 Psicopatologia e Semiologia dos Transtornos Mentais

Tabela 16.2 | Frequência *(point prevalence)* de alucinações visuais nos diferentes transtornos mentais e neurológicos

TRANSTORNO	FREQUÊNCIA	REFERÊNCIA
Uso/intoxicação por alucinógenos*	≈ 100%	Collerton; Perry; McKeith, 2005 *Pode haver apenas distorções da percepção visual.
Síndrome de Charles Bonnet	≈ 100%	Pang, 2016
Esquizofrenia de início na infância	80,3%	David, 2011
Demência com corpos de Lewy	46-65% 80%	Harding et al., 2002 Carter; Ffytche, 2015
Narcolepsia	Aluc. hipnagógicas: 50,9% Aluc. hipnopômpicas: 28,3%	Dodet et al., 2015
Doença de Parkinson	37% 22-38% Prevalência na vida: ≈75%	Cutting, 1997 Carter; Ffytche, 2015
Delirium	34%	Cutting, 1997
Transtorno bipolar	28%	Waters et al., 2014
Esquizofrenia em adultos	27%	Waters et al., 2014
Mania	9-27%	Waters et al., 2014
Depressão	1-3 até 25% (muita variação devido à heterogeneidade das amostras de pacientes)	Baethge et al., 2005. Alucinações visuais tendem a ser menos comuns na depressão psicótica, às vezes menos frequentes que as alucinações somáticas.
Transtorno da personalidade *borderline*	11%	Niemantsverdriet et al., 2017
Demência de Alzheimer	13%	Carter; Ffytche, 2015
Atrofia cortical posterior	25%	Josephs, 2006
Demência frontotemporal	14,4%	Waldö et al., 2015
Idosos sadios	4,5%	Soares et al., 2017
População em geral sadia	Alucinações visuais hipnagógicas: 24,8% Fora da transição sono-vigília: 3,2%	Ohayon, 2000. Nos levantamentos na população geral, estão inclusas também alucinações relacionadas à transição sono-vigília. Fora dessa transição, as porcentagens são bem menores.

Fontes: Cummings; Miller, 1987; Cutting, 1997; Harding; Broe; Halliday, 2002; Chaudhury, 2010; Waters et al., 2014; Carter; Ffytche, 2015; Josephs et al., 2006; Pang, 2016; Ohayon, 2000; Baethge et al., 2005; Soares et al., 2017; Waldö et al., 2015.

são muito sensíveis a antipsicóticos de primeira geração (ocorrem efeitos colaterais graves com esses medicamentos).

Na **doença de Parkinson**, uma doença do mesmo grupo que a DCL (*alfa-sinucleino-patias*), as alucinações (predominantemente visuais) indicam um pior prognóstico, implicando maior risco de desenvolvimento de demência, mais disfunções cognitivas e afetivas, pior quadro motor e maior necessidade de cuidados de enfermagem (Mack et al., 2012).

Assim, as alucinações visuais, embora possam se manifestar em condições normais e em transtornos mentais como a esquizofrenia, são mais frequentes em quadros neurológicos e neuropsicológicos. Portanto, quando um paciente (sobretudo se for idoso ou apresentar estado físico geral ruim, intoxicação/abstinência de álcool ou drogas ou alterações motoras) relatar uma alucinação visual, deve-se aventar a possibilidade de causa e/ou doença orgânica. Para uma ampla e completa revisão sobre as alucinações visuais, ver Collerton, Perry e McKeith (2005).

A **síndrome de Charles Bonnet** (nome do filósofo e naturalista suíço Charles Bonnet [1720-1793], que descreveu a síndrome em seu avô, Charles Lullin, quando este tinha 90 anos) ocorre com mais frequência em pessoas com graus variáveis de **déficit visual** (por doenças oculares como catarata, degeneração macular, lesões de **córnea ou retina ou das vias neurais visuais**). Os pacientes geralmente (em mais de 90% dos casos) **têm** *insight* sobre o caráter anormal da experiência alucinatória, têm a inteligência e as **funções cognitivas mantidas** e não apresentam alucinações de outro tipo (auditivas, táteis, etc.). A síndrome ocorre mais em **pessoas idosas** (que são as que mais têm problemas visuais), mas pode acontecer em todas as idades (Pang, 2016).

Nessa síndrome, as alucinações visuais complexas chamam atenção, pois podem apresentar **cenas vívidas**, envolvendo a imagem de animais, flores, pessoas, faces, árvores, veículos, imagens em miniatura de pessoas e objetos. As alucinações são *a cores* em metade dos pacientes e em *branco e preto* na outra metade. Além das alucinações vívidas e complexas, pode haver também alucinações simples (luzes, nuvens, bolas disformes, etc.) na síndrome de Charles Bonnet. A maior parte dos pacientes refere uma atitude neutra em relação aos fenômenos alu-

cinatórios, mas cerca de um terço tem experiências ruins, às vezes terroríficas, com tais alucinações (Pang, 2016).

Alucinações táteis (Berrios, 1982)

Nessas alucinações, o paciente sente *espetadas*, *choques* ou *insetos* ou pequenos animais correndo sobre sua pele. As alucinações táteis com pequenos animais ou insetos geralmente ocorrem associadas ao **delírio de infestação** (**síndrome de Ekbom**, do neurologista sueco Karl-Axel Ekbom [1907-1977]). Essa síndrome também foi chamada de *acarofobia* ou *parasitofobia*.

Também são relativamente frequentes as **alucinações táteis sentidas nos genitais**, sobretudo em pacientes com esquizofrenia, que sentem de forma passiva que forças estranhas tocam, cutucam ou penetram seus genitais.

▦ Valor diagnóstico

As alucinações táteis são frequentes na esquizofrenia, no *delirium tremens* e nas psicoses tóxicas, sobretudo naquelas produzidas pelo uso de cocaína (até 15% dos usuários dessa droga podem ter tais alucinações).

Alucinações olfativas e gustativas (revisão em Henkin et al., 2013)

As alucinações olfativas, ou **fantosmias**, assim como as gustativas (ou **fantageusias**), são relativamente pouco comuns. **Hiperosmia** diz respeito à sensopercepção anormalmente aumentada; **hiposmia** é a redução desse sentido; e **anosmia**, sua perda total. **Parosmia** é uma ilusão do olfato, ou seja, a distorção da percepção olfativa quando algo real estimula esse sentido.

As **alucinações olfativas**, em geral, manifestam-se como o "sentir" o odor de coisas podres, de cadáver, de fezes, de pano queimado, gás, gasolina, etc. Lembranças ou sensações olfativas normalmente vêm acompanhadas de forte impacto emocional. Ocorrem principalmente na **esquizofrenia** e em **epilepsia do lobo temporal**, geralmente **precedendo as crises** epilépticas generalizadas (auras com alucinações olfativas), em crises parciais complexas (*crises uncinadas*) ou **precedendo crises de enxaqueca** (auras da enxaqueca com cheiro de carne podre, de cigarro, de gás). Por exemplo, um paciente com esquizofrenia sentia forte cheiro de pus, que, segundo ele, provinha de seu próprio abdome (**alucinação auto-ósmica**).

As alucinações olfativas costumam ter impacto pessoal especial, podendo estar relacionadas a interpretações delirantes ("sinto o cheiro de veneno de rato na comida, pois estão tentando me envenenar"). Nas **alucinações gustativas (fantageusias)**, os pacientes sentem, na boca, o sabor de ácido, de sangue, de urina, etc., sem qualquer estímulo gustativo presente. Elas ocorrem, muitas vezes, associadas a alucinações olfativas.

■ Valor diagnóstico

As alucinações olfativas podem ocorrer com maior frequência como *alucinações de deaferentação* (relacionadas à perda sensorial do sentido específico), pois podem surgir em até 40 a 60% dos casos de **hiposmia** ou **anosmia** (perda da capacidade de perceber odores), decorrentes de trauma craniano, uso de alguns fármacos, doenças nasais ou causa indeterminada. Esse é o principal tipo de alucinação olfativa, pois cerca de 7% da população em geral (estudada nos Estados Unidos) apresenta hiposmia.

No entanto, as **alucinações olfativas** são relativamente frequentes nos quadros de **epilepsia do lobo temporal**, em geral precedendo a crise (em 1 até 30% dos casos), e nas **enxaquecas** (também geralmente as precedendo). Além disso, foram descritas tais alucinações em neoplasias cerebrais, hemorragia intracerebral, em doenças nasais (rinossinusite), em pacientes com **doença de Parkinson** que apresentam hiposmia (redução ou abolição do olfato), ou, nessa doença, após o tratamento com rasagilina.

Em quadros psicopatológicos, observam-se alucinações olfativas na **esquizofrenia** (na vida, em até cerca de 10% dos casos), em **depressões graves** (19-33%) e em pacientes com transtornos alimentares (anorexia e bulimia), após o uso do antidepressivo bupropiona.

Em psicopatologia, há ainda a chamada **síndrome de autorreferência olfatória**, na qual o paciente sente um cheiro podre exalando de algum orifício de seu corpo (com exceção das narinas), ou do corpo todo. Tentativas insistentes de se lavar não conseguem diminuir tais alucinações.

As alucinações **gustativas**, ou do paladar, ocorrem na **epilepsia do lobo temporal** (geralmente precedendo as crises), na **esquizofrenia** e após o uso do antidepressivo bupropiona. Também podem ocorrer em tumores cerebrais.

Alucinações cenestésicas (somáticas) e cinestésicas (Berrios, 1996; Ey, 2009/1973)

Alucinações cenestésicas, ou **somáticas**, ocorrem como sensações incomuns e claramente anormais em diferentes partes ou órgãos do corpo, como *sentir o cérebro encolhendo, o fígado despedaçando, ou as mãos se esfarelando*. Esse tipo de alucinação é característico da **síndrome de Cotard**, que ocorre nas depressões graves, geralmente associadas a marcante ansiedade.

Outro tipo de alucinação somática ou cenestésica ocorre quando o paciente percebe uma *víbora dentro do abdome, que se move para lá e para cá*. Nesses casos, fica difícil a diferenciação entre alucinação somática e delírio com referência ao corpo.

Os termos **cenestesia** e *cenestopatia* foram utilizados sobretudo na psicopatologia francesa do início do século XX (Berrios, 1996). Cenestesia diz respeito a sensações difusas no corpo, como bem-estar físico, fadiga, fome, náusea, fraqueza muscular. Já **cenestopatia** se refere a alterações na sensibilidade geral do corpo, como sentir os órgãos internos torcendo, encolhendo, esticando, com dores e sensações desconfortáveis difusas. Como normalmente não sentimos órgãos como o fígado, os rins e o cérebro, a alteração da sensibilidade nesses órgãos às vezes é descrita como alucinação corporal e, às vezes, como um delírio com referência ao corpo.

Uma forma não rara é a **alucinação somática oral** (conceituada por alguns autores como delírio somático), que em geral ocorre em pacientes adultos ou idosos, frequentemente com depressão ansiosa. Tais indivíduos referem sensação marcante e desagradável na boca, na língua e na garganta, queixando-se de queimação ou de como se houvesse moedas ou arames na boca (Umezaki et al., 2013). O exame bucal feito por dentistas ou otorrinolaringologistas não revela anormalidades.

Estudos de neuroimagem funcional em pacientes com alucinações somáticas têm indicado ativação das áreas cerebrais responsáveis normalmente por sensações somáticas, que são ativadas nesses indivíduos em função do processo alucinatório (Shergill et al., 2001).

Por sua vez, as **alucinações cinestésicas** são vivenciadas pelo paciente como *sensações alteradas de movimentos do corpo*, como sentir o corpo afundando, as pernas encolhendo ou um braço se elevando (Ey, 2009/1973).

Valor diagnóstico

Alucinações cenestésicas e cinestésicas ocorrem principalmente na esquizofrenia. As ocorrências em que se percebem os órgãos encolhendo ou sumindo se dão sobretudo em depressões graves, esquizofrenia ou transtornos psico-orgânicos. Tais alucinações são muitas vezes descritas como *delírio de Cotard*, pois os órgãos internos não são normalmente percebidos, ou seja, é "a ideia" de encolhimento ou desaparecimento do fígado ou do coração, e não a (falsa) percepção. Na dúvida entre os diagnósticos de alucinação somática ou delírio somático, sugere-se considerar alucinação quando predomina o aspecto sensorial na experiência, e delírio quando os aspectos ideativos são predominantes.

Alucinações funcionais ou reflexas (Ey, 2009/1973)

Denominam-se alucinações funcionais quando verdadeiras alucinações (e não ilusões perceptivas) são desencadeadas por estímulos sensoriais. A alucinação funcional difere da ilusão, pois, enquanto esta é a deformação de uma percepção de um objeto real e presente, aquela é uma alucinação (ausência do objeto) **apenas *desencadeada*** por um estímulo real. Alguns pacientes relatam, por exemplo, que, quando abrem o chuveiro ou a torneira da pia, começam a ouvir vozes (Narang et al., 2015).

Valor diagnóstico

Essas alucinações são encontradas na **esquizofrenia** e no **transtorno esquizoafetivo**.

Fenômenos próximos às alucinações funcionais, ou reflexas, são as sinestesias e o *Mitempfindung*. As **sinestesias** são fenômenos, conhecidos há mais de 200 anos, em que a estimulação em um sistema ou via sensorial desencadeia percepções também em outro sistema sensorial. Assim, ao escutar um som, o indivíduo percebe uma luz vermelha em seu campo visual, ou sente um cheiro, ao ouvir uma música. A sinestesia ocorre em 1 a 2% da população geral (van Leeuwen et al., 2015).

O fenômeno descrito como *Mitempfindung* (do alemão, sensibilidade ou *sensação conjunta*) ocorre quando um estímulo aplicado em uma região corpórea deflagra sensações táteis em outras. Trata-se de um fenômeno relativamente raro, observado em alguns casos de psicose, mas eventualmente em pessoas sem transtornos mentais (Narang et al., 2015).

Alucinações combinadas, multimodais ou polimodais

São experiências alucinatórias nas quais ocorrem alucinações de várias modalidades sensoriais (auditivas, visuais, táteis, etc.) ao mesmo tempo ou sucessivamente. Por exemplo, o indivíduo vê uma pessoa (inexistente) que fala com ele e toca em seu corpo.

Valor diagnóstico

As alucinações combinadas ocorrem com maior frequência em síndromes com alteração do nível de consciência, mas também podem aparecer na esquizofrenia e em uma forma curiosa de alucinação, a chamada **síndrome de Alice no país das maravilhas** (Farooq; Fine, 2017). Trata-se de uma condição neuropsiquiátrica em que há desorientação e alterações sensoperceptivas da visão e da percepção do movimento (cinestesia).

Os pacientes relatam experimentar alteração da percepção do tamanho dos objetos e de partes de seu corpo ou do organismo todo, que parecem muito grandes ou muito pequenas (a chamada ***metamorfopsia***). Essa síndrome tem sido descrita em quadros de enxaqueca e epilepsia, ou desencadeada por drogas tóxicas ou doenças infecciosas. O nome diz respeito ao livro de Lewis Carroll, no qual Alice sente seu corpo ficar muito pequeno ou muito grande e partes dele mudarem de forma. A percepção muito distorcida do tamanho dos objetos do mundo é descrita com o nome de **alucinações liliputianas** (nome baseado na obra *As viagens de Gulliver*, escrita por Jonathan Swift, em 1726).

Alucinações extracampinas (ver Wood et al., 2015)

São alucinações experimentadas fora do campo sensoperceptivo habitual, como quando o indivíduo vê nitidamente uma imagem às suas costas ou atrás de uma parede. Com essa definição, é um fenômeno raro, associado geralmente a psicoses, como a esquizofrenia.

Entretanto, uma definição mais ampla de alucinação extracampina tem sido proposta (Wood et al., 2015). Nesse caso, ela inclui, além de ver ou ouvir, **sentir a presença de uma pessoa**, bem como seus movimentos fugazes, **atrás** ou **ao lado de si mesmo**. Com tal definição, as alucinações extracampinas são descritas na **doença de Parkinson** (prevalência na vida de até 50%, indicando, possivelmente, pior prognóstico), na **epilepsia**, na **doença cerebrovascular**, na **paralisia do sono** e no **trauma**

craniencefálico. Em indivíduos sem transtornos neurológicos ou psicopatológicos, as alucinações extracampinas são descritas naqueles que passam por situações de grave risco à vida, como navegadores, alpinistas e exploradores polares (Wood et al., 2015).

Alucinação autoscópica (ver revisão em Anzellotti et al., 2011)

Em geral, a alucinação autoscópica é uma alucinação visual (que também pode apresentar componentes táteis e cenestésicos) na qual o indivíduo enxerga a si mesmo, ou seja, vê seu corpo, como se estivesse fora dele, contemplando-o. É um fenômeno relativamente raro, associado a **epilepsia**, **lesões do lobo parietal** e, mais raramente, **esquizofrenia**.

A sensação de que há um Eu dentro do próprio corpo e um Eu fora dele é denominada *Doppelgänger*, ou **fenômeno do duplo**. Trata-se de um fenômeno que pode ser apenas ideativo, mas, com certa frequência, igualmente sensoperceptivo. Em muitos grupos culturais do norte da Europa, há a crença de que o indivíduo será visitado por seu duplo pouco tempo antes de sua morte (Sims, 1995).

O **fenômeno do duplo** ocorre em pacientes com lesões cerebrais, *delirium*, esquizofrenia, intoxicações por alucinógenos e em indivíduos sadios. Um fenômeno próximo ao *Doppelgänger* é a **sensação de uma presença** (*feeling of a presence*). Nesse caso, o indivíduo tem a nítida sensação de que **um ser invisível** o acompanha. Embora o paciente seja crítico em relação à natureza ilusória da experiência, a sensação é tão forte que alguns chegam a sentir um impulso para oferecer alimento ou cadeira para esse ser acompanhante. Nessa acepção, a *sensação de uma presença* pode ser indistinguível da alucinação extracampina, descrita anteriormente.

■ Valor diagnóstico

A **sensação de uma presença** ocorre em síndromes psico-orgânicas, epilepsia, esquizofrenia, enxaqueca e intoxicações por substâncias alucinógenas (Brugger; Regard; Landis, 1996). Em um caso detalhadamente estudado (Anzellotti et al., 2011), foi identificada epilepsia, com a captação pelo eletrencefalograma de descargas no lobo parietal direito durante a experiência de alucinação autoscópica. Os autores propõem o envolvimento da junção temporoparietal na percepção anormal do corpo durante tal alucinação. Entretanto, o fenômeno é de grande complexidade e riqueza,

podendo ser estudado e compreendido em suas dimensões neurofuncionais, psicológicas e sócio-históricas.

Alucinações hipnagógicas e hipnopômpicas (ver revisão em Waters et al., 2016)

São alucinações visuais (86% dos casos), auditivas (8-34% dos casos) ou somáticas e cenestésicas (25-44% dos casos), relacionadas à **transição sono-vigília** (adormecimento e despertar). As **alucinações hipnopômpicas** ocorrem na fase em que o indivíduo está despertando. Já as **alucinações hipnagógicas** se manifestam no momento em que ele está adormecendo.

Essas alucinações são frequentemente desprazerosas, associadas a sentimentos de medo ou ameaça. Nas alucinações visuais, veem-se imagens caleidoscópicas, padrões geométricos e luzes em forma de *flash*. Também são vistos animais, pessoas, faces e cenas, que podem ser detalhadas e coloridas.

Durante essas alucinações, o eletrencefalograma registra um padrão fisiológico de sono REM (do inglês *rapid eye movement*). São episódios alucinatórios nem sempre fáceis de se distinguir de pesadelos e sonhos desprazerosos, que também ocorrem na narcolepsia. Essas alucinações geralmente são complexas, vívidas e parecem um sonho.

■ Valor diagnóstico

Essas alucinações ocorrem de forma frequente (em cerca de 50% dos casos) na **narcolepsia** (um transtorno do sono no qual o indivíduo, durante a vigília, é invadido por atividade cerebral de sono REM, apresentando bruscamente sonolência marcante e fraqueza muscular). Nessa doença, as **alucinações hipnagógicas** se associam com frequência aos "ataques de sono", sendo que o paciente geralmente consegue criticar o conteúdo da alucinação.

Também na narcolepsia, as alucinações hipnagógicas (mais frequentes) e as hipnopômpicas (menos frequentes) podem ocorrer na sequência de episódios de *cataplexia* (relaxamento profundo dos músculos esqueléticos, com queda ao chão) ou de *paralisia do sono* (sensação de paralisia motora marcante na transição sono-vigília). Essas alucinações são relativamente fáceis de se distinguir daquelas que ocorrem nas psicoses, como na esquizofrenia e nas psicoses afetivas.

Cabe lembrar que nem sempre tais alucinações são sinal de transtorno, pois na população geral, sadia, sem narcolepsia, também são frequentes as alucinações hipnagógicas do adormecimento (em cerca de 25% dos adultos) e as hipnopômpicas do despertar (em 18% dos adultos).

Alucinose

A alteração da sensopercepção denominada *alucinose* é o fenômeno pelo qual o paciente percebe a experiência alucinatória como estranha a sua pessoa. Assim, os psicopatólogos franceses Henri Charles Jules Claude (1869-1945) e Henri Ey (1900-1977) afirmavam que a característica das alucinoses é serem *adequada e imediatamente criticadas pelo sujeito*, reconhecendo seu caráter patológico (Cheniaux, 2005).

Nessa condição, embora o paciente veja a imagem ou ouça a voz ou o ruído, está ausente a crença, muito frequente nas psicoses, que o alucinado tem em sua alucinação, na realidade plena dela. O indivíduo permanece consciente de que aquilo é um fenômeno estranho, patológico, não tem nada a ver com sua pessoa, estabelecendo distanciamento entre seu *self* e o sintoma. Diz-se que a alucinose é um fenômeno periférico ao Eu (é como se o indivíduo assistisse a uma cena de uma peça terrorífica, como se estivesse na plateia), enquanto a alucinação verdadeira é central ao Eu (o indivíduo é "ator" que participa, vive e sofre na trama terrorífica).

A alucinose ocorre com maior frequência em **quadros psico-orgânicos**; por isso, foi também denominada *alucinação neurológica* (Cheniaux, 2005).

Em sua modalidade visual, a alucinose ocorre com maior frequência em pacientes com **intoxicações por substâncias alucinógenas**, como LSD, psilocibina, mescalina, anticolinérgicos, *Ayahuasca*, etc.

Alucinose peduncular de Lhermitte

Trata-se de uma experiência alucinatória, descrita em 1922 pelo neurologista francês **Jacques Jean Lhermitte** (1877-1959), de natureza em geral **visual** ou visuoacústica, tipicamente **vívida e brilhante**, parecendo ser algo muito real. Pode incluir **cenas**, **pessoas**, **animais** e **figuras geométricas**, e surge geralmente em **ambientes escuros**, com duração de muitos minutos. Costuma ocorrer mais no fim do dia, associada a sonhos vívidos, podendo haver turvação da consciência.

Na maioria dos casos, a alucinose peduncular é causada por lesões vasculares, vasoes-

pasmo ou lesões tumorais, com compressões, nas porções superiores do tronco cerebral (principalmente nos pedúnculos cerebrais). Localizações frequentes também são **áreas do mesencéfalo** próximas aos núcleos da rafe, ao tálamo, à ponte e ao diencéfalo basal (Behrendt; Young, 2004; Kulhari et al., 2016).

Alucinose auditiva

Uma forma não rara de alucinose auditiva é a denominada **alucinose alcoólica** (Perme et al., 2003). Em geral, ela ocorre em indivíduos com dependência crônica de álcool e consiste em **vozes que falam do paciente na terceira pessoa** ("Olha como o João está sujo hoje" ou "a Maria é mesmo uma covarde").

Essa forma de alucinose aparece com preservação do nível de consciência, e, muitas vezes, o paciente apresenta crítica em relação à vivência alucinatória, reconhecendo seu aspecto patológico. O indivíduo pode estar embriagado ou sóbrio quando ouve as vozes. Alguns autores utilizam o termo "alucinose alcoólica" de forma um tanto ampla e imprecisa para designar as ilusões e as alucinações visuais de pacientes em *delirium tremens*, quando há rebaixamento do nível de consciência e flutuação do quadro.

POSSÍVEIS CAUSAS E TEORIAS ETIOLÓGICAS DAS ALUCINAÇÕES

De forma curiosa, apesar de as alucinações serem estudadas sistematicamente há mais de dois séculos por médicos, psicólogos e neurocientistas, ainda são controversas as suas possíveis causas e os seus mecanismos neurofisiológicos, neuropsicológicos e psicológicos. Contudo, o fato de os medicamentos antipsicóticos serem eficazes na redução das alucinações de diversos tipos e de diferentes etiologias sugere a existência de mecanismos comuns na base de todos os fenômenos alucinatórios (Behrendt; Young, 2004).

Abordagem fenomenológica das alucinações

As alucinações surgem, na perspectiva fenomenológica, em um contexto de transformação profunda da experiência subjetiva do sujeito pela psicose. Há uma alteração do *senso natural de si mesmo* e uma tendência a perceber os fenômenos do dia a dia como transformados, plenos de sentidos anômalos, incompreensíveis.

As alucinações reforçam, então, o estado de passividade do sujeito, gerado pelo senso de *perda de controle* que elas produzem em sua vida diária. Com a experiência alucinatória, o arco intencional da consciência do indivíduo em relação ao mundo se inverte. Na experiência normal, somos sujeitos cuja consciência se dirige ao mundo, para construir significações. No paciente alucinado, é o mundo que invade sua subjetividade, produzindo uma reconfiguração na qual o senso de agência perturba-se profundamente e a experiência revela um mundo que é fonte de ameaças constantes. (Fuchs, 2015)

Perspectivas psicanalíticas das alucinações

Segundo essas perspectivas, necessidades e tendências afetivas, desejos e, sobretudo, **conflitos inconscientes** constituiriam a **base das alucinações**. O indivíduo *projetaria* no espaço exterior seus desejos, temores e conflitos recalcados. As alucinações verbais poderiam representar autoridade de pais, professores e chefes, sentimentos de culpa ou gratificação.

Assim, as alucinações fariam parte de um processo defensivo com base em um mecanismo de defesa do ego, a saber, a **projeção**. Representariam, de fato, um grande movimento inconsciente que o aparelho psíquico empreende no sentido de expulsar de seu interior conteúdos conflituosos insuportáveis, material recalcado, impossível de ser aceito pelo Eu consciente. Nessa visão, as alucinações seriam um produto análogo ao sonho. Produções do próprio indivíduo que as experimenta, as vozes alucinadas constituiriam-se como aspectos significativos dos fantasmas pessoais inconscientes do alucinado.

No caso das manifestações verbais, os aspectos psicológicos parecem ser mais proeminentes (p. ex., em relação às alucinações visuais, táteis e gustativas), pelo menos em seu desencadeamento. O ressurgimento periódico dessas alucinações parece ser dependente de contextos (*context-dependent*), refletindo a sensação dos pacientes de estarem deslocados, marginalizados ou ameaçados em determinadas relações pessoais.

A comunicação humana e as relações interpessoais são amplamente mediadas pela linguagem; dessa forma, as alucinações verbais refletem a experiência social em pessoas com graves problemas na interação pessoal, ansiedade e desmoralização, como é o caso de muitos sujeitos psicóticos (Behrendt; Young, 2004; Rabeyron; Loose, 2015).

Teoria irritativa ou disfuncional cortical

A noção de que as alucinações corresponderiam a lesões irritativas ou disfuncionais em áreas cerebrais corticais relacionadas à percepção complexa foi introduzida, no fim do século XIX, por autores como Augusto Tamburini (Itália), Theodor H. Meynert (Áustria) e Carl Wernicke (Alemanha), entre outros (**Quadro 16.1**).

Para esses autores, lesões destrutivas produziriam déficits motores e sensoriais (plegias, paralisias, hipoestesias, anestesias, surdez ou cegueira), quando ocorressem em áreas motoras ou sensitivas primárias. Por sua vez, lesões irritativas ou disfuncionais, nessas mesmas áreas, poderiam produzir fenômenos novos, anômalos, como convulsões, movimentos anormais (em áreas motoras), parestesias e hiperestesias (em áreas sensoriais primárias). Entretanto, quando a lesão destrutiva ou irritativa ocorresse em áreas sensoriais secundárias ou em regiões associativas relacionadas com linguagem, memória ou percepção complexa, ocorreriam, então, as alucinações.

As *vozes* do alucinado, ou seja, as alucinações auditivas verbais, seriam, por exemplo, o produto de hipotéticas áreas hiperativadas ou descargas irritativas em regiões associativas da linguagem e da memória semântica. Essa teoria tem sido criticada por seu aspecto demasiado mecanicista.

Estudos que indicam haver um estado de **hipervigilância** (*hyperarousal*) em pessoas com **quadros psicóticos agudos e alucinações** reforçam a ideia de que, nos quadros alucinatórios, uma hiperexcitabilidade geral do sistema nervoso parece ser fator relevante para o surgimento ou o desencadeamento de alucinações (Behrendt; Young, 2004).

Alucinações como fenômeno de deaferentação/liberação neuronal

Com frequência, certas alucinações auditivas (principalmente as musicais), visuais e olfativas são postuladas como **fenômenos de liberação**

A sensopercepção e suas alterações 123

> **Quadro 16.1** | Os estudos de Augusto Tamburini sobre as alucinações
>
> O alienista italiano Augusto Tamburini (1848-1919) realizou pesquisas psicopatológicas e teóricas extremamente sofisticadas sobre a origem das alucinações, cuja melhor expressão é seu trabalho de 1880, *Sulla genesi delle alucinazioni* (*Rivista Sperimentale di Freniatria e di Medicina Legale, 126-158*). Nele, o autor aborda duas hipóteses sobre as causas e a neurofisiologia das alucinações, que na época competiam: a que propunha a **origem periférica**, nos órgãos dos sentidos, e a da **origem central**, que afirmava que as alucinações surgiam nas áreas de onde provêm as ideias no cérebro. Por meio de estudos próprios em animais, de seu amplo conhecimento clínico-psicopatológico com pacientes e da utilização sagaz dos conhecimentos neuroanatômicos, neurofisiológicos e neuropsicológicos da época (relativamente limitados), Tamburini defende sua tese de que as alucinações não são geradas em nenhum desses dois polos extremos, mas surgem de áreas cerebrais que conectam as impressões sensoriais com os conteúdos de memória sensorial das respectivas áreas centrais. O trabalho de Tamburini permaneceu em debate por muitas décadas e até hoje pode ser lido com proveito por quem se interessa pelo debate qualificado sobre as alucinações.

neuronal (*releasing hallucination*). A base dessa linha de hipótese causal se relaciona ao fato de as alucinações ocorrerem com maior frequência em indivíduos com **déficits sensoriais** (p. ex., déficit auditivo, visual ou olfativo) e se atenuarem ou desaparecerem com estímulos sensoriais externos, como o som do rádio e da televisão ou luzes fortes.

Assim, ocorreria um fenômeno de **liberação neuronal** associado à *deaferentação* (redução das aferências, de estímulos que chegam ao cérebro), por **privação de estímulos sensoriais**. Nessa linha de raciocínio, seria plausível o sistema nervoso, ao ser privado de estímulos externos, produzir, ele próprio, algum fenômeno sensorial, para manter o equilíbrio, a homeostase, ou seja, um certo nível de ativação e funcionamento básico (Fénelon et al., 1993).

Os quadros alucinatórios de deaferentação mais típicos são as **alucinações auditivas musicais** em pessoas com déficits auditivos, as vívidas alucinações visuais, na **síndrome de Charles Bonnet**, em pessoas com déficits visuais, e as desagradáveis **alucinações olfativas** em pessoas com hiposmia ou anosmia (perda da capacidade de sentir odores).

As alucinações visuais na síndrome de Charles Bonnet compreendem percepções visuais complexas, reconhecidas pelo paciente como irreais, não acompanhadas de redução do nível de consciência. Tal síndrome ocorre, em geral, em pessoas com déficit visual marcante ou cegueira, decorrente de doenças oculares, como degeneração macular, hemorragias retinianas ou catarata. As alucinações costumam ser claras e marcantes; o paciente vê cenas, pessoas ou animais, prédios e plantas, podendo as imagens se apresentarem em tamanho muito reduzido (alucinações liliputianas) (Behrendt; Young, 2004).

No **Quadro 16.2**, são apresentadas, de modo resumido, as diferentes características das alucinações de deaferentação/liberação neuronal, em contraposição às alucinações ictais (da epilepsia) e às das psicoses funcionais.

Teoria da desorganização global do funcionamento cerebral e mental

Nessa concepção, que segue as teorias do neurologista inglês John Hughlings Jackson (1835-1911) e do psicopatólogo francês Henri Ey (1900-1977), alterações globais e amplas do funcionamento cerebral produziriam a perda das inibições mais desenvolvidas filogeneticamente e complexas do ponto de vista funcional, permitindo a eclosão de circuitos em geral inibidos (**Quadro 16.3**).

A perda das inibições superiores favoreceria o surgimento de fenômenos patológicos, como as alucinações, as ilusões e outros automatismos mais simples e filogeneticamente mais antigos do sistema nervoso central (SNC). Além disso, haveria, nesse processo global de desorganização do cérebro, crescente indiferenciação entre o mundo e os perceptos internos e externos. As alucinações seriam tentativas de suplantar os déficits em estruturas mentais mais sofisticadas.

Teorias neurobioquímicas das alucinações

Diversas substâncias podem produzir alucinações em indivíduos sadios. Os agentes químicos que mais frequentemente ocasionam alucinações estão relacionados a três neurotransmissores: serotonina, dopamina e acetilcolina.

Os mais importantes alucinógenos indólicos, agonistas da **serotonina**, são o LSD, a psilocibina, a harmina (presente na *Ayahuasca*), a dimetiltriptamina e a mescalina. As **substâncias dopaminérgicas** usadas rotineiramente na prática clínica e que produzem alucinações como efeito colateral são a levodopa e a bromocriptina (utilizadas na doença de Parkinson). De modo geral, as substâncias com **ação anticolinérgica** (atropínicas), quando usadas em doses altas, podem produzir alucinações.

As alucinações induzidas por agentes serotonérgicos e dopaminérgicos geralmente aparecem com preservação do nível de consciência, ocorrendo alucinações claras e bem formadas. Já as alucinações por anticolinérgicos surgem associadas a quadro de rebaixamento do nível de consciência e confusão mental, e as alucinações são pouco precisas e de contornos pouco nítidos (Goetz; Tanner; Klawans, 1982; Cummings, 1985). Em função desses achados, postula-se que a alucinação em indivíduos com transtornos mentais esteja relacionada possivelmente à hiperativação de circuitos serotonérgicos e/ou dopaminérgicos.

Mais recentemente, a importância para os sintomas psicóticos, sobretudo do **glutamato**, mas também do ácido gama-aminobutírico (**GABA**), assim como das vias glutamatérgicas e gabaérgias, tem sido evidenciada por muitas pesquisas (Marsman et al., 2013; Hugdahl et al., 2015).

As **hipóteses glutamatérgicas** e **gabaérgicas** para a gênese das alucinações formulam, entre

Quadro 16.2 | Características das alucinações de deaferentação, das alucinações ictais (epilepsia) e das alucinações das psicoses funcionais

ALUCINAÇÕES DE DEAFERENTAÇÃO/ LIBERAÇÃO NEURONAL	ALUCINAÇÕES ICTAIS (NAS EPILEPSIAS)	ALUCINAÇÕES NAS PSICOSES
Ocorrem em lesões neuronais que produzem déficit sensorial e deaferentação	Presentes na epilepsia	Frequentes principalmente na esquizofrenia
Longa duração (minutos a horas)	Breve duração (segundos a minutos)	Longa duração (minutos a horas)
Conteúdo variável (cenas, músicas, etc.)	Conteúdo estereotipado, repetitivo	Conteúdo geralmente persecutório ou depreciativo
Estrutura complexa, independentemente da localização da lesão	Forma simples e elementar (cores malformadas, ruídos, etc.)	Estrutura complexa: tipicamente vozes que comentam ou comandam a ação
Déficit no campo sensorial correspondente	Sem alterações no campo sensorial	Sem alterações no campo sensorial
Tipicamente lateralizadas para o lado do déficit sensorial	Raramente lateralizadas	Raramente lateralizadas
Conteúdo geralmente novo ou original	O conteúdo das alucinações geralmente provém de material mnêmico	O conteúdo das alucinações provém de estado paranoide geral
Sem alteração do nível de consciência	Quase sempre há alteração do nível de consciência	Sem alteração do nível de consciência
Paciente geralmente tem crítica em relação à alucinação	Paciente não se recorda da alucinação, portanto não tem crítica	Paciente geralmente não tem crítica do significado patológico das alucinações
Podem ser modificadas/abolidas por estímulos ambientais	Geralmente não podem ser modificadas por estímulos ambientais	Geralmente não podem ser modificadas por estímulos ambientais

A sensopercepção e suas alterações 125

> ### Quadro 16.3 | O tratado de Henri Ey sobre as alucinações
>
> Foi o psicopatólogo francês Henri Ey (1900-1977) que escreveu o trabalho mais detalhado, profundo e psicopatologica-mente mais sofisticado sobre as alucinações, o seu *Traité des hallucinations*, de 1973 (traduzido no ano de 2009 para o espanhol, pela editora Polemos, de Buenos Aires). Em dois grossos volumes, que somam mais de 1.600 páginas, Henri Ey percorre toda a tradição psicopatológica, apresentando, discutindo, questionando e criticando, a partir de seu vasto e sólido conhecimento psicopatológico, tudo o que os alienistas e pesquisadores dos séculos XIX e XX (até os anos de 1970) produziram de relevante sobre as alucinações. Sua tese, a do modelo organodinâmico, inspirada nas ideias de Hughlings Jackson, é apresentada ao final dos dois volumes: a de que as alucinações devem ser compreendidas no con-texto psicopatológico amplo do adoecimento mental, sobretudo nas suas relações com o processo psicótico global do indivíduo. As alucinações interagem, dialogam, influenciam e são influenciadas pelo quadro delirante, resultado da transformação profunda do mundo mental do paciente pela psicose. Henri Ey alerta que considerá-las como alterações sensoriais simples, estanques e mecanicamente isoladas de todo o processo patológico mental e cerebral é não com-preender a natureza mesma do fenômeno humano absolutamente intrigante que são.

outros aspectos, que as alucinações auditivas se iniciariam com uma hiperativação dos lobos temporais (sobretudo áreas relacionadas à lin-guagem), que geraria o foco atencional para pro-cessos mentais internos do indivíduo, não sendo tal processo refreado por hipoativação do lobo frontal. Haveria, assim, um desbalanço excitató-rio-inibitório mediado por disfunções em pro-cessos neuronais relacionados ao glutamato e ao GABA (Jardri et al., 2016).

Teoria da alucinação como transtorno da linguagem interna (*inner speech*)

Nesse modelo, as alucinações auditivas verbais, as "vozes" que o alucinado ouve, são explicadas como pensamentos verbais do próprio paciente, que falsamente os percebe como de origem externa, como se fossem vozes de terceiros (e não o que seriam de fato, ou seja, vozes internas, pen-samentos próprios) (Frith; Done, 1988).

O processo patológico básico das aluci-nações residiria, então, na incapacidade do paciente de discriminar e monitorar suas pró-prias produções mentais, sua linguagem interna (*inner speech*), em contraposição às percep-ções vindas do meio externo. Essa postulação, apesar de baseada na teoria cognitivista, apre-senta interessante semelhança com as concep-ções psicodinâmicas sobre a alucinação.

ESTUDOS DE NEUROCIÊNCIAS E NEUROIMAGEM FUNCIONAL (RM FUNCIONAL, PET, SPECT) DAS ALUCINAÇÕES

Uma linha de pesquisa importante utiliza métodos de neuroimagem funcional para iden-tificar possíveis mecanismos neurais e neuropsi-cológicos associados às alucinações, cujos resul-tados produzidos são interessantes. Para uma excelente revisão atual sobre neuroimagem e estudos de neurociências das alucinações, que revela a marcante sofisticação e o crescimento vertiginoso da área, ver a revisão de Dominic H. Ffytche e Cynthia G. Wible (2014).

Tem-se verificado, por exemplo, que, no momento em que o paciente experimenta a aluci-nação audioverbal (quando ouve as "vozes"), são hiperativadas áreas temporais, parietais e frontais associadas à produção e à recepção da linguagem (áreas de Wernicke e de Broca). Além desses circuitos neuronais associados à linguagem, também áreas límbicas (hipocampo, giros para-hipocampais e cingulado e regiões orbitofron-tais) e subcorticais (tálamo e gânglios da base) parecem estar implicadas nos mecanismos neu-ronais das alucinações audioverbais (Friedman; Wiechers, 1996; Kühn; Gallinat, 2012).

É interessante notar que os trabalhos em que aparecem mais ativadas as áreas temporais da linguagem (área de Wernicke) reforçam a noção de que as alucinações seriam vozes externas que o paciente de fato ouve, com toda a **sensoria-lidade da escuta normal** de vozes externas. Já os trabalhos que mostram ativação de áreas da linguagem associadas à produção verbal (área frontal de Broca) favorecem a hipótese de que as alucinações audioverbais sejam de fato pro-duto da **linguagem interna** (*inner speech*) do paciente, relacionado à linguagem que ele produz ativamente de forma não consciente (Mcguire; Shah; Murray, 1993; Silbersweig et al., 1995; Kühn; Gallinat, 2012).

Em interessante estudo de Shergill e cola-boradores (2004), com ressonância magnética funcional, solicitou-se aos pacientes apertar um botão com a mão esquerda no exato momento em que começavam a ouvir as vozes. Verificou-se que, poucos segundos antes de começarem as alucinações, era ativada a área frontal inferior à esquerda (região de Broca, da produção da linguagem); e, quando o indivíduo começava realmente a ouvir as vozes, a área ativada era a região temporal superior bilateral (incluindo a região de Wernicke, área de recepção da linguagem).

Esse estudo indicou, portanto, que **a alucinação audioverbal** parece se iniciar com a **geração interna de linguagem** no lobo frontal esquerdo, seguida do fenômeno de **ouvir uma voz**, quando há ativação das áreas temporais superiores esquerdas. Isso reforça e revela aspectos neurofuncionais da hipótese da alucinação audioverbal como decorrente de falsa apreensão da linguagem interna – *inner speech* (Frith; Done, 1988; Ffytche; Wible, 2014).

Estudos recentes de neuroimagem funcional têm corroborado a hipótese de que áreas corticais relacionadas à linguagem, assim como estruturas que as auxiliam, são as mais ativadas em pessoas em processo de alucinação. No momento em que o indivíduo alucina, há ativação sobretudo da área de Broca, e ter tendência a alucinar se relaciona a disfunções nas áreas receptivas da linguagem (Kühn; Gallinat, 2012; Ffytche; Wible, 2014). Apesar de a pesquisa neurocientífica se concentrar nas alucinações audioverbais, a pesquisa sobre as alucinações visuais tem fornecido muitos *insights* sobre os processos neuronais do fenômeno alucinatório (Waters et al., 2014; Hugdahl, 2015).

PSICOPATOLOGIA DA IMAGINAÇÃO E DA REPRESENTAÇÃO

Em muitas pessoas, a atividade imaginativa pode, de fato, ser muito intensa, tanto em crianças como em alguns adultos com ou sem transtorno mental. Algumas vezes, o indivíduo sadio vive tão intensamente sua atividade imaginativa que chega a ter dificuldade em diferenciá-la de experiências reais. Os termos **pseudologia fantástica** e **mitomania** são utilizados para descrever fenômenos desse tipo (serão vistos no capítulo "O juízo de realidade e suas alterações (o delírio)".

O escritor Graciliano Ramos (1892-1953), em seu conto "Minsk", relata de forma expressiva algo que é bastante comum na infância. Ele descreve como a menina Luciana vivia muito mais imersa no seu mundo de fantasias que na realidade: "Luciana estava no mundo da lua, monologando, imaginando casos romanescos, viagens para lá da esquina, com figuras misteriosas que às vezes se uniam, outras vezes se multiplicavam..." (Ramos, 2013, p. 58).

Certamente, o refúgio na atividade imaginativa sempre serviu ao ser humano, ajudando-o a livrar-se dos sofrimentos e das limitações do cotidiano.

Alterações da representação (imagens representativas)

A chamada **pseudoalucinação** (ver revisão em Berrios, 1996) é um fenômeno que, embora se pareça com a alucinação, dela se afasta por não apresentar os aspectos vivos e corpóreos de uma imagem perceptiva real. A pseudoalucinação apresenta mais as características de uma imagem representativa, de uma representação.

Um dos estudos mais importantes sobre pseudoalucinações foi escrito pelo primo do famoso pintor Wassily Kandinsky, o psiquiatra russo Victor K. Kandinsky (1849-1889). Seu livro sobre as pseudoalucinações foi escrito a partir de suas próprias experiências com esse sintoma (Kandinsky, 1885). Ele foi, por fim, internado por psicose no hospital psiquiátrico que dirigiu, onde morreu.

Na pseudoalucinação, a voz (ou imagem visual) percebida é **pouco nítida**, de **contornos imprecisos**, **sem vida** e **sem corporeidade**. A vivência é projetada no espaço interno; são "vozes que tipicamente vêm de dentro da cabeça, do interior do corpo". O paciente relata que "parece uma voz (ou, no caso visual, uma imagem)..." ou que "... é como se fosse uma voz (ou imagem), mas não é bem uma voz, confunde-se com um pensamento muito marcante".

Em certos casos, a chamada pseudoalucinação surge de um pensamento ou uma representação que, de tão intenso, ganha, por assim dizer, sensorialidade. O pensamento é tão intenso para o paciente que "... é como se fosse uma voz interna falando comigo". Embora a pseudoalucinação possa ocorrer nas psicoses (esquizofrenia e psicoses afetivas) e nos transtornos psico-orgânicos, ela é mais inespecífica e tem menos peso para o diagnóstico de psicoses. Pode se manifestar também em estados afetivos

A sensopercepção e suas alterações   127

intensos, na fadiga, em quadros de rebaixamento do nível de consciência e em intoxicações.

Um fenômeno semelhante à pseudoalucinação é a **imagem pós-óptica**. É o caso, por exemplo, do indivíduo que permaneceu muito tempo estudando histologia, observando atentamente, por muitas horas, no microscópio, determinadas imagens de tecidos e, à noite, no momento em que vai dormir, nota a persistência de tais imagens. Obviamente, esse não é um fenômeno patológico.

Outro tipo de vivência passível de ser confundido com as pseudoalucinações é a chamada **alucinação psíquica**. Paim (1986) a descreve como "imagens alucinatórias sem um verdadeiro caráter sensorial". Assim, pacientes relatam a experiência de *ouvirem palavras sem som*, *vozes sem ruído*, vivenciarem uma comunicação direta de pensamento a pensamento, por meio de palavras secretas e interiores que não soam. Tais experiências não deveriam, a rigor, receber a denominação de alucinação, já que lhes falta o caráter de sensorialidade, importante na experiência alucinatória. São experiências mais relacionadas à esfera do pensamento e da intuição.

O termo "**alucinação negativa**" para designar a **ausência de visão de objetos** reais, **presentes** no campo visual do paciente, também gera controvérsias. Tal ausência ou falha perceptiva é geralmente determinada por fatores psicogênicos em pacientes com transtorno da personalidade histriônica ou muito sugestionáveis. O indivíduo, por exemplo, sentindo-se ameaçado, muito constrangido ou humilhado pela presença de certa pessoa em seu ambiente, por meio de um processo inconsciente, *escotomiza*, abole tal imagem de seu campo perceptivo. Ubinha (1974) considera inadequado o termo "alucinação" para tal fenômeno, preferindo denominá-lo "cegueira histérica, conversiva" ou "escotomização parcial".

Os aspectos semiológicos da sensopercepção e, em particular, a questão das alucinações são complexos e intrigantes. Para um estudo mais aprofundado, são sugeridas as revisões de Paim (1972), Johnson (1978), Lanteri-Laura (1994), Behrendt e Young (2004) e de Collerton, Perry e McKeith (2005). Também está disponível a edição em espanhol do tratado sobre alucinações de Henri Ey (2011/1973).

Alucinação e delírio

Em pacientes com psicoses, ocorrem frequentemente, ao mesmo tempo, alucinações de várias modalidades (audioverbais, visuais, somáticas, etc.). Também podem ocorrer, com frequência, **alucinações associadas a delírios** (ver esse tópico no capítulo "O juízo de realidade e suas alterações (o delírio)".

As alucinações tendem a indicar uma gravidade considerável da psicose. Um estudo com cem pacientes com esquizofrenia paranoide avaliou aqueles que só apresentavam alucinações e aqueles que só apresentavam delírios. Os que apresentavam só alucinações tiveram sintomas positivos e negativos mais graves, pior funcionamento social, pior prognóstico e maior necessidade de reabilitação intensiva do que aqueles que apresentavam só delírios (Kreinin et al., 2015). Outros estudos que analisem o impacto diferencial dos distintos sintomas psicóticos são necessários para se chegar a conclusões mais firmes sobre o papel de cada sintoma na psicose.

Semiotécnica da sensopercepção

Para avaliar alterações da sensopercepção, sugiro as perguntas que constam no Quadro 16.4. Há **algumas escalas e instrumentos padronizados para a avaliação das alucinações**, como a *Psychotic Symptom Rating Scales* (PSYRATS), a *Launay-Slade Hallucinations Scale* (LSHS) e o *Beliefs about Voices Questionnaire* (BAVQ).

A **PSYRATS** avalia detalhadamente alucinações auditivas em 11 domínios (com 5 pontos cada um): frequência, duração, localização, intensidade, crenças sobre a origem das vozes, quantidade de conteúdos negativos, grau dos conteúdos negativos, grau de incomodo (*distress*), intensidade do incômodo, grau de prejuízo sobre a vida da pessoa e capacidade de controle sobre as vozes. Além disso, avalia referência a outras alucinações (visuais, táteis e olfativas), se as vozes são experimentadas como prazerosas (nunca, às vezes, frequentemente) e se as alucinações são persistentes (Drake et al., 2007).

A **LSHS** (Larøi; van der Linden, 2005) é uma escala de 16 itens que avalia diferentes modalidades de alucinações: auditivas, visuais, olfativas, táteis, hipnagógicas e hipnopômpicas. Usa uma escala Likert de 0 a 4. O escore total vai de 0 a 64.

Por fim, a **BAVQ** é um instrumento de autorrelato com 30 itens que avaliam como a pessoa percebe e reage às alucinações audio-verbais. Inclui cinco subescalas – três delas a respeito de crenças sobre as vozes, duas sobre reações emocionais e comportamentais em relação às vozes – e cinco escalas sobre malevolência, benevolência, omnipotência, resistência e engajamento em relação às vozes (Chandwick et al., 2000).

Não temos conhecimento sobre possíveis traduções e validações para o português do Brasil desses instrumentos padronizados para avaliação das alucinações.

Quadro 16.4 | Semiotécnica da sensopercepção

ALUCINAÇÕES AUDITIVAS

Perguntas iniciais: Tem observado coisas que não consegue explicar? Tem ouvido vozes de pessoas estranhas ou desconhecidas? Ouve vozes sem saber de onde vêm? São ruídos, murmúrios ou vozes bem claras?

Perguntas posteriores: Entende o que dizem as vozes? Elas vêm de perto ou de longe? O volume é alto ou baixo? São pessoas conhecidas ou desconhecidas? São vozes de homens, mulheres ou crianças? As vozes vêm de dentro da cabeça ou de fora do corpo? Por qual dos dois ouvidos ouve as vozes? Vê ou sente as pessoas que lhe falam?

Desagradam-lhe as vozes que ouve? Fica irritado(a)? Tem medo? Por quê? Que lhe dizem as vozes? Xingam, insultam ou ameaçam? As vozes falam com você? Comentam algo sobre você? As vozes ordenam ou proíbem alguma coisa?

As vozes são seu próprio pensamento em voz alta? São repetições de seus pensamentos? São palavras isoladas, frases ou parágrafos? Por favor, repita textualmente o que dizem as vozes. Acredita que eu também possa ouvi-las? Ouviu as vozes durante a entrevista? As vozes que o(a) senhor(a) ouve são reais ou produtos de um transtorno ou doença?

ALUCINAÇÕES VISUAIS

Perguntas iniciais: Tem visto algo estranho, que lhe chamou atenção? Talvez tenha percebido visões, animais, homens, figuras, sombras, fogo, fantasmas, demônios ou coisas do tipo?

Perguntas posteriores: Essas visões se mexiam ou eram fixas? Assustou-se com elas? As visões se aproximam ou se afastam de você? São escuras ou claras? São coloridas? De que cor? Tem as visões apenas de noite ou também de dia? Apenas quando está acordando ou adormecendo ou a qualquer hora? O que vê? Descreva para mim. De onde vêm essas visões?

ALUCINAÇÕES OLFATIVAS E GUSTATIVAS

Perguntas iniciais: Tem notado sabor ou cheiro diferente nos alimentos? Os cheiros eram agradáveis ou desagradáveis?

Perguntas posteriores: De onde você acredita que vêm esses cheiros ou o gosto ruim? Alguém tem desejado envená-lo(a)? O cheiro passou rápido ou durou muito tempo?

ALUCINAÇÕES TÁTEIS E CENESTÉSICAS

Perguntas iniciais: Sente algo estranho em seu corpo? Sente algo estranho dentro de seu corpo? Essas sensações são agradáveis ou desagradáveis? Incomodam-lhe correntes elétricas ou influências estranhas?

Perguntas posteriores: Sente como se lhe tocassem o corpo, beliscassem, batessem ou beijassem? Tem a sensação de que tocam nos seus genitais? Sente como se houvesse um animal ou inseto dentro de seu corpo?

ALUCINAÇÕES CINESTÉSICAS

Perguntas iniciais: Sente movimentos no corpo, como se levasse um empurrão? Sente como se o chão oscilasse?

Perguntas posteriores: Tem feito movimentos contra sua vontade? Partes de seu corpo têm mudado de posição sem seu controle? Sente como se levantassem seu corpo no ar?

17 A memória e suas alterações

DEFINIÇÕES BÁSICAS

A memória é a capacidade de codificar, armazenar e evocar as experiências, impressões e fatos que ocorrem em nossas vidas. Tudo o que uma pessoa aprende em sua existência depende intimamente da memória. Além disso, como será abordado neste capítulo, todos os processos relacionados com a memória são altamente contextualizados, integrados em uma rede de múltiplas informações e contextos da vida.

A capacidade específica de memorizar relaciona-se com vários fatores, entre eles o nível de consciência e atenção, o estado emocional e o interesse motivacional e, particularmente importante, os contextos, como lugar, momento, com que pessoas, em que tipo de atividade e em que fase da vida a codificação, o armazenamento e a evocação das informações ocorrem (para uma revisão acessível e de qualidade, ver Foster, 2011).

Alguns dos principais pesquisadores atuais em neurociências da memória atribuem à memória um papel central na própria definição e identidade do ser humano. Para Iván Izquierdo (2002), "somos aquilo que recordamos ou que, de um modo ou de outro, resolvemos esquecer". Perder a memória, segundo Squire e Kandel (2003), "leva à perda de si mesmo, à perda da história de uma vida e das interações duradouras com outros seres humanos".

De forma genérica, podem-se distinguir, para os seres humanos, os seguintes tipos de memória:

1. **Memória psicológica** (cognitiva ou neuropsicológica). É uma atividade altamente diferenciada do sistema nervoso, que permite ao indivíduo codificar, conservar e evocar, a qualquer momento, os dados aprendidos da experiência.

2. **Memória genética** e **epigenética**. Esse tipo de memória abrange conteúdos de informações biológicas adquiridos ao longo da história filogenética da espécie e ao longo das vivências do indivíduo e de seus ancestrais, contidos no material biológico (DNA, RNA, cromossomos, mitocôndrias, mudanças epigenéticas) dos seres vivos.

3. **Memória imunológica.** Esse tipo de memória reúne informações registradas e potencialmente recuperáveis pelo sistema imune de um ser vivo.

4. **Memória coletiva, social ou cultural**. Envolve conhecimentos e práticas sociais e culturais (costumes, valores, práticas, linguagem, habilidades artísticas, conceitos e preconceitos, ideologias, estilos de vida, rituais, gesticulações, etc.) produzidos, acumulados e mantidos por um grupo social. Esse tipo de memória tem importância fundamental para as sociedades humanas. Sem ela, os grupos sociais perdem sua identidade básica, a possibilidade de perceber o sentido de suas existências, a gratidão e crítica em relação ao passado e a esperança e prudência em relação ao futuro. O **Quadro 17.1** apresenta alguns elementos básicos da memória social.

Apesar da importância da memória coletiva, não a estudaremos aqui. Neste capítulo, será abordada principalmente a **memória psicológica, cognitiva ou neuropsicológica** (usadas neste texto como sinônimos).

Ao longo das últimas décadas, estudos em psicologia cognitiva e neuropsicologia idenficaram dois aspectos importantes sobre a memória psicológica. Primeiro, a **memória não é um** *processo unitário*. Ela é composta de múltiplos elementos, que podem ser organizados e expostos de distintas formas e exigem redes e estruturas cerebrais diferentes.

Segundo, a **memória não é um** *processo passivo* e fidedigno de fixação de elementos e de evocação exata e realista do que foi arquivado. Nesse sentido, ela é muito mais um **processo ativo**, no qual vários elementos do indivíduo participam da codificação e da evocação, como elementos sensoriais, imaginativos, semânticos e afetivos.

A memória é frequentemente **reeditada**, ou seja, as informações de eventos, cenas e acontecimentos do passado, que já foram arma-

Quadro 17.1 | A memória social

O sociólogo francês **Maurice Halbwachs** (1877-1945), aluno de Henri Bergson e Émile Durkheim, é conhecido por ter aberto e desenvolvido o campo de estudo sobre a memória coletiva (também chamada memória social ou cultural). Seus livros *Le Cadres Sociaux de la Mémoire*, de 1925, e *La Mémoire Collective*, publicado postumamente em 1950 (pois ele foi executado, em 1945, em um campo de concentração nazista), são referências fundamentais sobre o estudo da memória coletiva. Em *A memória coletiva*, ele afirma: "Mas nossas lembranças permanecem coletivas e elas nos são lembranças pelos outros, mesmo que se trate de acontecimentos nos quais só nós estivemos envolvidos. Não é necessário que outros homens estejam lá, que se distingam materialmente de nós: porque temos sempre conosco e em nós uma quantidade de pessoas que não se confundem" (2004, p. 30).

Mais adiante, ele aprofunda: "[...] só temos capacidade de nos lembrar quando nos colocamos no ponto de vista de um ou mais grupos e de nos situar em uma ou mais correntes do pensamento coletivo" (p. 40). Então conclui, um pouco adiante, afirmando: "[...] a memória coletiva tira sua força e sua duração do fato de ter por suporte um conjunto de seres humanos, [...] cada memória individual é um ponto de vista sobre a memória coletiva, [...] quando tentamos explicar essa diversidade, voltamos sempre a uma combinação de influências que são, todas, de natureza social" (p. 55).

Um dos mais importantes historiadores do século XX, o também francês Jacques Le Goff (1924-2014), participou do desenvolvimento da chamada "história das mentalidades", que, de alguma forma, se conecta à memória coletiva. Em um estudo sobre memória, ele afirma: "[...] a memória coletiva foi posta em jogo de forma importante na luta das forças sociais pelo poder. Tornar-se senhores da memória e do esquecimento é uma das grandes preocupações das classes, dos grupos, dos indivíduos que dominaram e dominam as sociedades históricas. Os esquecimentos e os silêncios da história são reveladores destes mecanismos de manipulação da memória coletiva" (2003, p. 422).

Por fim, cabe mencionar a original e lúcida psicóloga social brasileira Ecléa Bosi (1936-2017), que, em seu livro *Memória e sociedade* (1994), traça com sutileza a memória coletiva de idosos que participaram da construção da cidade de São Paulo, no século XX. Por meio de entrevistas aprofundadas e afetivamente cuidadosas, Bosi recupera as preciosas narrativas memorialísticas de seus idosos, o mundo do trabalho e da política. Ela busca recuperar como os contextos sociais e as convenções de linguagem produzem elementos simbólicos de uma geração. A memória é uma construção que as pessoas tecem com aquilo que foi mais significativo em suas vivências pessoais e sociais, nos mundos concretos e simbólicos que habitaram.

---

zenadas, podem ser reconfiguradas com acréscimos de elementos novos (vividos ou imaginados pelo próprio indivíduo ou instigados por estímulos externos, conscientes ou não). Assim, há um processo de recriação e reinterpretação no arquivo de longo prazo de nossas memórias. Elas frequentemente não são "o filme realista do que aconteceu", mas "reedições criativas" de vários "diretores" que influem no conteúdo do arquivo de memórias.

FASES OU ELEMENTOS BÁSICOS DA MEMÓRIA

Cabe, agora, apresentar a memória psicológica em suas três fases, ou elementos básicos:

- **Codificação**: captar, adquirir e codificar informações.
- **Armazenamento**: reter as informações de modo fidedigno.
- **Recuperação ou evocação**: também denominada de *lembranças* ou *recordações*; é fase em que as informações são recuperadas para distintos fins.

Usando a metáfora de uma biblioteca (ou de um arquivo eletrônico) para a memória, a **fase de codificação** corresponde à escrita de um livro em papel ou em arquivo eletrônico (AE). A codificação ocorre quando, ao vermos uma *coisa pequena, de uns 10 centímetros, coberta de uma capa colorida (penas), com cabeça, corpo e patinhas, que se move e canta, denominamos de passarinho*. A informação codificada semanticamente na palavra "passarinho" passará, assim, a ser arquivada, já tendo sido codificada.

A **fase de armazenamento** implica a classificação do livro (ou do AE) e sua colocação em uma determinada estante (ou pasta), assim como a conservação desse livro nessa estante (protegendo-o do sol e da chuva) ou na memória do computador. Por fim, a **fase de evocação,** ou **recuperação**, significa poder acessar o livro na estante (ou o AE, no computador) e poder lê-lo da melhor forma possível.

A **codificação** é o processo inicial da memorização. Ela depende muito da atenção. A **evocação**, a capacidade de acessar os dados fixados, seria a etapa final do processo de memória. **Lembrança** é a capacidade de acessar elementos no banco da memória de longo prazo. **Reconhecimento** é a capacidade de identificar uma informação apresentada ao sujeito com informações já disponíveis na memória de longo prazo. **Esquecimento**, por sua vez, é a denominação que se dá à impossibilidade de evocar e recordar.

Em relação à evocação, há ainda dois aspectos distintos: a *disponibilidade* e a *acessibilidade* da informação. Às vezes, tentamos lembrar o nome de uma pessoa, sentimos que esse nome está "na ponta da língua", sabemos qual a primeira sílaba, se o nome é curto ou longo, mas o nome inteiro "não vem" ("fenômeno da ponta da língua"). Nesse caso, a informação ainda está disponível em nossa memória de longo prazo, mas não está, no momento exato que queremos lembrar, acessível para nós.

Mais adiante, veremos como há peculiaridades neurofuncionais, psicológicas e neuropsicológicas em cada uma dessas fases. A memória pode falhar e ser destruída em cada uma dessas três etapas, por distintos fatores e transtornos psicopatológicos.

Memória segundo o tempo de aquisição, armazenamento e evocação

Em relação ao processo temporal de aquisição, armazenamento e evocação de elementos mnêmicos, a neuropsicologia moderna divide a **memória em quatro momentos temporais** (Izquierdo, 2002; Foster, 2011):

1. **Memória sensorial e depósito sensorial** (*até 1 segundo*). Aqui, percepção, atenção e memória se sobrepõem. As memórias sensoriais são ricas (muitos conteúdos), mas muitíssimo breves (os conteúdos se apagam rapidamente). Quando estímulos visuais (memória icônica) ou auditivos (memória ecoica) são expostos ao indivíduo, ele capta (não de modo consciente) um número relativamente grande de informações, mas pode guardá-las apenas por um período muito curto.

   Há um *depósito sensorial*, que funciona geralmente abaixo do limiar da consciência, em apenas 50 milissegundos, quando se deve "decidir" (quase sempre sem consciência) se voltamos a atenção para certos estímulos ou se estes serão rapidamente apagados. Por exemplo, em uma festa, passamos por um grupo, nosso nome é rapidamente falado por alguém, e, às vezes, mesmo sem perceber conscientemente, passamos a dirigir a atenção para a fala desse grupo.

2. **Memória imediata ou de curtíssimo prazo** (*de poucos segundos até 1 a 3 minutos*). Esse tipo de memória se confunde conceitualmente também com a atenção e com a memória de trabalho (que será abordada adiante). Trata-se da capacidade de reter o material (palavras, números, imagens, etc.) imediatamente após ser percebido, como reter um número telefônico para logo em seguida discar. A memória imediata tem também capacidade limitada e depende da concentração, da fatigabilidade e de certo treino. As memórias imediata e de trabalho dependem sobretudo da integridade das áreas pré-frontais.

3. **Memória recente ou de curto prazo** (*de poucos minutos até 3 a 6 horas*). Refere-se à capacidade de reter a informação por curto período. Também é um tipo de memória de capacidade limitada. Muitas vezes, as memórias de curto prazo e de curtíssimo prazo são consideradas simplesmente como *memória de curto prazo*.

   A memória recente depende de estruturas cerebrais das partes mediais dos lobos temporais, como a região CA1 do hipocampo, do córtex entorrinal, assim como do córtex parietal posterior (Izquierdo, 2002).

4. **Memória de longo prazo ou remota** (*de dias, meses até muitos anos*). É a função relacionada à transferência de informações para depósitos de longo prazo, tendo capacidade quase ilimitada. Ela também se relaciona à evocação de informações e acontecimentos ocorridos no passado, geralmente após muito tempo do evento (pode durar por toda a vida). É um tipo de memória de capacidade bem mais ampla em termos de itens a serem guardados que a memória imediata e a recente.

   As informações a serem guardadas na memória de longo prazo são armazenadas de modo organizado, em sistemas que proporcionam uma estrutura organizacional. Assim, as informações são arquivadas e conservadas de acordo com seu **significado**, em **redes semânticas** nas quais conceitos semelhantes ou semanticamente relacionados são armazenados de maneira vinculada, próximos uns dos outros.

Portanto, o significado proporciona organização no arquivo de longo prazo. Assim, podemos ouvir uma história, com várias frases distintas, e, meses depois, sermos incapazes de reproduzir essas frases corretamente. Contudo, o significado geral da história, tendo sido percebido por nós, foi armazenado e poderá ser evocado.

Acredita-se que a memória remota se relacione tanto ao **hipocampo**, no processo de transferência de memórias recentes para memórias de longo prazo, como implicando também, para o armazenamento de longo, amplas e difusas **áreas corticais de associação em todos os lobos cerebrais** (mas principalmente nos frontais) (Kroll et al., 1997; Gazzaniga; Heatherton, 2005).

BASES NEUROBIOLÓGICAS DA MEMÓRIA

Parece haver bastante concordância entre os pesquisadores de que, para o fenômeno da memorização ou **engramação mnéstica**, ou seja, para a formação das unidades de memória, as estruturas límbicas temporomediais, principalmente relacionadas ao hipocampo, à amígdala e ao córtex entorrinal, são fundamentais (Gordon, 1997; Izquierdo, 2002). Elas atuam, em especial, na **consolidação dos registros** e na **transferência das unidades de memória de curto e médio prazos** (intermediária) para a de **longo prazo** (estocagem da memória remota).

O substrato neural da **memória de longo prazo** (registros bem consolidados) repousa basicamente no córtex cerebral, ou seja, nas áreas de associação neocorticais, principalmente frontais e temporoparietoccipitais.

Há evidências de que o processo neuronal de memorização difere entre memórias recentes (minutos a horas) e memórias de longo prazo (meses a anos). Nas **memórias recentes**, há mudanças e consolidações de sinapses neuronais relacionadas a complexas cascatas de eventos moleculares e celulares necessárias para a primeira estabilização de informações recentemente adquiridas, nas redes neuronais coordenadas pelo hipocampo. Em contraste, nas **memorizações lentas e de longo prazo**, a consolidação das memórias se baseia em processos de nível sistêmico (redes neuronais), lentos, tempo-dependentes, que convertem os traços lábeis de memória recente em formas mais permanentes, estáveis e ampliadas, baseadas na reorganização de redes neurais de suporte à memória, também coordenadas pelos hipocampos (Harand et al., 2012).

A interrupção bilateral do **circuito hipocampo-mamilo-tálamo-cíngulo** pode determinar a incapacidade de **fixação de novos elementos mnêmicos**, produzindo, assim, a síndrome amnéstica, de maior ou menor intensidade. As estruturas mais importantes para a memória são, certamente, os hipocampos. O Quadro 17.2 resume alguns dos aspectos principais dos hipocampos.

FATORES ASSOCIADOS AO PROCESSO DE MEMORIZAÇÃO (CODIFICAÇÃO E ARMAZENAMENTO)

Desde a Antiguidade, a humanidade tem-se preocupado em como aperfeiçoar as capacidades de memória, em como desenvolver uma arte da memória (*ars memoriae*, ou *ars memorativa*). Desde Aristóteles, mas, sobretudo, desde meados do primeiro milênio, técnicas mnemônicas foram desenvolvidas de forma minuciosa, relacionadas à retórica e à lógica. Isso sucede, sobretudo, porque a manutenção de informações valiosas para as pessoas, arquivadas em papiros, livros e, atualmente, na memória eletrônica dos computadores, ainda não estava disponível ou era de dificílimo acesso (Rossi, 2010).

Atualmente, os estudos psicológicos e neurocientíficos sobre a memória psicológica indicam que o **processo de memorização** (codificação, armazenamento e futura evocação) de novos elementos da memória depende de:

- **Nível de consciência** e **estado geral do organismo:** o indivíduo deve estar desperto, não muito cansado, calmo, em bom estado geral, para que a memorização ocorra da melhor maneira possível.

- **Atenção focal:** diz respeito à capacidade de manutenção de atenção concentrada sobre o conteúdo novo a ser fixado. Informações novas entram na memória de longo prazo principalmente quando se presta bastante atenção durante o aprendizado.

- **Organização e distribuição temporal:** diz respeito a distribuir, no processo de apren-

A memória e suas alterações 133

> **Quadro 17.2 | Hipocampos, memória e cognição geral (revisão em Eichenbaum et al., 2016)**
>
> Os hipocampos (direito e esquerdo) são estruturas do cérebro, localizadas na parte medial dos lobos temporais, filogeneticamente antigas, de importância central para os processos de **aprendizagem** e **memória**. Entretanto, de certa forma, quase toda a **cognição** está relacionada a eles, pois os hipocampos se conectam a múltiplas áreas do córtex cerebral, organizam eventos relacionados entre si em uma rede estruturada de memórias, além de atuarem na percepção e na organização mental, espacial e temporal dos eventos. Eles são possivelmente a estrutura mais bem estudada em neurociências cognitivas, havendo uma revista científica específica para eles, chamada *Hippocampus* (Eichenbaum et al., 2016). A retirada cirúrgica ou destruição por doença dos dois hipocampos causa uma terrível **síndrome de amnésia anterógrada**, na qual o indivíduo fica totalmente sem memória para fatos novos e com profunda incapacidade para aprender (com exceção de funções da *memória de procedimentos*, como abordado a seguir).
>
> Anatomicamente, o hipocampo dos mamíferos tem três grandes regiões: **o giro denteado** (GD), *o corno de Ammon* (CA, este dividido em quatro partes: CA1, CA2, CA3 e CA4) e o **córtex entorrinal lateral** e **medial**. Essas três regiões têm diferentes padrões de conectividade, tipos de neurônios e suscetibilidade a fatores destrutivos. Funcionalmente, os hipocampos são divididos em **hipocampo dorsal** (mais ligado especificamente ao aprendizado e à memória) e **hipocampo ventral** (mais ligado ao processamento emocional). Todo o hipocampo tem grande capacidade de plasticidade sináptica (Strange et al., 2014).
>
> Os hipocampos foram tradicionalmente relacionados à memória explícita consciente, e não à implícita. Entretanto, pesquisas têm revelado que eles desempenham um papel que vai além dos processos conscientes da memória. Estudos neuroanatômicos indicam que tanto a memória explícita como a implícita usam o hipocampo nos mesmos locais, mas com processos funcionais diferentes.
>
> Em nosso cérebro, é criado um modelo do *mundo a nossa volta*. Experienciar e reexperienciar vivamente cenas do passado e poder imaginar o futuro são ações que dependem intimamente da integridade dos hipocampos. Utilizamos as representações do mundo para perceber e compreender o que ocorre a cada momento. Trabalhos recentes indicam que funções como percepção, imaginação e lembrança de cenas e eventos estão particularmente ligadas ao hipocampo anterior (Zeidman; Maguire, 2016).

dizado de novas informações, as tentativas de aprendizado ao longo de um período de tempo mais longo e cadenciado; é melhor praticar "pouco e sempre" do que tentar memorizar e aprender tudo apressadamente, em um único dia (p. ex., no dia antes da prova).

- **Interesse e colorido emocional:** relaciona-se às informações a serem fixadas, assim como ao empenho do indivíduo em aprender (vontade e afetividade).
- **Conhecimento anterior:** elementos já conhecidos ajudam a adquirir elementos novos, principalmente quando se articulam os novos conhecimentos a informações, classificações e esquemas cognitivos já bem assentados, formando uma cadeia de elementos mnêmicos.
- **Capacidade de compreensão do significado da informação:** buscar entender o significado da informação ou conhecimento que se está tentando aprender é de fundamental ajuda para a memorização. Se a informação não tem um significado particular (é algo aleatório), então é útil atribuir-lhe um significado arbitrário.
- **Estabelecimento de um contexto rico e elaborado:** o contexto e as circunstâncias associadas à informação que se quer

memorizar têm papel central na eficácia da memorização.

- **Codificação da informação nova em mais de uma via:** para o armazenamento mais eficaz de uma informação nova, quanto maior for o número de canais sensoriais e dimensões cognitivas distintas, mais eficaz será a fixação. Por exemplo, se a informação for uma palavra, deve-se buscar associar uma imagem visual; se for visual, deve-se buscar associar uma palavra. Com isso, são criados *mapas mentais*, que colaboram para o armazenamento eficaz.

TIPOS ESPECÍFICOS DE MEMÓRIA

Com o avançar das neurociências, não se pode mais falar em memória como processo unitário. Devemos, sim, falar em *memórias* ou tipos específicos de memória. Distinguem-se esses tipos de acordo com o caráter consciente ou não consciente do processamento do conteúdo mnêmico e com as áreas e estruturas cerebrais envolvidas (Kandel; Schwartz; Jessel, 1995; Miotto et al., 1996; Dalla Barba, 1998; Izquierdo, 2002; Budson; Price, 2005).

Tipos dependentes do caráter consciente ou não consciente do processo mnêmico (memória explícita/declarativa *versus* implícita/não declarativa)

Segundo o caráter consciente ou não consciente do processo mnêmico, têm-se as memórias explícita e implícita.

A **memória explícita** (*memória declarativa*) é relacionada ao conhecimento consciente, obtido geralmente com algum esforço. Esse tipo de memória é adquirido e evocado com *plena intervenção da consciência* (Izquierdo, 2002), incluindo as lembranças de fatos autobiográficos (memória autobiográfica). Um episódio como ter almoçado no último domingo com a avó pode ser lembrado com algum esforço e de forma consciente. A memória explícita pode ser de imagens visuais, palavras, conceitos ou eventos.

A **memória implícita** (*memória sem consciência* ou *não declarativa*) é um tipo de memória que adquirimos e utilizamos sem que percebamos, sem consciência e, geralmente, sem esforço. É uma forma relativamente automática e espontânea. Ela pode incluir **procedimentos** (ver adiante, *memória de procedimentos*), como muitas *habilidades motoras* (*andar de bicicleta, saber bordar, saber escovar os dentes*), assim como **conhecimentos gerais ancorados em palavras**, que adquirimos e utilizamos sem perceber, como aprender e falar a língua materna.

A partir de pesquisas realizadas nos últimos 40 anos sobre a memória humana, descobriu-se que a **memória implícita** influi cotidianamente em nossas vidas, de formas mais ou menos sutis. Por exemplo, ao dirigir o carro para casa, podemos ouvir uma música no rádio e nela "viajar" ou submergir em um devaneio relacionado a um encontro amoroso, obstante, conseguimos continuar a conduzir e chegamos em casa. Mesmo sem perceber conscientemente, paramos nos semáforos vermelhos e seguimos o trajeto de casa, sem errar. É nossa memória implícita que nos possibilita isso.

Esse tipo de memória parece incluir a memória para informações mostradas à pessoa durante uma anestesia, pois, embora em *sono farmacológico*, ela pode registrar elementos do que é dito no ambiente. Além disso, parte das pessoas expostas repetidamente a publicidade comercial (*beba Coca-cola!*) responde a tal publicidade com comportamentos (preferência automática de pedir *Coca-cola*, em vez de um novo refrigerante, sem propaganda), sem se dar conta, muitas vezes, do porquê o fazem (Foster, 2011).

A memória implícita está envolvida, ainda, com as chamadas **sensações de familiaridade**. Vemos uma pessoa no ônibus, sabemos que a conhecemos (sensação de familiaridade), mas não localizamos de onde e quem exatamente ela é. Geralmente a pessoa é conhecida de um contexto diferente do ônibus (p. ex., é um antigo funcionário da escola de ensino fundamental, que raramente pega condução). Em testes de psicologia experimental, o construto memória implícita se torna evidente quando informações previamente captadas, mesmo de forma não consciente, afetam (no sentido de facilitar) o desempenho em testes de memória. Em geral, a memória implícita age integrada à memória explícita, ampliando seu poder.

O termo **priming** (a melhor tradução é *aprimoramento de repetição*) se refere a um tipo de **memória implícita**, importante no processo de recordação e execução de tarefas cognitivas.

Estímulos que já foram expostos ao sujeito, de forma consciente ou não consciente, são mais bem processados do que aqueles que nunca lhe foram expostos. Por exemplo, ter sido previamente exposto a uma lista de palavras contendo a palavra BOLA facilita o desempenho em testes de completar palavras quando aparece a tarefa de preencher B_L_ (esta é feita mais rapidamente do que as tarefas C_S_ ou P_D_R).

O *priming* também se verifica quando identificamos uma *maçã*, em meio a muitas imagens de objetos, mais rapidamente quando ela nos foi exposta antes (*priming perceptivo e item-específico*). Também se verifica quando identificamos mais rapidamente a palavra "maçã", em meio a muitas palavras, quando fomos expostos previamente à palavra "fruta" (*priming semântico e categorial*). O *priming* ocorre sem que tenhamos a sensação subjetiva de reencontro com o estímulo, reforçando a ideia de que ele é um mecanismo da memória implícita.

Efeitos do *priming* se verificam, ainda, quando fragmentos de um conteúdo mnêmico amplo são evocados e, a partir deles, todo o resto é gradativamente recuperado. Assim, um músico toca ou ouve os primeiros dois ou três acordes de uma canção aparentemente esquecida e, de forma gradativa, a composição toda (e sua sequência de acordes e melodias) começa a ressurgir para ele. Do ponto de vista anatômico, o *priming* é um fenômeno predominantemente neocortical, participando dele as áreas pré-frontais e corticais associativas temporoparietoccipitais (Izquierdo, 2002).

Memórias, devaneios e viagem mental no tempo

O fenômeno chamado devaneio (*mind wandering*) tem muito a ver com a memória, tanto explícita como implícita. O devaneio ocorre quando soltamos a mente e relaxadamente construímos histórias e eventos mentais, variando ou inventando cenas e episódios, em relação tanto ao nosso passado como ao nosso futuro. A capacidade de mentalmente reviver o passado e imaginar possíveis futuros foi denominada ***viagem mental no tempo*** (*mental time travel*) (Suddendorf; Corballis, 2007). Trata-se de um processo essencialmente construtivo. Há ativação de várias áreas cerebrais, principalmente dos hipocampos e dos lobos frontais. A capacidade de fazer "viagens mentais no tempo" tem sido relacionada ao surgimento da linguagem no *Homo sapiens*, sendo importante também para formar memórias autobiográficas e para o funcionamento da *teoria da mente*.

Tipos de memória classificados segundo a estrutura cerebral envolvida (ver revisão em Matthews, 2015)

São quatro os principais tipos de memória que correspondem a estruturas cerebrais diversas. Esses quatro tipos são afetados de forma diferente nas doenças e condições que diminuem ou destroem a memória (p. ex., demências). São, nesse sentido, as principais formas de memória de interesse à semiologia neurológica, psicopatológica e neuropsicológica (Izquierdo, 2002; Budson; Price, 2005). São eles:

1. **Memória de trabalho**
2. **Memória episódica**
3. **Memória semântica**
4. **Memória de procedimentos**

Memória de trabalho

A memória de trabalho (*working memory*) situa-se entre os processos e habilidades da atenção e os da memória imediata. São exemplos de memória de trabalho ouvir um número telefônico e retê-lo na mente para, em seguida, discá-lo, assim como, ao dirigir em uma cidade desconhecida, perguntar sobre um endereço, receber a informação e a sugestão do trajeto e, mentalmente, executar o itinerário de forma progressiva.

A memória de trabalho é, de modo geral, uma memória explícita, consciente, que exige esforço. Para diferenciá-la da memória de curto prazo, deve-se realçar que a memória de trabalho é plenamente ***ativa***, que realiza operações mentais de modo constante (por isso, "está trabalhando" constantemente).

Ela representa um conjunto de habilidades que permite manter e manipular informações novas (acessando-as em face às antigas). Tais informações (verbais ou visuoespaciais) são mantidas ativas, em operação (*on-line*), geralmente **por curto período** (poucos segundos até, no máximo, alguns minutos), a fim de serem manipuladas, com o objetivo de selecionar um plano de ação e realizar determinada tarefa. O conteúdo mnêmico deve ser utilizado imediatamente sob alguma forma de resposta.

A memória de trabalho também é vista como uma **gerenciadora da memória**. Seu papel não é tanto formar arquivos, mas, antes, o de analisar e selecionar as informações que chegam constantemente e compará-las com as existentes nas demais memórias, de curta e de longa duração. Esse processo requer mecanismos neurais adequados à seleção de informações pertinentes, mantendo-as *on-line* por breve período, até que a decisão e a resposta adequada sejam tomadas.

Investigações têm indicado que a memória de trabalho é composta por três componentes: *alça fonológica*, *esboço visuoespacial* e *sistema executivo*. O **esboço visuoespacial** realiza armazenamento temporário e manipulação das imagens. A **alça fonológica** utiliza códigos articulatórios e depósitos fonológicos para sintetizar e operacionalizar as informações. O **sistema executivo** faz a mediação da atenção e das estratégias para coordenar os recursos cognitivos entre a alça fonológica e o esboço visuoespacial (Foster, 2011).

As regiões **corticais pré-frontais** são importantes para a integridade da memória de trabalho. Nas **tarefas verbais**, há maior envolvimento das áreas pré-frontais esquerdas, assim como das áreas de Broca (frontal esquerda inferior) e de Wernicke (temporal esquerda superior). Nas **tarefas visuoespaciais** (seguir mapas mentalmente, sair de labirintos gráficos e montar quebra-cabeças), há maior implicação das áreas pré-frontais direitas, assim como de zonas visuais de associação do *carrefour* temporoparietoccipital direito.

Quando o córtex temporal é lesado, há prejuízo da memória de trabalho visual (mas a memória de trabaho espacial é preservada); quando há lesão dos lobos parietais, ocorre o oposto. Pacientes com lesões nas áreas cerebrais associadas aos conhecimentos semânticos (sentido das palavras), como o córtex dos lobos temporais laterais e temporoparietais, têm prejuízos nos desempenhos da memória de trabalho verbal.

Investigação semiológica da memória de trabalho

Observa-se inicialmente o grau de habilidade do paciente de prestar atenção e se concentrar. Particularmente importante é a dificuldade em realizar novas tarefas que incluam a execução de várias etapas distintas em uma sequência após instrução.

Um teste simples é aquele incluído no *Teste Minimental*, quando se solicita ao paciente que realize a tarefa: "Veja esta folha de papel em minha mão; quero que pegue este papel com sua mão direita, que o dobre no meio e, depois, o coloque no chão".

Também são formas de testar a memória de trabalho solicitar que uma pessoa repita números em **sequência direta** (a pessoa sem alterações repete de 5 a 8 dígitos; 4 é resultado limítrofe; e 3 ou menos dígitos, resultado alterado) e **sequência inversa** (normal de 4 a 5 dígitos; 3, resultado limítrofe; e 2 ou menos dígitos, alterado). Pode-se igualmente testar a memória de trabalho de natureza visuoespacial, utilizando-se labirintos gráficos e quebra-cabeças (Howieson; Loring, 2004; Lezak, 2012).

Valor diagnóstico das alterações da memória de trabalho

De modo geral, todas as condições que afetam as regiões pré-frontais causam alteração da memória de trabalho. Elas ocorrem em distintas condições clínicas, mas sobretudo nas demências, como:

1. **demência frontotemporal (DFT)**, sobretudo na **variante frontal da DFT**
2. **demência de Alzheimer** (sobretudo na **varitante frontal** desta demência)
3. **demências vasculares** e **demência com corpos de Lewy**

A memória de trabalho pode também estar comprometida na esclerose múltipla e no traumatismo craniano. Na demência de Alzheimer, o componente "*sistema executivo*" parece ser o que mais está prejudicado na memória de trabalho.

Em quadros psicopatológicos como **esquizofrenia**, **transtorno de déficit de atenção/hiperatividade** e **transtorno obsessivo-compulsivo**, também se verificam alterações da memória de trabalho. No envelhecimento normal, ocorrem frequentemente dificuldades, de leves a moderadas, na memória de trabalho.

Memória episódica (Pause et al., 2013)

Trata-se de memória explícita, de médio e longo prazos, relacionada a eventos específicos da experiência pessoal do indivíduo, ocorridos em determinado contexto. Relatar o que foi feito no último fim de semana é um típico exemplo de memória episódica. Ela corresponde a eventos específicos e concretos, comumente autobiográficos, bem circunscritos em determinado momento e local. Refere-se, assim, à **recordação consciente de fatos reais**. A perda da memória episódica, em geral, se evidencia para eventos autobiográficos recentes, mas, com o evoluir da doença (p. ex., doença de Alzheimer), pode incluir elementos mais antigos. Nesse sentido, a **perda de memória episódica obedece à lei de Ribot** (perdem-se primeiro os elementos recentemente adquiridos e, depois, os mais antigos).

Esse tipo de memória depende, em essência, de mecanismos relacionados às regiões da **face medial dos lobos temporais**, particularmente o **hipocampo** e os **córtices entorrinal e perirrinal**. Quando tais áreas se deterioram, por exemplo, com o avançar da **demência de Alzheimer**, o paciente perde totalmente a capacidade de fixar e lembrar eventos ocorridos há poucos minutos ou horas, inclusive situações marcantes e significativas para ele. Os pacientes com **síndrome de Wernicke-Korsakoff** têm déficits graves na memória episódica, uma condição relacionada a danos no **diencéfalo**, primariamente nos **corpos mamilares**, no **trato mamilo-talâmico** e no **tálamo anterior**.

Respeitando a lei de Ribot, a memória remota de eventos antigos permanece mais tempo sem alterações. O hipocampo é um depósito transitório de memórias, uma estação de transferência de elementos recentemente registrados para um arquivo mais permanente de lembranças, localizado de modo difuso em amplas áreas do córtex dos distintos lobos cerebrais. A memória episódica interage constantemente com a memória semântica (de conhecimentos gerais e conceitos; ver adiante), contrastando ou se articulando com ela.

Investigação semiológica da memória episódica

Suspeita-se de alteração da memória episódica quando se nota que o sujeito vai se tornando incapaz de reter e lembrar informações e experiências recentes de maneira correta e acurada. Um modo simples de fazer um primeiro rastreamento sobre a memória episódica de uma pessoa é contar uma pequena história para ela e, alguns minutos depois, pedir que a reconte.

Deve-se entrevistar o paciente investigando a evolução temporal das falhas de memória. Nesse sentido, o relato de parentes próximos e cuidadores é essencial, pois o indivíduo geralmente não tem crítica de seu estado cognitivo e não costuma perceber suas perdas. Um modo prático de inquirir parentes e cuidadores é perguntar se, em comparação a alguns anos atrás, o paciente tem agora mais dificuldades em se lembrar de coisas que acontecem recentemente com ele.

É importante, para avaliar o significado da alteração da memória episódica, que sejam investigadas outras áreas cognitivas além da memória (como linguagem, atenção, habilidades visuoespaciais e funções executivas). Por fim, devem ser examinados sinais neurológicos focais e alterações de possíveis doenças físicas sistêmicas.

Valor diagnóstico das alterações da memória episódica

As perdas de memória episódica ocorrem principalmente nos transtornos neurocognitivos, sobretudo na **demência de Alzheimer**. Nesses casos, os déficits de memória instalam-se de forma lenta e progressiva. Também nos transtornos neurocognitivos especificamente associados à memória, como na **síndrome de Wernicke-Korsakoff**, ocorre prejuízo marcante da memória episódica.

Na **demência com corpos de Lewy**, embora se verifiquem déficits importantes nas funções executivas frontais, há preservação da memória episódica (Simard et al., 2000).

Até há pouco tempo, considerava-se que a memória episódica estaria relativamente preservada na DFT. Entretanto, estudos recentes indicam que ela pode estar significativamente prejudicada, sobretudo na variante comportamental dessa doença (Wong et al., 2014). Também é relatado prejuízo da memória episódica em condições como esquizofrenia, transtorno dissociativo (aqui, a dificuldade é na evocação da memória episódica) e doença de Parkinson (Pause et al., 2013).

Memória semântica

Esse tipo de memória se refere ao aprendizado, à conservação e à utilização do arquivo geral de conceitos e conhecimentos do indivíduo (os chamados *conhecimentos gerais* sobre o mundo). Assim, conhecimentos como a cor do céu (azul) ou de um papagaio (verde), ou quantos dias há na semana (sete), são de caráter geral e se cristalizam por meio da linguagem, ou seja, também são de caráter semântico. Assim como a episódica, a memória semântica é frequentemente explícita (mas pode ser, eventualmente, implícita). Ela é, enfim, a representação de longo prazo dos conhecimentos que temos sobre o mundo, entre eles o significado das palavras, dos objetos e das ações.

Também, cabe assinalar, a memória semântica diz respeito ao registro e à retenção de conteúdos em função do significado que têm. Ela é um componente da memória de longo prazo que inclui os conhecimentos de objetos, fatos, operações matemáticas, assim como das palavras e seu uso. A memória semântica é, de modo geral, compartilhada socialmente, reaprendida de forma constante, não sendo temporalmente específica (Dalla Barba et al., 1998).

A contraposição desses dois tipos de memória (episódica e semântica) exemplifica-se da seguinte forma: lembrar como foi um almoço com os avós, em Belo Horizonte, há três semanas, depende do sistema de memória episódica. Já o conhecimento do significado das palavras "almoço", "Belo Horizonte", "avós", etc., depende da memória semântica.

Embora esses dois tipos de memória tenham certa independência, eles constantemente interatuam. Memórias episódicas são convertidas, ao longo do tempo e por exposição repetida, em memórias semânticas.

A memória semântica previamente adquirida é muitas vezes preservada em pacientes que apresentam graves alterações no sistema de memória episódica. Indivíduos com síndrome de Wernicke-Korsakoff, por exemplo, têm grave déficit de memória episódica, mas podem ter a memória semântica preservada.

A memória semântica, em acepção restrita, corresponde às capacidades de **nomeação** e **categorização**. Depende, de forma estreita, das **regiões inferiores e laterais dos lobos temporais**, sobretudo no **hemisfério esquerdo** (diferentemente da memória episódica, que depende das regiões mediais desses lobos, sobretudo dos hipocampos).

Investigação semiológica da memória semântica

Pesquisam-se alterações de memória semântica verificando-se a dificuldade do paciente em tarefas como nomear itens cujos nomes ele previamente sabia (mostrar um relógio, uma caneta e uma régua e pedir que o indivíduo os nomeie). Deve-se diferenciar as dificuldades leves e benignas, como lembrar o nome de pessoas ou outros nomes próprios (muito comuns em adultos de meia-idade e idosos), da verdadeira perda da capacidade de lidar com informação semântica.

Pacientes com disfunções leves na memória semântica têm capacidade reduzida em testes de geração de palavras (p. ex., solicitar ao indivíduo que nomeie o maior número possível de animais em 1 minuto). Aqueles com alterações mais avançadas na memória semântica tipicamente revelam déficits de duas vias na nomeação, isto é, são incapazes de *dizer o nome* de um item quando este lhes é mostrado e de *descrever um item* cujo nome lhes é apresentado. Os pacientes com déficits de memória semântica mais avançada também apresentam empobrecimento marcante de conhecimentos gerais (não são capazes de citar algumas cidades do Brasil, dizer quem é o atual presidente do País, dizer a cor do papagaio, etc.).

Valor diagnóstico das alterações da memória semântica

Na **demência de Alzheimer**, há alterações pronunciadas da memória semântica. Isso ocorre devido à deterioração das regiões mediais e ventrais dos lobos temporais e de regiões temporoparietais do hemisfério esquerdo.

Na **DFT**, na variante que afeta mais os lobos temporais (variante semântica da DFT), ocorre significativa perda da memória semântica, o que leva a dificuldades nas tarefas de nomeação e compreensão de palavras isoladas, além de empobrecimento dos conhecimentos gerais (condição descrita por alguns autores como *demência semântica*). Na variante comportamental da DFT (que afeta mais os lobos frontais), a memória semântica pode estar menos comprometida.

Também na **demência com corpos de Lewy**, embora se verifiquem déficits significativos nas funções executivas frontais, há relativa **preservação da memória semântica** (Simard et al., 2000).

Memória de procedimentos

Trata-se de um tipo de **memória automática**, não consciente. Exemplos desse tipo de memória são *habilidades motoras e perceptuais* mais ou menos complexas (andar de bicicleta, digitar no computador, tocar um instrumento musical, bordar, etc.), habilidades visuoespaciais (como a capacidade de aprender soluções de labirintos e quebra-cabeças) e habilidades automáticas relacionadas ao aprendizado de línguas (regras gramaticais incorporadas na fala automaticamente, decorar a conjugação de verbos de uma língua estrangeira, etc.).

A memória de procedimentos, de modo geral, é **implícita** e **não declarativa**, mas, durante a aquisição da habilidade, pode ser explícita na fase de aprendizado, como quando, por exemplo, se aprende a dirigir um carro seguindo orientações verbais. Na **maioria das vezes**, a memória de procedimentos é **implícita**, pois manifesta-se tipicamente por ações motoras e desempenho de atividades, e não pela expressão de palavras (tornando-se consciente apenas com esforço).

Aqui, a memorização ocorre de forma lenta, por meio de repetições e múltiplas tentativas. A localização da memória de procedimentos está relacionada com o sistema motor e/ou sensorial específico envolvido na tarefa. As principais áreas envolvidas são a área motora suplementar (lobos frontais), os núcleos da base (sobretudo o *striatum*) e o cerebelo.

Investigação semiológica da memória de procedimentos

Suspeita-se da presença de alterações da memória de procedimentos quando o indivíduo apresenta ou perda de habilidades motoras ou visuoespaciais previamente aprendidas, ou grande dificuldade em aprender novas habilidades. Por exemplo, o paciente pode perder a habilidade de escrever à mão ou de digitar em um teclado, de tocar um instrumento musical, de pregar um botão ou de chutar uma bola. Eventualmente, ele pode reaprender essas habilidades, mas, para isso, necessita de ordens explícitas (verbais, conscientes) para realizar cada etapa da habilidade. Em consequência, um paciente com lesão no sistema de memória de procedimentos pode nunca mais readquirir as habilidades motoras automáticas que pessoas saudáveis realizam sem perceber.

Por fim, aqueles cuja memória episódica foi devastada (quadros graves de demência de Alzheimer ou síndrome de Wernicke--Korsakoff) podem ter ganhos relativos em um processo de reabilitação que lance mão do sistema de memória de procedimentos preservada e, assim, aprender novas habilidades (Oudman et al., 2015).

Valor diagnóstico das alterações da
memória de procedimentos

A **doença de Parkinson** (assim como a síndrome de Parkinson por causas vasculares, tumorais, etc.) é a condição mais frequente em que se observa perda da memória de procedimentos. Outras doenças que comprometem a memória de procedimentos são **doença de Huntington**, paralisia supranuclear progressiva e degeneração olivopontocerebelar. Também tumores, acidentes vasculares cerebrais (AVCs), hemorragias, degenerações e outras lesões nos núcleos da base ou no **cerebelo** (degeneração cerebelar) podem prejudicar a memória de procedimentos.

Pacientes nas fases iniciais da doença de Parkinson e da coreia de Huntington (assim como na degeneração olivopontocerebelar e na paralisia supranuclear progressiva) apresentam desempenho quase normal em testes de memória episódica, mas revelam acentuada incapacidade de aprender novas habilidades motoras, visuoespaciais e linguísticas.

Para as demências vasculares, inclusive a demência após AVC, os tipos de memória comprometidos (de trabalho, episódica, semântica ou de procedimentos) dependem muito de fatores como tipo de AVC, volume, número de AVCs e localização das lesões vasculares. Portanto, as perdas de memória nas demências vasculares são muito heterogêneas (Kalaria et al., 2016).

De modo geral, esse tipo de memória não fica gravemente prejudicado na **demência de Alzheimer**, apresentando-se mais deteriorado (sobretudo como perda da capacidade de aprendizado motor) em outras doenças degenerativas que envolvem habilidades psicomotoras.

ALTERAÇÕES PATOLÓGICAS DA MEMÓRIA: ALTERAÇÕES QUANTITATIVAS

Hipermnésias

Em alguns pacientes em mania ou hipomania, representações (elementos mnêmicos) afluem rapidamente, uma tempestade de informações ou imagens, ganhando em número, perdendo, porém, em clareza e precisão. A hipermnésia, nesses casos, traduz mais a aceleração geral do ritmo psíquico que uma alteração propriamente da memória (Nobre de Melo, 1979).

Há outro tipo de hipermnésia, chamada **hipermnésia para memória autobiográfica**. Trata-se de um fenômeno raro, no qual o indivíduo tem uma memória autobiográfica quase perfeita (Parker et al., 2006).

Foi estudado detalhadamente o caso de HK, um rapaz de 20 anos, cego de nascença, que apresentava hipermnésia autobiográfica. Sua memória para detalhes de vários eventos de sua vida passada era profunda e minuciosa, quase perfeita. Por meio de várias fontes, a memória de HK foi checada em relação ao diário de sua avó, entrevistas com vários familiares e registros de prontuários médicos do hospital onde ele era tratado, revelando-se altamente fidedigna (Ally et al., 2013).

HK apresentava, em relação a controles, hipertrofia da amígdala direita (de cerca de 20%) e conectividade aumentada entre a amígdala e o hipocampo (10 vezes acima do desvio-padrão). A hipermnésia autobiográfica é considerada um fenômeno complexo, dependente de intricada interação entre memória episódica, memória semântica, habilidades visuoespaciais, memória para emoções, viagem mental no tempo, teoria da mente e funções executivas. Embora muito rara, ela fornece elementos valiosos para a compreensão da memória autobiográfica.

Amnésias (ou hipomnésias)

Denomina-se amnésia, de forma genérica, a perda da memória, seja da capacidade de fixar, seja da capacidade de manter e evocar antigos conteúdos mnêmicos.

Em relação às amnésias associadas à memória episódica autobiográfica, cabe citar a *Lei da regressão mnêmica*, de Théodule Ribot (1839--1916), formulada em seu livro *Les Maladies de la Mémoire*, de 1881. Apesar de ter sido formulada há mais de um século, ela pode ser ainda de utilidade (Harand et al., 2012). Segundo a lei de Ribot (atualmente denominada *temporally graded amnesia*), no indivíduo que sofre uma lesão ou doença cerebral, sempre que esse processo patológico atinja seus mecanismos mnêmicos de codificação, armazenamento e recordação, a perda dos elementos da memória (*esquecimento*) segue algumas regularidades:

1. O sujeito perde as lembranças e seus conteúdos na ordem e no sentido inverso que os adquiriu.

2. Consequência do item anterior, ele perde primeiro elementos recentemente adquiridos e, depois, os mais antigos.

3. Perde primeiro elementos mais complexos e, depois, os mais simples.

4. Perde primeiro os elementos mais estranhos, menos habituais e, só posteriormente, os mais familiares.

Em relação aos processos fisiopatológicos, as amnésias podem ser divididas em dois grandes grupos: psicogênicas ou dissociativas e orgânicas.

Nas **amnésias dissociativas**, ou psicogênicas, há perda de elementos mnêmicos seletivos, os quais podem ter valor psicológico específico (simbólico, afetivo). O indivíduo esquece, por exemplo, uma fase ou um evento de sua vida (que teve um significado especial para ele), mas consegue lembrar de tudo que ocorreu "ao seu redor". É quase sempre uma **amnésia retrógrada** (ver adiante). A amnésia dissociativa pode surgir em sequência a um episódio de trauma emocional e/ou relacionada a fuga dissociativa (quando o indivíduo foge de sua casa, em estado dissociativo).

Já nas **amnésias orgânicas**, a perda de memória é geralmente menos seletiva, em relação ao conteúdo emocional e/ou simbólico do material esquecido, do que na amnésia psi-

cogênica. Em geral, perde-se primeiramente a capacidade de memorização de fatos e eventos recentes, e, em estados avançados da doença (geralmente demência), o indivíduo passa gradualmente a perder conteúdos mais antigos.

Amnésia anterógrada e retrógrada

Na **amnésia anterógrada**, o indivíduo não consegue mais fixar elementos mnêmicos a partir do evento que lhe causou o dano cerebral. Por exemplo, ele não lembra o que ocorreu nas semanas (ou meses) seguintes a um trauma craniencefálico. A amnésia anterógrada é um distúrbio-chave e bastante frequente na maior parte dos distúrbios neurocognitivos, transtornos de base orgânica.

Já na **amnésia retrógrada** (verificável na *amnésia dissociativa*), o indivíduo perde a memória para fatos ocorridos **antes** do início do transtorno (ou trauma). Sua ocorrência, sem amnésia anterógrada, é observada em **quadros dissociativos** (**psicogênicos**), como a amnésia dissociativa e a fuga dissociativa (Othmer, 1994).

De modo geral, é comum, após trauma craniencefálico, a ocorrência de **amnésias retroanterógradas**, ou seja, déficits de fixação para o que ocorreu dias, semanas ou meses antes e depois do evento patógeno.

Alterações qualitativas (paramnésias)

As alterações qualitativas da memória envolvem sobretudo a *deformação* do *processo de evocação* de conteúdos mnêmicos previamente fixados. O indivíduo apresenta lembrança deformada que não corresponde à sensopercepção original. Os principais **tipos de paramnésias** são:

1. **Ilusões mnêmicas.** Nesse caso, há o acréscimo de elementos falsos a elementos da memória de fatos que realmente aconteceram. Por isso, a lembrança adquire caráter fictício. Muitos pacientes informam sobre seu passado indicando claramente deformações marcantes de lembranças reais: "Tive 20 filhos com minha mulher" (teve, de fato, 4 filhos com ela, mas não 20). Se não for uma deformação marcante, é difícil diferenciar a ilusão mnêmica do processo normal de recordação (pois a memória é um processo construtivo, que se refaz e modifica normalmente). As ilusões mnêmicas podem ocorrer na esquizofrenia, no trans-

torno delirante e, menos frequentemente, nos transtornos da personalidade (*borderline*, histriônica, esquizotípica, etc).

2. **Alucinações mnêmicas.** São criações imaginativas, dotadas de sensorialidade, marcadamente com a aparência de lembranças ou reminiscências que não correspondem a qualquer elemento mnêmico, a qualquer lembrança verdadeira. Podem surgir de modo repentino, sem corresponder a qualquer acontecimento. Ocorrem principalmente na esquizofrenia e em outras psicoses.

As ilusões e as alucinações mnêmicas constituem, muitas vezes, o material básico para a formação e a elaboração de delírios (delírio imaginativo ou delírio mnêmico).

Confabulações (ou fabulações)
(Dalla Barba; La Corte, 2015)

Confabulações são produções de relatos, narrativas e ações que são involuntariamente incongruentes com a história passada do indivíduo, com sua situação presente e futura. As confabulações são caracterizadas por três aspectos básicos:

1. Elas são memórias ou **recordações falsas**; a falsidade repousa ou no seu conteúdo, ou no seu contexto.

2. A pessoa que confabula **não sabe da falsidade** de suas recordações.

3. Confabulações são **recordações plausíveis**, ou seja, elas se parecem com o que poderia ter acontecido, mas que não aconteceu.

As chamadas **confabulações de embaraço** são produzidas e estimuladas quando, na entrevista, se pergunta "se lembra de um encontro que tivemos há dois anos, em uma festa, em seu bairro?" ou "o que você fez no domingo anterior?". A pessoa premida pela pergunta, sem perceber suas dificuldades de memória, passa a relatar fatos falsos relacionados às perguntas; plausíveis, mas falsos.

Tradicionalmente, a psicopatologia considerou por muitas décadas que as confabulações eram formadas por elementos da imaginação do sujeito que completariam artificialmente lacunas de memória. Essas lacunas ou falhas seriam produzidas por **déficit da memória de fixação, sobretudo da memória episódica**. Além do déficit de fixação, a pessoa não seria capaz de reconhecer como falsas as imagens produzidas pela fantasia. As confabulações seriam, portanto, *invenções involuntárias*, produtos da imaginação do paciente, que preencheriam um vazio da memória.

Atualmente, outras teorias têm sido propostas. Não cabe aqui apresentá-las detalhadamente. Algumas enfatizam a deslocação temporal das memórias, outras chamam atenção a déficits na monitoração das fontes de memórias (Dalla Barba, 1993). Outras, ainda, afirmam que as confabulações, sendo memórias falsas, mas plausíveis, se baseiam em lembranças de eventos pessoais que se repetiram, mas que são erroneamente associadas a eventos específicos e únicos falsos (Shakeel; Docherty, 2015).

As confabulações ocorrem principalmente na síndrome de Wernicke-Korsakoff, frequentemente secundária ao alcoolismo crônico associado a déficit de tiamina (vitamina B1). Elas também podem ocorrer em traumatismo craniencefálico, encefalites que implicam os lobos temporais (como a encefalite herpética), intoxicação por monóxido de carbono, aneurisma da artéria comunicante anterior e doença de Alzheimer. No passado, pensava-se que ela praticamente só ocorria em transtornos psico-orgânicos; entretanto, constatou-se que também pode ocorrer, não muito raramente, na esquizofrenia (ver revisão em Shakeel; Docherty, 2015).

As alterações anatômicas relacionadas às confabulações compreendem lesões nos **corpos mamilares**, no **núcleo dorsomedial do tálamo**, assim como no **córtex orbitofrontal**. Entretanto, cerca de outras 20 áreas lesadas já foram associadas às confabulações, indicando a complexidade de sua fisiopatologia (Dalla Barba; La Corte, 2015).

Outras alterações qualitativas da memória

Alguns autores (Alonso-Fernández, 1976; Sims, 2001) classificam como alteração qualitativa da memória (talvez por sua semelhança com as confabulações) a *pseudologia fantástica*, ou *mentira patológica* (histórias e construções fantasiosas, extensas e geralmente mescladas com a realidade, experimentadas com tanta intensidade que o sujeito quase crê nelas). Embora tal fenômeno possa utilizar elementos do passado, este não é o capítulo mais adequado para situá-lo. Ele será abordado no Capítulo 21, que trata do juízo de realidade.

Criptomnésias

Trata-se de um falseamento da memória, em que **as lembranças aparecem como fatos novos** ao paciente, que não as reconhece como lembranças, vivendo-as como uma descoberta. Por exemplo, um indivíduo com demência (como do tipo Alzheimer) conta aos amigos uma história muito conhecida como se fosse inteiramente nova, mas que, há poucos minutos, foi relatada por outra pessoa do grupo.

Ecmnésia

Trata-se da recapitulação e da revivescência intensa, abreviada e panorâmica da existência, uma recordação condensada de muitos eventos passados, que ocorre em breve período. Na **ecmnésia**, o indivíduo tem a vivência perceptiva de visão de cenas passadas, como forma depresentificação do passado. Esse tipo de ecmnésia pode ocorrer em alguns pacientes com crises epilépticas.

O fenômeno denominado *visão panorâmica da vida*, associado às chamadas *experiências de quase-morte*, é, de certa forma, um tipo de ecmnésia, que ocorre geralmente associado à iminência da morte por acidente (sobretudo afogamento, sufocamento ou intoxicação). Quando a ecmnésia ocorre associada à proximidade da morte, alguns indivíduos que sobreviveram relatam ter visto um túnel, uma luz forte e uma névoa luminosa, associados a essa visão de "*filme condensado da própria vida*".

Lembrança obsessiva

A lembrança obsessiva, também denominada ideia fixa ou representação prevalente, manifesta-se como o surgimento espontâneo de imagens da memória ou conteúdos ideativos do passado que, uma vez instalados na consciência, não podem ser repelidos voluntariamente pelo indivíduo. A imagem da memória, embora reconhecida como indesejável, reaparece de forma constante e permanece, como um incômodo, na consciência do paciente. Manifesta-se em indivíduos com transtornos do espectro obsessivo-compulsivo.

ALTERAÇÕES DO RECONHECIMENTO

As alterações do reconhecimento dividem-se em dois grandes grupos: as diferentes formas de **agnosias**, de origem essencialmente cerebral, e as **alterações de reconhecimento psicopatológicas**, mais frequentemente associadas aos transtornos mentais, sem base orgânica definida.

Agnosias

As agnosias são fenômenos relativamente raros, definidos como déficits do reconhecimento de estímulos sensoriais de objetos e fenômenos, que não podem ser explicados por um déficit sensorial elementar, por distúrbios da linguagem e da atenção ou por perdas cognitivas globais (Heiman; Valenstein, 1993).

As agnosias são sempre de **modalidades sensoriais específicas**, nas quais o indivíduo perde a capacidade de reconhecimento (de objetos, faces, sons, etc.) por determinada via sensorial (visão, audição ou tato), mas pode reconhecer os objetos por outra via sensorial. As agnosias mais importantes são as **visuais** e as **auditivas**.

Um longo e antigo debate científico entre os neuropsicólogos visa determinar se as agnosias são fundamentalmente alterações neuropsicológicas da percepção ou da memória. Uma vez que são transtornos do reconhecimento, elas podem ser descritas como transtornos do acoplamento da percepção à memória (Heiman; Valenstein, 1993). Os principais **tipos de agnosia** são:

1. As **agnosias visuais** são aquelas nas quais o paciente não consegue mais reconhecer, pela visão, determinados objetos (ou faces, cores, etc.); enxerga-os, pode descrevê--los, mas não sabe o que realmente são. Se puder tocá-los, palpá-los ou cheirá-los (outra via sensorial), então poderá reconhecê-los. A representação dos objetos nas áreas visuais associativas occipitais e occipitotemporais é danificada (por tumor, lesão vascular, etc.). Frequentemente, em associação com a agnosia visual, há alterações (perdas) do campo visual, sobretudo superior.

   1.1 A **prosopagnosia** é um tipo de agnosia visual no qual o reconhecimento de faces humanas está prejudicado ou abolido. Atualmente, o conceito de prosopagnosia inclui também a incapacidade de reconhecer membros específicos de determinada classe semântica (ou grupo de objetos), como o caso real de um especialista/amante de aves (*birdwatcher*) que, após lesão cerebral, não mais reconhecia e diferenciava distintas aves entre o conjunto (habilidade que antes da prosopagnosia ele dominava perfeitamente). Lesões que produzem prosopagnosia são geralmente bilaterais e envolvem as áreas mesiais das regiões occipitotemporais, inclusive a área fusiforme.

1.2 A **agnosia para cores** se caracteriza pela incapacidade do indivíduo de dizer o nome da cor quando esta lhe é mostrada, ou de apontar para a cor certa quando se lhe diz o nome dela. Entretanto, ele consegue ter desempenho normal em testes não verbais de percepção de cores. A **acromatopsia** central é a perda da capacidade de ver cores. Ocorre por lesões na parte inferior ventromedial dos lobos occipitais (incluindo os giros fusiforme e lingual).

2. A **agnosia auditiva** é a incapacidade de reconhecer sons (sem haver déficit auditivo), sejam não linguísticos (agnosia auditiva seletiva), sejam linguísticos (agnosia verbal). Os principais tipos de agnosia auditiva são:

2.1 A agnosia verbal, ou **surdez verbal pura**, ocorre mais frequentemente por **lesão da área auditiva primária**, bilateral (*giro de Heschl*). O paciente pode falar, ler e escrever correta e fluentemente; entretanto, não entende as palavras faladas que ouve, apenas as reconhece como ruídos.

2.2 Há também a **cegueira verbal pura**, na qual o indivíduo fala, escreve e entende palavras faladas normalmente; porém, não pode ler de forma compreensível um texto (alexia agnóstica sem disgrafia, em geral acompanhada de inabilidade em nomear cores, apesar de percebê-las corretamente).

2.3 A **amusia sensorial** é uma forma de agnosia auditiva, relativamente frequente, na qual a pessoa nasce sem a capacidade de reconhecer e usufruir da audição de sons musicais (diferenciar notas, melodias, harmonias, ritmo) ou a perde por lesões posteriores. As amusias se dividem em **congênita** (2-4% das pessoas) e **adquirida** (35-69% nos acidentes vasculares de artéria cerebral média).

As áreas cerebrais disfuncionais na amusia estão localizadas principalmente no hemisfério direito e envolvem estruturas como os giros temporais inferior, médio e superior, os giros frontais e occipitais médios, a ínsula, a amígdala, o hipocampo, o núcleo caudado e o putâmen (Sihvonen et al., 2017).

Outras alterações orgânicas do reconhecimento

A **anosognosia** é a incapacidade do indivíduo em reconhecer um déficit ou uma doença que o acomete. Tipicamente, o paciente não reconhece, por exemplo, que tem a parte esquerda do corpo paralisada, chegando mesmo a não identificar a *existência* de um membro, como a perna esquerda.

Já a **simultanagnosia** é a incapacidade de reconhecer mais de um objeto ao mesmo tempo.

Por fim, a **grafestesia** é o reconhecimento da escrita pelo tato. Escrevem-se, na mão do paciente, letras ou números com um objeto semelhante a uma caneta (mas sem a tinta) e pede-se que ele os reconheça com os olhos fechados. O comprometimento da grafestesia é um indicativo de perturbação do reconhecimento por déficit da integração sensório-motora no nível cortical (Yudofsky; Hales, 1996).

Alterações do reconhecimento associadas a transtornos mentais

Alterações do reconhecimento/ identificação de origem delirante (*delusional misidentification syndrome*)

Essas alterações incluem os *falsos desconhecimentos* e *falsos reconhecimentos* produzidos por processos delirantes. São quadros delirantes muito peculiares, que envolvem desconhecimentos, reconhecimentos e falsas identificações.

Nos **falsos desconhecimentos**, o paciente não reconhece pessoas muito familiares (como a mãe, a esposa ou marido, o filho, uma irmã) ou próximas. Ao ser visitado pelos pais, outros familiares ou amigos, o indivíduo afirma não os conhecer, diz nunca os ter vistos anteriormente. Com frequência, os falsos desconhecimentos são fenômenos delirantes, associados a quadros psicóticos, como esquizofrenia, mania ou depressão psicóticas.

Os **falsos reconhecimentos** também ocorrem com certa frequência em quadros psicóticos agudos (p. ex., esquizofrenia, depressão psicótica, mania psicótica), em que o paciente identifica alguém desconhecido previamente (como um enfermeiro, uma médica ou um psicólogo da equipe) como se fosse seu conhecido há muito tempo; por exemplo, diz ao enfermeiro "você é meu avô", ou à médica, "você é minha vizinha". O paciente acredita fortemente em tais falsos reconhecimentos.

Há falsos reconhecimentos, também delirantes, que se inserem em um dos tipos de *síndromes delirantes de falsa identificação* (*delusional misidentification syndrome*). Tais síndromes são apresentadas a seguir.

Na *síndrome de Capgras*, o indivíduo afirma que uma pessoa próxima e familiar que o visitou dizendo ser seu pai ou sua mãe é, na verdade, um sósia quase idêntico, uma falsa cópia. Aquele que afirma ser o pai é um duplo, um sósia impostor, uma falsificação quase perfeita que o substituiu e quer que o paciente acredite tratar-se do seu verdadeiro pai.

Um caso descrito por nós (Dalgalarrondo; Fujisawa; Banzato, 2002) foi o de uma jovem cega com a síndrome de Capgras que reconhecia seu marido (real) como um sósia. Esse falso reconhecimento ocorria não pela aparência física visual (pois a paciente era completamente cega), mas pelo tato e pelo odor. Ela dizia que a pele e o cheiro deles (marido e sósia) eram muito parecidos, mas, de fato, não era o verdadeiro marido que a visitava; era um impostor, uma cópia quase idêntica. Tal caso corrobora a ideia de que, na síndrome de Capgras, o ponto central não é a questão perceptiva (visual ou de outra modalidade), ou mesmo de memória, mas a alteração delirante implicada no reconhecimento de alguém significativo para o paciente.

Na chamada **síndrome de Capgras inversa** (*reverse Capgras*), o sujeito acredita que houve transformação radical em si mesmo, que ele próprio é um impostor, e esse impostor passou a habitar seu corpo, não reconhecendo o corpo como o seu próprio e verdadeiro. O paciente afirma: "Este sujeito aqui é, na verdade, um sósia, uma cópia quase idêntica de mim mesmo".

A **síndrome do duplo subjetivo** é um tanto semelhante (e mesmo conceitualmente sobreposta) à de Capgras inversa. Nesse caso, o paciente acredita que outra pessoa se transformou fisicamente a ponto de tornar-se idêntica a ele, vindo a ser o seu próprio Eu, um duplo perfeito (Sims, 1995). Assim, essa psi-

copatologia é análoga à síndrome de Capgras, porém, o sósia, nesse caso, é o próprio Eu do indivíduo (ver: Rank, 1939).

A **síndrome de Frégoli** é um falso reconhecimento delirante, em que o indivíduo identifica falsamente uma pessoa estranha como se fosse alguém de seu círculo pessoal. Na prática clínica, é frequente observar pacientes psicóticos que identificam o médico, o psicólogo ou o enfermeiro como uma pessoa de sua família ou como um velho conhecido, a quem atribuem o mesmo nome e com quem conversam como se fossem velhos amigos. Por sua vez, na **síndrome de Frégoli inversa** (*reverse* Frégoli), há a crença delirante de que houve (ou está havendo) uma mudança radical da própria aparência física, sem alteração do *self* psicológico. O corpo e a aparência física do paciente não são mais os mesmos, mas sua identidade psicológica permanece igual.

Na **síndrome de intermetamorfose**, o indivíduo relata que certa pessoa de seu círculo familiar, geralmente percebida como perseguidora, e uma terceira, estranha, também perseguidora, têm características físicas e psicológicas em comum.

Com o termo **paramnésia reduplicativa** se descreve um grupo de alterações delirantes do reconhecimento no qual a pessoa tem certeza subjetiva de que lugares familiares (como sua casa ou o hospital em que está internada), pessoas, partes do corpo ou objetos foram **duplicados** (ou triplicados, quadruplicados, etc.) (Politis; Loane, 2012). Em relação à duplicação de lugares, o paciente acredita, por exemplo, que o hospital onde está internado fora duplicado e ele foi trazido para lá (para o lugar duplicado). Sente que existem cópias (duas ou mais) de um mesmo lugar. É como se existissem dois mundos paralelos. A paramnésia reduplicativa pode ocorrer associada a outros quadros delirantes de falsos reconhecimentos.

A paramnésia reduplicativa pode ser causada por afecções cerebrais como encefalopatia pós-traumática, tumores do terceiro ventrículo, acidentes vasculares, encefalopatias tóxicas ou metabólicas. Também pode ocorrer nas demências, na esquizofrenia e em outros transtornos psicóticos (Hakim et al., 1988).

Valor diagnóstico

De modo geral, os falsos desconhecimentos delirantes e os falsos reconhecimentos delirantes, assim como as demais síndromes delirantes dessa

A memória e suas alterações 145

natureza, ocorrem com mais frequência associados a esquizofrenia, depressões graves psicóticas e síndromes psico-orgânicas agudas ou crônicas, com sintomas psicóticos, incluindo as demências. Entretanto, também podem se manifestar de forma isolada, sendo, então, classificados como **transtorno delirante**. O Quadro 17.3 apresenta um resumo das síndromes delirantes de falso reconhecimento e identificação.

Para uma boa revisão e análise das síndromes delirantes de falso reconhecimento e falsa identificação, ver Rodrigues e Banzato (2006).

Alterações do reconhecimento não delirantes

Os fenômenos apresentados a seguir não são, de modo geral, associados a psicose e podem estar presentes em condições neurológicas, psicopatológicas e em indivíduos sadios.

Fenômenos do já visto (mais raramente do já ouvido, já vivido; do francês *déjà-vu, déjà entendu, déjà vécu*)

São também chamados de fenômenos *déjà*. O indivíduo tem a nítida impressão de que o que está vendo, ouvindo ou vivenciando no momento já foi visto, já foi experimentado no passado. As experiências do tipo *déjà* (já visto, já ouvido, já vivido) são mais frequentes em quadros de epilepsia, sobretudo do lobo temporal, nas crises parciais simples. Tem sido proposto que disfunções nos lobos temporais, sobretudo nas áreas para-hipocampais, estariam relacionadas à base orgânica desses fenômenos (Illman N. A. et al, 2012).

Em pessoas sadias, os fenômenos *déjà* são também observados, não estando claro seu significado neuropsicológico (O'Connor; Moulin, 2013). Além disso, são observados em pessoas sadias em estado de fadiga importante ou em estados de ansiedade (Wells et al., 2014).

Fenômenos do jamais visto

Mais raramente, descrevem-se os fenômenos do *jamais visto* (*jamais-vu*), assim como os do *jamais ouvido* e *jamais vivido*. Eles ocorrem quando o paciente, apesar de já ter passado por determinada experiência, tem a forte sensação de que **nunca a viu**, ouviu, pensou ou viveu. Seu significado ainda não é claro.

Para semiotécnica da memória, ver Quadro 17.4. Para instrumentos neuropsicológicos de avaliação da memória, ver Quadro 17.5.

Quadro 17.3 | Resumo das síndromes delirantes de falso reconhecimento e identificação

SÍNDROME	DESCRIÇÃO
Falso desconhecimento	Não reconhecimento, durante episódio psicótico, de familiares (mãe, esposa, filho, etc.) ou de pessoas próximas.
Síndrome de Capgras	Uma pessoa próxima e familiar é considerada um sósia quase idêntico, uma cópia falsa.
Síndrome de Capgras inversa	O próprio Eu é percebido como um impostor, uma cópia falsa de si mesmo.
Síndrome do duplo subjetivo	Outra pessoa transformou-se fisicamente a ponto de tornar-se idêntica ao próprio paciente, um duplo quase perfeito de si mesmo.
Falso reconhecimento ou síndrome de Frégoli	Identificação falsa e delirante de uma pessoa estranha como se fosse alguém do círculo pessoal do paciente, disfarçada de estranho, enfermeiro ou médico.
Síndrome de Frégoli inversa	O próprio Eu físico do paciente é percebido como se transformando radicalmente; sua aparência não é mais a mesma, apenas sua identidade psicológica permanece igual.
Síndrome de intermetamorfose	Pessoa do círculo familiar do paciente, tida como perseguidor, e um estranho, também perseguidor, são percebidos apresentando características físicas e psicológicas em comum.

146 Psicopatologia e Semiologia dos Transtornos Mentais

Quadro 17.4 | Semiotécnica da memória

PERGUNTAS RELATIVAS À MEMÓRIA RECENTE (APRESENTAR-SE INICIALMENTE AO PACIENTE)

- Há quanto tempo está nesta enfermaria (ou neste serviço de saúde, consultório)?
- Onde dormiu na última noite?
- Onde esteve ontem? E há uma semana? No mês passado?
- O que comeu ontem? E hoje?
- A que horas se levantou da cama?
- Trabalhou ou estudou ontem? E hoje?
- Há quanto tempo estamos conversando?
- Quem sou eu e qual é meu nome?

PERGUNTAS RELATIVAS À MEMÓRIA REMOTA

- Estado civil?
- Com que idade casou?
- Como se chama seu cônjuge?
- Que idade tem seu cônjuge?
- Em que cidade casou?
- Tem filhos? Como se chamam? Que idade têm?
- Como se chamam seus pais? Vivem ainda? Que idade têm?
- Onde nasceu?
- Foi à escola? Qual é o nome da escola/faculdade que cursou?
- Lembra-se do nome de algum professor?
- De algum colega de escola?
- Como era a cidade de sua infância e a de sua juventude?
- O que fez, em termos de trabalho ou atividade, no passado?
- Como aprendeu?
- Em que eleições você votou?
- Lembra-se do nome dos últimos presidentes?
- Se for viúvo/a, qual a data e causa da morte do cônjuge?
- Se for divorciado/a (separado/a), qual a data e motivo do divórcio (separação)?

TESTES SIMPLIFICADOS DE MEMÓRIA

Testes de memória verbal simples: Pedir ao paciente que preste atenção em quatro palavras aleatórias que serão ditas (p. ex., rua, cadeira, paz e chapéu). Solicitar que ele as repita em seguida, assegurando que prestou atenção e registrou imediatamente o que foi dito. Deixar passar 5 a 10 minutos (fazer alguns exames de força muscular e reflexos neurológicos ou solicitar ao paciente que conte de frente para trás, a partir de 10). Solicitar, então, que ele repita as palavras (ele deve recordar 3 ou 4 palavras).

Teste de memória visual: Esconder quatro objetos (p. ex., caneta, relógio, chave e livro) diante do paciente, que repete imediatamente o nome dos objetos e diz onde eles estão. Continuar a testagem (outros testes ou perguntas) e, após 10 minutos, solicitar ao indivíduo que diga onde estão os objetos escondidos. Pessoas com memória visual normal (e sem afasias) tendem a lembrar de 3 a 4 locais.

Teste de memória verbal por associação de palavras: Dizer ao paciente que vai ler uma lista de 10 pares de palavras, relacionadas logicamente entre si (p. ex., alto-baixo). Depois, pronunciar a primeira palavra do par e pedir ao indivíduo que diga a palavra correspondente. Por exemplo, "Quando eu disser alto, você deve dizer baixo". Ler, primeiramente, todos os pares devagar e de forma bem pronunciada, pedindo ao paciente para que preste atenção. Em seguida, falar a primeira palavra do par e solicitar que ele diga a correspondente.

Exemplo de lista de palavras: grande-pequeno/livro-caderno/cadeira-móvel/chuva-barro/criança-brinquedo/sol-verão/monstro-medo/rio-água/dinheiro-luxo/professor-escola. O indivíduo adulto, sem déficit de memória verbal, **acerta**, pelo menos, **cerca de seis palavras**.

Teste de memória lógica (repetição imediata de uma história): Contar ao paciente uma história simples com 16 itens distintos. Por exemplo:

1. (Pedro);
2. (de 23 anos);
3. (ajudante de mecânico);
4. (morador de Hortolândia);
5. (foi ao cinema);
6. (com sua namorada);
7. (na saída da sessão);
8. (viu um assalto);
9. (dois homens fortes);
10. (com revólveres na mão);
11. (disseram a uma velha);
12. (que entregasse a bolsa);
13. (ela ficou nervosa);
14. (caiu no chão);
15. (bateu a cabeça); e
16. (foi levada para o hospital).

Solicitar, em seguida, que o paciente repita a história completa. De modo geral, o indivíduo sadio **consegue lembrar pelo menos 5 a 6 segmentos narrativos.**

Quadro 17.5 | Instrumentos neuropsicológicos padronizados para a avaliação da memória

TESTE	DESCRIÇÃO
Subtestes Dígitos e Vocabulário do WISC-IV e do WAIS-III	Avaliam **memória imediata** e **memória semântica**. As escalas de inteligência e esses subtestes foram validados no Brasil. São de uso exclusivo por psicólogos.
Subteste de Memória Lógica da Wechsler Memory Scale (WMS)[1]	A WMS é o instrumento padronizado mais utilizado no mundo para avaliar a memória. Ele não foi integralmente traduzido e validado no Brasil. Entretanto, os subtestes para avaliar **memória episódica recente** e **de longo prazo** já foram traduzidos e validados.
Teste de Aprendizagem Auditivo-Verbal de Rey (RAVLT)[2]	Um dos testes mais utilizados, avalia **memória episódica recente** e **processo de evocação**. Padronizado e validado por vários estudos internacionais e também no Brasil. Seu uso não é restrito ao psicólogo.
Figuras Complexas de Rey	Teste de memória visuoespacial que avalia **memória recente visual** e **processo de evocação**. Uso restrito por psicólogos (disponível Editora Pearson).
Teste de Aprendizado Verbal da Califórnia[3]	Teste equivalente ao RAVLT. Um rival de peso que tem sido utilizado no mundo todo. No Brasil, está em fase de validação.
Subtestes de Memória das baterias CERAD[4] e CAMCOG[5]	Avaliam **memória auditiva**, **visual**, **recente**, **de longo prazo**, **evocação** e **semântica**. São subtestes análogos aos citados anteriormente. Foram padronizados no Brasil e não são restritos ao psicólogo. Devem ser usados, no entanto, apenas para triagem, e não para substituir a avaliação neuropsicológica mais ampla.
Teste de Retenção Visual de Benton	Teste, validado no Brasil, que avalia **memória visual**.
Teste Comportamental de Memória de Rivermead	Um dos testes mais completos, com melhor validade ecológica e valorizado pelos neuropsicólogos que atuam com idosos. Está em fase de estudos no Brasil.
Memória Visual de Rostos e Teste de Memória de Reconhecimento	Testes brasileiros, recentemente criados, para avaliar **memória visual** e **episódica**.

WISC-III, Escala de Inteligência Wechsler para Crianças; WAIS-III, Escala de Inteligência Wechsler para Adultos; CERAD, Consortium to Establish a Registry for Alzheimer's Disease; CAMCOG, Cambridge Cognitive Examination.

[1] Martins et al., 2015; [2] Malloy-Diniz et al., 2007; [3] Selaimen et al., 2007; [4] Ribeiro et al., 2010; [5] Paradela et al., 2009.

18 A afetividade e suas alterações

Súbita, uma angústia...
Ah, que angústia, que náusea do estômago à alma!

Fernando Pessoa

DEFINIÇÕES BÁSICAS

A vida afetiva é a dimensão psíquica que dá cor, brilho e calor a todas as vivências humanas. Sem afetividade, a vida mental torna-se vazia, sem sabor. "Afetividade" é um termo genérico, que compreende várias modalidades de vivências afetivas, como o humor, as emoções e os sentimentos.

Segundo o psicopatólogo hispano-cubano Emílio Mira y López (1896-1964), quanto mais os estímulos e os fatos ambientais afetam o indivíduo (até a intimidade do ser), mais nele aumenta a alteração e diminui a objetividade. Quanto menor a distância (real ou virtual) entre quem percebe e o que é percebido, mais o objeto se confunde com quem o percebe (Mira y López,1974).

Assim, vai desaparecendo a possibilidade de configurar ou formar imagens delimitadas, e surge uma nova modalidade de experiência íntima, que afeta a totalidade individual e que, por isso mesmo, recebe o qualificativo de **afetiva**. Nesse sentido, para Mira y López (1974), "a fronteira entre a percepção e a afeição, entre a sensação e o sentimento, entre o saber e o sentir é a mesma fronteira entre o Eu e o não Eu".

Embora seja controversa a ordenação das experiências da vida afetiva, na tradição psicopatológica distinguem-se **cinco tipos** básicos de **vivências afetivas**:

1. Humor ou estado de ânimo
2. Emoções
3. Sentimentos
4. Afetos
5. Paixões

Humor ou estado de ânimo

O humor, ou estado de ânimo, é definido como o **tônus afetivo** do indivíduo, o estado **emocional basal e difuso** em que se encontra a pessoa em determinado momento. É a disposição afetiva de fundo que penetra toda a experiência psíquica, a **lente afetiva** que dá às vivências do sujeito, a cada momento, uma **cor particular**, ampliando ou reduzindo o impacto das experiências reais e, muitas vezes, modificando a natureza e o sentido das experiências vivenciadas.

Segundo Paim (1986), no estado de ânimo (ou humor) há confluência entre a **vertente somática** e a **vertente psíquica**, que se unem de maneira indissolúvel para fornecer um colorido especial à vida psíquica momentânea. Em boa parte, o humor é vivido **corporalmente** e relaciona-se de forma considerável às condições corporais, vegetativas, do organismo. Enfim, o humor, ou estado de ânimo, é um dos **transfundos essenciais** da **vida psíquica**.

Emoções

As emoções podem ser definidas como **reações afetivas momentâneas**, agudas, desencadeadas por estímulos significativos. Assim, a emoção é um estado afetivo intenso, de curta duração, originado geralmente como reação do indivíduo a certas excitações internas ou externas, consciente, não conscientes ou inconscientes.

Assim como o humor, as emoções são frequentemente acompanhadas de reações somáticas, corporais (neurovegetativas, motoras, hormonais, viscerais e vasomotoras), mais ou menos específicas. O humor e as emoções são, ao mesmo tempo, **experiências psíquicas e somáticas** e revelam sempre a unidade psicossomática básica do ser humano.

A emoção, segundo Mira y López (1974), é uma alteração global da dinâmica pessoal, um movimento emergente, podendo representar uma **tempestade anímica**, que desconserta, comove e perturba o instável equilíbrio existencial.

Sentimentos

Os sentimentos são estados e **configurações afetivas estáveis**; em relação às emoções, são mais atenuados em sua intensidade e menos reativos a estímulos passageiros. Os sentimentos estão comumente associados a conteúdos intelectuais, valores, representações e, em geral, não implicam concomitantes somáticos. Constituem fenômeno muito mais mental do que somático.

Por serem associados a conteúdos intelectuais, os sentimentos (mas também o humor e as emoções) dependem da existência, na língua e na cultura de cada povo, de **palavras que possam codificar** este ou aquele **estado afetivo**. Assim, há grande variação de cultura para cultura, de um para outro universo semântico e linguístico, em relação aos diversos sentimentos que podem ser expressos e, portanto, ganhar existência própria.

Os diferentes idiomas apresentam, muitas vezes, sutis diferenças e nuanças de um sentimento em relação a outro próximo. Por exemplo, para o sentimento expresso em português como saudade, no espanhol utilizam-se termos como *estrañar* (no sentido de sentir a falta de algo ou alguém) ou *nostalgia*, que, apesar de próximos, não expressam exatamente o mesmo sentimento de saudade em português.

Pode-se, com certa arbitrariedade, classificar e ordenar os sentimentos em vários grupos. Os afetos e os sentimentos são vivenciados, de modo geral, em dois polos: agradável e desagradável, prazeroso e desprazível. A seguir, são apresentados alguns dos vários sentimentos existentes, de acordo com sua tonalidade afetiva:

- **Sentimentos da esfera da tristeza:** melancolia, saudade, tristeza, nostalgia, vergonha, impotência, aflição, culpa, remorso,

autodepreciação, autopiedade, sentimento de inferioridade, infelicidade, tédio, desesperança, etc. O poeta Fernando Pessoa (1993, p. 30) descreve o sentimento doloroso que é o **tédio** da seguinte forma:

> O meu tédio não dorme/Cansado existe em mim/Como uma dor informe/Que não tem causa ou fim.

- **Sentimentos da esfera da alegria:** euforia, júbilo, contentamento, satisfação, confiança, gratificação, esperança, expectativa.

- **Sentimentos da esfera da agressividade:** raiva, revolta, rancor, ciúme, ódio, ira, inveja, vingança, repúdio, nojo, desprezo.

- **Sentimentos relacionados à atração pelo outro:** amor, atração, tesão, estima, carinho, gratidão, amizade, apego, apreço, respeito, consideração, admiração, etc.

A título de exemplo, o filósofo François-Marie Arouet, conhecido como Voltaire (1694-1778), descreve, em seu *Dicionário filosófico*, o precioso sentimento que é a **amizade**:

> **Amizade**: Contrato tácito entre duas pessoas sensíveis e virtuosas. Sensíveis porque um monge, um solitário, pode não ser ruim e viver sem conhecer a amizade. Virtuosas porque os maus não atraem mais que cúmplices. Os voluptuosos carreiam companheiros na devassidão. Os interesseiros reúnem sócios. Os políticos congregam partidários. O comum dos homens ociosos mantém relações. Os príncipes têm cortesãos. Só os virtuosos possuem amigos (Voltaire, 1764/1959, p. 21-22).

Do mesmo modo, Luís de Camões (1524-1580) (1997, p. 16), em um breve verso, exprime preciosamente o que é o sentimento **amor**:

> Amor é um fogo que arde sem se ver;
> é ferida que dói e não se sente;
> é um contentamento descontente;
> é dor que desatina sem doer.

- **Sentimentos associados ao perigo:** medo, temor, receio, desamparo, abandono, rejeição.

- **Sentimentos de tipo narcísico:** vaidade, orgulho, arrogância, onipotência, superioridade, empáfia, prepotência.

Afetos

Define-se afeto como a qualidade e **o tônus emocional que acompanham uma ideia** ou representação mental. Os afetos acoplam-se a ideias, anexando a elas um colorido afetivo. Seriam, assim, o componente emocional de uma ideia. Em acepção mais ampla, usa-se também o termo "afeto" para designar, de modo inespecífico, qualquer estado de humor, sentimento ou emoção.

Paixões

A paixão é um **estado afetivo extremamente intenso**, que domina a atividade psíquica como um todo, captando e **dirigindo a atenção e o interesse** do indivíduo em **uma só direção**, inibindo os demais interesses. Nessa linha, para Pieron (1996), a paixão intensa impede o exercício de uma lógica imparcial.

A análise e a reflexão sobre as paixões humanas têm uma longa história no Ocidente. O **Quadro 18.1** apresenta, de forma resumida, algumas das concepções de importantes filósofos da tradição ocidental.

EMOÇÃO *VERSUS* RAZÃO

Em uma parte da tradição do pensamento ocidental, a **emoção opõe-se frontalmente à razão**; segundo essa tradição, a emoção cega o ser humano e o impede de pensar com clareza e sensatez (ver revisão histórica em Meyer, 1994). Assim, por exemplo, afirma o psicólogo francês Paul Guillaume (1878-1962):

> A emoção pode ter um efeito paralisante, tanto para o pensamento como para a ação. A emoção intensa cria um vácuo no espírito; não encontramos mais o que dizer ou fazer, não podemos mais pensar, já não vemos com clareza na situação concreta, não compreendemos mais as palavras... o aspecto do homem emocionado é, muitas vezes, o de um imbecil, dá impressão de impotência mental (Guillaume, 1966, p.95).

Essa concepção considera a emoção, e a vida afetiva de modo geral, como inferior à razão. A **emoção turva a razão**, distancia o ser humano da verdade e da conduta correta. Além disso, ela corresponde a uma dimensão infe-

rior do ser humano; seria o "resquício animalesco de um suposto homem primitivo dentro do homem maduro".

Contrários a tal concepção, vários autores (como Berdiaeff, Scheller) afirmam que a **dimensão emocional** pode **contribuir** (e não atrapalhar) no contato do ser humano com a realidade, ajudando-o a perceber melhor as coisas. Nesse sentido, o ser humano seria dotado "de um certo tipo de compreensão afetiva que se faz por uma sintonização empática" (Dória, 1977); o ser humano compreenderia melhor se emocionando, sentindo afetivamente os fenômenos da realidade.

Alguns existencialistas chegam a hipervalorizar a emoção no processo de conhecimento. Assim, o filósofo Nikolai A. Berdyaev (1874--1948) afirma que "conhecemos muito mais pelos sentimentos que pela inteligência. Não só a simpatia e o amor, porém, mesmo a inimizade e a raiva, auxiliam no conhecimento" (Berdyaev, 1935).

Mesmo se o objetivo for aceitar a tradicional primazia da razão sobre a emoção na apreensão da verdade, deve-se admitir que certas dimensões da vida só são realmente acessíveis pela lente da emoção e do sentimento, pois, como afirmou o filósofo Blaise Pascal (1623-1662), "há razões que a razão desconhece".

REAÇÃO AFETIVA

A vida afetiva ocorre sempre em um contexto de relações do Eu com o mundo e com as pessoas, variando de um momento para outro à medida que os eventos e as circunstâncias da vida se sucedem. Assim, a **afetividade** caracteriza-se particularmente por sua **dimensão de reatividade**. Nesse sentido, há duas importantes dimensões da resposta ou reação afetiva de um indivíduo.

Denomina-se **sintonização afetiva** a capacidade de a pessoa ser influenciada afetivamente por estímulos externos; assim, o sujeito entristece-se com ocorrências dolorosas, alegra-se com eventos positivos, ri com uma boa piada, enfim, entra em sintonia com o ambiente.

A **irradiação afetiva**, por sua vez, é a capacidade que o indivíduo tem de transmitir, **irradiar ou contaminar os outros** com **seu estado afetivo** momentâneo; por meio da irradiação afetiva, faz outros entrarem em sintonia com ele (Giglio, 1974).

A afetividade e suas alterações   151

Quadro 18.1 | Alguns filósofos ocidentais e as principais paixões, emoções e sentimentos

FILÓSOFO E OBRAS	PRINCIPAIS PAIXÕES HUMANAS	COMENTÁRIOS
Platão (428-348 a.C.) *República, Mênon*	As *paixões* (ἐπιθυμητικόν), ou *apetites*, são inevitavelmente importantes na vida humana; devem ser **controladas** e **submetidas** pela **razão**, ou *logos* (λογιστικόν). O *thymos* (θυμοειδές), constituído por afetos e vontades, deve se alinhar e se submeter à razão para ajudá-la no domínio das paixões.	A mente é concebida tendo três elementos ou partes: *concupiscível* (paixões, desejos carnais), irascível (afetos e vontade) e *razão*, ou *logos*.
Aristóteles (384-322 a.C.) *Retórica das paixões*	Aristóteles estuda as seguintes paixões: cólera, mansidão, amor/amizade, ódio, medo, confiança, vergonha, falta de vergonha, benevolência, falta de benevolência, compaixão/pena, indignação, inveja, competição, desprezo. O estudo das paixões em Aristóteles é descrito no livro II de sua *Retórica*.	As paixões, na *Retórica*, não são compreendidas como virtudes ou vícios permanentes, mas, antes, se relacionam a situações transitórias produzidas pelas habilidades do bom orador. As paixões, produzindo mudanças nas pessoas, fazem-nas chegar a diferentes julgamentos.
Estoicismo e epicurismo	**Estoicismo**: deve-se combater as paixões, **submetê-las à razão**. O bem maior é a perfeita serenidade, a *ataraxia*. **Epicurismo**: os humanos são atormentados por **medos infundados**, como da morte e dos Deuses. Defende um hedonismo com cálculo: buscar os prazeres que não tragam uma dor maior.	A concepção estoica de submissão das paixões pela razão funcionou como norma que influiu duradouramente no pensamento ocidental, por meio do Cristianismo. O epicurismo privilegia, de certa forma, as paixões serenas em detrimento das paixões intempestivas.
Tomás de Aquino (1225-1274) *As paixões da alma* e *Os Sete pecados capitais*	São quatro as paixões principais da alma: **tristeza**, **alegria**, **medo** e **esperança**. Para Tomás de Aquino, "todo pecado se fundamenta em algum desejo natural, e todo bem naturalmente desejado tem uma semelhança com a bondade divina" (Lacerda, 2013).	Tomás de Aquino **recusa a condenação absoluta das paixões** feita pelos filósofos estoicos.
René Descartes (1596-1650) *As paixões da alma* **Esse tratado se relaciona ao importante movimento de reabilitação das paixões, ocorrido no século XVIII**	Descartes estuda as seguintes paixões: admiração, estima e menosprezo, veneração e desprezo, amor e ódio, desejo, esperança, medo, ciúmes, segurança, desespero, dúvida, atrevimento, competição, covardia, espanto, remorsos, alegria, tristeza, burla, inveja, compaixão, satisfação consigo mesmo, arrependimento, simpatia, gratidão, indignação, cólera, glória, vergonha, desgosto, pesar, regozijo.	Nas *Paixões da alma*, Descartes procura mostrar os pontos de aproximação entre alma e corpo. As **paixões** são os fenômenos nos quais **a alma padece**, por ações **vindas do corpo**. O filósofo francês pensa que há, de fato, **seis paixões primitivas**: amor, ódio, desejo, admiração, alegria e tristeza. Para ele, as paixões não devem ser combatidas, mas bem utilizadas.
Baruch Espinoza (1632-1677) *Ética*, em particular a 3ª parte, *A origem e natureza* dos *afetos*, e a 4ª parte, *A servidão humana ou a força dos afetos*	"O **desejo** é a própria essência do homem" (p. 140); "na **tristeza**, a potência de agir do homem é refreada" (p. 141); "a **atração** é uma alegria acompanhada da ideia de uma coisa que, por acidente, é causa de alegria" (p. 143). "A **esperança** é uma alegria instável" (p. 143). "A **inveja** é o **ódio** à medida que afeta o homem de tal maneira que ele se entristece com a felicidade de um outro" (p. 145).	A teoria dos afetos de Espinoza se assenta na **negação da transcendência**. Ao não se basear em valores transcendentes, o desejo é a bússola. Não se deseja algo porque é bom, mas, porque se deseja algo, esse algo se torna bom. Alegria e tristeza são os afetos fundamentais.

Fontes: Aristóteles, 2000; Aquino, 2015; Descartes, 1998; Espinosa, 2009; Meyer, 1994. Dalgalarrondo, 2018.

TIPOS E CLASSIFICAÇÕES DAS EMOÇÕES

Experiências afetivas negativas e positivas

Uma primeira classificação das emoções se refere a uma polarização positiva ou negativa. Assim, **emoções positivas** seriam aquelas que promovem o bem-estar, favorecem a socialização e resultam geralmente de gratificações quando um desejo ou necessidade é satisfeito. **Emoções negativas** se relacionariam com as sensações de repulsa, raiva e agressividade, que, por sua vez, resultam ou interferem nas desavenças nas relações interpessoais.

Cabe frisar que tal classificação é consideravelmente arbitrária e excessivamente relacionada a valores sociais, que podem ser questionados a todo momento. Uma forma contemporânea de agrupar experiências afetivas tem sido proposta pelo *Research Domain Criteria* (RDoC).

Polos ou valências da afetividade: domínios e construtos do *Research Domain Criteria*

O RDoC, do National Institute of Mental Health (NIMH), busca identificar, sobretudo para a pesquisa, construtos que sejam passíveis de investigação, que abarquem um leque de dimensões, que possam incluir base genética e genômica, biologia do desenvolvimento, redes e mecanismos neurais, neurofisiológicos e neurobioquímicos, chegando até o nível das experiências e comportamentos.

Particularmente, no caso de **sistemas com polaridade afetiva**, o RDoC sugere que sejam organizados dois grandes grupos de construtos: os sistemas de valência negativa e os de valência positiva.

Os sistemas de **valência negativa** incluem, por exemplo, respostas a situações aversivas, como resposta a **ameaça aguda** ou **medo**, reposta a **ameaça potencial** ou **ansiedade**, resposta a **ameaça constante**, experiências de **perda** e **não recompensa frustrante**.

Os sistemas de **valência positiva** incluem respostas anímicas e comportamentais positivas, como motivação para a **aproximação**, avaliação de **recompensas**, aprendizado posi-

tivo de recompensas ou de **hábitos** que liberem outros recursos psíquicos, como, por exemplo, recursos cognitivos.

São as emoções das pessoas as mesmas em todo o mundo?

Uma segunda grande forma de situar e ordenar as emoções humanas se baseia na hipótese do *caráter universal*, para toda a humanidade, todos os subgrupos culturais e todos os períodos históricos, de um pequeno grupo de emoções.

Contra essa hipótese estão algumas correntes contemporâneas que enfatizam a *relatividade cultural* das experiências emocionais, segundo as quais, de modo geral, todos os tipos de vivências emocionais são localizados no tempo histórico e nas diferentes sociedades e culturas humanas (Rosenwein, 2011).

Interligada a tal debate "universal *versus* local-cultural", há uma constante argumentação entre os autores sobre se as emoções têm base predominantemente neurobiológica, psicológica ou sociocultural.

Charles Darwin (1809-1882) acreditava que um certo número de emoções e suas expressões corporais (sobretudo faciais) eram semelhantes nos animais (sobretudo nos primatas) e nos seres humanos, bem como nas diversas sociedades e culturas. Teriam, para ele, base biológica-evolutiva e seriam importantes para a sobrevivência do indivíduo e da espécie (Darwin, 1871/1974).

Na visão darwinista, portanto, emoções e sentimentos como **medo, raiva, ciúmes, amor materno**, seriam **universais**, presentes em todos os indivíduos e em muitas espécies animais (Darwin, 1871/1974). Além disso, segundo ele, a manifestação das emoções por certas **expressões faciais e corporais** foi sendo lentamente adquirida na **evolução da espécie** *Homo sapiens*, constituindo-se muitas das emoções comuns a seres humanos e animais.

Segundo sugestão do neurocientista António Damásio, os afetos e as emoções seriam divididos em três grandes grupos (Damásio, 2012): emoções básicas, ou primárias; emoções secundárias; e emoções de fundo. Vejamos, a seguir, cada uma delas.

Emoções universais, primárias ou básicas

A concepção de emoções universais tornou-se modernamente conhecida sobretudo pelos trabalhos do psicólogo norte-americano Paul Ekman (1934-). Suas pesquisas sobre comportamentos não verbais se iniciaram no fim dos anos de 1950 (Ekman, 1957) e continuam até o presente.

No começo, estimulado pelo antropólogo inglês Gregory Bateson (1904-1980), que havia filmado nativos em Bali, nos anos de 1930, Ekman passou a se dedicar à análise dos comportamentos gestuais, para fins de estudos transculturais. Seu professor de psicologia, Silvan S. Tomkins (1911-1991), convenceu-o a se concentrar nas **expressões faciais** das emoções.

Utilizando um grande número de fotografias de rostos humanos com expressões emocionais, e comparando as percepções entre diferentes grupos sociais e étnicos, ocidentais e orientais, Ekman notou que havia uma consistente concordância na ordenação de certas emoções que pareavam com determinadas expressões faciais, apresentadas em fotografias.

A partir dessa concordância, chegou à conclusão de que haveria **comportamentos faciais específicos** universalmente associados às emoções, também específicas; ou seja, era possível demonstrar empiricamente a existência de **emoções universais**.

Também foi notado por Ekman que, nas várias culturas, certas emoções só podiam ser exibidas de uma forma ditada por regras sociais, seguindo prescrições do que seria o socialmente aceito. Muitas vezes, as emoções universais eram disfarçadas por tais expressões culturalmente controladas. Isso explicaria, segundo Ekman, como as diferenças culturais podem encobrir a expressão das emoções universais (de fato, Ekman chegou à conclusão de que os músculos faciais humanos podem produzir até 3 mil expressões faciais diferentes relacionadas às emoções).

Assim, trabalhando com Wallace V. Friesen (1930-), Paul Ekman estudou as expressões faciais no grupo étnico *Fore*, da Papua Nova Guiné. Esse grupo, devido a sua forma de vida, estava muito pouco exposto às expressões faciais de emoção do Ocidente, representando uma sociedade relativamente isolada.

Ekman e Friesen contavam aos *Fore* uma história; depois, mostravam-lhes um conjunto de três faces com expressões próximas, mas distintas, e lhes pediam para selecionar a face que revelava a emoção correspondente à história. Como os *Fore* acertavam claramente acima do acaso (taxa de acerto entre 76-100%) o pareamento das faces com os conteúdos emocionais das histórias, os pesquisadores concluíram que havia, de fato, uma associação universal entre padrões musculares faciais particulares com emoções específicas, universalmente passíveis de reconhecimento.

Ao final, concluíram que seriam seis as emoções humanas básicas e universais: **alegria, tristeza, medo, raiva, nojo** (aversão ou repugnância) e **surpresa** (Ekman; Friesen, 1971).

Nos anos de 1990, Ekman reavaliou sua teoria das seis emoções universais, ampliando-as para onze: culpa, orgulho, vergonha, desprezo, contentamento, constrangimento, diversão ou divertimento (*amusement*), excitação, satisfação, prazer sensorial e alívio (Ekman, 1999).

Além disso, Ekman e Friesen acharam não apenas uma expressão facial para cada emoção, mas uma variedade de diferentes manifestações discretamente diferentes para cada uma delas. Haveria *famílias de emoções*; assim, encontraram 60 microvariações de expressões faciais para a emoção "raiva", distintas do conjunto de microvariações da emoção "medo", ou da família de emoção "nojo", e assim por diante.

O antropólogo norte-americano Donald E. Brown (1934-), em 1991, publicou seu livro *Human Universals*, que gerou respostas calorosas, positivas e negativas (Brown, 1991). Ele formula que uma série de aspectos do comportamento humano seriam universais na sua base. Em relação às expressões faciais das emoções, muitas delas seriam devidas ao aspecto universal das emoções. Brown irá sugerir um número ainda maior de **emoções universais** do que Darwin e Ekman propuseram (Quadro 18.2).

Emoções secundárias ou sociais (não universais)

Nesse grupo, está reunido um conjunto extenso de emoções, em geral mais complexas do ponto de vista psicológico e neuropsicológico, mais aprendidas socialmente e mais variáveis entre os subgrupos culturais. Elas seriam construídas com mesclas de emoções de fundo, emoções primárias e outras emoções sociais.

Como exemplos de **emoções sociais**, ou secundárias, podem ser citados *vergonha, culpa, remorso, simpatia, compaixão, embaraço, orgulho, ciúmes, inveja, gratidão, admiração, submissão, indignação* e *desprezo*.

154 Psicopatologia e Semiologia dos Transtornos Mentais

> **Quadro 18.2** | Emoções e experiências emocionais postuladas como universais, segundo a sugestão de Brown (1991)
>
> - Afeição expressa e sentida
> - Ambivalência
> - Apego
> - Atração sexual
> - Brincadeira
> - Brincar de fingir
> - Choro
> - Ciúme sexual
> - Conflito (meios para lidar com conflitos ou mediação de conflitos)
> - Desaprovação da sovinice
> - Dor (expressão emocional)
> - Empatia
> - Esperança
> - Exibição de recato
>
> - Expressão facial de:
>   - Alegria
>   - Desprezo
>   - Medo
>   - Nojo
>   - Raiva
>   - Surpresa
>   - Tristeza
>   - Disfarce
> - Generosidade (admiração)
> - Gosto por fofoca
> - Inveja
> - Luto
> - Medo e precauções contra cobras
>
> - Medo de:
>   - Estranhos na infância
>   - Ruídos altos na infância
>   - Morte
> - Orgulho
> - Prazer com piadas
> - Prazer em correr riscos
> - Recato sexual
> - Reciprocidade afetiva
> - Reparação de ofensas
> - Sentimentos morais
> - Vergonha
> - Vida íntima privada

Emoções de fundo

Segundo proposta de António Damásio (2012), emoções de fundo são estados basais (mais basais, inclusive, do que o humor, ou estado de ânimo) que constituem uma espécie de colorido do estado afetivo de uma pessoa. Sensações de **bem ou de mal-estar**, sensação de **fadiga, lassidão**, de ter mais ou menos **energia**, são citadas como emoções de fundo. De qualquer forma, é difícil notar as diferenças entre o construto "emoção de fundo" e o construto "humor", ou "estado de ânimo" (utilizado neste livro).

Cabe mencionar, por fim, que, contra a noção de que as emoções primárias são fenômenos biológicos, o filósofo Andrea Scarantino (2009) argumenta que não há base empírica suficiente para a separação entre emoções primárias, neurobiológicas, e secundárias, socioculturais.

Outras perspectivas defendidas por muitos autores discordam da teoria das emoções universais, salientando a dimensão histórica e especificamente cultural das experiências emocionais (revisões em Rezende; Coelho, 2010; Rosenwein, 2011).

Em certa medida, nessa linha, cada povo e cada época configurariam modos específicos de experiência emocional. De toda forma, o debate sobre o tema continua vivo, despertando emoções nos debatedores (Levenson, 2011; Dubois; Adolphs, 2015; Du; Tao; Martinez, 2014).

Emoções não conscientes (revisão em Lee et al., 2016)

Emoções não conscientes (ENCs) são aquelas cujos processamentos incluem fenômenos automáticos, não controlados e ultrarrápidos que ocorrem sem que haja tomada de consciência pelo indivíduo que as experimenta.

Nas pesquisas sobre ENCs, usam-se paradigmas de experimentação em que os estímulos emocionais (p. ex., imagem de faces expressando fortes emoções) são apresentados de forma ultrarrápida, durante menos de 30 milissegundos, sendo imediatamente seguidos por outro estímulo, neutro do ponto de vista emocional. Este último interrompe ou mascara o estímulo emocional prévio. Após isso, são testados nos sujeitos desempenhos comportamentais como a correção e a acurácia na detecção, a identificação ou a discriminação do estímulo emocional previamente apresentado. Os indivíduos (para ser considerada uma ENC) não devem lembrar as faces que lhes foram apresentadas e não devem acertar os testes mais do que as taxas do acaso, revelando que permaneceram totalmente não conscientes em relação ao estímulo emocional.

Apesar da total não consciência da ENC, os sujeitos avaliados revelam mudanças em parâmetros neurofisiológicos (geralmente medidas com potenciais evocados; N2; P3; N170) observados em geral com experiências emocionais vividas conscientemente. Faces emocionalmente carregadas mudam sensivelmente os parâmetros neurofisiológicos mais do que as neutras. Assim, nos experimentos, os sujeitos apresentam os parâmetros neurofisiológicos da vivência consciente, mas, de fato, tiveram uma ENC (verificada pelos testes mencionados).

As ENCs ativam algumas **regiões cerebrais** semelhantes às das emoções conscientes, mas ativam com mais intensidade outras regiões, como a **amígdala**, os **colículos superiores** e o **córtex do hemisfério direito**.

Mesmo que os sujeitos se mantenham totalmente não conscientes da presença de estímulos com conteúdos emocionais, ocorrem também respostas psicológicas que indicam que houve mudanças no estado e no funcionamento mental das pessoas, decorrentes das ENCs. As respostas psicológicas incluem mudanças em comportamentos e nas tomadas de decisão, geralmente mais pronunciadas do que nas emoções processadas conscientemente. Por exemplo, foi verificado, em um estudo, que pessoas com sede, às quais eram apresentadas faces alegres com o paradigma não consciente, bebiam muito mais água espontaneamente do que a quem não foram apresentadas as faces alegres, depois dos testes. As escolhas do tipo de obras de arte diferiam também claramente entre os expostos a estímulos emocionais não conscientes e os expostos a estímulos neutros; ou seja, as ENCs influenciaram a escolha de um padrão de obra de arte, sem o indivíduo saber por quê.

Assim, atualmente, existe uma base de estudos empíricos indicando que uma parte, possivelmente importante, de nossas experiências emocionais pode ocorrer de forma não consciente, e é possível que processos emocionais significativos ocorram totalmente à margem de nossa percepção consciente. Na parte final deste capítulo, veremos como as ENCs ocorrem e são processadas nos diversos transtornos mentais.

Teorias da afetividade e das emoções

Teoria de James-Lange (1884)

O filósofo e psicólogo norte-americano William James (1842-1910) e o médico e psicólogo dinamarquês Carl Georg Lange (1834-1900) desenvolveram, independentemente um do outro, uma influente teoria sobre as emoções, que afirmava que a base da experiência emocional deveria se encontrar na periferia do corpo, principalmente nas reações fisiológicas do sistema nervoso autônomo periférico.

Nessa concepção teórica, a emoção era concebida como a percepção, a tomada de consciência das modificações fisiológicas produzidas por determinados eventos. James (1890/1952, p. 743) diz que "após as mudanças corpóreas, segue-se imediatamente a percepção do fato excitante, e a emoção é o que sentimos dessas mudanças (corpóreas)".

Assim, nessa teoria, "a pessoa primeiro **vê o tigre**, começa, em seguida, a **suar**, a **empalidecer**, a ter taquicardia e, em consequência dessas mudanças corporais, **passa, então, a sentir** propriamente o medo". James (1890/1952, p. 743) afirma que seria impossível imaginar o que sobraria da emoção "medo" se não se sentisse o pulsar do coração, a respiração ofegante, o tremor dos lábios, o dobrar das pernas, a "pele de ganso". Seria outra coisa, mas não a verdadeira emoção.

Contra a teoria de James-Lange, tem-se verificado que, em várias situações fisiológicas, há alterações viscerais e autonômicas sem qualquer concomitante emocional ou mental. No entanto, em favor dela, verifica-se, nos indivíduos com lesões medulares, as quais impedem as sensações proprioceptivas, alterações da qualidade das emoções. Tais indivíduos relatam uma mudança radical na qualidade de suas emoções após a lesão medular. Falam que, a partir da lesão, sentem uma "raiva fria" ou uma espécie de "raiva mental", que parece uma raiva sem a força e a intensidade que tinham antes da lesão, antes da supressão das informações corporais que recebiam (Sanvito, 1982).

Teoria de Cannon-Bard (1927, 1929)

O fisiologista norte-americano Walter B. Cannon (1871-1945), introdutor do conceito de *homeostase*, formulou, no fim dos anos de 1920, uma hipótese sobre as emoções que refutava e formulava uma alternativa à teoria de James-Lange (Cannon, 1927).

Suas ideias foram completadas pelo também fisiologista Phillip Bard (1898-1945), que, com base em suas pesquisas com animais de laboratório, havia descoberto que as informações sensoriais e fisiológicas passavam pelo diencéfalo, especialmente pelo **tálamo**, antes de serem analisadas e processadas, atingindo, então, as áreas corticais da percepção consciente e, ao mesmo tempo, as áreas fisiológicas do sistema nervoso autônomo. Não seria possível, anatomicamente, que primeiro fossem ativadas as áreas fisiológicas autonômicas e depois a percepção sensorial consciente.

Nessa teoria, os estímulos que gerarão a emoção – por exemplo, a *visão do tigre* –, ao passarem pelo tálamo, dividem-se em aferências que vão para o córtex visual, produzindo a sensação ameaçadora de ver o animal, e, ao mesmo tempo, outras aferências, que vão para o hipotálamo, as quais geram as respostas fisiológicas de taquicardia, sudorese, palidez. As respostas fisiológicas e psicológicas do medo ocorreriam ao mesmo tempo, com coordenação efetuada pelo tálamo.

Teoria de Schachter-Singer, ou teoria dos dois fatores (1962)

O psicólogo social norte-americano Stanley Schachter (1922-1997), juntamente com seu aluno, o psicólogo Jerome E. Singer (1934-2010), formularam uma visão da emoção composta por dois grandes fatores: a estimulação e **resposta fisiológica geral**; e a **avaliação cognitiva** e atribuição de significado (também cognitivo) à experiência. A avaliação cognitiva e atribuição de significado regula o sentido e a intensidade da experiência afetiva, diferencia e dá qualidades específicas às emoções. A experiência emocional é dominada por aspectos cognitivos que assinalam o sentido que as emoções devem ter.

Teoria de Lazarus (1966, 1977)

Ainda na linha cognitivista, o psicólogo norte-americano Richard S. Lazarus (1922-2002) apresentou uma teoria na qual se valoriza a **avaliação cognitiva** da experiência emocional, atribuindo-lhe **sentido negativo, positivo ou neutro**. A avaliação cognitiva imediata dispara a ativação fisiológica (taquicardia, sudorese, palidez, etc.), e, então, ocorre a experiência completa da emoção. Essa abordagem é particularmente útil no processo das terapias cognitivo-comportamentais.

Essa teoria, na verdade, é inspirada no trabalho da psicóloga checa-canadense Magda B. Arnold (1903-2002), que formulou a **teoria da avaliação das emoções** (*appraisal theory*), na qual, antes de a emoção surgir, há uma avaliação automática e inconsciente do que está acontecendo e irá acontecer. Isso deflagra uma ação, a tendência a se aproximar de situações agradáveis e se distanciar de situações desagradáveis. Após isso, o indivíduo tem a experiência final da emoção (Arnold, 1960).

No sentido oposto a essas teorias cognitivistas da emoção, o psicólogo social polaco-americano Robert Zajonc (1923-2008) postulou uma teoria na qual o processo emocional ocorre antes e independentemente da cognição, do significado cognitivo que a experiência emocional irá ter. Assim, o processamento emocional pode ocorrer na ausência de conhecimento consciente (Zajonc, 1980). Essa teoria é atualmente reforçada pelas pesquisas que descrevem ativações relacionadas a emoções na amígdala, mesmo com estímulos não conscientes (ver **emoções não conscientes**, neste capítulo).

Cabe citar também a **teoria da perspectiva contextual** das emoções, desenvolvida pelos filósofos Paul E. Griffiths e Andrea Scarantino, que, se afastando tanto de teorias neurobiológicas como das cognitivas, enfatizam a **importância fundamental do contexto** social para o desenvolvimento e a comunicação das emoções.

As emoções não devem ser vistas como puros processos internos, com o ambiente apenas agindo como estímulo para sua eclosão. Contrariamente, elas são o produto do organismo investigando o ambiente e observando a resposta dos outros. As emoções evoluíram dessa forma e só são corretamente analisadas quando consideradas intrinsecamente um fenômeno contextual (Griffiths, 1997; Griffiths; Scarantino, In press).

Ainda, Thomas Fuchs e Sabine C. Koch (2014) apresentaram trabalho original no qual analisam detalhadamente a noção de emoção e sugerem uma abordagem que valorize de modo adequado o fato de a experiência afetiva ser algo marcadamente **corporal** ou **corporalizado** (*embodied affectivity*).

Muitas pesquisas têm revelado que a experiência afetiva humana não é apenas composta pelas conhecidas sensações corporais (do humor e das emoções), mas também que nas vivências afetivas as posturas, os gestos, os movimentos e as expressões corporais são elementos centrais que influenciam tácita e profundamente o modo como a afetividade do indivíduo se constitui (Fuchs; Koch, 2014).

ASPECTOS CEREBRAIS E NEUROPSICOLÓGICOS DAS EMOÇÕES

O sistema límbico e as emoções: contribuição de Papez-MacLean

Em 1937, o neuroanatomista norte-americano James W. Papez (1883-1958) propôs uma **base cerebral para as emoções**. Segundo ele, as estruturas e os circuitos cerebrais das emoções incluiriam o **hipotálamo** conectado com estruturas da **face medial** dos **lobos temporais** e **frontais** (*grande lobo límbico*). Esse grande *lobo límbico,* descrito por Paul Broca, em 1877, incluía os **giros do cíngulo** e o **giro para-hipocampal** (Broca, 1877).

Posteriormente, com James W. Papez, essas áreas relacionadas às emoções passaram a incluir também o **hipocampo**, o **fórnice**, os **corpos mamilares** e os **núcleos talâmicos anteriores** (Papez, 1995). Essas estruturas, médio-temporais e subcorticais, relacionadas às emoções, são partes **filogeneticamente** muito antigas do cérebro. O hipocampo teria um importante papel na **memória** e na **expressão emocional**, e o giro do cíngulo seria uma região **receptora da experiência emocional** (Sanvito, 1982; Laks; Rozenthal; Engelgardt, 1996).

Em concepção muito próxima a essa, o neurocientista norte-americano Paul D. MacLean (1913-2007) propôs, já em 1952, nomear tais estruturas de *sistema límbico das emoções* (a partir das contribuições de Broca e Papez). Para MacLean (1990), o sistema límbico seria o **sistema central na integração das emoções**.

As estruturas subcorticais desse sistema seriam a **amígdala**, o **hipocampo**, os **núcleos septais**, e os **núcleos anteriores do tálamo** e parte dos **núcleos da base**, todas estruturas relacionadas ao processamento emocional. Em tal sistema, está incluído o **hipotálamo**, que representa o elemento fundamental na expressão psicofisiológica e hormonal das emoções (**Fig. 18.1**).

Por sua vez, comporiam também o sistema certas estruturas corticais, como o **córtex límbico frontotemporal** e o **giro cingulado**. Tais estruturas corticais seriam as instâncias que codificam, decodificam e recodificam cons-

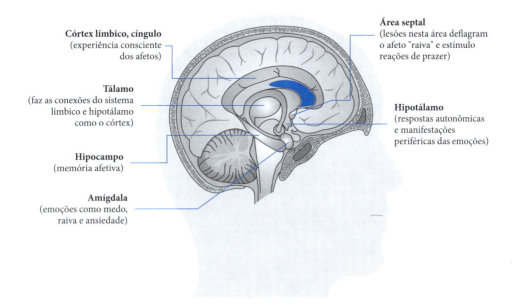

Figura 18.1 | Sistema límbico.

tantemente as experiências afetivas, atribuindo-lhes significados, acoplando à dimensão psicofisiológica e hormonal as representações psicológicas das emoções (MacLean, 1990).

Nos últimos anos, algumas estruturas cerebrais (algumas pertencentes ao sistema límbico, outras não) têm sido estudadas de forma muito detalhada, revelando sua importância fundamental para as respostas e os processamentos emocionais. Elas são apresentadas a seguir (revisão em Rolls, 2000; Franks, 2010; Lindquist et al., 2012).

A amígdala

A amígdala é considerada, atualmente, uma das principais estruturas neurais relacionadas às emoções. Situada na região temporal medial, juntamente com suas projeções aferentes (de chegada) e eferentes (de saída), ela tem grande importância nas reações de **medo**, particularmente no **aprendizado do medo** e no **medo condicionado** (*fear conditioning*), além de papel destacado na **raiva** e na **resposta hormonal ao estresse** (Ledoux, 2000; Rolls, 2000).

O pequenino tamanho da amígdala pode ser, à primeira vista, enganador, pois ela exerce grande influência nos processos neuroemocionais. Entretanto, o maior especialista na área, Joseph LeDoux, alerta que, sozinha, isolada, a amígdala não é nada, apenas um *pedacinho de carne*. O fundamental são suas conexões e as redes neurais nas quais participa, bem como o funcionamento global do sistema neuroemocional.

A amígdala recebe muitas informações vindas do tálamo, das outras estruturas do sistema límbico (visto anteriormente) e de áreas corticais sensoriais. Além de estímulos auditivos, também chegam à amígdala estímulos visuais (principalmente relacionados à expressão facial emocional, vindos do *giro fusiforme occipitotemporal*), olfativos e gustativos, informando sobre o ambiente, sobretudo a respeito de estímulos afetivamente relevantes e importantes para a sobrevivência.

Após tais estímulos serem rapidamente processados no interior da amígdala, saem dela eferências para o córtex cerebral (que vão processar o significado das emoções), o hipotálamo, o tronco cerebral e os núcleos da estria terminal, produzindo respostas mentais, comportamentais, fisiológicas e hormonais relacionadas a **fuga ou luta**, compatíveis com o padrão de medo desencadeado (Ledoux, 2000).

A amígdala é, sobretudo, um **sistema de alerta** (*warning system*) do organismo, com 12 núcleos sensíveis diferencialmente para atenção, aprendizagem e memória. Em algumas circunstâncias, ela emite projeções para o tronco cerebral (principalmente para a substância cinzenta periaquedutal), desencadeando reações de **raiva** e **agressividade**, ou reações de *imobilidade e congelamento* (*freezing, tonic immobility)*, em mamíferos, similares à *catatonia* e ao **estupor** em humanos (ver Cap. 19, sobre vontade).

Embora a amígdala esteja primordialmente relacionada à emoção do medo, estudos revelam que ela pode ser ativada por outros tipos de emoções, geralmente negativas (Rolls, 2000). Além da função de alerta, sobretudo para mudanças ambientais, a amígdala tem um papel neuromodulador, integrativo de processos emocionais, atuando nas interfaces entre emoção e funções cognitivas, como em tomadas de decisão, aprendizado e atenção (Bzdok et al., 2013).

A amígdala também está relacionada às funções sexuais. Lesões em sua porção lateral podem desencadear comportamento hipersexual. Quando estimulada com microelétrodos, pode-se observar reações como ereção, ejaculação e movimentos de cópula. Na amígdala se encontra expressiva quantidade de receptores de hormônios sexuais. Assim, emoções e sexualidade estão neuronalmente muito próximas, o que corresponde à proximidade psicológica dessas duas dimensões da vida.

Lesões nessa estrutura se relacionam principalmente a perda ou diminuição das respostas de medo (*a pessoa não se assusta com vozes, corpos ou faces assustadoras, não tem medo quando exposta a cobras e aranhas*) e de agressão.

A amígdala geralmente está hiperativada em condições clínicas psicopatológicas relacionadas a ansiedade, fobias e estresse crônico. Além disso, na depressão e no transtorno bipolar, ela também está hiperativada. Na depressão grave, há remodelação dendrítica e alterações da plasticidade sináptica na amígdala. Redução da conectividade dessa estrutura com o lobo frontal foi identificada na depressão grave, tanto em crianças como em adultos (Cowan et al., 2017).

Amígdala e respostas emocionais não
conscientes (revisão em Diano et al., 2017)

A amígdala processa as informações de forma muito rápida, sendo "muito veloz para aprender, mas muito lenta para esquecer" (Franks, 2010). Nos últimos anos, estudos de psicologia experimental com seres humanos têm evidenciado que a **amígdala** é **ativada** por estímulos ambientais **afetivos** (geralmente relacionados a medo, perigo, raiva ou alegria) **mesmo** quando tais estímulos **não são percebidos conscientemente** (Diano et al., 2017).

Assim, há (como exposto anteriormente) um conjunto sólido de pesquisas empíricas que demonstram que muitos processos emocionais não conscientes importantes ocorrem e produzem reações físicas e psicológicas (geralmente associadas a medo e afetos negativos), que o indivíduo não percebe e não processa conscientemente. Nesses processos emocionais não conscientes, a ativação da amígdala parece ter um papel fundamental (Diano et al., 2017).

Os lobos frontais e as emoções: córtex orbitofrontal e córtex frontal ventromedial (Franks, 2010; Lindquist et al., 2012)

Intimamente relacionadas às emoções, essas áreas se situam na parte dianteira dos lobos frontais, em posição acima e adjacente aos globos oculares (córtex orbitofrontal [COF]) e na porção medial e inferior (córtex frontal ventromedial [CVM]) dos lobos frontais. De modo geral, os lobos frontais utilizam informações oriundas da amígdala para monitorar o estado interno e afetivo do organismo e regular as respostas apropriadas.

O **COF** exerce ação de modulação sobre a amígdala e está intimamente relacionado a respostas emocionais e aprendizado rápido (memória de trabalho) após estímulos emocionalmente carregados, como a visão de faces expressivas e a audição de vozes com tonalidades emocionais marcantes.

Embora o COF seja uma grande estrutura, com funções neuropsicológicas complexas, experiências emocionais de **raiva** se relacionam, em estudos de neuroimagem funcional, com **hiperativação do COF**. Lesões nessa estrutura em primatas podem, por sua vez, reduzir a agressividade.

Quando o COF é disfuncional ou lesado, o indivíduo passa a não identificar os estímulos de forma correta e tende a responder de modo socialmente inadequado a estímulos faciais e vozes, sobretudo quando envolvem frustração e evitação de comportamentos prejudiciais a si mesmo ou a terceiros (Rolls, 2000). Pacientes com lesões importantes no COF podem apresentar **impulsividade**, **agressividade** e **perda do tato social** (inadequação em comportamentos sociais).

O **CVM** também tem importância na modulação da amígdala. Ele é componente relevante no circuito das emoções. Essa área apresenta importantes eferências para a amígdala e as zonas do mesencéfalo. Além disso, é parte do sistema modulador cardiovascular e de respostas dopaminérgicas e de corticotrofina/corticosterona a estímulos aversivos.

Lesões nas áreas do CVM dificultam o ajuste de respostas a estímulos afetivamente significativos, o que explica a resistência à extinção de determinados padrões comportamentais e emocionais em indivíduos com disfunções no CVM. Pacientes com lesões importantes nessa estrutura podem apresentar **apatia**, **diminuição da iniciativa** e **prejuízo na motivação**.

A ínsula

A ínsula (do latim, *ilha*) é uma porção de córtex cerebral oculta, situada na base da fissura de Sylvius, separando os lobos temporal e frontal. Trata-se de uma estrutura relativamente recente na evolução filogenética, não existindo em animais não sociais. Ela teve grande expansão na evolução filogenética dos primatas e do ser humano (Frank, 2010).

No passado, pensava-se, erroneamente, que essa pequena porção de córtex estava associada apenas a comportamento alimentar e sexual. Pesquisas revelaram que a ínsula é uma área fundamental que *lê o estado fisiológico* de todo o corpo, gerando **sentimentos subjetivos-corporais** desagradáveis e agradáveis. Quando uma pessoa percebe um cheiro de coisa podre, sentindo marcante **nojo**, a ínsula é ativada. Entretanto, experiências emocionais relacionadas a **repugnância** ou **aversão** (*disgust*) por uma situação ou por uma pessoa ativam a ínsula da mesma forma.

A experiência unificada, mental e corporal, das emoções ocorre com ativação da ínsula, a qual também é importante para "*colocar o corpo em uma atitude de expectativa*", quando um comportamento possa gerar consequências ruins. Também se correlacionou experiência emocional de alegria e ativação da

160 Psicopatologia e Semiologia dos Transtornos Mentais

ínsula. Enfim, essa estrutura parece estar intimamente relacionada a alguns aspectos daquilo que Fuchs e Koch (2014) apresentam com **dimensão corporificada das emoções** (*embodied affectivity*).

O giro do cíngulo (sobretudo anterior)

Essa porção de córtex, localizada longitudinalmente na porção medial dos lobos frontais, parietais e occipitais, logo acima do corpo caloso, está envolvida de modo importante no **controle das emoções**. Lesões no cíngulo anterior foram associadas a **hipersensitividade** e aumento da **tendência a chorar** em eventos tristes (Lindquist et al., 2012).

A relação do cíngulo anterior com a experiência de **tristeza** surgiu da ativação dessa estrutura em filhotes quando separados das mães (Lindquist et al., 2012). De toda forma, parece que o cíngulo anterior é uma estrutura importante nos comportamentos de cuidados (p. ex., cuidados parentais) e para a **ressonância afetiva** no contato interpessoal. As respostas afetivas de uma mãe humana a seu bebê podem ser muito prejudicadas por lesões no cíngulo anterior. Também a **deterioração do cíngulo anterior** pode reduzir a **expressão emocional**, a **empatia** e a **motivação para comunicação**. O **cíngulo posterior**, por sua vez, foi associado a experiência emocional de **alegria** em estudos de neuroimagem funcional.

A estimulação com eletrodos do córtex do cíngulo anterior (sobretudo na sua porção subgenual) pode beneficiar pacientes com depressão refratária, melhorando a apatia e a anedonia.

O lobo parietal direito

Pacientes com lesões nessa área apresentam agnosia do dimídio esquerdo com heminatenção visual à esquerda. Respondem com indiferença quando são constatados seus déficits (*anosognosia*) e podem apresentar também **humor expansivo**, **alegre**, em contraposição ao **humor triste** ou **apático** dos indivíduos com **lesões** nas áreas **frontais anteriores esquerdas**.

O lobo parietal direito recebe projeções da amígdala, permitindo que os estímulos emocionais sejam integrados a aspectos objetivos da consciência e da memória declarativa (consciente). As lesões parietais à direita dificultam o processamento cortical multimodal dos estímulos proprioceptivos e exteroceptivos, gerando desconhecimento afetivo da situação.

O circuito septo-hipocampal

Esse circuito tem sido implicado nas experiências de **ansiedade**. Também outros circuitos, que envolvem o hipotálamo, o tronco cerebral (Ledoux, 2000), o córtex rinal adjacente e o telencéfalo basal (Parker, 2000), têm sido apontados como relevantes para diferentes experiências emocionais.

Estudos de **neuroimagem funcional e emoções** têm revelado correlatos relevantes entre a experiência emocional e ativações de áreas e circuitos cerebrais. Tais correlatos não implicam que determinada emoção esteja *situada* ou seja *produzida* por certa área cerebral, mas que a ocorrência de determinada experiência emocional exige certos correlatos anatomofuncionais. O Quadro 18.3 apresenta que áreas cerebrais são ativadas durante determinadas experiências emocionais.

ASPECTOS PSICODINÂMICOS DAS EMOÇÕES E VIDA AFETIVA

Concepção freudiana

Uma das contribuições mais fundamentais da psicanálise à psicopatologia foi e continua sendo na área da afetividade. A **angústia** tem importância central na teoria freudiana dos afetos.

De modo geral, Freud concebe a angústia como um afeto básico emergindo do eterno conflito entre o indivíduo, seus impulsos instintivos primordiais, seus desejos e suas necessidades, por um lado, e, por outro, as exigências de comportamento civilizado, restrições (p. ex., *não desejar a mulher do próximo, não matar, respeitar o tabu do incesto*, etc.) que a cultura lhe impõe. Devido a tais restrições, o ser humano experimenta irremediável "mal-estar na cultura".

Em uma primeira teorização, Freud (1895/ 1986) postulou que a **angústia** seria uma transformação da **libido não descarregada**. Ou seja, a energia sexual que, por algum motivo, não fosse adequadamente descarregada (p. ex., por meio de comportamento ou ato sexual) ficaria retida, represada no aparelho psíquico, gerando a angústia como subproduto.

Em teoria posterior, Freud (1926/1986) postulou que a **angústia** seria não um subproduto da libido represada, mas um **sinal de perigo**, enviado pelo Eu, no sentido de evitar o surgi-

A afetividade e suas alterações 161

Quadro 18.3 | Estudos de neuroimagem funcional: áreas cerebrais ativadas durante experiências emocionais

EXPERIÊNCIA EMOCIONAL	ÁREA ATIVADA EM NEUROIMAGEM FUNCIONAL
• Medo, medo condicionado, aprendizado do medo • Alerta para mudanças ambientais, estímulos motivacionais relevantes, mudanças afetivas • Transtorno de ansiedade, transtorno de estresse pós-traumático, depressão	Amígdala
Repugnância, nojo, aversão (*disgust*)	Ínsula anterior
Raiva, agressividade	Córtex orbitofrontal
• Tristeza • Choro em filhotes quando separados da mãe • Depressão	Córtex do cíngulo anterior
Sentimentos de sofrimento	Córtex do cíngulo anterior, área subgenual anterior
• Fúria, raiva (mas também medo, alegria, *distress, freezing*) • Comportamentos defensivos	Substância cinzenta periaquedutal (no interior do tegmento do mesencéfalo)

Fonte: Lindquist e colaboradores, 2012.

mento de algo muito mais ameaçador ao indivíduo, algo que poderia gerar angústia muito mais intensa. A angústia funcionaria, então, como sinal de desprazer que suscitaria, da parte do Eu, uma reação de defesa passiva ou ativa, ativando o recalque ou outros mecanismos de defesa, a fim de evitar uma situação de perigo mais importante e, consequentemente, uma angústia muito maior.

A depressão ou **melancolia** (termo mais utilizado em psicanálise) relaciona-se ao modo particular de elaboração inconsciente de perdas reais ou simbólicas. Para Freud, quando o sujeito perde um objeto significativo (pessoa próxima, um ideal, certo *status*, o emprego, etc.), ele tende, para não o perder por completo, a identificar-se narcisicamente com tal objeto e a introjetá-lo ao próprio Eu. Caso esse objeto, de alguma forma, fosse muito amado, mas também inconscientemente muito odiado (**investimento libidinal ambivalente**) pelo sujeito, o rancor e o ódio inconsciente que guardava por ele tenderiam a ser vertidos sobre o próprio Eu. Surgem, então, os sintomas melancólicos, autoacusações, sentimentos de culpa e de fracasso, autopunição em forma de descuido

consigo próprio, perda do apetite e comportamentos suicidas.

Concepção de Melanie Klein

A psicanalista austríaca **Melanie Klein** (1882- -1960), da escola inglesa de psicanálise, deu importante ênfase à **vida afetiva** em suas concepções sobre o funcionamento mental humano. Os afetos, em sua teoria, seriam centrais para toda a psicopatologia e estariam intimamente associados às **fantasias primitivas** e às chamadas **relações de objeto** (objeto, aqui, é conceitualizado como representações mentais, na maior parte das vezes inconscientes, de pessoas ou personagens reais ou fantasiadas, completas ou parciais) (Melanie Klein, 1974).

Na concepção de Melanie Klein, haveria **afetos primários**, primitivos, como o ódio, a **inveja**, o **medo da retaliação**, que indicariam menor maturidade psíquica do indivíduo. Afetos mais maduros, resultantes de uma posição mais madura e integrada do Eu, seriam a **gratidão**, a **reparação** e o **amor**.

Os afetos resultariam, em grande parte, do tipo e da qualidade das relações do sujeito com seus objetos internos (conscientes e, sobretudo,

162 Psicopatologia e Semiologia dos Transtornos Mentais

inconscientes). Assim, as **fantasias de ataque** invejoso e destrutivo a objetos internos gerariam sentimentos de medo ou ansiedade paranoide e temor de retaliação. Já o reconhecimento dos objetos internos como seres inteiros, protetores e vivos geraria afetos como os sentimentos de reparação e de gratidão.

ALTERAÇÕES PSICOPATOLÓGICAS DA AFETIVIDADE

Alterações do humor

Distimia, em psicopatologia, é o termo que designa a alteração básica do humor, tanto no sentido da inibição como no sentido da exaltação. Não se deve confundir o sintoma distimia com o transtorno distimia, que, segundo as classificações da *Classificação internacional de doenças e problemas relacionados à saúde* (CID-11) e do *Manual diagnóstico e estatístico de transtornos mentais* (DSM-5), é um transtorno depressivo leve e crônico.

Da mesma forma, nas últimas décadas, o termo genérico **depressão**, significando tristeza patológica, tornou-se uma designação consagrada, que vem substituindo os termos clássicos **distimia hipotímica** e **melancolia**. A psicopatologia utiliza, nessa mesma linha, os termos "distimia hipertímica", "expansiva" ou "eufórica" para nomear a exaltação patológica do humor, ou seja, as bases afetivas dos quadros maníacos.

Muito frequentemente, junto com o **humor depressivo** (sobretudo quando este é acompanhado de desesperança e angústia) ocorrem **ideias relacionadas à morte** ("Gostaria de morrer para que o sofrimento acabasse"), ideias suicidas ("Penso em me matar, em acabar com minha vida"), planos suicidas ("Planejei como iria me matar"), atos ("Comprei remédios, veneno, uma corda para me enforcar") e tentativas de suicídio. A ideação suicida deve ser sempre investigada cuidadosamente em pacientes com humor triste, angústia e desesperança.

O termo **disforia**, por sua vez, diz respeito à distimia acompanhada de uma tonalidade afetiva desagradável, mal-humorada. Quando se fala em depressão disfórica ou mania disfórica, está sendo designado um quadro de depressão ou de mania acompanhado de forte componente de irritação, amargura, desgosto ou agressividade.

Os dois polos básicos das alterações do humor, ou timopatias, são o depressivo, ou **hipotímico**, e o maníaco, ou **hipertímico**. Assim, hipotimia refere-se à base afetiva de todo transtorno depressivo. Por sua vez, o termo hipertimia (ou distimia hipertímica) refere-se a humor patologicamente alterado no sentido da exaltação e da alegria.

No espectro maníaco, o termo **euforia**, ou alegria patológica, define o humor morbidamente exagerado, no qual predomina um estado de alegria intensa e desproporcional às circunstâncias. Já no estado de **elação**, há, além da alegria patológica, a *expansão do Eu*, uma *sensação subjetiva de grandeza e de poder*. O Eu vai além dos seus limites, ganhando o mundo.

A **puerilidade** é uma alteração do humor que se caracteriza pelo aspecto infantil, simplório, regredido. O indivíduo ri ou chora por motivos banais; sua vida afetiva é superficial, sem afetos profundos, consistentes e duradouros. Verifica-se a puerilidade especialmente em alguns pacientes com **esquizofrenia** (antigamente denominada *esquizofrenia hebefrênica*), em indivíduos com **déficit intelectual**, em algumas pessoas com transtorno da personalidade histriônica e em personalidades imaturas, de modo geral. Assemelhando-se à puerilidade, a **moria** é uma forma de alegria muito pueril, ingênua, boba, que ocorre principalmente em pacientes com lesões extensas dos lobos frontais, em pessoas com deficiência mental e naquelas com quadros demenciais acentuados.

No **estado de êxtase**, há uma experiência de beatitude, uma sensação de dissolução do Eu no todo, de compartilhamento íntimo do estado afetivo interior com o mundo exterior, muitas vezes com colorido hipertímico e expansivo. O estado de êxtase está frequentemente associado a experiências circunscritas a um **contexto religioso ou místico**, não sendo, então, considerado fenômeno psicopatológico, mas cultural. Entretanto, o êxtase também pode estar presente em condições psicopatológicas, como no transe histérico, na esquizofrenia ou na mania.

Já na **irritabilidade patológica**, há hiper-reatividade desagradável, hostil e, eventualmente, agressiva a estímulos (mesmo leves) do meio exterior. Qualquer estímulo é sentido como perturbador, e o indivíduo reage prontamente de forma disfórica. Qualquer ruído (de crianças, dos vizinhos, de carros, etc.), a presença de muitas pessoas no local, qualquer crítica ao paciente, enfim, tudo é vivenciado com muita irritação.

A **irritabilidade patológica** é sintoma bastante frequente e inespecífico, indicando, não raramente, quadro de **natureza orgânica**, com disfunção cerebral identificável. Muitas vezes, está associada a experiências e transtornos de ansiedade. Também é frequente em pacientes com síndromes depressivas, quadros maníacos e esquizofrenia. O profissional deve sempre procurar diferenciar a **irritabilidade primária**, oriunda diretamente de um transtorno mental (depressão, ansiedade, mania, esquizofrenia), da **irritabilidade secundária**, relacionada a transtorno neurocognitivo e/ou a pacientes com lesões/disfunções cerebrais.

Catatimia

O psiquiatra suíço **Paul Eugen Bleuler** (1857-1939) denominou **catatimia** a **importante influência** que a vida afetiva, sobretudo o **estado de humor** (mas também as emoções, os sentimentos e as paixões), exerce constantemente sobre as demais funções psíquicas (Bleuler, 1942). A pesquisa psicopatológica tem identificado historicamente quão penetrante é a influência da afetividade sobre toda a vida mental, normal e patológica.

A **atenção** é captada, dirigida, desviada ou concentrada em função do valor afetivo de determinado estímulo; a **vivência do tempo** oscila segundo o colorido afetivo do estado emocional no qual estamos; a **memória** é altamente detalhada ou muito pobre dependendo do significado afetivo dos fatos ocorridos; a **sensopercepção** pode se alterar em função de estados afetivos intensos, desencadeando, inclusive, alucinações em pessoas com psicoses. Nossos **pensamentos e decisões** tendem a seguir os imperativos de emoções e sentimentos, sejam eles conscientes, sejam não conscientes.

ANSIEDADE, ANGÚSTIA E MEDO

Embora muitos autores utilizem os termos "ansiedade" e "angústia" como sinônimos, cabe ressaltar algumas diferenças sutis entre tais conceitos.

A **ansiedade** é definida como estado de humor desconfortável, apreensão negativa em relação ao futuro, inquietação interna desagradável. Inclui **manifestações somáticas** e fisiológicas (dispneia ou desconforto respiratório, taquicardia, vasoconstrição ou vasodilatação, tensão muscular, parestesias, tremores, sudorese, tontura, etc.) e **manifestações psíquicas** (inquietação interna, apreensão desagradável, desconforto mental, expectativa ruim em relação ao futuro, etc.) (Quadro 18.4).

O termo "**angústia**" relaciona-se diretamente à sensação de aperto no peito e na garganta, de compressão, de sufocamento. Assemelha-se muito à ansiedade, mas tem conotação mais corporal e mais relacionada ao **passado**. Do ponto de vista existencial, a angústia tem

---

Quadro 18.4 | Dimensões mentais e somáticas da ansiedade

SINTOMAS MENTAIS, MANIFESTAÇÕES PSÍQUICAS DA ANSIEDADE	SINTOMAS FÍSICOS, MANIFESTAÇÕES SOMÁTICAS DA ANSIEDADE
• Inquietação interna	• Taquicardia, palpitações, opressão torácica
• Medo difuso e impreciso	• Desconforto respiratório
• Apreensão desagradável	• Sudorese, geralmente fria
• Sensação de opressão e desconforto	• Parestesias, como formigamentos, agulhadas, etc. (que não obedecem à distribuição anatômica de uma neuropatia)
• Preocupações exageradas	
• Insegurança	• Tensão muscular, dificuldade para relaxar
• Irritabilidade	• Dores musculares, cefaleia, precordialgia
• Dificuldade para se concentrar	• Tontura, tremedeira, secura na boca, palidez, acessos de calor
• Insônia	
• Termos populares: nervosismo, agonia, coisa ruim na cabeça	• Epigastralgias, náuseas, diarreias, etc.
	• Termos populares: gastura, repuxamento nos nervos

significado mais marcante; é algo que define a condição humana, é um tipo de vivência mais "pesada", mais fundamental que a experiência da ansiedade.

Cabe ressaltar que o **medo**, caracterizado por referir-se a um objeto mais ou menos preciso, diferencia-se da **ansiedade** e da **angústia**, que não se referem a objetos precisos (o medo é, quase sempre, *medo de algo*).

Tem-se definido, em determinadas correntes teóricas da psicopatologia, certos tipos de angústia e de ansiedade, como será visto a seguir.

Na escola psicanalítica:

1. **Angústia de castração** (Freud). Em *stricto sensu*, seria o medo de perder ou ferir os genitais, de ser castrado, no contexto do complexo de Édipo. Tal conceito foi ampliado posteriormente, recebendo o sentido de uma angústia de perda, ou de risco de perda, de algo importante do ponto de vista narcísico para o indivíduo.

2. **Angústia de morte ou de aniquilamento** (escola kleiniana). É a sensação intensa de angústia perante perigo ou situação (real ou fantasiada) que indiquem ao sujeito a proximidade ou a possibilidade iminente da morte ou do aniquilamento (do corpo, do ego).

3. **Ansiedade depressiva** (escola kleiniana). Tal ansiedade é vivida por um sujeito que teme perder seus objetos bons; teme que estes (internalizados ou reais, externos ou internos) sejam destruídos ou desintegrados, juntamente com seu próprio Eu.

4. **Ansiedade persecutória ou paranoide** (escola kleiniana). É o tipo de ansiedade vivido como temor de retaliação feroz aos ataques imaginários, fantasmáticos, que o sujeito, em sua fantasia, perpetrou contra seus objetos internos ou externos.

5. **Angústia de separação** (Spitz, Bowlby). Seriam as reações emocionais vividas pela criança quando separada da mãe, manifestando seus afetos com choro, desespero e grande aflição.

Na escola existencial:

6. **Angústia existencial**. Para a filosofia existencialista, a angústia não seria apenas um sintoma patológico, mas, antes de tudo, um **estado anímico básico, constituinte** do ser humano. O ser humano se angustia diante de algumas situações existenciais inescapáveis da vida – as situações heideggerianas (do filósofo alemão Martin Heidegger, 1889-1976) de **estar-no-mundo**, de **estar-com-o-outro**, de **ser-para-a-morte**. O indivíduo não existe isolado de um mundo humano; há tensão permanente entre ele, suas idiossincrasias e a comunidade de outros humanos. Além disso, a condição fundamental do ser humano, para Heidegger, é a de ser-para-a-morte, ser que anseia a imortalidade e encontrará, inevitavelmente, a finitude, a morte.

No existencialismo de Jean-Paul Sartre (1905-1980), a angústia existencial se articula ao fato de o ser humano estar inevitavelmente **condenado a ser livre**, a não poder de forma alguma abdicar de seu livre-arbítrio, em oposição a todos os determinismos históricos e sociais. O indivíduo não pode abrir mão de sempre poder fazer algo "com o que fizeram de mim", de interferir no seu próprio destino. Ao negar sua condição de "condenado a ser livre", ao negar essa **angústia existencial básica**, o ser humano cai no que o filósofo francês chama de "má-fé" e de "alienação existencial".

A forma de angústia chamada **angústia vital**, proposta por López Ibor, está dentro dessa noção existencialista de angústia (ver revisão em Ojeda, 2003).

Na psicologia clínica, dois tipos relevantes de ansiedade são estudados:

7. **Ansiedade de desempenho**. É a reação de ansiedade associada a temores em relação à execução de uma tarefa, à possibilidade de ser avaliado criticamente por pessoas importantes ou significativas (frequente na fobia social e na vida cotidiana).

8. **Ansiedade antecipatória**. É a ansiedade vivenciada antes da ocorrência de uma situação estressante, experimentada na imaginação do indivíduo, que fica remoendo como será sua futura situação desconfortável. Trata-se de um tipo de ansiedade muito comum em indivíduos com fobias sociais, que, por exemplo, ao imaginarem que no dia seguinte irão entrar em contato com pessoas desconhecidas ou críticas, **sofrem antecipadamente** diante da possibilidade de tal encontro.

Na **análise de comportamento**, no contexto do *behaviorismo*:

9. O **conceito de ansiedade** é utilizado de distintas formas (revisão em Coêlho; Tourinho, 2008). A exposição de uma pessoa a **estímulos aversivos** pode produzir uma condição psicofisiológica e neurofisiológica específica (componentes mentais, comportamentais e físicos da **ansiedade**), que é concomitante a mudanças nas respostas gerais do organismo.

No behaviorismo, o foco se volta para as **contingências** sob as quais a condição psicofisiológica da ansiedade é produzida. Assim, Queiróz e Guilhardi (2001) formulam que: a **ansiedade** é um estado corporal produzido por **contingências de reforçamento específicas**: um estímulo sinaliza a apresentação de um estímulo aversivo, e **não há comportamento de fuga-esquiva possível**.

ALTERAÇÕES DAS EMOÇÕES E DOS SENTIMENTOS

Medo

A rigor, o medo não é uma emoção patológica, mas uma característica universal de muitas espécies animais e do ser humano. Nos humanos, o medo é um estado de progressiva insegurança e angústia, de impotência e invalidez crescentes, ante a impressão iminente de que sucederá algo que o indivíduo quer evitar, o que progressivamente se considera menos capaz de fazer.

Mira y López (1974) divide o medo em seis fases, de acordo com o grau de extensão e intensidade que nele alcançam as manifestações de inativação. São elas:

1. Prudência
2. Cautela
3. Alarme
4. Ansiedade
5. Pânico (medo intenso)
6. Terror (medo intensíssimo)

Fobias

São medos determinados psicopatologicamente, **desproporcionais e incompatíveis** com as possibilidades de **perigo real** oferecidas pelos desencadeantes, chamados de objetos ou situações fobígenas. Assim, o indivíduo tem um medo terrível e desproporcional de entrar em um elevador, de gatos ou de contato com pessoas desconhecidas. No indivíduo fóbico, o contato com os objetos ou situações fobígenas desencadeia, muito frequentemente, intensa crise de ansiedade.

A **fobia simples** é o medo intenso e desproporcional de determinados objetos, geralmente pequenos animais (barata, sapo, cachorro, etc.). Já a **fobia social** é o medo de contato e interação social, principalmente com pessoas pouco familiares ao indivíduo e em situações nas quais o paciente possa se sentir examinado ou criticado por tais pessoas (proferir aulas ou conferências, ir a festas, encontros, etc.).

Por sua vez, a **agorafobia** é o medo de espaços amplos e de aglomerações, como estádios, cinemas, supermercados. Inclui-se na agorafobia o medo de ficar retido em congestionamentos. Já a **claustrofobia** é o medo de entrar (e ficar preso) em espaços fechados, como elevadores, salas pequenas, túneis, etc. Há, além dessas quatro formas mais comuns de fobia, um número enorme de subtipos de fobia, classificados de acordo com o objeto ou a situação fobígenos.

Pânico: crises de pânico e transtorno de pânico

O pânico se manifesta praticamente sempre como crises de pânico. Estas são **crises agudas e intensas de ansiedade**, acompanhadas por medo intenso de morrer ou de perder o controle e de acentuada descarga autonômica (taquicardia, sudorese, etc.).

As crises caracterizam-se pelo **início abrupto** de uma sensação de grande perigo e desejo de fugir ou escapar da situação. Ocorrem **sintomas somáticos autonômicos**, decorrentes da ansiedade intensa, como palpitações, sudorese fria, tremores, parestesias (principalmente formigamentos nos lábios e/ou ponta dos dedos), sensação de falta de ar, desconforto respiratório, dor ou desconforto no peito, náusea, sensação de cabeça leve, **medo de perder o controle** ou **enlouquecer**, **medo de morrer** ou de ter um infarto e, em alguns casos, **despersonalização** e/ou **desrealização**. O paciente frequentemente relata que teve a **nítida sensação** de que **iria morrer**, **perder o controle** ou ter **um ataque do coração**. As crises duram alguns minutos e tendem a repetir-se com periodicidade variável. Podem ocorrer após a exposição a desencadeantes (contato com situações ou objetos fobígenos, morte de pessoa próxima e/ou significativa, estresse intenso, etc.), mas, em muitos casos, não se consegue identificar o fator que provocou a crise.

Segundo Pereira (1997), na base da crise de pânico estaria o sentimento primário de **desamparo** (*Hilflosigkeit*), de não poder sentir o acolhimento básico, o apoio implícito, que fundamenta o sentimento de segurança tácita que a criança tem diante do adulto que a cuida (geralmente a mãe). Deve-se ressaltar que não é apenas a falta de apoio que é angustiante, mas sobretudo o caráter desorganizador das tensões libidinais para as quais não é possível qualquer satisfação fora do acolhimento da mãe.

Alguns sentimentos e emoções considerados normais podem ter implicações psicopatológicas conforme a intensidade e o contexto no qual surgem e se desenvolvem. Vale ressaltar, aqui, a inveja e o ciúme.

O **ciúme** é um fenômeno emocional complexo no qual o indivíduo sente receio, medo, tristeza ou raiva diante da ideia, sensação ou certeza de que a pessoa amada gosta mais de outra pessoa (ou objeto) e pode abandoná-lo ou preteri-lo. O ciúme de intensidade extrema, desprovido de crítica, é difícil de ser diferenciado do delírio de ciúmes (Silva, 1997).

A **inveja**, por sua vez, é a sensação de desconforto, raiva e angústia diante da constatação de que outra pessoa possui objetos, qualidades, relações que o indivíduo gostaria de ter, mas não tem. Pode ser importante fonte de sofrimento em indivíduos imaturos, extremamente neuróticos e/ou com transtornos da personalidade. Além disso, a inveja intensa pode ter efeitos devastadores nas relações interpessoais.

Na condição de **rigidez afetiva**, o indivíduo não deseja, tem dificuldade ou impossibilidade tanto de sintonização como de irradiação afetiva; ele não produz reações afetivas nos outros nem reage afetivamente diante da situação existencial cambiante.

Apatia

É a **diminuição da excitabilidade emocional**. Os pacientes queixam-se de não poder sentir *nem alegria, nem tristeza, nem raiva, nem*

nada... Na apatia emocional, em alguns indivíduos acometidos, apesar de saberem da importância afetiva que determinada experiência deveria ter para eles, não conseguem sentir nada, não reagem afetivamente. O paciente torna-se hiporreativo; é um "tanto faz quanto tanto fez" para tudo na vida.

Como uma síndrome específica, a apatia também é definida como o conjunto de **déficits** ou **redução motivacional em comportamentos dirigidos a objetivos**. Há perda da motivação emocional para buscar e alcançar objetivos desejados. Trata-se de um estado afetivo próprio dos quadros depressivos, apesar de poder ocorrer de forma inespecífica em outros transtornos mentais. A apatia está presente também, podendo ser de relevante gravidade, na esquizofrenia, na doença de Parkinson e na demência de Alzheimer. Ela indica, nesses quadros, lesão ou disfunção na **parte dorsal e anterior do córtex do cíngulo** e na **parte ventral do corpo estriado** (Le Heron et al., 2017).

Sentimento de falta de sentimento

É a vivência de incapacidade para sentir emoções, experimentada de forma muito penosa pelo indivíduo. Trata-se de um sentimento claramente percebido pelo paciente, que se queixa de sentir-se *intimamente morto* ou em estado de *vazio afetivo*. **Diferentemente da apatia**, o sentir o "não sentir" é vivenciado com **muito sofrimento**, como uma tortura. Pode ocorrer em quadros depressivos graves.

Anedonia

É a incapacidade total ou parcial de obter e sentir prazer com determinadas atividades e experiências da vida. O indivíduo relata que, diferentemente do que ocorria antes de adoecer, agora não consegue mais sentir prazer sexual, não consegue desfrutar de um bom papo com os amigos, de um almoço gostoso com a família, de um bom filme, etc. Os pacientes dizem: "Agora não vejo mais graça em nada, as coisas perderam o sabor, não vibro com mais nada...". A anedonia é um sintoma central das síndromes depressivas, podendo ocorrer também em quadros esquizofrênicos e em transtornos da personalidade. A apatia (incapacidade de sentir afetos) e a anedonia (incapacidade de sentir prazer) são fenômenos muito próximos, que ocorrem, na maioria das vezes, de forma simultânea (Tradway; Zald, 2011).

Indiferença afetiva e "bela indiferença"

No passado, foi descrita particularmente na histeria como uma "bela indiferença" (*belle indifférence*). Trata-se de certa frieza afetiva incompreensível diante dos sintomas que o paciente apresenta (p. ex., paralisia psicogênica das pernas, somatizações, perdas psicogênicas da voz, da visão, etc.), uma frieza e uma indiferença que parecem indicar que, no fundo (de forma inconsciente), o paciente sabe que seus sintomas são psicogênicos e potencialmente reversíveis (Ramadan, 1985).

Não é uma indiferença profunda, sendo mais aparente e teatral que real (daí "bela"). A **bela indiferença** da histeria contrapõe-se à *triste indiferença* do paciente depressivo com apatia marcante e à *pálida indiferença* do indivíduo com esquizofrenia crônica, que perdeu aspectos fundamentais de sua vida afetiva em virtude dos sintomas negativos do transtorno (Porot, 1967).

Labilidade afetiva e incontinência afetiva

Encontradas em amplo número de quadros psicopatológicos, labilidade e incontinência afetiva são os estados nos quais ocorrem mudanças súbitas e imotivadas de humor, sentimentos ou emoções. Na **labilidade afetiva**, o indivíduo oscila de forma **abrupta**, **rápida** e **inesperada** de um estado afetivo para outro. O paciente está falando de algo ameno e começa a chorar, passando, logo a seguir, a sorrir de forma tranquila, e daí a pouco volta a chorar.

Na **incontinência afetiva**, o indivíduo não consegue conter de forma alguma sua reação afetiva. A **resposta afetiva** ocorre geralmente em consequência a estímulos apropriados, mas é sempre **muito desproporcional**.

A labilidade e a incontinência afetiva são consideradas formas de **hiperestesia emocional**, indicando exagero e inadequação da reatividade afetiva. Podem ocorrer em quadros de depressão ou mania, estados graves de ansiedade e esquizofrenia. Entretanto, apesar de serem frequentemente encontradas na mania, deve-se lembrar que tanto a labilidade como a incontinência afetiva são sintomas que podem estar associados a **quadros psico-orgânicos**, como encefalites, tumores cerebrais, doenças degenerativas do sistema nervoso central (SNC), síndromes frontais, síndrome pseudobulbar, etc.

Nesse sentido, o **riso patológico** e o **choro patológico** (*pathological laughter and crying, fou rire*) ocorrem como episódios imotivados de choro e/ou riso intensos e abruptos, de curta duração, em forma de crises, associados geralmente a lesões e/ou disfunções neuronais. Tais lesões podem ocorrer no tronco cerebral (implicando sobretudo núcleos da ponte) e/ou no cerebelo, revelando a importância da ponte e do cerebelo na modulação dos dispositivos do riso e do choro (Damásio, 2012). O riso e/ou choro patológicos ocorrem em doenças como paralisia pseudobulbar vascular, esclerose lateral amiotrófica, esclerose múltipla e lesões vasculares difusas (Poeck, 1985).

REDUÇÃO DOS AFETOS NAS PSICOSES

Nas psicoses, sobretudo na esquizofrenia, pode haver vários quadros de redução dos afetos: hipomodulação, distanciamento e pobreza, embotamento e devastação afetiva. Eles são apresentados a seguir.

Hipomodulação do afeto

Trata-se da incapacidade do paciente de modular a resposta afetiva de acordo com a situação existencial, indicando rigidez na sua relação com o mundo. Verifica-se a hipomodulação do afeto sobretudo em pacientes com esquizofrenia, mas também em alguns quadros depressivos graves, transtornos da personalidade esquizotípica, esquizoide ou obsessivo-compulsiva e em alguns indivíduos com demências.

Distanciamento afetivo e pobreza de sentimentos

Perda progressiva e patológica das vivências afetivas. Há, aqui, o empobrecimento relativo à possibilidade de vivenciar alternâncias e variações sutis na esfera afetiva. Ocorre nas síndromes psico-orgânicas, nas demências e em alguns pacientes com esquizofrenia.

Embotamento afetivo e devastação afetiva

Perda profunda (devastação) de todo tipo de vivência afetiva. Diferentemente da apatia, que é basicamente subjetiva, o embotamento afetivo é observável, constatável por meio da mímica, da postura e da atitude do paciente. Ocorre, em geral, nas formas negativas e deficitárias de esquizofrenia.

AFETOS QUALITATIVAMENTE ALTERADOS NAS PSICOSES

Foram descritas várias alterações dos afetos, sobretudo na esquizofrenia, que revelam mudanças afetivas qualitativas, com caráter distinto do que ocorre na vida afetiva normal. São elas: ambivalência afetiva, inadequação do afeto, ou paratimia, e neotimia.

Ambivalência afetiva

Descreve a experiência de sentimentos opostos em relação a um mesmo estímulo ou objeto, sentimentos que ocorrem de modo simultâneo. Assim, o indivíduo sente, ao mesmo tempo, ódio e amor, rancor e carinho, por alguém.

Quando ocorre de forma radical e intensa, a ambivalência afetiva caracteriza um aspecto importante da experiência afetiva de alguns pacientes com esquizofrenia. Ela indicaria um processo de *cisão radical do Eu*, de **desarmonia profunda** das vivências psíquicas. A essa desarmonia intrapsíquica fundamental na esquizofrenia, o psiquiatra vienense Erwin Stransky (1877-1962) denominou *ataxia intrapsíquica* (Stransky, 1904/1987).

Deve-se distinguir entre a ambivalência afetiva de quadros psicóticos esquizofrênicos e a ambivalência afetiva normal, presente na experiência afetiva de pessoas sem psicose, que vivenciam sentimentos contrários ao mesmo tempo. Nesse sentido, o poeta romano Catulo (87-54 a.C.) afirmava: "Odeio e amo. Por quê? – você quer saber. Não sei, mas sinto assim e isso me atormenta".

Inadequação do afeto ou paratimia

Reação completamente incongruente a situações existenciais ou a determinados conteúdos ideativos, revelando desarmonia profunda da vida psíquica (*ataxia intrapsíquica*), contradição profunda entre a esfera ideativa e a afe-

tiva. A inadequação do afeto pode ser observada na esquizofrenia e no transtorno da personalidade esquizotípica.

Neotimia

É a designação para sentimentos e experiências afetivas inteiramente novos, vivenciados por pacientes em estado psicótico. São afetos muito estranhos e bizarros para a própria pessoa que os experimenta. Faz parte da experiência peculiar e radicalmente diferente da esquizofrenia. Nessa linha, o psicopatólogo espanhol-valenciano Juan José Lópes Ibor (1906-1991) denominou **esquizoforia** um tipo *de experiência afetiva, radicalmente nova, ameaçadora e estranha,* de pacientes com esquizofrenia, geralmente no período que antecede o surgimento de um delírio (Lópes Ibor, 1970).

VALOR DIAGNÓSTICO

Segundo Castilla Del Pino (2003), não há transtorno mental, condição psicopatológica, no qual não esteja afetado, primária ou secundariamente, o sistema emocional da pessoa. A seguir, será abordado, de forma resumida, o valor diagnóstico das alterações afetivas nos quadros de transtornos primários do afeto (depressão e mania), seguido de alguns aspectos da afetividade tanto na esquizofrenia como nos transtornos da personalidade e das alterações afetivas nos transtornos neurocognitivos (sobretudo nas demências).

Transtorno depressivo

No transtorno depressivo (TD), praticamente todas as alterações afetivas negativas podem ser vivenciadas. A **tristeza** pode ser mais ou menos central, intensa e explícita, podendo haver, entretanto, "**depressão sem tristeza**", mas com outros sintomas de depressão.

Os **sentimentos de culpa** e **arrependimento** são frequentes. A **autoestima** geralmente é ruim ou péssima. Os pacientes **fazem acusações a si próprios** insistentemente, podendo, nos quadros mais graves, ter ideias delirantes de culpa, castigo ou condenação. O indivíduo com depressão tende a olhar mais para o passado do que para o presente ou o futuro, "o que foi e não deveria ser" ou "o que foi e ocasionou no presente sua condição lamentável", intolerável. Vive um constante lamento ante a impossibilidade de mudar as coisas; apresenta *deses-*

perança, às vezes total – "nada vai melhorar, não tem saída". Diante de tudo isso, as ideias e planos suicidas surgem com considerável frequência.

Mania

A mania se caracteriza por **humor alegre**, às vezes **eufórico** ou **exaltado**; outras vezes, o humor alegre é substituído pela **irritabilidade** ou mesmo agressividade (sobretudo ao longo do episódio maníaco, quando o indivíduo se sente frustrado ou impedido de realizar seus desejos e ideias). O paciente tende a sentir seu **Eu expandido** (**elação do Eu**), poderoso. Seu sentimento corporal, vital, pode ser muito positivo – "jamais me senti tão bem".

Esquizofrenia

Nas fases agudas ou nos surtos de esquizofrenia, podem surgir, nos primeiros momentos, **sentimentos de estranhamento**, de sensação de que o mundo, as coisas e o próprio Eu estão diferentes, modificados ou carregados com significações esdrúxulas, incompreensíveis. Também nesse sentido, o paciente pode ter experiências de **neotimia** e **ambivalência afetiva**. Nesse estado de *mudança do mundo* e do *Eu*, pode surgir sentimento de uma **perplexidade patológica**, que ocorre em maior ou menor grau. Essas experiências, geralmente pré-delirantes (antes ou no começo do surgimento dos sintomas produtivos nas psicoses), são conhecidas como *humor delirante*.

Sentimentos e vivências recorrentes de **perseguição** e insegurança, ao longo da evolução do transtorno, marcam muitos quadros de esquizofrenia. Os quadros nos quais há delírios de perseguição e alucinações audioverbais com conteúdos persecutórios incrementam mais ainda os sentimentos difusos de insegurança e perseguição, gerando um círculo vicioso nas relações entre os afetos e os sintomas positivos da psicose.

Com o avançar da esquizofrenia, após os primeiros anos ou décadas dessa psicose, pode surgir uma mudança qualitativa da afetividade, em que a **apatia**, a **anedonia**, a **hipomodulação do afeto**, certo **distanciamento** e **indiferença afetiva** encaminham o sujeito para um estado afetivo mais grave, com verdadeiro **embotamento** e **vazio afetivos**.

Entretanto, tal redução e aplainamento da afetividade é acompanhada, de forma aparentemente paradoxal, de **hipersensibilidade a estímulos afetivos**, que pode gerar sofrimento, disforias e incremento de sintomas positivos, como alucinações e/ou delírios. Por sua vez, tais alucinações e/ou delírios podem incrementar o humor ansioso, o medo, a disforia e sensações paranoides, gerando um círculo vicioso.

Transtornos da personalidade

No **transtorno da personalidade** *borderline* **(TPB)**, pode-se verificar uma frequência maior de **humor disfórico** e sentimentos crônicos ou recorrentes de **vazio**. Assim, a depressão associada frequentemente ao TPB é descrita como depressão com sensação de vazio interno. O humor e as reações afetivas podem ser descontrolados, muito instáveis, revelando a dimensão de impulsividade associada a esse transtorno da personalidade.

Já no **transtorno da personalidade histriônica**, verifica-se, com alguma frequência, um **humor infantilizado**, **superficial**, com alta vulnerabilidade a estímulos emocionais do ambiente. Nos **transtornos da personalidade esquizoide** e **esquizotípica**, podem ocorrer vivências afetivas próximas ao descrito para a esquizofrenia: perplexidade, incremento de sentimentos de desconfiança, hipersensibilidade a estímulos emocionais ou distanciamento e certo aplainamento afetivo.

Demências e outras condições neuropsiquiátricas (revisões em Baquero; Martín, 2015; Kratz, 2017)

Nos vários quadros das diferentes formas de **demência**, as alterações do humor, das emoções e dos sentimentos são consideravelmente frequentes, ocorrendo ao longo da demência em cerca de 60 a 80% dos pacientes. A **apatia** e o **humor deprimido** são os sintomas mais frequentes.

As alterações afetivas podem ser difíceis de ser identificadas, sobretudo em quadros já bem instalados e nos quadros avançados de demência. Tais alterações podem se expressar em comportamentos como **aparência triste** ou **chorosa**, **recusa alimentar** e **perda de peso**, **queixas físicas** múltiplas, **irritabilidade**, agressividade e agitação psicomotora, **diminuição** no interesse e **prazer** (anedonia) pelas coisas, **insônia** ou hipersonia, **fadiga** excessiva e **falta de energia** em quase todos os dias.

No **declínio cognitivo leve (DCL)**, podem ocorrer apatia, ansiedade, depressão, irritabilidade e, menos frequentemente, euforia. Depressão e apatia, ou apatia isolada, são preditores de conversão do DCL em demência. Na **demência de Alzheimer (DA)**, cerca de 80% dos pacientes podem apresentar sintomas depressivos ao longo da doença, sendo o humor triste e a diminuição de prazer nas atividades diárias elementos importantes para o diagnóstico de depressão na DA. Entretanto, na DA, é difícil diferenciar a apatia de outros sintomas depressivos.

Nas **demências vasculares**, além de apatia e depressão serem também frequentes, a **labilidade afetiva** é particularmente encontrada. Nas fases iniciais da **demência com corpos de Lewy**, a depressão pode também ser frequente e se assemelha à da DA.

Nas **demências frontotemporais**, a depressão é igualmente frequente, afetando cerca de 40% dos pacientes. Os sintomas característicos incluem **apatia**, **diminuição de energia**, **hiperfagia** (comer em excesso) e **autoestima elevada** ou preservada de forma inapropriada (esse sintoma é raríssimo nas depressões sem demência).

Em outras condições neuropsiquiátricas, sintomas afetivos são também frequentes. Na **doença de Parkinson (DP)**, além de sintomas não motores, como alterações do olfato e do sono, também ocorrem com frequência **depressão**, **fadiga** e **apatia**. Aqui, caracteristicamente, sintomas afetivos podem, da mesma forma que os sintomas motores, **flutuar** ao longo do dia. A prevalência de sintomas depressivos na DP é de 20 a 50%, os quais predizem progressão mais rápida dos sintomas motores e mais déficits cognitivos posteriores.

Na **doença de Huntington (DH)**, apatia, agressividade e desinibição são frequentes. Depressão pode ser diagnosticada em até 40% dos casos, e a taxa de suicídio na DH é quatro vezes mais alta do que na população geral. Na **degeneração corticobasal**, a depressão (73%) é mais comum do que a apatia (40%). A apatia é também um sintoma consideravelmente frequente após acidentes vasculares cerebrais e traumas cranianos (Le Heron et al., 2017).

EMOÇÕES NÃO CONSCIENTES EM PESSOAS COM TRANSTORNOS MENTAIS (REVISÃO EM LEE ET AL., 2016)

Vimos, anteriormente, neste capítulo, como as ENCs ocorrem e podem interferir na vida das pessoas com e sem transtornos mentais. Em sujeitos com **ansiedade elevada** e **transtornos de ansiedade (TAs)**, experimentos com ENCs revelam que os estímulos não conscientes dirigem o foco de atenção do indivíduo para tendências e valências emocionais negativas, como raiva, medo e sentir-se ameaçado. Em um teste do tipo *tarefa Stroop* (ver Cap. 26, sobre inteligência), com palavras apresentadas de forma ultrarrápida (não percebidas conscientemente), pacientes com TA apresentaram um viés atencional para palavras semanticamente relacionadas com ansiedade.

Indivíduos com **esquizofrenia** têm dificuldades com a expressão consciente de comportamentos emocionais, relacionadas a déficits na classificação de emoções. Em relação às ENCs, pacientes com esquizofrenia não parecem revelar diferenças importantes em comparação a controles sadios. Entretanto, estudos têm revelado uma maior ativação da amígdala para faces com valências emocionais negativas e positivas em pessoas com esquizofrenia, em comparação a controles sadios.

Em geral, pessoas com **transtorno bipolar (TB)** têm menos dificuldades no processamento de emoções do que aquelas com esquizofrenia, mas mais dificuldades em relação a pacientes com depressão unipolar e ansiedade. Em tarefas de ENC, nas quais áreas do cérebro relacionadas a emoções são ativadas, pacientes em **fase maníaca ou hipomaníaca** apresentam **hiperativação** nas regiões **frontoestriatais talâmicas** em resposta a **faces alegres**, apresentadas de forma não consciente. Em indivíduos na **fase depressiva** do TB, há **hiperativação** das regiões **corticolímbicas**, quando da exposição não consciente de **faces tristes**.

Pacientes com **depressão unipolar** revelam um viés para a percepção consciente e não consciente de **faces tristes**, com tempo de reação mais rápido e maior acurácia no reconhecimento ou resposta às faces tristes. Esses indivíduos necessitam de intensidades maiores para as respostas relacionadas a faces alegres. As respostas automáticas e não conscientes para faces tristes parecem também ser mais elaboradas nos pacientes com depressão.

Por fim, cabe indicar um importante trabalho de orientação fenomenológica sobre a afetividade: *Esboço de uma teoria das emoções*, de Jean-Paul Sartre (1939/1965). Além disso, deve-se ressaltar a excelente e aprofundada revisão sobre a psicologia e psicopatologia da afetividade, a *Teoría de los sentimientos* (2003), publicada pelo psicopatólogo espanhol Carlos Castilla Del Pino (1922-2009).

Para a avaliação clínica da afetividade, ver o Quadro 18.5, resumo da semiotécnica da afetividade.

INSTRUMENTOS PADRONIZADOS DE AVALIAÇÃO DA AFETIVIDADE

Estão disponíveis, em nosso meio, muitos instrumentos padronizados e validados para a avaliação de ansiedade, depressão, mania e impulsividade. Uma excelente apresentação e discussão de tais instrumentos encontra-se em Gorenstein e colaboradores (2016).

Quadro 18.5 | Semiotécnica da afetividade

Humor ansioso: Sente-se nervoso(a)? Sente-se agoniado(a)? Com inquietação interna? Sente angústia ou ansiedade? Sente medos ou temores? Sente-se tenso(a)? Tem dificuldades para relaxar? Tem dificuldades para se concentrar? Tem insônia? Sente dores de cabeça, dores nas costas, etc. Tem taquicardia, falta de ar?

Humor irritado: Você tem-se irritado com mais facilidade que antes? Os ruídos (da rua, de pessoas falando, de buzinas, etc.) o(a) incomodam muito? As crianças o(a) incomodam? Tem discutido ou brigado com facilidade? Às vezes acha que vai explodir? Os nervos estão à flor da pele? Tem, às vezes, vontade de matar ou esganar alguém?

Humor triste, apático ou inibido: Você tem-se sentido triste ou melancólico(a)? Desanimado(a)? As coisas que antes lhe davam prazer agora lhe são indiferentes? Sente-se cansado(a), sem energia? Sente-se fraco(a)? Não se alegra com mais nada? Perdeu (ou aumentou) o apetite ou o sono? Perdeu o interesse pelas coisas? Tem vontade de sumir ou morrer? Sente que não tem mais saída (desesperança)? Sente tédio? Realizar as tarefas rotineiras passou a ser um grande fardo para você? Prefere se isolar, não receber visitas? Sente um vazio por dentro? Às vezes, sente-se como se estivesse morto(a)?

Humor hipertímico (alegre): Sente-se mais alegre que o comum? Mais disposto(a)? Tem, nos últimos dias, mais vontade de falar e andar que geralmente? Sente-se mais forte? Mais poderoso(a)? Sente o tempo passar mais rápido? Tem muitos amigos? Eles são importantes? Tem propriedades ou é uma pessoa influente? Você se acha inteligente? Acha-se uma pessoa especial?

Verificar, para todas as alterações do humor, se são mais frequentes e intensas pela manhã, à tarde ou à noite.

Emoções e sentimentos: Verificar o padrão de reações emocionais do paciente (reações emocionais intensas ou atenuadas, fáceis ou difíceis de serem desencadeadas, rápidas e superficiais ou profundas e duradouras, etc.). Investigar os sentimentos predominantes que o indivíduo tem pelas pessoas significativas de seu convívio. Perguntar, por exemplo: Você tem muitos amigos? Você os vê com que frequência? Como você se dá com seus familiares? Você tem relacionamentos íntimos com amigos ou parentes? Como são esses relacionamentos? Tem inimigos ou pessoas que odeia? Como isso começou?

Perguntar há quanto tempo o paciente tem os sintomas, o que os desencadeou, o que os faz piorar ou melhorar. Os afetos que o paciente está apresentando recentemente diferem do padrão afetivo do paciente ao longo de sua vida?

19 A vontade, a psicomotricidade, o agir e suas alterações

As borboletas,
o pássaro engaiolado contempla:
malícia em seus olhos!

Hai-kai de Issa

DEFINIÇÕES BÁSICAS

A **vontade**, ou **volição**, é uma dimensão complexa da vida mental, relacionada intimamente com as esferas instintiva, afetiva e intelectiva (que envolve avaliar, julgar, analisar, decidir), bem como com o conjunto de valores, princípios, hábitos e normas éticas socioculturais do indivíduo. Não é ponto pacífico se ela depende mais da esfera instintiva, de forças inconscientes, do âmbito afetivo, de valores culturais ou de componentes intelectuais conscientes.

A vontade é tema importante em toda a tradição intelectual do Ocidente e ponto central de alguns filósofos, como Kant, Schopenhauer e Nietzsche (**Quadro 19.1**). Para o filósofo alemão Arthur Schopenhauer (1788--1860), a essência do mundo é a *vontade cega e irracional*. A "***vontade para a vida***" (*Wille zum Leben*) é o princípio universal do esforço instintivo pelo qual todo ser realiza o tipo central de sua espécie e luta contra os outros seres para manter a forma de vida que é a sua. Em sua principal obra, *O mundo como vontade e representação* [1819] (1974), ele afirma que "a vontade, considerada puramente em si mesma, não conhece e é apenas um impulso cego e irresistível". Friedrich Nietzsche (1844-1900) contrapõe a razão à vontade e considera esta última força motriz universal do desenvolvimento, a "luta pela existência", que se converte em "***vontade de poder***" (*Wille zur Macht*).

Para a corrente filosófica denominada **existencialismo**, o conflito entre **livre-arbítrio** (*tenho liberdade para decidir como agir*) e **deter-** minismo (*são fatores externos a mim que determinam o que faço*) é uma das questões mais fundamentais para o ser humano. É a questão da liberdade e da responsabilidade de decidir que destino tomar perante as contingências da vida, que nos arrastam de um lado para outro (Quadro 19.1).

O **instinto** é definido como um modo relativamente organizado, fixo e mais ou menos complexo de **resposta comportamental padronizada** de determinada espécie, a qual, por meio dela, pode sobreviver melhor em seu ambiente natural. Geralmente envolve um conjunto de respostas e comportamentos **herdados** que serve à adaptação do organismo (p. ex., as reações e os comportamentos associados a **fome** e sede, os instintos de **sobrevivência** e aqueles relacionados a sexo e reprodução).

Na psicanálise, em contraposição à noção inteiramente biológica de instinto, define-se **pulsão** como um conjunto de elementos inatos, inconscientes, de origem parcialmente biológica e parcialmente psicológica, que movem o sujeito em direção à vida ou à morte (p. ex., a pulsão sexual e a pulsão de morte).

O **desejo** é um querer, um anseio, um apetite, de natureza consciente ou inconsciente, que visa sempre algo, que **busca** sempre sua **satisfação**. Os desejos diferenciam-se das **necessidades**, pois estas são **fixas e inatas**, independentes da história individual e cultural, enquanto os desejos são móveis, moldados e transformados social e historicamente.

A **inclinação**, por sua vez, é a tendência a desejar, buscar, gostar, etc., intimamente relacionada à personalidade do indivíduo, duradoura e estável, que inclui aspectos tanto

A vontade, a psicomotricidade, o agir e suas alterações **173**

afetivos como volitivos. Trata-se de algo constitutivo do indivíduo e é, em certa proporção, de natureza genética.

A psicologia clássica e a contemporânea utilizam, com muita frequência, o construto **motivação**. A partir dele, busca-se estudar os fatores que energizam e moldam os comportamentos.

Também pela motivação, investiga-se como o comportamento é iniciado, dirigido e sustentado. Para a psicologia contemporânea, a motivação é tanto **intencional** (estimula e orienta as ações) como **reguladora** (permite ao sujeito controlar seu comportamento e o dos outros) (Gazzaniga; Heatherton, 2005).

Quadro 19.1 | Filósofos e pensadores sobre vontade, livre-arbítrio e determinismo (ver também Marcondes, 2007)	
FILÓSOFO	**TESES PRINCIPAIS SOBRE VONTADE, LIVRE-ARBÍTRIO E DETERMINISMO**
Platão (428-348 a.C.)	"O sábio é aquele que, tendo atingido o conhecimento do Bem pela via dialética [...] é capaz de **agir de forma justa**." (*República*, 517c) "O indivíduo que **age de modo ético** é aquele que é capaz de **autocontrole**, de **'governar a si mesmo'**." (*Górgias*) Na obra posterior, *As leis*, Platão afirma a **liberdade** como base necessária a uma **vida justa**. O ser humano é livre para construir uma vida que valha a pena viver.
Aristóteles (384-322 a.C.)	Aristóteles examina a **natureza humana** e valoriza o saber prático, para que se estabeleçam as condições para agir da melhor forma possível. É uma **ética da virtude** (*areté*), e a virtude é disposição ou hábito que implica escolha, livre-arbítrio. O objetivo primordial da vida é a felicidade (*eudaimonia*); para obtê-la, o indivíduo deve utilizar o saber prático, sobretudo a prudência (*phronesis*).
Santo Agostinho (354-430)	Santo Agostinho aborda diretamente o **livre-arbítrio** *versus* a **predestinação**, destino (pela vontade de Deus). **Deus concede ao ser humano o livre-arbítrio.** Tanto a punição como a salvação divina seriam injustas se o ser humano não tivesse livre-arbítrio (*De libero arbitrior*).
Tomás de Aquino (1224-1274)	O **livre-arbítrio** decorre da natureza humana, pois Deus criou o ser humano como **ser racional**. A razão pode seguir direções opostas, pode realizar comparações e, por isso, é capaz de decidir por si. O livre-arbítrio, entretanto, é insuficiente se o ser humano não for movido e auxiliado por Deus (*Tratado sobre o homem, questão 83*).
T. Hobbes (1588-1679)	Tudo no universo está sujeito a uma série de causas e efeitos; inclusive **as ações e o destino** dos seres humanos **seguem o determinismo**. O indivíduo percebe desejos e aversões que se alternam, que são elas mesmas determinadas. A vontade dos humanos, ela mesma, é causada. Portanto, de fato, não há livre-arbítrio.
R. Descartes (1596-1650)	Espírito e matéria são substâncias distintas, nitidamente distinguíveis. O mundo material obedece a leis mecânicas absolutas. O **corpo humano** faz parte do universo mecânico, é **totalmente determinado**. O espírito é livre, mas a ciência moral é provisória, pois ainda não se tem uma ciência completa da natureza da alma humana. O erro moral advém não de um erro intelectual, mas de um **mau uso da vontade**. Esta erra quando se baseia em ideias que não são claras e distintas. A vontade deve se guiar pela razão, não pelas paixões.
B. Espinoza (1632-1677)	O bem é útil, e o mal, aquilo que impede o bem. Há afecções, paixões, que são boas e outras que são más. As boas são aquelas que contribuem para o desenvolvimento da natureza humana; as más o impedem. O **ser humano é livre** quando **busca o bem e evita o mal**. Porém, quando compreende a cadeia causal, percebe que não é absolutamente livre.
D. Hume (1711-1761)	A base para as ações humanas são as paixões, os impulsos e os sentimentos que motivam a ação. Quando a **ação do indivíduo** provém de sua **natureza e desejos**, o sujeito é **livre**. Se algo externo ao ser humano obriga a ação contra seu desejo, então ele deixa de ser livre. Juízos e avaliações morais não devem derivar dos fatos e juízos que os descrevem. Não devemos (*ought to*) agir porque algo é (*is*) de determinada maneira, mas porque optamos moralmente por algo. Juízos factuais podem ser falsos ou verdadeiros; juízos morais são valorativos, não falsos ou verdadeiros. Eles dependem dos valores escolhidos.

I. Kant (1724-1804)	Não é pela experiência que se pode encontrar a ideia de liberdade, a comprovação do livre-arbítrio. O **livre-arbítrio** é uma ideia que o ser humano constrói devido às exigências de sua **natureza moral**. Kant defende uma **ética de princípios**. O *imperativo categórico*, fundamento de sua ética, é "age somente de acordo com aquela máxima pela qual possas ao mesmo tempo querer que ela se torne uma lei universal", uma lei para todos os seres humanos.
G.W.F. Hegel (1770-1831)	Deus é igual à razão viva e movimentadora do mundo. O ser humano é livre, mas livre para realizar a natureza do mundo. Ao fazer isso, realiza-se completamente. A liberdade é inerente ao mundo e se realiza inteiramente no ser humano, na sociedade e na história.
A. Schopenhauer (1788-1860)	A **vontade** é o núcleo central do mundo. **Luta** e **vontade** estão em todas as coisas, são o princípio da existência de tudo. Mas, em seu *Ensaio sobre o livre-arbítrio*, de 1841, Schopenhauer afirma que a **vontade do ser humano** é sempre **determinada**; a menor das nossas volições é um efeito necessário. Ele também defende o inatismo dos vícios e virtudes.
S. Kierkegaard (1813-1855)	Central para ele é a experiência subjetiva individual. O indivíduo se situa diante do absurdo do mundo e do silêncio de Deus. Deve, ele próprio, encontrar o sentido de sua vida, de sua existência.
F. Nietzsche (1844-1900)	Crítico da modernidade ocidental, filósofo da suspeita, da crítica radical. A ação ética não se fundamenta na razão. A moral ocidental é a moral do homem do ressentimento. Sua obra crítica busca reconquistar os valores afirmativos da vida, da superação de limitações, do incentivo à vontade, à criatividade e à sensibilidade.
S. Freud (1856-1939)	Ao afirmar "**o Eu não é senhor em sua própria casa**", em sua *Introdução à psicanálise* (1917), Freud atesta a centralidade do inconsciente dinâmico, determinante. Não dominamos conscientemente nossos atos, nossas vidas, nossos desejos; somos, em grande medida, determinados por desejos e temores inconscientes.
M. Foucault (1926-1984)	Construiu uma história e filosofia social crítica, realizando sua *arqueologia das práticas e saberes* de instituições modernas relacionadas ao *poder* (ou aos poderes). Os discursos, as práticas e os dispositivos fazem os poderes permearem até a mais recôndita intimidade da pessoa moderna. Radicaliza a *suspeita* de Nietzsche e Freud, que incide sobre as construções de livre-arbítrio e liberdade das sociedades ocidentais na modernidade.

ATO VOLITIVO OU ATO DE VONTADE

Para o psicopatólogo brasileiro Augusto Luiz Nobre de Melo (1909-1984), o **ato volitivo** é traduzido pelas expressões típicas do "eu quero" ou do "eu não quero", que caracterizariam a vontade humana *sensu stricto*. Distinguem-se também os **motivos**, ou *razões intelectuais* que influem sobre o ato volitivo, dos **móveis**, ou *influências afetivas* atrativas ou repulsivas que pressionam a decisão volitiva para um lado ou para outro (Nobre de Melo, 1979).

O ato volitivo se dá, de forma geral, como um processo, o chamado **processo volitivo**, no qual se distinguem **quatro etapas** ou momentos fundamentais e, em geral, cronologicamente seguidos.

Processo volitivo

1. A **fase de intenção ou propósito**, na qual se esboçam as **tendências básicas** do indivíduo, suas **inclinações e interesses**. Nesse momento, impulsos, desejos e temores inconscientes exercem influência decisiva sobre o ato volitivo, muitas vezes imperceptíveis para o próprio indivíduo.

2. A **fase de deliberação**, que diz respeito à **ponderação consciente**, levando-se em conta tanto os motivos como os móveis implicados no ato volitivo. O indivíduo faz uma análise básica do que seria positivo ou negativo, favorável ou desfavorável, benéfico ou maléfico em sua decisão. É um momento de apreciação, consideração dos vários aspectos e das implicações de determinada decisão.

3. A **fase de decisão propriamente dita** é o momento culminante do processo volitivo, instante que demarca o começo da ação, no qual os móveis e os motivos vencidos dão lugar aos vencedores.

4. A **fase de execução** constitui a etapa final do processo volitivo, na qual os atos psicomotores simples e complexos, decorrentes da decisão, são postos em funcionamento, a fim de realizar e consumar aquilo que mentalmente foi decidido e aprovado pelo indivíduo.

O ato de vontade pautado por essas quatro fases, em que ponderação, análise e reflexão precedem a execução motora, é denominado ação voluntária. O debate sobre o quanto o ser humano é dirigido por sua vontade, por seu **livre-arbítrio**, e o quanto seus atos na vida são dependentes de **determinismos** vários (genéticos, anatômicos e fisiológicos, históricos, econômicos, sociais ou culturais) tem uma longa tradição no Ocidente.

COMPORTAMENTO MORAL, AGRESSIVIDADE E FUNCIONAMENTO CEREBRAL

Nos últimos anos, vários pesquisadores têm identificado estruturas cerebrais relacionadas a processos psicológicos envolvidos em julgamentos e comportamentos morais, que são, em certo sentido, dependentes das funções volitivas.

O pesquisador Marc Hauser (1959-) e o neurologista e neurocientista António Damásio (1944-) identificaram que pacientes com **lesões no córtex pré-frontal ventromedial** demonstravam menos empatia, compaixão, culpa, vergonha e arrependimento quando tomavam decisões que, embora utilitárias, causavam dano a alguém, mesmo a uma pessoa próxima.

Além disso, duas outras estruturas cerebrais têm sido relacionadas aos comportamentos impulsivos e à agressividade (Hollander; Posner; Cherkasky, 2006): o **hipotálamo** (na região anterior, dorsomedial e ventromedial) e a **amígdala** (a estimulação da amígdala em gatos pode, dependendo do estado basal do animal, produzir agressividade ou comportamento dócil). Por fim, tem sido identificada hiperatividade neural nos **córtices orbitofrontal**, do **cíngulo anterior** e do **corpo estriado** (circuito frontoestriado) em pacientes com compulsões (Miguel; Rauch; Jenike, 1998).

A AÇÃO DO INDIVÍDUO SOBRE O MUNDO E OS LOBOS FRONTAIS: FUNÇÕES EXECUTIVAS

Como já foi assinalado neste livro, o córtex pré-frontal é o centro executivo do cérebro e está relacionado à identificação, ao planejamento e à monitoração das ações a serem realizadas. Além disso, está implicado em dirigir a atenção para uma tarefa e em poder adiar uma gratificação para cumprir os objetivos traçados (Pally, 1997). O córtex frontal representa uma estrutura relacionada ao que designamos psicologicamente como vontade (volição) e psicomotricidade.

As chamadas **funções executivas frontais** são processadas sobretudo pela convexidade ou, também chamada, parte dorsolateral (a parte mais alta e lateral) dos lobos pré-frontais. As funções executivas mais importantes são:

1. **identificação de problemas novos** que suscitam determinadas estratégias de ação;

2. **criação e planejamento de estratégias de ação**, incluindo a busca de estratégias novas para problemas novos;

3. colocação em prática de tais estratégias, incluindo a **execução de tarefas sequenciais**;

4. **monitoração da ação** e de seus **resultados**, ou seja, adequação contínua da ação perante as condições cambiantes do meio, incluindo adiar gratificações para obter os objetivos traçados;

5. **flexibilidade cognitiva** (mudar estratégias cognitivas quando as condições e variáveis mudam e exigem novas estratégias de ação).

As alterações da vontade e da capacidade de agir sobre o mundo, relacionadas com déficits das funções executivas, lesões, disfunções e danos ao córtex pré-frontal, são:

1. perda ou diminuição da capacidade de **planejamento** e **monitoração** de ações e atos complexos;

2. perda ou diminuição da capacidade de **solução de problemas novos**;

3. diminuição da **fluência verbal**;

4. perseveração de ações que se fixam de forma mecânica, não mudando conforme as demandas de mudanças do ambiente;

5. perda da **flexibilidade cognitiva**.

Lesões nos lobos pré-frontais produzem as **síndromes frontais**, relacionadas à volição e à ação do indivíduo sobre o meio ambiente, suas relações sociais e contextos socioculturais. Nesse sentido, são apresentadas as principais síndromes frontais, relacionadas às três grandes subdivisões dos lobos pré-frontais, descritas a seguir.

Na **síndrome orbitofrontal**, a lesão situa-se na região frontal supraorbitária (parte do lobo frontal situada logo acima dos olhos). O indivíduo torna-se **desinibido**, grosseiro, perde a "sensibilidade social", faz comentários e piadas inadequados. Não demonstra empatia e pode apresentar-se muito irritável e lábil, bem como, às vezes, tende a **impulsividade** e **reações explosivas**. Apesar dessas alterações, pode apresentar uma cognição global relativamente preservada.

Na **síndrome frontal-medial** (porção que se vê no plano médio, ao se separar os dois hemisférios), ocorrem alterações comportamentais significativas, sendo a indiferença e a **inibição afetiva** os elementos mais característicos. Dependendo da extensão, os quadros podem incluir vários graus de **diminuição da motivação e da vontade**. De modo geral, pacientes com lesões em áreas mediais dos lobos pré-frontais apresentam apatia, **diminuição da iniciativa** e da mímica e **motivação reduzida**.

Na **síndrome da convexidade frontal**, ou área dorsolateral (área mais alta e lateral), predominam os sintomas cognitivos relativos às chamadas **funções executivas frontais**, como resolução de problemas novos, planejamento do futuro e realização de atividades sequenciadas. Pode haver **perseverações** (dos atos, da linguagem, dos gestos), dificuldades nos comportamentos sequenciais, **impersistência** (incapacidade de persistir em tarefas complexas), capacidade reduzida de "mudar" (*shifting*) de uma estratégia cognitiva para outra. Os indivíduos apresentam também **empobrecimento da capacidade de julgar** e tendência a dar respostas concretas quando se avalia o pensamento abstrato. A depressão frequentemente está presente (sobretudo quando há lesão no hemisfério esquerdo).

Essas três síndromes frontais são resumidas no Quadro 19.2.

ATOS VOLITIVOS, COMPORTAMENTOS MORAIS E VARIABILIDADE CULTURAL

Segundo Marc Hauser (2007), o *Homo sapiens* foi equipado pela evolução com a capacidade de **fazer julgamentos morais** e realizar **atos de vontade** seguindo algumas regras universais (Quadro 19.3). Capacidades como a de distinguir entre uma ação intencional e uma acidental ou o valor atribuído a uma ação (*protetora ou destrutiva*) sobre alguém próximo ou distante seriam elementos universais ancorados no cérebro humano, adquiridos pela espécie ao longo da evolução, e também parcialmente presentes em outros primatas. O Quadro 19.3 apresenta uma série de comportamentos e valores com implicações morais que seriam universais da espécie humana (ou seja, estariam presentes em quase todas as culturas). Entretanto, tal universalidade é controvertida no debate antropológico.

Quadro 19.2 | Principais síndromes frontais, de acordo com suas subdivisões		
LOCAL DA LESÃO OU DISFUNÇÃO	**TIPO DE SÍNDROME FRONTAL**	**ASPECTOS CLÍNICOS**
Orbitofrontal	Síndrome de **desinibição**	**Impulsividade**, **agressividade**, perda do "tato social"; indivíduo torna-se grosseiro, sem sensibilidade
Frontal-medial	Síndrome **apático-acinética**	Indivíduo apático, **sem iniciativa** **Diminuição da motivação**
Convexidade frontal (área dorsolateral)	Síndrome cognitiva com **perda das funções executivas**	**Perseveração,** perda da capacidade de persistência, incapacidade de **realizar tarefas** que incluam sequências complexas

A vontade, a psicomotricidade, o agir e suas alterações 177

Quadro 19.3 | Comportamentos volitivos e valores morais propostos por Brown (1991) como presentes em quase todas as culturas

- Assistência a crianças
- Conceito de justiça e equidade
- Compartilhar alimentos
- Complexo de Édipo
- Cooperação
- Cópula preferencialmente praticada na privacidade
- Crença no sobrenatural
- Dar presentes
- Deveres e moralidade; sentimentos morais (com alcance efetivo limitado)
- Distinção entre certo e errado
  - Distinção entre bom e mau
  - Distinção entre falso e verdadeiro
  - Distinção entre pertencentes e não pertencentes ao grupo

- Divisão do trabalho por sexo e idade
- Dominância/submissão
- Estupro proscrito (alguma forma de normatização)
- Etiqueta
- Etnocentrismo
- Julgar os outros
- Identidade coletiva
- Lei (direitos e obrigações) e sanções por crimes contra a coletividade
- Manipulação de relações sociais
- *Status* de parentesco e por idade
- Presença de tabus em geral

- Tabus alimentares e na fala
- Prevenção ou abstenção do incesto
- Preferência pelos próprios filhos e parentes próximos
- Proscrição de algumas formas de violência (e prescrição de outras)
- Regras de herança
- Regras de parentesco
- Regulação sexual
- Resistência a abuso de poder e dominância
- Ritos de passagem
- Rituais
- Rituais fúnebres
- Trocas recíprocas

ALTERAÇÕES DA VONTADE

Hipobulia/abulia

Pacientes com hipobulia/abulia apresentam **diminuição** ou até **abolição da volição**. O indivíduo refere que "não tem vontade para nada", sente-se *muito desanimado, sem forças, sem energia*. Geralmente, a **hipobulia/abulia** encontra-se associada à **apatia**, à **fadiga fácil** e à **dificuldade de decisão**, tão típicas dos pacientes com depressão grave.

A **abulia** não se confunde com a **ataraxia**, que é um estado de indiferença volitiva e afetiva *desejado* e *buscado ativamente* pelo indivíduo. Trata-se do estado de **imperturbabilidade** almejado por místicos, ascetas e filósofos da chamada **escola estoica**. A busca voluntária, ativa, de libertação por meio desse estado de desprendimento é bem exemplificada por este poema:

> Não penses nas coisas que
> se foram e passaram;
> pensar no que passou é aflição inútil.
> Não penses no que há de suceder;
> pensar no futuro é impaciência vã.
> É melhor que de dia sentes como

um paletó na cadeira;
que de noite deites como
uma pedra no leito.
Quando vem o jantar abre a boca;
fecha os olhos quando vem
o sono e o sonho.

Po Chu Yi (poeta chinês da Dinastia Tang, 618-960)

ATOS IMPULSIVOS E ATOS COMPULSIVOS

Atos impulsivos

Em contraposição à ação voluntária, há os atos impulsivos, que são uma espécie de **curto circuito do ato voluntário**, um salto da fase de intenção à fase de execução. O ato impulsivo abole abruptamente as fases de deliberação e decisão, em função tanto da intensidade dos desejos ou temores (conscientes ou inconscientes) como da fragilidade das instâncias psíquicas implicadas na reflexão, na análise, na ponderação e na contenção dos impulsos e dos desejos.

A **impulsividade** é definida como uma predisposição para agir e reagir de forma rápida, não planejada, respondendo a estímulos externos ou internos com pouca ou nenhuma preocupação sobre as possíveis consequências negativas para si e/ou para os outros.

Os **impulsos patológicos** são tipos de atos impulsivos nos quais predominam as ações psicomotoras **automáticas**, **sem reflexão**, ponderação ou decisões prévias, de tipo **instantâneo e explosivo**. Eles também se caracterizam pela *incoercibilidade*, ou seja, são incontroláveis (revisão em Herpertz; Sass, 1997).

Os **atos impulsivos** apresentam as seguintes características:

1. São realizados **sem fase prévia de deliberação e decisão**.

2. São realizados, de modo geral, de forma **egossintônica**, ou seja, o indivíduo não percebe tal ato como inadequado, não tenta evitá-lo ou adiá-lo. O ato impulsivo frequentemente **não é contrário** aos valores morais e, sobretudo, **aos desejos** de quem o pratica.

3. São geralmente associados a **impulsos patológicos**, de natureza inconsciente, ou **à incapacidade de tolerância à frustração** e à necessária adaptação à realidade objetiva. Da mesma forma, o indivíduo dominado pelo ato impulsivo tende a desconsiderar os desejos e as necessidades das outras pessoas.

Atos compulsivos (ou compulsão)

Os atos compulsivos, ou compulsões, diferem dos atos impulsivos por serem **reconhecidos** pelo indivíduo como **indesejáveis** e **inadequados**, assim como pela **tentativa de refreá-los** ou adiá-los. A compulsão é geralmente uma ação motora complexa que pode envolver desde atos relativamente simples, como coçar-se, picar-se, arranhar-se, até **rituais compulsivos complexos**, como *tomar banho de forma repetida* e muito *ritualizada, lavar as mãos e secar-se de modo repetitivo e/ou estereotipado*, por inúmeras vezes seguidas, etc.

A **compulsividade**, por sua vez, é descrita como a realização de comportamentos (geralmente motores, mas podem ser comportamentos mentais) repetitivos de modo mais ou menos estereotipado, podendo seguir regras rígidas ou servir como meio de evitar (sem base realística) consequências negativas, em geral relacionadas às ideias obsessivas.

Os **atos e os rituais compulsivos** apresentam as seguintes características:

1. Há a vivência frequente de **desconforto subjetivo** por parte do indivíduo que realiza o ato compulsivo.

2. São **egodistônicos**, isto é, experienciados como **indesejáveis**, contrários aos valores morais e anseios do paciente.

3. Há a **tentativa de resistir** (ou pelo menos adiar) à realização do ato compulsivo; há **luta** entre a compulsão e a vontade do indivíduo (no ato impulsivo não há essa luta).

4. Há a **sensação de alívio ao realizar** o ato compulsivo, alívio que logo é substituído pelo retorno do desconforto subjetivo e pela urgência em realizá-lo novamente.

5. Os atos ocorrem frequentemente **associados a ideias obsessivas** muito desagradáveis, representando, muitas vezes, tentativas de neutralizar tais pensamentos. O indivíduo tem um pensamento obsessivo desagradável, como a ideia de que é *impuro ou está contaminado*; sente, então, a necessidade de *lavar-se compulsivamente*, e isso alivia de forma transitória os pensamentos de ser contaminado. Logo após o alívio, os pensamentos obsessivos retornam à consciência do paciente, e ele se sente novamente forçado a realizar o ato compulsivo neutralizador.

O Quadro 19.4 mostra as condições e transtornos em que se verificam atos compulsivos e atos impulsivos.

Bases neurobiológicas da impulsividade e da compulsividade (revisão em Fineberg et al., 2014)

Os dois construtos, impulsividade e compulsividade, foram, do ponto de vista histórico, considerados como diametralmente opostos, com a impulsividade sendo associada à tomada de comportamentos de risco e a compulsividade associada à evitação de danos. Entretanto, nos últimos anos, têm sido identificados mecanismos neuropsicológicos compartilhados nesses dois construtos. Além disso, existe uma alta frequência de comorbidade entre os transtornos compulsivos e impulsivos, e, quando eles ocorrem ao mesmo tempo, costumam ser mais graves.

Os circuitos neuronais envolvidos com a impulsividade e a compulsividade abrangem um amplo leque de processos neuropsicoló-

A vontade, a psicomotricidade, o agir e suas alterações 179

> **Quadro 19.4** | Transtornos relacionados a atos compulsivos e impulsivos
>
> | TRANSTORNOS MENTAIS PREDOMINANTEMENTE RELACIONADOS AOS ATOS COMPULSIVOS | TRANSTORNOS MENTAIS PREDOMINANTEMENTE RELACIONADOS AOS ATOS IMPULSIVOS |
> | --- | --- |
> | • Transtorno obsessivo-compulsivo
 • Transtorno dismórfico corporal
 • Transtorno de acumulação ou colecionismo (*hoarding disorder*)
 • Tricotilomania (arrancar pelos e cabelo)
 • Transtorno de escoriação (*skin-picking*)
 • Comportamentos repetitivos focados no corpo (semelhantes ao *grooming* de primatas; p. ex., mexer e beliscar a pele, os cabelos, roer as unhas, etc.) | • Uso e dependência de substâncias
 • Uso e dependências comportamentais (p. ex., jogo patológico, dependência de internet, etc.)
 • Transtorno da personalidade *borderline*
 • Transtorno explosivo intermitente
 • Transtorno da personalidade antissocial
 • Transtorno de déficit de atenção/hiperatividade e transtornos agressivos na infância
 • Transtorno disruptivo da regulação do humor |

gicos disfuncionais, que incluem atenção, percepção e coordenação das respostas motoras e cognitivas. Tais processos neuropsicológicos se relacionam aos circuitos que envolvem os **lobos frontais** e os **corpos estriatais** (***striatum***), nos quais funcionam distintos neurotransmissores.

O subcircuito da **impulsividade** inclui um componente estriatal (***striatum* ventral** e ***nucleus accumbens***), ativando comportamentos impulsivos, enquanto o componente pré-frontal (**giro do cíngulo anterior** e **córtex pré-frontal ventromedial**) agiria exercendo controle inibitório. Já o subcircuito da **compulsividade** incluiria um componente estriatal (**núcleo caudado, putame**) que é modulado por componente pré-frontal (**córtex orbitofrontal**), que exerce controle inibitório.

A região **pré-frontal dorsolateral** (convexidade) também exerce função modulatória sobre a impulsividade e a compulsividade, principalmente relacionada à cognição social. Hiperatividade no *striatum* e anormalidades pré-frontais (geralmente hipoatividade) podem favorecer a emergência de atos impulsivos e/ou compulsivos. Em uma mesma pessoa, a estimulação cerebral profunda do *nucleus accumbens*, por exemplo, pode reduzir a compulsividade em determinada voltagem ou deflagrar a impulsividade, em outra. Isso indica que, sob diferentes contingências, pode haver, no mesmo circuito, deflagração tanto da impulsividade como da compulsividade.

Tipos de impulsos e compulsões patológicas

Impulsos e compulsões agressivas auto ou heterodestrutivas

- **Automutilação**. É o *impulso* (ou a *compulsão*) seguido de comportamento de autolesão voluntária. São pacientes que produzem escoriações na pele e nas mucosas com facas e/ou estiletes, furam os braços com pregos e pedaços de vidro, arrancam os cabelos (tricotilomania), queimam a pele com cigarros, etc. As **automutilações leves e moderadas** são observadas em indivíduos com **transtorno da personalidade** *borderline*, naqueles com **transtorno obsessivo-compulsivo** (**TOC**) e em algumas pessoas com deficiência intelectual. As **formas graves de automutilação** são a **autoenucleação** (extração do próprio olho) e a **autoamputação do pênis** ou de uma **mão**, que ocorrem em pacientes **psicóticos**, geralmente com **esquizofrenia** em estado alucinatório-delirante, e indivíduos com **psicoses tóxicas**, produzidas por alucinógenos.

- **Frangofilia**. Impulso patológico de destruir os objetos que circundam o indivíduo. Está associado geralmente a estados de **excitação impulsiva intensa** e agressiva. Ocorre nas **psicoses** (principalmente **esquizofrenia** e **mania**), em alguns quadros de **intoxicação** por psicotrópicos (drogas e/ou medicamentos), em indivíduos com transtornos da personalidade

180 Psicopatologia e Semiologia dos Transtornos Mentais

> ## Quadro 19.5 | Fatores de risco e de proteção para o suicídio
>
> | FATORES DE RISCO PARA O SUICÍDIO | FATORES DE PROTEÇÃO PARA O SUICÍDIO |
> | --- | --- |
> | • Depressão moderada ou grave | • Boa saúde física e mental |
> | • Gênero masculino | • Gênero feminino |
> | • Desesperança, falta de perspectivas, sensação de fracasso | • Perspectivas futuras, habilidades profissionais e educacionais |
> | • Morar sozinho, não ter família ou vínculos sociais | • Bons e intensos vínculos sociais |
> | • Separações recentes – do(a) namorado(a), esposo(a), amante, etc. | • Ser casado ou viver com alguém e ter filhos |
> | • História de tentativas ou ameaças suicidas recentes | • Pertencer a uma religião e praticá-la |
> | • Dor crônica, doenças físicas ou déficits funcionais crônicos | • Ter medo de atos violentos |
> | • Idade: adolescentes, adultos maduros e idosos | • Ter emprego |
> | • Fácil acesso a meios violentos (revólveres, altura, venenos, fármacos potencialmente perigosos, etc.) | |
> | • Esquizofrenia, alcoolismo e dependência de substâncias (suicídio tipo balanço existencial), transtornos da personalidade *borderline*, dependente, esquizoide, histriônica e evitativa | |
> | • Traços autodestrutivos e impulsivos | |

(**explosiva**, *borderline*, **antissocial**, etc.) e em alguns pacientes com transtornos mentais associados a **deficiências intelectuais**.

- **Piromania**. É o impulso de atear fogo a objetos, prédios, lugares, etc. Ocorre principalmente em indivíduos com transtornos do controle de impulsos e/ou transtornos da personalidade *borderline*, narcisista ou antissocial.

Merecem destaque, aqui, o **impulso**, o **comportamento** e o **ato suicidas**. Há, em muitos pacientes gravemente **deprimidos** e **ansiosos**, o desejo de morrer e de desaparecer ("Gostaria de dormir ou apagar por um tempo"). Tal impulso ocorre com frequência associado a outros sintomas mentais e condições gerais, como **humor depressivo**, **desesperança**, **ansiedade** intensa, uso pesado ou **dependência de álcool** e outras drogas, **desmoralização crônica**, **dor** ou **disfunções orgânicas crônicas**. Sempre que o examinador encontrar um paciente deprimido, cronicamente ansioso e hostil, desmoralizado, sem perspectivas, que usa ou é dependente de álcool, deve investigar detidamente os impulsos, planos e comportamentos suicidas (Hawton, 1987).

Os **grupos diagnósticos** que mais frequentemente envolvem o impulso, ideação

grave e/ou comportamentos de suicídio são: depressão moderada ou grave, dependência de álcool ou outras drogas, esquizofrenia, distimias e transtornos da adaptação do tipo depressivo. Já os transtornos da personalidade que mais apresentam ideação e/ou comportamento suicida são os da personalidade *borderline*, dependente, esquizoide, histriônica e evitativa (Ferreira de Castro et al., 1998; Botega, 2015). O Quadro 19.5 apresenta os fatores de risco e os fatores de proteção para o suicídio.

A ideação, os impulsos e os planos suicidas devem ser sempre investigados no caso de mínima suspeita. O tema deve ser tratado como algo delicado e pessoal, de modo circunspecto, mas franco. O Quadro 19.6 mostra como lidar, na entrevista, com pacientes com comportamento e risco de suicídio.

Impulsos e compulsões relacionados à ingestão de substâncias ou alimentos

Tais impulsos estão presentes em algumas formas de ingestão de alimentos e/ou uso de substâncias, nas quais o uso das substâncias se caracteriza por grande impulsividade. Os mais importantes são:

- **Bulimia**. É o impulso irresistível de ingerir rapidamente grande quantidade de ali-

A vontade, a psicomotricidade, o agir e suas alterações   181

Quadro 19.6 | Semiotécnica da ideação e do impulso suicidas
Após contato inicial e estabelecimento de um contato empático minimamente bom com o paciente *(rapport)*, inquirir do modo que seja mais fácil para ele falar sobre o tema, começando a perguntar sobre o desejo de *"desaparecer"*, de *"sair de cena"*, de *"dormir para sempre"*, até o desejo definido de *"se matar"*. O paciente potencialmente suicida sente-se, muitas vezes, aliviado por poder falar sobre o tema (você não estará *dando ideias* para ele).
Perguntar, por exemplo: *Às vezes, você se sente tão mal que gostaria de desaparecer, dormir muito tempo, sair de cena ou não mais viver?* Prosseguir, então, avaliando **ideias suicidas** e **planos suicidas**: **Perguntar, por exemplo:** *Pensa em terminar com sua vida? Já fez alguma coisa no sentido de realizar tais ideias?*
Verificar se o paciente pensa em adquirir ou se já comprou veneno, remédios, uma corda, um revólver, etc. Verificar se ele tem outros sentimentos, ideias ou atos **autodestrutivos. Perguntar** se já tentou o suicídio alguma vez.
FICAR ATENTO A PACIENTES QUE:
1. **Tentaram o suicídio recentemente** (nos últimos meses ou anos) e continuam com graves problemas.
2. Estavam **muito deprimidos e "melhoraram" subitamente** (pois tal "melhora" pode resultar do fato de, finalmente, ter decidido cometer o suicídio e, assim, livrar-se do sofrimento).
3. **Embora neguem** o impulso suicida, **comportam-se** de forma muito **autodestrutiva**, revelando seu potencial suicida.
4. **"Resolvem" seus negócios** (vendem pertences, fazem testamento, etc.) sem motivo aparente.
5. **Saíram de alta,** há menos de 4 semanas, de uma internação psiquiátrica, por **tentativa de suicídio.**

mentos (muitas vezes doces, chocolate, etc.), em geral como "ataque à geladeira". Após a ingestão rápida, o paciente com bulimia sente-se culpado, com medo de engordar, e induz vômitos ou toma laxativos.

- **Dipsomania**. Ocorre como impulso ou compulsão periódica para ingestão rápida de grandes quantidades de álcool. O indivíduo bebe seguidamente até ficar inconsciente; a crise é superada, voltando o paciente à situação anterior, e costuma haver amnésia retrógrada para o ocorrido. Nos dias atuais, tem-se utilizado o termo *binge drinking* para a ingestão de grandes quantidades de álcool.

- **Potomania**. É a compulsão de beber água ou outros líquidos sem que haja sede exagerada. Difere da polidipsia, pois, nesta, o indivíduo sente sede exagerada, geralmente devido a alterações metabólicas em seu organismo. A potomania é observada em pacientes com esquizofrenia crônica e pode acarretar complicações metabólicas, como queda do sódio sanguíneo e intoxicação por excesso de água. Na enfermaria de psiquiatria do Hospital de Clínicas da Universidade Estadual de Campinas (HC-UNICAMP),

atendemos, em 2017, um paciente que apresentava esquizofrenia há cerca de 20 anos e que bebia, em sua casa, de 20 a 30 litros de água por dia. Seu nível de sódio chegou a 99 (valores normais de 136-145 mEq/L), e ele corria risco de morte. Após receber tratamento, a potomania remitiu.

Atos e compulsões relacionados ao desejo e ao comportamento sexuais

São diversos os atos impulsivos e compulsivos de natureza sexual. Eles foram classicamente descritos como *perversões sexuais*, preferindo-se hoje os termos **parafilia** e **atos impulsivos e compulsões sexuais**, pois a designação "perversão" tem conotação moral, fortemente negativa e depreciativa na linguagem comum. As principais parafilias que podem incluir atos impulsivos e/ou compulsivos de natureza sexual são descritas a seguir.

- A **pedofilia** é o desejo e a atividade sexuais voltados a crianças ou púberes, com consequências potenciais muito graves para tais crianças. A **gerontofilia** é o desejo sexual por pessoas consideravelmente mais velhas que o indivíduo. Ela se encaixa na chamada *cronoinversão do desejo sexual*.

- O **exibicionismo**, também com consequências potencialmente graves, é o impulso de mostrar os órgãos genitais, geralmente contra a vontade da pessoa a quem o ato se direciona, a crianças ou adolescentes (mas não apenas). O ato de exibir-se já é suficiente para o indivíduo obter prazer. Ele em geral não busca contato sexual direto com a pessoa para a qual se exibe; o prazer que sente está relacionado ao pavor causado no outro.

- O **voyeurismo** é o impulso de obter prazer observando uma pessoa que está tendo relação sexual, ou que simplesmente está nua ou se despindo.

- O **fetichismo** é o impulso e o desejo sexuais concentrados em (ou exclusivamente relacionados a) partes da vestimenta ou do corpo da pessoa desejada.

- O **sadismo** e o **masoquismo** envolvem obter excitação e prazer sexuais causando dor e humilhação/dominação no parceiro ou padecendo de dor e sendo dominado e humilhado pelo parceiro.

- A **zoofilia** (ou *bestialismo*) é o desejo sexual dirigido a animais; a necrofilia (ou vampirismo), a cadáveres; e a coprofilia é a busca do prazer com o uso de excrementos no ato sexual.

- Há compulsões pela **utilização repetida de clisteres** e pela **introdução de objetos no ânus ou na vagina**, como lâmpadas, potes de vidro, garrafas.

- A **compulsão pela masturbação** é vivenciada como **intensa necessidade** de realizar atividade masturbatória **repetitiva**, até mesmo praticada com desprazer.

- A **ninfomania** é o desejo sexual quantitativamente muito aumentado na mulher, e a **satiríase**, em nível muito aumentado no homem. Esses aumentos patológicos do desejo sexual ocorrem com certa frequência em indivíduos em **fase maníaca** do **transtorno bipolar**.

Outros impulsos e compulsões

- **Poriomania**. É o impulso e o comportamento de andar a esmo, viajar, "desaparecer de casa", "ganhar o mundo", como se diz na linguagem popular. Ocorre em pacientes com esquizofrenia (às vezes, por imaginar que está sendo perseguido e precisar "sumir do mapa"), em pessoas com quadros psico--orgânicos, com deficiência intelectual, etc.

- **Cleptomania ou roubo patológico**. É o ato impulsivo ou compulsivo de furtar, precedido geralmente de ansiedade e apreensão, que apenas se alivia quando o indivíduo realiza o roubo. O valor econômico do objeto roubado não é o mais importante. O fundamental é o ato de furtar e a excitação e o prazer que isso produz no indivíduo.

    Uma forma frequente de roubo patológico é aquela caracterizada por pequenos furtos em supermercados e lojas de departamentos (**shoplifting**). Embora, no passado, esse problema tenha sido verificado mais entre garotas adolescentes, menores de 18 anos, tem havido aumento entre adultos jovens do sexo masculino, em geral desempregados e socialmente desmoralizados. Um terço dos assaltantes apresenta algum diagnóstico psicopatológico, com mais frequência transtornos de ansiedade, psicossomáticos e da personalidade e, eventualmente, psicoses e deficiência intelectual (Sims, 1995).

- **Jogo patológico**. É a compulsão por se envolver em jogos de azar, fazer apostas, especular com dinheiro, apesar de prejuízos financeiros e sociais percebidos pelo sujeito (Abreu et al., 2008). Hoje em dia, tornou-se relativamente frequente a compulsão por *games* na internet (ver adiante).

- **Compulsão por compras**. É um tipo de compulsão contemporâneo, observado com relativa frequência. O indivíduo sente necessidade premente de comprar objetos, roupas, sapatos, bijuterias, joias, etc. Compra de forma compulsiva, sem observar a utilidade e o sentido da compra, bem como sem ter necessidade ou poder utilizar adequadamente os objetos adquiridos. No momento em que realiza a compra, sente certo alívio, que geralmente é de curta duração, seguindo-se sentimentos de culpa e arrependimento.

- **Compulsão e dependência de internet e/ou** *videogames*. Recentemente, um número cada vez maior de pessoas passou a apresentar dependência significativa de internet (*games*, redes sociais, *sites* eróticos e de compras, etc.). Nos últimos 15 anos, o número de pessoas que usa a rede aumentou 1.000%, no mundo. A dependência de internet acomete, principalmente, adolescentes e jovens, na faixa entre 0,8 (na Itália) e 8,8% (na China). Os fatores de risco são: sexo masculino, menor idade, maior renda familiar, maior tempo que fica rotineiramente na internet, uso de aplicativos para jogar e se socializar, neuroticismo, solidão e sintomas comórbidos como depressão, ansiedade e psicopatologia geral (ver revisão em Kuss; Lopez-Fernandez, 2016).

Outras alterações da vontade

Negativismo

É a oposição do indivíduo às solicitações do meio ambiente. Verifica-se uma **resistência automática** e **obstinada** a todos ou quase todos os pedidos que os profissionais da saúde ou a família fazem ao paciente. O indivíduo nega-se a colaborar nas condutas diagnósticas ou terapêuticas e opõe-se ao contato nas tentativas de relacionamento interpessoal.

Na forma ativa, ou seja, no **negativismo ativo**, o paciente faz o oposto ao solicitado; na forma passiva, ou **negativismo passivo**, simplesmente nada faz quando solicitado pelo ambiente. O **mutismo**, a recusa automática a falar, é frequentemente uma forma de **negativismo verbal**.

Observa-se o negativismo na **esquizofrenia**, principalmente em conjunto com sintomas catatônicos (às vezes, associado a catalepsia e flexibilidade cerácea), nos **quadros depressivos graves** e, eventualmente, em alguns pacientes com graves transtornos da personalidade.

A **sitiofobia** é a recusa sistemática de alimentos, geralmente revelando negativismo profundo. O termo também é utilizado para designar a recusa de alimentos associada a quadros delirantes persecutórios (*delírio de envenenamento*) ou depressões graves.

Obediência automática

É o oposto do negativismo. Nesse caso, o paciente *obedece automaticamente*, como *um robô teleguiado*, às solicitações de pessoas que entrem em contato com ele. Há profunda alteração do processo e da atividade volitivos, e o paciente perde a autonomia e a capacidade de conduzir seus atos volitivos.

Fenômenos em eco (ecolalia, ecopraxia, ecomimia, ecografia)

Nesse caso, o indivíduo repete de forma automática, durante a entrevista (mas também em outras situações), as últimas palavras ou sílabas do entrevistador (ecolalia), seus atos ou gestos (ecopraxia), reações mímicas ou escrita. Os fenômenos em eco revelam acentuada **perda do controle da atividade voluntária** e sua substituição por atos automáticos, sugeridos pelo ambiente circundante. Ocorrem na esquizofrenia (classificados então como fenômenos catatônicos), nos transtornos neurocognitivos e nos transtornos do espectro autista (revisão em Stiegler, 2015).

Automatismos

O termo "automatismo" apresenta alguns significados diferentes, que, embora parecidos, têm algumas especificidades. Por um lado, refere-se aos **sintomas psicomotores** automáticos (movimentos de lábios, língua e deglutição, abotoar/desabotoar a roupa, deambular a esmo, etc.) associados a crises epilépticas, geralmente do tipo parcial complexa. Por outro lado, há o termo **automatismo** desenvolvido principalmente pelo psicólogo e psicopatólogo francês Pierre Janet (1859-1947), em sua tese *L'automatisme psychologique: essai de psychologique expérimentale sur les formes inférieures de l'activité humaine*, de 1889, para quem o automatismo representa o **surgimento de pensamentos**, **representações**, **lembranças** e **comportamentos** apenas muito precariamente controlados pela atenção voluntária e pelos desejos conscientes do indivíduo. As forças voluntárias do comportamento decaem, deixando eclodir elementos psíquicos primitivos, espontâneos, automáticos.

Outra acepção de automatismo, próxima à de Janet, foi feita pelo psiquiatra e psicopatólogo francês Gaëtan Gatian de Clérambault (1872-1934), referindo-se a fenômenos psíquicos **sentidos pelo paciente, mas não reconhecidos por ele** como provindos de sua personalidade, por atribuí-los a uma ação externa. O paciente se sente conduzido por forças e influências externas. De modo geral, os automatismos são decorrentes de **estreitamento do campo da consciência** (Clérambault, 1920/1995).

ALTERAÇÕES DA PSICOMOTRICIDADE

Assim como o ato motor é o componente final do ato volitivo, as alterações da **psicomotricidade** frequentemente são a **expressão final de alterações da volição**. Dessa forma, optou-se, neste livro, por abordar as alterações da psicomotricidade, assim como as de uma série de sinais motores neuropsiquiátricos, no mesmo capítulo que trata das alterações da vontade.

Entre todas as alterações da psicomotricidade, a **agitação psicomotora** é uma das mais comuns. Implica a **aceleração e a exaltação** de toda a **atividade motora** do indivíduo, em geral secundárias a *taquipsiquismo* (aceleração de todos os processos mentais) acentuado. Comumente se associa à hostilidade e à heteroagressividade.

A agitação psicomotora é um sinal psicopatológico muito frequente e relativamente inespecífico, sendo vista todos os dias nos serviços de emergência e de internação psiquiátrica. Está associada a **quadros maníacos**, **episódios esquizofrênicos agudos**, **quadros psico-orgânicos agudos** (por intoxicação com substâncias, síndromes de abstinência, traumas craniencefálicos, encefalopatias metabólicas, etc.) e **quadros paranoides** em pessoas com deficiência intelectual e em indivíduos com demências.

Por sua vez, a **lentificação psicomotora** reflete a lentificação de toda a atividade psíquica (*bradipsiquismo*). Toda a movimentação voluntária torna-se **lenta**, **difícil**, "**pesada**", podendo haver período de latência entre uma solicitação ambiental e a resposta motora do paciente. O que se denomina classicamente em psicopatologia de **inibição psicomotora** é um estado acentuado e profundo de lentificação psicomotora, com ausência de respostas motoras adequadas, sem que haja paralisias ou déficit motor primário.

Estupor e catatonia

Há, ao longo da história da medicina e da psicopatologia, sobretudo nos últimos 200 anos, uma grande confusão terminológica relacionada aos conceitos de **estupor** e **catatonia**, que são muitas vezes utilizados como sinônimos; às vezes, o estupor engloba a catatonia, e, outras vezes, ocorre o contrário (Berrios, 1981). A seguir, é apresentada a diferença entre esses dois conceitos, considerando os sistemas diagnósticos atuais.

Estupor

O estupor é a **perda de toda a atividade psicomotora espontânea**, atingindo o indivíduo de modo global, na vigência de um **nível de consciência** aparentemente **preservado** e de **capacidade sensório-motora** para reagir ao ambiente. O estupor costuma envolver toda a atividade voluntária, incluindo a comunicação verbal e não verbal, a mímica, o olhar, a gesticulação e a marcha.

Em geral, o indivíduo em estupor fica restrito ao leito, acordado, porém sem reagir de modo algum ao ambiente. Suas reações ficam como se ele estivesse congelado (correspondendo aos estados de *freezing* e *imobilidade tônica,* descritos a seguir). O indivíduo chega a urinar e defecar no leito, não se alimenta voluntariamente e, se lá deixado, fatalmente irá falecer.

Distinguem-se, quanto ao tônus muscular presente no quadro de estupor, o subtipo **hipertônico**, com *rigidez muscular* (que é a forma mais frequente), o **normotônico** (sem alteração do tônus) e o **hipotônico**, ou **flácido** (mais raro e geralmente associado a transtornos psico-orgânicos graves).

Catatonia (revisão em Gazdag et al., 2017)

Descrita pelo psicopatólogo alemão Karl Kahlbaum (1828-1899), em 1874, entende-se por catatonia, atualmente, segundo os critérios do *Manual diagnóstico e estatístico de transtornos mentais* (DSM-5) e da *Classificação internacional de doenças* (CID-11), os sintomas de **estupor** em conjunto com uma série de outros sintomas, **sobretudo psicomotores** (são necessários, segundo o DSM-5, três sintomas para o diagnóstico de catatonia). São eles: catalepsia, flexibilidade cerácea, postura espontânea e ativa contrária à gravidade, mutismo, negativismo, maneirismo, estereotipias, agitação, caretas, ecolalia e ecopraxia. A CID-11, que inclui a catatonia como transtorno passível de ser diagnosticado de forma autônoma, valoriza a lentificação ou ausência de resposta psicomotora, o mutismo, as posturas rígidas, bizarras (da flexibilidade cerácea) e o negativismo.

Na **catalepsia**, há grande redução da mobilidade passiva dos vários segmentos corporais, geralmente com **aumento do tônus muscular e postural**. Assim, nessa condição, há frequentemente **hipertonia muscular global**, mais de tipo **plástico** (hipertonia do tipo **rigidez**) do que elástico ou espástico. O indivíduo está enrijecido, parecendo uma estátua, e oferece resistência à movimentação passiva ao longo de toda a tentativa (p. ex., de fletir e desfletir o braço do paciente).

De modo geral, trata-se de uma hipertonia distinta das **hipertonias elásticas** ou espásticas (hipertonia do tipo *espasticidade*). Na hipertonia elástica, há resistência à movimentação passiva (p. ex., do braço) no início do movimento; após certo esforço, a resistência cede, como na abertura de um canivete (por isso, chamado *sinal do canivete*). Depois, o braço volta progressivamente para a posição inicial. Tal hipertonia elástica ocorre nas síndromes que comprometem os neurônios córtico-retículo bulboespinais, como, por exemplo, nas síndromes piramidais após acidente vascular cerebral.

Assim, deve-se lembrar que na catalepsia (e também na catatonia) **não há** aumento assimétrico dos reflexos tendinosos e não se encontra o sinal de Babinski (reflexo plantar patológico, quando há a extensão do hálux, ou primeiro dedo do pé, e abertura em leque dos outros dedos).

Na **flexibilidade cerácea,** descrita por Carl Wernicke (também chamada de *posturas congeladas* ou *rigidez em cano de chumbo*), o indivíduo, ou uma parte de seu corpo (braço, perna, cabeça), é colocado pelo examinador em determinada posição (incluindo posições desconfortáveis, contra a gravidade) e assim permanece, como se fosse um boneco de cera, moldável por outra pessoa. Alguns autores, equivocadamente, colocam a *flexibilidade cerácea* como parte da *catalepsia* ou usam os dois conceitos como sinônimos (há ainda quem erradamente use *catalepsia* como sinônimo de *catatonia*). **Mutismo** (no item negativismo), **ecolalia e ecopraxia** (no item fenômenos em eco) já foram vistos anteriormente neste capítulo.

Não se deve confundir a catalepsia com a **cataplexia**, que é a **perda abrupta do tônus muscular**, geralmente acompanhada de **queda ao chão**. Está presente na **narcolepsia** (crises recorrentes de sono tipo REM no indivíduo desperto).

A **catatonia** é considerada atualmente uma síndrome ou entidade presente em vários transtornos mentais e condições neurológicas e médicas gerais. Nesse sentido, ela é encontrada, além de na esquizofrenia, no transtorno depressivo grave, no transtorno bipolar, no transtorno esquizoafetivo, no transtorno psicótico breve, em quadros psicogênicos agudos (catatonia ou estupor psicogênico, histérico ou dissociativo) e em encefalopatias em geral (infecciosas, autoimunes, traumáticas, metabólicas, paraneoplásicas, etc.) (Fink et al., 2010).

Nessa síndrome, o paciente tem os movimentos voluntários muito diminuídos (*imobilidade*), mas pisca os olhos e, não raro, consegue deglutir alimentos. Geralmente, a musculatura está hipertônica (mas pode estar normal), e há

sinais indiretos de que o indivíduo é **capaz de responsividade**. Ele, por exemplo, pode resistir ativamente à elevação das pálpebras e, às vezes, à tentativa de colocar o braço em determinada posição (mas, quando coloca, pode apresentar *flexibilidade cerácea*) (Kasper, 2017).

Estima-se que cerca de 10% dos pacientes adultos admitidos em serviços psiquiátricos de internação apresentem catatonia. Trata-se de uma condição grave que deve ser identificada e tratada prontamente, pois representa grave risco à vida (Sienaert et al., 2014).

Em Ontário, no Canadá, em 220 pacientes internados com diagnóstico de catatonia, Sean A. Rasmussen e colaboradores (2016) encontraram: 97% com imobilidade ou estupor, 97% com mutismo, 91% com recusa a se alimentar e a ter contato com pessoas, 87% com olhar fixo, parado, 67% com negativismo, 58% com posturas bizarras, 27% com flexibilidade cerácea, 24% com estereotipias e 14% com ecolalia. Muitos pacientes relatam que sentiram ansiedade extrema antes e durante a catatonia. Alguns, durante o período de catatonia, acreditavam que iriam morrer ou que já haviam morrido. Pacientes psicóticos não raramente relatam ter ouvido vozes e ter tido pensamentos delirantes ou, ainda, ter sentido "necessidade de permanecer imóvel" durante o episódio de catatonia (Rasmussen et al., 2016).

Sintomas de catatonia são também observados em adolescentes com autismo. Cerca de 17% dos adolescentes com o transtorno, em revisão de Lorna Wing e Amitta Shah (2006), em um centro inglês de referência para o diagnóstico de autismo, apresentaram sintomas catatônicos. Esses jovens apresentaram, com frequência, lentificação psicomotora, dificuldades em iniciar movimentos, marcha e posturas bizarras e imobilidade (*freezing*).

Por fim, deve-se lembrar que a catatonia pode se confundir ou se sobrepor a duas síndromes que, embora raras, são potencialmente muito graves: a **síndrome neuroléptica maligna (SNM)**, causada pelos antipsicóticos, sobretudo aqueles de primeira geração, e a **síndrome serotonérgica (SS)**, causada pelo uso de antidepressivos serotonérgicos. Elas podem surgir em horas e evoluir em dias ou semanas.

Na SNM, há, geralmente, no início, **tremores** e/ou **cãibras**, depois surgem **rigidez muscular**, muitas vezes intensa, **febre** (temperatura acima de 38ºC), **sudorese intensa**, **instabilidade do sistema nervoso autonômico**, com taquicardia ou bradicardia, hipertensão ou hipotensão arterial e

186 Psicopatologia e Semiologia dos Transtornos Mentais

rebaixamento do nível de consciência. Os exames laboratoriais revelam **aumento dos glóbulos brancos** e do nível sérico da **proteína creatino-fosfoquinase** (CPK), por rabdomiólise (lesão dos músculos esqueléticos) (Strawn et al., 2007).

Na **SS**, pode haver sintomas muito semelhantes aos da SNM (Perry; Wilborn, 2012). A apresentação clínica pode ir de sintomas leves de inquietação e tremores, podendo haver diarreia, sudorese, hiperatividade autonômica, mioclonias, hiper-reflexia, clônus ocular e ataxia, a estado tóxico grave, com crises epilépticas tônico-clônicas, febre acima de 40°C, coma e morte (Birmes et al., 2003). Os exames laboratoriais mostram padrão relativamente semelhante ao da SNM, e o eletrencefalograma (EEG) pode revelar, na SS, atividade lentificada (ondas delta), espículas e ondas, poliespículas e ondas, e ondas trifásicas (padrão possivelmente distinto da SNM) (Krishnamoorthy et al., 2016).

Cascata de defesa, *freezing* e reações de imobilidade (revisão em Kozlowska et al., 2015)

Um modo de abordar e compreender o estupor e a catatonia é relacioná-los a certos fenômenos observados e estudados tanto em animais como em humanos. A evolução filogenética produziu nos animais, sobretudo nos mamíferos, incluindo os seres humanos, um sistema de comportamentos e reações defensivas perante situações de grande perigo denominado ***cascata de defesa*** (*defense cascade*). Essa cascata é deflagrada dependendo do grau de perigo e ameaça, do tipo e distância física do predador/agressor e da presa/vítima. O construto *cascata de defesa* tem sido vastamente utilizado em pesquisas com animais de laboratório e na natureza e, mais recentemente, em humanos (Bracha, 2004).

De modo geral, diante de uma situação de perigo importante (nos animais, estado chamado "*iminência predatória*", ou *predatory imminence*), o organismo responde inicialmente com **reação de alerta** (*arousal*). Logo depois, pode ser ativada uma **reação de fuga ou luta** (*flight or fight* de Cannon), que se expressa pela ativação do sistema nervoso autônomo simpático (liberação de adrenalina, taquicardia, dilatação dos brônquios, vasoconstrição cutânea, etc.). Se essa reação não for suficiente ou falhar, um terceiro passo pode ocorrer: uma **reação de imobilidade atenta** (*freezing*). Alguns autores invertem, colocando o *freezing* antes da *fuga ou luta*. De qual-

quer forma, o *freezing* pode ocorrer, ainda, como um estado de preparação para luta ou fuga.

Podem se seguir, depois do *freezing*, **imobilidade tônica**, **imobilidade colapsada** (*collapsed immobility*) e/ou **imobilidade quiescente** (*quiescent immobility*). A **imobilidade tônica** é resposta a ameaça inescapável, representando uma estratégia de **tábua de salvação** ou de **último recurso**, quando as respostas de *fuga ou luta* tiverem falhado totalmente. A **imobilidade colapsada** é uma variante da imobilidade tônica. Nela, perde-se o tônus muscular, há queda ao chão, e o nível de consciência **é rebaixado, devido a** hipoxia cerebral por bradicardia. Por fim, pode também ocorrer a **imobilidade quiescente**, que é um estado de imobilidade para repouso e recuperação, quando o organismo volta para uma situação segura.

A cascata de defesa é concebida como um fenômeno emocional-volitivo básico de padrões de respostas neurocomportamentais, sensoriais, motoras e autonômicas, coordenadas e automáticas para responder a perigo. A via neuronal comum nesse padrão é a ativação ou inibição de componentes funcionais específicos, principalmente do **córtex límbico**, da **amígdala**, do **hipotálamo** e da **substância cinzenta periaquedutal**, mas pode também incluir o **tegmento pontino ventral**, a parte dorsal do **bulbo**, os **núcleos simpáticos** e **vagais** do sistema nervoso autonômico e a **medula espinal**.

Na defesa ao ataque, é vantajoso ao organismo não sentir dor; assim, uma analgesia não opioide acompanha a resposta ativa de *fuga ou luta*, e uma analgesia opioide acompanha as respostas "passivas" de *freezing, imobilidade tônica, imobilidade colapsada* ou *imobilidade quiescente*.

Na prática clínica, essa **cascata de defesa**, sobretudo o *freezing* e o estado de **imobilidade tônica**, possivelmente se relacionam a condições psicopatológicas distintas, como a **catatonia** (Moskowitz, 2004), o **estupor depressivo, dissociativo** e/ou **psicogênico**, o **transtorno de estresse pós-traumático (TEPT)**, e, de modo geral, a reações a **traumas e estresses intensos**. O Quadro 19.7 apresenta a *cascata de defesa* e as respectivas mudanças corporais e vias neuronais.

Desamparo aprendido (Maier; Seligman, 2016)

Diferentemente do apresentado sobre a *cascata de defesa*, o *freezing* e as *reações de imobilidade*, o construto **desamparo aprendido (DA)** (*learned*

Quadro 19.7 | Cascata de defesa nos mamíferos e nos humanos

FASES DA CASCATA DE DEFESA	MUDANÇAS E REAÇÕES CORPORAIS
Reação de alerta (*arousal*)	É a **preparação inicial do corpo** para uma ação de fuga ou luta. A **atenção se intensifica**, todos os músculos, lisos e estriados, aumentam de tônus. Os ritmos cardíaco e respiratório aceleram, a postura se estabiliza. Inicia-se a ativação do sistema nervoso autônomo simpático.
Reação de fuga ou luta	É mediada pela **substância cinzenta periaquedutal (SCPA)**, que ativa padrões básicos e estereotipados de fuga ou luta, como atacar, correr, pisar firme. Ocorre ativação do sistema simpático, com aceleração das frequências cardíaca e respiratória e aumento de perfusão nos músculos, no coração e no cérebro. Há também uma analgesia geral não opioide. Ocorre **fuga** (mais frequente em mamíferos) ou **luta**.
Freezing ou imobilidade atenta (bem estudado em roedores e primatas, apresentando variações entre espécies)	*Freezing* é deixar pronta, engatilhada, uma resposta de *fuga ou luta*. Em animais na natureza, pode durar de segundos até 60 minutos. O *freezing* possibilita ao organismo continuar observando (*scanning*) o ambiente e o prepara para uma resposta ativa do tipo *fuga ou luta*. Há ativação da **SCPA ventrolateral**, pelo **núcleo central da amígdala**, impondo a imobilidade e cancelando qualquer movimento do organismo, com exceção das vocalizações. Entretanto, via **hipotálamo**, o **tônus muscular** é mantido. Em humanos, o *freezing* é transitório, com duração de apenas alguns segundos, e envolve **atenção aumentada**, dirigida a **pistas de perigo**, corpo tenso e rígido, posicionamento para ação. A experiência é processada conscientemente e tem representação subjetiva.
Imobilidade tônica (resposta filogenética antiga de insetos, crustáceos, peixes, anfíbios, répteis, aves, mamíferos – inclusive primatas e humanos)	Esse padrão de reação é geralmente uma **última defesa** utilizada quando a fuga ou luta fracassaram, assim como o *freezing*, e o organismo está pego, rendido (ou assim se sente) pelo agressor/predador. Sua função biológica parece ser **desativar reflexos de ataques mortais** do agressor/predador ou desencorajá-lo a consumir a carne de animal morto (é, portanto, espécie de "fingir de morto"). Entretanto, em algumas espécies, pode ser uma primeira defesa. A imobilidade tônica parece ser desencadeada quando os estímulos sensoriais alcançam um certo limiar (muito alto). A **imobilidade cérea** (ficar parado na posição em que se é colocado) é mediada pela SCPA. Há **bradicardia**, arritmias cardíacas, diminuição da temperatura e do ritmo respiratório e defecação. Junto com o *freezing*, a **imobilidade tônica** foi sugerida como modelo de **quadros psicopatológicos em humanos**, como o **estado catatônico** na esquizofrenia, os quadros de **estupor depressivo**, **psicogênico** ou **dissociativo**, e estados mentais associados ao **transtorno de estresse pós-traumático** ou a outras situações de trauma e ameaça intensa.
Imobilidade colapsada (primeira defesa em coelhos, gambás, beija-flores, lagartos)	Parece ser uma variante da imobilidade tônica, pois as mesmas redes neurais participam desses dois tipos de imobilidade. Aqui, há perda do tônus muscular, com queda do organismo ao chão. Há, também, bradicardia, mas, devido à redução do fluxo sanguíneo cerebral, pode haver rebaixamento ou perda da consciência. Há variações individuais entre as pessoas na sensibilidade à queda do oxigênio cerebral, o que pode determinar se o indivíduo irá responder com *freezing*, imobilidade tônica ou imobilidade colapsada.
Imobilidade quiescente	Essa é uma reação à dor profunda e inescapável ou a lesões graves por lutas com predadores ou organismos da mesma espécie. Corresponde à tentativa de recuperação de estados de grande exaustão, estresses intensos, quando o organismo retorna a um ambiente protegido, e a recuperação após as lesões e os estresses se faz necessária. Parece ser também uma variante neurofuncional de ativações de circuitos relacionados à SCPA.

helplessness) foi concebido por Seligman & Maier (1967), há 50 anos, como um fenômeno totalmente aprendido, não inato.

O DA é a falência em escapar do choque ou estresse produzido por eventos aversivos não controláveis. Ele surge no campo de estudos da psicologia pavloviana, foi amplamente desenvolvido pela *análise experimental do comportamento* (*behaviorismo*) e, hoje, é muito utilizado nas neurociências cognitivas. O DA se refere a uma diminuição generalizada de respostas do sujeito ou do organismo cujo comportamento, ao longo de sua história de vida, controla muito pouco ou nada a frequência de estímulos aversivos em seu ambiente.

Por exemplo, uma criança com pais abusivos, que punem indiscriminadamente seus comportamentos, experimenta condições (*contingências*) nas quais ela **não controla seu ambiente**. Tal ambiente se revela aversivo, fonte de sofrimento, **independentemente** da forma como a criança se comporta; nada que ela faça importa ou faz diferença.

Por sua vez, outra criança, que vive em um ambiente também muito difícil, mas cujos comportamentos produzem efeitos em seu ambiente, em sua vida, terá mais possibilidades de aprender novas estratégias, de criar novos repertórios, para lidar com situações aversivas.

É muito frequente que crianças com tal história de DA tenham dificuldades volitivas e emocionais importantes (as quais podem persistir também na adolescência e na adultez), pois podem se tornar marcadamente apáticas e hipobúlicas em relação a todas as situações novas que enfrentam. Assim, o DA pode estar relacionado a muitas condições psicopatológicas em que a volição está centralmente prejudicada.

O modelo da DA tem sido muito usado na compreensão de quadros afetivos, como a **depressão** e o **TEPT** (Hammack et al., 2012). Entretanto, mais recentemente, os criadores do construto concluíram que uma parte do DA não é aprendida, mas corresponde a padrões inatos de resposta (análogos aos de *fuga ou luta*, freezing e *imobilidade tônica*).

Estereotipias motoras e maneirismos

As **estereotipias motoras** são **repetições automáticas e uniformes** de determinado **ato motor complexo**, indicando geralmente marcante perda do controle voluntário sobre a esfera motora. Por exemplo, o paciente repete o mesmo gesto com as mãos dezenas ou centenas de vezes em um mesmo dia. Observam-se as estereotipias motoras na esquizofrenia, sobretudo nas formas crônicas e catatônicas, assim como na deficiência intelectual.

Já o **maneirismo** é um tipo de estereotipia motora caracterizado por **movimentos bizarros e repetitivos**, geralmente **complexos**, que parecem buscar certo objetivo, mesmo que esdrúxulo. Trata-se de alteração do comportamento expressivo (mímica, gestos, linguagem), em que a harmonia normal do conjunto de gestos do indivíduo é substituída por posturas e **movimentos estranhos**, **exagerados**, **afetados** ou **bizarros**. Por exemplo, o paciente pega a colher de modo muito próprio e realiza gestos bizarros para levar o alimento à boca. Ao falar com o enfermeiro, gesticula, faz caretas, encolhe os ombros de modo peculiar, faz rodopios com as mãos e movimenta a cabeça de forma afetada. Os maneirismos podem ocorrer, em especial, na esquizofrenia (predominantemente com sintomas catatônicos), em formas graves de histeria e na deficiência intelectual.

Tiques múltiplos, motores e/ou vocais

Do ponto de vista motor, os tiques são atos coordenados, repetitivos, resultantes de contrações súbitas, breves e intermitentes, envolvendo geralmente um grupo de músculos que atua em suas relações sinérgicas normais. **Acentuam-se** muito com a **ansiedade**. Os tiques geralmente são reflexos condicionados, os quais surgiram associados a determinados estímulos emocionais ou físicos, mantendo-se de forma estereotipada, como um movimento involuntário.

Podem ocorrer em indivíduos sem qualquer outra alteração mental e entre crianças ansiosas, submetidas a estresse. **Tiques múltiplos**, **motores e/ou vocais** podem indicar a presença do transtorno de Tourette. Os tiques ocorrem com mais frequência em crianças do que em adultos (Haerer, 1992). No transtorno de Tourette, pode haver também a **coprolalia** (falar abruptamente, de forma involuntária, palavrões ou termos relacionados aos excrementos) e a **copropraxia** (fazer gestos abruptos e involuntários sinalizando palavrões, agressões, ofensas).

Conversão

Na conversão, há o surgimento mais ou menos abrupto de sintomas físicos (paralisias, anestesias, parestesias, cegueira, etc.), de **origem psicogênica**. A **conversão motora** (paralisias, contraturas conversivas, ataxias psicogênicas, etc.) ocorre geralmente em situação estressante, de ameaça ou conflito intrapsíquico ou interpessoal significativo para o indivíduo (Harvey et al., 2006).

Por exemplo, após discussão violenta com uma pessoa significativa, um rapaz passa a apresentar-se paraplégico (paralisia das pernas), não conseguindo mais andar, ou uma moça, após descobrir a infidelidade de seu parceiro, passa abruptamente a apresentar hemiplegia à direita (paralisia do hemicorpo direito), de base psicogênica. Segundo a **teoria psicanalítica**, a conversão expressa a **representação simbólica** de um **conflito psíquico** em termos de manifestações motoras (ou sensoriais). A conversão ocorre sobretudo na **histeria** e em pessoas com tendência a viver no corpo seus conflitos interpessoais e mentais.

ALTERAÇÕES DA MARCHA

Apesar de as alterações da marcha representarem fenômenos geralmente relacionados a doenças e síndromes neurológicas, há também algumas alterações da marcha em pessoas com transtornos mentais, geralmente graves.

A marcha de alguns pacientes com **transtornos dissociativos e conversivos** (descritos no passado como *histeria*) é descrita como irregular, mutável, bizarra, podendo ter elementos de ataxia, espasticidade e outras alterações, mas raramente revela um padrão preciso e estável de determinada "marcha neurológica" (**Quadro 19.8**).

Em alguns casos de transtornos dissociativos e conversivos (histeria), pode haver movimentos supérfluos e **balancear exagerado** de um lado para outro, **arremessos das pernas** e tremores das extremidades. Tem-se a impressão de que o paciente está **prestes a cair**, **mas ele raramente cai**, a não ser na presença de outros. Quando cai, em geral não se machuca gravemente. O exame neurológico para tônus, força muscular, coordenação motora e reflexos (estes principalmente), nesses casos, é normal.

Alguns pacientes com histeria apresentam **camptocormia**, que é o *caminhar com o tronco fletido para a frente*. Na chamada *hemiplegia histérica*, o indivíduo em geral **arrasta o pé "paralisado" sobre o solo**, diferentemente da marcha ceifante da hemiplegia orgânica (que revela, de fato, uma paralisia espástica do membro afetado).

Os termos **astasia** e **abasia** foram muito utilizados no passado, no contexto dos transtornos histéricos da marcha ou mesmo em "epidemias" de alterações psicogênicas da marcha e da postura. A **abasia** é a impossibilidade ou dificuldade para a marcha, e a **astasia**, a impossibilidade de ficar de pé quando não há razão orgânica para isso. Apresenta, então, *astasia-abasia* aquele paciente, em geral com *histeria* (ou quadros conversivos graves), que revela total ou parcial incapacidade de levantar-se e andar, apesar de não apresentar qualquer paralisia ou ataxia de origem orgânica.

A marcha de alguns pacientes com **esquizofrenia** é marcadamente **bizarra**, com maneirismos e estereotipias motoras variadas. Quando estão usando neurolépticos tradicionais, alguns indivíduos psicóticos apresentam, como efeitos colaterais dessas medicações, distonias de tronco ou membros, revelando marcha bizarra pelo componente distônico de sua postura. Alguns pacientes **gravemente deprimidos** apresentam marcha lentificada e difícil.

O padrão da marcha de indivíduos com transtorno mental grave deve ser comparado, a título de diagnóstico diferencial, com os **principais padrões de marchas alteradas** das doenças neurológicas, apresentados no Quadro 19.8.

OUTRAS ALTERAÇÕES PSICOPATOLÓGICAS DA PSICOMOTRICIDADE

Na **hiperventilação psicogênica**, a respiração se acelera, fica quase imperceptível e é marcada por suspiros não obstrutivos. Ocorre associada a ansiedade ou situação estressante. Observa-se esse problema naqueles com transtorno de pânico, em pacientes histéricos e, de modo geral, em indivíduos muito ansiosos. Pode produzir alcalose respiratória (Bassitt, 1998).

Hipopragmatismo é a dificuldade ou incapacidade de realizar condutas volitivas e psicomotoras minimamente complexas, como cuidar da higiene pessoal, limpar o quarto, participar de trabalhos domésticos, envolver-se em qualquer tipo de atividade produtiva para si ou para seu meio.

Essa condição resulta de alteração básica das esferas volitivas e afetivas (está geralmente associado a **hipobulia**, **apatia** e **desorgani-**

Quadro 19.8 | Principais padrões de marchas neurológicas

Marcha espástica	O paciente caminha traçando com o membro inferior comprometido um semicírculo, daí o termo "**marcha ceifante**". Nas paraplegias espásticas, de origem medular, o indivíduo caminha com grande dificuldade, com passos curtos, arrastando os pés pelo chão.
Marcha atáxica das síndromes cordonais (ataxia sensitiva)	O paciente, sem as informações proprioceptivas das sensibilidades profundas, **caminha inseguro**, tendo que **olhar para o chão** para tentar regularizar, por meio de informação visual, os movimentos descoordenados dos membros inferiores (*a marcha piora muito ou é impossível com os olhos fechados*). Os **passos são desordenados**; a marcha é insegura; e as **pernas estão afastadas uma da outra.** O indivíduo projeta as pernas com energia sobre o solo, tocando-o com o calcanhar ("**marcha talonante**").
Marcha atáxica das síndromes cerebelares	O paciente necessita **ampliar a base de sustentação** para permanecer de pé. O andar é bastante **vacilante**, com a base de sustentação alargada e tendência à **queda em qualquer direção**. Ao solicitar ao paciente que ande em linha reta, ele apresenta desvios, como se estivesse embriagado ("**marcha do tipo ebrioso**").
Marcha das lesões vestibulares	A **marcha é insegura**; o paciente apresenta desvio ou **queda na direção do lado lesionado**.
Marcha das polineuropatias periféricas (álcool, arsênico)	Trata-se de **marcha acompanhada** de **hiperestesia dolorosa** nas **plantas dos pés**. O paciente caminha com **pequenos passos**, evitando apoiar todo o peso do corpo sobre os pés (caminha **como se andasse sobre areias muito quentes, escaldantes**).
Marcha das afecções extrapiramidais (p. ex., doença de Parkinson)	Observa-se uma **marcha em bloco**, como se o paciente fosse uma peça única. Os **passos são curtos**, e a **marcha, vagarosa**. Às vezes, o indivíduo **se detém** quando **encontra um obstáculo irrisório** ou quando há mudança na cor ou no tipo de piso.
Marcha dos quadros pseudobulbares	Trata-se de uma marcha de pequenos passos; o paciente arrasta os pés e caminha com **passos curtos e irregulares**.
Marcha das miopatias	Há, devido à atrofia da musculatura da cintura pélvica, **amplo afastamento das pernas**, lordose exagerada e **movimentos oscilatórios dos quadris** ("**marcha anserina**", por se assemelhar ao andar de um pato). É uma marcha que lembra aquela de mulheres gestantes, quando há mudança do eixo da coluna vertebral, com acentuação da lordose lombar.

zação psíquica geral). Não deve ser confundida com a **apraxia** (perda da atividade gestual complexa devido a lesão neuronal; ver conceito a seguir). O hipopragmatismo é uma alteração frequente em pacientes psicóticos crônicos, sobretudo na esquizofrenia, e representa um desafio à reabilitação psicossocial, pois é sintoma importante que tem impacto central na vida diária do paciente e de seus familiares.

Apraxias (revisão em Park, 2017)

Por *praxia* entende-se a capacidade de realizar atos, movimentos e gestos habilidosos e/ou aprendidos. Pode-se, então, descrever as **apraxias** como impossibilidade ou dificuldade em **realizar atos intencionais**, **gestos complexos**, **voluntários**, conscientes, sem que haja paralisias, paresias ou ataxias e sem que faltem

também o entendimento da solicitação para fazê-lo ou a decisão de fazê-lo.

Além disso, a incapacidade de realizar o ato motor complexo deve ocorrer na ausência de perturbações da inteligência e capacidade de compreensão, reconhecimento e manipulação instrumental dos objetos (agnosias e afasias). A apraxia decorre sempre de **lesões neuronais**, geralmente corticais.

A **apraxia ideativa**, ou **ideacional**, é a incapacidade de usar objetos comuns de forma adequada, ou de realizar movimentos sequenciais, apesar de se conservar a capacidade para executar as ações individuais (que fazem parte da sequência de movimentos em questão).

O paciente revela incapacidade de conceitualizar uma tarefa, apesar de identificar corretamente as ferramentas. Tem nas mãos uma escova de dentes, sabe identificá-la, nomeá-la,

A vontade, a psicomotricidade, o agir e suas alterações **191**

mas é incapaz de demonstrar como é utilizada na escovação. O examinador identifica que o paciente não consegue realizar corretamente uma sequência de atos requeridos para um tipo específico de atividade. A apraxia ideativa ocorre por lesões no hemisfério esquerdo, abarcando as áreas **pré-motoras, pré-frontais, mediotemporais e parietais**.

A **apraxia ideomotora** é a **incapacidade** de completar um ato de forma voluntária, em resposta a uma solicitação verbal. Entretanto, o indivíduo tem conhecimento do que é o ato ou gesto (p. ex., sabe descrever o que é *escovar os cabelos*) e consegue realizá-lo de **modo espontâneo**. Essa apraxia ocorre com mais frequência após acidentes vasculares cerebrais e condições neurodegenerativas (como nas demências). As apraxias ideomotoras são resultantes de **lesões no hemisfério esquerdo**. Nesse hemisfério, a lesão se localiza geralmente no **córtex pré-motor, no córtex motor suplementar**, no **lobo parietal inferior ou no corpo caloso**.

A **apraxia de movimento de membros** (*limb-kinetic apraxia*) é outro tipo de apraxia que revela a perda de habilidade para realizar movimentos distais precisos, independentes, mas coordenados, dos dedos e das mãos – por exemplo, gestos requeridos para atos motores finos, como abotoar uma camisa ou rodar uma moeda (que podem ser utilizados como teste de apraxia e coordenação motora fina). Esse tipo de ação ocorre, por exemplo, ativando regiões do cérebro relacionadas ao agarrar, pegar com os dedos com movimentos de pinça, regiões que envolvem o **córtex pré-motor** (porção ventral) **contralateral**. De toda forma, as *redes neurais parieto-pré-motor-frontal* e *fronto-parieto-núcleos da base* estão envolvidas na execução dos atos e gestos perdidos nas apraxias (Gross; Grossman, 2008).

A **apraxia construcional** é a incapacidade de construir figuras geométricas, montar quebra-cabeças ou desenhar um cubo ou outras figuras geométricas.

Uma forma de classificar as apraxias é correlacioná-las a **tarefas específicas**, como vestir-se, sentar-se, abrir os olhos, andar, etc. Assim, a **apraxia de vestir-se** é a perda da capacidade de vestir-se, mantendo-se as capacidades motoras simples e a cognição global. Tanto a apraxia construcional como a de vestimenta resultam geralmente de **lesões no hemisfério direito**.

A **apraxia da marcha** é a incapacidade de iniciar espontaneamente o movimento e organizar a atividade gestual da marcha, ocorrendo com frequência a **marcha em pequenos passos** (*petit pas*). Essa condição resulta de **lesões dos lobos frontais, lesões subcorticais** e alterações associadas à *hidrocefalia de pressão normal*. O Quadro 19.9 apresenta, com fins didáticos, os diversos **tipos de apraxias** de acordo com as **áreas lesadas**.

O Quadro 19.10 apresenta sugestões de procedimentos para a avaliação das apraxias.

Quadro 19.9 | Tipos de apraxias de acordo com o hemisfério cerebral lesado

Lesão no hemisfério esquerdo	• Apraxia ideativa • Apraxia ideomotora
Lesão no hemisfério direito	• Apraxia construcional • Apraxia de vestimenta

---

Quadro 19.10 | Semiotécnica resumida da apraxia

As **apraxias** são avaliadas solicitando-se ao paciente **comandos simples**, como: *feche os olhos! ou lamba seus lábios!* Pede-se ao indivíduo que realize, com a mão direita (e depois com a esquerda), ações *como fazer de conta que irá pentear os cabelos, escovar os dentes, cortar as unhas*. É possível também **pesquisar o uso de objetos**, solicitando-se ao paciente que **imite o ato de acender um fósforo** ou usar o telefone.

Solicita-se ao indivíduo que **desenhe um cubo** e que **tire e vista novamente sua camisa** e seus sapatos. **Avalia-se e descreve-se** cuidadosamente seu desempenho nessas tarefas.

ALTERAÇÕES MOTORAS RELACIONADAS AO USO DE PSICOFÁRMACOS E A DOENÇAS NEUROLÓGICAS

No diagnóstico diferencial das alterações psicomotoras próprias dos transtornos mentais, psicopatológicos, devem-se considerar dois grandes grupos de alterações motoras e psicomotoras:

1. as decorrentes do uso de psicofármacos e
2. as resultantes de doenças neurológicas

Alterações motoras decorrentes do uso de psicofármacos

Os **psicofármacos**, principalmente os **neurolépticos de primeira geração** (haloperidol, zuclopentixol, pimozida, clorpromazina, etc.) utilizados no tratamento das psicoses, **produzem com frequência** alterações no **tônus muscular**, na **postura** e na **movimentação voluntária** e **involuntária**. Além dos neurolépticos, eventualmente, outros fármacos podem também produzir essas alterações, mas isso ocorre de forma bem mais rara.

O Quadro 19.11 apresenta um resumo das alterações produzidas pelos neurolépticos.

Alterações motoras e movimentos involuntários decorrentes de doenças e condições neurológicas

Muitas alterações motoras e movimentos involuntários ocorrem em doenças e condições neurológicas. Consequentemente, são descritos pela semiologia neurológica diversos **movimentos involuntários** decorrentes de **lesões neuronais**. Não se trata de apresentá-los aqui de forma completa. O Quadro 19.12 apresenta um panorama breve de tais alterações.

Por fim, o Quadro 19.13 apresenta a avaliação global da volição e da psicomotricidade.

INSTRUMENTOS PADRONIZADOS DE AVALIAÇÃO DAS ALTERAÇÕES DA VOLIÇÃO

Para a avaliação padronizada da impulsividade, compulsividade e outros aspectos da volição, há muitos instrumentos disponíveis (ver Gorenstein et al., 2016). O instrumento mais utilizado para avaliar a impulsividade no contexto clínico e na pesquisa é a *Escala de Impulsividade de Barratt* (**BIS-11**). Trata-se de instrumento de rápida aplicação (5-10 minutos), e que pode ser autoaplicado. Se a pessoa não compreende um item, este pode ser explicado pelo examinador.

De interesse crescente é a avaliação padronizada da dependência de internet. O *Teste de Dependência da Internet* (**TDI**) tem duas versões (uma com 20 e outra com 8 itens) e objetiva avaliar as dimensões da vida que são prejudicadas pelo uso excessivo da rede. Há também escalas para tricotilomania, compras compulsivas, cleptomania, comportamento sexual compulsivo e risco de violência (ver Gorenstein et al., 2016).

A vontade, a psicomotricidade, o agir e suas alterações 193

Quadro 19.11 | Alterações motoras associadas ao uso de psicofármacos (principalmente neurolépticos)

EFEITO COLATERAL MOTOR	DESCRIÇÃO
Parkinsonismo medicamentoso (*"impregnação neuroléptica"*)	**Rigidez, hipocinesia** (redução dos movimentos), **tremores** (de repouso e postural), **dificuldade de deglutição**, com consequente **acúmulo de saliva na boca, sinal da *roda denteada*** (ao abrir os braços fletidos dos pacientes, nota-se que eles se abrem, mas como fossem uma roda denteada, com pequenos solavancos).
Distonia aguda	**Contrações musculares** sustentadas e geralmente **dolorosas** ou muito **incômodas**. Manifesta-se como **posturas distorcidas** de membros e tronco, crise oculógira ou **torcicolo**, opistótono, protusão da língua, deslocamento lateral da mandíbula ou espasmo laríngeo.
Acatisia	**Inquietação motora, necessidade de andar** de um lado para outro, incapacidade de manter posições, em geral acompanhada de movimentos de cruzar as pernas, **bater os pés** no chão repetidamente, balançar o tronco quando sentado e andar no lugar quando de pé. Há forte **sensação subjetiva de desconforto, inquietação e ansiedade**.
Discinesia tardia	Consequente ao uso prolongado de neurolépticos, expressando-se com movimentos bucolinguomastigatórios e movimentos coreoatetoicos de membros e tronco. São característicos os movimentos da região oral, do tipo mastigar, beijar e franzir. Deve ter havido uso de neurolépticos por, pelo menos, três meses.
Síndrome do coelho	Trata-se de **tremor fino e rápido (5 Hz)** que envolve os **lábios** e, eventualmente, a **língua**.
Distonia tardia e acatisia tardia	Quadro clínico **semelhante** ao da **distonia** e da **acatisia agudas**, mas decorrente do uso prolongado de neurolépticos e, geralmente, **persistente por longo período** após a retirada do medicamento.
Tourette tardio	Quadro semelhante ao do *transtorno de Tourette*, mas decorrente do uso prolongado de neurolépticos. Ocorrem **tiques motores múltiplos** e **complexos, tiques vocais** e, mais raramente, coprolalia.

Fonte: Haeres, 1992; Bassitt, 1998.

Quadro 19.12 | Movimentos involuntários decorrentes de doenças neurológicas

MOVIMENTO INVOLUNTÁRIO	DESCRIÇÃO
Tremores	Série de movimentos involuntários, rítmicos (3-20 Hz), regulares, oscilatórios, sem finalidade. Tremor de repouso, ou estático, ocorre nas síndromes parkinsonianas; tremor postural ou tensional, nos quadros de ansiedade (também nas síndromes parkinsonianas); e tremor cinético ou intencional, nos quadros cerebelares e espinocerebelares. Causas comuns de tremores são: estado de ansiedade, síndromes parkinsonianas, alcoolismo, hipertireoidismo, níveis tóxicos de lítio e síndromes cerebelares.
Tiques	Atos repetitivos, involuntários, resultantes de contrações súbitas, breves e intermitentes, envolvendo um grupo de músculos que atuam em suas relações sinérgicas normais. São acentuados com ansiedade e tensão.
Mioclonias	Contrações abruptas, breves, rápidas, arrítmicas, assinérgicas e involuntárias, envolvendo porções de músculos ou músculos inteiros ou grupos de músculos, independentemente de suas associações funcionais.
Mioquimias	Movimentos espontâneos, transitórios ou persistentes que afetam poucos feixes musculares, em um único músculo, mas geralmente não são extensivos o suficiente para produzir movimentação de parte do corpo. Podem ser fisiológicos ou associados com fadiga ou exaustão.

194 Psicopatologia e Semiologia dos Transtornos Mentais

Fasciculações e fibrilações	Contrações finas e rápidas que implicam um feixe muscular ou um fascículo de fibras musculares. Em geral, não são contrações extensas o suficiente para causar movimento, exceto ocasionalmente nos dedos. Estão associadas a amiotrofia, geralmente resultante de afecções dos neurônios do corno anterior da medula.
Coreia	Movimentos sem finalidade, irregulares, bruscos, breves e arrítmicos, geralmente de grande amplitude e de caráter explosivo. Ocorrem em qualquer segmento corporal, mas sobretudo nas articulações distais dos membros, na face e na língua. Em geral, há padrão irregular de movimentos multiformes, constantemente mutáveis em diferentes partes do corpo.
Atetose	Movimentos lentos, ondeantes, às vezes serpentiformes, irregulares e arrítmicos, que se sucedem de forma contínua. Ocorrem preferencialmente nas extremidades distais dos membros, podendo atingir também o pescoço, a região inferior da face e a língua.
Balismo e hemibalismo	Movimentos de grande amplitude, ritmados, rápidos e abruptos. Localizam-se de modo predominante nos segmentos proximais dos membros, dando a impressão de que o paciente "arremessa" o membro em várias direções. Em geral, ocorre como hemibalismo (unilateral), decorrente de lesão do núcleo subtalâmico de Luys.
Distonia	Contrações musculares lentas e intensas, podendo ocorrer torções no tronco, no pescoço e na cabeça. Às vezes, são dolorosas e apresentam aspecto bizarro.
Espasmos	Contratura muscular intensa, involuntária, implicando geralmente um grupo muscular localizado em determinada região corporal.
Cãibras	Espasmos musculares dolorosos que ocorrem geralmente em resposta a forte contração muscular. Costumam ser aliviadas por manobras que produzem o estiramento do músculo acometido.

Fonte: Sanvito, 1981; Haeres, 1992.

Quadro 19.13 | Semiotécnica da volição e da psicomotricidade

- O paciente comparece à consulta por iniciativa própria ou é trazido por alguém?

- A atitude geral do paciente é passiva ou ativa? Colabora com o entrevistador, é indiferente ou se opõe a ele?

- Como são seus movimentos espontâneos? Seus gestos são lentos e "difíceis" ou rápidos e "fáceis"? Anda de um lado para outro? Esfrega as mãos? Mexe as pernas inquietamente?

- Como é sua mímica de repouso?

- O tom da voz é alto, baixo ou estridente?

- Fala espontaneamente ou apenas quando solicitado?

- Mostra-se hostil, contrariado, agressivo? Parece ter dificuldades em controlar seus impulsos?

- O paciente parece estar pronto a explodir a qualquer momento?

- Faz movimentos inadequados? Faz movimentos ou gestos bizarros?

- O paciente parece ter dificuldade em controlar suas emoções?

Pragmatismo: O que você tem feito nos últimos dias e semanas? Tem sido capaz de trabalhar ou estudar no último mês? O que você tem sido capaz de fazer? Tem dificuldade em terminar o que começa? O que faz para se divertir?

Impulsividade: Perguntar ao paciente, mas, sobretudo, aos acompanhantes: Ele (você) responde sem pensar? Interrompe com frequência os outros? Não consegue esperar sua vez? Tem pavio curto, é explosivo? Descreva as explosões.

Julgamento e sentimento moral: Se você encontrasse um envelope endereçado e selado em uma calçada, o que faria? Se encontrasse uma carteira com dinheiro e com uma carteira de identidade em uma calçada, o que faria?

20 O pensamento e suas alterações

Eu sou, eu existo; isso é certo; mas por quanto tempo? A saber, por todo o tempo em que eu penso; pois poderia ocorrer que, se eu deixasse de pensar, eu deixaria ao mesmo tempo de ser ou de existir. Agora eu nada admito que não seja necessariamente verdadeiro: portanto, eu não sou, precisamente falando, senão uma coisa que pensa [...]

Descartes

Cabe alertar que este capítulo se sobrepõe e dialoga com os capítulos seguintes sobre o *juízo de realidade/delírio* e sobre a *linguagem e suas alterações*. O juízo de realidade/delírio, embora seja um aspecto do pensamento, pela importância do delírio em psicopatologia, foi tratado em capítulo próprio.

A linguagem, embora distinta do pensamento, muitas vezes é sobreposta a ele ou considerada sua simples e automática expressão. Isso não nos parece adequado, pois, embora pensamento e linguagem se articulem muito intimamente no ser humano, há aspectos específicos e autônomos em cada um deles (para este debate, ver Pinker, 2008; Arendt, 2017).

DEFINIÇÕES BÁSICAS

Desde o tempo dos filósofos da Grécia antiga, os elementos propriamente intelectivos do pensamento costumam ser divididos em três categorias básicas ou componentes constitutivos do pensamento: os conceitos, os juízos e o raciocínio.

Conceitos (ver Harky-Vallée, 2013)

Os conceitos se formam a partir das percepções e representações. Diferentemente das percepções (e, em certo sentido, também das representações), o conceito não apresenta elementos de sensorialidade, não sendo possível contemplá-lo, nem imaginá-lo. O conceito é algo puramente **cognitivo**, intelectivo, não devendo ter qualquer resquício sensorial. Não é possível visualizá-lo, ouvi-lo ou senti-lo. Nos conceitos, exprimem-se as características mais abstratas e

gerais dos objetos e dos fenômenos (Lalande, 1996).

Para a formação dos conceitos, são necessários dois passos fundamentais:

- **Eliminação dos caracteres de sensorialidade**. Esses caracteres ainda marcam essencialmente as representações. Por exemplo, quando se representa uma cadeira, ela ainda é visualizada mentalmente; imagina-se uma cadeira preta, de madeira, bonita ou feia, pequena ou grande, etc. Essa representação de cadeira ainda tem forte aspecto sensorial. Quando se conceitualiza *cadeira* como um objeto de quatro pés, móvel utilizado para sentar, suprime-se a dimensão sensorial (no caso, aqui, visual), ficando apenas a dimensão puramente conceitual.

- **Generalização**. Quando, por exemplo, se pensa em "cadeira" como conceito, tal conceito é válido para qualquer tipo de cadeira, seja a usada em casa, seja a cadeira de trabalho, a cadeira de criança, etc. Assim, o conceito resulta da síntese, por abstração e generalização, de um número considerável de fenômenos singulares.

Há um debate na psicologia moderna (Gazzaniga; Heatherton, 2005) sobre se as representações são de fato *imagens*, como *fotografias* armazenadas na mente humana, ou se são *representações proposicionais*. Nessa linha de raciocínio, a representação proposicional de uma mesa não seria a imagem-fotografia de uma mesa genérica no cérebro, mas as proposições, quase sempre de natureza linguística, associadas à ideia de mesa.

Assim, ao evocar a representação visual de uma cadeira (ou mesa, carro, etc.), não viria à mente uma massa visual neutra, sem sentido utilitário, mas um objeto, quase sempre com um assento ou tampo plano, quatro ou três pés de sustentação, de madeira, plástico ou ferro, ou seja, um objeto que é construído culturalmente e que apresenta significado linguístico.

O **conceito** pode ser visto como o **elemento estrutural básico do pensamento**; nele se exprimem os caracteres essenciais dos objetos e os fenômenos da natureza e da cultura. Como afirma Hardy-Vallée (2013, p. 16), "o conceito é a unidade primeira do pensamento e do conhecimento: só pensamos e conhecemos na medida em que manipulamos conceitos".

Juízos

Como afirma o filósofo e lógico francês Robert Blanché (1898-1975), "um conceito nunca está só. Sem falar da rede infinitamente complexa que o liga, pouco a pouco, ao conjunto de outros conceitos". Assim, os conceitos se articulam com outros, próximos ou distantes, estabelecendo relações de conjunção ou de negação (Blanché, 2012, p. 65).

A noção de **juízo** consiste, portanto, na articulação entre dois ou mais conceitos ou termos (Lalande, 1996). Formar juízos é o processo que conduz ao estabelecimento de relações significativas entre conceitos.

Por exemplo, ao tomar-se o conceito *cadeira* e o conceito *utilidade* (ou seja, *qualidade de ser útil*), pode-se formular o seguinte juízo: a cadeira é útil. Tal juízo estabelece determinada relação entre dois (ou mais) conceitos, relação denominada *cópula*. Portanto, o juízo tem, por função básica, formular uma relação unívoca entre um sujeito e um predicado. Na dimensão linguística, os conceitos se expressam geralmente por palavras, e os juízos, por frases ou proposições.

Raciocínio

A função que relaciona conceitos e juízos formando uma narrativa ou argumentação recebe a denominação de raciocínio. O processo do raciocínio representa o modo especial de ligação entre termos ou conceitos, de sequência de juízos, de encadeamento de conhecimentos, derivando sempre uns dos outros, afirmando-os, negando-os ou confrontando-os. Assim como a ligação entre conceitos permite a formação de juízos, a ligação entre juízos conduz à formação de novos juízos. Dessa forma, o raciocínio e o próprio pensamento se desenvolvem (Lalande, 1996).

PENSAMENTO LÓGICO

O que caracteriza o pensamento normal é ser **regido pela lógica** formal e orientar-se segundo a **realidade** e os **princípios de racionalidade** da cultura na qual o indivíduo se insere. Nós, herdeiros das culturas ocidentais, tendemos a valorizar a lógica e a racionalidade, pois esses são elementos fundamentais ao longo da história das sociedades do Ocidente (ver Vietta, 2015).

Segundo a visão aristotélica, os princípios básicos do pensamento lógico-formal que orientam o pensamento normal e maduro são:

1. **Princípio da identidade**. Também é denominado princípio da não contradição. Trata-se de princípio relativamente simples e essencial do pensamento lógico, o qual afirma que: se A é A, e B é B, logo, A não pode ser B.

2. **Princípio da causalidade**. Esse princípio afirma que se A é causa de B, A não pode ser ao mesmo tempo efeito de B; ou, dito de outra forma, se A é causa de B, então B não pode ser ao mesmo tempo causa de A. Também faz parte do princípio da causalidade a regra segundo a qual, sendo as condições mantidas, as mesmas causas devem produzir os mesmos efeitos.

3. **Lei da parte e do todo.** Esse princípio discrimina rigorosamente a parte do todo; se A é parte de B, então B não pode ser parte de A. Assim, se o Brasil é uma parte da América do Sul, então a América do Sul não pode ser uma parte do Brasil.

Esses princípios receberam tratamento crítico e, em certa medida, foram questionados pelo desenvolvimento da *dialética hegeliana*. De acordo com o filósofo alemão Georg W. F. Hegel (1770-1831), as principais leis da dialética que desafiam as limitações da lógica aristotélica são:

1. **Lei da transformação da quantidade em qualidade.**

2. **Toda afirmação encerra em si mesma o princípio de sua negação.**

3. **Tudo é, a um só tempo, causa e efeito de si mesmo.**

PENSAMENTO INDUTIVO E DEDUTIVO

Em termos de tipos de pensamentos relacionados à aquisição de conhecimentos, foram propostos dois outros tipos de pensamento ou métodos de adquirir conhecimentos: **indutivo** e **dedutivo** (Lalande, 1996).

O *pensamento* ou *método indutivo* parte da observação dos fatos elementares, da experimentação e da comparação entre fenômenos para chegar a conclusões e concepções mais gerais, a hipóteses explicativas e classificações mais amplas. O **pensamento** ou **método dedutivo** parte de esquemas, axiomas, definições e teoremas constituídos, já bem arquitetados, para, **por meio de demonstrações lógicas**, assim deduzir a correção do pensamento. O **método dedutivo** presta-se mais às ciências matemáticas, à lógica formal, a conhecimentos teóricos. Já o **método indutivo** é mais utilizado nas ciências empíricas, baseadas na investigação de fatos e objetos do mundo real. Aqui, tem-se as ciências naturais (p. ex., física, química, biologia, geologia, etc.) e certos aspectos das ciências humanas (p. ex., sociologia, economia, demografia, ciências políticas, antropologia, etc.).

PENSAMENTO INTUITIVO

Define-se *intuição* ou *pensamento intuitivo* a apreensão de uma realidade mais ou menos complexa de forma direta e imediata. Para o filósofo francês Henri Bergson (1859-1941), a **intuição** é uma forma de conhecimento, de apreensão direta da realidade vivida, oposta ao pensamento positivista, que abarca os elementos especializados da realidade (Bergson, 1984). A intuição visa captar a interioridade das coisas, inclusive aquelas dimensões muito difíceis de serem expressas por palavras e pelo pensamento analítico.

PENSAMENTO CRÍTICO

Por fim, cabe assinalar a importância para a saúde mental do chamado *pensamento crítico*. Este é um modo de pensar no qual o indivíduo, em seu processo pensante, está *atento* às possíveis falhas em seu raciocínio, falhas decorrentes de tendências pré-fixadas, vieses sistemáticos e conclusões prematuras.

Deve haver um esforço nos projetos educacionais para que se desenvolva essa forma de pensar, ou seja, um pensamento que busque ser amplo e aprofundado, aberto a visões de mundo divergentes, sistemático no seu proceder analítico e curioso em relação a novas possibilidades (Arendt, 2017).

O *pensamento crítico* busca um estado de maturidade no qual se admita que há questões e problemas multifacetados, complexos, que aceite que há questões que comportam mais de duas respostas (mais que "sim" e "não") e que exigem diferentes níveis e formas de análise e solução (Facione et al., 2000).

PENSAMENTOS ERRÔNEOS E VIESES DE PENSAMENTO EM PESSOAS SEM ALTERAÇÕES PSICOPATOLÓGICAS

O tipo e o estilo de pensamento de muitas pessoas da população em geral, sem transtornos mentais, são apenas precariamente lógicos e coerentes, respeitantes da realidade factual. Na população sem transtornos mentais, vários erros e vieses, comuns e sistemáticos, têm sido identificados por estudos de psicologia cognitiva e neuropsicologia (Zawadzki et al., 2012).

O viés de *confirmação* diz respeito à *busca ativa e seletiva* que um sujeito faz no sentido de confirmar hipóteses (ou preconceitos) falsas ou sem fundamento e sem observar com cuidado os dados factuais da realidade. Há, assim, uma tendência relativamente comum de muitas pessoas em distorcer, de modo inconsciente, os dados e as percepções da realidade para confirmar hipóteses previamente formuladas no início de um raciocínio.

O viés de *salto para as conclusões* (*jumping to conclusions*) se verifica quando conclusões apressadas, sem base nas evidências factuais, são formuladas com grau de certeza incompatível com tais evidências. Tal viés é testado por meio de métodos de pesquisa em psicologia experimental e cognitiva bem estabelecidos (p. ex., o *bead task*). Esse viés foi investigado em 200 pessoas da população geral de Londres, sem transtornos mentais ou neurológicos. Identificou-se que 20% delas apresentavam tal viés. Tais indivíduos tinham também mais pensamentos de desconfiança e distorções perceptivas, mas não apresentavam transtornos do humor (Freeman et al., 2008).

Assim, uma série de crenças preconceituosas, sociais ou pessoais, é criada e mantida de forma insistente por um número considerável de pessoas (Yager; Gitlin, 1995). Tudo isso torna difícil a diferenciação e delimitação entre pensamento normal e patológico. Pelo fato de vieses de pensamento, assim como distorções perceptivas, serem encontrados na população em geral, a noção de *abrangência fenotípica das experiências psicóticas* tem sido estendida, pois na população geral haveria distorções semelhantes a psicose em até 7% das pessoas (van Os; Reininghaus, 2016).

O PROCESSO DO PENSAR

Outra forma de analisar o pensamento é distinguindo os seguintes aspectos do processo de pensar: o *curso*, a *forma* (ou estrutura) e o *conteúdo* (ou temática) do pensamento.

O **curso do pensamento** é o modo como o pensamento flui, sua velocidade e seu ritmo ao longo do tempo. Já a **forma do pensamento** é sua estrutura básica, sua *arquitetura*, preenchida pelos mais diversos conteúdos e interesses do indivíduo. Por sua vez, o **conteúdo do pensamento** pode ser definido como aquilo que lhe dá substância, seus temas predominantes, o assunto em si. Há tantos conteúdos de pensamento quantos são os temas de interesse do ser humano.

PSICOPATOLOGIA DO PENSAMENTO

A tradição psicopatológica registra uma série de tipos alterados de pensamento mais comumente associados a estados mentais patológicos e transtornos mentais. Infelizmente, os termos e conceitos relacionados à psicopatologia do pensamento revelam um campo semântico às vezes pouco claro, que causa dificuldades para os estudantes.

Ashley Rule (2005) realizou uma pesquisa em tratados de psiquiatria, dicionários de terminologia médica e artigos publicados sobre psicopatologia do pensamento, em língua inglesa, desde 1979 até 2005, a fim de fazer um levantamento dos construtos usados em psicopatologia nessa área. Ele identificou 68 termos relacionados a transtornos do pensamento e da linguagem, com não raras sobreposições entre os termos e ambiguidades na definição ou no seu uso.

De toda forma, neste capítulo, é apresentado um esquema de transtornos do pensamento o mais claro possível, a fim de que tais esquema e forma de apresentação sejam de utilidade para estudantes e profissionais.

Alterações dos conceitos, dos juízos e do raciocínio

Desintegração e transformação dos conceitos

Ocorre quando os conceitos sofrem um processo de perda ou transformação radical de seu significado original. Segundo Paim (1986), os conceitos se desfazem, e uma mesma palavra passa a ter significados cada vez mais diversos. A ideia de determinado objeto e a palavra que normalmente a designa passam a não mais coincidir.

É comum, na desintegração dos conceitos, que o sujeito passe a utilizar as palavras de forma totalmente pessoal e idiossincrática (no plano da linguagem, isso é chamado *neologismo patológico*). Para um paciente de Paim (1986), a palavra "*ateu*" deixa de significar "*descrente de Deus*" para significar justamente o seu oposto. O indivíduo subverteu o sentido comum de *ateu*, interpretando que significava "*a teu comando*", ou seja, "*a comando de Deus, crente*". A desintegração e a transformação dos conceitos são bastante características da esquizofrenia e podem ocorrer também nas síndromes demenciais.

Condensação dos conceitos

Ocorre quando dois ou mais conceitos são fundidos; o paciente involuntariamente condensa duas ou mais ideias em um único conceito, que se expressa por uma nova palavra. Na dimensão da linguagem, as desintegrações e as condensações dos conceitos são designados *neologismos patológicos*. Estes diferem dos neologismos não patológicos, que decorrem da produção poética ou literária ou de processos culturais e sociolinguísticos próprios da criação da linguagem normal.

Alterações dos juízos

Juízo deficiente ou prejudicado

É um tipo de juízo falso que se estabelece porque a elaboração dos juízos é prejudicada por **deficiência intelectual** e **pobreza cognitiva** do indivíduo. Aqui, os conceitos são inconsistentes, e o raciocínio, pobre e defeituoso. Os juízos são por demais simplistas, concretos e sujeitos à influência do meio social. Às vezes, é difícil diferenciar um juízo deficiente com muito material fantasioso de um delírio. De modo geral, os erros de juízo que não são delírios, mas produzidos pela deficiência intelectual, tendem a não ser persistentes e irredutíveis, mudando com certa frequência (diferentemente dos delírios, que tendem a ser mais contínuos) e tendo frouxa consistência interna.

Juízos de realidade ou de existência

As alterações do juízo de realidade em psicopatologia têm seu exemplo mais paradigmático no delírio, ou ideias delirantes. Estas são, de fato, as alterações do juízo mais relevantes em psicopatologia. Por sua importância e extensão, esse tema será tratado em capítulo específico.

TIPOS ALTERADOS DE PENSAMENTO (INCLUINDO JUÍZO E RACIOCÍNIO)

Pensamento mágico, pensamento dereístico e *wishful thinking*

Esse grupo de tipos de pensamento se caracteriza por ferir frontalmente os princípios da lógica formal, bem como os indicativos e imperativos da realidade. Eles seguem os desígnios dos desejos, das fantasias e dos temores, conscientes ou inconscientes, do sujeito, adequando a realidade ao pensamento, e não o contrário.

O **pensamento mágico (PM)** pressupõe que a uma relação puramente subjetiva de ideias corresponda uma associação objetiva de fatos. As associações fortuitas, ocasionais, entre ideias seriam equivalentes a relações realmente causais entre os fenômenos (Montero, 1990). Por exemplo, *porque vi um carro batido hoje cedo, concluo que meu pai irá morrer atropelado nos próximos dias*.

Um dos fundadores da antropologia social, o antropólogo escocês James George Frazer (1854--1941) estudou a magia e o PM em distintas culturas. Embora suas teses antropológicas sejam atualmente criticadas, algumas de suas definições são úteis do ponto de vista didático (Frazer, 1911/1982). Ele sugeriu algumas *leis* e particularidades do ato e do pensamento mágico:

1. **Lei da contiguidade**. É a base da **magia de contágio**, que utiliza o preceito de que "coisas que estiveram em contato continuam unidas". Assim, se o ato mágico agir sobre um objeto que pertenceu a uma pessoa (roupa, adorno, móvel, etc.), há a crença de que estará, de fato, agindo sobre a própria pessoa (p. ex., ao queimar e destruir uma camisa do indivíduo, estará *queimando e destruindo* a própria pessoa).

2. **Lei da similaridade**. É a base da chamada **magia imitativa**. Nesse caso, domina a ideia de que "o semelhante produz o semelhante". A ação ou o pensamento mágico pensa produzir efeito desejado por imitação da ação real. Por exemplo, ao *queimar e destruir* um boneco com alguma semelhança com um inimigo, estará *queimando e destruindo* o próprio inimigo.

O PM seria mais comum entre as crianças (embora nelas, de modo geral, também predomine uma visão realista). Também se pode eventualmente verificar a ocorrência de tal forma de pensar em alguns **transtornos da personalidade (TPs)**, como nos TPs esquizotípica, histriônica, *borderline* e narcisista. Nos **quadros obsessivo-compulsivos**, alguns sintomas são permeados de PM, constatável em ideias e pensamentos obsessivos e rituais compulsivos dominados, de forma mais ou menos direta pelas leis da magia. Também em alguns pacientes com **esquizofrenia** podem se encontrar, eventualmente, PMs.

O **pensamento dereístico (PD)**, conceito em parte sobreposto ao de PM, é a descrição do tipo de pensamento que se opõe marcadamente ao pensamento crítico e realista, o qual se submete à lógica e à realidade. Entretanto, pode não haver aqui a dimensão *mágica* no pensamento.

O PD só obedece à lógica e à realidade naquilo que interessa ao desejo do indivíduo, distorcendo a realidade para que esta se adapte aos seus anseios. Aqui o pensar volta-se muito mais para o mundo interno do sujeito, suas fantasias e seus sonhos, manifestando-se como um

200 Psicopatologia e Semiologia dos Transtornos Mentais

devaneio, no qual tudo é possível e favorável ao indivíduo. A *pseudologia fantástica* e a *mitomania* (discutidas no Cap. 21) implicam boa dose de PD.

Na língua inglesa, utiliza-se o termo *wishful thinking* (WT) (pensamento desejoso) para indicar a identificação errônea dos próprios desejos com a realidade, o conjunto de crenças adotadas pelo indivíduo que se baseia mais nos desejos do que em fatos, ou seja, um aspecto do PD.

Portanto, em psicopatologia, os conceitos de PM, PD e WT são muito próximos e usados, às vezes como sinônimos. De modo geral, esse grupo de tipos de pensamento pode ser observado em TPs (esquizotípica, histriônica, *borderline*, narcisista, etc.), na esquizofrenia e, eventualmente, em crianças e adolescentes (e mesmo em adultos) sadios.

Pensamento inibido

Aqui, ocorre a inibição do raciocínio, com diminuição da velocidade e do número de conceitos, juízos e representações utilizados no processo de pensar; o pensamento torna-se lento, difícil, rarefeito, pouco produtivo à medida que o tempo flui. Ocorre em quadros demenciais e em quadros depressivos graves.

Pensamento vago

As relações conceituais, a formação dos juízos e a concatenação destes em raciocínios são caracterizadas pela imprecisão. O paciente expõe um pensamento muito ambíguo, podendo mesmo parecer obscuro. Não há propriamente o empobrecimento do pensamento, mas, antes, a marcante falta de clareza e precisão no raciocínio. O pensamento vago pode ocorrer em pessoas sem transtorno mental, mas também pode ser um sinal inicial de esquizofrenia ou ocorrer em quadros demenciais iniciais e em TPs (p. ex., esquizotípica).

Pensamento prolixo

Aqui, o indivíduo não consegue chegar a qualquer conclusão sobre o tema de que está tratando, a não ser após muito tempo e esforço. O paciente dá longas voltas ao redor do tema e mescla, de forma imprecisa, o essencial com o supérfluo. Há dificuldade em obter construção direta, clara e acabada, além de notável falta de capacidade de síntese.

A tangencialidade (pensamento tangencial) e a circunstancialidade (pensamento circunstancial) são tipos de pensamento prolixo.

A **tangencialidade** ocorre quando o paciente responde às perguntas de forma oblíqua e irrelevante, não sabendo discriminar o supérfluo do essencial. As respostas apenas tangenciam aquilo que foi perguntado, nunca chegando ao ponto central, ao objetivo final, sem jamais concluir algo de substancial.

A **circunstancialidade** descreve o raciocínio e a digressão do paciente como *"rodando em volta do tema"*, sem entrar nas questões essenciais e decisivas. Entretanto, eventualmente, o indivíduo alcança o objetivo de seu raciocínio. Em alguns casos, a conversa torna-se uma "massa de parênteses e cláusulas subsidiárias" (Sims, 1995).

Esses tipos de pensamento podem ocorrer em alguns pacientes com TPs, em indivíduos com lesões cerebrais, em algumas pessoas com deficiência intelectual ou naquelas com inteligência limítrofe, em pacientes que se encontram no início de um processo esquizofrênico e em alguns daqueles com quadros obsessivo-compulsivos, que, devido ao excesso de detalhes e atalhos colaterais, não conseguem desenvolver adequadamente suas ideias.

Pensamento concreto ou concretismo

Trata-se de um tipo de pensamento no qual não ocorre a distinção entre a dimensão abstrata, simbólica e a dimensão concreta, imediata, dos fatos. O indivíduo não consegue entender ou utilizar metáforas; o pensamento é muito aderido ao nível sensorial da experiência e às coisas concretas.

É relativamente comum que faltem, em pessoas com pensamento concreto, aspectos mais desenvolvidos e sutis do pensar, como a metáfora, a *ironia*, o *subentendido*, o *duplo sentido*, bem como categorias abstratas e simbólicas de modo geral. Tanto os indivíduos com **deficiência intelectual** como os pacientes com **esquizofrenia** grave podem apresentar pensamento concreto e concretismo.

Pensamento deficitário (relacionado à deficiência intelectual)

É um pensamento de estrutura pobre e rudimentar. O indivíduo tende a apresentar raciocínio concreto; os conceitos são escassos e utilizados em sentido mais literal que abstrato ou metafórico. A abstração apenas ocorre com dificuldade, sem consistência ou grande alcance.

Não há falta, porém, da generalização e da utilização da memória, sempre vinculadas às necessidades mais imediatas do sujeito. Há pouca flexibilidade na aplicação de regras e conceitos aprendidos; o indivíduo tende a tomar tudo "ao pé da letra". Não há distinção pormenorizada e precisa de categorias como essencial e supérfluo; necessário ou acidental; causa e efeito; o todo e as partes; o real e o imaginário; o concreto e o simbólico.

A compreensão e a explicação de fatos complexos da vida são difíceis, e o paciente apreende apenas a realidade de forma vaga e simplificada.

A memorização de determinados conteúdos ou temas (números telefônicos, nomes de pessoas, ruas, tipos de carros, etc.) pode, eventualmente, ser muito extensa e numerosa, porém é mecânica e rígida. Esse fenômeno de extensa memorização mecânica é denominado *ilhotas de memória* e ocorre geralmente em pessoas com deficiência intelectual e naquelas com autismo. Em função de terem tais habilidades, essas pessoas são designadas *savant*.

Pensamento demencial

Trata-se também de pensamento pobre, porém tal empobrecimento é desigual, diferentemente do que ocorre no pensamento deficitário, no qual o empobrecimento é mais homogêneo. Em certos pontos, o pensamento demencial pode revelar elaborações mais ou menos sofisticadas, embora de forma geral seja imperfeito, irregular, sem unidade ou congruência.

Em relação aos conceitos abstratos e aos raciocínios diferenciados e complicados, podem-se observar seus resquícios no pensamento demencial, embora, com o progredir da síndrome demencial, vá predominando cada vez mais o pensamento pobre e desorganizado.

É frequente o indivíduo com demência, nas fases iniciais, tentar dissimular suas dificuldades cognitivas. Ao se deparar com a dificuldade em encontrar as palavras (aspecto do início das demências), procura termos mais genéricos, evita os adjetivos e os substantivos específicos. Por exemplo, "Não consigo encontrar aquela coisa, o meu... (batom), aquilo para passar aqui (indica a boca com o dedo)..."; "Vou pedir ao... àquele homem (o guarda), que me ajude a atravessar... aqui (a rua)".

Pensamento confusional

Verifica-se, devido ao rebaixamento e à turvação da consciência, um pensamento incoerente, de curso tortuoso. O indivíduo está impedido de apreender de forma clara e precisa os estímulos ambientais e não consegue processar seu raciocínio adequadamente. Há marcante dificuldade em estabelecer vínculos entre conceitos e juízos devido às alterações do nível de consciência, da atenção e da memória imediata e de trabalho, impedindo a formação adequada do raciocínio. Ocorre principalmente nas síndromes confusionais agudas (*delirium*).

Pensamento desagregado

Trata-se de pensamento marcadamente **incoerente**, no qual os conceitos e os juízos não se articulam minimamente de forma lógica. O paciente produz um pensamento que se manifesta como uma mistura aleatória de palavras, que nada comunica ao interlocutor. A linguagem correspondente é o que se denomina "salada de palavras", ou *esquizofrasia*. Ocorre nas formas graves e marcadamente desorganizadas de esquizofrenia.

Pensamento obsessivo

Aqui, predominam ideias ou representações que, apesar de terem conteúdo absurdo ou repulsivo para o indivíduo, se impõem à consciência dele de modo persistente e incontrolável. Isso determina uma **luta** constante entre as ideias obsessivas, que voltam de forma recorrente à consciência, e o indivíduo, que se esforça para bani-las de sua consciência, gerando um estado de angústia constante. Com certa frequência, em pacientes gravemente obsessivos, aspectos do PM também estão presentes (p. ex., "Se eu tocar na roupa de uma pessoa no ônibus, ficarei contaminado" ou "Se eu repetir a palavra *santo* cinquenta vezes, impedirei que meu pai morra").

Ruminações ou pensamento ruminativo perseverativo

Muito próximas e, às vezes, sobrepostas ao pensamento obsessivo, as ruminações são formas de pensamento repetitivo que implicam preocupações e pensamentos negativos recorrentes, vivenciados de forma passiva. As ruminações correm em pacientes com quadros de ansiedade, depressão, transtorno bipolar (TB), no comer e/ou beber compulsivo (*binge eating* e *binge drinking*) e em pessoas que se automutilam (*skin picking* e/ou *cutting*). São pensamentos com conteúdos negativos, relacionados sobretudo ao futuro e, eventualmente, ao passado (Ruscio et al., 2011; Ghaznavi; Deckersbach, 2012).

Pré-adolescentes e adolescentes em fase inicial de transtornos do humor apresentam com certa frequência as ruminações (em torno de 10% dos adolescentes estudados). Elas podem anteceder a eclosão de transtornos de ansiedade, depressão e compulsões (Hilt; Pollak, 2013).

ALTERAÇÕES DO PROCESSO DE PENSAR (DO CURSO, FORMA OU CONTEÚDO)

Alterações do curso do pensamento

As principais alterações do curso do pensamento são a aceleração, a lentificação, o bloqueio e o roubo do pensamento.

Aceleração do pensamento

O pensamento flui de forma muito acelerada, com uma ideia se sucedendo à outra rapidamente, podendo até ser difícil acompanhar o ritmo do indivíduo. Pode ocorrer nos quadros de mania, em alguns pacientes com esquizofrenia, eventualmente nos estados de ansiedade intensa, nas psicoses tóxicas (sobretudo por anfetamina e cocaína) e na depressão ansiosa.

Lentificação do pensamento

Nesse caso, o pensamento progride lentamente, de forma lenta e dificultosa. Há certa latência entre as perguntas formuladas e as respostas. Ocorre principalmente em pacientes gravemente deprimidos, em alguns casos de rebaixamento do nível de consciência, em certas intoxicações (por substâncias sedativas) e em quadros psico-orgânicos que afetam estruturas subcorticais.

Bloqueio ou interceptação do pensamento

Verifica-se o bloqueio do pensamento quando o indivíduo, ao relatar algo, no meio de uma conversa, brusca e repentinamente interrompe seu pensamento, sem qualquer motivo aparente. O paciente pode relatar que, sem saber por que, "o pensamento para", é bloqueado. Trata-se de alteração quase exclusiva da esquizofrenia.

Roubo do pensamento

É uma vivência, frequentemente associada ao bloqueio do pensamento, na qual o indivíduo tem a nítida sensação de que seu pensamento foi roubado de sua mente, por uma força ou ente estranho, por uma máquina, uma antena, etc. O roubo do pensamento é um tipo de *vivência de influência* (ver descrição também na seção sobre *delírio de influência*). Trata-se de uma alteração característica da esquizofrenia.

Fuga de ideias

É uma alteração do fluxo e da estrutura do pensamento secundária a acentuada aceleração do pensamento, na qual uma ideia se segue a outra de forma extremamente rápida, perturbando-se as associações lógicas entre os juízos e os conceitos. A fuga de ideias pode ser classificada como alteração do curso ou como alteração formal do pensamento.

Na fuga de ideias, as associações entre as palavras deixam de seguir uma lógica ou finalidade do pensamento e passam a ocorrer por **assonância** (p. ex., amor, flor, cor... ou cidade, idade, realidade...), e as ideias se associam muito mais pela presença de **estímulos externos contingentes** (as pessoas que estão presentes na entrevista, os móveis e os quadros da sala de entrevista, um ruído incidental, alguém que entra na sala, etc.). Segundo Nobre de Melo (1979), na fuga de ideias, há o progressivo afastamento da ideia diretriz ou principal, sem prejuízo manifesto, contudo, para a coerência final do relato. Tal noção de preservação da coerência nessa condição não é, entretanto, aceita por todos os autores. A fuga de ideias é uma alteração muito característica dos quadros maníacos do TB.

Alterações formais do pensamento (ver Radanovic et al., 2013)

Tais alterações do pensamento geralmente implicam psicopatologia significativa e têm impacto negativo na vida das pessoas. Elas se correlacionam com dificuldades nas funções executivas frontais, com pior desempenho em "teoria da mente" e em "tomada de perspectiva" (Ziermans et al., 2017).

Segundo a proposta de Nancy Andreasen (1979), as alterações formais do pensamento (*formal thought disorder* – FTD) seriam divididas em *negativas*, *positivas* ou *desorganizadas*. As alterações **negativas** incluem pobreza do discurso e do conteúdo do pensamento, assim como bloqueio deste. As *alterações **positivas*** incluem pressão para falar, verbosidade. Já as **alterações *desorganizadas*** incluem perda do pensamento objetivo (tangencialidade), descarrilhamento, pensamento idiossincrático, incoerência e ilogicidade.

Como assinalado anteriormente, as FTD utilizadas nos trabalhos publicados em língua inglesa contêm muitas denominações sobrepostas, tornando um tanto confuso o cenário. Consideramos mais lógico separar as alterações da forma ou estrutura do pensamento das alterações do conteúdo. Nesse sentido, primeiro veremos as alterações formais e, depois, as alterações do conteúdo do pensamento. As alterações formais a serem apresentadas incluem: afrouxamento das associações; descarrilhamento, dissociação e incoerência do pensamento; e desagregação do pensamento.

Afrouxamento das associações

Nesse caso, embora ainda haja concatenação lógica entre as ideias, nota-se já o afrouxamento dos enlaces associativos (Nobre de Melo, 1979). As associações parecem mais livres, não tão bem articuladas. Manifesta-se nas fases iniciais da esquizofrenia e em TPs (sobretudo TP esquizotípica).

Descarrilhamento do pensamento

O pensamento passa a extraviar-se de seu curso normal, toma atalhos colaterais, desvios, pensamentos supérfluos, retornando aqui e acolá ao seu curso original. Geralmente está associado a marcante distraibilidade. Se o descarrilhamento for muito acentuado, e os desvios, muito frequentes e longos, pode-se não mais captar a sequência lógica do pensamento. O descarrilhamento é observado na esquizofrenia e, eventualmente, nos transtornos maníacos.

Dissociação e incoerência do pensamento

É a designação cunhada por Eugen Bleuler (1911/1985) para o tipo de desorganização do pensamento (*Beziehungslosigkeit*, perda ou afrou-

xamento das relações associativas) de importância central na esquizofrenia. Em geral, quando o afrouxamento das associações se acentua, os pensamentos passam progressivamente a não seguir uma sequência lógica e bem organizada, e os juízos não se articulam de forma coerente uns com os outros. De início, a incoerência pode ser discreta, ainda sendo possível captar aquilo que o indivíduo quer comunicar. Com o agravamento do processo patológico, o pensamento pode tornar-se totalmente incoerente e incompreensível.

Desagregação do pensamento

Nesse caso, há profunda e radical perda dos enlaces associativos, total perda da coerência do pensamento. Sobram apenas "pedaços" de pensamentos, conceitos e ideias fragmentados, muitas vezes irreconhecíveis, sem qualquer articulação racional, sem que sejam detectadas uma linha diretriz e uma finalidade no ato de pensar. Trata-se de alteração típica de formas avançadas de esquizofrenia e de quadros demenciais.

Valor diagnóstico das alterações formais do pensamento

Na **esquizofrenia**, de modo geral, o progredir da desestruturação do pensamento segue esta sequência (em ordem de gravidade): afrouxamento das associações, descarrilhamento do pensamento, dissociação e incoerência do pensamento e, por fim, desagregação do pensamento. Entretanto, tal sequência, embora lógica, não é necessária, podendo essas alterações surgirem nas mais diversas combinações e sequências.

Cabe lembrar que as formas mais leves de alteração da forma do pensamento podem ser encontradas, de modo ainda incipiente, em parentes de primeiro grau de pessoas com esquizofrenia (Catts et al., 1993).

Acreditava-se que os transtornos formais do pensamento eram específicos da esquizofrenia. Entretanto, tem-se verificado que pacientes com transtornos afetivos (mania ou depressão, psicóticas ou não psicóticas) também os apresentam. No entanto, quanto mais bizarra for a estrutura do pensamento, maior é a probabilidade de se tratar de esquizofrenia (Marengo; Harrow, 1987).

Nos **transtornos do espectro autista**, sobretudo naqueles com alto funcionamento, pode haver o que alguns autores denominam "*alterações negativas do pensamento*", o que inclui empobrecimento em relação às ideias. Recentemente, também têm sido relatadas no autismo alterações "*positivas do pensamento*", como afrouxamento das associações e incoerência. Tanto na esquizofrenia como no autismo, há marcante associação entre essas alterações do pensamento e pior desempenho em funções frontais executivas (como memória de trabalho, inibição de respostas, realização de tarefas sequenciais, flexibilidade cognitiva) (Ziermans et al., 2017).

Os transtornos formais do pensamento, nas psicoses (sobretudo na esquizofrenia), são indicadores da gravidade do quadro. Os aspectos de empobrecimento e de desorganização do pensamento indicam pior prognóstico, sendo que os de empobrecimento predizem com mais força desfechos ruins (Roche et al., 2015).

Alterações do conteúdo do pensamento

O conteúdo do pensamento é aquilo que preenche a estrutura do processo de pensar. Embora muitos autores classifiquem os delírios como alterações do conteúdo do pensamento, isso nos parece incorreto. O conteúdo do pensamento apenas preenche uma forma, uma estrutura. Nesse sentido, corresponde à temática do pensamento. Assim, não se pode falar propriamente em alterações patológicas do conteúdo do pensamento. Há tantos conteúdos quanto são os temas de interesse ao ser humano.

Optou-se, aqui, consequentemente, por não incluir o importante tema dos delírios no item "conteúdo do pensamento", mas no capítulo referente às alterações do juízo de realidade. Quando um indivíduo acometido por uma psicose afirma que "os vizinhos preparam um complô para matá-lo", o conteúdo é de perseguição, mas o que está patologicamente alterado é a atribuição de realidade absoluta a esse pensamento, ou seja, o modo como o juízo de realidade se constitui. De modo similar, uma pessoa com um cargo político, em um contexto político tenso e muito conflitivo, pode viver pensando que querem prejudicá-la, querem "armar contra ela". Seus conteúdos de pensamento são basicamente de desconfiança e possível perseguição; entretanto, ela não está necessariamente delirando.

A observação clínica indica que os principais conteúdos que preenchem os sintomas psicopatológicos são:

1. persecutórios
2. depreciativos, de ataque à autoestima
3. de poder, riqueza, grandeza ou missão
4. religiosos, místicos, mágicos
5. eróticos, sexuais, de ciúmes
6. de culpa
7. conteúdos hipocondríacos

As razões pelas quais tais conteúdos, e não outros, são os mais prevalentes são certamente complexas. A importância desses conteúdos tem a ver com a constituição social e histórica do indivíduo, com o universo cultural no qual ele se insere, assim como com a estrutura psicológica e neuropsicológica do *Homo sapiens*, como espécie. A seguir, são apresentadas algumas **hipóteses** acerca dos motivos pelos quais esses conteúdos são frequentes na psicopatologia.

A **persecutoriedade** (ou vivências de perseguição) é provavelmente muito importante, pelo fato de a sobrevivência em um mundo potencialmente ameaçador ser tema onipresente em quase todos os grupos sociais. A sobrevivência e a segurança do indivíduo e, em consequência, o seu oposto, ou seja, a possibilidade de ser atacado e destruído, são elementares tanto na perspectiva biológica como na psicológica e na sociocultural.

Os **conteúdos depreciativos**, de menos-valia, vergonha e desvalorização são frequentes, pois estados afetivos depressivos são muito prevalentes em praticamente todos os grupos sociais.

Os **conteúdos de poder**, riqueza, grandeza ou missão têm conexão com a dimensão de segurança, mas também se relacionam a questões narcísicas e de negação das dificuldades, limites e sofrimentos da vida cotidiana.

Os **temas religiosos e místicos** também são muito comuns na psicopatologia, o que se justifica pelo fato de não haver cultura ou grupo social humano em que a religião não desempenhe papel central na organização da representação do mundo, na articulação de formas de compreensão da origem e do destino do ser humano, dos valores ético-morais, da compreensão do sofrimento e dos modos de constituição da subjetividade.

A **sexualidade** e a **vida erótica**, por sua vez, apesar de secularmente reprimidas em muitas sociedades, nunca deixaram de ser temas de primordial interesse ao ser humano. Freud e o desenvolvimento de sua psicanálise trouxeram à luz da sociedade vitoriana e conservadora a grande importância da sexualidade e da vida erótica para a esfera mental e social do ser humano. Tal importância se relaciona tanto a fatores instintivo-biológicos (sobrevivência da espécie) como a fatores psicológicos, pois, paralelamente ao desenvolvimento das relações afetivas, há a erotização dessas relações (amar é, ao mesmo tempo, um fenômeno afetivo e erótico).

Os **temas hipocondríacos** e de preocupações somáticas revelam a importância que o corpo tem na experiência humana. Toda a nossa vivência é corporificada (*embodied*); o corpo é central para nós, é nosso limite, fonte de prazer e de dor, estejamos saudáveis ou doentes. Também estão implicados com essas questões o narcisismo relacionado às vivências corporais, o desejo de bem-estar físico, os temores relacionados ao risco permanente que todo ser humano tem de adoecer fisicamente, sofrer e falecer.

Pessoas com quadros de ansiedade generalizada e depressão ansiosa tendem a expressar em seus pensamentos conteúdos sobre eventos futuros negativos (Wu, 2015).

SEMIOTÉCNICA DO PENSAMENTO E INSTRUMENTOS PADRONIZADOS PARA AVALIAR ALTERAÇÕES DO PENSAMENTO

No Quadro 20.1, são apresentadas sugestões para a avaliação clínica do pensamento. São utilizados para pesquisa os instrumentos de avaliação de transtornos do pensamento (cujo foco central na literatura científica de língua inglesa são as FTDs) descritos a seguir.

A *Scale for the Assessment of Thought, Language, and Communication* (TLC) é uma escala que abarca 18 tipos de transtornos do pensamento, a qual, pela influência dos trabalhos de Nancy Andreasen, se tornou uma referência nas pesquisas (Andreasen, 1986).

Também são utilizados o *Thought Disorder Index* (TDI), o *Thought and Language Index* (TLI) e o *Assessment of Bizarre-Idiosyncratic Thinking* (BIT). Todas essas escalas devem ser utilizadas por pessoas com conhecimentos clínicos. Até o momento, esses instrumentos não foram validados para uso no Brasil.

Quadro 20.1 | Semiotécnica do pensamento

Perguntas para verificar o desenvolvimento e a estrutura global do pensamento

(verificar a capacidade de abstração e de generalização e o grau de sofisticação das respostas):

- Que diferença há entre a mão e o pé? Entre o boi e o cavalo? Entre a água e o gelo? E entre o cristal e a madeira?
- Entre 1 kg de chumbo e 1 kg de palha, o que pesa mais? Que diferença há entre falar uma coisa errada e dizer uma mentira? E entre a admiração e a inveja? E entre ser uma pessoa econômica e ser uma pessoa mesquinha, um "pão-duro"?
- Que semelhanças há entre o carro, o trem e o avião?
  1. Resposta precária e concreta: "São coisas".
  2. Resposta correta, mas ainda concreta: "Servem para a gente andar".
  3. Resposta com bom nível de generalização: "São veículos ou meios de transporte".
- Que semelhança há entre o martelo, a enxada e o trator? (Mesmo tipo de interpretação)

Ao longo da entrevista, verificar o curso do pensamento:
Como flui o pensamento do paciente, seu curso (velocidade, ritmo), forma e conteúdos? O pensamento é lento e difícil ou rápido e fácil? O raciocínio alcança seu objetivo, chega a um ponto final, ou fica "orbitando" em temas secundários?

Verificar as formas e os tipos de pensamentos:
O pensamento é coerente e bem compreensível? Ou é vago, com trechos incompreensíveis? O pensamento é predominantemente incompreensível, muito incoerente? Há associações por assonância? Há fuga de ideias? É concreto ou revela capacidade de abstração e uso de símbolos e categorias de generalização? O pensamento respeita a realidade ou segue os desígnios dos desejos e temores do paciente?

Caso se trate de pensamento desorganizado, incoerente, verificar:
Tal desorganização é do tipo confusional (alteração da consciência), demencial (alteração da cognição) ou deficitário (pobreza homogênea)? Estão presentes alterações características da esquizofrenia (afrouxamento, descarrilhamento, desagregação)?

Há ideias ou pensamentos do tipo obsessivo?

Quais são os **conteúdos**, os **temas**, mais recorrentes e marcantes no discurso do paciente?

21 O juízo de realidade e suas alterações (o delírio)

DEFINIÇÕES PSICOLÓGICAS

O **ajuizar**, isto é, produzir **juízos**, é uma atividade humana por excelência. Quando articulamos dois conceitos, duas ideias, como *mesa* e *estudo*, e afirmamos a proposição "está é uma mesa de estudo", estamos formando juízos. **Ajuizar** quer dizer **julgar**. Todo juízo implica, certamente, um julgamento, que, por um lado, é subjetivo, individual e, por outro, social, produzido historicamente, em consonância com os determinantes socioculturais.

Segundo Nobre de Melo (1979), por meio dos juízos, o ser humano afirma sua relação com o mundo, discerne a verdade do erro, assegura-se da existência ou não de um objeto perceptível (**juízos de realidade** ou de existência), assim como distingue uma qualidade de outra (**juízos de valor**). Há, ainda, **juízos estéticos** (*esta mesa é bonita*), juízos coerentes ou incoerentes, juízos certos ou opinativos (graus de certeza), juízos refletidos ou espontâneos.

Orbitando em relação à noção de juízo, há dimensões como *dúvida* ou *certeza, correção* ou *falsidade, crença* ou *evidência, coerência* ou *incoerência, verdade* ou *falsidade, objetividade* ou *subjetividade*. Para a psicopatologia, entretanto, de grande interesse são os *juízos de realidade* e as dimensões a eles relacionadas, como *falsidade ou veracidade* e *graus de certeza*, de *evidência* e de *coerência*.

Mas de qual ou de quais **realidades** se trata em psicopatologia quando se examinam *juízos de realidade*? Certamente não se trata da realidade como construto filosófico, altamente desenvolvido e debatido, com toda uma série de noções metafísicas associadas a tal questão. A realidade que a psicopatologia considera operacionalmente e de utilidade para essa ciência é a **realidade compartilhada**, aquela que as pessoas tacitamente aceitam e com a qual buscam viver de modo mais ou menos coerente.

É preciso lembrar que as alterações do juízo de realidade são alterações do pensamento. Tais alterações são destacadas em capítulo próprio, devido à importância e à extensão que o tema apresenta em psicopatologia, sobretudo com relação ao construto "delírio".

Juízos falsos podem ser produzidos de inúmeras formas e podem ser ou não ser patológicos. Em psicopatologia, a primeira distinção essencial a se fazer é entre o **erro simples**, não determinado por processo mórbido (por transtornos mentais), e as diversas formas de juízos falsos determinados por transtornos mentais, sendo a principal delas o **delírio**.

DISTINÇÃO FUNDAMENTAL: ERRO SIMPLES *VERSUS* DELÍRIO

De início, deve-se reconhecer que não existe limite nítido, fácil e decisivo entre o erro simples e o delírio. O erro se origina da ignorância, do julgar apressado, do uso de premissas falsas ou da carência de lógica no pensamento. Por exemplo, o erro simples ocorre no julgar quando:

1. **Tomam-se coisas parecidas ou semelhantes por iguais ou idênticas**, isto é, confusão de coisas semelhantes – por exemplo, um camelo ser considerado um cavalo (são um tanto semelhantes, mas de fato diferentes); ou tomar-se uma pessoa simpática, bem apresentada, como boa, honesta, confiável, etc.; ou, inversamente, considerar uma pessoa malvestida, com aparência desagradável, expressão rude, como má ou desonesta.

2. **Atribui-se a coincidências ocasionais ou fortuitas** a força de relações consistentes de **causa-efeito**: "Sempre que me cair um dente, alguém conhecido irá morrer".

3. **Aceitar ingenuamente as impressões de nossos sentidos** como verdades indiscutíveis (erros por *enganos dos sentidos*): "O Sol gira em torno da Terra".

Os erros simples são social ou psicologicamente compreensíveis, enquanto o delírio tem como característica principal a incompreensibilidade. Os erros são passíveis de correção pela experiência, pelas provas e pelos dados que a realidade oferece, por se aprender a pensar com lógica. Uma boa parte dos erros de ajuizamento, de apreciação, é determinada por situações afetivas intensas ou dolorosas, que impedem que o indivíduo analise a experiência de forma objetiva e lógica.

Segundo o psicopatólogo Karl Jaspers (1883--1969), os erros são psicologicamente (acrescentaríamos, também, sociologicamente) compreensíveis, pois admite-se que possam surgir e persistir em virtude de ignorância e/ou fanatismo religioso ou político, enquanto o delírio tem como característica principal a **incompreensibilidade**. Nessa concepção, não se pode compreender psicologicamente o delírio (Jaspers, 1979).

Os tipos de erros mais comuns, não determinados (necessariamente) por transtorno mental, são os preconceitos, as crenças culturalmente sancionadas, as superstições e as chamadas ideias prevalentes.

Preconceito

Trata-se, geralmente, de um juízo *a priori*, sem reflexão, um ajuizamento apressado com base em premissas falsas, "uma opinião precipitada que transforma-se numa prevenção" (Paim, 1993). Os preconceitos são, em geral, produzidos social e culturalmente, por interesses de determinados grupos sociais, que, no mais das vezes, constroem tais concepções preconceituosas para se colocarem em situação de superioridade e/ou para justificar atitudes, posturas, normas, regras e políticas institucionais que privilegiam certos grupos em detrimento de outros. A discriminação social é um dos modos mais comuns e nefastos do preconceito. Ela se dá, entre outras formas, como:

- racismo (*os brancos são superiores aos negros*)
- sexismo (*os homens são mais inteligentes que as mulheres*)
- etnocentrismo (*o ocidental é mais sensível que o indígena*)
- classismo ou preconceito de classe (*os pobres são preguiçosos*)
- preconceito religioso (*os muçulmanos são desequilibrados*)

Crenças culturais e superstições

As crenças culturalmente sancionadas são aquelas compartilhadas e referendadas constantemente por um grupo cultural (religioso, político, étnico, grupo de jovens, grupo místico ou outro agrupamento social). O indivíduo, por exemplo, acredita plenamente em demônios, em entidades mágico-espirituais, na ação de entidades sobrenaturais sobre os vivos. Da mesma forma, pode-se citar os membros de grupos *new age* que acreditam, com convicção plena, em discos voadores ou em gnomos, entre outras coisas. Um tipo frequente de crença culturalmente sancionada são as superstições. Elas são, de modo geral, motivadas por fatores afetivos (desejos, temores, etc.).

As crenças culturalmente sancionadas não devem ser confundidas com os sintomas psicopatológicos descritos a seguir. Por exemplo, o elemento diferencial básico das ideias delirantes é que, nas crenças culturalmente sancionadas, há evidências de que o indivíduo compartilha sua crença com um grupo social, mesmo que essa crença seja bizarra ou absurda para quem não pertence a tal grupo cultural.

Alterações patológicas do juízo

Ideias prevalentes ou sobrevaloradas (ideias errôneas por superestimação afetiva)

As ideias prevalentes são ideias que, por conta da importância afetiva que têm para o indivíduo, adquirem marcante predominância sobre os demais pensamentos, conservando-se obstinadamente na mente: "Não consigo pensar em outra coisa" é um exemplo de queixa típico de quem experimenta essas ideias.

As ideias prevalentes diferem das ideias obsessivas, pois são egossintônicas, aceitas pela pessoa que as produz, de acordo com seus ideais. Além disso, fazem sentido para o indivíduo. As pessoas que têm ideias prevalentes ou sobrevaloradas identificam-se plenamente com elas e colocam sua personalidade totalmente a seu serviço. Elas são geradas e mantidas por motivações afetivas pessoais. Nobre de Melo (1979) encontrou uma denominação feliz para as ideias prevalentes, referindo-se a elas como **"ideias errôneas por superestimação afetiva"**. Nesse caso, a **catatimia** (influência dos afetos sobre as demais funções psíquicas) manifesta-se de modo evidente.

David Veale (2002) revisou a literatura sobre a definição e o significado clínico das ideias prevalentes. Ele esclarece que os autores norte-americanos consideram a intensidade da convicção na ideia e o nível de crítica como os critérios centrais para considerar e identificar uma **ideia sobrevalorada** (*over-valued ideas*). Nesse caso, as ideias sobrevaloradas se situariam no meio de um *continuum* de *insight* ou crítica que vai das ideias obsessivas (muito *insight*) até as delirantes (ausência de *insight*).

Já os autores europeus tendem a conceitualizar as ideias sobrevaloradas lançando mão de algumas características, a saber:

1. A ideia é sustentada com **forte convicção** (mas menos que em um delírio).

2. A ideia prevalente ou sobrevalorizada é **egossintônica**, ou seja, aceitável para os ideais e valores do indivíduo (comparável a muitas ideias obsessivas).

3. É associada a um **alto grau de emoção ou afeto** (ansiedade ou raiva, quando há a ameaça de perda de uma pessoa ou do objetivo expresso na ideia).

4. Geralmente se desenvolve em pessoas com **dificuldades emocionais** e de **personalidade**.

5. Em geral, é **compreensível** a partir das experiências passadas do indivíduo e de sua personalidade.

6. **Causa sofrimento** ou disfunção no sujeito ou naqueles que com ele convivem.

7. Geralmente **induz o indivíduo a agir**.

8. Pode, eventualmente, **progredir para delírio** verdadeiro.

9. O paciente **não busca ajuda** por conta dessas ideias.

10. **Assemelha-se a convicções** religiosas ou políticas apaixonadas.

Algumas ideias sobrevaloradas ou prevalentes não têm significado patológico (podendo ser consideradas patológicas apenas a partir do contexto específico do paciente e de sua personalidade). Elas são exemplificadas nos seguintes casos: *uma mãe se preocupa excessivamente com o filho ausente e acredita que ele sempre está em perigo; o sujeito inseguro não para de pensar se sua amada realmente o ama, buscando, em cada detalhe, provas contra esse amor; ideias de conteúdo religioso, ético ou político defendidas intransigentemente pelo indivíduo.* Nesses casos, tais ideias ainda fazem parte da psicologia do normal.

Outras ideias prevalentes já têm sentido claramente patológico, sendo observadas em algumas situações clínicas, como as apresentadas no Quadro 21.1.

Quadro 21.1 | Transtornos mentais nos quais ocorrem ideias prevalentes ou sobrevaloradas	
TRANSTORNO MENTAL	**IDEIA SOBREVALORADA TÍPICA**
Anorexia nervosa (observa-se também na bulimia)	Em pessoa muito emagrecida: "Tenho certeza de que estou muito gorda", "Minha barriga está enorme".
Dismorfofobia	Em pessoa com nariz considerado normal: "Meu nariz é disforme, enorme e muito feio".
Hipocondria	Em pessoa sem dados médicos e laboratoriais: "Estou convencido de que tenho câncer de estômago".
Apotemnofilia	"Tenho a nítida sensação de que minha perna não me pertence. Teria de ser amputada para me sentir confortável."
Ciúmes patológico não delirante	"Tenho certeza de que minha mulher está tendo um caso."
Estado paranoide litigioso	"A companhia de seguros me deve milhões de reais como compensação."

Fonte: Veale, 2002.

O DELÍRIO

Segundo Karl Jaspers (1883-1969), as ideias delirantes, ou delírio, são juízos patologicamente falsos. Dessa forma, o delírio é um erro do ajuizar que tem origem no adoecimento mental. Sua base é mórbida, pois ele é motivado por fatores patológicos (Jaspers, 1979).

Ideias delirantes típicas, observadas na prática clínica, são, por exemplo: "Tenho certeza de que meus pais (ou os vizinhos) querem me envenenar", "As pessoas que trabalham em minha empresa fizeram um plano para acabar comigo, primeiro me desmoralizando, para depois me prender e torturar", "Eu sou a nova divindade que tem poderes para acabar com o sofrimento no mundo a hora que quiser", "Implantaram um *chip* em meu cérebro que comanda meus pensamentos".

Entretanto, cabe assinalar que não é tanto a falsidade do conteúdo que faz um juízo, uma crença, ser um delírio (embora quase sempre a crença delirante seja falsa), mas sobretudo a justificativa para a crença que o delirante apresenta, o tipo de evidência que lhe assegura que as coisas são assim.

Karl Jaspers (1979) descreveu **três características** ou *indícios externos* (*äussere Merkmale*) que, do ponto de vista prático, são muito importantes para a identificação clínica do delírio:

1. O indivíduo que apresenta o delírio tem **convicção extraordinária** (*ausser-gewöhnlinche Überzeugung*), uma certeza subjetiva praticamente absoluta (*subjektive Gewissheit*). Sua crença é total; a seu ver, não se pode colocar em dúvida a veracidade de seu juízo delirante.

2. **É impossível a modificação do delírio pela experiência objetiva**, por provas explícitas da realidade, por argumentos lógicos, plausíveis e aparentemente convincentes. Assim, diz-se que o delírio é **irremovível, irrefutável**; mesmo pela prova de realidade mais cabal, ele não pode ser influenciado externamente (*Unbeeinflussbarkeit*) por pessoas que queiram demover o delirante de suas crenças.

3. O delírio é, quase sempre, **um juízo falso; seu conteúdo é impossível** (*Unmöglichkeit des Inhalts*). Embora esse seja o aspecto mais evidente do delírio, mais fácil de caracterizar, é, também, seu aspecto, do ponto de vista psicopatológico, mais frágil. Sabe-se

que alguns pacientes delirantes podem eventualmente ter delírios verídicos. O fato que o paciente relata pode ocorrer realmente (Bastos, 1986). É o caso do indivíduo com alcoolismo crônico que tem delírios de ciúmes e sua mulher realmente o trai, ou o do líder político com delírio de perseguição, sendo que, de fato, algumas pessoas querem prejudicá-lo ou mesmo matá-lo. Isso, entretanto, não invalida o fato de que, para aquele indivíduo, o que se passa, do ponto de vista psicopatológico, é um delírio. O modo como ela construiu seu ajuizamento e como mantém a crença são patológicos, determinados por fatores mórbidos. Entretanto, cabe reforçar: na maioria dos casos, o delírio é, de fato, um juízo falso.

Além das três características ou indícios de delírio, outros autores acrescentaram algumas categorias adicionais relevantes (Butler; Braff, 1991):

4. O delírio é muitas vezes **vivenciado como algo evidente**; o indivíduo acredita que é claro, óbvio, que as coisas estejam acontecendo da forma como estão (segundo seu juízo delirante); mesmo que o conteúdo seja totalmente implausível, impossível, o paciente acha que é evidente que as coisas estejam acontecendo como estabelece seu juízo delirante.

5. Para se identificar a crença falsa como delírio, é preciso que o indivíduo delirante tenha inteligência suficiente, os **recursos cognitivos básicos** para avaliar se uma crença desse tipo é de fato real ou falsa (erros por deficiência cognitiva não podem, de modo geral, ser considerados "delírio").

Deve-se acrescentar, aos indicativos ou características externas do delírio descritos, uma sexta característica, que ajuda a diferenciar o delírio de determinadas crenças culturais. Assim, deve-se acrescentar que:

6. O delírio é uma **produção associal, idiossincrática** em relação ao grupo cultural do paciente. Geralmente se trata de uma convicção de uma só pessoa. O delírio, no mais das vezes, não é nem produzido, nem compartilhado ou sancionado por um grupo religioso, político ou de outra natureza. Pelo contrário, ao delirar, o indivíduo se

desgarra de sua trama social, do universo cultural no qual se formou, e passa, mesmo contra esse grupo cultural, a produzir suas crenças individuais. Pode-se dizer que, ao produzir um delírio, o sujeito engendra sua própria *"religião, seu próprio sistema ideológico ou científico"*, que são criações geralmente falsas, individuais e associais.

Dimensões do delírio

Kendler e colaboradores (1983) propuseram uma série de dimensões ou vetores da atividade delirante, que, além de serem dimensões do delírio, servem como indicadores de sua gravidade. Posteriormente, Appelbaum, Robbins e Roth (1999) estudaram essas dimensões do delírio nos diferentes transtornos mentais. A seguir, são apresentadas as dimensões do delírio:

1. **Grau de convicção**. Esse grau determina até que ponto o paciente está convencido da realidade de suas ideias delirantes. A convicção do delírio é, de modo geral, mais marcante na esquizofrenia e menos intensa, por exemplo, nas psicoses reativas breves e nos transtornos do humor com sintomas psicóticos.

2. **Extensão**. Trata-se da extensão com que as ideias delirantes envolvem diferentes áreas da vida do paciente.

3. **Bizarrice ou implausibilidade**. Trata-se do grau em que as crenças delirantes se distanciam das convicções culturalmente compartilhadas pelo grupo social de origem do paciente, ou seja, do quanto seu delírio se distancia da realidade consensual, do quão implausível e impossível é o delírio. Delírios que envolvem a perda do controle da mente ou do corpo por forças ou entidades externas são considerados, pelo *Manual diagnóstico e estatístico de transtornos mentais* (DSM-5), como bizarros.

   Segundo o DSM-5, os delírios bizarros, implausíveis no contexto sociocultural do paciente, têm valor diagnóstico mais importante para se identificar a esquizofrenia do que os delírios não bizarros.

4. **Desorganização**. Aqui se verifica até que ponto as ideias delirantes são consistentes internamente, têm lógica própria e em

que grau são sistematizadas, com ordem interna. Os delírios mais organizados são observados nos transtornos delirantes e em pacientes psicóticos, que, de modo geral, têm inteligência mais privilegiada. Indivíduos com deficiência intelectual e/ou demência geralmente apresentam delírios mais desorganizados.

5. **Pressão ou preocupação**. Têm a ver como o quanto o paciente está preocupado e envolvido com suas crenças delirantes, o quanto ele se sente pressionado pelo delírio.

6. **Resposta afetiva ou afeto negativo**. Trata-se do quanto as crenças delirantes abalam ou tocam afetivamente o paciente, do quanto ele fica assustado, ansioso, triste ou irritado em consequência do delírio.

7. **Comportamento em função do delírio**. Aqui se verifica o quanto o paciente age em função de seu delírio e em que medida ele pratica atos estranhos, perigosos ou inconvenientes a partir de suas ideias delirantes.

   Comportamentos perigosos, violentos, foram relacionados aos seguintes fatores do delírio: afirmar que está sendo *espionado ou seguido, que conspiram contra ele*, estar *sob o controle de uma pessoa* ou de *uma força*, *inserção de pensamentos* e crer que tem *poderes especiais*. O afeto *"sentir raiva"* (*angry*) é um elemento importante nessa relação de delírio com violência (Ullrich et al., 2014).

Delírio primário ou ideias delirantes verdadeiras

Segundo Jaspers (1979), o verdadeiro **delírio é um fenômeno primário**. O que isso significa? Sendo um fenômeno primário, **é psicologicamente incompreensível**, não tem raízes na experiência psíquica do ser humano sadio; por isso, **é impenetrável**, incapaz de ser atingido pela relação intersubjetiva, pelo contato empático entre entrevistador e entrevistado.

Trata-se de algo inteiramente novo, que se insere, em determinado instante, na curva vital do indivíduo. O verdadeiro delírio expressa uma quebra radical na biografia do sujeito, a **transformação qualitativa de toda a sua existência**; sua pessoa se modifica, sua personalidade sofre verdadeira transmutação (*Umwandlung der Persönlichkeit*).

Delírio secundário, ou ideias deliroides, e os delírios compartilhados

O delírio secundário assemelha-se externamente ao primário, diferindo deste por não se originar de alteração primária do pensamento, do ajuizar, mas de alterações profundas em outras áreas da atividade mental (afetividade, nível de consciência, etc.), que indiretamente produzem juízos falsos. É fruto de condições psicologicamente rastreáveis e compreensíveis (Leme Lopes, 1982).

O delírio de ruína ou culpa do indivíduo com depressão grave é compreensível e derivável psicologicamente de estado de humor alterado (*catatimia*) de forma profunda; constitui mais um aspecto, mais uma dimensão que o humor depressivo adquire. Dessa forma, pode-se tomar como secundários e compreensíveis o delírio de grandeza do paciente em estado maníaco franco, os delírios paranoides do indivíduo com personalidade paranoide, com graves sentimentos de inferioridade e com forte tendência a sentir-se preterido, ofendido ou discriminado.

Assim, os delírios podem ocorrer eventualmente em mais de uma pessoa. São os chamados delírios compartilhados da loucura a dois (*folie à deux*). Nesses casos, em geral há um sujeito realmente psicótico, com esquizofrenia ou transtorno delirante, por exemplo, que apresenta delírio primário e, ao interagir intimamente com outra pessoa influenciável (ou com mais pessoas; *folie à trois, à quatre*, etc.), acaba por gerar o delírio em tal pessoa.

Há, nesses casos, uma dupla: o verdadeiro delirante e outra(s) pessoa(s) (irmão, cônjuge, amigo próximo, filho, etc.) – em geral uma personalidade sugestionável – dependente(s), frágil(eis) socialmente ou com limitações físicas ou psicossociais. Com a convivência e a interação pessoal, o acompanhante também passa a delirar (apresentando o mesmo delírio que o verdadeiro delirante ou a ideação tematicamente relacionada).

Trata-se, portanto, para o sujeito sugestionável, de delírio secundário ou ideia deliroide (às vezes, ideias prevalentes ou simples crenças), e não de verdadeiro delírio primário. Ao separarem-se fisicamente os dois, em geral o sujeito influenciável deixa, de forma gradativa, de delirar. São descritas formas coletivas de delírio compartilhado: um líder verdadeiramente delirante (delírio primário) e um grupo social sugestionável que acaba por compartilhar das convicções delirantes do líder (ideias deliroides ou simples crenças induzidas).

Estrutura dos delírios

Segundo a **estrutura**, os delírios são classificados em simples (monotemáticos) ou complexos (pluritemáticos) e em não sistematizados ou sistematizados:

1. **Delírios simples** (monotemáticos). São ideias que se desenvolvem em torno de um só conteúdo, de um **tema único**, geralmente de um único tipo (apenas um tema religioso, persecutório, etc.).

2. **Delírios complexos** (pluritemáticos). São aqueles que englobam **vários temas** ao mesmo tempo, com múltiplas facetas, envolvendo conteúdos de perseguição, místico-religiosos, de ciúme, de reivindicação, etc.

3. **Delírios não sistematizados**. Nesse caso, são **delírios sem concatenação** consistente. Os conteúdos e os detalhes dos delírios não sistematizados variam de momento para momento e costumam ser encontrados em indivíduos com baixo nível intelectual, naqueles com deficiência intelectual ou em pacientes com quadros confusionais ou com demência.

4. **Delírios sistematizados**. São **bem organizados**, com histórias ricas, consistentes e **bem concatenadas**, que mantêm, ao longo do tempo, os mesmos conteúdos, com **riquezas de detalhes**. Ocorrem mais em indivíduos intelectualmente desenvolvidos e nos chamados transtornos delirantes (o termo clássico de Kraepelin é *paranoia*). Aqui, observa-se o que Jaspers denominou de "inteligência a serviço do delírio"; a inteligência do paciente não se presta a impedir ou criticar o delírio (como se pensou no século XIX), mas a buscar mais elementos para justificá-lo, desenvolvê-lo e sustentá-lo. De fato, muitas vezes, é como se a **inteligência** do indivíduo fosse *sequestrada* pelo delírio, pela forte imantação que este representa na vida do sujeito, para servir à lógica do delírio.

Surgimento e evolução do delírio: estados pré-delirantes

Em geral, os delírios surgem após um **período pré-delirante**, denominado *humor delirante* (Jaspers, 1979). Nesse período, o paciente experimenta aflição e ansiedade intensas, sente como se algo terrível estivesse por acontecer, mas não sabe exatamente o quê (Ver Berrios; Fuentenebro de Diego, 1996).

Predominam aqui marcante *perplexidade*, sensação de fim do mundo, de estranheza radical. Esse estado pode durar horas ou dias. O humor delirante cessa quando o paciente **configura** o delírio, isto é, quando descobre, como se fosse por uma revelação inexplicável, o que está de fato acontecendo: "Ah, então é isso, os vizinhos organizaram um grande complô para me matar", ou "Já entendi, a minha esposa está tendo relações com todos esses homens".

Curiosamente, após a revelação do delírio, o indivíduo muitas vezes se acalma, como se tivesse encontrado explicação plausível para a perplexidade anteriormente inexplicável.

Klaus Konrad (1992) propõe haver um processo sequencial no desenvolvimento do delírio, com períodos pré-delirantes, delirantes e de reorganização da personalidade, bem como fases residuais. Esse autor sugere as seguintes cinco fases ou momentos de formação do delírio:

1. **Trema**. Esse termo vem do jargão do teatro; trata-se da tensão e da expectativa da atriz logo antes de entrar em cena. Corresponde ao humor delirante de Jaspers. No processo temporal de surgimento do delírio, o trema é a fase que **precede imediatamente o surgimento das ideias delirantes**. Há tensão geral, clima ameaçador, mal definido e difuso pairando ainda sem significação. O campo vivencial do sujeito se estreita; ele tem a sensação de que não há como escapar (mas não sabe bem do quê).

2. **Apofania**. O termo grego *apophainein* significa "tornar-se manifesto". A tensão acumulada (durante o trema) agora se desdobra em delírio. O sujeito tem a vivência de **verdadeira revelação**. Nessa fase, ocorrem experiências delirantes descritas como percepção delirante, falsos reconhecimentos e desconhecimentos delirantes (*Personenverkennung*), difusão e sonorização do pensamento e vivências corporais delirantes.

Um aspecto dessa fase é o que Konrad descreve como **anástrofe** (do grego *anastrophé*, inversão, deslocamento): tudo se volta para o indivíduo (não é ele que se dirige intencionalmente para o mundo, mas o contrário), ele se sente de forma passiva no centro do mundo, observado por todos. Para Konrad, a apofania (revelação do delírio) e a anástrofe (quando o mundo se volta para o delirante) formam o núcleo da experiência esquizofrênica.

3. **Fase apocalíptica**. Essa fase corresponde a certa desorganização do sujeito após a primeira revelação do delírio inicial. É acompanhada de vivências ameaçadoras de fim de mundo (*Weltuntergang*), de perda da sensação de que há alguma continuidade de sentido no mundo. O sujeito delirante parece viver a estranha reestruturação de seu mundo. Podem surgir sintomas catatônicos, excitação motora e psíquica, bem como vivências de alteração do Eu psíquico e corporal ("Eu não sou mais eu", ou "Sinto que já morri").

4. **Consolidação**. Depois de certo tempo do início do processo psicótico, de idas e vindas de desorganização e reorganização, ocorre certa estabilização. O delírio tende a **cristalizar-se**, há certa elaboração intelectual em torno dele, com a fixação de elementos a partir da personalidade do sujeito, o que pode incluir também defesas neuróticas ("Finalmente me deixaram em paz, apesar de ainda estarem me observando").

5. **Fase de resíduo**. Geralmente se trata da fase final do processo psicótico-delirante. Há perda do impulso e da afetividade manifesta. O sujeito não pode mais confiar e relacionar-se calorosamente com os outros; busca passiva ou ativamente certo isolamento, concentra-se no impessoal da vida. Ellen Corin (Corin; Lauzon, 1992; Corin, 1998) identificou, entretanto, que alguns pacientes com esquizofrenia crônica buscam peculiar reestruturação, denominada por ela **retração positiva** (*retrait positif, positive withdrawal*), na qual mantêm distância das pessoas, mas procuram interagir de modo impessoal com elas (frequentando certos bares, certas praças, certos grupos de pessoas, geralmente um tanto marginalizadas, bem

como acessando *chats* e redes sociais na internet, etc.).

Em relação ao **curso**, os delírios podem ainda ser agudos ou crônicos. Os **delírios agudos** surgem de forma rápida, podendo desaparecer em pouco tempo (horas a dias). Podem ser passageiros e fugazes, estando, nesses casos, associados a transtornos da consciência em psicoses tóxicas ou infecciosas. Já os **delírios crônicos** tendem a ser persistentes, contínuos, de longa duração (vários anos), pouco modificáveis ao longo do tempo.

Os mecanismos constitutivos do delírio

Para a formação do delírio, podem contribuir diversos fatores e tipos de vivências. Como em relação à maioria dos sintomas psicóticos, a interação de fatores cerebrais, psicológicos, afetivos, da personalidade pré-mórbida e socioculturais é complexa e provavelmente multifatorial.

No caso específico do delírio, tal interação é ainda mais complexa. Deve-se pensar o delírio como uma construção. Tal construção está inserida em um processo de tentativa de reorganização do funcionamento mental: o esforço que o aparelho psíquico do paciente empreende no sentido de lidar com a desorganização que a doença de fundo produz.

Pode-se falar em mecanismos constitutivos do delírio apenas com certa reserva, pois a psicopatologia ainda não dispõe de evidências consistentes relativas à etiofisiopatologia ou à psicogênese do delírio. Nesse sentido, o psicopatólogo argentino Carlos Pereyra (1973) alerta que:

> Costuma-se considerar como mecanismos (formadores) dos delírios aqueles fenômenos ostensivos ou processos segundo os quais se produzem as ideias delirantes. Assim, fala-se em mecanismo alucinatório, interpretativo, intuitivo, imaginativo, retrospectivo (fantasias da memória), onírico, etc. De fato, tal distinção apenas tem um valor prático, de modo algum pode-se pretender que se trate de verdadeiros mecanismos e, muito menos, que eles sejam puros e genuínos engendradores do delírio. O delírio nasce de uma multiplicidade de fatores complexos, que implicam e comprometem o psiquismo todo.

Tomando esse cuidado, são descritos os **mecanismos formadores do delírio**, apresentados a seguir.

Interpretação: delírio interpretativo (ou interpretação delirante)

Deve-se ressaltar que a atividade interpretativa é um mecanismo que, de forma geral, está na base constituinte de todos os delírios. Em alguns delírios, entretanto, verifica-se que sua formação se deve quase exclusivamente a uma distorção radical na interpretação de fatos e vivências, e o indivíduo apresenta, a partir de múltiplas interpretações dos fatos da vida, um delírio mais ou menos complexo. O delírio interpretativo geralmente respeita determinada lógica, produzindo histórias que, embora delirantes, guardam verossimilhança.

Intuição: delírio intuitivo (ocorrência ou intuição delirante)

O indivíduo intui o delírio de repente, pois capta de forma imediata novo sentido nas coisas, percebe nova realidade totalmente convincente e irredutível. Nesse caso, o paciente não sente qualquer necessidade de fundamentar o delírio em possibilidades plausíveis e verossímeis: ele não interpreta e conclui, não busca provas que certifiquem a verdade de seu delírio, ele simplesmente sabe, simplesmente intui a *revelação delirante*.

Imaginação: delírio imaginativo

Assim como a interpretação, a imaginação está presente na constituição da maior parte dos delírios, acompanhando a atividade interpretativa lado a lado. O indivíduo imagina determinado episódio ou acontecimento e, a partir disso, pela interpretação, vai construindo o delírio.

Afetividade: delírios catatímicos da mania e da depressão (Keck et al., 2003)

Em estados afetivos intensos, como nas depressões graves e nos quadros de mania, o indivíduo passa a viver em um mundo fortemente marcado por eles. A influência penetrante da afetividade sobre todas as funções mentais é chamada **catatimia**. É nesse contexto que se desenvolvem os chamados **delírios catatímicos**, ou seja, delírios humor-congruentes dos transtornos do humor com sintomas psicóticos (p. ex., delírios de ruína e de culpa, nas depressões graves, e delírios de grandeza, na mania).

Em estado de profunda depressão, o sujeito reorganiza o mundo e seu Eu com delírios de conteúdo depressivo; o paciente em mania cria, a partir de seu estado afetivo de euforia e exaltação, um delírio de grandeza, coerente com tal estado.

Os delírios da mania psicótica e da depressão psicótica são atualmente classificados como **congruentes ou incongruentes com o humor** (OMS, 1993; APA, 2002). Nos transtornos do humor com sintomas ou características psicóticas (depressão e mania psicóticas), afirma-se que o delírio é **humor-congruente** se, no caso da depressão, houver temática de culpa, ruína, hipocondria ou, no caso da mania, ocorrer temática de grandeza, poder ou religiosidade-grandeza (inclusive ser ou ter contato com entidades especiais, poderosas).

Se, na depressão psicótica, o delírio for de perseguição, sem que tal perseguição seja sentida como "merecida", decorrente de falta, culpa ou erro do paciente, ou, na mania, o delírio for de controle ou de influência, designam-se tais delírios como **humor-incongruentes** (o delírio não segue o estado afetivo de base, não é congruente com tal estado). Esse tipo de delírio (humor-incongruente) parece implicar pior evolução clínica para o paciente e aponta mais para psicose esquizofrênica e menos para psicose afetiva.

Na mania, os delírios humor-congruentes somam 71%, e os humor-incongruentes são 29%. Na depressão grave, por sua vez, os delírios humor-congruentes são 65%, e os humor-incongruentes somam 35% (Coryell et al., 2001; Keck et al., 2003; Maj, 2008).

Memória: delírio mnêmico (recordação delirante)

Nesse caso, o delírio é construído por recordações e elementos da memória (verdadeiros ou falsos) que ganham dimensão delirante. O indivíduo utiliza tanto recordações verdadeiras quanto falsificações da memória, como as alucinações ou ilusões mnêmicas, para construir seu delírio. Por exemplo, o paciente afirma que foi raptado quando era criança, que foi criado por pais milionários e que, por isso, é herdeiro de grande fortuna, etc.

Alteração da consciência: delírio onírico

São os delírios associados a quadros de turvação da consciência, ricos em vivências oníricas, com alucinações cênicas, ansiedade intensa e certa confusão do pensamento. Eles se desenvolvem principalmente devido à crítica insuficiente relacionada às vivências oníricas, e podem ocorrer durante ou após a turvação da consciência.

Alterações sensoperceptivas: delírio alucinatório

O delírio pode ser construído a partir de experiências alucinatórias ou pseudoalucinatórias intensas, como alucinações auditivas de conteúdo persecutório ou alucinações visuais muito vívidas. O indivíduo forma seu delírio desenvolvendo, de certa forma, a temática e a experiência gerada pela atividade alucinatória.

A experiência alucinatória é tão marcante e penetrante que não lhe resta alternativa a não ser integrá-la em sua vida por meio do delírio. Tal integração ocorre mediada por atividade interpretativa; logo, o delírio alucinatório também é, em certo sentido, um delírio interpretativo.

A **percepção delirante,** de Kurt Schneider, é um tipo especialmente importante de delírio. O delírio surge a partir de uma percepção normal que recebe, imediatamente ao ato perceptivo, significação delirante. Trata-se de processo com duas vertentes (perceptiva e ideativa) que ocorrem de forma simultânea. Por exemplo, ao entrar na sala, o indivíduo vê um lenço amarelo sobre a mesa (uma percepção real); ao vê-lo, logo entende que se trata de conspiração contra ele, que querem matá-lo (atribuição de um significado delirante à percepção normal).

A percepção delirante é vivenciada como uma revelação, uma descoberta abrupta que o indivíduo faz, passando, então, a entender tudo o que se passa. Segundo Nobre de Melo (1979), há, no paciente delirante, uma tendência interna irreprimível a viver significações. A percepção delirante é um sintoma muito característico da esquizofrenia (sintoma de primeira ordem de Kurt Schneider).

RELAÇÕES ENTRE DELÍRIO E ALUCINAÇÃO

Assim como as relações entre delírio e afetividade são complexas, uma via de dois sentidos, também as relações entre delírio e alucinação o são. Ambas as manifestações interagem muitas vezes de forma complexa, também nos dois sentidos (alucinações incrementam delírios, e estes podem incrementar aquelas).

A ideia de que as alucinações precedam os delírios, atualmente postulada como **hipótese das experiências anômalas**, está em consonância com a hipótese dos delírios alucinatórios, mencionada anteriormente. Por exemplo, em estudo que monitorou diariamente "vivenciar alucinações e delírios", em 130 pacientes com esquizofrenia vivendo na comunidade, Ben-Zeev e colaboradores (2012) identificaram que as experiências alucinatórias prediziam o surgimento de delírios no mesmo dia, horas após terem tido as alucinações.

Assim, estudos empíricos (De Loore et al., 2011) sustentam a hipótese de que delírios, com certa frequência, surgem depois das alucinações, possivelmente como um processo desencadeado ou influenciado por elas. Por exemplo, ao ouvir vozes que ameaçam de morte o sujeito, ele passa a formular o delírio de que planejam contra ele, de que o matarão.

Entretanto, como mencionado, o inverso pode também ocorrer. Como em uma parte dos pacientes as alucinações surgem depois dos delírios, é plausível que a atividade delirante, em um sujeito vulnerável, afete a sensopercepção, e o indivíduo passe a alucinar.

Mais que isso, delírios e alucinações não apenas podem se incrementar reciprocamente, mas as alucinações podem dar uma espécie de "prova de realidade" ao delírio – "se ouço essas vozes me ameaçando, é porque realmente tramam contra mim e vão me matar". Na mesma linha, o delírio pode conferir sentido à alucinação ("ouço as vozes porque eles são da máfia e querem acabar comigo"). Forma-se um círculo de confirmação e sentido no qual, mutuamente, delírio e alucinação ajudam a sustentar o estado *delirante-alucinatório* da psicose.

Enfim, as inter-relações entre delírio e alucinação revelam uma dimensão importante e complexa da psicopatologia das psicoses, que, ao serem estudadas, podem nos fornecer mais pistas para a compreensão do que ocorre na enigmática experiência de muitos pacientes psicóticos (Compton et al., 2012).

A **Figura 21.1** apresenta um esquema para o surgimento e a retroalimentação entre disforias, alucinações e delírios.

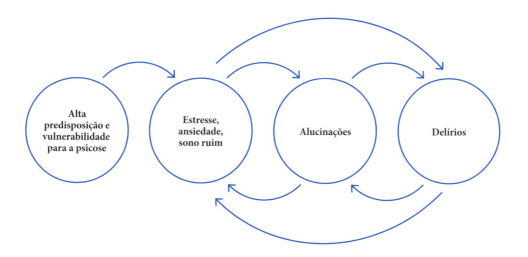

Figura 21.1 | Esquema para o surgimento e a retroalimentação entre disforias, alucinações e delírios.

MECANISMOS DE MANUTENÇÃO DO DELÍRIO

Se, por um lado, é possível supor e investigar fatores cerebrais, psicológicos e psicopatológicos especificamente envolvidos no surgimento e na constituição de um delírio ou sistema delirante, por outro, é relevante saber por que motivo muitos pacientes se mantêm delirantes. Por que em muitos o delírio se estabiliza e permanece ao longo do tempo? Sims (1995) assinala alguns fatores envolvidos em tal "**estabilização do delírio**":

1. A **inércia em mudar as próprias ideias** e a **necessidade de consistência** das produções ideativas que são formadas ao longo do tempo.

2. A **pobreza na comunicação interpessoal**, a falta de contatos pessoais satisfatórios, o isolamento social, o fato de ser estrangeiro e não falar a língua dominante, etc.

3. O comportamento agressivo por parte do paciente, resultante do delírio persecutório, pode desencadear mais **rejeição pelo meio social** e, dessa forma, reforçar o **círculo vicioso de sentimentos paranoides**, rejeição, hostilidade, mais sentimentos paranoides, e assim por diante.

4. O delírio pode **diminuir o respeito** e a consideração que as pessoas que convivem com o paciente têm por ele. A partir dessa situação, o indivíduo delirante pode construir novas interpretações delirantes a fim de, involuntariamente, tentar manter sua autoestima.

OS TIPOS DE DELÍRIO SEGUNDO SEUS CONTEÚDOS OU TEMÁTICAS DELIRANTES
(*DELUSION CONTENT* OU *WAHNTHEMEN*)

Serão abordados, adiante, os vários tipos de delírios segundo seus conteúdos ou temáticas. Em primeiro lugar, são apresentados os mais frequentes; depois, os menos encontrados na prática clínica diária.

A temática seguramente mais frequente é a perseguição. Ela inclui ameaças, planos de homicídio, envenenamento, torturas, complôs, calúnias, enfim, atos planejados ou realizados contra o sujeito por seus perseguidores. Nesse sentido, agrupamos aqui o **delírio de perseguição** (propriamente dito) junto com os **delírios de autorreferência**, **de relação** e **de influência** (ou **controle**). Esses três últimos, embora não sejam nominalmente designados como persecutórios, revelam a temática, o colorido, de perseguição.

Delírios de perseguição

O indivíduo acredita com toda a convicção que é vítima de um complô e está sendo perseguido por pessoas conhecidas ou desconhecidas, como máfias, vizinhos, polícia, pais, esposa ou marido, chefe ou colegas do trabalho (ou do ambiente estudantil). Ele pensa que querem envená-lo, prendê-lo, torturá-lo, matá-lo, prejudicá-lo no trabalho ou na escola, desmoralizá-lo, expô-lo ao ridículo ou mesmo enlouquecê-lo.

Delírio de referência (de alusão ou autorreferência)

Aqui, o indivíduo apresenta a tendência dominante a experimentar fatos cotidianos fortuitos, objetivamente sem maiores implicações, como referentes a sua pessoa. Diz ser alvo frequente ou constante de referências depreciativas, caluniosas. Ao passar diante de um bar e observar as pessoas conversando e rindo, entende que *estão falando dele, rindo dele, dizendo que ele é ladrão ou traidor; tudo, enfim, se refere a ele.*

Às vezes, o paciente ouve seu nome e que o xingam (mecanismo alucinatório associado ao delírio de referência) ou simplesmente deduz que a conversa das pessoas no trabalho, em um bar ou na escola é sobre ele (mecanismo interpretativo associado ao delírio de referência).

Esse tipo de delírio geralmente ocorre nas psicoses em geral, sobretudo na esquizofrenia e nos transtornos delirantes. Também pode ser encontrado nas demências e em quadros de depressão ou mania delirante.

Delírios de perseguição e o mecanismo de projeção

Um mecanismo psicológico particularmente importante na formação dos delírios de perseguição e de referência é o que Freud [1911] (1976) denominou de **projeção**. Inconscientemente, o indivíduo "projeta" para fora de seu mundo mental, no mundo externo, ideias, conflitos, temores e desejos que seriam insuportáveis se fossem percebidos como pertencentes ao seu mundo interno.

Além de projetar para o exterior, Freud supôs que o sujeito delirante também deforma o conteúdo inaceitável, invertendo o tipo de afeto associado a tal ideia (amor em ódio, desejo em repugnância, etc.).

Outro aspecto hipotético associado ao delírio de perseguição é sua suposta função de proteger o sujeito de rebaixamento de sua autoestima; relutante em admitir seus próprios fracassos, o indivíduo, ao projetar nos outros os aspectos negativos da existência, torna-se vítima em vez de fracassado (Sims, 1995).

Delírio de relação

O indivíduo delirante constrói aqui conexões significativas (delirantes) entre os fatos normalmente percebidos. Essas conexões novas surgem geralmente sem motivação compreensível. Por exemplo, o paciente agora sabe *que tudo faz sentido*, os fatos se relacionam (as chuvas do verão passado, o inverno atual mais frio, etc.), indicando "que realmente a guerra dos seres alienígenas que visa me destruir irá começar". Tal tipo de delírio também apresenta, quase sempre, colorido persecutório.

Delírio de influência ou controle (também denominado vivência de influência)

O indivíduo vivencia intensamente o fato de estar sendo controlado, comandado ou influenciado por força, pessoa ou entidade externas. Há, por exemplo, uma máquina (antena, computador, aparelho eletrônico) que envia raios que controlam seus pensamentos e seus sentimentos. Um ser extraterrestre, um demônio ou entidade paranormal controla seus sentimentos, suas funções corporais e visa, com isso, destruí-lo ou fazê-lo sofrer.

O paciente afirma ter perdido a capacidade de resistir a essa força externa e passa a submeter-se inteiramente a ela. Incluídas nas vivências de influência estão as experiências de "**pensamentos feitos**", "**sentimentos feitos**", além das **influências sobre partes ou órgãos do corpo**. Os delírios ou vivências de influência são indicativos de esquizofrenia e revelam o quão profundamente os limites do Eu, a "membrana" que separa o Eu privado, íntimo, do mundo externo, estão fragmentados, porosos e permeáveis no processo psicótico.

Delírio de grandeza ou missão (ou de enormidade)

Saindo agora da órbita dos delírios com teor persecutório, o segundo conteúdo mais frequente dos delírios é a grandeza (ou missão). Nesse caso, o indivíduo acredita ser pessoa muito especial, dotada de capacidades e poderes, também especiais. Acredita ter um destino espetacular, assim como sua origem e seus antecedentes indicam que é um ser superior. Assim, o delírio é dominado por ideias de poder, missão especial ou riqueza.

O sujeito pensa que pode tudo, que tem poderes mentais, além de conhecimentos superiores ou especiais. A autoestima pode estar extremamente aumentada. Os delírios de grandeza ocorrem tipicamente nos **quadros maníacos**, mas também são frequentes na **esquizofrenia** (segundo ou terceiro conteúdo mais frequente nessa doença). No passado, eram observados com frequência nas psicoses associadas à sífilis terciária parenquimatosa cerebral (a clássica **paralisia geral progressiva** [PGP]).

Delírio religioso ou místico (revisão em Bhavsar; Bhugra, 2008; Cook, 2015)

A temática religiosa, mística, do sagrado ou do demoníaco, representa o segundo ou terceiro conteúdo mais frequente nos delírios. Os chamados delírios religiosos ou místicos frequentemente apresentam também aspecto grandioso, enfatizando a importância do sujeito que delira (Cook, 2015). O indivíduo afirma ser um novo messias (ou estar em comunhão permanente com divindades e receber mensagens ou ordens delas), um Deus, Jesus, um santo poderoso, ou que está sendo influenciado pelo demônio; este quer conquistá-lo ou destruí-lo. Essas são temáticas delirantes frequentes no contexto sociocultural brasileiro (Dalgalarrondo et al., 2003). O paciente sente que tem poderes místicos, que entrou em contato com *Nossa Senhora*, com o *Espírito Santo* ou, então, com o demônio, estando sob influência de satanás. Também pode delirar sobre sua missão mística ou religiosa, importante para transformar este mundo; tem certeza de que é portador de uma mensagem religiosa nova e fundamental. Os delírios místico-religiosos podem ocorrer em quase todas as formas de psicose, predominando, porém, na **mania psicótica**, na **esquizofrenia** e na **depressão psicótica**. Sims (1995) afirma que essa condição não é causada por crenças religiosas excessivas, nem por interpretação de atos supostamente pecaminosos praticados no passado pelo paciente. Tais delírios religiosos apenas refletiriam, quando o indivíduo adoece mentalmente, os interesses e as preocupações predominantes do sujeito e de seu meio cultural.

Um aspecto difícil, mas importante, nesse tipo de delírio é **distinguir delírios místico-religiosos** de **crenças ou ideias religiosas normais, mas intensas** (ou mesmo *fanáticas*), sustentadas, muitas vezes, com considerável tenacidade.

A dificuldade nessa distinção se origina no fato de que, muitas vezes, um verdadeiro delírio tem os mesmos conteúdos (p. ex., *o demônio está por toda parte, quer agir sobre a vida das pessoas que se afastam da fé*) das crenças religiosas que são marcadamente presentes em determinado grupo social (p. ex., igrejas cristãs que enfatizam muito a onipresença e o impacto da presença do demônio).

Para poder fazer tal distinção na prática clínica, recomendamos que sejam utilizados os seguintes elementos semiológicos e psicopatológicos (Sims, 1995):

1. No delírio, mas não na crença intensa e fanática, a experiência vinculada à ideação tem as **características** descritas de um **verdadeiro delírio** (**convicção absoluta**, **irrefutável** por provas da realidade; falsidade do conteúdo, vivenciado como **autoevidente**; e experiência **associal**, não compartilhada pelas pessoas de seu grupo social ou religioso).

2. **Estão presentes outros sintomas de transtornos psicóticos** (alucinações, alterações formais do pensamento, da afetividade, outros tipos de delírio, etc.).

3. No delírio, o **estilo de vida**, o comportamento e as **relações sociais** são consistentes com **transtorno psicótico**, e não com a experiência de alguém socialmente envolvido com fé religiosa.

Também cabe lembrar que o ambiente religioso da família e/ou comunidade pode ser um elemento da origem e da manutenção de um delírio místico-religioso (Bhavsar; Bhugra, 2008).

Delírio de ciúmes e de infidelidade

Nesse caso, o indivíduo percebe-se traído pelo cônjuge de forma vil e cruel; afirma que ele tem centenas de amantes, que o trai com parentes, amigos, etc. Em geral, o indivíduo acometido pelo delírio de ciúmes é extremamente ligado e emocionalmente dependente do ser amado. O sentimento de ciúmes intenso e desproporcional em sujeitos muito possessivos e inseguros pode eventualmente ser difícil de diferenciar do delírio de ciúmes.

O ciúme patológico, nesse sentido, pode ser tanto um verdadeiro delírio como, em muitos casos, apenas uma ideia prevalente (superestimação afetiva) com temática de ciúmes. O delírio de ciúmes e infidelidade pode ocorrer em todas as psicoses, mas é mais característico no alcoolismo crônico e no transtorno delirante crônico. Pacientes com intensa atividade delirante do tipo ciúmes não raramente cometem violência física ou mesmo homicídio contra o(a) suposto(a) "*traidor(a)*".

Delírio erótico (erotomania, síndrome ou delírio de Clerambault)

Aqui, o indivíduo afirma que uma pessoa, geralmente de destaque social (um artista ou cantor famoso, um milionário, etc.) ou de grande importância para o paciente (o médico ou psicólogo que o trata), está totalmente apaixonada por ele e irá abandonar tudo para que possam ficar juntos, se casar.

A **erotomania** (na variante descrita por Gaetan H. Gatian de Clerambault [1872-1934]) ocorre mais entre mulheres, e a pessoa amante/amada geralmente é mais rica, com mais idade, de *status* social mais alto em comparação ao paciente (Clerambault, 1921/1995). É relativamente frequente que a pessoa "escolhida" seja o médico do indivíduo. A erotomania ocorre com mais frequência, como sintoma isolado, em transtornos delirantes (revisão em Signer, 1991).

Delírios de falsa identificação (*misidentification delusion*) (revisão em Rodrigues; Banzato, 2006)

Em 1923, o psiquiatra francês Jean-Marie Joseph Capgras (1873-1950) e seu aluno, o médico-residente Jean Reboul-Lachaux, descreveram o primeiro caso de delírio de falsa identificação (Capgras; Reboul-Lachaux, 1923). Nesse caso,

O juízo de realidade e suas alterações (o delírio) 219

a paciente acreditava que as pessoas que com ela interagiam, seu marido e filhos, membros da equipe do hospital, haviam sido substituídas por duplos ou sósias. Tais sósias a estariam enganando e, de modo geral, agiam ou tencionavam agir contra ela. Esse fenômeno passou a ser designado síndrome ou **delírio de *Capgras***, que é observado em pessoas com esquizofrenia, transtorno delirante (forma "pura" do delírio de Capgras), transtorno bipolar (TB) e depressão grave. Também ocorrem, em um quarto a um terço dos quadros com Capgras, transtornos neurológicos como tumor ou infartos cerebrais, trauma craniencefálico, hemorragia subaracnoide, enxaqueca basilar e demências (Rodrigues et al., 2013).

A síndrome ou **delírio de *Frégoli*** foi descrita em 1927, por Courbon e Fail, na qual se relatou o caso de uma jovem parisiense que acreditava que duas atrizes (*Sarah Bernhardt* e *Robine*) a perseguiam. Tais atrizes se tornavam irreconhecíveis porque "tomavam a forma de pessoas" que ela conhecia ou encontrava, entre elas estranhos na rua, médicos, amigos e antigos empregados.

Assim, o delírio de Frégoli é um delírio de falsa identificação no qual o paciente crê que diferentes pessoas de seu ambiente são, de fato, uma só pessoa que muda de aparência rapidamente, em geral para lhe causar algum mal (Courbon; Fail, 1927). Seu nome foi baseado no lendário ator de teatro italiano Leopoldo Frégoli (1867-1936), excepcionalmente hábil e versátil, que conseguia mudar rapidamente de um personagem para outro, impactando o público. Chegou a haver, em Londres, o boato de que existiria, na verdade, mais do que um Frégoli, rumor que se mostrou falso.

Também se denomina delírio de Frégoli quando o indivíduo acredita delirantemente que uma pessoa ou pessoas do ambiente, geralmente estranhas para ele, são, de fato, um **conhecido que se disfarça de estranho** para enganá-lo ou lhe fazer mal (Langdon et al., 2014).

São, ainda, descritos vários subtipos de delírios de falsa identificação, como, por exemplo, aqueles em que o indivíduo crê que há sósias de sua própria pessoa e aqueles em que o indivíduo crê que há várias duplicações de si mesmo, como *clones* de sua pessoa (Vörös et al., 2003).

As bases psicopatológicas e etiológicas desses curiosos delírios não foram bem esclarecidas (Margariti; Vassilis; Kontaxakis, 2006), e tais quadros delirantes podem ser também descritos como transtornos da memória de reconhecimento (ver capítulo sobre memória).

Os delírios de identificação são observados principalmente na **esquizofrenia** e, como forma "pura", nos **transtornos delirantes**. Também são observados com alguma frequência em transtornos neurocognitivos, especialmente nas **demências**. Menos frequentemente, podem ocorrer após **trauma craniencefálico**, **acidente vascular cerebral**, em algumas pessoas com **deficiência intelectual**, nos quadros psicóticos do **TB** (na mania e depressão delirantes) e, eventualmente, no **transtorno obsessivo-compulsivo (TOC)** (Förstl et al., 1991).

Delírios de conteúdo depressivo

Os delírios de conteúdo depressivo são aqueles que têm temática de colorido marcadamente triste, como ruína ou miséria, culpa ou autoacusação, doenças e mesmo o desaparecimento de partes do corpo (negação de órgãos). São tipos de delírio **intimamente associados a depressão grave**, em pessoas que vivenciam estados depressivos profundos.

Esses delírios são o inverso dos delírios de grandeza ou daqueles em que o sujeito acredita ser alguém muito especial (verificados em certos quadros de mania). Além disso, diz-se que, nos transtornos do humor que cursam com ideias delirantes, o delírio é "**congruente com o humor**" quando, em episódio de depressão psicótica, se observam delírios de ruína, culpa, negação de órgãos ou hipocondríacos, e, no caso da mania, delírios de grandeza.

Quando os conteúdos dos delírios não estão coerentes com a alteração do humor, diz-se que eles são "**incongruentes com o humor**" ou humor-incongruentes (delírio persecutório em quadro depressivo, sem a ideia de "merecer" ser perseguido, ou delírio de controle em quadro de mania). Os principais delírios de conteúdo depressivo são os de ruína, culpa e autoacusação, negação de órgãos e hipocondríacos.

Delírio de ruína (ou niilista)

Nesse caso, o indivíduo vive em um mundo repleto de desgraças, está condenado à miséria, ele e sua família irão passar fome, o futuro lhe reserva apenas sofrimentos e fracassos. Em alguns casos, o paciente acredita estar morto ou que o mundo inteiro está destruído e todos estão mortos.

Delírio de culpa e de autoacusação

Aqui, o indivíduo afirma, sem base real para isso, ser culpado por tudo de ruim que acontece no mundo e na vida das pessoas que o cercam, ter cometido um grave crime, ser uma pessoa indigna, pecaminosa, suja, irresponsável, que deve ser punida por seus pecados. O delírio de culpa ou autoacusação é bastante característico das formas graves de depressão (sendo, então, denominadas depressão psicótica ou com sintomas psicóticos).

Delírio de negação de órgãos

Nessa forma de delírio depressivo, o indivíduo experimenta profundas alterações corporais. Relata que seu corpo está destruído ou morto, que não tem mais um ou vários órgãos, como o coração, o fígado ou o cérebro, suas veias "estão secas", não tem mais nem uma gota de sangue, seu corpo secou ou apodreceu, seus braços e pernas estão se "esfarelando".

A **síndrome ou delírio de *Cotard*** (nome do psiquiatra francês Jules Cotard, [1840--1889], que descreveu esse quadro em 1880 e 1882) se refere ao delírio de negação de órgãos, que eventualmente pode vir também acompanhado de delírio de imortalidade ("Não vou morrer nunca mais, vou sofrer para o resto da eternidade") e, mais raramente, de delírio de enormidade (o paciente vivencia o corpo se expandindo, tomando conta de todo o quarto, crescendo até proporções gigantescas).

Na literatura científica de língua inglesa, muitas vezes se denomina o *delírio de Cotard* como **delírio niilista**, o que expressa certa imprecisão conceitual. O delírio de negação de órgãos e a *síndrome de Cotard* são típicos das **depressões graves com marcante componente ansioso**. Podem ocorrer também em **quadros psico-orgânicos** e na **esquizofrenia** (Bott et al., 2016).

Delírio hipocondríaco

O indivíduo crê com convicção extrema que tem uma doença grave, incurável, que está contaminado pelo vírus da aids, que irá morrer brevemente em decorrência do câncer, sendo que, na realidade, ele não tem essas doenças. É um tipo de delírio muitas vezes difícil de ser diferenciado das ideias hipocondríacas intensas não delirantes.

Nenhuma das contestações, como os exames laboratoriais negativos, as avaliações de diferentes especialistas, os exames de imagem (tomografia computadorizada, ressonância magnética, etc.), demovem-no da crença absoluta de que sofre de uma doença terrível. O que diferencia o delírio hipocondríaco da ideia hipocondríaca é a intensidade da crença, assim como a total ausência de crítica do paciente e seu envolvimento com as preocupações hipocondríacas. O delírio hipocondríaco ocorre em pacientes com depressões graves, em casos de transtorno delirante (paranoia) e na esquizofrenia.

Delírio cenestopático

Essa é uma forma de delírio relativamente próxima do delírio hipocondríaco e do delírio de negação de órgãos, pois também se refere ao corpo (**cenestesia** é o conjunto de sensações subjetivas normais referentes ao corpo "interior", referido geralmente como *boa disposição*, *vigor*, *bem-estar* físico geral; e **cenestopatia**, a sensação difusa e desagradável de que o corpo, sobretudo seus órgãos internos, não está bem; é mal-estar expresso geralmente com palavras referidas aos órgãos internos como *peso*, *vazio*, *torção*, *gelado*, *encolhido*, *queimando*, etc.).

No delírio cenestopático, o indivíduo afirma com convicção que seu corpo está alterado, tem sensações estranhas nos órgãos internos, **mais penosas que dolorosas**, referindo-se com frequência a um ou mais órgãos específicos (coração, cérebro, estômago, faringe, órgãos genitais, etc.). Esse tipo de delírio baseia-se na interpretação delirante de sensações corporais vivenciadas pelo paciente, vividas no corpo, mas **sem a temática de doença**. Pode ocorrer principalmente na esquizofrenia, na depressão com sintomas psicóticos e nos transtornos delirantes.

O **Quadro 21.2** apresenta, resumidamente, outros tipos de delírio, menos frequentes.

FREQUÊNCIA DOS DELÍRIOS SEGUNDO SEUS CONTEÚDOS

Os delírios mais frequentes (três quartos do total) são os que têm conteúdos de perseguição, que incluem não apenas os delírios propriamente persecutórios, mas também os de referência, de relação e de influência (todos

Quadro 21.2 | Delírios menos frequentes

Delírio de reivindicação (ou de *querelância*)

Nesse caso, o indivíduo, de forma completamente desproporcional em relação à realidade, afirma ser vítima de terríveis injustiças e discriminações e, em consequência disso, envolve-se em intermináveis disputas legais, querelas familiares, processos trabalhistas, etc. São frequentes os delírios de reivindicação associados a questões de herança e trabalhistas (aposentadorias, direitos não recebidos, etc.). O indivíduo considera-se o representante dos mais injustiçados, dos perseguidos, e engaja-se tenazmente contra as injustiças, das quais julga ser a principal vítima. Ocorre mais comumente em **transtornos delirantes** (paranoia).

Delírio de invenção ou de descobertas

Aqui, o indivíduo, mesmo completamente leigo na ciência ou na área tecnológica em questão, revela ter descoberto a cura de uma doença grave (da aids, do câncer, etc.) ou ter desenvolvido um aparelho moderno fantástico; enfim, descobertas ou invenções que irão mudar o mundo. Verifica-se principalmente nos transtornos delirantes (antiga paranoia), na esquizofrenia e na mania.

Delírio de reforma (ou salvacionista)

Ocorre entre indivíduos que se sentem destinados a salvar, reformar, revolucionar ou redimir o mundo ou a sociedade. Tal plano revolucionário ou salvacionista está muitas vezes fundamentado em dogma ou sistema religioso ou político, desenvolvido pelo próprio delírio. Esses sujeitos delirantes têm convicção plena de que seu sistema religioso ou político é absolutamente o único capaz de salvar de fato a humanidade. Às vezes, é difícil diferenciar a pessoa com delírio de reforma daquelas com crenças religiosas ou políticas marcadamente fanáticas.

Delírio de infestação (síndrome de Ekbom, nome do neurologista sueco Karl-Axel Ekbom [1907-1977])

Em 1938, Ekbom descreveu vários casos de mulheres adultas ou idosas que apresentavam o delírio de que vermes e micróbios estavam infestando suas peles. Nesses casos, o indivíduo acredita que seu corpo (principalmente sua pele e/ou seus cabelos) está infestado por pequenos organismos. Relata, no mais das vezes, que há "bichinhos sob a pele", insetos nos cabelos, vermezinhos, aranhas, etc. Acompanhando o delírio, podem ocorrer alucinações táteis (correspondentes aos "pequenos insetos") (Sims, 1995). Esse tipo de delírio ocorre mais em mulheres, mais em idosas, que vivem em certo isolamento social. Pode ocorrer como um **transtorno delirante**, em **pacientes com esquizofrenia**, com **depressão psicótica**, no *delirium tremens*, em intoxicações por **cocaína** ou **alucinógenos** e em indivíduos obcecados pela higiene corporal. Dos pacientes com esse tipo de delírio, 34% remitem espontaneamente, e 52%, com o uso de antipsicóticos (Ekbom et al., 1938/2003; Trabert, 1995).

Delírio fantástico ou mitomaníaco

O indivíduo descreve presenciar ou viver histórias fantásticas, mirabolantes, com convicção plena, sem qualquer crítica. Esse tipo de delírio é notável pelas histórias e narrativas fabulosas, totalmente irreais, descrições que se assemelham a contos fantásticos, ricos em detalhes e francamente inverossímeis. O delírio fantástico ocorre tipicamente na esquizofrenia, sobretudo de surgimento tardio (denominada parafrenia fantástica, por Kraepelin, 1996).

---

eles quase sempre com colorido persecutório). Outros tipos são mais raros (como o de invenção, o de infestação, o cenestopático e o fantástico), embora possam ser eventualmente observados. A Tabela 21.1 apresenta, resumidamente, alguns trabalhos feitos em diferentes contextos socioculturais que identificaram os tipos de delírio mais frequentes em pacientes acompanhados em serviços de saúde mental.

Cabe notar que alguns estudos com **séries históricas** de descrição de pacientes delirantes revelaram também que, nos últimos 100 a 200 anos, o tipo de delírio mais frequente é o de perseguição. A historiadora Laure Murat (2012) realizou um estudo em arquivos franceses do fim do século XVIII ao fim do XIX e encontrou alta frequência de delírios de perseguição e de grandeza.

Na Eslovênia, foram estudadas 120 fichas clínicas de pessoas com delírios, na primeira internação, de 1881 a 2000, no hospital psiquiátrico de Ljubljana. Os delírios com conteúdo de perseguição foram os mais frequentes, seguidos dos delírios religiosos e mágicos. Nos últimos 120 anos, houve aumento da frequência de delírios persecutórios de controle ou influência e redução dos religiosos. Os autores defendem que mudanças sociopolíticas, em meios de comunicação (rádio e televisão) e tecnológicas na sociedade influenciaram os conteúdos dos delírios (Skodlar et al., 2008).

Cannon e Kramer (2011) realizaram um estudo sobre o conteúdo dos delírios de 102

222 Psicopatologia e Semiologia dos Transtornos Mentais

Tabela 21.1 | Tipos de delírio segundo seus conteúdos mais frequentes, em diferentes contextos socioculturais, com pacientes com transtornos do espectro da esquizofrenia (esquizofrenia, psicoses esquizofreniformes, psicoses não afetivas)

LOCAL DA PESQUISA (Nº DE PACIENTES ESTUDADOS)	PERSEGUIÇÃO %	GRANDEZA OU MISSÃO %	RELIGIOSO* %	DOENÇA/ HIPOCONDRÍACO %	CULPA %	CIÚMES %	EROTOMANIA %
Brasil (83)[1]	75	25	25	-	20	-	-
EUA (317)[2]	51,1	23	18	1,9	2,2	-	-
EUA (245)[3] (só 1º episódio)	74,3	46,2	35,6	18	13	10,2	-
EUA (102)[10] Série histórica* 1900-2000	78	20	39	29	-	-	Envenena-mento 25
Áustria (639)[4]	73,2	4,7	6,6	1,4	-	4,4	2,5
Áustria (126)[5]	79,4	21,4	21,4	10,3	18,9	0,8	3,1
Áustria (101)[6]	87,2	19,8	19,8	19,8	20,8	1,0	5,9
Alemanha (150)[7]	83,4	18,7	21,3	9,3	15,3	6,0	6,7
Inglaterra (383)[7]	80	30	21	19	12	2	-
Japão (324)[6]	88,8	19,4	6,8	8,6	4,9	1,9	6,5
Coreia do Sul (143)[9]	72,3	48,2	47,1	23,4	31,2	17	-
Coreia do Sul (370)[11]	78,1	41,6	25,1	13,8	4,9	10	-
China (176)[11]	57,4	17	7,2	14,2	-	2,8	-
China (147)[9]	78,9	27,5	7,9	14,1	4,9	8,5	-
Taiwan (140)[9]	79,1	38,8	41,0	24,5	5,8	3,6	-
Paquistão (108)[5]	81,5	10,2	4,6	3,7	-	1,9	0,9
Índia (200)[12]	82	19,5	20,5	16	-	21	25
África do Sul** (200)[8] Povo Xhosa	86	59	62,5 feitiçaria 40 ser divino	36,5	6,0	-	-
Faixa geral(%)	51-89	25-50	20-62	1,4-36,5	2,2-31,2	1,9-21	0,9-25

Fontes: [1]Dalgalarrondo et al., 2003, nessa amostra, originalmente com 83 pacientes delirantes (24 estudados mais profundamente), 42% apresentavam esquizofrenia e 58%, psicoses afetivas e outras psicoses; [2]Appelbaum; Robbins; Roth, 1999; [3]Paolini; Moretti; Compton, 2016; [4]Gutiérrez-Lobos et al., 2001; [5]Stompea et al., 1999; [6]Tateyama et al., 1998; [7]Iyassu et al., 2014; [8]Campbell et al., 2017; [9]Kim et al., 2001; [10]Cannon; Kramer, 2011; [11]Kim et al., 1993; [12]Kala; Wig, 1982.

Obs.: (-) = não pesquisado ou nenhum caso encontrado. Um paciente pode apresentar mais de um tipo de delírio.

*Os delírios com conteúdos místicos ou religiosos ocorrem em diferentes culturas em uma faixa inferior de 5% (Paquistão) e 7% (Japão) até a faixa superior de 40% (Nigéria) e 48% (Gana) (revisão em Dalgalarrondo, 2007).

**Na África do Sul, os dados apresentados são relativos exclusivamente ao grupo étnico Xhosa, que é um grupo que fala o Bantu, pertencente às tribos e língua Nguni.

pessoas (53% mulheres e 47% homens) com psicoses (a maioria com esquizofrenia) internadas no Hospital Psiquiátrico da Pensilvânia, de 1913 a 1999, nos Estados Unidos. Os delírios de perseguição (76%) foram os mais frequentes, seguidos dos religiosos (38%), dos somáticos (28%) e de grandeza (20%). Houve tendência de os delírios de perseguição aumentarem ainda mais de frequência depois dos anos de 1950 (Cannon; Kramer, 2011).

FATORES QUE DETERMINAM OS CONTEÚDOS DOS DELÍRIOS

Que fatores seriam importantes na produção de um conteúdo ou outro nos delírios? Em psicopatologia, há certo consenso de que o sistema de crenças, os símbolos sociais, culturais e religiosos, o conceito de *self* mais coletivo ou mais individualista, os eventos sociais e históricos, bem como o contexto socioeconômico, cultural e político, seriam importantes na determinação desse conteúdo. Os delírios também variariam em conteúdo segundo variáveis relacionadas à pessoa que delira, como gênero, idade, nível educacional, *status* socioeconômico, moradia (se mora no campo, em cidade pequena ou em metrópole).

Como já exposto, o consenso em estudos internacionais transculturais e históricos é o de que o conteúdo mais frequente dos delírios é seguramente o de perseguição. Isso parece ser válido nas Américas do Norte e do Sul, na Europa, na Ásia e na África. Também parece ser válido desde o início do século XIX até o fim do século XX.

Uma tentativa de explicar por que a temática de perseguição é a mais frequente nos delírios se baseia na ideia de que o conflito entre segurança e necessidade de proteção *versus* medo, desamparo e sensação de perigo seja tão **central** para o ser humano que, quando adoece mentalmente, seria esse o elemento (*perseguição*) mais frequente a eclodir. Trata-se de especulação que requer mais estudos para ser ou não confirmada.

De qualquer forma, resta a pergunta fundamental: por que estes três tipos de delírio – de **perseguição**, de **grandeza** (ou missão) e **religioso** –, e não outros (delírios hipocondríacos, de culpa, de ciúmes ou erotomania), são os mais frequentes, nos vários locais e momentos históricos estudados?

Delírios, internet e mundo tecnológico contemporâneo

Presenciamos uma verdadeira revolução social, econômica e cultural com o uso e a influência da *internet* e da *cibercultura*, que surgiram e cresceram vertiginosamente nas últimas duas a três décadas. A internet hoje é o principal meio de comunicação social, de obtenção e troca de informações (muitas vezes também de afetos e valores) e influencia radicalmente a experiência subjetiva de boa parte da humanidade. Não é surpreendente que a internet e toda a cultura que ocorre nela e no seu entorno tenham-se tornado importante elemento da experiência psicopatológica em geral e do delírio em particular.

Relatos de casos de delírios intimamente relacionados à internet começaram a surgir no fim dos anos de 1990 (Tan et al., 1997; Catalano et al., 1999): ideias delirantes de que pessoas, via internet, controlam sua vida, suas ações e pensamentos ou de que estão lendo seus pensamentos através da rede, fazendo fotografias sexuais e expondo-as nas redes sociais, de que *Bill Gates* estaria espionando e destruindo seus arquivos, suas atividades estariam sendo publicadas na internet, ou, ainda, de que implantaram um *chip* em seu cérebro e transmitem pela *web* tudo o que pensa, vê ou sente (revisão em Bell et al., 2005).

Também revelando o marcante efeito da vida contemporânea sobre a formação dos delírios, foi descrito, em 2008, o chamado **delírio tipo Truman** (*Truman delusion*), cujo nome foi inspirado no filme *O show de Truman*. Analogamente ao que acontece no longa-metragem, nesse delírio, o indivíduo acredita (delirantemente) que sua vida é uma grande encenação, parte de um *reality show*. Também pode acreditar que está constantemente sendo vigiado e filmado por câmeras escondidas e que essas gravações serão transmitidas mundo afora, para divertimento das pessoas ou com outros fins nefastos para o sujeito (Gold; Gold, 2012).

De toda forma, as inovações tecnológicas no campo da comunicação (cujo ponto central hoje é a internet e a vida plugada a um *smartphone*) estão se tornando cada vez mais importantes para a psicopatologia, inclusive a psicopatologia das alucinações, delírios e afetividade (Hirjak; Fuchs, 2010; Mason et al., 2014).

Possíveis causas e teorias etiológicas dos delírios

Mesmo sendo o delírio um dos fenômenos mais centrais da psicopatologia, não há uma única teoria que explique satisfatoriamente sua etiologia. Como as alucinações, o delírio (embora em menor grau) tende a regredir de forma inespecífica com o uso de medicamentos antipsicóticos. Isso estimula a crença de que haja fatores comuns a todos os tipos de delírio, mesmo que eles ocorram em transtornos tão distintos como esquizofrenia, depressão, mania, transtorno da personalidade *borderline*, demências e psicoses orgânicas.

Entretanto, a investigação de tais fatores hipotéticos comuns ainda não oferece evidências empíricas suficientes para sustentar uma teoria etiológica geral do delírio. De qualquer forma, são apresentadas, a seguir, algumas das principais hipóteses sobre as possíveis causas do delírio, divididas em cinco grandes grupos: modelos psicanalíticos, modelos existenciais, modelos de afetividade, modelos cognitivistas e modelos neurobiológicos.

Hipóteses causais: modelos psicanalíticos e psicodinâmicos

Freud [1911] (1976) postulou que haveria, na base do delírio, sobretudo no de perseguição, um processo de transformação de impulsos e desejos inaceitáveis (em especial homossexuais) ao sujeito consciente e, o qual expressaria como delírios persecutórios (Simanke, 1994). Seu modelo básico foi uma cadeia de três enunciados que se sucederiam:

1. *Eu (um homem) amo aquele homem* (conteúdo básico inconsciente).

2. *Eu odeio aquele homem* (inversão afetiva inconsciente de amor em ódio).

3. *Aquele homem me odeia* (projeção, também inconsciente, de impulsos inconscientes sobre objetos externos ao Eu, gerando conteúdo consciente, agora aceitável).

A chamada *teoria da hostilidade* (Swanson; Bohnert; Smith, 1970) postula que ocorrem os dois últimos passos da fórmula freudiana. Assim, sujeitos delirantes paranoides projetariam inconscientemente seu ódio ou hostilidade intensos nos outros e passariam a sentir que estes os odeiam e querem destruí-los.

Uma variante dessa formulação foi proposta pelo original psiquiatra norte-americano Harry Stack Sullivan (1892-1949) em sua *teoria da humilhação*. Nela, ele postula que a projeção de autoacusações em outros, sobretudo quando o sujeito transfere a acusação de inferioridade pessoal para fora de seu Eu (não é mais o paciente que se acusa de inferioridade, são os outros que o acusam), é componente importante do desenvolvimento da ideação delirante de perseguição (Sullivan, 1965).

A escola inglesa de psicanálise (Melanie Klein, Bion, Rosenfeld) propôs que, já entre as crianças pequenas, as fantasias agressivas conduziriam ao *medo intenso da retaliação* (Hinshelwood, 1992). Tal medo reforçaria a ansiedade, que, por sua vez, incrementaria as fantasias agressivas (círculo vicioso dominado pela pulsão de morte).

Há também, no psiquismo infantil (que se mantém, em parte, nos adultos), a cisão dos objetos internos em maus e persecutórios, por um lado, e bons e protetores, por outro. Na psicose, nos quadros paranoides, o delírio adviria da projeção inconsciente maciça tanto das fantasias agressivas como dos objetos maus persecutórios em pessoas reais do meio externo.

Por fim, Jacques Lacan (1901-1981) formulou que o delírio pode implicar *tentativa de autocura*. O sujeito psicótico apresentaria um mecanismo de rechaço ou eliminação radical de elementos essenciais à constituição do psiquismo (especificamente, de sua dimensão simbólica), o qual Lacan denominou *foraclusão*. Ao excluir do psiquismo, por exemplo, a construção simbólica de paternidade – o "*nome do pai*" (como elemento simbólico essencial), surgiria um vazio avassalador, que o sujeito psicótico buscaria preencher por meio de construções delirantes substitutivas (Lacan, 1985; Lepoutre et al., 2017).

Hipóteses causais: modelos existenciais

Na perspectiva da psicopatologia existencial, o delírio advém de **profunda transformação do *encontro*** entre os seres humanos. Haveria um transtorno fundamental da comunicação e da interação inter-humana. O psicopatólogo suíço Ludwig Binswanger (1881-1966) propõe que, no sujeito delirante, é a estrutura de sua existência, de seu *estar-no-mundo*, que se transforma profundamente. Conforme Binswanger, ocorre, no delírio, uma *decapitação existencial*, um esvaziamento das capacidades relacionais fundamentais (*Entmächtigung*) e uma limitação da liberdade existencial. O *"mundo"*, do *estar-no-mundo* do sujeito delirante, não mais significa a totalidade de condições variadas que a existência tomou no seu progredir e que lhe permite a liberdade de locomover-se em distintos sentidos, e sim uma fonte constante e estereotipada de ameaças, de hostilidades (Binswanger, 1949).

O psicopatólogo romeno radicado no Brasil Carol Sonenreich (1923-) formula que o sujeito delirante apresentaria um modo peculiar de interação com os outros, marcado pela *perda da capacidade de comunicação lógica*. O indivíduo não poderia mais se colocar na relação com o outro por meio de um diálogo em que, normalmente, são formuladas várias e diversificadas hipóteses, não pode *interrogar-se sobre o mundo, experimentar diversas soluções e optar entre elas*. Para Sonenreich, o delirante se enrijece e se empobrece, lançando mão de *ideias automatizadas, de uso comum, pré-fabricadas*. Segundo ele, o delirante é o sujeito com mais certezas que há, **não admite a dúvida**; por isso, é privado de liberdade relacional e existencial (Sonenreich; Corrêa, 1985).

Nessa linha de raciocínio, conforme assinala o psicopatólogo francês Arthur Tatossian (1929-1995), no delírio existe o que se poderia chamar de "**abolição do acaso**"; tudo que acontece na vida, no mundo próprio e no mundo externo, tem uma razão para acontecer, está conectado entre si, conspira em determinado sentido contra o paciente. Nada é fruto do acaso (Tatossian, 2006).

Indo, de certa forma, contra a perspectiva existencialista do delírio, que defende que ele tem um *sentido* para quem delira, sentido escondido que deve ser buscado e identificado, German Berrios e Fuentenebro de Diego (1996) defendem a ideia de que, de fato, não haveria um sentido encoberto no delírio. Postulam que os delírios seriam *atos linguísticos vazios* (*empty speech acts*). A narrativa delirante constituiria-se como um conjunto de retalhos semânticos, destroços de sentidos tomados aleatoriamente no momento da cristalização do delírio. Daí a presença de conteúdos culturais no discurso delirante sem as amarras coletivas que os tornariam significativos na interação social e cultural.

Hipóteses causais: afetividade, emoções negativas, estresse diário e delírio

A afetividade via **emoções negativas**, **estresse** (incluindo problemas de sono) e **baixa autoestima** tem sido cada vez mais associada, em estudos empíricos, ao surgimento, à recaída e à manutenção de delírios. Por exemplo, em um estudo que monitorou diariamente o estado afetivo e os delírios de 130 pacientes com esquizofrenia vivendo na comunidade, Bem-Zeev e colaboradores (2012) verificaram que experimentar baixa autoestima se relacionou ao surgimento de ideias delirantes.

Em um estudo com realidade virtual, Veling e colaboradores (2017) verificaram que estresses socioambientais (ir a um bar virtual com muita gente, com pessoas hostis, estranhas ao sujeito) se relacionam intimamente ao incremento de sintomas psicóticos paranoides.

A relação entre sono ruim e emergência de sintomas psicóticos, sobretudo de perseguição, tem sido amplamente demonstrada em estudos empíricos. Ter sono ruim aumenta sintomas de ansiedade e depressão, e estes incrementam os sintomas psicóticos paranoides (Reeve et al., 2015).

Por fim, cabe lembrar que emoções negativas, estresse e dificuldades no sono são fatores que podem tanto desencadear o delírio, em pessoas com vulnerabilidade para a psicose, como ocorrer em consequência dele.

Hipóteses causais: psicologia cognitivista (processamento de informações) e delírio (Connors; Halligan, 2015)

Nos últimos anos, os modelos cognitivos do delírio (sobretudo para o de perseguição) têm ganhado relevância no debate científico internacional (revisão em Blackwood et al., 2001). Os principais modelos cognitivos são:

1. No **modelo da experiência anômala**, sugere-se que alguns sujeitos que experimentam vivências estranhas, como ilusões e alucinações sensoriais e/ou estados afetivos disfóricos intensos (desconforto e angústia intensos), tenderiam a atribuir um significado delirante a tais experiências.

   O delírio, nesse caso, está intimamente relacionado às alucinações e/ou outras alterações sensoperceptivas, tendo em seu leque de causas a experiência mesma da alucinação (*delírio alucinatório*).

2. Já no **modelo do viés atencional**, verificou-se que as pessoas que apresentam delírios de perseguição têm a tendência, já anterior ao delírio, de dirigir sua atenção seletivamente para estímulos ameaçadores do ambiente, costumando lembrar de forma constante de tais episódios. Desses sujeitos, alguns interpretariam os perigos recorrentes de forma francamente delirante. Tal modelo, por si só, parece insuficiente para explicar o surgimento e a manutenção dos delírios.

3. O **modelo do viés atributivo** postula que os delírios poderiam estar vinculados a *processos distorcidos de atribuição de causas, atos e intenções*. Parte desse modelo surge da constatação de que a maioria das pessoas sadias faz atribuições causais (uma atribuição que inclui o termo *porque*) beneficiando a si mesmas. Esse *viés* serviria para o aumento ou a manutenção da autoestima.

   Alguns indivíduos delirantes (sobretudo aqueles com delírio de perseguição) tenderiam a exagerar marcadamente tal viés de atribuição causal (*self-serving attributional bias*), imputando a si mesmos o papel de "vítimas" passivas e, aos perseguidores, o papel dos que detêm todos os defeitos e perversidades. Em parte, o viés atributivo também participa do modelo da experiência anômala, pois o processo de interpretar um fenômeno anômalo constituindo um delírio implica atribuições de sentido.

4. No **modelo** com base no **viés de *salto-para--conclusões*** (*jumping-to-conclusions*), Hemsley e Garety (1986) utilizaram o teorema de tomada de decisões de Bayes (do trabalho do reverendo Thomas Bayes, [1702-1761], *Essay towards solving a problem in the doctrine of chances*, publicado em 1764) como base teórica para o exame dos vieses de raciocínio de sujeitos delirantes. Nesse teorema, a confiança do sujeito em uma crença corrente deveria aumentar ou diminuir de acordo com o valor de novas evidências obtidas (isso não ocorreria em pacientes delirantes).

   Assim, verificou-se que pacientes com delírios tendem bem mais que sujeitos sadios a **extrair firmes conclusões** com muito **menos evidências fatuais**. Eles **saltam logo para as conclusões**, sem recorrer ao conjunto de fatos percebidos, apegando-se firmemente a tais conclusões distorcidas.

Estudos empíricos têm revelado que sujeitos delirantes apresentam também um **viés de "coleta de dados"**, buscando menos informações antes de chegar a decisões, mais que propriamente um viés de raciocínio probabilístico (pois são capazes de acumular informações corretamente, gerar hipóteses e testá-las).

Revisões e metanálises têm confirmado que o viés de "*salto para conclusões*" é consistentemente relacionado ao delírio (Dudley et al., 2016).

5. Como os delírios de perseguição refletem uma crença falsa sobre a intenção e o comportamento do outro, o delírio poderia advir de um **déficit** na capacidade em ter tal **teoria da mente** (ou de tê-la de forma anômala).

   No modelo com base no déficit de **teoria da mente**, investiga-se a habilidade que o indivíduo tem de inferir o estado mental (crenças, pensamentos e intenções) alheio para, com isso, predizer e explicar os comportamentos das outras pessoas. Tal capacidade é denominada *teoria da mente*.

   O modelo de déficit ou anomalia em teoria da mente foi testado por muitos estudos empíricos com instrumentos variados de pesquisa. Os resultados são contraditórios. Embora alguns sujeitos delirantes apresentem déficits da *teoria da mente*, na maioria das vezes, tais déficits parecem mais indicar a desorganização geral do psiquismo encontrada em indivíduos psicóticos.

Hipóteses causais: modelos neurobiológicos e neuropsicológicos

O fato de frequentemente surgirem delírios em muitos transtornos mentais orgânicos, assim como de haver boa taxa de remissão da atividade delirante com o uso de antipsicóticos, sugere mecanismos neuronais e neuropsicológicos implicados nos aspectos neuronais do delírio.

A capacidade de **auto-observação** e **autoavaliação**, assim como a monitoração e o teste da realidade, são funções psicológicas altamente dependentes da integridade das **áreas pré--frontais**. Tais capacidades e funções estão quase sempre comprometidas nos sujeitos delirantes.

Benson e Stuss (1990) propuseram a presença de disfunção das áreas cerebrais frontais associada ao delírio. Nessa linha de raciocínio, em um estudo com ressonância funcional do cérebro em repouso (Gao et al, 2015), a área do **giro frontal superior médio** e o **giro do cíngulo** de pacientes delirantes foram observados com padrões distintos dos de controles sadios. Outro estudo revelou alterações associadas a uma tarefa em ressonância magnética funcional, com frases ambíguas que ativavam **delírios de referência**. Nos pacientes delirantes, as áreas mediais corticais (mesotemporais e mesofrontais), assim como a **amígdala** e o *striatum*, foram fortemente ativadas em associação com os delírios (Menon et al., 2011).

Em um estudo que comparou 19 pacientes com esquizofrenia e atividade delirante intensa, 30 indivíduos com esquizofrenia sem delírios e 30 controles saudáveis, foi verificado, usando-se ressonância magnética funcional, que a **ativação do giro do cíngulo anterior** estava marcadamente **reduzida** no grupo com esquizofrenia e delírios intensos (Zhu et al., 2016).

Em outro estudo, com desenho semelhante, feito com ressonância magnética, mas que avaliou a estrutura do cérebro de 24 pacientes com primeiro surto de esquizofrenia e atividade delirante, em comparação com 18 pacientes com esquizofrenia em primeiro surto, mas sem atividade delirante, e 26 controles sadios, foi observado que os sujeitos com atividade delirante apresentavam significativa **redução do volume do tálamo e do putame** (núcleo da base na parte frontal do cérebro), no hemisfério esquerdo (Huang et al., 2017).

Além dessas áreas frontais, mesotemporais e subcorticais mencionadas, o *claustrum*, uma camada de substância cinzenta entre a cápsula extrema e a externa (próxima ao *striatum* e à ínsula), relacionada à organização de informações, foi sugerido como uma estrutura envolvida de forma significativa no delírio (Patru; Reser, 2015).

Estudos mais recentes têm buscado avançar na compreensão neurobiológica do delírio; entretanto, a atividade delirante é marcadamente complexa, não sendo sujeita a modelos animais (pois o delírio envolve pensamento, julgamento, compreensão, lógica, ou seja, elementos praticamente impossíveis de se abordar em modelos animais).

Revisões de interesse sobre as hipóteses neurobiológicas e neuropsicológicas do delírio são encontradas em Corlett e colaboradores (2010), Sultzer e colaboradores (2014) e Jiajia Zhu e colaboradores (2016).

Por fim, cabe assinalar e concluir que o delírio é um dos fenômenos mais complexos de toda a psicopatologia e que em sua gênese intervêm diferentes fatores, de diversos níveis e naturezas. É possivelmente o conjunto de fatores neuropsicológicos, emocionais e sociais, em determinado sujeito, em certa situação existencial, o que produz, como resultante final, o delírio.

DIAGNÓSTICO DIFERENCIAL DO DELÍRIO

Ideias prevalentes *versus* ideias delirantes

A diferenciação entre ideias prevalentes e delirantes baseia-se sobretudo em observar cuidadosamente se os indícios externos do delírio estão ou não presentes. Assim, para considerar uma ideação como delirante (e não como ideia prevalente), deve haver: **convicção extraordinária** (a certeza subjetiva praticamente absoluta), **impossibilidade de modificação** da ideia pela experiência, **evidente falsidade** ou **impossibilidade da ideia sustentada**, bem como o **caráter associal**, não compartilhado pelo grupo cultural do sujeito, do juízo afirmado.

É, com certa frequência, particularmente bastante **difícil** estabelecer a distinção nos casos das **ideias hipocondríacas** e das **ideias de ciúmes** (que podem ser ideias prevalentes ou delirantes). Ambas são geralmente sustentadas e defendidas com grande certeza e total relutância em considerar outras possibilidades, em pesar o conjunto de evidências disponíveis.

Ideias obsessivas *versus* ideias delirantes

Ideias ou **pensamentos obsessivos** são ideias estranhas ou absurdas, recorrentes, que se introduzem de forma repetida e muito incômoda na consciência do sujeito, o qual, apesar de sofrer, tem crítica em relação a seu caráter absurdo.

O indivíduo, por exemplo, que teve uma educação religiosa muito intensa pode pensar de forma recorrente que "Jesus é um sem-vergonha", ou que a "Virgem Maria é uma prostituta". Ele reconhece tais pensamentos como absurdos, mas não consegue se livrar deles.

O elemento diferencial entre essas ideias obsessivas e as delirantes é que, no **delírio**, falta, de modo geral, a crítica ao caráter absurdo do juízo em questão. No delírio, o indivíduo acredita na realidade dos conteúdos delirantes, aceita-os e defende com vigor sua realidade. Já nas ideias obsessivas, há crítica e luta entre o sujeito e as recorrentes ideias obsessivas que lhe importunam.

Entretanto, particularmente em pacientes adolescentes, em indivíduos com inteligência limítrofe ou deficiência intelectual leve, assim como em alguns pacientes com esquizofrenia (com traços obsessivos de personalidade), muitas vezes é bastante difícil estabelecer a distinção entre ideias obsessivas e ideias delirantes.

Delírio *versus* alucinação

Algumas experiências, como vivências corporais bizarras ("Sinto que não tenho mais fígado"; "Sinto que uma cobra anda dentro do meu corpo"; ou "É como se toda noite o demônio tocasse meus órgãos genitais, viesse para me obrigar à penetração"), não têm qualquer referência em percepções normais (a pessoa sadia *não sente* seu fígado para poder *perceber que ele não mais está lá*), ou, nelas, a experiência sensorial é amplamente interpretativa, com caráter ideativo.

Assim, em certos casos, torna-se bastante difícil afirmar se o caso é de uma alucinação, com elaborações ideativas em torno dela, ou de uma ideia delirante sobre algo que aparentemente tem uma dimensão sensorial. Nessas situações, sugere-se que se opte por classificar o fenômeno por meio do caráter predominante da experiência: quando sensorial, considera-se como alucinação, quando ideativo ou de caráter mais interpretativo, como delírio.

Mitomania *versus* ideias delirantes

A mitomania deve ser diferenciada sobretudo do delírio fantástico. Ela foi descrita pelo francês Ernest Dupré (1862-1921) em seu estudo, de 1905, *La Mythomanie. Étude psychologique et médico-légale du mensonge et de la fabulation morbide*.

A **mitomania** é definida, segundo Dupré, como a tendência patológica a mentir e criar mitos, de modo mais ou menos voluntário e consciente. O paciente mitômano conta longas e complicadas histórias (que mais parecem fábulas); seus feitos, suas aventuras, tudo é falso.

Dupré descreveu alguns subtipos de mitomania. Na *mitomania maligna*, o sujeito inventa histórias (orais ou escritas), cria fatos falsos e os divulga para prejudicar ou depreciar alguém (geralmente uma pessoa ingênua e confiante que vive no ambiente do mitômano). Tais mitômanos comumente se mantêm no anonimato e gozam em segredo.

Já na *mitomania vaidosa*, mais benigna que a anterior, o sujeito, em geral fanfarrão e charlatão, busca apenas impressionar os outros para se promover. A *mitomania da criança*, por sua vez, é considerada não patológica, pois expressa a inclinação natural pelo maravilhoso e pelo legendário.

Valor diagnóstico: em adultos, a mitomania ocorre mais frequentemente em indivíduos com transtornos da personalidade, sobretudo dos subtipos antissocial, esquizotípico, histriônico e *borderline*. Pessoas com perfil hipertímico (estado hipomaníaco prolongado) também podem ser propensas a apresentar mitomania.

Pseudologia fantástica *versus* ideias delirantes (Thom et al., 2017)

A pseudologia fantástica foi descrita em 1891, pelo psiquiatra alemão **Anton W. A. Delbrück** (1862-1944), que, em sua tese de livre-docência (*Die pathologische Lüge und die psychisch abnormen Schwindler*) defende que essa forma de mentira patológica se desenvolve gradualmente em indivíduos sadios até se tornarem, nas suas palavras, "impostores ou trapaceiros anormais".

De qualquer forma, a pseudologia fantástica é bastante difícil de ser diferenciada da mitomania e, em alguns casos, do delírio fantástico. De fato, muitos autores utilizam os conceitos *pseudologia fantástica* e *mitomania* de forma indistinta, agrupando-os na chamada *mentira patológica*.

A **pseudologia fantástica** ocorreria quando o indivíduo mescla sua fantasia, intensa e penetrante, com a realidade (um paciente disse a Kurt Schneider: "por desgraça, a minha capacidade de confundir o pensamento com a realidade viva é muito grande para que possa discernir os limites entre ser e parecer").

Os relatos são geralmente grandiosos e extremos, e o sujeito parece acreditar plenamente no que relata. Com frequência, as pessoas com pseudologia fantástica têm uma enorme ânsia pela estima dos outros, uma tendência à vida imaginativa muito intensa e, em contraposição, o sentido de realidade relativamente débil. Além disso, suas personalidades são dotadas de certa teatralidade e sugestionabilidade.

A pseudologia fantástica pode ser tanto transitória e passageira como duradoura e estável. A situação clássica é a de um indivíduo solitário, sem familiares ou amigos, que, tarde da noite, aparece no pronto-socorro de um hospital de uma cidade estranha, relatando histórias (às vezes, bizarras) referentes a sua grande importância, sobre como tem sido injustiçado e sobre os infortúnios pelos quais tem passado (Sims, 1995; Thom et al., 2017). A pseudologia fantástica ocorre geralmente por sugestão autoinduzida (Sá Júnior, 1988), com mais frequência em pacientes com transtornos da personalidade (principalmente histriônica e *borderline*).

Como visto, há considerável sobreposição entre os construtos delírio fantástico, mitomania e *pseudologia fantástica*. O delírio se diferencia pelo marcante componente de convicção, tal convicção sendo praticamente absoluta e não modificável por provas de realidade ou confrontações. Já no caso da mitomania *versus* pseudologia fantástica, deve-se considerar que ambas contêm uma mescla de mentira, manipulação, autoengano, autossugestão e ânsia pela estima e pelo reconhecimento dos outros. Na **mitomania**, prevalece o componente da **mentira e da manipulação** (principalmente na *mitomania maligna*), e, na ***pseudologia fantástica*, o autoengano, a autossugestão** e a **busca por estima alheia**.

É muito difícil diferenciar entre a *pseudologia fantástica* e o subtipo *mitomania vaidosa*. A *pseudologia fantástica* (mas também a *mitomania*, em menor grau) tem sido considerada por diferentes autores ora como transtorno da imaginação ou da memória, ora como transtorno do pensamento e do juízo. Optou-se, por razões práticas, em situá-las próximo aos delírios, tanto pelo aspecto de mescla de juízos verdadeiros e falsos como pela relevância para o diagnóstico diferencial entre elas e o verdadeiro delírio.

O delírio é um dos temas mais fundamentais e instigantes da psicopatologia. Para leituras adicionais, sugerem-se os livros *Delírio: perspectiva e tratamento*, do professor José Leme Lopes (1982), assim como *Delírio: história, clínica, metateoría*, de German E. Berrios e Filiberto Fuentenebro de Diego (1996), sendo

que este último contém excelente histórico do conceito de delírio.

Indicam-se, também, as séries "Curso sobre delírios", de Othon Bastos (1986), publicadas no *Jornal Brasileiro de Psiquiatria*, e o rico suplemento do *British Journal of Psychiatry, Delusions and awareness of reality*, editado por Andrew Sims (1991).

Nos últimos anos, surgiram: *Delírio: um novo conceito projetado em cinemas*, de Fiks (2002), com a hipótese peirceana do delírio, e, por fim, *As lógicas do delírio*, de Bodei (2003), que apresentam interessante análise filosófica do delírio, com influências psicanalíticas articuladas de forma inteligente. Também se recomenda, para abordagem fenomenológica do delírio, o livro *A fenomenologia das psicoses*, de Arthur Tatossian (2006). Outra obra muito importante que aborda o delírio sob a perspectiva contemporânea da filosofia da mente e das neurociências cognitivas é, de Philip Gerrans, *The measure of madness: Philosophy of Mind and Cognitive Neuropsychiatry* (2014).

Valor diagnóstico dos delírios

Embora a presença de delírios seja fundamentalmente relacionada às psicoses, sobretudo as do espectro da esquizofrenia, os delírios não são específicos ou exclusivos desse transtorno. De um largo arco que vai da esquizofrenia e do transtorno delirante, passando pelos transtornos do humor (mania e depressão) com sintomas psicóticos, até os transtornos da personalidade e os transtornos neurocognitivos, o delírio pode estar presente. A Tabela 21.2 apresenta a frequência aproximada de delírio nos principais grupos diagnósticos em que ele é verificado.

INSTRUMENTOS PADRONIZADOS PARA A AVALIAÇÃO DO DELÍRIO

Sobretudo para pesquisas (mas eventualmente também para uso clínico), como visto no capítulo sobre alterações da sensopercepção e alucinações, o instrumento *Psychotic Symptom Rating Scales* (**PSYRATS**), além de avaliar alucinações auditivas, também avalia de forma detalhada os delírios (Drake et al., 2007).

O ***Peters et al. Delusions Inventory*** (**PDI**) é um dos instrumentos mais utilizados para a

230 Psicopatologia e Semiologia dos Transtornos Mentais

Tabela 21.2 | Frequência de delírio nos diferentes transtornos mentais e neuropsiquiátricos

GRUPO DIAGNÓSTICO	FREQUÊNCIA DO DELÍRIO NOS DIFERENTES GRUPOS DIAGNÓSTICOS %	COMENTÁRIOS E REFERÊNCIAS
Esquizofrenia	91% Áustria; 90% Austrália; 76-91% China; 81-93% Coreia do Sul; 89% Japão; 87% Alemanha; 80% Malásia **Mediana ≈ 85%**	A esquizofrenia é o grupo no qual o delírio é mais frequente. Kim e colaboradores, 1993; Tateyama e colaboradores, 1998; Appelbaum e colaboradores, 1999; Jablensky e colaboradores, 1999; Gutiérrez-Lobos e colaboradores, 2001; Kim e colaboradores, 2001.
Mania	22-73% **(mediana ≈ 45%)** (no episódio de mania) 68% *life-time prevalence*	71% delírios humor-congruentes 29% delírios humor-incongruentes (Pope; Lipinski Jr., 1978; Coryell et al., 2001; Keck et al., 2003)
Depressão maior	25% em pacientes internados 15% em pacientes ambulatoriais	65% delírios humor-congruentes, 18% humor-incongruentes e 9% os dois tipos (Maj, 2008)
Transtorno da personalidade *borderline*	20%	Pearse e colaboradores, 2014.
Delirium	31% 45%	Delírios desorganizados Meagher e colaboradores, 2007. Grover e colaboradores, 2014
Demências em geral	60%	Jellinger, 2012
Demência de Alzheimer	45%% (Binetti et al., 1993) 30% (Holt; Albert, 2006) 36% (Jellinger, 2012)	Os delírios mais frequentes são os persecutórios e os de falsos reconhecimentos (*misidentification delusion*)
Demência vascular	38%	Binetti e colaboradores, 1993
Demência com corpos de Lewy	25-29%	Jellinger, 2012
Demência na doença de Parkinson	25-30%	Jellinger, 2012
Doença de Parkinson	21%	Jellinger, 2012
Demência frontotemporal	17,5%	Predomínio de delírios de perseguição, seguidos de delírios somáticos (Waldö et al., 2015)
Doença de Huntington	11%	Jellinger, 2012
Idosos sadios	5% 3%	Holt; Albert, 2006 Soares e colaboradores, 2017
População adulta sadia	25% (ideias bizarras *delusion-like*) 8,4% (delírios de referência e persecutórios)	Pechey e Halligan, 2011 Nuevo e colaboradores, 2012 (estudo em 52 países, com 256.445 pessoas, 1% de pessoas com esquizofrenia, na amostra)

Fontes: Pope e Lipinski Jr., 1978; Jablensky e colaboradores, 1999; Keck e colaboradores, 2003; Coryell e colaboradores, 2001; Maj, 2008; Holt e Albert, 2006; Soares e colaboradores, 2017; Pearse e colaboradores, 2014; Binetti e colaboradores, 1993; Pechey e Halligan, 2011; Nuevo e colaboradores, 2012; Meagher e colaboradores, 2007; Grover e colaboradores, 2014; Jellinger, 2012; Waldö e colaboradores, 2015.

O juízo de realidade e suas alterações (o delírio)   231

> ### Quadro 21.3 | Semiotécnica do delírio e dos demais transtornos do juízo de realidade
>
> **PERGUNTAS PARA EXPLORAR E DETALHAR**
>
> Iniciar a entrevista com **perguntas neutras (idade, estado civil, onde mora, etc.)**. Após ter estabelecido esse contato, com cuidado ir "chegando perto" dos delírios. Sempre que o paciente relatar o delírio ou algo dele, perguntar **"como é que você sabe disso?", "como chegou a essas conclusões?"**. A seguir, são apresentadas perguntas referentes aos distintos tipos de delírio.
>
> **Delírios de perseguição:** Você tem motivos para desconfiar de alguém? Alguém tentou prejudicá-lo? Recebeu ameaças? Foi roubado ou enganado? Alguém o persegue? Tem inimigos? Insultam-no? Por que motivos? Trata-se de um complô, de uma "armação", de uma máfia? Como se comporta sua família em relação a você? Também querem prejudicá-lo? E seu cônjuge, confia nele? Também quer prejudicá-lo? Quando começou a perseguição e por que motivo? Você está certo do que me disse ou acha que podem ser "coisas de sua imaginação"? Você não está enganado? Como pensa defender-se desses perigos?
>
> **Delírios de referência:** Observou se as pessoas falam de você quando conversam? Tem notado se, na rua ou em outro lugar, alguém o segue ou espia? Alguém faz gestos ou sinais quando você passa? Viu nos jornais ou na televisão alguma coisa a seu respeito? Conhece as pessoas que fazem essas coisas? Que intenção elas têm?
>
> **Delírios de influência:** Já sentiu algo externo influenciando seu corpo? Já recebeu algum tipo de mensagem? Alguma força externa influencia ou controla seus pensamentos? Já teve a sensação de que alguém ou algo pode ler sua mente? Já sentiu que seus pensamentos podem ser percebidos ou ouvidos pelos outros? Tem a sensação de que controlam seus sentimentos, seu corpo ou suas vontades?
>
> **Ideias/delírios de ciúmes:** Você confia no seu cônjuge? Tem motivos para suspeitar de sua fidelidade? Tem provas de que o enganou ou o traiu? Como foi que começou? Como tem certeza de que o traiu?
>
> **Delírios depressivos e hipocondríacos:** Tem pensamentos tristes ou negativos? Há algo de que se arrepende? Fez mal a alguma pessoa? Culpam-no de algum crime ou falta? As pessoas reprovam ou condenam seu comportamento? Teme arruinar-se? Acha que não poderá mais trabalhar e que sua família passará fome? Preocupa-se com sua saúde? Que partes de seu corpo estão doentes? Algo está errado com ele? Falta algo em seu corpo? Alguma parte dele está podre ou estragada?
>
> **Delírios de grandeza:** Sente-se especialmente forte ou capaz? Tem algum talento ou alguma habilidade especial? Tem projetos, realizações especiais para o futuro? Aumentou ultimamente sua capacidade para o trabalho? Observou se uma pessoa importante se interessa por você? Você é uma pessoa rica?
>
> **Delírios religiosos:** Você é uma pessoa religiosa? Já teve contato ou recebeu influências de espíritos ou forças sobrenaturais? Você sente que tem uma relação especial com Deus? Teve contato com forças sobrenaturais, como espíritos, anjos ou demônios? Já conversou com Deus? Já conversou com espíritos?
>
> **Ideias obsessivas:** Há pensamentos que surgem com frequência em sua mente? Quais são esses pensamentos? Eles se repetem constantemente? De onde vêm tais pensamentos? São seus mesmo? São desagradáveis? Você faz algo para livrar-se deles? Pratica rituais (de verificação, de limpeza, etc.) para atenuar ou neutralizar esses pensamentos?

avaliação do delírio em pesquisas. Ele contém 40 itens relacionados a crenças incomuns e delírios, retirados da entrevista *Present State Examination* (PSE), e reúne um amplo leque de crenças delirantes. Avalia delírios de referência, de perseguição, expansivos, de controle e influência, de culpa ou pecado, hipocondríacos e despersonalização (Peters et al., 1999). O PDI já foi traduzido para chinês, francês, espanhol, japonês, coreano, alemão, polonês e italiano.

Também são utilizados para avaliar o delírio em pesquisas os seguintes instrumentos: *Delusions Rating Scale* (DRS), *Characteristics of Delusional Rating Scale* (CDRS) e *Heidelberg Profile of Delusional Experience*. Para delírios na depressão psicótica, foi desenvolvido o *Delusion Assessment Scale for Psychotic Major Depression* (Meyers et al., 2006).

22 | A linguagem e suas alterações

Temos à escolha um ou outro dos hemisférios cerebrais; mas vamos por este, que é onde nascem os substantivos. Os adjetivos nascem no da esquerda. Descoberta minha, que, ainda assim, não é a principal, mas a base dela, como se vai ver. Sim, meu senhor, os adjetivos nascem de um lado, e os substantivos de outro, e toda a sorte de vocábulos está assim dividida por motivo da diferença sexual...

– Sexual?

Sim, minha senhora, sexual. As palavras têm sexo. Estou acabando a minha grande memória psico-léxico-lógica, em que exponho e demonstro esta descoberta. Palavra tem sexo.

– Mas, então, amam-se umas às outras?

Amam-se umas às outras. E casam-se. O casamento delas é o que chamamos estilo. Senhora minha, confesse que não entendeu nada.

Machado de Assis

DEFINIÇÕES

A linguagem, particularmente na sua forma verbal, é uma atividade especificamente humana, talvez a mais característica de nossas atividades mentais. É o principal instrumento de comunicação dos seres humanos. Além disso, é fundamental na elaboração e na expressão do pensamento e das emoções.

Especificamente em relação à língua, é preciso diferenciar as dimensões, ou elementos essenciais, de qualquer língua ou idioma: fonética, fônica, semântica, sintática, prosódica e pragmática.

A dimensão **fonética** (estudada pela disciplina de mesmo nome) se refere aos sons produzidos, transmitidos e recebidos pela linguagem humana. Inclui a produção do som (*fonética articulatória*), sua transmissão física (*fonética acústica*) e sua percepção pelo sistema auditivo e neurossensorial (*fonética perceptiva*).

A dimensão **fônica** (estudada pela disciplina *fonologia*) se refere aos **fonemas**, as unidades fonológicas mínimas, distintivas, de cada língua. A fonologia estuda, por exemplo, como os fonemas se organizam nas diferentes sílabas

e como operam os traços mínimos que definem os diferentes fonemas (Roberto, 2016).

A dimensão **semântica** diz respeito à significação dos vocábulos, das palavras, utilizadas em determinada língua. Já a dimensão **sintática** implica a relação e a articulação lógica das diversas palavras entre si; no dizer de Machado de Assis, como as palavras se *casam*.

Por sua vez, a dimensão da **prosódia**, a entonação da fala, essencial na transmissão e reconhecimento das emoções, utiliza a intensidade dos sons (forte ou fraca), sua frequência (aguda ou grave) e a duração de cada som para compor uma espécie de *música da fala*, fundamental ao sentido e poder da comunicação verbal.

Por fim, a dimensão da linguagem conhecida como **pragmática** se refere ao emprego da linguagem em situações sociais concretas, os contextos, circunstâncias, implicações e repercussões da linguagem quando utilizada concretamente pelos seres humanos em suas vidas sociais.

O trabalho do linguista Ferdinand de Saussure (1857-1913), publicado em 1916, foi fundamental ao distinguir na linguagem a *langue*, ou seja, a língua, o sistema linguístico que inclui todas as regularidades e os padrões que subjazem aos enunciados de um idioma, e a *parole* (em português, "palavra", seja ela falada, seja ela lida ou escrita), ou seja, os comportamentos linguísticos empreendidos pelas pessoas, seus enunciados, suas falas concretas e reais (Weedwood, 2002).

A questão sobre o que é, afinal, a linguagem já motivou muitas controvérsias e intensos debates na teoria linguística moderna. Cabe aqui citar textualmente o linguista dinamarquês Louis Trolle Hjelmslev (1899-1965), que, de modo muito expressivo, procurou descrever o que é a linguagem:

> A linguagem – a fala – é uma inesgotável riqueza de múltiplos valores. A linguagem é inseparável do homem e segue-o em todos os seus atos. A linguagem é o instrumento graças ao qual o homem modela seu pensamento, seus sentimentos, suas emoções, seus esforços, sua vontade e seus atos, o instrumento graças ao qual ele influencia e é influenciado, a base última e mais profunda da sociedade humana. Mas é também o recurso último e indispensável do homem, seu refúgio nas horas solitárias em que o espírito luta com a existência, e quando o conflito se resolve no monólogo do poeta e na meditação do pensador. [...]. Para o bem e para o mal, a fala é a marca da personalidade, da terra natal e da nação, é o título de nobreza da humanidade (Hjelmslev, 1975, p. 185).

A linguagem pode ser descrita, ainda, como um **sistema de signos arbitrários**, o *signo linguístico*, as palavras. Esses signos ganham seus significados específicos por meio de um sistema de convenções historicamente dado. A linguagem é, portanto, uma criação social de cada um e de todos os grupos humanos.

Para o linguista norte-americano Avram Noam Chomsky (1928-), independentemente da causa que, em um passado remoto, incitou o ser humano a começar a falar, a criar e a utilizar a linguagem, o que deve ser sublinhado é que todos os seres humanos, independentemente de raça, de cultura ou de época, utilizam o mesmo **"aparelho" fisiológico para falar**.

Chomsky (2005), em sua *gramática gerativa*, propõe que se distinga entre o conhecimento (tácito ou explícito) que uma pessoa tem das regras de uma língua (*competência*) e o uso efetivo dessa língua em situações reais *(desempenho)*. Para ele, os falantes usam sua competência de forma muito mais rica que as limitações de sua língua específica

(seu *corpus* linguístico). É importante, pois, descobrir as realidades mentais subjacentes ao modo como as pessoas usam sua língua (Weedwood, 2002).

Para Chomsky, é pelo menos admissível que os seres humanos sejam geneticamente "programados" para falar, para utilizar a linguagem. Ele acredita que existam certas **unidades fonológicas**, **sintáticas** e **semânticas** de caráter universal. Categorias sintáticas como substantivo, verbo, tempo passado e componentes do significado de palavras, como "masculino" ou "objeto físico", pertencem a conjuntos fixos de elementos segundo os quais se pode descrever a estrutura sintática e semântica em todas as línguas. É o que o autor chama de "universais substantivos" (Lyons, 1989).

Além disso, Chomsky chama atenção para um aspecto essencial da linguagem humana: a **criatividade** (ou, em sua terminologia, a **"abertura"**). Para ele, qualquer concepção de linguagem, qualquer teoria linguística, deve refletir a capacidade quase inesgotável que os sujeitos têm de produzir e compreender sentenças novas, que jamais ouviram anteriormente. As pessoas produzem, enunciam e entendem frases novas a partir de princípios sistemáticos ou regras gramaticais, os quais, embora determinantes, são desconhecidos (são inconscientes, tácitos) pelos próprios sujeitos. Esse domínio criativo da linguagem, apanágio do ser humano, torna o estudo dos distúrbios da linguagem em psicopatologia um dos mais complexos, pois, devido à grande flexibilidade da produção da linguagem, torna-se muitas vezes difícil discriminar o normal do patológico.

FUNÇÕES DA LINGUAGEM

O linguista russo **Roman Jakobson** (1896-1982) descreveu diferentes funções da linguagem, as quais, pelo seu valor eurístico e amplo uso, são apresentadas a seguir (Jakobson, 1970):

1. **Função referencial** ou **cognitiva**: é a função mais comum da linguagem, centrada na *informação*. Na linguagem predomina a função referencial quando ela serve para designar objetos, pessoas, situações, ações, atribuindo-lhes significações. É a linguagem na sua tarefa básica de representar e transmitir dados da realidade.

2. **Função emotiva** ou **expressiva**: ou seja, a linguagem como instrumento de expressão dos

estados emocionais, das vivências internas, subjetivas. A pessoa que fala expressa e suscita certa emoção, verdadeira ou falsa, no seu interlocutor. As interjeições (*ai, ih, ah, nossa, etc.*) representam o estrato puramente emotivo da linguagem; porém, quase sempre a dimensão emotiva caminha junto com as outras funções da linguagem.

3. **Função conativa** ou **apelativa**: é a linguagem que visa uma ação intencional sobre o interlocutor que escuta, a linguagem que busca persuadir, mudar algo, enfim, influenciar as ações do interlocutor. As sentenças imperativas (que diferem claramente das declarativas, com função referencial) são exemplos da função conativa: *fique quieto! beba o seu leite, menino!*

4. **Função fática**: esta se revela quando a mensagem linguística visa basicamente estabelecer o contato, prolongar, confirmar, controlar ou interromper a comunicação; quem fala visa manter um controle sobre o fluxo da fala com o interlocutor. Ao longo da conversa, o falante diz ao seu interlocutor: *ah sim...* ou *que interessante...* ou, ainda, *veja bem...* ou, mais diretamente, *continue, estou ouvindo.*

5. **Função metalinguística**: nesse caso, a preocupação do produtor da mensagem é com a própria linguagem utilizada, com o próprio código que está sendo utilizado. Quando falamos discutindo, colocando em pauta elementos de nossa própria fala, estamos exercendo a função metalinguística. Afirmações como *não entendo o que você quer dizer com "tudo acabou entre nós"* ou *quando digo "fim" é fim mesmo* ou, ainda, *o sentido da palavra "psicopatologia" não é claro para mim* são exemplos de função metalinguística.

6. **Função poética** ou **estética**: quando o emissor produz uma fala ou texto escrito e, ao fazê-lo, considera e dá atenção à seleção e à combinação de palavras, preocupado com a sonoridade, o ritmo, a surpresa das imagens ou situações que tais palavras evocam, a função poética é a que está, então, predominando nessa fala ou texto. A função poética ultrapassa os limites da poesia; em uma fala comum no dia a dia, em um anúncio de publicidade ou em uma aula, pode ocorrer a função poética.

Cabe assinalar que as funções da linguagem **não são exclusivas**: uma se associa ou

se sobrepõe à outra, podendo uma delas prevalecer, mas várias estão presentes ao mesmo tempo. Além das funções sugeridas por Jakobson, cabe lembrar que é a linguagem que permite e garante a **socialização** plena do indivíduo; ela é fundamental para a **afirmação do eu** e das oposições eu/mundo, eu/tu, eu/outros. Enfim, a linguagem é também o suporte do pensamento, particularmente em sua forma mais desenvolvida, relacionada ao pensamento lógico e abstrato.

Em relação às contribuições mais relevantes à compreensão da linguagem, cabe aqui citar o linguista russo Mikhail Bakhtin (1895-1975) (1992). Para ele, a língua é fundamentalmente uma atividade social, não importando tanto o *enunciado*, o produto, mas sobretudo a *enunciação*, o processo verbal. Nesse sentido, a língua é concebida como um **fato social**, cuja existência se baseia na necessidade de comunicação. Só há linguagem onde ocorre a possibilidade de interação social, de diálogo.

Para Bakhtin, a língua não se situa isoladamente na mente dos falantes, nem é um sistema abstrato pairando acima das relações sociais. A língua é um processo empreendido conjuntamente pelos falantes e pelos ouvintes em interação recíproca e constante, contextualizada em determinado ambiente histórico, político e cultural (Weedwood, 2002).

Segundo o linguista e psicopatólogo canadense Jonathan Fine (1949-2015), na perspectiva da linguística sistêmico-funcional, a linguagem, em conjunto com os comportamentos não verbais que frequentemente a acompanham, **cria a realidade interativa** e, assim, funda a interação social entre os falantes de uma mesma comunidade de fala. O uso da linguagem em uma comunidade oferece ao falante opções diversas do que se pode e não se pode, social e linguisticamente, dizer com sentido (Halliday, 2004). Só no contexto social específico e concreto dos falantes a linguagem pode ser compreendida, interpretada e analisada (p. ex., se se trata de linguagem normal ou patológica) (Fine, 2007).

Há uma polêmica histórica na literatura científica quanto à independência e à autonomia da linguagem em relação ao pensamento e à inteligência. Muitos autores formulam que ela é íntima e necessariamente conectada ao pensamento, sendo a forma de expressão de processos de pensar. Nessa perspectiva, ela nada mais seria que uma "parte" ou "forma de expressão" do pensamento (Berrios, 1996).

Contra essa visão, muito intuitiva e difundida, há algumas críticas teóricas e dados empíricos que apontam para uma relativa independência da linguagem em relação ao pensamento. Inicialmente, pode-se citar a psicologia do desenvolvimento cognitivo de Jean Piaget (1896-1980), que formula a existência de "pensamento" e "inteligência" antes de haver linguagem verbal nos bebês. São as formas de pensamento-inteligência relacionadas a esquemas sensório-motores, prévios e independentes em relação à linguagem (Piaget; Inhelder, 1973).

Há duas síndromes diferentes que fornecem dados empíricos a favor da independência dos domínios da linguagem e do pensamento/inteligência: a síndrome de Williams (SW) e os transtornos específicos da linguagem (Gerrans, 2003).

A **SW** é uma condição genética (deleção de 17 genes contíguos do cromossomo 7q11.23) na qual a criança apresenta quociente de inteligência (QI) médio em torno de 50 a 65, semelhante ao de uma criança com síndrome de Down. Entretanto, as crianças com SW têm habilidades linguísticas (fluência verbal, profundidade de vocabulário e sociabilidade relacionada) semelhantes às de uma criança cognitivamente sadia. Ou seja, embora tenham deficiência intelectual, suas habilidades linguísticas estão próximas às de uma criança cognitivamente sadia.

Já nos chamados **transtornos específicos da linguagem**, a criança tem desempenho cognitivo claramente melhor que sua linguagem em todas as esferas cognitivas. Essas crianças apresentam, às vezes, pronunciadas dificuldades na linguagem expressiva e/ou receptiva, e a inteligência não está proporcionalmente prejudicada. Isso aponta para certa independência tanto cognitiva como neurofuncional entre o domínio da linguagem e os outros domínios cognitivos que comumente são associados à inteligência e ao pensamento.

ALTERAÇÕES PATOLÓGICAS DA LINGUAGEM (REVISÃO EM THOMAS; FRASER, 1994; ELVEVÅG ET AL., 2016)

Embora seja um tanto artificial ou criticável, por motivos didáticos, serão apresentadas separadamente as alterações da linguagem secundá-rias a disfunção ou lesão neuronal (alterações orgânicas da linguagem) e as alterações da linguagem específicas da psicopatologia, mais presentes nos transtornos mentais.

Alterações da linguagem secundárias a disfunção ou lesão neuronal identificável

Tais alterações ocorrem geralmente associadas a acidentes vasculares cerebrais, tumores cerebrais, trauma cranioencefálico, etc. Há, portanto, alterações neuronais identificáveis, evidentes, que produzem esses sintomas. Na maioria dos casos, as lesões ocorrem no **hemisfério esquerdo**, nas regiões conhecidas como **áreas cerebrais da linguagem** (frontal posteroinferior, temporal posterossuperior e suas conexões adjacentes). É comum, portanto, que os déficits orgânicos da linguagem venham acompanhados de hemiparesias do dimídio direito do corpo. A seguir, são apresentadas as alterações específicas da linguagem secundárias a disfunção/lesão neuronal.

Linguagem e cérebro (revisão em Cahana-Amitay; Albert, 2014)

Os modelos cerebrais relacionados com as afasias são conhecidos como *modelo clássico de Broca-Wernicke-Lichtheim-Geschwind*. Nele, a linguagem é concebida como localizada e lateralizada no hemisfério esquerdo do cérebro; as áreas dos lobos frontais inferiores e posteriores (**área de Broca**) estão ligadas à produção da linguagem, e as áreas dos lobos temporais posteriores e superiores (**área de Wernicke**) estão relacionadas à compreensão da linguagem. Por fim, o **fascículo arqueado** (fibras neuronais axonais) conecta as duas grandes áreas da linguagem e está relacionado à capacidade de repetir palavras.

A área unimodal auditiva primária (**área de *Heschl***), na face superior do lobo temporal esquerdo, envia sinais acústicos para o giro temporal superior, na **área de Wernicke** (área da recepção da linguagem), que é uma área heteromodal fundamental no processo de percepção da linguagem (várias modalidades sensórias). A área de Wernicke é o polo da rede de aspectos semânticos lexicais da linguagem. Essa área se conecta com o **fascículo arqueado** (que é um componente do fascículo superior longitudinal), e tal fascículo faz a conexão com a **área de Broca**, no lobo frontal inferior esquerdo. A área de Broca é o polo sintático e articulatório da linguagem. Essa área frontal de Broca é essencial para a produção da linguagem e conecta-se com a **área motora primária** para possibilitar a fala e a escrita (Heilman; Valenstein, 1993).

Esse esquema de relação cérebro-linguagem forneceu as bases da classificação moderna das afasias e continua até os dias atuais a guiar a prática clínica e a pesquisa sobre as afasias.

Atualmente, entretanto, uma visão de relação cérebro-linguagem mais abrangente e dinâmica tem sido proposta. Na ***perspectiva neural multifuncional***, concebem-se redes neurais especializadas em atividades cognitivas, afetivas e pragmáticas (práxis) que constante e dinamicamente interagem com as redes neurais especializadas em linguagem (áreas de Broca e de Wernicke e fascículo arqueado), para dar suporte e, ao final, criar a linguagem em seus múltiplos aspectos (Cahana-Amitay; Albert, 2014).

Afasias

As afasias são as síndromes relacionadas à **perda da linguagem** falada e ouvida, por incapacidade de compreender e utilizar os símbolos verbais, decorrente de lesão neuronal (revisões em Butler et al., 2014; Yourganov et al., 2015).

A afasia é sempre a perda de habilidade linguística que foi previamente adquirida no desenvolvimento cognitivo do indivíduo; tal perda se deve sempre a lesão neuronal do sistema nervoso central (SNC) (se não for o caso, não é afasia).

Assim, a afasia é, por definição, um distúrbio orgânico da linguagem, na ausência de incapacidade motora (*do órgão fonador*) para produzi-la. Também importante para o diagnóstico dessa condição é que não haja perda global e grave da cognição como um todo. Os principais tipos de afasia são:

1. **Afasia de expressão** ou de **Broca** (Watari et al., 2014). Trata-se de **afasia não fluente**, na qual o indivíduo, apesar do órgão fonador preservado, não consegue falar ou fala com dificuldades, de **forma monótona**, pois seus **pronunciamentos são curtos**, com **latência aumentada** nas respostas e **sem contorno melódico**. Assim, o paciente tem grande dificuldade (ou impossibilidade) de produzir a linguagem, de expressá-la de modo fluente.

Entretanto, a **compreensão** da linguagem está relativamente **preservada**. A afasia de Broca ocorre por lesões (na maior parte das vezes, vasculares) dos giros frontais posteroinferiores esquerdos (área de *Broca*). Acompanha-se geralmente de **hemiparesia direita**, mais acentuada no braço. Pode também ser observado o **agramatismo** (o indivíduo fala sem poder observar as preposições, os tempos verbais, etc., produzindo enunciados como: "Eu querer isso"; "Gostar água"; etc.).

2. **Afasia de compreensão** ou de **Wernicke** (Robson et al., 2014). Consiste em **afasia fluente**, na qual o indivíduo continua podendo falar, mas sua **fala é muito defeituosa**, vazia, às vezes totalmente **incompreensível**. O paciente não consegue compreender a linguagem (falada e escrita) e tem **dificuldades para a repetição**. Fala sem hesitação, mas produz muitos **erros na escolha de palavras** para expressar uma ideia. Geralmente não há hemiparesias associadas. Ocorre por lesões das áreas temporais esquerdas posterossuperiores (área de Wernicke).

Muitos pacientes com afasia de Wernicke **não parecem fisicamente doentes** e não têm outros sintomas neurológicos (como as hemiplegias ou hemiparesias à direita). São indivíduos que parecem bem fisicamente, mas produzem um **discurso sem sentido**, com muitas parafasias, não conseguem se relacionar de forma lógica e sensata com o interlocutor. Por isso, com certa frequência, são percebidos e **falsamente diagnosticados** com uma **psicose**.

3. **Afasia global**. Geralmente é uma afasia muito grave, não fluente, acompanhada por hemiparesia direita, mais acentuada no braço. Deve-se a lesões amplas da região perisilviana esquerda.

4. **Afasias associadas a demências**. Na doença de Alzheimer, ocorre um tipo de afasia com os aspectos de uma afasia extrassilviana (fora da região específica da linguagem adjacente à fissura de Sylvius) ou afasia transcortical. O paciente tem, assim, uma afasia predominantemente **não fluente**, podendo ter relativamente preservada a capacidade de repetir palavras, mas progressivas **dificuldades na nomeação**.

Nos últimos anos, como mencionado anteriormente, a neuroanatomia das afasias tem sido revista, com a indicação de que outras regiões interagem íntima e dinamicamente com as áreas da linguagem, produzindo o quadro final (Mesulam et al., 2015).

Além dos quatro tipos de afasia expostos, existem outras formas de afasia (de condução, transcorticais, anômicas, etc.), as quais são apresentadas, de modo resumido, no Quadro 22.1.

A chamada **afasia progressiva primária** difere das afasias anteriormente mencionadas, pois trata-se de uma condição em que há um **lento e progressivo declínio da linguagem**, em um período de pelo menos dois anos. São afetados os aspectos sintáticos, a nomeação, o "encontrar as palavras" (*word-finding*) e a compreensão de palavras na **ausência de outras causas específicas de afasia** (como acidentes vasculares cerebrais, tumores e neoplasias).

Quadro 22.1	Resumo dos tipos de afasia e suas características clínicas				
TIPO DE AFASIA	**FLUÊNCIA**	**COMPREENSÃO**	**REPETIÇÃO**	**HEMIPARESIA ASSOCIADA**	**LOCALIZAÇÃO NO HEMISFÉRIO ESQUERDO**
Wernicke	Fluente	Comprometida	Comprometida	Raramente	Temporal posterossuperior
Broca	Não fluente	Intacta	Comprometida	Comum	Frontal inferior
De condução[2]	Fluente	Intacta	Comprometida	Raramente	Fascículo arqueado
Transcortical sensorial	Fluente	Comprometida	Intacta	Ocasionalmente	Giro angular
Talâmica	Fluente	Comprometida	Intacta	Raramente	Tálamo (início com mutismo, disartria e grave hemiparesia)
Anômica[1]	Fluente, mas produz fala vazia	Intacta, mas não consegue nomear	Intacta	Raramente	Temporal anterior ou no giro angular
Transcortical motora[3]	Não fluente	Intacta	Intacta	Ocasionalmente	Frontal medial ou área superior de Broca
Transcortical mista	Não fluente	Comprometida	Intacta	Comum	Lesões das afasias transcorticais motoras e sensoriais
Global	Não fluente	Comprometida	Comprometida	Comum	Áreas de Broca e de Wernicke

[1] Na **afasia anômica**, o indivíduo é fluente, sem ou com pouca parafasia, compreende bem e repete bem as palavras. Entretanto, a fala é vazia de sentido, com circunlocuções. É geralmente acompanhada de alexia, agrafia e síndrome de Gerstmann (desorientação esquerda-direita, agnosia dos dedos, acalculia e agrafia). [2] Na **afasia de condução,** a fala é fluente, mas há muitas parafasias (deformação de palavras), uma compreensão relativamente normal da linguagem falada, mas perda da capacidade de repetir palavras e incapacidade de nomeação (causada por contaminação pelas parafasias). [3] A **afasia transcortical motora** é uma afasia não fluente, como produção de **ecolalias** e relativamente boas compreensão e repetição. No seu início, pode haver uma fase de **mutismo** a qual é seguida por fala lenta e com pouco volume de som, que gradativamente melhora com a repetição.

Fonte: Heilman; Valenstein, 1993; Cummings; Trimble, 1995.

Diversos sintomas neuropsicológicos e comportamentais costumam ocorrer como complicações das afasias. Além das dificuldades em produzir a fala, uma parte dos pacientes evolui com **mutismo** (ver adiante), **disartria**, **gagueira** e/ou **palilalia** (repetição automática da última palavra pronunciada).

Especialmente a **ansiedade**, relacionada a todo o quadro e incrementada nos momentos em que se solicita que o indivíduo fale, representa um aspecto difícil na evolução das afasias (Cahana-Amitay et al., 2011). A **amusia** (perda da capacidade de captar e produzir sons musicais) pode ocorrer em pacientes com afasias ou agnosias.

Agrafia

Embora a escrita esteja intimamente associada à palavra falada, do ponto de vista neuropsicológico, ela tem certa autonomia em relação à fala. Agrafia é a perda, por lesão orgânica, da linguagem escrita, sem que haja qualquer déficit motor ou perda cognitiva global.

A forma mais comum de agrafia é a **agrafia associada à afasia**. Tal tipo de síndrome pode ocorrer nas afasias de Broca, de condução, de Wernicke e na afasia sensorial transcortical.

A forma mais rara é a **agrafia pura**, ou seja, agrafia sem afasia. Ocorre por lesão na segunda circunvolução frontal, na área de Exner, também chamada de centro da escrita, ou por lesão no giro angular.

A **agrafia com alexia** (incapacidade ou prejuízo para a leitura; ver a seguir) às vezes é chamada de agrafia parietal, pois quando ocorre tal agrafia-alexia, sem afasia, geralmente a lesão é no **lobo parietal** esquerdo (dominante para a linguagem). A **agrafia apráxica** se caracteriza por dificuldade em formar os grafemas, tanto na escrita espontânea como no ditado. Essa forma de agrafia também ocorre devido a lesões no lobo parietal esquerdo. Já quando a lesão é no lobo parietal não dominante para linguagem (geralmente o direito), pode ocorrer a agrafia espacial, muitas vezes associada a síndromes de heminegligência (Heilman; Valenstein, 1993).

Para se **testar a agrafia**, deve-se lembrar que há três componentes na escrita: o linguístico, o motor e as habilidades visuoespaciais. O componente linguístico inclui a escolha certa de letras (soletração) e a escolha correta de palavras segundo seu sentido. O componente motor e visuoespacial inclui as habilidades neuropsicológicas necessárias para a produção correta das letras e das palavras. Por isso, quando se avalia esses pacientes, deve-se testar a escrita espontânea, a escrita por ditado e a escrita por cópia (Heilman; Valenstein, 1993).

Alexia

É a **perda** da capacidade previamente adquirida para a **leitura**, decorrente de disfunção ou lesão neuronal. Ocorre frequentemente associada às afasias e às agrafias. Desde o início do século XX, os neurologistas perceberam que havia um tipo de alexia mais relacionado a déficits visuais e outros mais relacionados a déficits linguísticos, propriamente ditos. Assim, ficou claro que a leitura não é um processo unitário simples e homogêneo (Heilman; Valenstein, 1993).

Há muitos subtipos de alexias (não cabe aqui detalhá-los). Há a **alexia atencional** (déficits graves na atenção seletiva, implicando alexia), a **alexia por síndromes de heminegligência** (incapacidade de perceber um hemicampo visual), a **alexia ortográfica** e a **alexia fonológica**.

Cabe apenas destacar a **alexia pura**, na qual a doença ocorre sem afasias e agrafias concomitantemente, pois todos os aspectos léxicos ortográficos e semânticos estão preservados. Na alexia pura, a habilidade em transferir os resultados da análise das formas das letras para o léxico ortográfico está comprometida. O paciente é capaz de escrever bem, tanto espontaneamente como por ditado, mas tem grande dificuldade em ler, mesmo os escritos que ele próprio produziu há pouco. O **giro angulado** é uma área central para a leitura; sua destruição ou isolamento pode estar na base da alexia pura.

Na chamada **alexia profunda** (ou dislexia profunda), há uma *paralexia semântica*, ou seja, a palavra é visual e fonologicamente percebida de forma correta, mas o significado das palavras é modificado, transformado em algum aspecto relacionado à palavra, mas distinto dela. Assim, expõe-se o paciente à palavra "quente", e ele lê "frio"; à palavra "gato", e ele lê "animal"; à palavra "perna", e ele lê "braço". Várias lesões podem estar na base da alexia profunda, como as alterações decorrentes do corte do corpo caloso (calosotomia), que comunica os dois hemisférios (no tratamento de epilepsias refratárias).

Na **alexia relacionada à doença de Alzheimer**, há prejuízo do processo semântico (do significado das palavras). O paciente consegue ler palavras (reais ou irreais), mas tem muitas dificuldades para compreender o significado delas. Além disso, na doença de Alzheimer, há também dificuldade crescente na compreensão das palavras faladas (além das escritas).

Disartria

É a **dificuldade** ou **incapacidade motora de articular** corretamente as palavras devido a fraqueza muscular, paralisia ou coordenação falha dos músculos responsáveis pela fala (músculos do aparelho fonador). Embora a compreensão, a formulação e o significado das palavras sejam normais (não há afasia), sua articulação motora está prejudicada por alterações (paresias, paralisias ou ataxias) da musculatura da fonação (Haerer, 1992).

A fala é fraca, pastosa, aparentemente "**embriagada**", com seu ritmo prejudicado. A articulação é pobre, com pouca precisão na pronúncia dos fonemas, o que resulta em uma fala lenta e variável em sua intensidade. Particularmente, a articulação das **consoantes labiais** e **dentais** é muito **defeituosa**; além disso, a **produção das vogais** é distorcida, tornando, às vezes, difícil ou impossível a compreensão (nesse caso, disartrias muito intensas são designadas *anartria*) (Mustafa et al., 2014).

Foram descritas formas flácidas, espásticas, hiper e hipocinéticas de disartria. O tipo de disartria se relaciona ao sistema motor prejudicado: a **disartria atáxica** é tipicamente relacionada a lesões no cerebelo (ou nas vias que chegam ou saem dele); a **disartria hipocinética** se relaciona a lesões nos núcleos da base e nos circuitos por eles controlados; e a **disartria espástica** está associada a lesões bilaterais no neurônio motor superior.

A disartria é um sintoma relativamente comum em **condições neurológicas** e lesões neuronais decorrentes de acidentes vasculares e lesões traumáticas. A **disartria hipocinética** da **doença de Parkinson** (DP) é uma condição que surge em decorrência do curso progressivo da doença (por volta de 70% das pessoas com DP são afetadas por problemas na voz e na fala, que incluem a disartria hipocinética).

A **disartria pura** é um quadro de surgimento agudo de uma disartria, sem outros sintomas neurológicos ou neuropsicológicos, geralmente devido a insulto vascular (acidente vascular do tipo síndrome lacunar, com lesões na cápsula interna e/ou na corona radiata). Ocorrem também disartrias nas **paralisias bulbares** e **pseudobulbares**.

Cabe, por fim, mencionar as disartrias que ocorrem em inúmeras condições neuropsiquiátricas, particularmente a **paralisia cerebral** (quadro sobretudo motor decorrente de hemorragias cerebrais no período fetal), na **paralisia geral progressiva** associada à **neurossífilis**, e disartrias no complexo cognitivo-motor da **aids**. Em indivíduos marcadamente sedados por psicofármacos ou gravemente embriagados por álcool, pode-se observar diversos graus de disartria.

Parafasias

São alterações da linguagem nas quais são deformadas determinadas palavras. Há perda da habilidade em colocar as sílabas ou palavras na sequência correta. O paciente fala "*cameila*" em vez de *cadeira*, "*ibro*" em vez de *livro* (*parafasia fonêmica*) e "porta" em vez de *janela* (parafasia semântica).

As parafasias ocorrem com frequência **nas afasias**, sobretudo como parafasias fonêmicas, que refletem um déficit na seleção de segmentos fonêmicos, resultando na troca de um fonema por outro (Kurowski; Blumstein, 2016).

As **parafasias fonêmicas**, nas quais há troca de fonemas das palavras, deformando as palavras, e as **parafasias semânticas** (troca de palavras) podem ocorrer, muitas vezes, no início das **síndromes demenciais** (Kurowski; Blumstein, 2016).

Foram descritas parafasias principalmente na demência de Alzheimer (DA) (ver adiante). Elas podem ser encontradas também na encefalite límbica com lesão bilateral nos hipocampos (Kishi et al., 2010).

O processamento semântico em pessoas com esquizofrenia tem sido avaliado nas últimas décadas, e tem-se encontrado um padrão anômalo, talvez relacionado a parafasias semânticas, que eventualmente são encontradas (Lerner et al., 2012).

240 Psicopatologia e Semiologia dos Transtornos Mentais

> ### Quadro 22.2 | Semiotécnica simplificada da afasia
>
> Observar inicialmente **como é a fala espontânea** do paciente. É possível estabelecer **contato verbal** com ele? **A fala é fluente ou reduzida**? Levando-se em conta a experiência escolar do indivíduo, sua **fala é correta ou incorreta** do ponto de vista **gramatical**? A fala revela **riqueza ou empobrecimento** da linguagem?
>
> Verificar a adaptação dos termos às ideias, as orações incompreensíveis, as perifrases, as repetições ("intoxicação" por uma palavra).
>
> Verificar a capacidade do paciente de **compreender** o que lhe é dito, **repetir palavras e frases**.
>
> Testar a **fluência verbal** (em 1 minuto, quantos animais pode citar, quantas coisas que começam com a letra "d" pode falar).
>
> Verificar se consegue **ler** palavras, se lê uma frase, um pequeno texto, e compreende.
>
> *Solicitar inicialmente ao paciente que escreva uma **frase completa*** – por exemplo: "Escreva por que motivo você está aqui". Caso o indivíduo consiga escrever uma frase completa, com sentido e gramaticalmente correta, uma afasia grave ou moderada é pouco provável.
>
> **Verificar se o paciente consegue compreender estas perguntas:**
>
> *Qual é o nome de sua mãe? O que é um barco? O que você faria se tivesse de ir ao centro da cidade e estivesse chovendo? Em quem você acredita mais: naquela pessoa que promete ou naquela que cumpre?*
>
> Fazer a **prova do neurologista francês Pierre Marie (1853-1940)**, para verificar a audição e a compreensão verbal:
>
> *Entregar ao paciente três pedaços de papel, de tamanhos diferentes, e pedir para ele entregar o papel grande, guardar o médio no bolso e jogar o pequeno no chão.*
>
> **Solicitar**, a seguir, que repita: *casa, lápis, Pindamonhangaba, rio Capiberibe*. Pedir que repita: "O rio Amazonas cruza uma floresta enorme e úmida" e "O jogador de futebol ganha muito dinheiro, mas leva muitos chutes".
>
> **Testar a fluência verbal**: Pedir ao paciente que cite o maior número de animais em 1 minuto (ou, como teste alternativo, que diga o maior número de palavras que comecem com a letra "m") (normal: pelo menos 12 a 13 animais ou palavras).
>
> Por fim, solicitar ao paciente **que leia palavras e frases**, pois a leitura em voz alta indica a presença ou ausência de cegueira verbal.

Alterações da linguagem associadas a estados, condições ou transtornos psicopatológicos

Dislexia (revisões em Snowling; Melby-Lervåg, 2016)

O termo **dislexia** é utilizado com definições mais ou menos amplas. Em sentido mais estrito, o termo "dislexia" designa **disfunção no aprendizado da leitura**, havendo dificuldades em graus variáveis em identificar a correspondência entre os símbolos da escrita e os fonemas, assim como em transformar signos escritos em signos verbais. No *Manual diagnóstico e estatístico de transtornos mentais* (DSM-5), o termo "dislexia" está incluído nos transtornos específicos da aprendizagem, que englobam transtornos na aprendizagem da leitura e da escrita e em habilidades matemáticas.

Cabe acentuar que o termo **dislexia** é mais utilizado para designar dificuldades de linguagem em que há **trocas de fonemas, tanto na fala como na leitura e na escrita**. Pode haver, nessa condição, dificuldades mais acentuadas na leitura, na aprendizagem da escrita ou, ainda, na capacidade de soletrar.

A dislexia é uma condição frequente, que ocorre em 3 a 7% das pessoas. Como outros transtornos do neurodesenvolvimento, há clara recorrência familiar (*it runs in families*), e estudos com amplas amostras de gêmeos demonstram que habilidades fonológicas, bem como habilidades de leitura e escrita, têm um forte componente herdável, que interage com condições de educação mais ou menos favoráveis. Entretanto, os mecanismos genéticos parecem ser extremamente complexos e dependem de muitos genes de efeito reduzido e somatório (Snowling; Melby-Lervåg, 2016).

No Brasil, uma revisão ampla e bem feita sobre dislexia foi organizada por Luciana Mendonça Alves e colaboradores (2011).

Alterações da fala

Disfonia (revisão em Reiter et al., 2015)

Disfonia (*rouquidão*) é o termo utilizado para a **perturbação da qualidade da voz** humana, que em geral se traduz por rouquidão, restrição do desempenho vocal e vocalização tensa ou contida. As disfonias envolvem a intensidade da voz, sua altura (frequência, aguda ou grave) e o esforço empreendido para produzi-la. A condição pode ter um impacto negativo para o paciente, prejudicando a naturalidade na produção da fala e dificultando a comunicação.

A fisiopatologia da rouquidão se caracteriza por irregularidades relacionadas ao *tônus muscular* implicado na oscilação das pregas vocais, que resultam em disfonia hipertônica e/ou incompleto fechamento da glote durante a vocalização. Cerca de 1 a 3% das pessoas apresentam algum grau ou tipo de disfonia.

As disfonias são classifcadas em orgânicas ou funcionais. As **disfonias orgânicas** são causadas por problemas orgânicos como refluxo gastresofágico, paralisia das pregas vocais e doenças sistêmicas como DP e esclerose lateral amiotrófica. As **disfonias funcionais** (disfonia por tensão ou disfonia comportamental) são decorrentes de eventos fonotraumáticos, como abuso ou uso inadequado da voz, técnica vocal ruim, desbalanço muscular relacionado à fonação, com ou sem envolvimento emocional. Algumas pessoas podem apresentar disfonia como um fenômeno emocional, de conversão (Behlau et al., 2015).

Afonia

A **afonia** (ou *disfemia*) se caracterizasse pela **perda**, mais ou menos **abrupta**, **da voz**, de modo geral, sem causa neurológica ou laríngea (com exceções que serão abordadas adiante). Ela eclode, com maior frequência, após um evento de vida estressante no qual o indivíduo fica totalmente sem voz. Há **intenção de se comunicar**, mas a voz "não sai". É, então, denominada **afonia conversiva** ou **histérica** e está relacionada a fatores de personalidade vulnerável (tendência à conversão), estados emocionais intensos e graves conflitos inconscientes ou conscientes (Neeleman; Mann, 1993).

Embora, no passado, a grande maioria dos casos de afonia se caracterizasse como conversiva, nos últimos anos têm sido descritos alguns casos de **afonia** após **uso de anestésico peridural** (fentanil com bupivacaína). Nesses casos, impõe-se o diagnóstico diferencial entre *bloqueio espinal alto*, *acidente vascular transitório* ou afonia conversiva (Ray et al., 2012). Também foram descritos casos de afonia abrupta associados a **acidentes vasculares isquêmicos** nos núcleos da base (*putame*) (Senatorov et al., 2013).

Distúrbios da fala em crianças (Terband et al., 2014)

O extenso capítulo dos distúrbios da fala em crianças é palco de muitos debates sobre questões relacionadas à classificação e à diferenciação dos transtornos. A diferenciação entre transtornos fonológicos (TF), atraso da fala (AF) e transtornos motores da fala (TMFs) é particularmente controversa, e, nos TMFs, a diferenciação de uma apraxia da fala também gera debates. A seguir, para fins didáticos, será apresentada uma terminologia e uma classificação relativamente tradicionais, que se sabe estarem sujeitas a críticas.

Dislalia e disglossia

Relativamente comum em crianças, a **dislalia** é a alteração da fala (*speech disorder*) que resulta da **deformação**, da **omissão** ou da **substituição de fonemas**, não havendo alterações neurológicas identificáveis nos movimentos dos músculos que participam da articulação e da emissão das palavras (Haerer, 1992). Geralmente, para determinados fonemas, há alterações, omissões ou subtrações.

Um dos modos de classificar as dislalias é separá-las em dislalias fisiológicas, audiogênicas, funcionais e orgânicas. O termo **dislalia fisiológica** é empregado para crianças pequenas, sadias, cuja maturidade do aparelho fonoarticulatório ainda não foi atingida plenamente para emitir de modo correto todos os fonemas de sua língua. Na **dislalia audiogênica**, o problema da fala já está no campo das alterações patológicas, sendo a dislalia decorrente de problemas na audição, o que impede que a criança aprenda a imitar os sons de sua língua.

O termo **dislalia funcional** diz respeito a uma dislalia fisiológica que se mantém, apesar de já haver amadurecido todo o aparelho fonoarticulatório; portanto, trata-se de algo patológico, mas sem substrato orgânico. Nas dislalias funcionais, não se observam alterações orgânicas do aparelho fonador.

Por fim, a **dislalia orgânica**, também chamada de **disglossia**, se refere a problemas orgânicos, estruturais ou funcionais nos órgãos da fala e no aparelho fonador e articulador (revisão em Leite et al., 2008).

As **disglossias** resultam de alterações na fala relacionadas a distúrbios anatômicos ou fisiológicos dos órgãos fonoarticulatórios, que incluem língua, lábios, arcada dentária, mandíbula e abóbada palatina. As alterações ou lesões que estão na base das disglossias podem ser congênitas ou adquiridas, relacionadas a agravos aos órgãos fonoarticulatórios por lesão física ou extirpações cirúrgicas.

A **disglossia lingual** ocorre por alterações da língua, quando se perdem os movimentos precisos e sincrônicos desse órgão. Pode ser devida a **paralisias bilaterais ou unilaterais** dos músculos do órgão ou a **frênulo muito pequeno** (*anquiloglossia*), que limita o alcance dos movimentos do órgão, ou, ainda, a **língua muito grande** (macroglossia).

Particularmente sensível a tais alterações é a articulação das consoantes, devido às mudanças que provocam no fluxo de ar. Os chamados **fonemas fricativos** (/f, v, s, z, 3, ʃ/), produzidos por obstrução parcial do ar (por isso produzem *fricção* ou *turbulência*), são os que mais aparecem no ceceio.

O popularmente conhecido como *ceceio*, *língua solta* ou, ainda, *língua presa*, é, portanto, uma forma de disglossia lingual decorrente de flacidez dos músculos da língua, sendo que os fonemas fricativos /s/ e /z/ são os mais produzidos de forma anômala, com apoio nos dentes ou projetados entre eles. Conforme a localização da dificuldade, o desvio no posicionamento da língua, os ceceios são classificados em central ou anterior, lateral, nasal (retração da língua).

São descritas também as **disglossias labiais** (alterações da forma e/ou da força dos lábios, causadas com frequência por fendas labiais). A **disglossia dental** se relaciona à forma e à disposição defectiva dos dentes. A **disglossia mandibular** ocorre por alterações da mandíbula, e a **disglossia palatal**, por alterações da abóbada palatina. Por fim, a **disglossia nasal** ocorre por anormalidades no nariz, que restringem a inspiração de ar, necessário para a produção dos fonemas.

Os transtornos da fala são relativamente comuns na criança até os 5 anos de idade (estimativa de 14 a 25% de crianças acometidas). Após essa idade, quando o infante entra na escola, as taxas caem para 4 a 9%. As crianças que mantêm o problema na fala devem ser avaliadas cuidadosamente por fonoaudiólogos, neuropediatras e otorrinolaringologistas. O profissional da saúde mental deve ter conhecimentos básicos sobre esses transtornos, para orientar e encaminhar seus pacientes de forma adequada.

Transtornos da fluência da fala: a gagueira (ver revisão em Neumann et al., 2017)

A **gagueira** (**tartamudez** ou **disfluência da fala**) é considerada pelo DSM-5 um transtorno da comunicação, mais especificamente da fluência normal e do padrão temporal da fala. A **fluência da fala** implica uma fala contínua e suave, sem interrupções abruptas. Na gagueira, há perturbação da fluência normal, com descontinuidade no fluxo da fala e repetições de sons e sílabas.

As **palavras** podem ser **interrompidas no meio da locução**, bem como as frases. Pode haver prolongamento sonoro de consoantes e vogais (em geral maior dificuldade com consoantes), de interjeições e de blocos da frase, com prejuízo da velocidade e do ritmo da fala.

Além disso, o paciente apresenta com frequência **circunlocuções**, que são evitações de certas sílabas e palavras, no início ou ao longo de uma frase, e substituições de certas palavras percebidas pelo falante como mais difíceis ou problemáticas.

Há **repetições de sílabas ou de palavras monossilábicas** (*vo, vo, vo, você me ajuda?* ou *eu, eu, eu, eu não vou lá*) e palavras pronunciadas com excesso de **tensão física**. De modo geral, quanto mais ansioso e tenso o paciente, mais se acentua a gagueira. Assim, há um círculo vicioso: quando o indivíduo sente a dificuldade em falar, fica mais ansioso, e tal ansiedade piora a dificuldade na fluência da fala. A gravidade da gagueira varia conforme o contexto, tornando-se mais intensa quando há pressão social para que a pessoa se comunique (em sala de aula, quando deve apresentar um trabalho, ao falar em público, ao conversar com professores, diretores, etc.).

Pode haver, ainda, **trepidação na fala**. Às vezes, não conseguindo falar determinada palavra, a pessoa revela evidente **esforço** e acaba por dizê-la de forma **expulsiva** ou **sibilante** e rápida.

A gagueira geralmente tem início na infância, entre os 2 e 6 anos de idade. Em estudos internacionais, cerca de 1% das crianças e adolescentes apresentam gagueira, sendo 0,2% no sexo feminino e 0,8% no masculino. A remissão da gagueira na idade adulta ocorre em 70 a 80% dos casos. Estudos com gêmeos indicam que a gagueira tem herdabilidade de 69 a 85% (Neumann, 2017). Disfunções nos núcleos da base e nas conexões dos núcleos da base com a área de Broca (frontal inferior esquerda) foram identificadas em estudos de neuroimagem (Craig--McQuaide et al., 2014).

Alterações da linguagem em crianças (revisão em Norbury et al., 2017)

Na psicopatologia da criança, as alterações da linguagem ocupam lugar de destaque. É importante ressaltar que, na criança pequena, a aquisição da linguagem é um processo complexo e dinâmico. A linguagem implica a compreensão, o processamento e a produção dos meios linguísticos de comunicação com o mundo, fundamentais na socialização da criança em sua constituição como pessoa madura (Bishop, 2014).

Os transtornos da linguagem nas crianças implicam defasagem de linguagem, considerando a inteligência global do infante (que pode ser normal ou deficitária). Assim, uma alteração de linguagem é sempre algo mais pronunciado do que é esperado para crianças na faixa etária e de inteligência na qual o indivíduo se situa.

Estudos epidemiológicos indicam que cerca de 7% das crianças começam a vida escolar com algum transtorno da linguagem e que adicionais 2,3% têm problemas de linguagem decorrentes de transtornos globais do desenvolvimento (entre eles o autismo). Dificuldades da linguagem, de modo geral, ocorrem com **maior frequência** nos **meninos** do que nas meninas (Norbury, 2017).

Os problemas de linguagem na criança são agrupados no DSM-5 nos transtornos do neurodesenvolvimento, no subcapítulo dos transtornos da comunicação. Nesse capítulo, estão incluídos: 1) os *transtornos da linguagem*, 2) *os transtornos da fala* e 3) *os transtornos da fluência*.

1. Os **transtornos da linguagem** se referem a dificuldades na aquisição e no uso da linguagem, em suas várias modalidades (linguagem falada, escrita, língua brasileira de sinais [LIBRAS]), devido a déficits na produção e/ou na compreensão. Pode haver **vocabulário reduzido** para a idade, **estruturas das frases limitadas** (devido a dificuldades gramaticais e morfológicas) e **prejuízos no discurso**, em termos de unir frases em uma conversa e usar o vocabulário adequadamente ao longo do discurso.

   O atraso da linguagem expressiva pode ocorrer sem o respectivo atraso do desenvolvimento da linguagem compreensiva, mas eles com frequência acontecem concomitantemente. É mais comum, entretanto, que a **linguagem expressiva seja mais prejudicada** do que a compreensiva; assim, de modo geral, crianças com déficits em linguagem compreendem mais a fala dos outros do que conseguem produzir a sua própria.

   Os problemas no desenvolvimento adequado da linguagem podem incluir **dificuldades gramaticais** (*sintáticas*) com **palavras** e **vocabulário** (*semânticas*), com regras e sistemas de produção sonora da fala (*transtornos fonológicos*) e com significado de unidades de palavras (*morfológicas*).

2. Os **transtornos da fala** se caracterizam por dificuldades persistentes na produção da fala, que interferem na inteligibilidade e no poder de comunicação (já abordados neste capítulo). Tais transtornos são comumente associados a paralisia cerebral, fenda palatina, perda auditiva ou surdez, congênitas ou adquiridas após o nascimento.

3. Por fim, os **transtornos da fluência ou gagueira** são perturbações da fluência normal da fala (também já abordados neste capítulo).

Acelerações psicopatológicas da linguagem mais observadas em adultos: logorreia, taquifasia e loquacidade

Na **logorreia**, existe a produção aumentada e acelerada (*taquifasia*) da linguagem verbal, um fluxo incessante de palavras e frases, frequentemente associado à aceleração geral de todos os processos psíquicos (*taquipsiquismo*), podendo haver perda da lógica do discurso.

Descreve-se como **pressão para falar** a atividade linguística do paciente em quadro maníaco ou maniatiforme, na qual este sente a pressão incoercível para falar sem parar. Por exemplo, um indivíduo em fase maníaca dizia: "Querem que eu fale menos, mas não consigo mesmo, tem uma coisa aqui dentro de mim que não me deixa parar de falar".

Loquacidade é o aumento da fluência verbal sem qualquer prejuízo da lógica do discurso. Em contraposição, na **logorreia**, há perturbação leve ou grave da lógica e da organização do discurso.

Lentificação patológica da linguagem: bradifasia

Trata-se de uma alteração da linguagem oposta à taquifasia. Na bradifasia, o paciente fala muito vagarosamente; as palavras seguem-se umas às outras de forma lenta e difícil. Há também, geralmente, latência (duração) aumentada entre a pergunta que lhe fazemos e sua resposta. Em geral, a bradifasia está associada a quadros depressivos graves, estados demenciais e esquizofrenia crônica ou com sintomas negativos.

Mutismo

O mutismo é definido como a **ausência de resposta verbal oral** por parte do paciente. O indivíduo não responde ao interlocutor, embora esteja desperto, sem comprometimento da audição, sem comprometimento do nível de consciência e sem paralisias motoras que comprometam a produção da palavra falada. Os fatores e síndromes que estão na base do mutismo são muito variáveis, podendo ser de natureza neurobiológica, psicótica ou psicogênica.

O mutismo nas síndromes psicopatológicas é, muitas vezes, uma forma de **negativismo verbal**, de tendência automática a se opor passiva ou ativamente às solicitações das pessoas no que concerne à resposta e à produção verbal. Nesse caso, **não há desejo, motivação, *drive* ou intenção de se comunicar** com os interlocutores por outras vias de comunicação (gestos, escrita, comunicação alternativa).

O mutismo é observado nos vários tipos de **estupor**. Ele ocorre em quadros de **esquizofrenia** (com ou sem catatonia) e em **depressões graves**, podendo também surgir, eventualmente, em **quadros conversivos graves** (Altshuler et al., 1986).

Particularmente, o autor desta obra observou três pacientes com esquizofrenia (dois rapazes no Hospital de Clínicas da Universidade Estadual de Campinas [HC-UNICAMP] e uma moça no consultório) com quadros de mutismo completo prolongado, de 2 a 8 anos de duração, sem outros sintomas da catatonia, mas com sintomas paranoides que precederam ou sucederam o período de mutismo. Quadros desse tipo são relatados na literatura médica (Basu et al., 2013).

Mutismo eletivo (revisão em Hua; Major, 2016)

Em crianças, observa-se o **mutismo eletivo** ou **seletivo**. Trata-se de uma forma de mutismo relativamente pouco comum, relacionada a ansiedade social intensa, em que há ausência da fala em contextos específicos (escola, grupo de amigos, igreja, clube), nos quais é socialmente esperado que a criança fale. Em outros contextos (mais frequentemente no ambiente da família nuclear), a criança demonstra que é capaz de ouvir e falar normalmente, embora tenda a ser lacônica, de poucas palavras.

O mutismo eletivo ocorre principalmente na escola, onde há, em geral, dificuldades de relacionamento social, frustrações, medos, marcante ansiedade social, intensa timidez ou hostilidade (Muris et al., 2016).

Assim, o mutismo eletivo surge geralmente em crianças com alto nível de ansiedade social, tensão nas interações pessoais e traços de personalidade marcados por **obstinação**. São comorbidades mais ou menos frequentes do mutismo eletivo, além de ansiedade ou fobia social: depressão, enurese, encoprese, transtorno obsessivo-compulsivo (TOC), atraso na aquisição da fala e transtorno de Asperger (Wong, 2010).

Mutismos com bases neurobiológicas

Pode-se observar o **mutismo** associado a algumas formas de **afasia**, como nos períodos iniciais da **afasia transcortical motora** (ou afasia por lesão na área motora suplementar) ou das **afasias subcorticais** (lesões nos núcleos da base ou no tálamo). Geralmente o paciente apresenta mutismo no início do quadro, que remite, progredindo com fala lenta e hipofônica (de baixa intensidade).

Há também mutismo nas fases iniciais dos quadros afásicos chamados de **afemia**. Aqui, há *mudez para as palavras* ou *anartria* (incapacidade de articular palavras), mas a compreensão está preservada, assim como a capacidade de ler e escrever, não havendo agramatismo ou anomia. O paciente em mutismo, nesses casos, rapidamente aprende a se comunicar pela linguagem escrita e lida. Assim, tais mutismos associados a afasias são claramente distinguíveis dos mutismos nos quadros psicopatológicos, em que há grave alteração da volição (paciente geralmente negativista, não faz esforço para a comunicação escrita, gestual ou alternativa).

Mutismo acinético

O termo "mutismo acinético" foi introduzido por Cairns e colaboradores, em 1941, para descrever uma síndrome em que há ausência de responsividade, em um paciente com a consciência e a vigilância plenamente preservadas.

O **mutismo acinético** é, portanto, um termo reservado para descrever uma variedade de estados nos quais há **completa não responsividade** do indivíduo, com **manutenção dos olhos abertos**, em **paciente vígil**. De fato, chama atenção, nesses indivíduos despertos, a total suspensão de comportamentos direcionados a objetivos, embora não haja lesões no sistema motor primário.

O dano ou disfunção neuronal costuma estar nas **porções mediais, bilaterais, dos lobos frontais** e do **córtex anterior do cíngulo**, geralmente decorrente de infarto na artéria cerebral anterior ou de tumor com efeito de massa nessas regiões. Podem estar comprometidos os **núcleos da base, as áreas centrais** ou **dorsais do tálamo**, ou o **mesencéfalo**, visto que tais áreas integram, com os lobos frontais e o cíngulo anterior, as estruturas cerebrais para a geração de comportamentos com objetivos.

Mutismo cerebelar

O **mutismo cerebelar** é uma condição pouco frequente, observada predominantemente em crianças em que o mutismo ocorre relacionado a tumores da fossa posterior (geralmente meduloblastomas), sobretudo após a ressecção de tais tumores. Pode ocorrer também após trauma craniencefálico. As áreas lesadas no mutismo cerebelar implicam a substância branca do cerebelo direito relacionada à via cerebelo-tálamo-cerebral. O mutismo nesses quadros seria decorrente da perda de comunicação entre o cerebelo direito e o córtex frontal esquerdo (Law et al., 2012).

Outras formas de mutismo orgânico foram descritas associadas a **demência avançada**, a **lesões bilaterais dos núcleos da base** e a **paralisia pseudobulbar**.

O Quadro 22.3 apresenta os diagnósticos diferenciais no mutismo.

Perseveração verbal

Na perseveração verbal, há **repetição automática de palavras** ou trechos de frases, de modo estereotipado, mecânico e sem sentido, o que indica lesão neuronal, particularmente das

Quadro 22.3 | Diagnósticos diferenciais no mutismo	
Quadros psiquiátricos	Depressão com estupor
	Esquizofrenia com estupor (catatonia)
	Estupor psicogênico
Condições relacionadas ao desenvolvimento da criança	Mutismo eletivo
	Ausência de desenvolvimento da linguagem (atraso no desenvolvimento psicomotor, autismo, surdez, etc.)
Doenças neurológicas	Fase aguda da afasia não fluente
	Paralisia pseudobulbar
	Mutismo acinético
	Mutismo cerebelar
	Síndromes do lobo frontal com acentuada abulia
	Encefalite herpética
	Encefalopatia pós-traumática
Doenças e condições médicas gerais	Intoxicação por álcool ou outras substâncias
	Hipotireoidismo
	Encefalopatias metabólicas
	Síndrome neuroléptica maligna

Fonte: Com base em Cummings; Trimble, 1995.

246 Psicopatologia e Semiologia dos Transtornos Mentais

> **Quadro 22.4 | Semiotécnica em pacientes que estão em mutismo**
>
> **Observar o aspecto geral do paciente:** o modo como entra na sala, como se senta (ou como fica no leito), a mímica, as roupas, o penteado, a maquiagem, a higiene, etc. Verificar a atitude global do indivíduo: há imobilidade astênica ou rígida? A atitude é passiva, reservada ou ativa? Está indiferente ao meio ou "ligado" a tudo? Parece estar com medo ou desconfiado? Parece desafiador, hostil ou beligerante? O paciente dá a impressão de estar ouvindo vozes ou vendo imagens? Parece estar ansioso? Parece estar deprimido, triste ou apático?
>
> **Observar a mímica facial do paciente:** a mímica revela tristeza, pavor, indiferença, excitação, alegria, ironia, hostilidade, esforço por se fazer compreender? O indivíduo parece distante ou próximo do investigador? Quer colaborar, mas não pode? Parece querer que todos saiam de perto? Ou parece totalmente indiferente ao meio?
>
> **Observar o tônus muscular:** há hipertonia ou hipotonia generalizada? Há flexibilidade cerácea? Além de não falar, o paciente também recusa se alimentar?
>
> **Verificar se o paciente aceita se comunicar por escrito ou por gestos:** em caso positivo, perguntar-lhe o que está sentindo (medo, tristeza, indiferença, ansiedade, etc.) e o que está pensando.
>
> **Verificar junto à família:** os antecedentes do indivíduo; como o quadro se iniciou (foi de repente, em minutos, horas; ou devagar, durante dias ou semanas); como o paciente estava antes de parar de falar (estava triste, apático ou com medo e desconfiado, falava sozinho ou dizia coisas sem sentido).
>
> Além de fazer o **exame físico e neurológico geral, verificar:** há sudorese ou pele seborreica? Urina ou defeca no leito? O paciente tem febre ou está desidratado? Como estão os reflexos primitivos (*grasping, snout* e palmomentual)? Há rigidez de nuca? Há algum sinal neurológico localizável?

áreas cerebrais pré-frontais (mas não apenas). A perseveração da linguagem pode ser da linguagem falada ou escrita (Bayles et al., 2004).

Ela ocorre nas demências de Alzheimer e vascular, em lesões do hemisfério direito em conjunto com heminegligência, nas afasias e em quadros pós-trauma craniencefálico. A perseveração tem sido atribuída a redução do controle inibitório pelas áreas pré-frontais (Hauser et al., 1999), mas ultimamente têm sido implicados déficits na memória de trabalho, também relacionados ao lobo frontal (Fischer-Baum et al., 2016).

A perseveração verbal é encontrada com certa frequência na **esquizofrenia** (Crider, 1997), em quadros graves de **TOC** e, menos frequentemente, sob a forma de ruminações depressivas nos quadros graves de **depressão**.

Também relacionadas à repetição e à perseveração na linguagem, alterações que implicam certa perda do controle voluntário da fala, estão aquelas conhecidas como ecolalia, palilalia, logoclonia, tiques fonéticos e verbais e coprolalia, que serão abordados a seguir (Magnin et al., 2018).

Ecolalia

É a repetição da última ou das últimas palavras que o entrevistador (ou alguém no ambiente) falou ou dirigiu ao paciente, uma *repetição em eco* da fala. É um fenômeno automático, involuntário, realizado sem planejamento ou controle. Ao ser questionado "Qual é seu nome?", o paciente fala "Nome, nome, nome"; "Qual é sua idade?", ele diz "Idade, idade, idade". A eco-lalia pode ser **imediata** (logo ao ouvir uma palavra ou frase) ou **tardia** (*delayed echolalia*), quando ocorre minutos, às vezes horas, depois de ouvida a palavra ou frase.

A ecolalia é encontrada principalmente na **esquizofrenia**, sobretudo quando há **sintomas catatônicos**; nos transtornos neurocognitivos, em especial nas **demências**; nos **transtornos do espectro autista (TEAs);** e em algumas **deficiências intelectuais**, geralmente graves ou profundas (Foxx; Faw, 1990).

Em crianças, entretanto, deve-se alertar que a ecolalia pode ocorrer no início do desenvolvimento normal da linguagem (Bloom et al., 1976). Há também certa controvérsia na literatura quanto a se a ecolalia é uma repetição sem significado ou objetivo, uma fala indiferente ao outro ou a qualquer interpretação, ou se é uma tentativa primitiva de manter contato social (Saad; Goldfeld, 2009).

A ecolalia também é observada, com frequência, em algumas formas de **afasia**, como na **afasia sensorial extrassilviana** e na **afasia transcortical motora** ou afasia por lesão na área motora suplementar (revisão em Berthier et al., 2017).

Tem sido sugerido que a ecolalia ocorre devido a lesão ou disfunção no hemisfério esquerdo (no córtex temporoparietal, nas áreas não perissilvianas), lesões na região mesial do córtex frontal bilateral, no córtex do cíngulo anterior, e devido à ação vicariante (compensatória) do hemisfério direito (para revisão dos mecanismos neuronais das ecolalias, ver Berthier et al., 2017).

Palilalia e logoclonia

A **palilalia** é a **repetição automática** e estereotipada pelo paciente de suas **palavras** ou **frases**, que ele próprio emitiu em seu discurso. Ela foi descrita pelo neurologista francês Alexandre-Achille Cyprien Souques (1860-1944) em 1908. É comum, mas não necessário, que a palavra repetida seja a última da frase. A palilalia ocorre de forma involuntária, sem controle por parte do indivíduo. Ao falar sobre sua residência, o indivíduo diz: "Eu moro em uma casa em Jundiaí, em Jundiaí, Jundiaí, Jundiaí", ou: "gosto de maçã, gosto de maçã, gosto de maçã".

A **logoclonia** é um fenômeno semelhante à palilalia, sendo que aqui a **repetição** automática e involuntária é a **das últimas sílabas** que o paciente pronunciou. Ele diz: "Moro em Jundiaí, aí, aí, aí".

Tanto a palilalia como a logoclonia são formas de alteração da linguagem que indicam a **desestruturação do controle voluntário** complexo da linguagem e sua substituição por mecanismos mais automáticos e estereotipados de comportamento verbal.

Ambas as condições podem ocorrer nos quadros demenciais. Não é raro que a palilalia ocorra em doenças ou lesões que impliquem o sistema extrapiramidal (DP, doença de Huntington, paralisia supranuclear progressiva). Podem ocorrer também em pacientes com infartos no tálamo medial, nos núcleos subtalâmicos e no mesencéfalo (Yasuda et al., 1990).

A palilalia, com ecolalia, ecopraxia e palipraxia, pode, ainda, ser manifestação ictal de epilepsia do lobo frontal esquerdo (Cho et al., 2009).

Tiques verbais ou fonéticos e coprolalia

Tanto os tiques fonéticos e verbais (mais frequentes) como a coprolalia (menos frequente) são fenômenos muito característicos do **transtorno de Tourette**.

Os **tiques fonéticos ou verbais** são produções de fonemas ou palavras de forma recorrente, imprópria e irresistível. No tique verbal, o paciente produz geralmente **sons guturais**, **abruptos** e **espasmódicos**. É algo desagradável,

mas impossível de ser contido pelo indivíduo (que pode apenas adiá-lo um pouco).

Já a **coprolalia** é a emissão involuntária e repetitiva de palavras obscenas, vulgares ou relativas a excrementos, que ocorre em cerca de 25% dos pacientes com transtorno de Tourette (Kobierska et al., 2014). Pode ser também encontrada sob a forma de **coprolalia ictal** (durante as crises epilépticas), nas **epilepsias** do lobo temporal ou orbitofrontal, geralmente precedidas de auras límbicas ou automatismos. A disfunção na coprolalia ictal está supostamente na rede neural paralímbica temporo-orbitofrontal (Massot-Tarrús et al., 2016).

Alogia, verbigeração e mussitação

A **alogia**, ou discurso lacônico (*laconic speech*), é o empobrecimento da produção de linguagem (e do pensamento), que se verifica pela diminuição da fluência verbal e pelo discurso empobrecido. É sintoma principalmente da esquizofrenia, sendo considerado um sintoma de tipo negativo.

A **verbigeração** é a repetição, de forma monótona e sem sentido comunicativo aparente, de palavras, sílabas ou trechos de frases. A **mussitação**, fenômeno próximo à verbigeração, é a produção repetitiva de uma voz muito baixa, **murmurada**, em **tom monocórdico**, geralmente sem significado comunicativo. Aqui, o paciente fala como que "*para si*", apenas movendo discretamente os lábios, emitindo fonemas, palavras ou frases pouco compreensíveis e muito repetitivos.

Tanto a verbigeração quanto a mussitação são formas de automatismo verbal, mais frequentemente encontradas na esquizofrenia, em particular em pacientes com predomínio de sintomas negativos e com quadros catatônicos (Lee, 2004). A mussitação pode ser, eventualmente, encontrada no *delirium tremens*.

Glossolalia e pararrespostas

É a produção de uma **fala pouco ou nada compreensível**, um verdadeiro **conglomerado ininteligível de sons** (ou, no plano escrito, de letras ininteligíveis). Os sons, apesar de não terem sentido, têm a sonoridade, a inflexão de uma fala normal nos seus aspectos prosódicos ("*a música da fala*"), mantendo as distinções de "palavras", "sentenças" e até de "parágrafos".

A **glossolalia** é muito frequente nos cultos pentecostais e neopentecostais, nos quais o fiel da igreja, ao receber esse dom ou essa *graça*, "fala em línguas estrangeiras" (sem nunca as ter estudado). Sua fala gutural e pouco inteligível é interpretada nesse contexto como uma graça do Espírito Santo, um dom celestial. Também se observa a glossolalia em estados de êxtase associados a outras religiões que não o pentecostalismo ou o neopentecostalismo (Koić et al., 2005). A glossolalia pode ser observada também no sonambulismo.

Em quadros clínicos, psicopatológicos ou neuropsicológicos, a glossolalia pode ser observada na **esquizofrenia** e na **epilepsia** do **lobo temporal** como fenômeno ictal, durante descargas epileptiformes no eletrencefalograma (EEG) (Reeves et al., 2014).

Em um estudo que avaliou a atividade cerebral com tomografia computadorizada por emissão de fóton único (SPECT), durante a experiência da glossolalia, verificou-se um padrão de ativação intensa dos lobos frontais, parietais e do núcleo caudado esquerdo (Newberg et al., 2006).

Também foi relatado um caso de longa duração de glossolalia (além de problemas na marcha, dificuldade na ingestão de líquidos e cefaleia na região cervical) associada a **paquimeningite**, que, após tratamento neurológico e neurocirúrgico, revelou regressão da glossolalia, assim como da cefaleia cervical. Na imagem da ressonância, verificaram-se alterações nas regiões mesotemporais e cerebelares (Huang et al., 2017). Portanto, é plausível que nos quadros neuropsiquiátricos de glossolalia o hemisfério esquerdo e os lobos temporais estejam mais implicados nesse curioso sintoma.

A glossolalia, entretanto, sempre que produzida em contexto cultural específico, como nos cultos religiosos, não é considerada um fenômeno psicopatológico, mas expressão ritualizada de determinado grupo cultural (Grady; Loewenthal, 1997).

O fenômeno das **pararrespostas** implica a alteração tanto do pensamento como do comportamento verbal mais amplo. Ao ser questionado sobre determinado assunto (p. ex., *qual seu nome, idade, onde mora*, etc.), o paciente *"responde"* algo com a inflexão verbal de uma resposta, como se estivesse respondendo de fato a uma pergunta, porém o **conteúdo de sua fala é completamente disparatado** em relação ao conteúdo. Ao ser indagado, por exemplo, sobre *onde mora*, o indivíduo responde: "O dia está muito quente".

As pararrespostas ocorrem nos diversos tipos de psicoses, mas com maior frequência na esquizofrenia. É importante diferenciar uma pararresposta verdadeira de uma atitude voluntária de birra, ironia ou escárnio que alguns pacientes hostis apresentam em relação a seus entrevistadores.

Neologismos

Os **neologismos patológicos** são *palavras inteiramente novas*, criadas pelo paciente, ou palavras já existentes que recebem acepção totalmente nova. O psicopatólogo francês Jules Séglas (1856-1939) propôs que se dividissem em dois grupos os neologismos patológicos: passivos e ativos (Séglas, 1892/2012). Os neologismos passivos são gerados de processos automáticos, e os ativos são criados voluntariamente pelo paciente.

Nos **neologismos passivos**, os fonemas, palavras, imagens, ideias se associam por si mesmos, como resultado de automatismo psicológico. Nesses casos, as associações se dão por contiguidade (uma palavra semanticamente próxima de outra – *árvore, vegetal, arbusto, planta*) ou por semelhança, estas geralmente por associação por assonância (som, principalmente, final das palavras associadas – *sapato, carrapato, sovaco*) ou por associação representacional (*mesa, cadeira, cama*).

Os neologismos passivos são encontrados nos quadros maníacos, geralmente com associações por assonância (pelos elementos sonoros das palavras), na esquizofrenia, em quadros psico-orgânicos (como a paralisia geral progressiva da neurossífilis), em demências e nas deficiências intelectuais.

Os **neologismos ativos** são criados voluntariamente pelo paciente, com intenção definida, correspondendo a uma ideia, mais ou menos clara, da mente de tal paciente. São neologismos desprovidos de significado para as outras pessoas. Muitas vezes, o neologismo ativo se relaciona a delírios sistematizados (na esquizofrenia ou no transtorno delirante). Nesse sentido, Jules Séglas diz:

> Uma vez organizado o delírio, com maior ou menos engenho, segundo os recursos da mente do paciente, depois de ter pensado longamente e procurado por um bom tempo, ter meditado seus argumentos, o paciente se concentra em um grupo de palavras novas, que lhe parecem mais apropriadas, melhor feitas para os fins de expressar de um modo mais preciso suas convicções delirantes (Séglas, 1892/2012, p. 41).

A LINGUAGEM NA ESQUIZOFRENIA

Normalmente, falamos e conversamos para interagir com os outros, interação essa que gera a própria **realidade social**. Os falantes contribuem para a interação e a construção de sentidos, baseando-se no contexto que foi e continua sendo referência para os interlocutores. Entretanto, a linguagem, em alguns pacientes com esquizofrenia grave, fracassa na construção dessa realidade social.

A linguagem é, com considerável frequência, empobrecida e lacônica (**alogia**) na esquizofrenia, podendo se tornar de difícil compreensão porque não se encaixa no sentido contextual dos diálogos compartilhados (Fine, 2007). Parte das pessoas com esse transtorno utiliza menos conexões com o anteriormente falado (*ele, ela, a, o, aquele, depois*) ou utiliza referências muito ambíguas, enfraquecendo a interação contextualizada da linguagem (Fine, 2007). Assim, a linguagem na esquizofrenia pode sofrer desorganizações muito importantes, em vários aspectos (Biéder, 2000; Spoletini et al., 2008). Tais desorganizações são tradicionalmente vistas como indicativos de como o **processo de pensar**, a formação e a utilização de conceitos, juízos e raciocínios podem estar profundamente comprometidos pela desestruturação psicótica na esquizofrenia, sobretudo nos quadros mais graves.

Entretanto, recentemente, Hinzen e Rosselló propuseram um modelo em que os transtornos da linguagem na esquizofrenia são vistos como relativamente independentes das alterações de pensamento, podendo mesmo estar na base causal da desorganização (inclusive do pensamento) (Levy et al., 2010; Hinzen; Rosselló, 2015).

O **descarrilhamento** é uma forma de desorganização da linguagem (e de pensamento) na qual os relaxamentos das associações permitem que haja um deslizamento de uma para outra linha argumentativa, com pouca ou sem nenhuma relação entre si, ou com relações indiretas difíceis para o interlocutor captar. O paciente pode mudar de tema, de forma pessoal, de um marco referencial a outro, falar coisas justapostas que carecem de relação com o significado compartilhado da mensagem (Fine, 2007).

Os **neologismos**, tanto passivos como ativos, são com certa frequência encontrados na esquizofrenia. É preciso cuidado na avaliação do paciente para se identificar se o caso é de um neologismo patológico (relacionado à psicopatologia do paciente) ou de um neologismo normal, produzido por um grupo sociocultural do qual o indivíduo participa.

São encontrados, também em pacientes com esquizofrenia, **estilizações**, **rebuscamentos** e **maneirismos**, que indicam a transformação do pensamento e do comportamento geral do indivíduo no sentido de adotar posturas e funcionamentos rígidos e estereotipados, perdendo-se a adequação e a flexibilidade do comportamento verbal em relação ao contexto sociocultural e interativo em questão. Tais alterações geram, às vezes, um caráter inteiramente privado e idiossincrático da linguagem em alguns pacientes.

Nos estados avançados de desorganização esquizofrênica, podem-se observar a chamada **jargonofasia** ou **esquizofasia**, também denominada *salada de palavras*. Trata-se de produção de palavras e frases sem sentido, com fluxo verbal desorganizado e caótico. O sinal extremo da desarmonia das estruturas de pensamento e de linguagem é o desenvolvimento de uma **linguagem completamente incompreensível**, uma língua privada (do paciente) que ninguém entende, denominada **criptolalia** (no caso da linguagem falada) e **criptografia** (no caso da linguagem escrita).

A LINGUAGEM NAS DEMÊNCIAS

Demência de Alzheimer - DA (revisão em Szatloczki et al., 2015)

No início dos quadros da DA, podem ser encontradas alterações como *dificuldade em encontrar as palavras* (*word-finding difficulties*), ou em achar "**a palavra certa**". Nessa fase, a fluência verbal e a nomeação podem já estar alteradas, embora outras capacidades linguísticas se mantenham, como as habilidades de repetição e articulação das palavras.

A disfunção da linguagem pode ser um marcador da perda da memória semântica primária, enquanto as outras funções cognitivas ainda se mantêm relativamente íntegras. Pesquisas sugerem que, muitos anos antes de a demência surgir, já ocorrem perdas semânticas nas pessoas que irão desenvolver a DA (Verma; Howard, 2012).

Na fase inicial, o paciente pode tender a usar **termos inespecíficos**, vagos, como "o prédio" em vez de "a prefeitura" ou "o hospital", "o homem", em vez de "o pedreiro" ou "o médico". Também responde às perguntas de modo inespecífico: "De onde vem a senhora?", resposta: "De lá detrás"; "Onde fica este ambulatório?", resposta: "Aqui".

Também na fase inicial da DA, pode-se verificar **parafasias fonêmicas** e **semânticas**, que progridem ao lado de prejuízos na nomeação e na compreensão da linguagem falada e escrita. Como a memória episódica está marcadamente prejudicada, nos diálogos o paciente pode ter dificuldade para reagir às perguntas, não entendendo partes da conversa e tendo dificuldade crescente em expressar seus pensamentos.

As alterações de linguagem progridem até se chegar à grave **afasia nominal** (déficit em nomear objetos e figuras apresentados ao paciente). Há perda do conhecimento dos atributos e das associações que definem uma categoria semântica particular. Por isso, pacientes com DA têm, proporcionalmente, **mais prejuízos na fluência semântica** ou categorial (p. ex., gerar nomes de animais) do que na fluência fonêmica ou fonológica (dizer palavras que começam com uma letra específica, como, p. ex., M ou D). Esses indivíduos têm, portanto, a estrutura e a organização de sua memória semântica mais deterioradas.

Por fim, nas fases mais avançadas da doença, pode haver **perda completa** da capacidade de produzir e utilizar **qualquer linguagem verbal**.

Alterações da linguagem nas outras demências – não Alzheimer (revisão em Reilly et al., 2010)

Demência frontotemporal (DFT)

A DFT é a segunda causa de demência em adultos que surge antes dos 65 anos de idade. Há três subtipos ou variantes de DFT: afasia progressiva não fluente, demência semântica e variante frontal ou comportamental.

Na **afasia progressiva não fluente (APnF)**, verificam-se **agramatismo** (erros gramaticais frequentes), **parafasias** e **anomia** (incapacidade para a nomeação). Também podem surgir gagueira, apraxia oral (incapacidade de iniciar e coordenar movimentos da mandíbula, língua e lábios), déficit para repetição de palavras, alexia, agrafia e, nas formas avançadas, **mutismo**. É interessante notar que na APnF os déficits de

linguagem podem ocorrer nas fases iniciais da demência, enquanto a memória episódica, as funções visuoespaciais e a orientação temporal ainda podem estar preservadas.

Na **demência semântica (DS)** (descrita por Elizabeth Warrington, em 1975, como "déficit seletivo da memória semântica"), a **perda do significado das palavras** é um aspecto nuclear do quadro, afetando tanto a produção como a compreensão da linguagem verbal. O paciente com DS acaba por produzir um **discurso fluente, mas vazio**, pleno de expressões dêiticas (*lá... aqui... eu não sei... é aquela coisa*) e **parafasias semânticas** (*gato* em vez de *cachorrinha*). Cabe notar que, apesar de **déficit grave na nomeação**, o paciente pode produzir facilmente frases que já conhece bem. Como resultado, uma conversa fluida pode tornar difícil a detecção dos déficits linguísticos; a combinação de fala fluente, afeto adequado e *insight* relativamente bom pode mascarar as dificuldades conceituais e de memória semântica.

A **variante frontal ou comportamental (VF)** da DFT caracteriza-se por déficits frontais como dificuldades atencionais, controle inibitório pobre (atenta para estímulos salientes e ignora estímulos não salientes), habilidade pobre no sequenciamento das ações e limitação da memória de trabalho. Na produção da narrativa, nas conversas, notam-se claramente os déficits frontais influenciado o discurso, com **coesão temática reduzida** e **organização prejudicada** dos eventos **narrados**.

Demência vascular

São relativamente comuns, na demência vascular (DV), lentificação psicomotora, déficits atencionais e disfunção executiva frontal, que resultam em prejuízo da autorregulação. Pacientes com DV apresentam geralmente **diminuição da fluência verbal**, sobretudo fonêmica ou fonológica (p. ex., dizer palavras que começam com B), **diminuição da complexidade gramatical** na produção das sentenças, **apagamento das variações de altura da fala** (agudo-grave) e diminuição da amplitude dos contornos prosódicos no discurso.

Demência com corpos de Lewy

Apenas cerca de 5% dos pacientes com demência com corpos de Lewy (DCL) apresentam queixas primárias de linguagem. Entretanto, uma combinação de prejuízos de memória, habilidades visuoespaciais e dificuldades na linguagem é mais comumente descrita. Os problemas de linguagem, ao longo do curso da DCL, se caracterizam por confabulações, incoerência e perseverações durante a conversa. Pode haver dificuldade em nomear objetos e redução da fluência verbal.

Demência na doença de Parkinson

É de particular interesse que na demência na doença de Parkinson (DDP) a fluência na geração de nomes relacionados à ação (p. ex., verbos) esteja bem mais prejudicada do que a fluência semântica (p. ex., dizer nomes de animais, de frutas, etc.) ou a fluência fonêmica (p. ex., dizer palavras que começam com B). Nesse sentido, também, pacientes com DDP podem apresentar anomia, mais acentuada para ações do que para objetos.

Esses indivíduos podem apresentar déficits na comunicação verbal, entre os quais dificuldades na compreensão de metáforas e de inferências, bem como prejuízos na compreensão da prosódia linguística e emocional. Por fim, os déficits de comunicação verbal também podem incluir dificuldades na formação de conceitos, perseveração e reduzida fluência verbal. Foi sugerido que a redução da fluência de nomes que implicam ação seria um preditor da conversão da doença de Parkinson para a DDP.

Linguagem nos transtornos do espectro autista

Algumas alterações típicas e características são identificadas em crianças com TEA: a **inversão pronominal**, ou uso dos pronomes "você" ou "ele" quando o correto seria o pronome "eu", e uma **reduzida ou invertida defasagem entre os processos de produção-compreensão** da linguagem (no início do desenvolvimento, crianças sadias produzem menos linguagem sofisticada do que podem compreender), ou seja, algumas crianças com TEA parecem compreender menos do que podem produzir. Pessoas com TEA apresentam também **inflexibilidade interacional** e rigidez em perceber e dialogar de modo distinto quando o contexto da narrativa muda, não sintonizando com o outro na narrativa.

Também típico no TEA é a **ecolalia**, já descrita no autismo por Leo Kanner, em 1943. Em seu trabalho original, que incluiu oito crianças autistas, todas apresentavam ecolalia, sobretudo ecolalia tardia (Saad; Goldfeld, 2009). Entretanto, nenhuma dessas alterações ditas típicas se revelou específica para os TEA, podendo ocorrer em outros transtornos e, no início do desenvolvimento, em crianças sadias (ver revisão em Gernsbacher et al., 2016).

De toda forma, no TEA, nas formas mais comuns de autismo, a linguagem em geral está **ausente ou marcadamente alterada** (Fine, 2007). O vocabulário e a gramática podem estar muito pouco desenvolvidos. Há comumente ausência em iniciar o diálogo para a interação com o outro e limitação das falas para chamar ou cumprimentar, saudar, os demais. Especialmente a informação e a descrição sobre emoções estão muito empobrecidas ou ausentes. No diálogo, há ausência de indicadores para a interação continuada.

O paciente com TEA pode, ainda, apresentar linguagem estereotipada, repetitiva ou idiossincrática. Há rigidez nos aspectos interpessoais da fala e na entonação, além de linguagem descontextualizada (importação de partes da fala de outro contexto para o contexto presente).

No **transtorno de Asperger** (atualmente classificado dentro da categoria TEA), embora a linguagem esteja menos prejudicada que nas formas mais comuns de TEA, ela reflete as **dificuldades na interação socioafetiva** com os outros. Pode haver **ausência de início de falas** com interlocutores, ausência de "dar informações" que o outro gostaria de saber, diminuição ou ausência de atender a chamados e/ou cumprimentos. Especialmente a **prosódia** pode se revelar **bizarra** ou **monótona**.

Observa-se, ainda, diminuição de falas que tenham a ver com reciprocidade social ou emocional. A pessoa com transtorno de Asperger pode ter dificuldades especiais com a descrição e/ou informação sobre emoções, próprias e as dos interlocutores.

Linguagem em outros transtornos mentais (revisão ampla em Fine, 2007)

Transtorno de déficit de atenção/hiperatividade

No transtorno de déficit de atenção/hiperatividade (TDAH), o paciente tem dificuldades para manter a atenção em tarefas, jogos e diálogos. Assim, sua linguagem é cheia de saltos, pulando de um interlocutor para outro, ou de

252 Psicopatologia e Semiologia dos Transtornos Mentais

> **Quadro 22.5 | Semiotécnica simplificada da linguagem**
>
> **PRODUÇÃO DA LINGUAGEM**
>
> Como é a fala do paciente? Ele fala espontaneamente ou apenas quando solicitado? Caso não fale, é possível notar se se recusa ou é incapaz de falar? A fala é lenta ou rápida? Percebe-se a fala como incoercível, inibida ou interceptada?
>
> **QUALIDADE DA LINGUAGEM**
>
> As respostas do paciente às perguntas do entrevistador são coerentes ou incoerentes?
>
> Seu discurso é compreensível, parcialmente compreensível ou totalmente incompreensível?
>
> O discurso é gramaticalmente correto ou incorreto? O paciente pode produzir uma narrativa coerente? É capaz de entabular um diálogo interativo com o interlocutor?
>
> O paciente emprega palavras estranhas ou bizarras?
>
> Há neologismos ou paralogismos? Há ecolalia, palilalia ou logoclonia?
>
> Verificam-se repetições estereotipadas no discurso do paciente?
>
> Há tiques verbais? Há verbigeração ou mussitação?
>
> O paciente tem dificuldades em encontrar as palavras? Usa termos vagos ou específicos? Seu vocabulário é pobre, mediano ou rico?

---

um tema para outro. O indivíduo não parece escutar quando se lhe é falado. Pode haver rapidez na fala, com menos pausas ou pausas mais breves do que o comum.

Muitas vezes, tem-se a sensação de que o paciente "**fala de mais**" (é uma *matraca*), fala sem parar, podendo interromper ou **invadir o** "**espaço de fala**" do **outro**. Dispara respostas antes que a formulação das perguntas tenha sido terminada.

Transtornos do humor: depressão

Pode-se observar, nos quadros depressivos moderados ou graves, um **discurso mais lento**, com **pausas mais longas** do que o habitual. A quantidade geral da fala pode estar diminuída. Pode haver redução na variedade do conteúdo do discurso do paciente. Também se observa, com certa frequência, o uso de mais termos léxicos com sentido de inutilidade ou de culpa. A **entonação pode ser plana** (nem ascendentes, nem descendentes na entonação das frases).

Transtornos do humor: mania

O paciente em fase maníaca costuma utilizar poucas palavras negativas; pode haver um incremento de atributos positivos nas frases (*a festa foi super, mega, hiper legal*) ou mais uso de epítetos (*sensacional*, aquela viagem). Podem ser expressos conteúdos na fala que revelam autoestima elevada.

A fala pode ser em voz mais alta que o comum, com pausas mais escassas e sílabas fortemente acentuadas. O discurso pode ser jocoso, com jogos de palavras, podendo também interromper a fala do outro. Se o paciente em mania estiver irritado, pode haver tendência a rechaçar ofertas ou ordens alheias.

Em quadros de mania grave ou muito grave, é observada a fuga de ideias. Aqui, a fala é muito rápida, muito acelerada, há mudanças rápidas, bruscas e frequentes. As associações entre palavras podem não se guiar mais pela lógica e se basear em associações circunstanciais (objetos que vê à frente, pessoas que passam por onde está, etc.) ou por assonâncias (rimando os termos). Ao final, o tema da fala, a estrutura do discurso, pode se tornar ininteligível.

Transtornos da personalidade

No **transtorno da personalidade esquizotípica**, pode ser observada a fala idiossincrática (conteúdo incomum, bizarro ou insólito), e o discurso parece um tanto digressivo e vago, com conexões um tanto frouxas. Podem ser usadas palavras arcaicas, pouco frequentes, e o repertório afetivo da conversa pode estar reduzido.

No **transtorno da personalidade dependente**, o indivíduo dialoga como que buscando a atenção e a aprovação do interlocutor. Evita negativas à fala dos outros.

No **transtorno da personalidade obsessi-vo-compulsiva**, a fala pode ser excessivamente controlada, rígida ou formalista. O discurso pode aparecer lento, com uma preocupação pela lógica exacerbada. O vocabulário pode ser predominantemente neutro, sem termos emocionais, podendo expressar mesmo incômodo quando os interlocutores expressam muita emoção.

No **transtorno da personalidade narcisista**, o discurso pode revelar certo egocentrismo; o indivíduo só fala sobre si ou sobre seu ponto de vista. Usa mais pronomes na primeira pessoa e menos palavras referentes aos outros. Pode ignorar as ideias, sentimentos ou toda a fala alheia.

Por fim, no **transtorno da personalidade histriônica** (e, eventualmente, também no da **personalidade** *borderline*), pode haver excesso de emotividade, com uso de verbos de processos mentais, como "amar", "odiar", "adorar", bem como verbos de relação com atributos de emoção ("fiquei horrorizado"). O paciente pode usar muitas palavras reforçadoras ("muito", "demais", "realmente", "incrivelmente"), assim como uma entonação exagerada, também reforçadora.

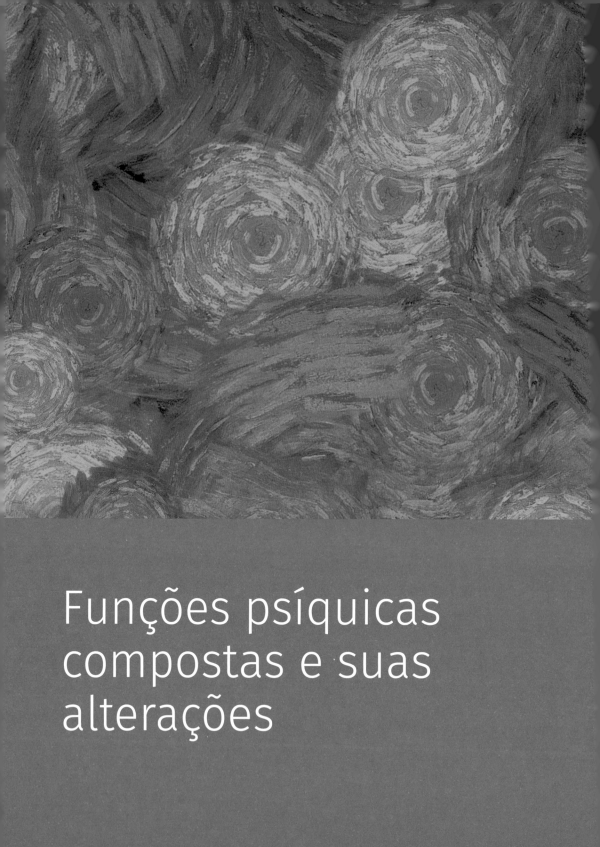

Funções psíquicas compostas e suas alterações

23 Introdução às funções psíquicas compostas

Este e os próximos três capítulos tratam de funções psíquicas que, mais que as anteriormente estudadas, resultam de vários agrupamentos de funções, de uma somatória de atividades e capacidades mentais e comportamentais.

Assim, por exemplo, a inteligência não pode ser compreendida como uma função psíquica elementar, já que inclui o conjunto de habilidades, talentos, limitações e capacidades cognitivas de um indivíduo. Da mesma forma, a personalidade é, por definição, a soma dos traços e características psicológicas individuais, das marcas pessoais, formas de sentir e reagir, relativamente estáveis no tempo e formados ao longo do desenvolvimento mental e físico do indivíduo.

Chamamos essas "*funções*" de "*compostas*" para contrapô-las às anteriores, mais elementares (mas que também, em certo nível, poderiam ser vistas como "compostas"), como atenção, orientação, sensopercepção, pensamento, etc.

De todos esses construtos, as noções de **Eu**, de *self*, de **identidade** e o domínio da **personalidade** (assim como termos próximos, como **sujeito**, **caráter**, **tipos humanos**, **temperamento**, **traços individuais**) são termos com demasiada sobreposição entre si.

Quem estuda o tema tende a ficar confuso, pois as sobreposições e as eventuais definições vagas e/ou contraditórias por vezes dominam nesse campo da psicopatologia. Na verdade, as distinções entre os termos, quando existem, são sutis, às vezes difíceis de demarcar, e, no fim, o emprego dos termos pelos diversos autores nem sempre é conduzido de forma clara e coerente.

Decidiu-se, enfim, por abordar todos esses construtos neste e nos capítulos seguintes, pois, quando bem definidos e explorados, podem ser úteis à psicopatologia.

24 O Eu, o *self*: psicopatologia

ORIGEM E DESENVOLVIMENTO DO EU (ONTOGENIA DO EU)

A constituição e a delimitação do que muitos psicólogos e psicopatólogos chamam de Eu, como referido na introdução desta seção, são variadas. Optamos por adotar a noção do Eu da psicologia, que, de certa forma, se aproxima da visão psicodinâmica e psicossocial (Papalia; Feldman, 2013).

O **Eu** desenvolve-se na criança progressivamente ao longo do primeiro ano de vida. Ao fim desse período, a imagem do Eu torna-se um tanto mais nítida e consistente (Papalia; Feldman, 2013). A criança se torna apta a perceber e a representar objetos autônomos e estáveis em sua mente. O autoconceito e a visão de si mesma como um ser relativamente autônomo e separado dos demais vão gradativamente ficando mais claros e estáveis.

Do ponto de vista da **psicanálise freudiana**, o Eu (ego) surge como a diferenciação adaptativa do aparelho psíquico a partir do contato da criança com a realidade (Freud, 1911). A criança forma gradativamente seu ego por meio de:

1. Contato contínuo com a realidade e consequente submissão às suas vicissitudes (*princípio de realidade*). Para autores como Jaspers (1979) e Freud (1911), a *realidade* é aquilo que *oferece resistência* ao indivíduo, opondo-se aos seus desejos (*princípio do prazer*), possibilitando que um mundo externo e objetivo seja reconhecido com o tempo.

2. Investimento amoroso e narcísico dos pais sobre a criança.

3. Projeção dos desejos inconscientes dos pais sobre a criança e consequente assimilação desses desejos pela própria criança.

4. Identificações da própria criança, por meio de mecanismos conscientes e inconscientes de introjeção, no relacionamento com as figuras parentais primárias. Então, os *"pais psicoló-gicos"* são tomados como modelos de identificação e, assim, introjetados, assimilados à personalidade da criança, a qual busca *ser como o pai e a mãe*, agir e sentir como eles.

O ego atua como um fator de ligação e integração de todos os processos psíquicos. Assim, ele tem uma relação de dependência em três instâncias: as pulsões do *id*, que forçam para serem satisfeitas; as cobranças do *superego* (regras e ideais morais da sociedade); e as exigências da realidade. No conflito neurótico, o ego representa o polo defensivo da personalidade. Ele lança mão de um conjunto de mecanismos de defesa sempre que percebe que um afeto desagradável (*sinal de angústia*) se insinua perante o aparelho psíquico (Laplanche; Pontalis, 1986).

Por volta dos 3 aos 4 anos de idade, o autoconceito já é mais abrangente, pois a criança identifica-se com um conjunto de características mais numeroso e diversificado, a linguagem já está amplamente desenvolvida, assim como funções como atenção, memória e cognição social. Tudo isso permite que ela se perceba mais nitidamente e estabeleça relações mais bem demarcadas com os outros (Papalia; Feldman, 2013).

A noção de que algo existe *"fora"* (o externo à criança) marca o instante de singular significação para a formação do que se entende por "**consciência do Eu**". Desenvolve-se, assim, o sentimento de **oposição entre o Eu e o mundo**, constituindo-se progressivamente as dimensões subjetiva e objetiva da experiência humana.

A consciência do Eu pressupõe a tomada de consciência do próprio corpo, do "Eu físico". A esse Eu corporal, psíquico e somático a um só tempo, a psicologia denominou **imagem ou esquema corporal** (Schilder; Wertman, 1994). Se a consciência do Eu também abrange o corpo, então nela se entrelaçam o psíquico e o somático. Cabe lembrar que Freud formulou brilhantemente o caráter corporal do Eu, afirmando: "O eu é, antes de tudo, uma entidade, um ser corporal [*Das Ich ist vor allem ein körperlicheswesen*]" (Freud, 1923/1982).

A NOÇÃO DE *SELF* E SUAS VICISSITUDES

Para se definir e estudar o Eu em várias abordagens psicológicas ou psicopatológicas, parte dos autores prefere o termo *self* (*si mesmo*, em português), visando, na maioria das vezes, um construto mais abrangente do que a noção de Eu. Em psicologia e psicopatologia, apresentaram e desenvolveram noções originais de *self* autores tão diversos como William James, Pierre Janet, Carl G. Jung, Jacob L. Moreno, Erving Goffman, Carl Rogers e George Herbert Mead, para mencionar alguns dos mais influentes. Por questões de espaço, optamos, neste livro, por adotar a proposta de definição de *self* de William James (1842-1910), pois ele desenvolveu de forma elucidativa tal noção (James, 1977).

Para James, o *self* de uma pessoa pode ser considerado **a soma total** de tudo aquilo que ela possa chamar de "**seu**", no sentido íntimo. Tal *self* se refere não apenas ao corpo e a traços psíquicos, mas também aos sentimentos de relação referentes às pessoas mais intimamente relacionadas ao indivíduo: a mãe, o pai, os amigos mais íntimos, os filhos e, até mesmo, caso forem muito significativos para o sujeito, a casa onde vive, seus papéis sociais mais plenamente incorporados, seu trabalho e profissão.

Todas essas pessoas, papéis e objetos que orbitam na esfera do *self* lhe trazem emoções significativas e marcantes: quando se trata de pessoa muito ligada à mãe ou ao pai, por exemplo, se um deles falece, uma "parte" do *self* do indivíduo também morre; quando tais pessoas muito próximas sofrem ou são humilhadas, uma "parte" do *self* também sofre ou se sente marcadamente humilhada.

James propõe descrever o *self* por meio de três dimensões fundamentais: 1) *self* material, 2) *self* social e 3) *self* anímico.

O ***self* material** (*material self*) é constituído principalmente pelo **corpo**, a parte mais interior e íntima do *self*, denominado, então, ***self* corporal**. No corpo, nem tudo é igualmente "*self*"; notamos bem mais alguns órgãos e partes como marcadamente significativos e mais "nossos" (p. ex., o rosto, os olhos, a pele, os cabelos, os órgãos genitais, as mãos, os seios, etc., com variações no grau de importância entre as pessoas e os grupos socioculturais).

Cabe assinalar que, para James, também podem constituir o *self* material as roupas e os adereços que o indivíduo usa no dia a dia e, dentre esses, os que mais gosta, especialmente aqueles com que mais se identifica (James cita o ditado popular que diz que *uma pessoa é constituída por sua alma, corpo e roupas*).

As pessoas mais íntimas, como família imediata e amigos muito próximos, podem também fazer parte do que James chama de *self* material. Com pessoas muito íntimas, temos muitas vezes relações de identificação, projeção e introjeção tão intensas que podemos chegar a senti-las como verdadeiras partes de nosso *self*.

O ***self* social** diz respeito a como somos reconhecidos por nossos pares e pela sociedade em geral. James diz que não somos apenas animais gregários, que gostam de estar perto de outros humanos. Temos, de fato, forte propensão e desejo de sermos notados, reconhecidos e valorizados pelas pessoas com quem convivemos. Se ninguém nos nota, reconhece e valoriza, podemos nos sentir mais que arrasados – aniquilados, mortos, em termos psicossociais.

Uma pessoa teria tantos *selfs* sociais quanto há pessoas e grupos que a reconhecem de forma diferenciada, atribuindo-lhe papéis, capacidades e funções distintas. Um jovem, por exemplo, pode ter um *self* social em relação aos pais, outro *self* social em relação aos amigos mais próximos e, talvez, outro em relação a companheiros do trabalho – cada *self* social com determinado contorno, com sua fama, prestígio ou desprestígio, expectativas positivas ou negativas, funções e qualidades.

O ***self* anímico** ou psíquico (James o denomina *spiritual self*, com o sentido de *self* anímico) é o ser subjetivo, o ser interior de uma pessoa, o conjunto de todas as faculdades e disposições psíquicas (sensibilidade, afetividade, cognição, vontades e desejos, conscientes e inconscientes). Segundo James, o *self* anímico é vivenciado como a dimensão mais íntima e interior de uma pessoa em oposição ao mundo exterior, não importando, diz o autor, se esse núcleo central do *self* é uma substância espiritual ou algo que só existe como vivência do sujeito.

Cabe acrescentar que, no **sistema Research Domain Criteria (RDoC)**, a noção de *self* é colocada como um de seus construtos. A compreensão e a percepção do *self* são definidas como os processos e/ou representações implicados em ser consciente do próprio *self*, bem como em acessar conhecimentos e fazer julgamentos sobre ele. Esse processo inclui os estados internos e os traços e habilidades tanto cognitivos como emocionais. O RDoC estabelece que o *self* deve ser considerado tanto isoladamente quanto em relação com os outros. A noção de *self* implica também os mecanismos nos quais se baseiam a autoconsciência, o automonitoramento e o autoconhecimento.

Para o RDoC, as percepções e o conhecimento do *self* são organizados de acordo com os seguintes subconstrutos:

- **Agência**: é a habilidade em reconhecer o próprio *self* como agente das próprias ações e pensamentos, inclusive o reconhecimento do próprio corpo. *Agência* é uma noção fundamental, que revela como e quanto o indivíduo tem poder sobre sua própria vida, interferindo de forma voluntária e autônoma sobre o que acontece consigo mesmo.

- **Autoconhecimento**: é a habilidade em fazer julgamentos sobre os traços, as habilidades e os estados cognitivos e emocionais internos.

PSICOPATOLOGIA DO EU E DO *SELF*

Nesta parte inicial do capítulo, serão abordadas as chamadas alterações da **consciência do Eu**, segundo Karl Jaspers. Na parte final, serão apresentadas as alterações psicopatológicas do *self* segundo o sistema de avaliação dos psicopatólogos de Copenhague (Parnas et al., 2005), chamado *Examination of Anomalous Self-Experience* (EASE).

O Eu e a consciência do Eu, segundo Karl Jaspers (1979)

Para Jaspers, a consciência é dimensão fundamental da atividade psíquica humana. Ela tem dois aspectos ou dimensões fundamentais: a **consciência do mundo** e dos eventos e objetos contidos nele e a **consciência do Eu**.

A consciência do mundo situa-se sempre em relação e contraposição à consciência do Eu. Para investigar as alterações psicopatológicas do Eu, Jaspers propõe subdividir e compreender a consciência do Eu em quatro aspectos:

1. **consciência de unidade do Eu**
2. **consciência de identidade do Eu no tempo**
3. **consciência da oposição do Eu em relação ao mundo**
4. **consciência de atividade do Eu** (consciência de existência e de execução)

Consciência de unidade do Eu

A cada momento, o Eu é sentido como algo uno e indivisível. Essa é uma qualidade da vivência do Eu sentida como natural e espontânea.

Na **alteração da unidade do Eu**, não se trata de dissociação da personalidade ou de expressões metafóricas referidas como "moram em meu peito duas almas" ou "razão e sentimento se acham em luta no meu interior", metáforas que são usadas com frequência na experiência cotidiana das pessoas. Também não se trata de tomar consciência de conflitos ou aspectos multifacetados da própria personalidade. O que está em jogo na chamada alteração da unidade do Eu é algo mais radical e decisivo.

A vivência radical de **cisão do Eu** só existe, segundo Jaspers, quando ambas as séries de identificações e processos anímicos se desenvolvem de forma absolutamente simultânea e contraditória, uma ao lado da outra. Nessa alteração, constituem-se conjuntos de percepções e sentimentos que se opõem radicalmente como estranhos. O indivíduo sente-se profundamente dividido, sente-se "anjo e demônio ao mesmo tempo", ou "homem e mulher simultaneamente". Tais vivências ocorrem, sobretudo, nas psicoses agudas.

Consciência de identidade do Eu no tempo

Trata-se da consciência de **ser o mesmo ao longo do tempo**, na sucessão temporal. Mudam aspectos da personalidade, mas o Eu nuclear é normalmente vivenciado como o mesmo ao longo do tempo.

Nas alterações da consciência de identidade do Eu no tempo, alguns pacientes relatam que, atualmente, em comparação a sua vida anterior (em especial "antes do início da psicose"), o Eu não é a mesma pessoa. Diz um paciente: "...ao descrever a minha história, tenho a nítida consciência de que apenas uma parte do meu Eu atual vivenciou tudo isso que aconteceu no passado" ou "O Eu de então me parece um anão dentro de mim". Alguns pacientes com psicose chegam a usar a terceira pessoa para se referirem ao seu Eu do passado.

Consciência da oposição do Eu em relação ao mundo

A consciência de evidente separação entre o Eu subjetivo e o espaço e mundo externo é algo espontâneo, que no estado mental sadio nem é questionado; é simplesmente aceito como algo natural.

A alteração dessa dimensão da consciência do Eu é a **perda** da sensação de **fronteira e oposição entre o Eu e o mundo**. Os pacientes identificam-se completamente com os objetos (pessoas, animais, máquinas) do mundo externo. O indivíduo sente que seu Eu se expande para o mundo exterior e dele não mais se diferencia.

Em alguns pacientes psicóticos, pode ocorrer a vivência de sentir-se transformado em um robô, em outra pessoa ou em um animal, denominada **transitivismo** (ver também adiante em "Alterações do *self*"). De acordo com a hipótese psicanalítica, esses pacientes projetariam, então, seus estados subjetivos no outro, transladando-se para um Eu alheio ou para o corpo de um animal.

A vivência de **publicação do pensamento**, que pacientes com esquizofrenia experimentam, é relatada de várias maneiras: "meus pensamentos se extravasam", "fazem-se conhecidos de toda a gente", "é como se fossem publicados" (publicação do pensamento, difusão do pensamento, segundo Kurt Schneider [1976]).

A publicação do pensamento, muitas vezes, vem associada a **vivências de sonorização do pensamento** (o indivíduo tem a experiência de "ouvir" os próprios pensamentos, no exato momento em que os pensa) e de **eco do pensamento** (fenômeno no qual um pensamento original é percebido de forma repetida, segundos após ter sido pensado pela primeira vez, como se fosse um eco, produzido por sua "cabeça" ou por outra pessoa).

Ocorre, assim, nesses sintomas relatados, a queda ou rompimento da barreira divisória fundamental entre o Eu e o não Eu. A perda da consciência de oposição entre o Eu e o mundo pode ocorrer nas psicoses (mais comumente na esquizofrenia), nas intoxicações por substâncias (sobretudo alucinógenos, como a dietilamida do ácido lisérgico – LSD) e em alguns fenômenos culturais intensos, como o êxtase religioso, os estados de transe, a possessão, a meditação profunda (nos casos desses fenômenos culturais, a vivência não é classificada como fenômeno patológico, e sim como experiência cultural normal).

Consciência de atividade do Eu

Há, em todas as atividades psíquicas (sejam elas percepções, sensações corporais, lembranças, sejam elas representações, pensamentos, sentimentos), um tom especial de **"meu"**, de "pessoal", daquilo que é **feito e vivenciado por mim mesmo**. Jaspers (1979) chama esse fenômeno de **personalização**. Ele subdivide as alterações da consciência de atividade do Eu em dois grupos: **alterações da consciência da existência** e **alterações da consciência de execução**.

Alteração da consciência da existência

Essa alteração psicopatológica consiste na suspensão da sensação normal de existência do próprio Eu, corporal e psíquico. O indivíduo perde ou tem diminuída sua consciência do *ser ele próprio*, percebe um distanciamento do mundo perceptivo e perde mesmo a consciência do sentimento do Eu. Para Jaspers, o curioso desse fenômeno é a condição na qual o ser humano existindo já não pode mais sentir sua existência.

Alguns pacientes psicóticos (e, eventualmente, alguns com depressão muito grave) relatam que se sentem modificados, estranhos a si mesmos: "Sou apenas uma máquina, um autômato, um robô" ou "Sinto-me como um nada, como um morto".

Alteração da consciência de execução

Na naturalidade da experiência e ação diárias, não se nota quão essencial é a unidade da vivência de execução. Para cada sujeito, é evidente que, quando se pensa, se sente e se deseja, é o Eu próprio que o faz. Na alteração da consciência de execução, o paciente (sobretudo em quadros psicóticos), ao pensar ou desejar alguma coisa, sente, porém, que, de fato, foi outro que pensou ou desejou tais pensamentos ou desejos e os impôs de alguma maneira.

Alguns pacientes psicóticos, sobretudo na esquizofrenia, não apenas deixam de se sentir senhores de seus pensamentos, impulsos, sentimentos, como passam a se sentir possuídos por um poder estranho, externo e inapreensível.

Os pensamentos podem ser vivenciados como *feitos* e *impostos* por alguém ou algo externo, ou como roubados, extraídos, arrancados do paciente; a psicopatologia jasperiana nomeia isso como ***vivência do feito***. Kurt Schneider (1976) descreve tais vivências como *pensamentos feitos, pensamentos impostos* e *roubo do pensamento*.

A **vivência do feito** por uma força externa pode abarcar todos os tipos de atividade psíquica, não apenas o pensamento, mas também o falar, o fazer, o caminhar, o querer e o sentir, bem como os impulsos (inclusive sexuais). Os pacientes passam a se sentir inibidos ou contidos, mas não por algo interno, e sim, por alguma coisa externa, totalmente desconhecida que se lhes impõe com brutalidade.

DESPERSONALIZAÇÃO E DESREALIZAÇÃO

Abordadas também por Karl Jaspers (1979), a despersonalização e a desrealização são duas vivências que passaram a ser descritas e utilizadas em psicopatologia desde o fim do século XIX (Berrios, 1996). A primeira é o sentimento de estranheza de si mesmo, e a segunda, o sentimento de estranheza, de perda de familiaridade, em relação a ambientes bem conhecidos.

A **despersonalização** é vivência geralmente muito perturbadora, pois a experiência de perda ou transformação do Eu costuma assustar e inquietar o paciente marcadamente. O indivíduo sente-se **estranho consigo mesmo**, vive marcante transformação, na qual seu Eu familiar e cotidiano, inclusive seu próprio corpo, são vivenciados como algo estranho, diferente, bizarro. Isso ocorre, em geral, com sentimentos angustiantes e profunda perplexidade. Há frequentemente a sensação de que se está perdendo o controle ou mesmo enlouquecendo.

Na despersonalização, há perda total ou parcial da relação empática básica, da familiaridade inequívoca do Eu consigo mesmo. Há profundo estranhamento daquilo que nos é mais familiar, nosso próprio Eu. Como mencionado, essa condição abarca tanto o Eu psíquico como o Eu corporal. Na despersonalização corporal, há sensação intensa de estranhamento e perda da familiaridade do indivíduo com seu próprio corpo.

Comumente associada à despersonalização, pode ocorrer a **desrealização**, que é a transformação e a perda da relação de familiaridade com o mundo comum, familiar. O indivíduo passa a estranhar muitas das coisas que sempre lhe foram familiares, bem conhecidas, como sua própria casa, seus móveis, suas roupas, os lugares que frequenta. Seu mundo, antes familiar, caseiro, passa a ser percebido como muito estranho, mudado. As pessoas e os lugares, mesmo íntimos, parecem alheios, os sons são percebidos com um timbre novo, as cores têm características diferentes.

Em geral, tanto a despersonalização como a desrealização são vivenciadas com muita angústia. Segundo Nobre de Melo (1979), o despersonalizado vivenciaria, então, algo como "a pessoa que perdeu a segurança de uma relação familiar com o mundo, condenada, assim, ao frio de uma terra estranha, de um país desconhecido".

Valor semiológico

Não é infrequente a ocorrência de despersonalização e de desrealização nas **crises intensas de ansiedade**, nas **crises de pânico**. Elas ocorrem também nas **psicoses tóxicas** por alucinógenos e nos episódios agudos de **esquizofrenia**, podendo ser vivenciadas, inclusive, em formas graves de **depressão**.

PSICOPATOLOGIA DO EU CORPORAL

Definições básicas

Define-se **imagem** ou **esquema corporal** como a representação que cada indivíduo faz de seu próprio corpo. Essa percepção do próprio corpo é construída e organizada tanto pelos sentidos corporais externos e internos como pelas representações mentais, afetivas e cognitivas, referentes ao organismo. Assim, a diferenciação entre o corpo físico, objetivo (corpo anatômico), e o vivenciado, percebido subjetivamente pelo sujeito (esquema corporal), é de suma importância.

O esquema corporal, com todas as representações e valores do corpo, é construído ao longo da história de vida do sujeito. Ele envolve a forma como os pais, sobretudo a mãe, significavam o corpo e partes do corpo da criança, a forma como irmãos e pares nomeavam, significavam e valorizavam as partes e funções do corpo (López Ibor; Lópes Ibor Aliño, 1974; Rix; Snaith, 1988).

Igualmente fundamentais para o esquema corporal são as noções e símbolos culturais referentes ao corpo, seus limites, partes e funções, presentes na sociedade do indivíduo. Os limites do corpo, o que está em seu interior, como as partes funcionam, o valor que cada parte tem, são elementos que podem variar muito de cultura para cultura. Algumas partes do corpo, por exemplo, tendem a ter marcante valor simbólico, como o útero (em linguagem popular brasileira, a "mãe do corpo"), o sangue (quase sempre intensamente significado nas culturas, com rica simbologia), os órgãos genitais, a pele, os seios, o rosto, as nádegas, os olhos (que podem transmitir *fluidos malignos, mau-olhado*), as mãos, etc. (Helman, 2009).

O psicopatólogo espanhol Carmelo Monedero (1973, p. 235) afirma que o corpo é um objeto peculiar, que percebe e é percebido, sendo objeto por demais importante para o ser humano, pois:

> O homem no mundo é um corpo lidando com as coisas e com outros homens. [...] Somos nosso corpo e sem ele não seria concebível nenhuma forma de existência. Existir é uma peculiar referência à corporeidade.

O modo como as pessoas percebem subjetivamente seu corpo difere bastante do que se encontra nos livros de anatomia ou fisiologia. Para Paul Schilder (Schilder; Wertman [1935], 1994), o esquema corporal está sempre ligado à experiência afetiva, imposta pela relação com o outro, além da história de vida e experiências culturais do indivíduo. Um atleta, um bailarino, um trabalhador braçal e um trabalhador intelectual percebem e representam o corpo de forma bastante diferenciada, sendo que os diferentes grupos sociais e culturais tendem a perceber, representar e valorizar o corpo, suas partes e funções, de formas muito distintas (Boltanski, 1984).

As duas dimensões básicas do Eu corporal referem-se à intimidade, à privacidade (distinção Eu/mundo) e à sexualidade. O Eu corporal é também, deve-se destacar, um Eu-corporal-sexuado. A dinâmica essencial da experiência corporal refere-se à relação do corpo sexuado do Eu com os corpos sexuados dos outros.

O corpo é um dos principais palcos de nossas vidas. Palco de dor, de prazer, de preocupação, de medo e desejo. Assim Drummond fala dessas dimensões da experiência corporal:

> Claro que o corpo não é feito
> só para sofrer,
> Mas para sofrer e gozar.
> Na inocência do sofrimento

> como na inocência do gozo,
> o corpo se realiza, vulnerável
> e solene.

A relação do indivíduo com seu corpo, sua forma de percebê-lo, de com ele se relacionar, cuidando-o ou destratando-o, amando-o ou odiando-o, é também um ponto crucial para a prática médica e para a prática de todas as profissões da saúde.

Cenestesia e cenestopatia

Desde o fim do século XIX, denomina-se **cenestesia** o conjunto de sensações internas oriundas de todos os pontos do corpo que se dirigem ao córtex cerebral, principalmente pelas vias vegetativas, permitindo que sintamos nosso corpo de forma global. A cenestesia é, portanto, a integração de diversas sensações corporais. A cenestesia em uma pessoa sadia, sem doenças ou incômodos físicos, produz um sentimento difuso de existência agradável, vitalidade física e bem-estar.

Em contraposição à cenestesia normal, tem-se a **cenestopatia**, que é o conjunto de sensações incômodas, de mal-estar difuso. São geralmente sensações corporais mais penosas e sofridas do que propriamente dolorosas.

É frequente que a cenestopatia tenda a se concentrar em um ou alguns órgãos, como, por exemplo, estômago, cérebro, garganta/faringe, coração, intestinos, órgãos genitais, língua (no caso da língua, sensação ruim, de queimação ou amargor intenso). O órgão referido pelo paciente pode ou não corresponder ao órgão anatômico exato. O mal-estar e as sensações ruins são, com certa frequência, nomeados pelos pacientes como *fraqueza, compressão, torção, pressão, encolhimento, queimação, aperto, como gelo, como pedra*, etc.

A cenestopatia ocorre mais frequentemente associada a quadros ansiosos (ansiedade generalizada, pânico), depressivos e hipocondríacos não delirantes, mas pode acontecer de forma inespecífica em quase todos os transtornos mentais.

Somatognosia e suas alterações

As conexões corticais intra e inter-hemisféricas conferem ao lobo parietal um papel central na integração sensorial somatossensitiva e vestibular, permitindo a **somatognosia**, ou **consciência do corpo** (Bernard; Trouvé, 1977).

Em lesões (vasculares, tumorais ou de outra natureza) da região parietal direita, não é infrequente a perda da consciência do hemicorpo do lado oposto (geralmente esquerdo), denominada **síndrome de heminegligência**, ou **hemiassomatognosia**.

O indivíduo passa a não reconhecer mais a existência de seu hemicorpo esquerdo. Em alguns casos, reconhece sua existência, mas não identifica que aquele lado está quase sem nenhuma força muscular (hemiparesia ou hemiplegia), apresentando, assim, **anosognosia**, ou seja, a perda da capacidade de reconhecimento da doença ou do déficit naquela metade do corpo (*hemianosognosia esquerda*).

O lobo parietal intervém não apenas na integração perceptiva que produz a imagem corporal, mas participa também do estabelecimento de esquemas de ação, da atividade gestual complexa, que é, enfim, a concatenação das percepções corporais integradas e das ações do corpo dirigidas ao mundo e ao espaço externo. Assim, é artificial a separação entre a dimensão receptiva, perceptiva, do corpo e suas sensações, e a dimensão ativa, motora, relativa ao corpo agindo no mundo.

A percepção corporal e a atuação motora formam, do ponto de vista neurológico e neuropsicológico, uma unidade indivisível. Um exemplo disso é a apraxia construtiva, ou incapacidade de desenhar um modelo (cubo, casa, etc.), de montar um quebra-cabeças, de construir formas simples com cubos, etc. A apraxia construtiva ocorre, com frequência, devido a lesões dos lobos parietais.

ALTERAÇÕES DO ESQUEMA CORPORAL EM TRANSTORNOS MENTAIS

Uma pessoa com **depressão grave** vive seu corpo como algo pesado, lento, difícil, fonte de sofrimento, e não de prazer. Sente-se fraca, esgotada, incapaz de fazer frente às exigências da vida (**astenia**). Seu corpo já não tem vida, é um peso morto; a pessoa se sente impotente ou muito doente (**cenestopatia**).

Pacientes com depressão grave podem também ter alterações do esquema corporal, como no **delírio de negação de órgãos (delírio de Cotard)**, no qual o indivíduo sente, por exemplo, que seu fígado, cérebro ou coração não estão mais em seu corpo ou apodreceram. Sente que não tem mais sangue, que seu corpo secou, que mãos e pés, braços e pernas estão se esfarelando como areia. Pode sentir e concluir que está fisicamente morto ou que seu corpo irá se expandir, tomando todo o espaço do quarto. Essas vivências de alterações profundas do esquema corporal (com o delírio de negação de órgãos), de expansão do corpo e/ou de imortalidade (sente que irá sofrer pelo resto da eternidade) são denominadas **síndrome de Cotard** (Cotard, 1882).

Já o paciente em **mania** pode vivenciar seu corpo como algo extremamente ativo, poderoso e vivo. Não é raro que o indivíduo em mania sinta-se forte e ágil, não conseguindo parar e repousar por período um pouco prolongado. Quando inquirido sobre como se sente corporalmente, muitas vezes responde que está muito bem, cheio de vigor, "melhor que nunca". Há mesmo, com frequência, a incapacidade de perceber as limitações reais do corpo. Muitos pacientes idosos em mania atuam corporalmente até a exaustão, podendo inclusive vir a falecer devido a esse excesso de ação motora (p. ex., por infarto do miocárdio).

Alguns pacientes com **esquizofrenia** experimentam diversas e profundas alterações do esquema corporal. O sujeito pode apresentar **vivências de influência sobre o corpo**, a sensação de que alguém, algo ou uma força externa desconhecida age sobre seu organismo, manipulando-o ou controlando-o.

Não é rara, na esquizofrenia, a sensação de que uma entidade ou pessoa está manipulando os genitais do paciente, aplicando agulhadas, beliscões, toques, tendo relações sexuais com ele ou ela contra sua vontade. O indivíduo sente, eventualmente, que seus movimentos são controlados por essas forças externas. Também pode ocorrer a experiência de esvaziamento ou roubo de partes do corpo, como o cérebro ou as vísceras. Delírios de negação ou de apodrecimento dos órgãos também são observáveis. Alguns pacientes com esquizofrenia referem sentir que há pequenos animais ou objetos dentro de seus corpos, como, por exemplo, uma cobra, um rato, que se mexem, vão de um lado a outro.

Por sua vez, os pacientes com **psicoses tóxicas**, produzidas por alucinógenos (LSD, mescalina, harmina, psilocibina, haxixe ou, mais raramente, maconha), podem ter experiências de deformação do esquema corporal. O braço ou a cabeça são vivenciados como enormes, crescendo ou encolhendo. O corpo é sentido como excessivamente leve ou pesado, como se estivesse voando ou afundando.

Já pessoas com **transtorno da personalidade histriônica** podem tender a erotizar intensamente o corpo todo, mas, em contrapartida, sentir seus genitais e a atividade genital como insensíveis ou perigosos. Paradoxalmente à erotização excessiva de todo o corpo, não é incomum haver disfunção orgásmica e anestesia genital.

Os indivíduos com quadros de **ansiedade grave** sentem o corpo comprimido, asfixiado, como se existisse uma pressão externa sobre ele, sobretudo uma constrição ou aperto no peito e na garganta.

Nas **crises de pânico** são frequentes a despersonalização corporal e a sensação de morte iminente, de que o corpo irá entrar em colapso, desorganizar-se, de que irá ter um "infarto no coração" ou "derrame cerebral".

Pessoas com quadro de **transtorno obsessivo-compulsivo (TOC)** podem sentir o corpo como sujo ou contaminado, tendo de esforçar-se constantemente para limpá-lo, purificá-lo ou protegê-lo da contaminação.

O indivíduo com **hipocondria** vive seu corpo de forma muito peculiar: trata-se do lugar de todo seu sofrimento, investido intensamente por toda sua atenção e libido. Há, nos quadros hipocondríacos, relação ambígua com o corpo: o indivíduo teme seus presságios, fica a adivinhar seus mistérios e perigos, mas não deixa por um só momento de voltar-se para ele, de observá-lo e mesmo cultivar suas sensações corporais pretensamente mórbidas.

As pessoas com **anorexia nervosa** revelam alteração marcante do esquema corporal. Apesar de muito emagrecidas, percebem-se gordas, "com barriga", "com nádegas, braços e coxas enormes", etc. Em associação a tal percepção distorcida (que de fato é uma ideia prevalente), submetem-se a dietas e exercícios físicos que as emagrecem mais e mais, podendo ocorrer, em alguns casos, estados extremos de caquexia.

Por sua vez, pacientes com **dismorfofobia** (ou transtorno dismórfico corporal) percebem distorcidamente partes de seu corpo (nariz, orelhas, face, seios, nádegas, mãos, etc.). Eles afirmam que essas partes são horríveis, desproporcionais, enormes e dignas de enorme vergonha. Pequenas variações físicas que passariam despercebidas pela maioria das pessoas são consideradas horrorosas (revisão em Berrios; Kan, 1996). Devido a tal percepção distorcida, insistem junto a cirurgiões plásticos e dermatologistas para que os operem (e, às vezes, conseguem), reduzindo, por meio de repetidas cirurgias, o tamanho do nariz, das orelhas, etc.

O fenômeno do **membro fantasma** ocorre em alguns indivíduos que sofreram amputações. O paciente, após a cirurgia de amputação de um membro (perna, pé, braço, mão, etc.), continua sentindo "como se o membro ainda estivesse lá". Pode apresentar parestesias e mesmo dores intensas nesse membro ausente. Com o tempo, o membro parece mudar de tamanho, geralmente "encolhendo".

Além de ocorrer em braços e pernas amputados, o fenômeno também pode ser observado nas amputações de olhos, do reto, da laringe e de outras partes do corpo.

No caso de pacientes que sofreram **mastectomia**, podem ser verificadas alterações significativas do esquema corporal: algumas mulheres sentem que, com a transformação de seu corpo, perderam sua feminilidade, sentem-se como homem, sentem um vazio em seu corpo, além de por vezes desenvolverem quadros de depressão e de diminuição da autoestima.

A VALORAÇÃO DO EU: OS CONCEITOS DE NARCISISMO E AUTOESTIMA

Definições básicas

O termo **narcisismo** refere-se, de modo geral, ao direcionamento do amor do indivíduo para si próprio. Na visão freudiana, a libido volta-se para o próprio Eu, deixando de investir no mundo e nas pessoas. Nesse estado, o Eu percebe o prazer como oriundo sempre de seu interior e o desprazer como proveniente do mundo externo.

Há, assim, no narcisismo (que é marcante no transtorno da personalidade narcisista), a ilusão de autossuficiência, sentimento de poder, de grandiosidade, de desprezo pelo mundo exterior. O próprio Eu é tomado pelo indivíduo como sua grande paixão, seu principal objeto de amor.

O narcisismo não é, entretanto, necessariamente positivo ou negativo, patológico ou saudável. Todo indivíduo necessita investir amorosamente em seu próprio Eu para sobreviver, para cuidar de si mesmo e para poder amar outras pessoas. O fundamental aqui é o grau e a intensidade com que o amor é investido em si mesmo ou em outras pessoas. O indivíduo totalmente narcísico não se relaciona, de fato, com o mundo e, com isso, empobrece-se. Por sua vez, o sujeito sem qualquer amor narcísico sente-se vazio, sem valor, sem qualidades mínimas que o façam ser amado e digno de viver neste mundo.

O transtorno da personalidade narcisista é um bom exemplo de manutenção de um modo de funcionamento mental e de investimento da libido no qual predomina o narcisismo. Também se verificam com frequência aspectos narcísicos em pacientes com transtorno da personalidade histriônica, transtorno da personalidade antissocial e em alguns indivíduos com quadros de mania.

Diminuição da valoração do Eu

Em muitos pacientes deprimidos, encontram-se sentimentos profundos de menos-valia, de redução da **autoestima** e de autodepreciação. De fato, o processo de autodepreciação é considerado central na depressão. O indivíduo tende a sentir-se sem valor, não merece viver e ser amado, deve morrer para deixar de incomodar os outros. Aqui se torna patente, com frequência, a vivência do paciente de perceber sua vida como *fracasso existencial*.

Além da depressão, em inúmeras situações relacionadas à doença mental, tem-se a vivência de autodepreciação. Muitos indivíduos com dificuldades psicológicas e sociais crônicas, desadaptados, desajeitados na vida social, com dificuldades graves no campo do trabalho, do estudo, da família, sentem-se profundamente desmoralizados. Pacientes com dependência crônica de álcool e outras substâncias também podem desenvolver um sentimento marcante de autodepreciação.

Além disso, ter uma doença crônica, física e/ou mental, pode implicar grave processo de desmoralização e autodepreciação. O indivíduo limitado física e/ou mentalmente pode tender a sentir-se sem valor, como um peso para sua família, *um fracassado, um inútil*. Isso, muitas vezes, vem associado a descuido crônico de si mesmo, autonegligência, falta de higiene, além de atos e condutas suicidas.

O conceito de identidade psicossocial

Para o psicanalista e antropólogo Erik Erikson (1902-1994), o sentimento de identidade refere-se à **sensação de ser alguém** em contraposição a sentir-se um ser **anônimo**. É a sensação de ter certa continuidade no tempo e pertencer a algo, ser parte de algo. A identidade psicossocial permite que o indivíduo se oriente em relação às outras pessoas e ao seu meio sociocultural, estabeleça e delineie as fronteiras do Eu/*self* (Erikson, 1985).

A identidade psicossocial depende intimamente do **reconhecimento do outro** (ser reconhecido por seus pares como pertencente ao grupo) e de certo contraste com aqueles que não pertencem ao seu grupo identitário. Assim, a identidade psicossocial é um **fenômeno contrastivo**: o indivíduo é "isso aqui" e não é "aquilo outro", ou seja, está em contraposição a "aquele outro", é definido e configurado por tal contraposição.

A identidade é, portanto, um processo que decorre de um julgamento e atribuição de significados que o sujeito faz de si mesmo, mas também do modo como os outros o julgam e significam. A identidade baseia-se, portanto, em um processo contrastante de construção de um sentido e sentimento pessoal em relação a um ou vários grupos sociais e culturais.

Deveria-se, mais propriamente, falar de identidades, no plural, e não de identidade, no singular, já que tanto a cultura como os processos históricos e o sujeito não são todos homogêneos e unívocos, mas dimensões múltiplas e cambiantes. Participam dessa dinâmica os valores, os ideais e os modos de ser do indivíduo, de seu grupo sociocultural e de grupos culturais alheios ou contrastivos que se contrapõem ao grupo do sujeito em questão. Isso tudo deve ser entendido como um **processo em movimento**, já que a identidade é algo dinâmico, que está sempre mudando e se transformando.

Para Erikson, uma identidade positiva não é algo "estabelecido", não é uma "realização fechada" ou uma forma de "armadura da personalidade". Ela **se transforma ao longo de toda a vida** do sujeito e se relaciona a elementos centrais da cultura coletiva do sujeito e de sua localização no fluxo histórico.

Além de fenômeno social e cultural, a identidade é também uma **construção subjetiva**, ou

O Eu, o *self*: psicopatologia   265

seja, algo que se constitui e se realiza no mais íntimo do sujeito, no âmago do indivíduo.

No nível pessoal e intrapsíquico, participa da formação da identidade do sujeito um conjunto de **identificações** conscientes e inconscientes que a criança e o adolescente fazem ao longo de seu desenvolvimento. Por meio desse processo de identificação, a criança vai introjetando (incorporando ao seu Eu/*self*) aspectos diversos dos adultos (pais, avós, tios, professores, amigos) e de seus pares (outras crianças ou adolescentes, como irmãos, amigos, primos), com quem convive.

Sendo múltipla, a identidade psicossocial é, portanto, composta de diversas identidades, como, por exemplo, a de grupo etário, a étnica ou racial, a religiosa, a profissional, a de gênero, a de orientação erótica, a identidade relativa à nacionalidade, entre outras.

Também estão aqui incluídas as identidades referentes ao sentimento de pertencer a pequenos grupos: identidade de ser estudante de medicina, estudante de psicologia, pertencer a uma igreja, a um grupo político, ser *motoboy*, ser de um time de futebol, de um grupo de jovens que gostam de certo tipo de gênero musical, etc.

A identidade psicossocial representa, com muita frequência, fonte básica de reconhecimento social e legitimação, fundamental para a autoestima do sujeito.

Os transtornos de identidade

Visto que a identidade psicossocial é fonte básica e significativa de autoestima, reconhecimento social e legitimação, seus problemas estão relacionados à confusão de identidade e à desorientação em relação ao que o indivíduo é no contexto sociocultural, ao que esperam dele, a como se sente, ao seu lugar no mundo, e assim por diante.

Crise de identidade

A chamada crise de identidade, descrita e estudada por Erikson desde os anos de 1950 e 1960 (Erikson, 1976), refere-se às dificuldades intensas e ao surgimento, em curto período, da sensação de insegurança e confusão em relação a identidades e escolhas do sujeito.

A **confusão de identidade** pode se expressar em termos de identidade de gênero ou de orientação erótica, identidade etária, religiosa,

étnica ou racial, assim como escolha e padrões de amizades, valores morais e papéis relacionais perante os pais e os professores.

Um tipo de crise de identidade marcante, em nossa cultura, é a que ocorre entre os adolescentes. Essa crise pode ser suficientemente intensa a ponto de causar muita angústia e interferir na vida do jovem. Algumas crises intensas de confusão de identidade podem ser parecidas com episódios psicóticos agudos e necessitam de avaliação cuidadosa.

Estados de possessão como experiência cultural relacionada ao Eu

Os estados de possessão podem ocorrer, no mais das vezes, em pessoas que participam de rituais organizados e configurados em determinado **contexto religioso-cultural**. Assim, de modo geral, os estados de possessão são fenômenos culturais, e não psicopatológicos.

Entretanto, tais estados podem ocorrer também (porém com menos frequência) em indivíduos com transtornos mentais (p. ex., nos transtornos dissociativos ou histeria).

Ao entrar no estado de possessão, o indivíduo apresenta perda temporária de sua identidade pessoal, que é substituída por uma entidade que "toma conta" do sujeito. Com mais frequência, o sujeito permanece consciente em relação à percepção do ambiente.

Geralmente, nos contextos culturais, os estados de possessão ocorrem associados a **estados de transe** que duram minutos ou horas. Tais estados são, em geral, desencadeados em **circunstâncias rituais**, nas quais a dança, o ritmo, os movimentos do corpo, os cantos, as rezas, enfim, todo o contexto ritual "guia" o sujeito no sentido de alterar momentaneamente seu estado de consciência e permitir que uma entidade tome posse dele. É comum, nesses casos, que o indivíduo apresente movimentos rítmicos do tronco, tremores, gestos, atitudes e mímica estereotipada e fala alterada (infantil, "brava", etc.). Pode ou não haver amnésia para o ocorrido durante o estado de possessão.

Os estados de possessão de natureza psicopatológica, em quadros dissociativos, são também de curta duração (minutos ou horas), e há amnésia parcial ou total para o ocorrido.

ALTERAÇÕES DA EXPERIÊNCIA DO *SELF* OU EXPERIÊNCIAS ANÔMALAS DO *SELF*

A seguir, será apresentado, de forma resumida, o conjunto de alterações psicopatológicas ou anômalas do *self*, de acordo com a proposta do instrumento EASE, formulada nos últimos anos pelo grupo de trabalho centrado na Universidade de Copenhague, obra coordenada pelo psicopatólogo Josef Parnas (para mais detalhes, ver Parnas et al., 2005).

Zahavi (2006) propõe subdividir o *self* em dois aspectos: o *self* **nuclear**, básico, a experiência dada e vivenciada na primeira pessoa, e o *self* **estendido**, que seria o *self* narrativo, mediado pela reflexão, linguagem e narrativa de si mesmo. As experiências anômalas do *self* apresentadas no EASE se referem principalmente à primeira dimensão, o *self* nuclear.

As **experiências anômalas do** *self* ocorrem principalmente nas **psicoses** (sobretudo na **esquizofrenia**), podendo também, mas menos frequentemente, ocorrer em psicoses afetivas (depressão psicótica ou mania psicótica) e outras (psicoses reativas, transtorno delirante e psicoses orgânicas). Por razões didáticas, elas foram divididas em alterações do *self* anímico/psíquico, do *self* corporal, do *self* social e do *self* total.

Alterações do *self* anímico (*self* psíquico)

- **Sentimento de diminuição do** *self* **básico**: sensação abrangente de vazio interior, de falta de um núcleo interno, de ausência de identidade, sentimentos de ser "anônimo", como se a pessoa "não existisse", ou fosse profundamente diferente das demais. Ocorre no início das psicoses.
- **Distorção da perspectiva de primeira pessoa:**
- **Distúrbios da iniciativa ou da intencionalidade do pensamento, impulsos, sentimentos, imaginações**: o indivíduo tem a sensação de que seus pensamentos, impulsos ou sentimentos não são seus ou de que não se originaram de si mesmo. Há perda de certa naturalidade que temos ao pensar, sentir, imaginar, bem como da sensação de que quando o fazemos somos nós mesmos que realizamos tais atos psíquicos.

Essa alteração inclui também a perda ou alteração da sensação de **agência do** *self*.

Pode ser que os pensamentos, sentimentos e impulsos pareçam ao indivíduo como impessoais, anônimos ou mecanicamente formados. A sensação interna de que "isso é meu", nos pensamentos, sentimentos e ações, é diminuída ou pode até estar abolida.

Pode ser que o indivíduo tenha a sensação de estar *observando de fora* as próprias atividades e conteúdos mentais, até como se fosse uma outra pessoa a observar o que se passa em seu *self*. Ocorre na esquizofrenia.

- **Perda da consciência de continuidade da própria ação**: trata-se de quebra na consciência da própria ação; o indivíduo tem a sensação de que *ao agir é outra pessoa ou outra força que toma a iniciativa* ou continua a ação. Ocorre na esquizofrenia.

Alterações do *self* corporal

- **Mudanças morfológicas**: sensações de mudança no corpo ou de partes do corpo, que aumentam ou diminuem, ficam mais finas ou grossas, mais curtas ou compridas. Ocorrem sobretudo nas psicoses.
- **Fenômenos relacionados à imagem especular** (com mais frequência em **espelhos**, mas também podem ocorrer com imagens de si em fotografias, em vidraças, etc.): o indivíduo olha-se mais frequentemente no espelho e percebe mudanças em sua face, ficando muito surpreso e/ou assustado. Pode perceber os olhos deformados, como bolas negras, percebe o rosto a derreter ou muito envelhecido. Esses fenômenos podem ocorrer na esquizofrenia e em psicoses tóxicas por alucinógenos, como LSD.
- **Estranhamento do** *self* **corporal**: o indivíduo sente o corpo como se ele não fosse mais o que era; percebe o corpo ou partes dele como maiores ou menores, deformadas em relação ao que lhe era comum. Ocorre nas psicoses.
- **Desintegração do** *self* **corporal**: o paciente sente o corpo se desintegrando ou se dissolvendo. Ocorre na esquizofrenia e em psicoses tóxicas por alucinógenos, como LSD.
- **Espacialização e anomalia de experiências corporais**: o indivíduo sente o corpo como um objeto físico, e não como o pró-

prio corpo. Também sente partes que normalmente não são sentidas. Uma paciente com esquizofrenia dizia que sentia seu útero como se não fosse seu; outro paciente dizia sentir o sangue correndo em suas veias.

- **Experiências cenestésicas do *self* corporal**: o indivíduo tem sensações estranhas no corpo, como de amortecimento de suas partes, de coisas que migram pelo organismo, sensações elétricas no corpo, assim como de que partes dele estão mais leves ou mais pesadas, levitando ou se elevando, bem como sensações de que partes do corpo são tocadas, além de "beliscões", "choquinhos", etc. Ocorrem com mais frequência na esquizofrenia, mas também podem aparecer em psicoses tóxicas e na depressão psicótica.

- **Alterações motoras do *self* corporal**: o paciente tem a sensação de que o corpo todo ou partes dele se mexem de forma autônoma ou contra sua vontade. Há bloqueio abrupto dos movimentos voluntários por uma força externa e perda da sensação dos movimentos automáticos (para andar, correr, sentar, etc.), como se eles não fossem mais automáticos e naturais. Ocorre sobretudo na esquizofrenia.

- **Experiências miméticas de movimentação**: quando o paciente (geralmente com esquizofrenia) se move, percebe movimentos iguais em objetos ou pessoas e tenta, então, parar de se movimentar. Alternativamente, coisas ou pessoas se movimentam, e o paciente sente que se movimenta de forma idêntica.

- **Sensações ameaçadoras pelo contato corporal**: o indivíduo tem sensação muito desagradável no contato físico com outra pessoa; ao ser abraçado, sente medo ou desconforto intenso, como se fosse aniquilado ou gravemente ameaçado. Ocorre sobretudo na esquizofrenia.

Alterações do *self* social (alterações das identidades psicossociais e socioculturais que ocorrem com mais frequência na esquizofrenia)

- **Confusão com o outro**: alguns pacientes têm a sensação de que são outra pessoa: "...eu sinto como se fosse minha mãe. Não sei bem se é uma sensação psíquica ou

física". Um paciente dizia que se sentia (concretamente) *como se fosse um cachorro*.

- **Confusão radical de identidade**: sensação de que o *self* diminuiu ou encolheu, de que não consegue diferenciar aspectos de sua própria identidade com relação à dos outros.

- **Sensação de mudança em relação à idade cronológica**: alguns pacientes têm a clara e marcante sensação de que pertencem (concretamente) a outro grupo etário: uma senhora de 57 anos dizia que se sentia e percebia *como uma menininha de 5 anos de idade*. Outra paciente, de cabelos negros e olhos castanhos, de 42 anos, sentia que era uma menina de 12 anos, loira, de olhos verdes.

- **Sensação de mudança em relação ao gênero**: alguns pacientes psicóticos têm a sensação de que mudaram abruptamente de gênero: "...até janeiro passado eu era José, um homem de 30 anos; agora sou Cristina, uma garota de 18 anos". Deve-se notar que, aqui, se está descrevendo uma experiência psicótica; não se trata de disforia de gênero ou incongruência de gênero, que são experiências não psicóticas e não patológicas nas quais alguns indivíduos têm a sensação, a experiência e o desejo de ser do gênero oposto àquele em que biologicamente nasceram.

Alterações do *self* total (podem estar presentes em diferentes psicoses, mas ocorrem com mais frequência na esquizofrenia)

Alterações da autoconsciência e da presença (*self-awareness* e *self-presence*)

- **Diminuição da sensação de presença:** no dia a dia, uma pessoa saudável tem certa sensação de existência, de que é ou vive uma espécie de **presença natural**, espontânea, não refletida. Ela inclui tanto a sensação de existência do *self* como de existência, presença e imersão no mundo. Tudo que fazemos e experimentamos nos passa a sensação de presença e imersão natural no mundo. Em alguns quadros psicóticos, há a sensação de diminuição dessa presença do *self* e de imersão ou atração natural no mundo. Há, nos termos do EASE, uma *alte-*

ração *na perspectiva de primeira pessoa.* Pode haver uma sensação bizarra de vazio interior, de que falta um núcleo interno, de ser uma espécie de *ser anônimo*, como se não existisse ou fosse profundamente diferente das outras pessoas. Alguns pacientes psicóticos relatam: "é como se eu não fizesse parte deste mundo; como se eu fosse um não existente, como se tivesse cessado de existir. Perdi contato com o mundo e comigo, como se eu fosse uma coisa inerte, uma geladeira, uma máquina, não uma pessoa".

- **Sensação radical de centralidade**: alguns indivíduos têm a forte sensação de que são, concretamente, o ponto central do universo, ou de que não há mais nada, apenas a sua pessoa, e todo o resto desapareceu. Uma paciente, em quadro de depressão psicótica, perguntava: "por que o universo inteiro acabou, desapareceu?".

- **Hiper-reflexividade**: esse é um sintoma/experiência bastante importante em alguns pacientes, especialmente com esquizofrenia. É a tendência marcante, observada sobretudo no início do quadro psicótico, de abordar a si mesmo (e, eventualmente, englobando também o mundo com seus objetos e eventos) com uma **intensa e concentrada reflexão**, vivenciada como algo que se impõe ao indivíduo. Há também perda da espontaneidade e da natural ingenuidade do modo como vivemos o dia a dia e abordamos o mundo. Perde-se a sensação irrefletida e natural de que o *self* e as coisas (objetos, eventos, lugares, pessoas) simplesmente existem, estão no mundo, e não questionamos a toda hora se o que percebemos em nós ou vemos a nossa frente realmente existe.

Há, nesses casos, aumento marcante da tendência a refletir quase compulsivamente sobre como se está pensando, sentindo e se comportando, a monitorar intensamente a própria vida interior, com suas percepções, sensações, imaginações. Paralelamente a certa perda do senso comum e do estado natural, há uma tendência crescente a refletir intensamente sobre detalhes do mundo e de si mesmo. O indivíduo levanta questões como *Por que meu corpo não se desfaz com o vento? Por que o chão não afunda quando andamos? Por que todas as casas e prédios não desabam a todo momento?* Tais questões passam a intrigar o sujeito, que geralmente percebe tudo com marcante **perplexidade**.

- **Cisão radical do *self*** (*Ich-Spaltung*): algumas pacientes psicóticas percebem o próprio *self* como se estivesse se compartimentalizando, se desintegrando em partes semi-independentes, deixando de existir de forma coesa, como um todo. Tal sensação pode vir a ter uma interpretação delirante. Uma paciente dizia que *era duas*, pois *enxergava a si mesma de fora* (**fenômeno do duplo**). Outro paciente referia que *não tinha contato com seu lado esquerdo, como se ele fosse só meio*. Ainda, uma terceira paciente via a si mesma *como uma caveira com coisas dentro*, como se *tivesse dois cérebros*. Ela havia se transformado em duas pessoas, deitadas uma ao lado da outra na cama (novamente, aqui, **fenômeno do duplo**).

- **Transitivismo**: ocorre perda das fronteiras do *self*, com indiscriminação em relação a pessoas, animais ou objetos. O paciente *se confunde radicalmente com outra pessoa* (sente que é o outro) ou se sente profundamente invadido. A outra pessoa ou objeto passa ao interior do paciente. Pode haver confusão com a própria imagem especular; o indivíduo olha-se no espelho e não sabe quem é quem. Pode ter essa mesma sensação ao olhar fotografias ou desenhos de si mesmo.

- **Sensação de aniquilamento total, de desaparecimento**: o sujeito tem a sensação de que vai desaparecer ou de que está desaparecendo, às vezes quando em contato físico ou sexual com outra pessoa.

O **Quadro 24.1** pretende facilitar a correspondência entre a abordagem de alterações da consciência do Eu, tal como formulada por Karl Jaspers, e a proposta do EASE. Na primeira coluna, são apresentadas as alterações da consciência do Eu, e, na segunda, as correspondentes (mesmo que a correspondência não seja total, mas apenas parcial) vivências apresentadas no EASE.

O Eu, o *self*: psicopatologia   269

Quadro 24.1 | Correspondência entre a abordagem de alterações da consciência do Eu em Jaspers e a proposta do EASE

ALTERAÇÕES DA CONSCIÊNCIA DO EU (JASPERS)	EXPERIÊNCIAS ANÔMALAS DO *SELF* (EASE)*
Alterações da consciência de unidade do Eu • Cisão do Eu; partes do Eu se opõem radicalmente como estranhas	• Cisão radical do *self* • Estranhamento do *self* corporal • Desintegração do *self* corporal
Alterações da consciência de identidade do Eu no tempo • Percepção de não ser a mesma pessoa ao longo do tempo	• Senso de mudança em relação à idade cronológica • Sensação de mudança em relação ao gênero • Perda da consciência de continuidade da própria ação
Alterações da consciência da oposição do Eu em relação ao mundo • Perda da sensação de oposição e fronteira entre o Eu e o mundo • **Transitivismo**: sentir-se transformado em outra pessoa, em um animal, em robô • **Sonorização e/ou publicação do pensamento**	• Confusão com o outro • Confusão radical de identidade • Transitivismo • Sensação radical de centralidade • Fenômenos relacionados à imagem especular • Desintegração do *self* corporal • Experiências miméticas de movimentação • Sensações ameaçadoras pelo contato corporal • Confusão com o outro • Confusão radical de identidade
Alterações da consciência de atividade do Eu • Alterações da **consciência de existência** Perde a consciência do ser eu próprio, percebe um distanciamento do mundo perceptivo e perde mesmo a consciência do sentimento do Eu • Alterações da **consciência de execução** Pensamentos podem ser vivenciados como *feitos* e *impostos* por alguém ou algo externo	• Sentimento de diminuição do *self* básico • Diminuição da sensação de presença • Hiper-reflexividade • Sensação de aniquilamento total, de desaparecimento • Distúrbios da iniciativa ou da intencionalidade do pensamento, impulsos, sentimentos, imaginações • Perda da consciência de continuidade da própria ação

*Um tipo de experiência anômala do *self* pode se correlacionar com mais de uma alteração de consciência do Eu de Jaspers, e vice-versa.

25 A personalidade e suas alterações

DEFINIÇÕES BÁSICAS

O assunto personalidade e suas alterações talvez seja um dos mais difíceis e polêmicos de toda a psicopatologia. Há um rico debate sobre o tema, sobretudo nas tradições das psicopatologias francesa e alemã, sendo vários os termos e conceitos utilizados para esse assunto: personalidade, transtorno da personalidade, caráter, caractereopatia, temperamento, constituição, *self*, traços de personalidade, psicopatia, entre outros.

Ao longo do capítulo, tentaremos, na medida do possível, apresentar as acepções mais esclarecedoras desses termos – os quais, entretanto, foram e ainda são frequentemente empregados de forma intercambiável pelos diversos autores (Berrios, 1996).

Uma definição curta de personalidade afirma ser ela "o modo característico como uma pessoa sente, pensa, reage, se comporta e se relaciona com as outras pessoas" (Widiger, 2011). Bastos (1997b) apresenta outra definição elucidativa: personalidade "é o conjunto integrado de traços psíquicos, consistindo no total das características individuais, em sua relação com o meio, conjugando tendências inatas e experiências adquiridas no curso de sua existência".

Ao se adentrar no estudo da personalidade humana, deve-se estar atento à complexidade do tema, a sua dimensão multifacetada e à facilidade com que se cometem erros e simplificações inadequadas, sobretudo quando se ambiciona o conhecimento total da personalidade de um ser humano. Para o psicopatólogo e filósofo Karl Jaspers (1883-1969), o conhecimento exaustivo de uma personalidade humana na sua totalidade é uma tarefa fadada ao fracasso; sempre há e haverá dimensões e elementos que não poderão ser alcançados, que se nos irão escapar.

Segundo uma longa tradição da psicologia e da psicopatologia, de autores como J.G. Lavater, G. Viola, E. Kretschmer, W. H. Sheldon, entre tantos, busca-se construir uma **tipologia humana** que integre várias dimensões e aspectos relacionados à personalidade, como as noções de constituição corporal, temperamento, caráter e traços de personalidade (Cloninger; Gottesman, 1987; Livesley et al., 1993; Berrios, 1996).

Buscaremos, a seguir, elucidar alguns dos construtos associados à personalidade que mais influência tiveram na visão de personalidade da psicopatologia, como "constituição corporal", "temperamento" e "caráter".

Constituição corporal

Sobretudo psicopatólogos do século XIX e da primeira metade do XX propuseram que haveria um conjunto de propriedades morfológicas, metabólicas, bioquímicas, hormonais, entre outras, transmitidas ao indivíduo principalmente (mas não apenas) pelos mecanismos genéticos e que se correlacionariam com a personalidade.

Assim, muitos autores procuraram identificar um possível paralelo entre a constituição corporal e o temperamento e caráter dos seres humanos. A constituição corporal seria responsável, em boa parte, pelo aspecto corporal do indivíduo, sua aparência física, o perfil de seus gestos, sua voz, o estilo de seus movimentos. Tal constituição teria significativa influência sobre as experiências psicológicas da pessoa ao longo de sua vida.

A tentativa de aproximar tipos anatômicos, fisiológicos ou endócrinos de determinados padrões de caráter psicológico (**biotipologia**) tem sido empreendida desde Hipócrates, com sucesso bastante discutível. Uma das biotipologias mais marcantes na história da psicopatologia foi a do psiquiatra alemão Ernst Kretschmer (1888-1964), que buscou dividir os tipos humanos em três grupos morfológicos e psicológicos distintos: os leptossômicos ou astênicos, os pícnicos e os atléticos ou musculares (Häfner, 1990).

Entretanto, apesar dos esforços de Kretschmer e outros, não se conseguiu até hoje forjar uma biotipologia cientificamente bem aceita e consensual. Assim, a influência da "constituição corporal" para a personalidade continua uma hipótese a ser verificada (Pailhez; Bulbena, 2010).

Temperamento

Por "temperamento" vários autores buscaram captar o conjunto de particularidades psicofisiológicas e de padrões de reação psicológica inatos, de base neurobiológica, que diferenciam um indivíduo de outro (Berrios, 1996).

O temperamento seria, portanto, determinado por fatores genéticos ou constitucionais precoces, que formariam a **base genético-neuronal da personalidade**. Assim, por exemplo, alguns indivíduos nasceriam com tendência à passividade, à hipoatividade, à baixa reatividade – ou seja, com temperamento astênico –, enquanto outros nasceriam com temperamentos *estênicos*, ativos, com forte tendência à iniciativa e a reagir prontamente aos estímulos ambientais.

Diferenças de temperamento entre as pessoas, ao que parece, são identificadas desde muito cedo na vida. Por exemplo, alguns bebês, já nas primeiras semanas de vida, são mais ativos, outros menos, alguns são mais medrosos, receosos, outros são mais "ousados", menos receosos, e isso frequentemente se conserva ao longo da vida. Assim, dimensões como *medo-ousadia* ou *atividade-passividade* podem se expressar muito cedo e ser incrivelmente estáveis ao longo de todo o ciclo vital (Kagan, 1999).

Entretanto, a identificação de traços e configurações congênitas individuais de temperamento é tarefa muito difícil, já que o que se tem são indivíduos que sempre trazem consigo a combinação dos aspectos inatos aos aspectos adquiridos, aprendidos, incorporados pela interação constante com os pais e a sociedade. Assim, a apreensão do temperamento de uma pessoa, em estado puro, original, é extremamente difícil, se não impossível, pois o temperamento inato se integra ao caráter para formar a personalidade total.

Caráter

Embora o termo "caráter" tenha, na linguagem comum, conotação moral, indicando força, vontade, perseverança, não é esse o sentido que se dá ao termo em psicopatologia.

O termo "caráter" foi muito utilizado e debatido na psicopatologia europeia, muitas vezes utilizado como sinônimo de personalidade, mas outras vezes para indicar o comportamento geral do indivíduo nas relações sociais ou sua disposição sentimental ou de humor predominante.

Entretanto, muitos autores do século XX (Alonso-Fernandéz, 1976) preferem conceber o termo "caráter" de forma mais circunscrita. O caráter seria o conjunto de elementos da personalidade de base psicossocial e sociocultural. Ele representaria os aspectos da experiência psicológica do indivíduo que desde cedo incidem sobre seu temperamento (este de base hereditária, biológica). O caráter resultaria do temperamento moldado, modificado e inserido no meio familiar e sociocultural. O termo "caráter", portanto, diz respeito aos aspectos mais especificamente psicológicos da personalidade.

O temperamento não deve ser confundido com o caráter, pois seria algo básico e constitutivo do indivíduo, ao passo que o caráter se traduz pelo tipo de reação predominante da pessoa ante diversas situações e estímulos do ambiente.

Mira y López (1974) afirma que é compreensível que frequentemente não coincidam o temperamento (tendências inatas iniciais) e o caráter (conjunto de reações finalmente exibidas pelo indivíduo), já que, entre ambos, se interpõe o conjunto de funções intelectuais (discriminativas, críticas e judicativas), assim como as inibições e os hábitos criados pela educação.

Em certos casos, o caráter se desenvolveria no sentido oposto ao do temperamento, por *sobrecompensação psíquica*; muitas vezes, um indivíduo com caráter exibicionista e teatral esconde um temperamento tímido e fóbico, ou um caráter agressivo e audaz encobre um temperamento medroso e angustiado.

TIPOLOGIAS HUMANAS OU PADRÕES DE PERSONALIDADE

A ideia de agrupar e classificar as pessoas em "tipos" pelas suas características individuais, modos de ser e reagir, fragilidades e pontos fortes, é muito antiga na história da humanidade. Não seria exagero dizer que praticamente todo grande investigador do ser humano acabou por formular sua "tipologia" para identificar e ordenar as pessoas em alguns tipos básicos.

A primeira tipologia desenvolvida na história da medicina e da psicologia, mais bem conhecida e divulgada, foi a da escola hipocrático-galênica. A medicina do médico da Grécia Antiga Hipócrates de Cós (460-370 a.C.) e de seus discípulos (chamada, então, medicina ou escola hipocrática) é essencialmente *ambientalista*, isto é, dieta, clima, influência dos ventos, etc., são muito considerados.

Entretanto, segundo a teoria dos hipocráticos, os tipos humanos básicos e o surgimento da doença ou a manutenção da saúde dependeriam intimamente também da presença equilibrada e da convivência harmônica dos quatro humores essenciais do organismo humano: o sangue, a bílis, a fleuma (ou linfa) e a atrabílis (ou bílis negra).

Já no período moderno, várias tipologias foram formuladas, por diferentes autores e distintas escolas. Não podendo abordar exaustivamente todas elas, cabe aqui mencionar algumas das mais marcantes.

A tipologia de Carl Gustav Jung (1875--1961), exposta em sua grande obra *Tipos psicológicos*, é uma concepção extremamente original sobre a estrutura e o funcionamento do psiquismo e da personalidade humana. As duas atitudes básicas – a **extroversão** e a **introversão** – indicam o movimento e a direção fundamental da energia psíquica (libido em Jung) na vida de cada pessoa.

Na **extroversão**, a libido flui sem embaraço ou dificuldade em direção aos objetos externos. Os extrovertidos são pessoas que partem rápida e diretamente em direção ao mundo externo, têm suas referências e buscam suas satisfações no ambiente externo. A **introversão**, por sua vez, indica que a libido recua perante os objetos do mundo externo, voltando-se para seu interior; o mundo externo é ameaçador ou sem importância, as satisfações e referências provêm do próprio mundo interno. Outros elementos do psiquismo humano (pensamento, sentimento, percepção, intuição) entram na composição do tipo de personalidade que resultará ao final.

O trabalho de Jung inspirou a criação de um teste de tipologia muito utilizado nos Estados Unidos e na Europa atualmente: o *Indicador de Myers-Briggs* (MBTI; Myers; Briggs, 1943/1962). No Brasil, estão disponíveis dois testes de personalidade segundo as teorias de personalidade de Jung: o *Questionário de Avaliação Tipológica* (QUATI) (Zacharias, Vetor, 1994) e o Teste de Wartegg (Wartegg, Casa do Psicólogo, 1993), baseado na teoria junguiana dos arquétipos, mais utilizado no Brasil na área de recursos humanos.

A PERSONALIDADE, SEU DESENVOLVIMENTO E SEUS *TIPOS*, SEGUNDO SIGMUND FREUD (1856-1939)

A teoria psicanalítica desenvolvida por Freud tem repercussões muito influentes sobre como se compreende a personalidade humana. Além disso, a maior parte dos testes projetivos de personalidade (que veremos na parte final deste capítulo) utiliza em parte ou na sua totalidade abordagens e conceitos oriundos da psicanálise freudiana. Pode-se concordar ou não com as perspectivas e teorias de Freud sobre o ser humano; não se pode, entretanto, desconhecê-las.

Para Freud, a personalidade (ele usa para o que atualmente chamamos "personalidade" as palavras alemãs *Charakter* – caráter, ou *Typen* – tipos) se desenvolve marcada pelo modo como a criança é gratificada em termos de sua libido (compreendida como energia "vital-sexual"). A libido na criança passa por diversas fases; ela está concentrada inicialmente no prazer oral relacionado com a amamentação. Depois, o centro do prazer e a libido se deslocam para a região anal, para a fálica, e, no adulto, estariam concentrados na atividade genital.

Assim, as **fixações** infantis da libido em modos pré-genitais e a tendência à **regressão** (a esses pontos de fixação pré-genitais) acabam por determinar tanto os diversos tipos de neuroses como o perfil de personalidade do adulto.

Particularmente importante na concepção freudiana é a trama estrutural inconsciente de amor, ódio e temor de represália em relação aos pais, o complexo de Édipo. Assim, a personalidade do adulto forma-se pela **introjeção** (sobretudo inconsciente) de aspectos dos relacionamentos que se estabelecem no interior das relações familiares, sobretudo da criança pequena com seus pais e destes com ela.

Além disso, a personalidade é marcada pelo modo como se estrutura o desejo inconsciente e pelas formas como o ego lida com seus conflitos e frustrações, sobretudo libidinais, por meio dos variados *mecanismos de defesa* (Freud, 1986).

Sobre os tipos de caráter (*Charaktertypen*) e tipos libidinosos (*libidinöse Typen*), Freud dedicou vários trabalhos. Sua primeira obra sobre um tipo específico de personalidade foi sobre "*o caráter e o erotismo anal*", de 1908 (Freud, 1982). Para ele, chama atenção no tipo de **caráter anal** (indivíduos fixados na fase anal) que tais pessoas seriam particularmente ordenadas (organizadas), econômicas (até o nível de avareza) e obstinadas, com inclinações para a ira e a vingança, tendo uma forma unilateral de enfrentar os problemas.

O caráter anal decorreria da segunda forma de organização da libido, a **fase anal**. Esta se caracteriza pelo marcado interesse e prazer da criança em reter e expelir as fezes, compreendendo o desenvolvimento da libido do segundo ao terceiro ano de vida.

O caráter anal pode ter seu prazer concentrado tanto no reter seus afetos, atos e pensamentos como no expelir, expulsar abruptamente esses elementos psíquicos. Os traços de caráter obsessivo e compulsivo, o desejo de controlar a si mesmo e aos outros, assim como as tendências a fantasias de onipotência e pensamento mágico, são associados ao chamado "perfil anal".

Antes da fase anal, entretanto, a primeira forma de organização do desejo libidinal da criança relaciona-se à chamada **fase oral**, estendendo-se ao longo do primeiro ano de vida. Aqui, a zona e o modo corporal de maior fonte de prazer são a boca e o ato de sucção; a libido concentra-se no mamar. Assim:

> O ato que consiste em chupar o seio materno torna-se o ponto de partida de toda a vida sexual, o ideal jamais atingido, ideal a que a imaginação aspira nos momentos de grande necessidade e de grande privação (Freud, [1905] 1958, p.169).

O indivíduo fixado em um modo oral de organização da libido (**caráter oral**) tende à avidez no tomar e no receber; não suporta a privação e tem dificuldades com a rejeição. Tende a ser passivo e exigentemente ávido por receber em relação às pessoas mais próximas. O exagero do tipo oral é descrito tradicionalmente como dependente, sem iniciativa, passivo e acomodado.

Na terceira fase (dos 3 aos 5 anos), denominada **fase fálica**, as crianças de ambos os sexos se interessam crescentemente por seus próprios genitais. Nessa fase, a libido dirige-se ao *phalus* do menino e, na visão freudiana, à "ausência" do *phalus* na menina. Há intenso investimento narcísico sobre esse *phalus* (que é anatômico/real e simbólico, ao mesmo tempo).

Nesse contexto, configura-se o **complexo de Édipo**, o conflito da criança marcado por amor e desejo dirigidos ao progenitor do sexo oposto e ódio e rivalidade ao progenitor do mesmo sexo. Assim, a criança, que inconscientemente hostiliza o progenitor do mesmo sexo, também inconscientemente aguarda a represália, sob a forma de castração, de destruição daquilo que julga ser o mais valioso em seu ser.

O **caráter fálico** pode tender ao narcisismo de suas qualidades, ao exibicionismo físico e mental, aos atributos e poderes ou à inibição amedrontada em desejar qualquer coisa que lhe seja de valor. Além de exibicionista, o tipo fálico pode ser descrito como agressivo, intrometido, julgando-se narcisisticamente merecedor de penetrar em qualquer espaço que considera como seu de direito.

No fim de sua vida, Freud escreveu um trabalho (Freud, 1986) no qual propôs uma forma adicional de classificar os tipos de personalidade (ou tipos libidinais, como denominou nesse trabalho). Por meio da forma de direcionamento da libido, Freud vislumbrou três **tipos libidinais básicos**: tipo erótico, tipo compulsivo e tipo narcisista.

O **tipo erótico** emprega toda sua libido na vida amorosa, desejando intensamente amar e, sobretudo, ser amado. É governado pela angústia de possível perda do amor dos outros, sendo, por isso, particularmente dependente dos demais. O **tipo compulsivo** é dominado por seu superego; é governado pela consciência moral, trocando a dependência dos outros pela dependência interna de normas de conduta. Ele se considera o genuíno portador dos valores de sua sociedade, sendo geralmente uma pessoa conservadora. Por fim, o **tipo narcisista** se define negativamente por não apresentar qualquer tensão entre o ego e o superego, não atribuindo também importância às necessidades eróticas. Na vida amorosa, prefere quase apenas ser amado do que amar. Tende a se impor como personalidade forte diante dos outros, para liderar, desprezando os valores estabelecidos.

É importante frisar que os tipos descritos ocorrem com frequência em formas não puras, afirma Freud, podendo haver variados tipos combinados (compulsivo narcisista, erótico compulsivo, etc.).

A perspectiva de Freud sobre a personalidade e sobre os mecanismos mentais, após tantos anos de sua formulação, continua a influenciar de forma marcante boa parte dos profissionais da saúde mental que atuam no dia a dia da clínica. Apesar da questionada base empírica da teoria e da dificuldade em testá-la, ela representa uma forma bem elaborada e sofisticada de compreender a personalidade humana e suas dificuldades, instrumento percebido como muito útil por muitos profissionais.

Por fim, cabe assinalar que o emprego das concepções psicanalíticas nos testes projetivos de personalidade não se restringe à possível identificação de tipos de caráter ou tipos libidinais; muito além disso, nos testes busca-se identificar mecanismos de defesa, formas de estruturação do ego, desejos e fantasias, conflitos, temores e angústias que retratam o mundo interno das pessoas em avaliação.

ESTUDO DA PERSONALIDADE POR MEIO DE MÉTODOS EMPÍRICOS E PSICOMÉTRICOS: TRAÇOS, HIPÓTESE LÉXICA FUNDAMENTAL E ANÁLISE FATORIAL

O estudo dos traços de personalidade

A ideia de estudar a personalidade, não buscando tipos formulados em relação a teorias globais do psiquismo humano, mas por meio da identificação de traços de personalidade que podem se combinar de distintas formas, foi defendida pelo psicólogo humanista norte--americano **Gordon Allport** (1897-1967).

Esse importante autor, entretanto, estava bem mais interessado em avaliações individuais de cada paciente, nas suas pesquisas de **traços de personalidade**, não investindo em validações objetivas de uma teoria de personalidade. Sua visão foi mais *idiográfica* (centrada nas singularidades de cada pessoa, de cada paciente), com uma profunda sensibilidade sobre aspectos existenciais, únicos e profundos de cada indivíduo, ao longo de sua história pessoal (Allport, 1973; Tavares; Gorenstein, 2016).

Desde então, a noção de *traço* na psicologia e psicopatologia da personalidade vem ganhando muita importância, sobretudo nas últimas décadas. **Traços** são tendências, características, modos específicos, que são **estáveis** e **determinantes** para a personalidade do indivíduo. *Traços* se diferenciam de *estados*, que são aspectos temporários e breves, eliciados por fatores externos circunstanciais, como uma demissão, briga familiar ou outro fator estressante momentâneo. Gordon Allport propôs distinguir os traços de personalidade em três grupos (Pervin & John, 2004):

1. *traços cardiais*, que revelam disposições penetrantes e marcantes para o conjunto da personalidade de uma pessoa (p. ex., ser marcadamente autoritário, sádico, tímido);

2. *traços centrais* (como honestidade, assertividade, generosidade), que são importantes e cobrem amplas áreas da vida de uma pessoa (não sua totalidade);

3. *traços secundários*, que seriam disposições menos significativas, consistentes e conspícuas.

A hipótese léxica fundamental: da linguagem cotidiana à personalidade

A linha de estudos empíricos da personalidade baseada em traços e seus agrupamentos fatoriais (ver adiante) pressupõe uma hipótese mais básica: a **hipótese léxica fundamental** (HLF). Os investigadores de traços de personalidade perceberam que era possível captar de forma sensível, por perguntas ou afirmações formuladas com **elementos semânticos da linguagem cotidiana**, natural (*sou uma pessoa insegura, sou uma pessoa que se irrita com facilidade, sou uma pessoa ousada, sou uma pessoa vingativa*), como é a personalidade de uma pessoa.

Na HLF, utilizam-se descritores de traços, baseados principalmente em adjetivos (p. ex., inseguro, irritado, ousado, vingativo). Essa hipótese pressupõe, portanto, que as diferenças de personalidade mais importantes para a vida diária das pessoas e suas relações interpessoais sejam codificadas e expressas na linguagem cotidiana.

Para a vida social, é fundamental que as pessoas possam identificar e falar sobre as características que melhor definem um indivíduo (ou a si mesmos), os aspectos das outras pessoas que nos indicam como elas irão agir, sentir e interagir conosco. Por isso, todos os idiomas humanos desenvolveram uma linguagem (vocabulário com verbos, adjetivos, advérbios, construções gramaticais, etc.) que descreve e identifica de modo sensível os aspectos fundamentais da personalidade humana.

Abordagem fatorial dos traços: a análise fatorial

Desde o trabalho pioneiro de Leon Louis Thurstone (1934), buscou-se verificar como os traços colhidos por meio de perguntas formuladas com a linguagem cotidiana (HLF) se agrupavam de forma mais ou menos intensa, mais ou menos estável, ou seja, como, de um conjunto geralmente numeroso de perguntas diferentes e variadas sobre como a pessoa se descreve, age, sente e interage, seria possível extrair matematicamente **fatores** que revelam **agrupamentos de traços** individualizados.

Os fatores seriam um importante indicativo de como se formam distintas organizações da personalidade. A análise fatorial é um procedimento matemático bem conhecido pelos estatísticos que torna possível esse tipo de estudo.

MODELOS ATUAIS DE PERSONALIDADE BASEADOS EM ESTUDOS EMPÍRICOS

Um dos modelos de personalidade oriundo de estudos empíricos e psicométricos que lança mão consideravelmente dos pressupostos expostos, bastante difundido e utilizado, é o famoso teste ***Minnesota Multiphasic Personality Inventory*** (**MMPI**). Sua forma atual é o *MMPI--2-Restructured Form* (MMPI-2-RF).

O MMPI-2-RF contém 567 itens (afirmações que o avaliando considera "certas" ou "erradas"), e sua aplicação tem duração de 90 a 120 minutos. Exemplos de itens são: *gosto de ir a festas e outras reuniões, onde haja muita animação*; ou *certamente, às vezes, sinto que sou inútil*; ou, ainda, *gosto de liderar negociações difíceis.*

A nosso ver, o MMPI, apesar de apresentar boas propriedades psicométricas e ser muito utilizado em todo o mundo, tem as limitações de ser um teste caro, de aplicação muito longa e de incluir (às vezes confundindo a avaliação), em uma mesma avaliação, diagnósticos de síndromes mentais com avaliação e diagnóstico de personalidade.

Os modelos de Raymond B. Cattel (1905-1998) e de Hans Jürgen Eysenck (1916-1997)

O estudo da personalidade humana com base nos traços desenvolveu-se com maior ênfase a partir dos anos de 1940, por meio das pesquisas de dois psicólogos muito atuantes na Inglaterra: o britânico Raymond B. Cattel e o alemão Hans J. Eysenck. Eles investiram no projeto de basear o estudo da personalidade humana em métodos empíricos e psicométricos, com amostras populacionais, pressupondo a hipótese dos traços e a HLF e baseando-se em análises estatísticas, sobretudo na análise fatorial.

Cattel (1947) procurou de forma muito produtiva dar continuidade à linha aberta pelas propostas de McDougall (1932) e de Thurstone (1934) na busca de agrupamentos (fatores) da personalidade; seus estudos, entre outras coisas, resultaram no famoso teste de personalidade *Sixteen Personality Factor Questionnaire* (questionário 16PF).

Eysenck, por sua vez, dirigiu, desde os anos de 1940 até o início dos anos de 1980, o departamento de psicologia do *Maudsley Hospital*, Instituto de Psiquiatria de Londres. A abordagem de Eysenck incorpora vários elementos: aspectos da proposta de Jung (extroversão/introversão), uma visão da importância da genética na personalidade humana e a aceitação de alguns dos pressupostos do behaviorismo. Além disso, como Cattel, Eysenck acreditava que o recurso aos métodos estatísticos seria fundamental para a pesquisa em psicologia da personalidade.

Surgiram, então, nos estudos empíricos de Eysenck, inicialmente dois domínios básicos: neuroticismo e extroversão. O **neuroticismo** diz respeito a traços como instabilidade emocional, tensão, tendência à ansiedade e à depressão, preocupação e autopiedade; o oposto do neuroticismo é a estabilidade emocional (boa tolerância à frustração, ser pessoa calma, estável, sentir-se à vontade consigo mesma). O segundo domínio, **extroversão** (inspirado pela visão de Jung), indica a presença de traços de propensão à atividade, assertividade, energia, entusiasmo, busca dos outros e socialização. O oposto da extroversão é a introversão, com tendência à timidez, retraimento, evitação da intimidade, tendência à desconfiança e afetividade restrita.

Posteriormente, Eysenck identificou o domínio "**psicoticismo**", que inclui traços como tendência a ter experiências incomuns, bizarras, percepções incomuns ou estranhas, expressão anormal das emoções, negligência em relação a si mesmo e excentricidade. Devido a tais traços lembrarem aspectos da psicose, esse domínio foi denominado psicoticismo.

Modelo dos cinco grandes fatores (CGF ou *Big Five*)

Nas últimas três a quatro décadas, o modelo de personalidade de base empírica mais estudado e difundido no mundo acadêmico é o **modelo dos cinco grandes fatores** de personalidade (*five-factor model*, ou ***Big Five***).

Esse modelo teve inicialmente sua inspiração nos trabalhos de Leon Louis Thurstone (1887-1955), que partira das sugestões de William McDougall (1871-1938) sobre o estudo dimensional da personalidade (McDougall, 1932). Thurstone (1934) realizou estudo empírico original que gerou um modelo de personalidade baseado em cinco fatores. É impressionante a proximidade entre alguns dos agrupamentos (fatores) obtidos por Thurstone e os do *Big Five*, como *sociabilidade/afabilidade, estabilidade emocional, realização/responsabilidade* e *antagonismo* (Thurstone, 1934).

Assim, a partir dos projetos iniciados por Thurstone, Cattel e Eysenck, e desenvolvidos nos anos de 1960 em diante por Tupes e Christal (1961), Norman (1963), Borgatta (1964) e W. T. Norman e Lewis R. Goldberg (1966), o *Big Five* foi ganhando crescente importância. Posteriormente, foi testado e mais amplamente validado em pesquisas empíricas transculturais e em distintos grupos etários por Robert R. MacCrae e Paul T. Costa Jr. (McCrae; Costa, 1997).

O *Big Five* é o modelo contemporâneo que tem revelado maior sucesso empírico (por isso a maior ênfase dada a ele aqui). Nele, estão incluídos os agrupamentos: 1) extroversão/introversão, 2) neuroticismo/estabilidade emocional, 3) responsabilidade/desinibição, 4) sociabilidade/antagonismo e 5) abertura à experiência/fechamento. Cabe mencionar que os cinco grandes domínios têm **facetas** ou subdomínios que podem ser analisados separadamente. Por exemplo, o domínio **desinibição** contém as facetas *irresponsabilidade, impulsividade, perfeccionismo rígido, distraibilidade* e *exposição a riscos*, e o domínio **antagonismo** tem as facetas *manipulação, desonestidade, grandiosidade, busca de atenção* e *insensibilidade*.

Os agrupamentos extroversão/introversão e neuroticismo/estabilidade emocional foram apresentados anteriormente, sendo muito próximos aos de Cattel e Eysenck.

Indivíduos que têm níveis altos de **responsabilidade/consciência/realização** (às vezes se usa o termo *meticulosidade* para esse domínio) tendem a ser organizados, autodisciplinados, planejam e se esforçam para obter seus objetivos, têm necessidade alta de realização, tendem a ser pontuais, bem organizados e confiáveis/previsíveis, levam as obrigações muito a sério, colocando-as antes do prazer, e tendem a ser tenazes e persistentes. No polo oposto do domínio de responsabilidade está o domínio chamado **desinibição/falta de direção**, no qual predominam a irresponsabilidade, a impulsividade, a exposição a riscos, o descuido, a negligência e o hedonismo.

O outro domínio acrescentado pelo *Big Five* foi o de antagonismo *versus* afabilidade/amabilidade. Pessoas com alto nível de **antagonismo** tendem a ser rudes ou insensíveis, hostis, não cooperativas, manipuladoras, com tendência a inescrupulosidade, cinismo, grandiosidade e busca de atenção. Já no polo da **sociabilidade/amabilidade/afabilidade**, encontram-se características como tendência à empatia, honestidade, prestatividade, tendência à generosidade, a ser confiante e a perdoar.

Além disso, no modelo *Big Five*, o terceiro fator de Eysenck, o psicoticismo, foi substituído pelo domínio abertura (em contraposição a fechamento). Pessoas com níveis altos de **abertura à experiência** são mais curiosas, imaginativas, buscam a novidade e a variedade, têm preferência pela complexidade, consciência dos próprios sentimentos, reconhecem os sentimentos dos outros, são sensíveis à beleza na arte e à natureza, têm atração por sistemas de valores e pensamentos não convencionais, tendendo a ser mais tolerantes e criativas. O oposto de abertura é o domínio **fechamento**, com características como ser mais convencional, ter interesses limitados, não imaginativos, não criativos, não reflexivos.

Nesse modelo, a partir do agrupamento de traços de personalidade, os cinco domínios obtidos se revelaram estáveis e consistentes em grande número de estudos empíricos, em culturas distintas (Allik; McCrae, 2002; Allik; McCrae, 2004; McCrae; Terracciano, 2005; Heine; Buchtel, 2009).

Há vários estudos que identificam pelo menos quatro dos cinco domínios do *Big Five* em grandes primatas, como chimpanzés, quando suas características são avaliadas pelos cuidadores que lidam diariamente com eles (esboço de validação que poderia se denominar "transespécies", em primatas não humanos e humanos) (Weiss et al., 2007; Latzman et al., 2016).

A personalidade e suas alterações 277

Por ter-se revelado um modelo de personalidade muito consistente em distintos contextos socioculturais, grupos e faixas etárias, o modelo dos cinco domínios foi assumido no modelo alternativo do *Manual diagnóstico e estatístico de transtornos mentais* (DSM-5), na parte que utiliza os "traços de personalidade" para abordar pessoas com dificuldades e limitações em suas personalidades (ver discussão mais adiante).

As dimensões ou domínios obtidos nas pesquisas são apresentados por meio de **pares antagônicos** (ou polos opostos), que resumem os principais aspectos da personalidade nos **cinco domínios**. O Quadro 25.1 apresenta, de forma resumida e didática, os domínios do modelo *Big Five* e da proposta do DSM-5. São dois modelos muito parecidos e sobrepostos, por isso não são enfatizadas as diferenças entre eles.

Modelo dos cinco fatores e estrutura e funcionamento cerebral

Uma série de estudos tem buscado aproximar os domínios e traços do *Big Five* e o funcionamento cerebral por meio de estudos de neuroimagem estrutural e funcional (Abram; DeYoung, 2017). Os domínios neuroticismo, responsabilidade/consciência e socialização/amabilidade foram os mais estudados.

Pessoas com altos níveis de **neuroticismo/afetividade negativa** tendem a apresentar alterações na neurotransmissão de serotonina e noradrenalina, na integridade da substância branca (fibras, axônios), assim como alterações da amígdala em si e déficits de regulação da amígdala pelas áreas pré-frontais. No neuroticismo, possivelmente as áreas corticais exercem controle deficitário sobre as regiões subcorticais e sobre estruturas límbicas.

Responsabilidade/consciência/realização está associada à integridade das áreas pré-frontais dorsolaterais. Essa área está implicada em comportamentos orientados para objetivos, assim como no direcionamento da atenção quando há estímulos distraidores. Também envolvidas com responsabilidade/consciência estão áreas como a ínsula e o córtex do cíngulo anterior.

Sociabilidade/amabilidade/afabilidade parece depender da conectividade global do cérebro, avaliada por técnicas que identificam o chamado *default model network*. Tal integridade é importante para aspectos como altruísmo e cooperação (que implicam poder perceber e assumir a perspectiva dos outros nas relações interpessoais), relacionados à sociabilidade/afabilidade. Outro componente importante para sociabilidade/afabilidade é a inibição de impulsos agressivos relacionados ao volume da amígdala (tendência de maior volume estar associado a agressividade) (Abram; DeYoung, 2017).

O modelo de personalidade de Robert Cloninger

O psiquiatra norte-americano Claude Robert Cloninger (1944-) tem descrito, desde o fim dos anos de 1970, um modelo de personalidade que busca fundamentos neuroestruturais, neuroquímicos e genéticos para identificar padrões de reação a estímulos específicos, buscando chegar a padrões de personalidade.

Além disso, seu modelo se contrapõe aos modelos empíricos apresentados neste capítulo, pois, embora também se baseie em estudos experimentais, Cloninger formula um modelo de personalidade com uma base teórica explícita, que visa integrar o temperamento ao caráter, produzindo uma resultante final, que é a personalidade.

Por meio de estudos de famílias em desenvolvimento, com análises psicométricas, somados a pesquisas neuroanatômicas e neuroquímicas e investigações comportamentais e de aprendizagem em seres humanos e animais, Cloninger (1994) formulou seu **modelo psicobiológico de temperamento e caráter**. O instrumento de avaliação que corresponde ao modelo de Cloninger, utilizado em pesquisas e na clínica, é o *Inventário de Temperamento e Caráter* (TCI-R), já traduzido e validado em nosso meio.

Nesse modelo, Cloninger identificou quatro dimensões de temperamento (dimensões neurobiológicas de temperamento) que seriam, segundo seus postulados, de natureza genética e neurobioquímica. Tais dimensões revelariam *padrões predizíveis de interação em suas respostas adaptativas a classes específicas de estímulos do meio ambiente*. Assim, esse autor identificou as seguintes **dimensões ou fatores de temperamento**:

1. **Procura por novidade** (*novelty seeking*). Nessa dimensão, os estímulos mais relevantes seriam a novidade, a recompensa potencial e o alívio da monotonia. Aqui, haveria a **tendência herdada para a excitação e a exaltação perante estímulos**

novos, assim como a busca intensa por aventuras e explorações emocionantes. O sujeito seria intolerante em relação à monotonia. Ele agiria por impulso e mudaria rapidamente de interesses e amizades. Tem-se buscado associar esse padrão de Cloninger ao maior risco de uso e dependência de substâncias em adolescentes e aos comportamentos de risco e potencialmente antissociais. As vias neuronais mais ativadas nesse padrão seriam os sistemas dopaminérgicos de recompensa.

Quadro 25.1 | Domínios do modelo dos cinco grandes fatores (*Big Five*) e do modelo alternativo do DSM-5 para traços de personalidade

CINCO DOMÍNIOS

1	Afetividade negativa/ Neuroticismo *versus* Estabilidade emocional	**Afetividade negativa/ Neuroticismo** Instabilidade, preocupação, hostilidade, traços ansiosos, tensão, autopiedade, depressão/culpa/vergonha, baixa tolerância à frustração	**Estabilidade emocional** Boa tolerância à frustração, calma, estabilidade, sentir-se à vontade consigo mesmo
2	Distanciamento/ Introversão *versus* Extroversão	**Distanciamento/Introversão** Evitação da intimidade, retraimento nas interações, evitação de contatos, afetividade restrita, desconfiança	**Extroversão** Atividade, busca dos outros, entusiasmo, assertividade, busca de excitação, socialização
3	Antagonismo *versus* Socialização (amabilidade/ afabilidade)	**Antagonismo** Manipulação dos outros, sentimento exagerado da própria importância, busca de atenção, insensibilidade em relação aos outros	**Sociabilidade/Amabilidade/Afabilidade** Empatia, gentileza com os outros, tendência a ser confiável, valorizador, generoso, perdoador
4	Desinibição/Falta de direção *versus* Realização/ Responsabilidade/ Meticulosidade	**Desinibição/Falta de direção** Busca de gratificação imediata, irresponsabilidade, impulsividade, exposição a riscos, atenção facilmente desviada	**Responsabilidade/ Consciência/Realização** Tendência a ser organizado, eficiente, responsável, confiável, planejador; autocontrole, adesão e filiação a códigos morais
5	Psicoticismo/ Fechamento* *versus* Abertura a novas experiências	**Psicoticismo*** Comportamentos, crenças e cognições estranhos, excêntricos, desregulação cognitiva, perceptiva **Fechamento*** Convencionais, dogmáticas, rígidas, conservadoras, menos reativas emocionalmente	**Abertura a novas experiências*** Curiosidade, imaginação, originalidade, tendência à arte, maior *insight* e abertura de interesses

Obs.: Este quadro apresenta uma **adaptação didática**, não completa, que aproxima o modelo dos CGF (*Big Five*) e aquele adotado para identificação de traços de personalidade do DSM-5. Há algumas diferenças entre esses dois modelos que, por motivos didáticos, não são apresentadas aqui. Embora sejam apresentadas como pares antagônicos, como no modelo do DSM-5, as dimensões não o são rigorosamente. *Embora o DSM-5 contraponha no quinto domínio "**psicoticismo**" a "**lucidez/abertura**" (o que não faz muito sentido), isso difere muito do modelo original do *Big Five*, no qual a "abertura" se contrapõe a "fechamento" (indivíduo convencional, conservador, interesses limitados, não imaginativo, não criativo, não reflexivo, com menor reatividade emocional).

2. **Evitação de danos** (*harm avoidance*). Aqui, haveria a tendência inata do sujeito de responder com intensidade a sinais de estímulos aversivos. O indivíduo é quase sempre temeroso, antecipando os danos possíveis. Isso revelaria uma pessoa pessimista e inibida, que evita os menores riscos e busca avidamente o familiar e o previsível. As vias neuroquímicas envolvidas seriam as serotonérgicas.

3. **Dependência de gratificação ou recompensa** (*reward dependence*). Em tal dimensão, haveria a tendência herdável do sujeito a responder intensamente a sinais ou indicativos de recompensa (em especial sinais de aprovação social). Nos sujeitos em que predomina esse padrão, verifica-se extrema dependência de apoios emocionais e intimidade com os outros; são muito sensíveis às sugestões sociais e responsivos à pressão social, além de extremamente sensíveis à rejeição, mesmo em relação a pequenos menosprezos. As vias neuroquímicas envolvidas seriam as noradrenérgicas.

4. **Persistência** (*persistence*). Nessa dimensão, seriam encontrados aspectos como ambição, tenacidade e perseverança, bem como capacidade de manter um comportamento inicialmente recompensado mesmo que com o tempo não haja mais reforços ao comportamento.

O caráter é concebido como os aspectos da personalidade que, por meio das experiências, dos hábitos, surgem do desenvolvimento da interação do temperamento com os fatores ambientais da história pessoal de cada indivíduo. São três as **dimensões ou fatores de caráter** de Cloninger:

1. **Autodirecionamento** (*self-directedness*): percepção de si mesmo como uma pessoa autônoma; a característica de ser responsável e capaz de estabelecer objetivos para si *versus* a tendência a culpar os outros e não ter objetivos na vida pessoal.

2. **Cooperatividade** (*cooperativeness*): capacidade de perceber as outras pessoas com seus interesses, valores e visões e de estabelecer soluções conciliatórias, de ser tolerante, *versus* a propensão a ser vingativo e preconceituoso.

3. **Autotranscendência** (*self-transcendence*): dimensão relacionada à espiritualidade em sentido amplo, de autoaceitação que implica a percepção de si mesmo como parte integral de uma realidade ampliada, *versus* a propensão a ser egocêntrico, preso a aspectos exclusivamente materialistas da existência.

O modelo de Cloninger tem um instrumento de avaliação, o **TCI** (há também a versão revisada, **TCI-R**). Esse modelo se mostrou consistente e válido do ponto de vista psicométrico, havendo tradução para o português do Brasil, também já validada em nosso meio (Gonçalves; Cloninger, 2010).

TRANSTORNOS DA PERSONALIDADE

Conceito

A categoria "transtorno da personalidade" (TP) foi, ao longo dos últimos dois séculos, nomeada de diversas formas pela psicopatologia: insanidade moral (*moral insanity*), monomania moral, neurose de caráter, caracteropatia, psicopatia e, por fim, transtorno da personalidade. Entretanto, um termo que se tornou popular entre os profissionais da saúde mental, migrando para o uso popular, foi *psicopatia*. Tal termo foi, infelizmente, utilizado de modo muito impreciso e variável, identificando-se *psicopatia* ora com personalidade antissocial ou sociopática, ora com transtornos da personalidade em geral, sendo até usado como sinônimo de transtorno mental em geral.

O psicopatólogo alemão Kurt Schneider (Schneider, 1950) estudou intensamente os TPs, por ele chamados de "personalidades anormais ou psicopáticas", e influenciou toda a psiquiatria, até os tempos atuais. Schneider concebia as personalidades anormais como desvios estatísticos de uma norma mediana estimada. Isso incluía pessoas com personalidades anormais tanto no sentido negativo (com muitas dificuldades e problemas pessoais e interpessoais) como no sentido positivo, ou seja, pessoas muito criativas, sagazes e produtivas. Nem todas as personalidades anormais, portanto, teriam implicação para a psiquiatria.

As personalidades anormais relevantes para a psiquiatria seriam as chamadas personalidades psicopáticas, que incluiriam as pessoas cuja anormalidade de personalidade lhes faria sofrer e causaria sofrimento à sociedade (as pessoas que com elas convivem). É importante frisar que, para Schneider, as personalidades anormais, inclusive as psicopáticas, não são doenças mentais (que para ele deveriam ter substrato corporal conhecido ou suposto); são apenas variações de normas populacionais. Parte das noções de Schneider sobrevive nos conceitos atuais de TP.

Os TPs, embora de modo geral produzam consequências muito penosas para o indivíduo, seus familiares e as pessoas próximas, não são facilmente modificáveis por meio das experiências da vida (*não aprende com a experiência*; K. Schneider). Além disso, embora muitas vezes o indivíduo com TP não reconheça suas dificuldades e problemas comportamentais e emocionais, padece de limitações em sua vida. Enfim, o TP implica, muito frequentemente, sofrimento significativo para si mesmo e para as pessoas que mais convivem com o paciente.

Segundo as classificações atuais de transtornos mentais, a *Classificação internacional de doenças e problemas relacionados à saúde* (CID-11) e o DSM-5, os TPs são definidos pelas seguintes características:

1. Geralmente começam a **surgir no final da infância e adolescência** e, no início do período adulto, costumam estar claramente configurados. Tendem a **durar e permanecer ao longo da vida**, a ser relativamente **constantes** no ciclo vital do indivíduo, com atenuação de alguns traços apenas na idade adulta madura e na velhice. Assim, o padrão anormal de comportamento, experiências internas e respostas afetivas e volitivas é persistente e **consideravelmente estável**, não se limitando a um episódio da vida ou de transtorno mental associado (como uma fase maníaca ou depressiva, um surto esquizofrênico, etc.).

2. Manifestam um **conjunto amplo** de comportamentos e experiências internas, assim como reações afetivas e cognitivas que são claramente desarmônicas, envolvendo **vários aspectos da vida e da experiência** do indivíduo, como afetividade, expressão emocional, comportamento (controle de impulsos, modo e estilo de relacionamentos interpessoais).

Assim, o padrão anormal de experiências internas e comportamentos inclui muitos aspectos do psiquismo e da vida psíquica e social do indivíduo, não sendo restrito a apenas um tipo de reação ou a uma área circunscrita do psiquismo; ele não se limita a uma relação pessoal ou a uma situação específica e única.

3. O padrão comportamental é **mal-adaptativo**, produz uma série de **dificuldades** para o indivíduo e/ou para as pessoas que com ele convivem. De modo geral, esse padrão está em desacordo com a expectativa da cultura na qual o paciente cresceu e/ou se situa.

4. São condições, de modo geral, **não relacionadas diretamente a lesão cerebral** evidente ou a outro transtorno psiquiátrico (embora haja alterações de personalidade secundárias a lesão cerebral, classificadas em outro capítulo, sobre síndromes mentais orgânicas).

5. O TP leva a diferentes graus de **sofrimento** (solidão, sensação de fracasso pessoal, dificuldades nos relacionamentos, vividos com amargura, dor psíquica).

6. Em geral, o TP contribui para **pior desempenho ocupacional** (no trabalho, nos estudos, etc.) **e social** (com familiares, amigos, colegas de trabalho ou estudo). Entretanto, tal desempenho precário não é condição obrigatória.

7. Estudos realizados nas últimas décadas, com seguimento de grupos de indivíduos com TP, têm identificado algumas mudanças relacionadas ao **envelhecimento**. Nos TPs do Grupo B (ver adiante, por exemplo, TP *borderline* ou histriônica), pode haver certa **atenuação**; sobretudo a impulsividade e a instabilidade afetiva podem diminuir de intensidade. Já os TPs dos Grupos A e C parecem revelar menor mudança com a idade, tendendo a ser mais estáveis (Amad et al., 2013; Arens et al., 2013).

Considerando o conjunto de estudos epidemiológicos disponíveis, embora haja significativa variação, a prevalência mediana de TP na população em geral, em vários países, fica em torno de 10 a 15% (Grant et al., 2004; Tyrer et al., 2010; Guzzetta; Girolam, 2012).

Como os TPs são uma categoria que só se aplica a adultos, aproximadamente 1 em cada

10 adultos teria algum TP, de acordo com as classificações atuais (DSM e/ou CID).

Transtornos da personalidade segundo as classificações atuais

Segundo o DSM-5, os TPs podem ser agrupados em três grandes subgrupos com semelhanças descritivas (ou seja, esse agrupamento tem valor apenas descritivo e didático):

a. padrão: *esquisitos e/ou desconfiados;*

b. padrão: *instáveis e/ou manipuladores e/ou centro das atenções; e*

c. padrão: *ansiosos e/ou controlados-controladores.*

Os TPs da CID-11 e do DSM-5 se sobrepõem em boa medida, havendo, portanto, certo consenso em relação a quais TPs se utilizar na clínica e em pesquisa.

Um dos principais problemas de todo o capítulo de TP é que tais transtornos se sobrepõem muito frequentemente, uns com os outros. Assim, pessoas que preenchem critérios para um TP com muita frequência também preenchem critério para outro (ou outros). É a chamada **coocorrência** de diagnósticos de TP e limitação da **validade discriminativa de tais categorias**. Por exemplo, não é incomum encontrar quadros clínicos que preenchem critérios para TP *borderline*, mas também para TP histriônica, dependente e ansiosa. Nesse caso, pode-se perguntar: qual deles deve ser mais valorizado clinicamente? (Todos? Aquele com mais itens dos critérios confirmados? O TP que presumivelmente mais problemas traz à vida da pessoa?)

Outra questão bastante problemática com essa área de diagnósticos é que, em muitas diretrizes, critérios específicos e características de definição do TP, há marcante presença de **elementos valorativos**, com implicações morais ou **moralizantes** (p. ex., características como *mentir, trapacear, não sentir remorso, ser excêntrico, narcisista, teatral, sedutor, invejoso, arrogante*, etc.). Muitas vezes, a realização de um diagnóstico de TP **aproxima-se de um julgamento moral**, que implica definir se o indivíduo é uma *boa ou má pessoa*. Como citado no Capítulo 4, a criação, na CID-11, da categoria "transtorno leve de personalidade", é um exemplo, a nosso ver infeliz, de categoria diagnóstica de TP que poderá se prestar a uso inadequado da psicopatologia para julgar moralmente o comportamento de pessoas sem transtorno mental definido, que apenas apresentam variação leve de normas comportamentais.

De modo geral, a abordagem clínica e científica da psicopatologia almeja determinada neutralidade valorativa em relação a posições éticas e políticas. Entretanto, nenhum ato ou pensamento humano pode ser totalmente neutro em relação a valores, sejam eles éticos, morais, sejam eles culturais ou políticos. Nos TPs, porém, o peso dos valores morais parece ser exageradamente grande para a psicopatologia, disciplina que visa ter uma base científica, e não moral. Decorrente de tal marca moral, receber o diagnóstico de TP, muitas vezes, implica um estigma considerável para o indivíduo.

Os TPs propostos e utilizados pela CID-11 e pelo DSM-5 são apresentados no **Quadro 25.2**.

A **Tabela 25.1** apresenta a prevalência desses transtornos na população geral e uma estimativa em populações clínicas de pessoas que são tratadas em serviços de saúde mental (a maior parte nos serviços de psiquiatria).

Em vez de iniciar a exposição dos TPs pelo Grupo A (que seria o esperado, pela ordem das letras), iniciaremos discutindo o Grupo B, pois nele se encontram os transtornos com maior repercussão para a prática clínica. Na apresentação dos transtornos específicos, será dada maior ênfase à categorização do DSM-5, mas são consideradas também a da CID-11 e outras sugestões da tradição psicopatológica.

Grupo B: padrão instabilidade e/ou manipulação (ou "dramáticos", "emotivos")

Transtorno da personalidade *borderline* (TPB) (TP *borderline* [DSM-5] e padrão *borderline* [CID-11])

Esse é um dos TP mais frequentes na população em geral (prevalência de cerca de 1 a 5%, mediana em torno de 1,8%), cuja prevalência na atenção primária (nas unidades básicas de saúde [UBS]) é de cerca de 6%. Em serviços ambulatoriais de saúde mental, aproximadamente 10% dos pacientes têm TPB; em internações psiquiátricas, essa porcentagem varia entre 15 e 25%. O TPB é o **TP mais frequente e importante em populações clínicas**, em serviços de saúde mental (Gras et al., 2014).

Pessoas com TPB tendem a estar mais representadas nos grupos populacionais "mais jovens"; esse transtorno acomete mais mulheres do que homens (1,8:1), mais populações urbanas e pobres. A grande maioria desses pacientes irá apresentar **outro transtorno mental ao longo da vida** (mais frequentemente transtornos do humor e/ou transtorno por uso de álcool e outras substâncias).

Os **fatores causais** para o desenvolvimento do TPB incluem ocorrência, na infância, de traumas emocionais importantes, negligência, abuso físico e/ou sexual, problemas graves em termos de má ou não responsividade emocional de figuras adultas (sobretudo parentais) de ligação (*attachment*), além de componente genético. Essas experiências de adversidades graves na infância marcam o indivíduo de tal forma que no período adulto a qualidade e a confiança nas relações interpessoais são gravemente afetadas.

O TPB implica marcante impacto sobre a vida pessoal e social dos indivíduos acometidos, assim como na de seus familiares e pessoas próximas. Chama atenção, aqui, uma importante **instabilidade** nas relações pessoais, na autoimagem, na vida afetiva e emocional, na identidade pessoal e

Quadro 25.2 | Transtornos da personalidade segundo o DSM-5 e a CID-11

ESQUISITICE/DESCONFIANÇA	IMPULSIVIDADE/MANIPULAÇÃO	ANSIEDADE/CONTROLE
Esquizoide (Distanciamento) • Indiferença • Distante, sem relações íntimas • Esquisito (estranho) • Vive no seu próprio mundo • Solitário • Não se emociona (imperturbável)	*Borderline/* **emocionalmente instável** • Relações pessoais muito instáveis • Atos autolesivos repetitivos • Humor muito instável • Impulsivo e explosivo • Graves problemas de identidade • Sentimentos intensos de vazio	**Anancástico ou obsessivo** • Rígido, metódico, minucioso • Não tolera variações ou improvisações • Perfeccionista e escrupuloso • Muito convencional, segue rigorosamente as regras • Controlador (dos outros e de si)
Paranoide • Desconfiança constante • Sensível às críticas • Rancoroso, arrogante • Culpa os outros • Reivindicativo • Sente-se prejudicado nas relações	**Antissocial (Dissocial)** • Frio, insensível • Sem compaixão • Agressivo, cruel • Não sente culpa ou remorso • Irresponsável, inconsequente • Mente recorrentemente • Aproveita-se dos outros	**Dependente** • Depende em alto grau • Necessita muito agradar • Desamparado quando sozinho • Sem iniciativa • Sem energia • Sem autonomia pessoal
Esquizotípico • Ideias e crenças estranhas e de autorreferência • Desconforto nas relações interpessoais • Pensamento muito vago e excessivamente metafórico • Aparência física excêntrica *Obs.: Não está na CID-11 como TP.*	**Histriônico** • Busca atenção, visa ser o centro das atenções • Dramatiza, é muito teatral • Sugestionável e superficial • Manipulador • Discurso vago, impressionista • Erotiza situações não normalmente erotizáveis	**Evitativo** • Evita ao máximo interações sociais • Sentimentos constantes de inadequação • Muita sensibilidade à avaliação negativa *Obs.: Não está na CID-11 como TP.*
	Narcisista • Tem necessidade intensa e constante de admiração, sente-se muito superior, muito melhor que os outros • Grandiosidade *Obs.: Não está na CID-11 como TP.*	

Tabela 25.1 | Prevalência dos TPs na população geral e em populações clínicas de pessoas que são tratadas em serviços de saúde mental

TRANSTORNO DA PERSONALIDADE	PREVALÊNCIA MEDIANA NA POPULAÇÃO GERAL	FREQUÊNCIA COMPARATIVA EM AMOSTRAS CLÍNICAS (SERVIÇOS DE SAÚDE MENTAL)
TP obsessivo-compulsiva	1,7-7,8%	++
TP paranoide	0,6-4,4%	++
TP antissocial	1,9-3,6%	++
TP esquizoide	0,4-3,1%	+
TP *borderline*	1,8-2,7%	+++++
TP evitativa	0,7-2,4%	+++
TP histriônica	1,8-2,0%	+++
TP passivo-agressiva*	1,7%	+
TP narcisista	0,4-1,2%	+
TP dependente	0,5-0,7%	+++
TP esquizotípica	0,6%	++
Total (todos os TP juntos) (vários dos TP acima ocorrem conjuntamente)	10-15%	mais do que 50% (mas as taxas são muito variáveis)

*O TP passivo-agressiva, embora seja relevante, não está incluso nos sistemas DSM e CID. Os TPs *borderline*, histriônica e esquizotípica são os mais frequentes em amostras clínicas, possivelmente por implicarem maior prejuízo do funcionamento social.

Fonte: Grant et al., 2004; Tyrer et al., 2010; Guzzetta; Girolam, 2012.

social, assim como um padrão de **impulsividade** em diferentes contextos da vida, geralmente com consequências significativas.

São necessárias **pelo menos cinco** das seguintes **características** para o **diagnóstico de TPB (DSM-5):**

1. **Esforços excessivos** e desesperados para **evitar abandono**, **real ou imaginário**; intensa sensibilidade às menores pistas de possível abandono.

2. **Relacionamentos pessoais intensos**, mas **muito instáveis**, oscilando em períodos de idealização de uma grande "paixão" ou "amizade-adoração" para outros de desvalorização, "ódio" e "rancor" profundos.

3. **Perturbação da identidade**: dificuldades graves e instabilidade com relação à autoimagem, aos objetivos e às preferências pessoais (inclusive as de orientação sexual e de identidade de gênero).

4. **Impulsividade** em pelo menos duas áreas **autodestrutivas** (p. ex., gastos exagerados, sexo com desconhecidos, uso de substâncias, compulsão alimentar, dirigir de forma perigosa/irresponsável). Atos repetitivos de autolesão (p. ex., cortar-se propositalmente).

5. **Comportamentos**, gestos e atos **suicidas** repetitivos ou **comportamentos de automutilação**.

6. **Instabilidade emocional intensa**, decorrente de acentuada reatividade do humor (irritabilidade ou ansiedade intensas, de poucas horas, raramente de dias), disforias episódicas.

7. **Sentimentos crônicos de vazio** (sentimentos depressivos com a marca de sentir um vazio interno).

8. **Raiva intensa e inapropriada** e/ou muita **dificuldade em controlá-la** (brigas físicas

recorrentes, irritação, raiva, explosões comportamentais).

9. De forma transitória, podem ocorrer **ideias de perseguição**, de que se está sendo traído, perseguido, ameaçado, e/ou sintomas ou **episódios dissociativos** intensos, decorrentes de estresses, de situações pessoais difíceis.

No domínio cognitivo, pessoas com TPB apresentam distorções como tendência a tomar decisões de risco, processamento de *feedback* falho, estilo de atribuição defectivo e monocausal, tendência a chegar a conclusões inadequadas e muito apressadamente (*jumping to conclusions*) e estilo cognitivo paranoide. Há alterações na cognição social, como inferências errôneas em situações sociais, déficit de empatia social, reconhecimento facial pobre e reconhecimento de emoções faciais prejudicado (Mak; Lam, 2013).

Cerca de 25 a 30% das pessoas com TPB apresentam **alucinações**, principalmente auditivas, sobretudo **audioverbais**, em forma de vozes. Ocorrem também alucinações visuais em cerca de 10% das pessoas com o transtorno.

As alucinações tendem a ser transitórias (podem se tornar crônicas em alguns pacientes), desencadeadas por estresse, e causam muito desconforto. Distorções no contato e na percepção da realidade são também comuns, acometendo pelo menos um quarto das pessoas com TPB.

Estima-se que até 75% dos pacientes com TPB apresentem, em algum momento, **experiências dissociativas** e **ideação paranoide** (Gras et al., 2014; Zonnenberg et al., 2016).

Em indivíduos com TPB, estudos de neuroimagem têm identificado redução do volume da amígdala e do hipocampo, déficit de ativação em circuitos de regulação do comportamento, como o cíngulo anterior e o córtex pré-frontal dorsolateral, e, diante da exposição a emoções negativas, hiperativação de estruturas do sistema límbico, como ínsula e amígdala. Entretanto, há ainda muitas limitações metodológicas nessa área de estudo (Abram; DeYoung, 2017).

O curso do TPB está sendo muito estudado atualmente. O padrão de sociabilidade e de atividades na vida (trabalho, estudo, etc.) tende a permanecer problemático, com funcionamento psicossocial relativamente pobre. Uma parte dos pacientes, entretanto, apresenta melhora em relação a comportamentos suicidas, impulsividade, neuroticismo e traços de agressão-hostilidade. A comorbidade com outros transtornos psiquiátricos (transtornos do humor, alimentares, uso de substâncias, entre outros) e com outros TP permanece relativamente alta ao longo dos anos (Alvarez-Tomás et al., 2016).

Transtorno da personalidade histriônica (TPH)

Esse é um TP frequente na população em geral, com prevalência mediana em torno de 2%, com leve preponderância em mulheres (mas há estudos que identificam prevalências semelhantes entre homens e mulheres). Esse TP, depois do TPB, é também muito importante em contextos clínicos.

As principais **características** para o diagnóstico do TPH (DSM-5) são **pelo menos cinco** das seguintes:

1. O indivíduo sente **desconforto** em situações em que **não é o centro das atenções**. Há busca contínua de atenção e apreciação por parte dos outros; **quer ser o centro das atenções**.

2. A interação com as pessoas com frequência é caracterizada por **comportamento sexualmente sedutor**, inadequado e provocativo.

3. O indivíduo apresenta **mudanças rápidas das emoções** e **expressão superficial delas**. A afetividade tende, assim, a ser superficial, pueril e lábil.

4. Usa de modo reiterado a **aparência física para atrair atenção** para si.

5. Tem um **estilo de falar**, um discurso **carente de detalhes** e de exatidão, com um caráter **impressionista**, meio vago.

6. O indivíduo utiliza **dramatização** e autodramatização, teatralidade, **expressão exagerada das emoções**.

7. Há **sugestionabilidade** aumentada; o indivíduo é facilmente influenciado por outros ou pelas circunstâncias.

8. Considera as **relações** pessoais **mais íntimas do que na realidade** são.

No TPH, também pode ser notada certa infantilidade, ou seja, tendência a apresentar reações infantis, regredidas, com pouca tolerância à frustração.

Transtorno da personalidade antissocial (TPA) (sociopatia, "psicopatia")

As pessoas com TPA apresentam muita dificuldade em ter uma interação afetiva recíproca, respeitosa e duradoura. Com frequência, não têm consideração ou compaixão pelas outras pessoas; mentem, enganam, trapaceiam, prejudicam os outros, mesmo a quem nunca lhes fez nada.

São indivíduos que, embora reconhecidos há muito tempo, tanto nos textos psicopatológicos como na vida diária, têm um *status* polêmico nas classificações em psicopatologia, o qual sempre volta para a reflexão psicopatológica. Seria uma variação da normalidade ou uma doença? Um modo de ser ou uma categoria médica-psiquiátrica-psicológica? Uma categoria do direito ou da ética/moral ou uma categoria das ciências do comportamento?

Segundo a tradição psicopatológica, pessoas com TPA têm muita dificuldade nas relações interpessoais; falta-lhes sensibilidade ao sofrimento dos outros (ou podem apresentar mesmo elementos de sadismo, tendo satisfação ou prazer com o sofrimento alheio). Há um padrão difuso de desconsideração pelas outras pessoas, violação dos direitos alheios.

Para o diagnóstico de TPA, deve haver **pelo menos três** das seguintes características (DSM-5):

1. Fracasso em ajustar-se às **normas sociais** relativas a comportamentos legais. Repetição de atos que podem constituir motivos de **detenção**.

2. Tendência à **falsidade**, a **mentir repetidamente**, a praticar a falsidade, falsificar nomes, documentos, trapacear para ganho pessoal ou por prazer.

3. **Impulsividade** ou fracasso em fazer planos para o futuro. No sentido da impulsividade e da inconstância, pode haver **incapacidade de manter relacionamentos**, embora não haja dificuldade em iniciá-los.

4. **Irritabilidade e agressividade**, envolvimento frequente em brigas, lutas e agressões verbais e físicas. **Hostilidade** em muitos contextos. Nesse sentido, também é comum haver **baixa tolerância a frustrações** e baixo limiar para descarga de agressão, inclusive violência.

5. **Descaso pela segurança** de si e dos outros.

6. **Irresponsabilidade** reiterada, indicada por falha em manter conduta consistente no trabalho ou em honrar obrigações financeiras (p. ex., pagar contas). Dessa forma, esses indivíduos apresentam irresponsabilidade e **desrespeito por normas, regras e obrigações sociais**.

7. **Ausência de remorso**, verificada pela indiferença ou racionalização em relação a ter ferido, maltratado, prejudicado gravemente ou roubado outras pessoas. Assim, verifica-se muitas vezes incapacidade de experimentar culpa e de aprender com a experiência, particularmente com a punição.

Outras características, que, embora não sejam arroladas como critérios diagnósticos (do DSM-5), são também com frequência encontradas: 1) propensão marcante para culpar os outros ou para oferecer racionalizações plausíveis para o comportamento que gerou seu conflito com a sociedade; 2) crueldade e sadismo; 3) indiferença e insensibilidade aos sentimentos alheios.

O TPA *é mais* frequente em homens (proporção entre 2:1 e 7:1), em jovens adultos, pessoas que vivem em áreas urbanas e de nível socioeconômico baixo. Indivíduos com esse diagnóstico tendem também a utilizar mais serviços de saúde.

Transtorno da personalidade narcisista

Nesse TP, observa-se um padrão de comportamentos em vários contextos e ao longo da vida no qual predominam a necessidade de ser admirado, a grandiosidade (em fantasia ou na vida real) e a falta de empatia.

Nesse sentido, deve haver, então, **pelo menos cinco** ou mais dos seguintes aspectos (DSM-5):

1. O indivíduo apresenta **senso grandioso (e irreal) da própria importância**. Julga ter **talentos especiais** e espera ser **reconhecido como superior** sem que tenha feito algo concreto para isso.

2. É muito voltado para **fantasias de grande sucesso pessoal**, de poder, brilho, beleza ou de um amor ideal.

3. **Acha-se** excepcionalmente **"especial"** e **"único"**, acreditando que só pessoas ou instituições também excepcionalmente especiais ou únicas podem estar a sua altura.

4. Requer **admiração excessiva**.

5. Apresenta **expectativas irracionais de tratamento especial**, sentimentos de ter "direitos", ou de que as pessoas estejam de acordo com suas expectativas.

286 Psicopatologia e Semiologia dos Transtornos Mentais

6. Tende a ser **"explorador"** nas relações inter-pessoais, buscando vantagens sobre os outros para atingir seu fim ou sucesso pessoal.

7. **Sem empatia pelos outros**, reluta em reconhecer os sentimentos e as necessidades das pessoas ou em se identificar com elas em tais sentimentos e necessidades.

8. **Frequentemente invejoso** dos outros ou **do sucesso alheio**; acha sempre **que os outros têm inveja dele**.

9. É frequentemente **arrogante** nos seus comportamentos e atitudes.

Grupo A: padrão "esquisitice e/ou desconfiança" (ou "estranhos", "excêntricos")

Transtorno da personalidade esquizoide

Nesse TP, há um padrão de distanciamento nas relações sociais em praticamente todos os contextos da vida, assim como uma faixa restrita de expressão das emoções, verificada sobretudo em contextos de relações interpessoais. O indivíduo apresenta capacidade limitada para expressar sentimentos calorosos, ternos ou raiva para com os outros.

Para o diagnóstico, deve haver, então, **pelo menos quatro ou mais** das características apresentadas a seguir. O indivíduo com transtorno da personalidade esquizoide:

1. **não deseja nem desfruta** de **relações íntimas**, inclusive ser parte de uma família;

2. tem **preferência** quase invariável por **atividades solitárias;**

3. demonstra **pouco interesse** em ter **experiências sexuais** com outras pessoas;

4. realiza **poucas** atividades que produzem **prazer;**

5. **não tem amigos próximos** nem pessoas confidentes, a não ser familiares de primeiro grau;

6. mostra **indiferença** aparente a **elogios ou críticas;**

7. demonstra **frieza emocional**, apresenta distanciamento ou embotamento afetivo.

Esse perfil de personalidade não pode ser notado apenas durante o curso da esquizofrenia, de um transtorno do humor ou de outro transtorno psicótico ou do espectro do autismo.

Transtorno da personalidade paranoide

Há pessoas que têm uma estrutura de personalidade na qual domina um padrão de desconfiança difusa das outras pessoas; elas sentem a suspeita de que os outros estão sempre contra elas ou têm motivações negativas, destrutivas, invejosas em relação a sua pessoa.

Para o diagnóstico, é necessário que tal perfil de personalidade se revele por meio de quatro ou mais das seguintes características:

1. **Suspeitas** recorrentes, **sem base** na realidade, de estar sendo enganado, maltratado ou explorado pelos outros.

2. O indivíduo se preocupa sem justificativas ou embasamento real e tem dúvidas sobre a **lealdade** ou a confiabilidade de amigos e sócios.

3. Porque pensa ou conclui que as informações serão usadas negativamente contra si, **reluta em confiar** nas outras pessoas e tem medo infundado da ação delas.

4. Tende a perceber **significados ocultos humilhantes** ou ameaçadores em comentários ou acontecimentos benignos ou indiferentes.

5. Guarda **rancor** de forma **persistente** (p. ex., não perdoa desprezo, insultos ou injúrias).

6. Tende a perceber ataques a sua **reputação** ou a seu caráter que não são percebidos pelos outros, reage com raiva e contra-ataca rapidamente.

7. Tem suspeitas recorrentes, sem justificativa, com respeito à **fidelidade do cônjuge** ou parceiro sexual.

Pessoas com TP paranoide têm sensibilidade excessiva a rejeições e contratempos, desconfiança excessiva e tendência exagerada a distorcer as experiências por interpretar erroneamente as ações dos outros. Tais indivíduos tendem a ter senso obstinado por direitos pessoais e sensação de estar sendo injustiçados em relação a esses direitos, em desacordo com a situação real. Algumas pessoas com TP paranoide apresentam tendência a experimentar autovalorização excessiva, manifesta por meio de atitude persistente de autorreferência. As preocupações com explicações "conspiratórias", sem fundamento em dados reais, ocupam parte significativa da vida de pessoas com TP paranoide.

Transtorno da personalidade esquizotípica[1]

As pessoas com TP esquizotípica apresentam um padrão, ao longo da vida, de aspectos da personalidade em que há desconforto em relacionamentos pessoais, sobretudo à medida em que a intimidade aumenta. Elas têm dificuldades e desconfianças nas relações interpessoais e apresentam, com certa frequência, distorções cognitivas (na forma de perceber e interpretar os fatos) e perceptivas (têm sensações estranhas, *percebem coisas no seu corpo, ao seu redor*), relacionadas, às vezes, à paranormalidade, a percepções anômalas. Pessoas com tal perfil recebem o diagnóstico de TP esquizotípica se apresentam **cinco ou mais** das seguintes características:

1. **Ideias de referência** (com exclusão de delírios de referência), ou seja, têm a tendência a interpretar os eventos que acontecem ao seu redor, no seu local de moradia, de trabalho ou lazer, como relacionados especificamente consigo, geralmente com sentido negativo (tudo se refere à pessoa de forma negativa, pejorativa).

2. **Ideias e crenças estranhas**, tendendo a apresentar pensamento mágico, ideias essas que são inconsistentes com as normas subculturais (de sua família, de seu grupo religioso, de seu grupo de amigos, da escola ou trabalho).

3. **Experiências perceptivas incomuns**, inclusive ilusões corporais.

4. **Pensamento e discurso incomuns**, estranhos – por exemplo, **pensamento vago**, exageradamente metafórico, hiperelaborado ou estereotipado (parece tratar-se de ideias filosóficas, mas é vago, inconsistente e mesmo bastante confuso).

5. **Ideação paranoide**, indivíduo **muito desconfiado**.

6. **Afetos inapropriados** ou muito **reduzidos**.

7. Comportamento e/ou **aparência física** (inclusive vestimenta, adornos corporais, cabelos, etc.) **muito estranhos**; os pacientes parecem demasiadamente excêntricos ou muito peculiares.

8. **Ausência de amigos íntimos** ou confidentes além dos parentes de primeiro grau.

9. **Ansiedade excessiva em situações sociais**, que não diminui com a familiaridade em relação a tal situação ou é colorida com ideação paranoide.

Na maioria das vezes, é bastante difícil diferenciar entre o TP esquizoide e o TP esquizotípica. Descrevendo uma personagem que muito lembra uma personalidade esquizotípica, assim se expressa Machado de Assis [1884] (1994, cap. 4, p. 76):

> Eulália era uma esquisita, para usarmos a linguagem da mãe, ou romanesca, para empregarmos a definição das amigas. Tinha, em verdade, uma singular organização. Saiu ao pai. O pai nascera com o amor do enigmático, do arriscado e do obscuro; morreu quando aparelhava uma expedição para ir à Bahia descobrir a "cidade abandonada". Eulália recebeu essa herança moral, modificada ou agravada pela natureza feminil. Nela dominava principalmente a contemplação. Era na cabeça que ela descobria as cidades abandonadas. Tinha os olhos dispostos de maneira que não podiam apanhar integralmente os contornos da vida. Começou idealizando as coisas, e, se não acabou negando-as, é certo que o sentimento da realidade esgarçou-se-lhe até chegar à transparência fina em que o tecido parece confundir-se com o ar.

Grupo C: padrão "ansiedade e/ou controle e/ou insegurança" *(ou "ansiosos", "medrosos")*

Transtorno da personalidade obsessivo-compulsiva

Esse é um TP relativamente frequente, com prevalência mediana de 1,7% na população em geral, sendo que os homens têm uma taxa cinco vezes maior do que as mulheres. Esse TP tende a ser mais frequente em pessoas com maior escolaridade, casadas e empregadas. Há indivíduos que têm traços obsessivo-compulsivos e são bem-adaptados a tais traços; entretanto, o TP obsessivo-compulsiva com frequência se associa a transtornos de ansiedade. Trata-se de pessoas, de modo geral, muito controladoras em relação a sua vida e suas relações interpessoais, que apresentam estilo perfeccionista e

---

[1] Esse transtorno só existe no DSM-5; na CID-11, o padrão "transtorno esquizotípico" é colocado como um transtorno mental do espectro da esquizofrenia

carente de flexibilidade. Para o diagnóstico, é necessária a presença de **pelo menos quatro** destas características:

1. **Preocupação excessiva** com **detalhes**, regras, **listas**, ordem, organização ou esquemas a ponto de o objetivo principal da atividade que realiza ser perdido.

2. **Perfeccionismo** que interfere na conclusão de tarefas e preocupação indevida com detalhes da vida.

3. Dedicação **excessiva ao trabalho e à produtividade** em detrimento de ocupar-se com amizades, lazer, relações pessoais (não explicada por dificuldades financeiras).

4. Excesso de **escrúpulos** e inflexibilidade em relação a assuntos de **moralidade**, ética ou valores (não explicado por questões religiosas ou culturais).

5. Incapacidade de **jogar fora objetos usados** ou sem valor, mesmo quando **não têm valor sentimental.**

6. O indivíduo **reluta em delegar tarefas** ou trabalhar com outras pessoas a menos que elas se submetam ao seu modo exato de fazer as coisas. Insistência incomum para que os outros se submetam exatamente a sua maneira de fazer as coisas.

7. **Estilo mesquinho** para lidar com gastos, com o dinheiro, mesmo que isso não se justifique por carência econômica.

8. Tendência a **rigidez e teimosia**.

Dessa forma, esse padrão de personalidade se caracteriza pela rigidez e controle, pela dificuldade em relaxar e ter prazer na vida, nas relações interpessoais, sobretudo quando tal prazer depende de "desligar um pouco" e deixar as coisas acontecerem. Pode haver também adesão excessiva às convenções sociais e certo pedantismo.

Transtorno da personalidade dependente

Os indivíduos que apresentam esse TP são, de modo geral, muito dependentes de outras pessoas (com frequência de uma pessoa principal); como consequência, acabam por se submeter de forma intensa a elas. Temem intensamente a separação dessa(s) pessoa(s). Nesse contexto, são indivíduos que se percebem como incapazes, sem habilidades pessoais, até para tomar decisões na vida diária, como o que vestir, com quem devem ter amizade, o que

fazer no trabalho, etc. Para o diagnóstico desse TP, é necessária a presença de **pelo menos cinco** das seguintes características:

1. **Subordinação** das **próprias necessidades e desejos** àqueles dos outros dos quais é dependente.

2. **Dificuldades para tomar decisões** cotidianas e solicitação constante de que outros (dos quais depende) tomem as decisões diárias e importantes em sua vida. Esses indivíduos **pedem** frequentemente **reasseguramentos** e conselhos dos outros.

3. Necessidade de que o(s) **outro(s) assuma(m) responsabilidade** na maior parte dos assuntos de sua vida.

4. **Dificuldades em manifestar desacordo** em decorrência do medo que têm de perder o apoio ou a aprovação.

5. **Dificuldades em iniciar projetos**, em **fazer coisas por conta própria**, por falta de confiança em si, nas suas capacidades ou julgamentos (não se trata de falta de motivação ou energia, mas de falta de autoconfiança).

6. Tais pessoas podem **ir a extremos para obter apoio**, aprovação e carinho dos outros, a ponto de **se voluntariar** para fazer coisas **desagradáveis**.

7. Sentimento de **desamparo e desconforto** significativo **quando sozinho** por causa de medo exagerado de ser incapaz de se cuidar.

8. Logo após o **término de um relacionamento íntimo**, tais pessoas **buscam intensamente**, com urgência, **outro relacionamento** para obter fonte de cuidado e apoio.

9. **Preocupações** e/ou **medo** importante **de ser abandonado à própria sorte**.

Transtorno da personalidade evitativa

Há, nesse TP, um padrão importante de inibição social, sentimentos marcantes de inadequação e uma sensibilidade muito acentuada diante da possibilidade de receber avaliações negativas das outras pessoas.

Para o diagnóstico desse tipo de TP, deve haver **quatro ou mais** das seguintes características:

1. **Evitação** de atividades profissionais ou estudantis que impliquem **contato interpessoal** significativo, pois o indivíduo tem **muito medo de críticas, desaprovação ou rejeição.**

2. **Falta de disposição para se envolver com outras pessoas**.
3. Reserva e **evitação de relacionamentos íntimos**, decorrentes do **medo de passar vergonha** ou ser ridicularizado.
4. Muita **preocupação com possíveis críticas** ou **rejeição** em situações sociais.
5. **Inibição para interações**, decorrente dos sentimentos de inadequação.
6. Tendência a ver a si mesmo como **socialmente incapaz**, sem atrativos pessoais ou inferior aos outros.
7. **Relutância** em **assumir riscos** pessoais ou em **se envolver** em atividades ou **situações novas** por medo de constrangimentos.

Transtorno da personalidade ansiosa

O TP ansiosa, embora não esteja nem na CID-11, nem no DSM-5, é muito próximo do padrão de personalidade evitativa. O diagnóstico de TP ansiosa se faz mediante a identificação das seguintes características:

1. Estado constante de **tensão e apreensão**.
2. Crença de ser **socialmente incapaz**, desinteressante ou **inferior** aos outros.
3. Preocupação ou **medo excessivo** de ser **criticado** ou **rejeitado**.
4. **Restrições na vida diária** devido à necessidade de segurança física ou psíquica.
5. **Evitação de atividades sociais** e ocupacionais que envolvam contato interpessoal significativo, principalmente por medo de críticas, desaprovação ou rejeição.

PERSONALIDADE E CONDIÇÕES MÉDICAS E NEUROLÓGICAS

Há considerável controvérsia sobre se alterações da personalidade seriam mais frequentes em algumas condições médicas e neurológicas, como, por exemplo, a epilepsia e as disfunções do lobo temporal. Sobretudo lesões cerebrais após traumas craniencefálicos importantes, tumores, hemorragias e encefalites podem deixar como sequela alterações duradouras da personalidade do indivíduo acometido.

No passado, muitos psiquiatras atribuíram alterações da personalidade a algumas formas de epilepsia (Benson, 1991). Algumas das alterações da personalidade encontradas em um subgrupo de pessoas com epilepsia (sobretudo do lobo temporal, com crises parciais complexas) seriam irritabilidade, impulsividade (tendência a explosões comportamentais), desconfiança e prolixidade.

No DSM-5, esses traços são agrupados em um TP que deve ser diagnosticado em pessoas com alterações da personalidade devidas a condições médicas ("mudança de personalidade devido a condição médica"). No DSM-5, são apresentados os seguintes subtipos de mudanças da personalidade: TP tipo lábil (com predominância de labilidade afetiva), tipo desinibido (com controle defectivo dos impulsos), tipo agressivo (com predomínio de comportamento agressivo), tipo apático (apatia e indiferença são marcantes) e tipo paranoide (predomina desconfiança ou ideação paranoide).

OUTROS TRANSTORNOS DA PERSONALIDADE E PADRÕES DE PERSONALIDADE (NÃO INCLUSOS NA CID-11 E NO DSM-5)

Personalidade padrão passivo-agressiva

Há um padrão de personalidade que, embora não esteja incluso na CID-11 ou no DSM-5, tem um bom valor eurístico e se revela um construto clinicamente interessante (por isso, largamente utilizado); é a chamada "personalidade passivo-agressiva". Indivíduos com esse padrão combinam boa dose de agressividade e hostilidade encoberta com uma postura passiva, geralmente se colocando como vítima. A expressão da hostilidade e de outros sentimentos negativos não é direta, expressa abertamente, mas indireta e encoberta por ações ou respostas dúbias, em que o indivíduo se coloca como vítima.

Pessoas com tal padrão costumam usar estratégias como dizer "eu não estou chateado(a), não estou com raiva" ou "tudo bem", "para mim tanto faz", mas agem ou falam coisas que indiretamente revelam sua hostilidade, frustração e sentimento de ser vítima na situação. Há uma camuflagem da hostilidade por meio da criação de situações confusas, atrasos a compromissos, faltas, esquecimentos, etc. Em vez de o indivíduo reconhecer sua raiva e sentimento de frustração, culpa indiretamente os outros e os pune com atos camuflados, geralmente boicotando acordos feitos no relacionamento interpessoal ou grupal.

TRANSTORNOS DA PERSONALIDADE E TRAÇOS DO MODELO DOS CINCO GRANDES FATORES (BIG FIVE)

Cabe destacar que várias metanálises (Sausman; Page, 2004; Samuel; Widiger, 2008) identificaram que os TPs apresentam relação consistente com os domínios obtidos no modelo CGF (*Big Five*). Assim, é possível formular os TPs em termos de traços preponderantes do *Big Five*. O Quadro 25.3 busca identificar os traços de personalidade de acordo com o modelo dos cinco domínios (*Big Five*) mais relacionados com os TPs.

TRAÇOS PROEMINENTES DE PERSONALIDADE E MODELO ALTERNATIVO PARA AVALIAR A PERSONALIDADE

Há um grupo considerável de pessoas que, embora não apresentem um TP, apresentam traços ou aspectos de personalidade que, pela sua proeminência, intensidade ou duração, estão associados a dificuldades pessoais e prejuízo na vida.

A CID-11 propõe considerar essa característica como um diagnóstico adicional, denominado "traços proeminentes de personalidade". Entretanto, esse sistema de classificação exige que tais traços estejam no contexto de "dificuldades de personalidade" (uma categoria situada fora dos transtornos mentais, colocada no capítulo de "fatores que influenciam o *status* de saúde ou o contato com serviços de saúde"). Nesses traços proeminentes, todos os múltiplos traços de personalidade identificados em uma pessoa e que signifiquem alguma dificuldade para ela podem ser considerados, desde que notada sua relevância para explicar as dificuldades e propiciar ajuda profissional a tal indivíduo.

No DSM-5, há um "**modelo alternativo para TP**", com uma abordagem diferente do diagnóstico tradicional de TP (Oldham, 2015). Nele, há a possibilidade de identificação tanto de prejuízos no nível de funcionamento da personalidade como de traços e domínios de personalidade (relacionados ao modelo dos cinco fatores, *Big Five*) que podem ser úteis para caracterizar uma pessoa que necessita de ajuda profissional. São exemplos de tais **domínios e facetas**: *labilidade emocional, submissão, hostilidade, insegurança de separação, perseverança, desconfiança, retraimento, evitação da intimidade, manipulação, impulsividade, busca de atenção, perfeccionismo rígido, excentricidade*, entre outros.

Nível de funcionamento da personalidade (modelo do DSM-5)

Em seu modelo alternativo, o DSM-5 introduz o chamado **nível de funcionamento da personalidade**, com duas grandes áreas: *self* e **relações interpessoais**.

Na área do *self*, são avaliadas as dificuldades e capacidades relacionadas à **identidade** (vivência de si, fronteiras claras entre si mesmo e os outros, estabilidade da autoestima, habilidade em regular as experiências emocionais) e ao **autodirecionamento** (busca de objetivos de curto prazo, coerentes e significativos, padrões internos de comportamentos construtivos e pró-sociais, capacidade de autorrefletir produtivamente).

Na área de **relações interpessoais**, devem ser avaliadas a **empatia** (compreensão das experiências e motivações alheias, tolerância em relação a perspectivas divergentes, compreensão dos efeitos dos próprios comportamentos sobre os outros) e a **intimidade** (profundidade e duração do vínculo com outras pessoas, desejo e capacidade de proximidade, respeito mútuo no comportamento interpessoal) (Quadro 25.4). Para mais detalhes, ver o Modelo Alternativo do DSM-5 (APA, 2014, p. 761-781).

RELAÇÃO ENTRE PERSONALIDADE E OS OUTROS TRANSTORNOS MENTAIS

Em psicopatologia, um aspecto importante dos TPs é sua influência sobre a apresentação

A personalidade e suas alterações 291

Quadro 25.3 | Transtornos da personalidade e traços do modelo dos cinco grandes fatores (*Big Five*)

TRANSTORNO DA PERSONALIDADE	TRAÇOS MAIS COMUNS NO MODELO DOS CINCO GRANDES FATORES (*BIG FIVE*, NEO-PI-R, PID-5, BFP)
Borderline	• Domínio **afetividade negativa/neuroticismo**: labilidade emocional, insegurança de separação, tendência à ansiedade, tendência à depressão • Domínio **desinibição**: impulsividade, exposição a riscos • Domínio **meticulosidade**: níveis baixos de pragmatismo, autodisciplina, organização • Domínio **antagonismo**: hostilidade
Antissocial	• Domínio **antagonismo**: manipulação, insensibilidade, desonestidade, hostilidade • Domínio **desinibição**: exposição a riscos, impulsividade, irresponsabilidade • Domínio **extroversão**: busca de excitação, assertividade • Domínio **meticulosidade**: níveis baixos de autodisciplina, confiabilidade, organização
Obsessivo-compulsiva	• Domínio **meticulosidade**: perfeccionismo rígido • Domínio **afetividade negativa/neuroticismo**: perseverança mecânica • Domínio **distanciamento**: evitação da intimidade, afetividade restrita
Histriônica	• Domínios **extroversão**, **abertura** e **afabilidade**: níveis aumentados • Domínio **afetividade negativa/neuroticismo**: níveis altos de labilidade emocional • Domínio **antagonismo**: níveis altos de **grandiosidade**
Narcisista	• Domínio **antagonismo**: grandiosidade, busca de atenção • Domínio **afabilidade**: níveis baixos de modéstia, cooperatividade e prestatividade
Dependente	• Domínio **afetividade negativa/neuroticismo**: tendência à ansiedade, insegurança de separação, submissão, tendência à depressão, insatisfação e labilidade emocional
Evitativa	• Domínio **afetividade negativa/neuroticismo**: tendência à ansiedade, hostilidade, tendência à depressão, inseguança, labilidade emocional • Domínio **distanciamento**: níveis altos de retraimento, *self-consciousness*
Paranoide	• Domínio **afetividade negativa/neuroticismo**: níveis altos de hostilidade • Domínio **antagonismo**: níveis altos de desconfiança e de não cooperatividade
Esquizotípica	• Domínio **psicoticismo**: desregulação cognitiva e perceptiva, crenças e experiências incomuns, excentricidade • Domínio **distanciamento**: afetividade restrita, retraimento, desconfiança
Esquizoide	• Domínio **distanciamento/introversão**: níveis altos de retraimento e de anedonia, afetividade restrita

Fontes: Rossier et al., 2008; Trull; Widiger, 2013; Furnham, 2014.

Psicopatologia e Semiologia dos Transtornos Mentais

Quadro 25.4 | Nível de funcionamento da personalidade no Modelo Alternativo do DSM-5 (apresentação simplificada)

GRAU DE PREJUÍZO	EM RELAÇÃO A SI MESMO (*SELF*)		EM RELAÇÃO AOS RELACIONAMENTOS INTERPESSOAIS	
	Identidade	Autodirecionamento	Empatia	Intimidade
0 - Sem prejuízo ou muito pouco prejuízo	• Consciência clara de ter um *self* único • Autoestima consistente • Experimenta, tolera e regula muitas emoções	• Objetivos pessoais razoáveis e realistas • Satisfação em múltiplas esferas • Reflete sobre si e dá um significado à experiência interna	• Capaz de compreender motivações e perspectivas do outro • Consciente do efeito das próprias ações sobre o outro	• Relacionamentos satisfatórios, duradouros • Relacionamentos íntimos, recíprocos e profundos • Flexibilidade, cooperação a ideias, emoções e ações do outro
1 - Algum prejuízo	• Algum decréscimo na clareza das fronteiras • ↓ autoestima ocasionalmente • ↓ da experiência emocional	• Objetivos pessoais irrealistas • Inibido quanto aos objetivos • Capaz de refletir, mas unilateral	• Leve dificuldade em considerar os outros • Consciência básica do efeito de ações sobre o outro	• Relacionamentos duradouros, limitação na profundidade • Relacionamentos íntimos, mas inibe emoções intensas • Irrealista sobre o outro
2 - Prejuízo moderado	• Depende muito do outro para sua identidade • Autoestima vulnerável • ↓ regulação emocional	• Precisa de muita aprovação externa • Objetivos irreais muito altos ou baixos • ↓ capacidade de refletir sobre si	• Considera os outros, mas em relação a si • Muito autorreferente • Não percebe o outro (ou irrealista)	• Forma relacionamentos, mas superficiais • Relacionamentos íntimos, mas quase só para si • Precariamente tem relacionamentos com reciprocidade
3 - Prejuízo grave	• Fronteira de identidade rígida ou muito pobre • Autoestima frágil • ↓↓↓ regulação emocional	• Dificuldade em estabelecer objetivos pessoais • Vida sem significado • ↓↓↓ capacidade de refletir sobre si	• ↓↓↓ consideração dos outros • Incapaz de considerar as perspectivas dos outros	• Algum desejo de relacionamentos, mas sem vínculos • Expectativa de abandono ou abuso • Muito pouca reciprocidade
4 - Prejuízo extremo	• Experiência de si mesmo e senso de autonomia ausentes • Fronteiras com os outros confusas ou ausentes • Autoimagem fraca ou muito distorcida • Emoções não congruentes com o contexto	• Diferenciação pobre entre pensamento e ações • Definição de objetivos comprometida • Objetivos irrealistas • Padrões internos para o comportamento ausentes • Satisfação genuína praticamente inconcebível • Incapaz de refletir sobre a própria experiência	• Incapacidade acentuada de considerar e compreender a experiência e a motivação dos outros • Atenção às perspectivas dos outros praticamente ausente • Interações sociais confusas	• Profundo desinteresse pelos outros ou expectativa de ser prejudicado • Com os outros é distanciado, desorganizado ou muito negativo • Relações vistas praticamente só para conforto ou infligir dor ou sofrimento • Ausência de qualquer reciprocidade

e a expressão dos outros sintomas psicopatológicos (p. ex., delírio e alucinações e seus conteúdos, pensamento, afeto e comportamento) e de outros transtornos mentais que ocorrem em comorbidade com os TPs. Assim, o perfil de personalidade influencia muito os contornos de todos os sintomas e síndromes psicopatológicos, sobretudo a maneira como os sintomas são vivenciados e expressados; é a chamada **patoplastia** dos sintomas (Birnbaum, 1923; Widiger, 2011).

Os TPs se associam com considerável frequência a outros transtornos mentais, como, por exemplo, depressão, transtorno bipolar (TB), transtorno por uso de substâncias, transtorno obsessivo-compulsivo (TOC), fobias, anorexia nervosa, entre outros. De modo geral, a existência de um TP, além de aumentar o risco da ocorrência de outro transtorno mental (como transtornos de ansiedade, depressivos, alimentares e aqueles por uso de álcool e outras substâncias), torna mais difícil o tratamento e muitas vezes piora o prognóstico dos outros transtornos mentais associados.

Além disso, a experiência de ter passado por um ou mais episódios de um transtorno mental grave ou moderado (como transtorno de pânico, depressão, mania, transtorno de estresse pós-traumático [TEPT] ou mesmo uma psicose) pode produzir efeitos duradouros ou irreversíveis no modo como a pessoa pensa, sente e se relaciona com os outros, ou seja, em traços da personalidade. Mudanças de traços e de funcionamento da personalidade decorrentes de episódios de transtorno mental têm sido descritas como "**cicatrizes**" (*scars*) **de personalidade** (Widiger, 2011).

A Tabela 25.2 relaciona alguns transtornos mentais importantes com a presença de TP ou traços de personalidade mais frequentes encontrados nesses grupos diagnósticos. Os percentuais apresentados foram obtidos de trabalhos empíricos, epidemiológicos. Por isso, os percentuais variam, pois estudos distintos encontram taxas também distintas.

Como se pode observar na Tabela 25.2, há alta comorbidade entre muitos transtornos mentais (como transtornos por uso de álcool e drogas, do humor, alimentares) e os TPs (Brito, 2015). Essa alta comorbidade é em parte um fato clínico, mas é também o reflexo dos sistemas diagnósticos atuais (CID e DSM), que abdicam quase sempre de formular hierarquias entre os transtornos mentais e os da personalidade entre si. Também é um reflexo da tentativa de objetivar em demasia a definição e a conceitualização dos transtornos, separando o modo de organização afetiva, interpessoal, cognitiva, da vida de uma pessoa, do transtorno mental que ela passa a apresentar em determinado momento de sua existência. Por exemplo, consideremos um indivíduo que é instável emocionalmente tem graves dificuldades em seus relacionamentos, é vulnerável afetivamente, não tolera bem as frustrações e, após um fim de relacionamento, fica muito abalado, perde o apetite, tem ideias suicidas, baixa autoestima e insônia. Nos sistemas atuais, a tendência é de se formular que esse indivíduo tem dois diagnósticos: depressão e TP *borderline*. Esse não é um problema do indivíduo afetado; é, sim, uma precariedade do sistema diagnóstico, que não consegue uma formulação que dê conta, com uma única categoria, daquilo que ocorre com esse indivíduo.

No caso das pessoas com **esquizofrenia**, é um tanto complexa e sobreposta a relação entre esse transtorno e os TPs. Os mais encontrados aqui são os do Grupo A (TPs paranoide, esquizotípica, esquizoide), e os traços mais recorrentes são escores altos de neuroticismo e baixos de extroversão, abertura, afabilidade e meticulosidade. Há, dessa forma, uma marcante relação entre TPs do Grupo A ("esquisitice, desconfiança") e transtornos do espectro da esquizofrenia. Os TPs do Grupo A podem preceder a eclosão da esquizofrenia, e é frequente encontrar tais transtornos, ou traços deles, em parentes consanguíneos de pessoas com esquizofrenia.

PERSONALIDADE, DOENÇAS FÍSICAS E PSICOSSOMÁTICAS

Uma linha relevante de investigação busca identificar certos traços e padrões de personalidade em relação à saúde física, em particular às doenças cardiovasculares. A Tabela 25.3 apresenta alguns desses modelos e traços.

A AVALIAÇÃO DA PERSONALIDADE E SEUS TRANSTORNOS: SEMIOTÉCNICA DA PERSONALIDADE

Há muitos problemas na avaliação da personalidade e de possíveis TPs na prática clínica diária, assim como em áreas como pesquisa, educação, orientação vocacional, psicologia do trabalho, psicologia e psiquiatria forense, entre outras.

294 Psicopatologia e Semiologia dos Transtornos Mentais

Tabela 25.2 | Transtornos mentais e sua associação com transtornos da personalidade (TPs) e traços de personalidade segundo os modelos *Big Five* e de Cloninger

TRANSTORNO MENTAL	TP (%)	TIPOS ESPECÍFICOS DE TPs ASSOCIADOS	TRAÇOS DE PERSONALIDADE MAIS ENCONTRADOS NOS TRANSTORNOS MENTAIS DA 1ª COLUNA (*BIG FIVE* E CLONINGER)
Transtorno por uso de substâncias (não álcool)	Muito variável (29-62%)	TP antissocial (9-18%) TP *borderline* (12-17%) TP evitativa (15%)	***Big Five:*** altos níveis de desinibição, neuroticismo e antagonismo. Baixos níveis de afabilidade e responsabilidade. **Cloninger:** altos níveis de busca de novidade (resultado bem replicado), baixos níveis de evitação de dano.
Transtorno por uso de álcool	Muito variável (24-38% até 58-78%)	TP antissocial (20%) TP *borderline* (14%) TP dependente (13%) TP paranoide (10%) TP obsessivo-compulsiva (10%)	***Big Five:*** altos níveis de neuroticismo, baixos níveis de afabilidade e de responsabilidade. **Cloninger:** altos níveis de busca de novidade, baixos níveis de autodirecionamento.
Depressão Comorbidade de depressão e TP dobra o risco de evolução ruim da depressão.	14-44%	TP *borderline* (16-31%) TP obsessivo-compulsiva (16%) TP paranoide (10%) TP esquizoide (7,4%) TP evitativa (6,5%), TP antissocial (6,3%)	***Big Five:*** altos níveis de neuroticismo, labilidade emocional, anedonia, distanciamento, desinibição, irresponsabilidade, distratibilidade. Baixos níveis de extroversão e de responsabilidade. **Cloninger:** altos níveis de evitação de dano e baixos níveis de autodirecionamento.
Transtorno bipolar (TB) Neuroticismo prediz pior evolução do TB.	4-44%	TP *borderline* (10-20%) TP histriônica (7,7%) TP obsessivo-compulsiva (7,4%) TP dependente (5,0%) TP narcisista (4,5%)	***Big Five:*** altos níveis de instabilidade emocional, antagonismo, hostilidade, desinibição, traços ansiosos, psicoticismo, disfunção perceptiva, baixos níveis de afabilidade. **Cloninger:** maiores níveis de busca de novidades, evitação de dano, dependência de gratificação e autotranscendência.
Anorexia nervosa (AN)	30-58%	TP evitativa (53%) TP dependente (37%) TP obsessivo-compulsiva (22-33%) TP *borderline* (20-29%)	***Big Five:*** altos níveis de perseverança, perfeccionismo rígido, retraimento. **Cloninger:** alta dependência de gratificação, baixa busca de novidades.
Bulimia nervosa (BN)		TP *borderline* (28-31%) TP dependente (31%) TP evitativa (30%)	***Big Five:*** alta impulsividade, labilidade emocional, busca de sensações. **Cloninger:** altos níveis de busca de novidade, evitação de dano.
Transtorno obsessivo--compulsivo (TOC)	21-52%	TP obsessivo-compulsiva (9,4%) TP narcisista (6,3%)	***Big Five:*** altos níveis de neuroticismo, perfeccionismo rígido, impulsividade; baixos níveis de extroversão, abertura, afabilidade. **Cloninger:** altos níveis de evitação de dano; baixos níveis de busca de novidade, cooperatividade e autodirecionamento.

Transtorno de estresse pós--traumático	35-45%	TP obsessivo-compulsiva (16-22%)	**Big Five:** níveis mais altos de neuroticismo, traços ansiosos e hostilidade, baixos níveis de extroversão, meticulosidade. **Cloninger:** altos níveis de evitação de danos, busca de novidade e autotranscendência; níveis mais baixos de autodirecionamento.
Transtorno de pânico	41-57%	TP *borderline* (43%) TP dependente (33%) TP evitativa (32%) TP paranoide (32%)	**Big Five:** altos níveis de neuroticismo. Transtorno de pânico com agorafobia: baixos níveis de extroversão. **Cloninger:** altos níveis de evitação de danos e de persistência (ambição, tenacidade e perseverança); baixos níveis de autodirecionamento.
Fobia social	42-48%	TP evitativa (42-89%) TP dependente (30%) TP *borderline* (45%) TP paranoide (37%)	**Big Five:** altos níveis de neuroticismo; baixos níveis de extroversão e de confiança (faceta de afabilidade). **Cloninger:** altos níveis de evitação de danos, dependência de recompensa, introversão; baixos níveis de persistência, busca de novidades, autodirecionamento, cooperatividade e autotranscendência.
Transtorno de ansiedade generalizada	20-47%	TP *borderline* (47%) TP paranoide (30%)	**Big Five:** altos níveis de neuroticismo; baixos níveis de afabilidade. **Cloninger:** altos níveis de evitação de danos (em particular "ansiedade antecipatória" e "medo de incertezas"); baixos níveis de autodirecionamento.

Fontes: Jakšić et al., 2012; Marco, 2013; Latas; Milovanovic, 2014; Ranjana et al., 2014; Echeburua et al., 2005; Cassin; von Ranson, 2005; Carrera et al., 2006; Fein, 2015; Bezerra Filho et al., 2015; Schneider Jr. et al., 2015; Brito, 2015; Ohi et al., 2016; Frías et al., 2016; Fornaro et al., 2016; Krieger et al., 2016; Zaninotto et al., 2016; Qiu et al., 2017; Zimmerman et al., 2017.

Na prática clínica, um dos aspectos mais difíceis é, diante de uma pessoa com sofrimento mental acentuado ou com transtorno mental diagnosticável de Eixo 1 (na visão multiaxial do DSM-IV), poder se saber se o que identificamos no paciente é algo da personalidade ou do estado mental atual.

As pessoas tendem a **estender para todo o seu passado suas condições emocionais e de estado mental atual**. Assim, um indivíduo em quadro depressivo grave tende a relatar seu passado e suas características pessoais fortemente marcadas com as "lentes" atuais com as quais vê e avalia o mundo, sua própria pessoa e sua vida.

Esse efeito do estado atual sobre as respostas nos testes de personalidade é, por exemplo, notável no domínio *neuroticismo* do *Big Five*, que tende a ser pontuado muito alto em pacientes com quadros agudos de depressão ou ansiedade. A questão é complexa porque esse domínio, presente em alguém que nunca teve episódios de transtornos de ansiedade ou depressivos, aumenta significativamente o risco

de essa pessoa ter um episódio psicopatológico (de depressão, ansiedade ou outro) quando submetida a algum estresse ou evento perturbador na vida (Widiger, 2011).

Nos instrumentos estruturados com perguntas para avaliar a personalidade, há, na maior parte das vezes, questões que não deixam claro se a característica investigada é de **algo atual** ou de **algo realmente presente e estável ao longo da vida**. Por exemplo, afirmações como "sou comunicativo", "confio no que as pessoas dizem", "gosto de manter a rotina", "sou uma pessoa nervosa" (essas questões são da Bateria Fatorial de Personalidade [BFP], do modelo *Big Five*), em uma pessoa em estado depressivo, maníaco ou com quadro paranoide, não irão captar a personalidade presente ao longo da vida do indivíduo, mas antes seu estado mental atual.

O mesmo é verdadeiro para os testes projetivos, que podem captar o estado atual, momentâneo. Portanto, é muito importante, nas avaliações de personalidade, tomar as seguintes

296 Psicopatologia e Semiologia dos Transtornos Mentais

Tabela 25.3 | Padrões de personalidade e doenças físicas

AUTORES	DOENÇAS OU CONDIÇÕES FÍSICAS	PADRÕES DE PERSONALIDADE
Meyer Friedman e Ray Rosenma (1975)	Doença coronariana (inclusive mortalidade por infarto do miocárdio)	**Personalidade tipo A**: pessoas caracterizadas por competitividade, elevado nível de ambição, agressividade/ hostilidade, sentimento crônico de urgência temporal, tentando sempre superar-se, tensão muscular facial, hipervigilância, impulsividade, diminuição de tolerância à frustração, inquietação, discurso explosivo e gestos abruptos. Os itens **hostilidade** e **raiva** parecem ser os mais importantes na personalidade tipo A. Há controvérsia na literatura científica sobre a validade preditiva deste modelo.
Johan Denollet (1995)	Risco de morte prematura e risco de doença coronariana. Risco aumentado de morbidade e mortalidade associado a doença cardiovascular.	**Personalidade tipo D** (D de *distressed*): 1. Dimensão **"emoções negativas"**: irritabilidade, ansiedade, disforia (tristeza e irritação combinados); os indivíduos tendem a ter uma visão mais negativa de si mesmos, temem ser rejeitados, têm uma visão mais pessimista da vida e tendem a não se sentir confortáveis com outras pessoas. 2. Dimensão **"inibição social"**: os indivíduos não expressam emoções em interações sociais e apresentam inibição afetiva, tensão e insegurança na presença de outras pessoas. Haveria um **sinergismo** entre as experiências de afetividade negativa e de inibição social.
Weston e colaboradores (2014) (traços de personalidade do modelo *Big Five* e ocorrência de doenças físicas)	Abertura, responsabilidade, extroversão e afabilidade se relacionam a melhor saúde, e neuroticismo, a pior saúde. Traços de personalidade não têm poder preditivo para diagnósticos de câncer. A maior parte das doenças não revela associação com traços isolados. Processos multifatoriais são mais relevantes.	**Modelo** *Big Five*: traços como abertura e neuroticismo não estão apenas associados a melhor ou pior saúde; ao que parece, seriam fatores de proteção (abertura) ou de risco (neuroticismo). Há indícios de que: uma unidade na pontuação em **abertura** diminui o risco de acidente vascular cerebral (AVC) em 31%, de doenças cardíacas em 17%, de pressão alta em 29% e de artrite em 21% uma unidade em **responsabilidade** diminui o risco de AVC em 37%, de pressão alta em 27%, de diabetes em 20% e de artrite em 23% uma unidade em **extroversão** diminui o risco de pressão alta em 26% uma unidade em **afabilidade** diminui o risco de artrite em 21% uma unidade em **neuroticismo** aumenta o risco de doença cardíaca em 24%, de doença pulmonar em 37% e de artrite em 25%

Fontes: Rosenman et al., 1975; Du et al., 2016. Ferguson et al., 2009; Rocha, 2015. Razzini et al., 2008; Weston et al., 2014.

precauções, para que a avaliação reflita a personalidade ao longo da vida, e não o estado atual:

1. Em **pessoas com outros transtornos mentais**, para se avaliar a personalidade é sempre preferível, se não obrigatório, **realizar a avaliação da personalidade quando a pessoa está fora do estado agudo** ou ativo do transtorno. Por exemplo, pacientes com TB devem estar fora de episódio maníaco ou hipomaníaco; pacientes com transtornos depressivos recorrentes, fora do quadro depressivo (e com remissão completa ou o mais próximo a isso); aqueles com esquizofrenia, fora de surto agudo.

2. Ao se entrevistar clinicamente os pacientes e seus familiares, deve-se deixar bem claro que **o que se investiga** é o perfil da pessoa, suas características e modos de ser, sentir e reagir **ao longo da vida como um todo**, e não limitado ao período atual.

3. É interessante avaliar a personalidade em diferentes fases da vida e verificar a **estabilidade** dos dados obtidos.

A personalidade e suas alterações **297**

4. Sempre que possível, deve-se avaliar a personalidade por meio de entrevistas diretas com os indivíduos em avaliação, bem como por meio de **entrevistas cuidadosas com pessoas que convivem há considerável tempo com a pessoa** em avaliação (mãe, pai, irmãos, cônjuge, amigos próximos de longa data, etc.).

De modo geral, a avaliação clínica, qualitativa, da personalidade é realizada por meio de observação cuidadosa e prolongada do paciente, entrevistas detalhadas com ele e relato minucioso de familiares e conhecidos. Investiga-se quais dos traços são mais claramente presentes no indivíduo. Pede-se aos familiares que descrevam como ele é no dia a dia, como é seu jeito de ser, seu estilo pessoal, seu modo de reagir, de sentir e de atuar **ao longo dos anos**, nas **diversas situações de vida**.

RASTREAMENTO DE POSSÍVEIS TRANSTORNOS DA PERSONALIDADE E IDENTIFICAÇÃO DO PERFIL DE PERSONALIDADE: ABORDAGEM CLÍNICA

Perguntas gerais para rastrear a personalidade e possível transtorno da personalidade

- *Conte-me sobre sua infância e adolescência. Fale-me, pensando em todo seu passado e presente, sobre sua relação com seus pais e irmãos, professores, colegas de escola e de trabalho.*
- *Fale-me sobre seu modo de ser, tente descrever a si mesmo, como você tem sido ao longo de sua vida. Como você se avaliaria? Considerando tudo que já viveu e lhe aconteceu, como as*

pessoas que conviveram e convivem com você o descreveriam? Que coisas chatas ou desagradáveis sempre acontecem com você? Quais são suas principais habilidades pessoais e dificuldades e limitações?

- *Você teve e tem amigos? Como têm sido essas amizades e relacionamentos ao longo de sua vida? E relacionamentos amorosos, se tem ou já teve, descreva como eles são; quais são as dificuldades?*
- *Que tipo de empregos e ocupações já teve? O que costuma acontecer com esses empregos ou ocupações?*
- *Considerando todo seu passado, ou seja, ao longo de sua vida, geralmente quando uma coisa que quer (ou deseja muito) não acontece, como se sente, como reage, o que faz? Considerando sua personalidade, ao longo de sua vida, quais seus principais pontos fortes e pontos fracos? O que melhor caracteriza você?*

Avaliação padronizada da personalidade por meio de testes psicométricos e testes projetivos

Há uma longa tradição na psicologia clínica de avaliar de forma metódica e cuidadosa tanto o perfil de personalidade das pessoas como os distintos traços de personalidade que caracterizam o indivíduo e os possíveis TPs existentes em um sujeito.

Os **Quadros 25.6** a **25.8** apresentam, de forma resumida, os principais instrumentos de avaliação psicológica da personalidade (psicodiagnóstico), tanto os estruturados, com questões pré-determinadas, como aqueles que utilizam o fenômeno de projeção, chamados de testes projetivos de personalidade (Carvalho; Bartholomeu e Silva; Silva, 2010).

De modo geral, os **instrumentos estruturados de personalidade** (NEO-PI-R, PID-5, TCI, entre outros), com questões fechadas, desenvolvidos segundo parâmetros psicométri-

---

Quadro 25.5 | Semiotécnica da personalidade: perguntas para identificar o perfil e o transtorno da personalidade

Investigar a história de vida do paciente, enfocando os padrões constantes de relacionamentos interpessoais, formas de sentir e de reagir e modos de se comportar (buscar investigar os traços de personalidade não apenas com o paciente, mas sobretudo com pessoas que convivem com ele).

*Ver entrevista clínica qualitativa no *hotsite* do livro.

Fonte: Carlat, 2007.

cos rigorosos, têm a vantagem metodológica de apresentar maior confiabilidade teste-reteste, melhor consistência interna e propriedades psicométricas mais bem averiguadas. Por isso, de modo geral, tais testes são preferidos para pesquisas e por profissionais acadêmicos.

Já os **testes projetivos** (p. ex., Rorschach, TAT/CAT e HTPF), embora preferidos por muitos clínicos, sobretudo de orientação psicodinâmica e psicanalítica, são instrumentos muito interessantes para se abordar os pacientes de forma exploratória, para se levantar hipóteses iniciais sobre o funcionamento mental e da personalidade. Entretanto, tais instrumentos têm sido criticados metodologicamente, pois apresentam confiabilidade teste-reteste e confiabilidade entre diferentes avaliadores (*interater reliability*) baixas ou não estudadas e não foram, de modo geral, suficientemente validados em termos de consistência interna.

Há o risco de o profissional encontrar, com tais ferramentas, "patologia excessiva" em relação ao que realmente há no paciente. Como todo teste, os testes projetivos devem ser usados com cautela interpretativa e senso crítico, e seus resultados devem ser cuidadosamente checados com observações objetivas. De modo geral, quanto mais aberto o teste (como no caso dos testes projetivos), mais experiência, conhecimento e habilidades clínicas deve ter o aplicador para que os resultados sejam úteis.

Cabe lembrar que há também a possibilidade da avaliação de **aspectos da personalidade de crianças**, apesar de não ser possível realizar diagnóstico de TP, pois os critérios diagnósticos exigem que a pessoa já seja adulta. A ideia é que a personalidade ainda não está completamente formada na infância e na adolescência; portanto, não se pode ainda falar de TP. Contudo, pode ser útil clinicamente avaliar aspectos da personalidade de uma criança ou de um adolescente. Há testes projetivos para isso (p. ex., Teste de Apercepção Infantil – CAT), bem como técnicas relacionadas ao brincar, com jogos e caixa lúdica, planejadas especialmente para essa avaliação.

Há grande quantidade de testes de personalidade já traduzidos e validados no Brasil e aprovados para uso pelo Conselho Federal de Psicologia (CFP) (a maioria só pode ser utilizada por psicólogos, com registro no Conselho Regional de Psicologia [CRP]). O *site* do CFP mostra os testes autorizados aos psicólogos para uso no Brasil (Satepsi).

ENTREVISTAS PSIQUIÁTRICAS PADRONIZADAS PARA DIAGNÓSTICO DE TRANSTORNOS DA PERSONALIDADE

Há várias entrevistas padronizadas para a realização sistemática e metodologicamente controlada dos diagnósticos de TP.

O **Structured Clinical Interview for DSM-5 Personality Disorders (SCID-5-PD)** é uma entrevista diagnóstica semiestruturada para uso de profissionais clínicos e de pesquisa que aborda os TPs do DSM-5. É uma entrevista detalhada, relativamente longa, que tem o valor de fornecer o diagnóstico em um sistema amplamente utilizado e bem conhecido. Embora as versões para o DSM-IV já tenham sido traduzidas e utilizadas em nosso meio, a versão para o DSM-5, ao que saibamos, ainda não foi traduzida e validada para o português do Brasil.

O **International Personality Disorder Examination (IPDE), da Organização Mundial da Saúde (OMS)**, é um instrumento de 77 itens (resposta falso ou verdadeiro) que abrange 10 categorias de TPs do DSM-IV; foi testado e validado em quarto continentes, inclusive na África. É uma ferramenta de valor; entretanto, uma versão para o DSM-5 ainda não foi organizada, não havendo, portanto, versões disponíveis para o português.

A personalidade e suas alterações 299

Quadro 25.6 | Instrumentos padronizados baseados em questões (hipótese léxica fundamental)

TESTES DISPONÍVEIS NO BRASIL

Ver recomendação no *site* do Conselho Federal de Psicologia – Sistema de Avaliação de Testes Psicológicos (Satepsi) (http://satepsi.cfp.org.br/listaTesteFavoravel.cfm)

Inventário Multifásico Minnesota de Personalidade (MMPI) (Hathaway, McKinley, s/data)	Teste muito usado internacionalmente. Entretanto, nos últimos anos, tem perdido espaço para os testes baseados no modelo do *Big Five*. **Duração da aplicação: ± 90 minutos.**
Big Five: Inventário Revisado de Personalidade NEO** (NEO-PI-R)	Teste utilizado internacionalmente, com propriedades psicométricas e transculturais muito boas. Entretanto, é inventário longo (240 itens), com escala *Likert* de 5 pontos, e a interpretação requer conhecer bem o modelo *Big Five*. A aquisição do teste é relativamente cara, e a correção é via computador. **Duração da aplicação: ± 75-90 minutos.**
Big Five: Bateria Fatorial de Personalidade (BFP)	A BFP é um instrumento psicológico construído no Brasil para avaliação da personalidade a partir do modelo CGF. A construção foi cuidadosa com os aspectos semânticos. As propriedades psicométricas da BFP são muito boas. Uso de lápis e papel na aplicação. **Duração da aplicação: ± 40-50 minutos.**
Questionário de Crenças de Personalidade – Forma Reduzida (PBQ-SF)	Avalia **crenças disfuncionais** associadas a TPs. Tem 65 itens em escala de 4 pontos. A versão brasileira tem boa consistência interna. É instrumento auxiliar na identificação e avaliação de TPs (embora no Brasil não tenha sido testado em amostras clínicas) (Leite; Lopes; Lopes, 2012).
Questionário de Esquemas e Crenças da Personalidade (QECP)	Por meio de 138 itens, avalia, mediante autorrelato, os perfis cognitivos, agrupados em oito fatores, correspondentes aos TPs *borderline*, dependente, evitativa, esquizoide, histriônica, narcisista, obsessivo-compulsiva e paranoide. Instrumento elaborado por Peres e Laros (2016) a partir do *Personality Belief Questionnaire de Beck & Beck* (1995) e do *Personality Disorder Belief Questionnaire* (Dreessen et al., 2004).
Inventário dos Cinco Grandes Fatores de Personalidade (IGFP-5)	Questionário de autoaplicação com 44 itens, derivado do NEO-PI-R. A variância total explicada é, entretanto, relativamente baixa.
Inventário de Personalidade para o DSM-5 (PID-5)	Questionário feito para o modelo alternativo de traços do DSM-5, derivado diretamente do NEO-PI-R. Traduzido para o português do Brasil, em fase de validação.
Inventário Fatorial de Personalidade (IFP, IFP-II e IFP-R) (Edwards, 1997)	O IFP-II é um teste também baseado no modelo de fatores e que tem por objetivo traçar o perfil de personalidade do indivíduo com base em 13 necessidades ou motivos psicológicos: assistência, intracepção, afago, autonomia, deferência, afiliação, dominância, desempenho, exibição, agressão, ordem, persistência e mudança. Há a versão reduzida.
Inventário de Temperamento e Caráter de Cloninger (TCI e TCI-R)	Inventário validado no Brasil, com boa consistência interna, explica bem a variância total. Adequado para uso em contextos clínicos. Exige bom conhecimento da visão de personalidade de Cloninger. O TCI-R (revisado) foi validado no Brasil por Gonçalves e Cloninger (2010).

*No Brasil, há duas padronizações do teste para o **Modelo dos Cinco Grande Fatores** (*Big Five*): o **NEO-PI** e a **BFP**. Foram dois grupos de pesquisadores diferentes que os validaram, e os testes são de editoras distintas (Casa do Psicólogo – BFP e Vetor – NEO-PI). O NEO-PI atual é corrigido só no computador, ao passo que a BFP pode ser corrigida manualmente. Há diferenças de tradução e entre os subdomínios. No Brasil, a amostra utilizada na validação da BFP foi maior, mas o NEO-PI é muito utilizado internacionalmente. **NEO é um acrônimo para *Neuroticism*, *Extrovertion* e *Openess*. O instrumento é revisado e conta com a inclusão dos fatores Amabilidade/Afabilidade e Consciência/Meticulosidade.

300 Psicopatologia e Semiologia dos Transtornos Mentais

Quadro 25.7 | Instrumentos projetivos de avaliação da personalidade

TESTES PROJETIVOS DE PERSONALIDADE DISPONÍVEIS NO BRASIL

Ver recomendações no *site* do CFP – Satepsi (http://satepsi.cfp.org.br/listaTesteFavoravel.cfm)

TAT para adultos **CAT para crianças** **(CAT-A e CAT-H)** **SAT para idosos** **(Bellak; Bellak, Psy,1992)** **Christiana D. Morgan e Henry A. Murray (1935)**	Testes de apercepção temática desenvolvidos por Christiana D. Morgan e Henry Murray. Utilizam pranchas com situações instigantes, ambíguas, de interação pessoal significativa. Pede-se para a pessoa contar uma história sobre cada imagem. Teste usado desde os anos de 1930 até hoje. Muito rico quando empregado por profissionais experientes, com amplo conhecimento clínico e das profundezas das situações e conflitos humanos. A **versão infantil** (CAT) é particularmente fascinante para as crianças e muito útil para o trabalho clínico. Há, para crianças, o CAT-A (Bellak; Bellak, Mestre Jou, 1981), com figuras de animais em diversas situações, e o CAT-H (Bellak; Bellak, Psy, 1992), com figuras de humanos. **Versão para Idosos: SAT** (Técnica de Apercepção para Idosos) (Bellak; Bellak, Psy, 1992).
Teste de Rorschach **(Rorschach, Manole, 1997)** **Hermann Rorschach (1921)**	Teste projetivo mais antigo e um dos mais estudados. Baseia-se na visão dinâmica da personalidade e dá grande importância à noção de inconsciente. Utilizam-se 10 pranchas com manchas de tinta: solicita-se que os sujeitos observem cada prancha e relatem ao examinador, da maneira mais livre possível, o que veem. O trabalho interpretativo é muito detalhado e complexo. Pode ser muito rico quando utilizado por profissionais experientes e com sólida formação nesse teste. Sua principal limitação é ser longo e exigir considerável tempo e investimento de profissional com formação muito específica e aprofundada no teste.
Teste de Zulliger **Hans Zulliger (1948)**	Teste projetivo equivalente ao Rorschach, com três cartões com manchas de tinta. Solicita-se à pessoa que diga com o que tais imagens nos cartões se parecem, o que poderiam ser. Ele é mais fácil de aplicar e corrigir que o Rorschach (mas não tão rico).
Teste de Pirâmides Coloridas de Pfister (Heiss; Hiltmann, CEPA, 1976) **Max Pfister (1951)**	Teste baseado em técnica expressiva para avaliação da dinâmica emocional e da personalidade por meio do como o indivíduo constrói com cores três pirâmides, com cinco degraus. Há duas versões atuais do Pfister: uma para adultos e outra para crianças. É teste famoso e muito utilizado, mas sua confiabilidade e sensibilidade são questionáveis. A interpretação nesse teste é, em parte, subjetiva e criticada por alguns por considerarem-na relativamente vaga.
HTP **e** **HTPF (inclui o desenho da família)** **Jonh N. Buck (1940)**	O "Desenho de Casa, Árvore, Pessoa" é um teste projetivo de **aplicação relativamente rápida** e de **baixo custo**. Baseado em noções psicodinâmicas, pede-se à pessoa que, além de desenhar, discorra sobre o que desenhou. Exige muita experiência clínica do aplicador, além de sólidos conhecimentos psicodinâmicos. Sua limitação é que tal procedimento tem confiabilidade duvidosa (entre diferentes aplicadores e em teste/reteste) e validação objetiva ainda a ser adequadamente realizada. O HTPF, que inclui o desenho da família, não é autorizado pelo CFP, entretanto é um modelo interessante, principalmente quando se solicita que se desenhe e comente sobre uma família ideal e outra real.

Quadro 25.8 | Outros testes de personalidade disponíveis no Brasil

1. **Cornell Index** (Weider et al., CEPA, sem data). Série de questões estruturadas para a identificação de problemas de personalidade e psicopatologia.

2. **16PF – 5ª edição** (Cattell; Cattell; Cattell, CEPA, 1999). Contém 16 escalas de itens bipolares para avaliar os seguintes fatores de personalidade: expansividade, inteligência, estabilidade emocional, afirmação, preocupação, consciência, desenvoltura, brandura, confiança, imaginação, requinte, apreensão, abertura a novas experiências, autossuficiência, disciplina e tensão.

3. **Escala de Personalidade de Comrey** (Comrey, Vetor, 1997). Instrumento com 100 itens para avaliar personalidade com autorrelatos verbais. Avalia as seguintes características: confiança *versus* atitude defensiva, ordem *versus* falta de compulsão, conformidade social *versus* rebeldia, atividade *versus* passividade, estabilidade emocional *versus* neuroticismo, extroversão *versus* introversão, masculinidade *versus* feminilidade, empatia *versus* egocentrismo. Aplicação de 30 a 40 minutos.

A personalidade e suas alterações   301

4. **Psicodiagnóstico Miocinético (PMK)** (Mira y López, Vetor, 1987). Teste que avalia características estruturais e reacionais da personalidade a partir da *Teoria Motriz de Consciência*, que associa intenções ou propósitos dos indivíduos a modificações do tônus. Teste usado para avaliar candidatos à obtenção da Carteira Nacional de Habilitação (CNH). Avalia características como agressividade, emotividade, predomínio tensional, etc.

5. **Questionário de Avaliação Tipológica (QUATI)** (Zacharias, Vetor, 1994). Trata-se de teste baseado nos modelos tipológicos de Jung, bastante utilizado no Brasil. Avalia a personalidade por meio de escolhas situacionais. Duração da aplicação de cerca de 45 minutos.

6. **Questionário de Personalidade Dadahie** (Andrade; Moraes; Wendel, CEPA, sem data). Esse teste avalia dimensões da personalidade como dominância, agressividade, deferência, humildade e autonomia.

7. **Testes das Cores** (Braga, CEPA, 1978). Teste que, para avaliar a personalidade, utiliza as preferências e rejeições que o indivíduo tem pelas cores.

8. **Teste das Fábulas** (Düss, CETEPP, 1993). Teste que se aplica em crianças. São narradas 10 histórias para a criança, e esta deve dar um desfecho em relação às histórias e às situações apresentadas.

9. **Teste Palográfico** (Milá, Vetor, 1976). Teste consideravelmente utilizado no Brasil. Baseado na grafologia (forma de o indivíduo escrever, inclusive a caligrafia), é usado para avaliar características da personalidade por meio de expressão gráfica, verificando-se inclinação da escrita, margens, distância entre as linhas, direção das linhas, tamanho, pressão e qualidade do traçado, o simbolismo do espaço, organização, velocidade, ritmo e arpões ou ganchos, etc.

10. **Teste Projetivo Ômega (TPO)** (Villas Boas Filho, CEPA, 1967). Trata-se de teste de apercepção temática baseado no TAT, relativamente simplificado, mas construído para ser utilizado em orientação profissional. Contém quatro cartões de estímulos. As imagens são menos estruturadas que as do TAT, planejadas para abordar questões básicas do jovem em relação à escolha profissional.

11. **Teste de Wartegg** (Wartegg, Casa do Psicólogo, 1993). Teste baseado na teoria dos arquétipos de Jung. É uma prova gráfica projetiva, bastante livre, que, por meio de uma série de traços ou estímulos, solicita ao testando que produza desenhos, os quais serão interpretados com referência à teoria mencionada.

Fonte: Porto Noronha, 2002.

26 Inteligência e cognição social

Na primeira parte deste capítulo, será examinada a inteligência. Na segunda, apresentam-se as noções básicas referentes ao crescente campo de conhecimentos psicológicos e psicopatológicos denominado *cognição social*.

INTELIGÊNCIA: DEFINIÇÕES

A inteligência é um conceito fundamental da psicologia moderna que quase todos utilizam, de muita relevância para a psicopatologia. Entretanto, ninguém consegue defini-la de modo decisivo ou pelo menos amplamente convincente (Richardson, 1999).

O próprio criador de um dos principais instrumentos de avaliação e mensuração da inteligência em crianças e adultos, David Wechsler (1958), certa vez, ao comentar sobre a dificuldade em definir exatamente o que é inteligência, afirmou ironicamente: "O que é inteligência... ora, inteligência é aquilo que os meus testes medem". Na verdade, Wechsler (1958) tinha sua definição de inteligência; ela deveria ser entendida, segundo ele, como "a capacidade global do indivíduo de agir com propósitos, de pensar racionalmente e de lidar eficazmente com o seu ambiente".

A inteligência é, portanto, o **conjunto das habilidades cognitivas** da pessoa, a resultante, o vetor final dos diferentes processos intelectivos. Tais habilidades permitem ao indivíduo **identificar e resolver problemas novos**, reconhecer adequadamente as situações cambiantes da vida e encontrar soluções, as mais satisfatórias possíveis para si e para o ambiente, respondendo às exigências de **adaptação às demandas do dia a dia**.

Deve-se deixar claro que, mais que qualquer outra função psíquica, a inteligência não é um aspecto do indivíduo com materialidade, delimitável e independente das formulações que sobre ela se faz. A **inteligência é um construto**, um modo de ver e estudar uma dimensão do funcionamento mental, dos rendimentos psíquicos, dimensão esta construída historicamente pela psicologia, pela medicina e pela pedagogia.

As principais habilidades reunidas no construto inteligência são: raciocínio, planejamento, resolução de problemas, abstração, categorização, compreensão de ideias complexas, aprendizagem eficaz e aprendizagem a partir da experiência. A inteligência reflete capacidade abrangente do indivíduo para compreender o mundo ao seu redor e lhe permite lidar de forma mais ou menos eficiente com suas demandas (AAMR, 2006).

PSICOLOGIA DA INTELIGÊNCIA E NEUROPSICOLOGIA

Nas últimas décadas, a neuropsicologia, seus construtos e avaliações têm ganho peso tanto na psiquiatria como na psicologia clínica. Perfil e capacidades neuropsicológicas se sobrepõem muito ao construto inteligência; às vezes, é difícil identificar quando se está falando de psicologia da inteligência e quando se está falando de neuropsicologia.

Deve-se ressaltar que a neuropsicologia, surgida no fim do século XIX com o estudo das afasias em pessoas com lesões cerebrais nas áreas da linguagem, busca constantemente as **relações entre funções cognitivas** (como linguagem, memória, atenção, funções executivas) e **áreas e circuitos cerebrais** alterados ou lesionados. Distingue-se da psicologia da inteligência, pois esta, apesar de também tratar das funções cognitivas (cuja somatória chamamos de inteligência), busca mais as variações em grupos populacionais, e não a correlação íntima com áreas e circuitos cerebrais. As distinções principais apresentadas no **Quadro 26.1** podem ajudar o leitor a identificar distinções entre as duas áreas e seus construtos: psicologia da inteligência e funções neuropsicológicas.

DESENVOLVIMENTO DA INTELIGÊNCIA NA CRIANÇA E NO ADOLESCENTE

Como surge e se desenvolve a inteligência em um indivíduo? De onde vêm as habilidades cogniti-

Quadro 26.1 | Diferenças dos construtos psicologia da inteligência e neuropsicologia

	PSICOLOGIA DA INTELIGÊNCIA	NEUROPSICOLOGIA
Disciplinas científicas que a estudam e utilizam prioritariamente	Psicologia geral, psicologia social e clínica, pedagogia, psiquiatria, administração de recursos humanos.	Psicologia clínica, neurologia, psiquiatria, neurociências.
Surgimento histórico	Avalições de grupos de crianças por A. Binet e T. Simon, na França, para identificar quais eram mais indicadas a receber educação especial.	Estudo de pacientes com afasias e de seus cérebros em autópsias, por autores como P. Broca (França) e C. Wernicke (Alemanha), e investigações de A. R. Luria (Rússia).
Objetivos principais	Descrever habilidades cognitivas como raciocínio, vocabulário, abstração, categorização, memória, atenção, etc., e o modo como se distribuem em grupos populacionais. Identificar e estudar crianças e adultos com inteligência deficiente.	Identificar as relações entre habilidades cognitivas como linguagem, habilidades visuoespaciais, atenção, memória, etc., e áreas e circuitos cerebrais lesados ou normais. Identificar e estudar as alterações cognitivas em pessoas com lesões e doenças cerebrais.
Foco principal	Habilidades e dificuldades cognitivas e sua distribuição e comparação nos grupos.	Relação entre lesão cerebral ou alteração cerebral e habilidade cognitiva específica.
Populações-alvo para seu estudo (na fase histórica inicial de seu estudo)	**Grupos populacionais** como crianças e adolescentes em idade escolar, soldados, trabalhadores, identificação das deficiências intelectuais.	Indivíduos ou grupos com **lesões cerebrais** como traumas cranianos, acidentes vasculares cerebrais, tumores ou transtornos mentais nos quais há disfunção cerebral.
Procedimentos metodológicos para seu estudo	**Métodos psicométricos** de análise de populações com forte apoio na estatística.	No início da neuropsicologia, método clínico de **correlação anatomoclínica**. Posteriormente, métodos psicométricos e de neuroimagem.
Utilizações principais	Avaliação de crianças e adolescentes em relação à escolaridade, avaliação de possível deficiência intelectual para a prática clínica em psicologia e psiquiatria, administração de recursos humanos, seleção de pessoas para funções específicas.	Avaliação clínica de indivíduos com suspeita de lesão ou disfunção cerebral em neurologia, psiquiatria e psicologia clínica. Estudo das neurociências, correlações entre neuroimagem e alterações cognitivas. Bases cerebrais da cognição.

vas que permitem ao sujeito adaptar-se continuamente às exigências de um ambiente cambiante e desafiador? Seriam elas predominantemente herdadas ou totalmente aprendidas ao longo da educação?

O genial pensador e pesquisador suíço Jean Piaget (1896-1980) recusa uma solução unilateral. Para ele, a inteligência na criança não é nem somente herdada, nem apenas aprendida. A inteligência, isto é, os processos mentais que criam, organizam e utilizam adaptativamente os conceitos e os raciocínios não são inatos, pois mudam ao longo da vida; não são também apenas aprendidos dos adultos, pois estes não nasceram com elas, foram-nos adquirindo ao longo de seu desenvolvimento pessoal.

As ideias das crianças sobre o mundo são construções, que envolvem as estruturas mentais inatas e a experiência sociocultural. O desenvolvimento da inteligência, por sua vez, ocorre pela substituição (de esquemas cognitivos prévios), aquisição e integração de novos esquemas cognitivos, e não apenas pela adição de habilidades cognitivas.

Piaget descreveu **quatro estágios do desenvolvimento**. Para ele, cada fase do desenvolvimento da inteligência deve ser considerada como formada por estruturas mentais e com-

304 Psicopatologia e Semiologia dos Transtornos Mentais

portamentais distintas em quantidade e qualidade. Tais estruturas desenvolvem-se progressivamente ao longo da vida da criança, uma se sucedendo a outra, enriquecendo de forma gradativa a cognição do indivíduo, conforme descrito a seguir.

Período sensório-motor

Ocorre nos **dois primeiros anos de vida**. Nesse período, as estruturas mentais restringem-se ao domínio dos objetos concretos, das percepções e atos concretos. Na fase inicial, predominam os **atos reflexos** congênitos, e surgem gradativamente os primeiros hábitos motores, os primeiros esquemas perceptivos organizados e os afetos diferenciados.

O bebê ainda não apresenta um pensamento propriamente dito. Ainda não existem a linguagem e a função simbólica, repousando as atividades mentais exclusivamente em percepções e movimentos. A atividade cognitiva do bebê concentra-se, portanto, em um conjunto coordenado de **atividades sensório-motoras**, sem que dela participe a representação ou o pensamento. A **imitação** é um procedimento fundamental nesse período para o desenvolvimento da cognição; imitação, aqui, é uma prefiguração, um núcleo embrionário da representação. No dizer de Piaget: "uma espécie de representação em atos materiais e ainda não em pensamento".

No início até a metade do primeiro ano de vida, quando a mamadeira é afastada do campo visual do bebê, ele chora desesperadamente, como se ela se tivesse desfeito. Quando algo é escondido atrás de um pano, o bebê tem a sensação de que o objeto deixou de existir. Por volta dos 9 a 10 meses, o objeto escondido na frente do bebê passa a ser procurado ativamente por ele, denotando o início dos chamados *"objetos permanentes"*. Os conceitos de "coisas", "espaço", "tempo" e "causalidade", como categorias práticas do dia a dia, estruturam-se no fim desse período.

Período pré-operatório

Ocorre entre os 2 e os 7 anos de vida, quando são processados e desenvolvidos o **domínio dos símbolos**, a **linguagem**, os **sentimentos interpessoais** e as **relações sociais**. O brincar passa a ser um dos principais instrumentos do desenvolvimento cognitivo da criança.

Segundo Piaget, entre 1,5 e 2 anos de idade, surge uma função extremamente importante para a evolução das habilidades cognitivas posteriores, que consiste na capacidade de **poder representar alguma coisa**. Um objeto ou um acontecimento passam a ter um "significado", que é representado por um "significante" específico (geralmente uma palavra), o qual só serve para essa representação. Surgem e desenvolvem-se, portanto, a linguagem, as imagens mentais, os gestos simbólicos, entre outras funções.

O tipo de inteligência do estágio pré-operatório baseia-se naquilo que Piaget chama de *"meia-lógica"*. Nessa meia-lógica, as operações mentais já **obedecem a determinada lógica**; entretanto, esta é **incompleta**, faltando-lhe, por exemplo, a noção de reversibilidade nas operações e de conservação física. O pensamento lógico trabalha apenas em uma direção. A noção de identidade é, por exemplo, fundamentalmente qualitativa, faltando sua dimensão quantitativa.

Assim, diz Piaget, uma criança em fase pré-operatória comete o **erro lógico** de afirmar que a quantidade de água varia de acordo com a forma de seu recipiente: uma garrafa fina e alta com 1 litro contém mais água que uma larga, mas baixa, também com 1 litro de água (não reconhece a identidade quantitativa da água). Entretanto, essa mesma criança afirmará que, ao se mudar o recipiente, é a mesma água (qualitativamente) que se encontra no novo vasilhame.

Segundo Piaget, atividades semióticas, representativas, como o **desenho**, o **brincar** e a **linguagem**, desenvolvem-se plenamente nesse período, com consequências essenciais para o desenvolvimento sociocognitivo: a palavra vai gradativamente se interiorizando, plasmando-se uma **linguagem interior**, **base do pensamento** propriamente dito.

Período operatório-concreto

Entre os 7 e os 12 anos de idade, a criança aprende a dominar cabalmente as **classes**, as **relações** e os **números**, assim como a **raciocinar sobre eles**. É o início do **pensamento lógico**, denominado por Piaget como "operações intelectuais concretas". A socialização desenvolve-se plenamente por meio da escola ou fora dela, surgindo o sentido de cooperação social. A operatividade, marca do período operatório-concreto, é caracterizada pela possibilidade de a criança agir seguindo uma lógica, em função das implicações e consequências de suas ideias e pensamentos.

Entretanto, nesse estágio, as relações entre as classes somente podem ser compreendidas quando apresentam evidência completa, isto é, quando estão de alguma forma presentes ou relacionadas ao campo perceptivo. Os sistemas de pensamento, símbolos e relações puramente abstratas só chegarão ao seu pleno desenvolvimento no período seguinte.

Período operatório-formal

Dos 12 aos 16 anos, o adolescente se envolve com o domínio do **pensamento plenamente abstrato**, com os **sistemas simbólicos** e **as categorias abstratas mais gerais**, com o funcionamento mental e cognitivo do "mundo adulto" (ideias e sistemas de ideias como um sistema de valores éticos, o sistema democrático, os sistemas filosóficos, etc.).

Desenvolve-se, nesse último período, a capacidade de analisar o pensamento próprio em relação ao dos outros. Aqui o adolescente já pode trabalhar com **relações complexas e abstratas**, sendo capaz, inclusive, de prever as situações necessárias para provar ou refutar hipóteses iniciais.

Nessa fase, tornam-se possíveis os **sistemas lógicos e abstratos mais desenvolvidos do pensamento**. Tais sistemas podem incluir complexas combinações de classes, sistemas de transformação de proposições lógicas, como operações inversas, negativas, recíprocas e contrárias.

A perspectiva de Lev S. Vygotsky

Outro modo de conceber o desenvolvimento da inteligência na criança é por meio dos conceitos formulados pelo psicólogo russo Lev Semenovitch Vygotsky (1896-1934), que trabalhou com o neuropsicólogo Alexander R. Luria (1902-1977). Para Vygotsky (2008), o desenvolvimento da inteligência consiste na interiorização progressiva de instrumentos culturais externos. A criança participa e é constituída por uma cultura, cultura essa que já possui um enorme arsenal de conhecimentos e habilidades cognitivas.

No encontro de uma mente imatura, pronta para aprender e assimilar estruturas cognitivas de sua sociedade e cultura, e uma sociedade que se dispõe a ensinar, a criança se desenvolve cognitivamente. Portanto, a inteligência da criança se desenvolve em sociedades e culturas que têm instrumentos culturais de cognição já

prontos, instrumentos que vão desde a língua materna falada e escrita, os instrumentos práticos (alicates, facas, máquinas, computadores, etc.) e os procedimentos de resolução de problemas até as regras institucionais que regulam as interações sociais, como família, justiça, mundo do trabalho, escola, entre outras.

A partir de um processo que Vygotsky (2008) chamou de **interiorização**, a criança incorpora o uso de instrumentos sociais (regras, saberes, rituais, etc.) que direcionam suas ações e funções mentais até que elas possam ser plenamente integradas pelo seu mundo cognitivo interno.

Para Vygotsky (2008), a inteligência não "brota" espontaneamente da criança, não é um conjunto de habilidades latentes que irão se desenvolver com o crescimento do cérebro; ela é construída de fora para dentro, da sociedade e da cultura para o interior da mente da criança, que dialeticamente interage com o conjunto da cognição cultural para incorporá-la de forma sempre nova e criativa.

OS MODELOS DE INTELIGÊNCIAS MÚLTIPLAS

Inteligência geral *versus* inteligências múltiplas

Há várias décadas, muitos autores distinguem diferentes tipos de inteligência, que correspondem às várias habilidades ou áreas da cognição, como: inteligência verbal, visuoespacial, visuoconstrutiva, aritmética, capacidade lógica, capacidade de planejamento e execução, capacidade de resolução de problemas novos, inteligência para a abstração e para a compreensão, inteligência criativa, entre outras. Tais modelos de inteligências múltiplas questionam a noção de inteligência geral (ou seja, a noção de que a inteligência de uma pessoa pode ser expressa ou resumida a um traço latente unifatorial) (revisão em Blair, 2006).

No início do século XX, os psicólogos que estudaram a inteligência formularam um **modelo unifatorial, ou unidimensional, da inteligência**. O psicólogo inglês Charles E. Spearman (1863-1945), por meio de estudos de correlação entre diferentes áreas do desempenho cognitivo (discriminação de tons, peso e luz, perspicácia e "raciocínio esperto" na escola), postulou, já em 1904 (Spearman, 1904), que haveria um **fator**

geral que explicaria toda a inteligência, construto este denominado "inteligência geral", abreviado como *fator g*.

Spearman (1904) acreditava que haveria um fator unitário e geral na inteligência, que consistiria em "algo da natureza de uma **energia** ou **força** que serve em geral todo o córtex ou, possivelmente, todo o sistema nervoso [...] de forma que a totalidade de operações cognitivas é abastecida por determinados fatores gerais em comum". Assim, para ele, haveria uma força unitária que estaria na base de todos os subtipos variados de habilidades intelectivas (Spearman, 1927).

Entretanto, no início dos anos de 1930, nem todos concordavam com a tese de Spearman. O psicólogo norte-americano Louis Leon Thurstone (1887-1955) aplicou a análise fatorial ao estudo da inteligência e postulou uma visão hierárquica e múltipla da inteligência. Haveria alguns "*centros da inteligência*", com a possibilidade de várias e distintas **habilidades mentais primárias**, que variariam em diferentes indivíduos, os quais apresentariam tipos e graus diversos dessas habilidades. Assim, ele se opunha à noção de um *fator g* de inteligência geral. As distintas habilidades primárias, potenciais centros da inteligência para distintos indivíduos, seriam a compreensão e a capacidade verbal, o raciocínio indutivo, a fluência verbal, a capacidade espacial, a memória associativa, a capacidade numérica e a velocidade e capacidade de percepção (Thurstone, 1938).

Na segunda metade do século XX, outros pesquisadores da psicologia da inteligência passaram a propor que a inteligência seria mais bem concebida como múltiplas e autônomas formas de inteligência, ou seja, passaram a defender um modelo totalmente **multifatorial ou multidimensional** (Cattell, 1971; Gardner, 1994; Goleman, 1994). Essas "*inteligências específicas ou parciais*" teriam considerável autonomia e independência em relação ao construto global do *fator g*.

Passou-se, então, a estudar as formas de inteligência, como, por exemplo, a inteligência fluida ou cristalizada, a inteligência social, intrapessoal e interpessoal e a inteligência emocional.

A **inteligência fluida** se contrapõe à cristalizada. Ela (Cattel, 1971) se verifica pela capacidade de resolução de problemas novos, independentemente de conhecimentos prévios. Tais problemas não são passíveis de resolução automática, pois dependem de raciocínio, da atenção sustentada e seletiva, da inibição de estímulos e de informações irrelevantes, da memória de trabalho e das funções executivas (planejamento, busca de estratégias novas e monitoração da ação e de seus resultados). A inteligência fluida teria uma base genética e seria relativamente independente do histórico de conteúdos aprendidos pelo indivíduo.

A **inteligência cristalizada** (Cattell, 1971), por sua vez, diz respeito ao conjunto de conhecimentos previamente adquiridos e armazenados no cérebro do indivíduo, disponíveis na memória de longo prazo para serem utilizados. Ela traduz o conjunto de conhecimentos em termos de linguagem, informações e conceitos da cultura da pessoa, em toda sua amplitude e profundidade.

Haveria também uma **inteligência social**, considerando que o ser humano apresenta um marcante elemento social, reflexivo, que o faz participar ativamente e ser definido e constituído por seu ambiente social. Os processos cognitivos mais importantes se desenvolvem em relação estreita com o mundo social e cultural em que se vive. Os comportamentos cognitivos, por serem intimamente conectados com o contexto social, só podem ser compreendidos a partir da análise de tais contextos.

Além da inteligência social, o construto **inteligência emocional** diz respeito ao conjunto de capacidades relativas ao processamento de informações emocionais. As várias definições de inteligência emocional incluem habilidades como autoconsciência emocional, empatia, consciência emocional do outro, capacidade de utilizar emoções para fazer julgamentos, capacidade de administrar conflitos, habilidade de construir laços de trabalho e de trabalhar em equipe (Bar-On; Parker, 2002). Assim como o construto inteligência social, o construto inteligência emocional tem sido absorvido nas últimas décadas pela noção de **cognição social**, que é estudado de forma mais sistemática na comunidade científica contemporânea, por isso abordado mais detalhadamente neste capítulo.

O Quadro 26.2 apresenta alguns dos principais modelos de subtipos de inteligência em uma perspectiva multidimensional.

OS TESTES DE INTELIGÊNCIA: QI

No ano de 1904, o ministro de Instrução Pública da França, quando a escola pública se torna obrigatória naquele país, nomeia uma

Inteligência e cognição social **307**

Quadro 26.2 | Alguns modelos multidimensionais de inteligência

CATTELL (1971)	GARDNER (1994)	STERNBERG (1997)	CARROLL (1993)
Inteligência cristalizada: conhecimentos previamente adquiridos pela experiência e disponíveis na memória de longo prazo. **Inteligência fluida:** capacidades, atenção controlada, inibição de estímulos irrelevantes, raciocínio e memória de trabalho, solução de problemas novos.	**Oito subtipos de inteligência** **Linguística:** compreender as palavras e as nuances de significados. **Lógico-matemática:** manipular números e resolver problemas lógicos. **Espacial:** orientar-se no espaço e avaliar relações entre objetos no espaço. **Musical:** perceber e criar padrões de tons, harmonias e ritmos. **Corporal:** apresentar consciência corporal e motricidade desenvolvidas. **Interpessoal (inteligência social):** compreender, relacionar-se e comunicar-se bem com os outros. **Intrapessoal:** perceber e compreender bem a si mesmo. **Naturalística:** distinguir e classificar espécies e agrupamentos.	**Inteligência componencial:** capacidade analítica; eficiência com que as pessoas processam informações e resolvem problemas. **Inteligência experiencial:** entendimento e originalidade; aspecto perceptivo da inteligência; eficiência com que se abordam tarefas novas como familiares. **Inteligência contextual:** aspecto prático da inteligência; eficiência com que as pessoas lidam com seu ambiente.	**Modelo dos Três Estratos de Cattell-Horn e Carroll** **1º estrato:** Inteligência geral **2º estrato:** Inteligência fluida Inteligência cristalizada Memória e aprendizagem geral Percepção visual ampla Percepção auditiva ampla Capacidade de evocação ampla Velocidade cognitiva ampla Velocidade de decisão **3º estrato:** Fatores de nível, fatores de velocidade e fatores de taxa

comissão, chefiada pelo psicólogo Alfred Binet (1857-1911), a fim de definir um método para diferenciar crianças intelectualmente sadias daquelas com déficits, de forma que só fossem encaminhadas para escolas especiais as que realmente apresentassem necessidade.

Assim, o psicólogo já experiente Alfred Binet e seu jovem discípulo, o psiquiatra pediátrico Théodore Simon (1873-1961), recolheram um extenso número de testes, uns fáceis, outros mais difíceis, e investigaram várias crianças nas escolas da França, observando, testando, perguntando e gravando as experiências. A partir de um método marcadamente empírico (não partiram de uma definição ou teoria já elaborada de inteligência), escolheram os testes que melhor diferenciavam as crianças que conseguiam aprender daquelas que apresentavam mais dificuldades, as mais espertas das menos hábeis intelectualmente. Binet desejava desenvolver um método que não fosse *contaminado*

por aquilo que a criança já havia aprendido na escola, por sua experiência escolar prévia, e sim que indicasse com que facilidade ela poderia aprender no futuro.

O que Binet e Simon (1904) identificaram inicialmente é que os testes de compreensão (de palavras, conceitos, frases, imagens) eram aparentemente os mais poderosos em capacidade de diferenciação. Assim, foi construído o primeiro teste de inteligência que, com bastante êxito, conseguia estabelecer uma escala de nível intelectual.

O teste desses pesquisadores incluía itens como definir palavras simples, nomear objetos em gravuras, desenhar de memória, compreender perguntas abstratas (*quando alguém lhe pede desculpas, o que você deve fazer?*), definir palavras abstratas (*qual a diferença entre tédio e aborrecimento, entre respeito por alguém e amizade por alguém?*), repetir dígitos, entre outros. Binet e Simon utilizaram a diferença entre idade mental

Psicopatologia e Semiologia dos Transtornos Mentais

(passar pela metade dos testes que crianças de determinada idade passam) e idade cronológica como um índice de atraso do desenvolvimento intelectual (Richardson, 1991).

Em 1916, o psicólogo norte-americano Lewis M. Terman (1877-1956) realizou, na Universidade de Stanford, uma ampla revisão do teste de Binet-Simon, visando aperfeiçoá-lo. Ele incluiu muito mais itens (chegou a 90 itens), mais tempo de apresentação, uma instrução cuidadosa àqueles que iriam aplicar a avaliação e padrões de respostas corretas ou não. Surgiu, então, a *Escala de Inteligência de Stanford-Binet*, ainda amplamente utilizada nos dias de hoje. Ela inclui seis áreas: vocabulário, contagem de cubos, definir palavras abstratas, encontrar razões para comportamentos e eventos, fluência verbal (dizer o máximo de palavras em 1 minuto) e repetir dígitos (de sequências até seis dígitos). Até os anos de 1960, essa escala era o teste padrão de quociente de inteligência (QI) utilizado em muitos países.

No fim dos anos de 1930 e início dos de 1940, o psicólogo romeno-norte-americano David "Wex" Wechsler (1896-1981), insatisfeito com algumas limitações das escalas de *Binet-Simon* e da *Stanford-Binet*, criou suas próprias medidas. Wechsler não aceitava a ideia de atraso na *idade mental* que o índice de Binet utilizava.

Discípulo de Charles Spearman (do *fator g*) e de Karl Pearson, ambos psicólogos com profundos conhecimentos matemáticos (desenvolveram as análises de correlação e análise fatorial), Wechsler (1943) abandonou a ideia de atraso na idade mental, substituindo-a por uma formulação matemática-estatística. Fixou a inteligência média e mediana das populações no valor de 100 (como era nos testes de idade mental) e atribuiu arbitrariamente 15 pontos para um desvio-padrão de inteligência. O grupo com dois desvios-padrão abaixo da média seria identificado como com deficiência intelectual.

Wechsler (1943) também pensava que, em vez de um fator geral de inteligência (*fator g*), a inteligência deveria ser compreendida em dois grandes grupos: as habilidades mais relacionadas a capacidades linguísticas e aritméticas, que chamou de **escala verbal**, e outro grupo, de capacidades mais visuoespaciais, que chamou de **escala de desempenho**. Sabe-se atualmente que a escala verbal é mais "resistente" a mudanças transitórias relacionadas ao estado momentâneo do indivíduo (se alguém está mais deprimido, com dificuldades aten-

cionais, mais desmotivado ou perturbado por fatores psicopatológicos) e que a escala de desempenho é mais suscetível a alterações por tais fatores perturbadores.

É interessante notar que Wechsler (1943) chegou à conclusão de que as escalas de inteligência (inclusive as suas) não captavam muitas das capacidades fundamentais de uma pessoa para a vida real; ele também acreditava que, nos testes de inteligência, outros aspectos eram muito importantes para os resultados. Para ele, fatores afetivos e emocionais, assim como aqueles relacionados à vontade e aos desejos, tinham grande importância nas habilidades gerais de uma pessoa, inclusive nos domínios cognitivos. Essa área vislumbrada por Wechsler (1943) atualmente vem sendo estudada por meio do construto *cognição social* (abordado na segunda parte deste capítulo).

Atualmente, os testes de inteligência mais bem conhecidos, estudados e utilizados internacionalmente são a Escala de Inteligência de Stanford-Binet e os testes inicialmente desenvolvidos por Wechsler, em suas várias edições revisadas (WISC, WAIS e WASI).

Críticas ao construto inteligência e aos testes de QI

O construto inteligência e os testes de QI têm sido muito criticados nas últimas décadas. Certamente eles foram **utilizados de forma nefasta**, do ponto de vista político e ideológico, sobretudo na primeira metade do século XX (Gould, 1991).

Buscou-se atribuir maior inteligência a grupos populacionais (como aos homens, aos brancos, aos europeus) e, com isso, desqualificar outros grupos humanos (como as mulheres, os negros, os indígenas, os hispano-americanos, entre outros) (Gould, 1991). Em virtude disso, muitos autores e atores políticos passaram a desconfiar do construto inteligência e, sobretudo, dos testes de inteligência, bem como a propor que se abandone tal construto.

Entretanto, independentemente de seu uso nefasto no passado e das muitas controvérsias em sua definição, a inteligência é um construto da psicologia bastante robusto e consistente. Poucos construtos psicológicos, sociológicos e mesmo biológicos são tão **estáveis** ao longo do ciclo vital dos seres humanos.

O QI, avaliado com testes completos, com confiabilidade e validade comprovadas, em um

INTELIGÊNCIA, GENÉTICA E AMBIENTE

adolescente com 15 anos, tende a ser incrivelmente estável até que o jovem complete 60 anos ou mais (obviamente, descontando-se doenças que possam vir a prejudicar sua cognição) (Cohen; Swerdlik; Sturman, 2014).

INTELIGÊNCIA, GENÉTICA E AMBIENTE

Há certo consenso na literatura científica de que a inteligência, pelo menos uma parte importante dela, depende de influências genéticas. A correlação média da inteligência dos pais com a dos filhos biológicos fica em torno de 50%; entre gêmeos idênticos, em torno de 90%; e, entre pais e filhos adotivos, em torno de 25% (Sims, 1995).

Entretanto, embora os fatores genéticos sejam importantes, o componente ambiental (aprendizado, estímulos psicossociais nos períodos "cruciais" do desenvolvimento cognitivo da criança, nutrição e condições adequadas de saúde, apoio afetivo, escolas de qualidade, ambiente motivador, entre outros) é, seguramente, fundamental para que o indivíduo possa desenvolver de forma plena seu potencial genético.

O QI, que avalia quantitativamente o nível de inteligência de uma pessoa, embora bastante estável, pode mudar com intervenções psicopedagógicas adequadas, intensas e precoces, bem como declinar com a idade ou devido a doenças. Na velhice, em pessoas com QI mais alto, pode haver perda de até 6 pontos; na esquizofrenia, pode haver perda, pelo efeito da doença, de até 10 a 15 pontos (Salthouse, 1996). Já no caso de crianças pequenas que nasceram em ambiente muito ruim (com abandono, negligência, violência), quando são adotadas por famílias adequadas e empenhadas, pode haver aumento de 12 ou mais pontos no QI. Intervenções psicopedagógicas intensivas em escolas podem aumentar o escore em 10 pontos ou mais, sobretudo no início da infância (do nascimento até os 4 ou 5 anos de idade) (Neisseer et al.,1996); Tucker--Drob et al., 2011).

INTELIGÊNCIA E CÉREBRO

As relações entre cérebro e inteligência têm sido postuladas desde a Antiguidade e foram primeiramente mencionadas por Erasistratus e Herophilus, no século III a.C., em Alexandria (Finger, 1994).

No século XVI d.C., o médico e anatomista belga Andreas Vesalius (1514-1564), após dissecar muitos cérebros de distintos animais e de humanos, chegou à conclusão de que a inteligência estaria relacionada com o tamanho e a complexidade do órgão. Ele afirmou: "os cérebros variam de acordo com a inteligência que os animais possuem; o homem possui o maior cérebro seguido dos macacos, do cão e assim por diante, e isto está de acordo à maior inteligência nesta sequência" (Vesalius, 1543, citado por Finger, 1994).

No fim do século XVII e início do XVIII, ficou estabelecida a noção de que os hemisférios cerebrais eram as áreas do órgão mais relacionadas com a inteligência, e, na virada do século XIX para o XX, Paul Flechsig (1847--1929) pôde estabelecer, com estudos sobre a mielinização do cérebro, que as áreas do córtex associativo eram as estruturas mais importantes para a inteligência (Finger, 1994).

Atualmente, por meio de estudos com neuroimagem e avaliações psicométricas sistematizadas, há um renovado interesse por se entender quais estruturas cerebrais estariam mais intimamente relacionadas com a inteligência. Estudos com ressonância magnética cerebral (RMC) indicam correlações positivas entre o QI e a substância cinzenta no córtex pré-frontal e no córtex do cíngulo anterior (CCA). Tanto a quantidade de córtex como a compactação de neurônios nele parecem ser relevantes (Blair, 2006).

Estudos com RMC funcional (com estímulos que exigem atividade cognitiva, como as Matrizes Progressivas de Raven) indicam que a ativação do córtex pré-frontal dorsolateral (CPFDL) se relaciona intimamente com a inteligência. Tais estudos sugerem haver correlação entre o *fator g* de inteligência e a estrutura e a função do CPFDL e do CCA. A integração dessas regiões frontais com outras áreas fundamentais para a inteligência principalmente nos lobos parietais (mas também nos temporais e occipitais), por meio de mecanismos de eficiente conectividade via substância branca, é considerada também fundamental para a inteligência humana (Jung; Haier, 2007).

Além disso, as bases celulares da cognição têm sido também muito exploradas nas últimas décadas. Sendo os neurônios as unidades básicas do sistema nervoso, condutores dos

310 Psicopatologia e Semiologia dos Transtornos Mentais

sinais e de informações básicas, deve-se atentar particularmente para as **sinapses** como local privilegiado do contato entre axônios e dendritos e, portanto, do fluxo e processamento de informações. A formação e a poda de sinapses são elementos fundamentais da cognição e da inteligência, assim como da plasticidade neuronal e cognitiva. Nesse contexto, a morfologia e o funcionamento dos dendritos e das espinhas dendríticas têm sido investigados em relação ao controle e à modulação genética da inteligência (Vasconcelos, 2004).

As **espinhas dendríticas** constituem-se de minúsculos elementos presentes na área pós--sináptica, sobretudo em sinapses excitatórias. Elas são elementos importantes no contato dos axônios e dendritos e participam de forma central na plasticidade sináptica, elemento fundamental para memória, aprendizagem e cognição em geral. Vários genes localizados no cromossomo X codificam proteínas que são fundamentais para a formação e a regulação da morfologia dessas espinhas. Alterações dos dendritos e das espinhas dendríticas têm sido associadas a deficiências intelectuais, sobretudo em condições como síndrome de Down, síndrome do X frágil e síndrome de Rett, assim como nos transtornos do espectro autista (TEAs) (Vasconcelos, 2004).

TRANSTORNOS DO DESENVOLVIMENTO INTELECTUAL (CID-11) OU DEFICIÊNCIAS INTELECTUAIS (DSM-5)

Segundo a *Classificação internacional de doenças e problemas relacionados à saúde* (CID-11) e o *Manual diagnóstico e estatístico de transtornos mentais* (DSM-5), os transtornos do desenvolvimento intelectual ou deficiências intelectuais (a partir de agora usaremos apenas **DIs**) são **transtornos do neurodesenvolvimento** que incluem condições de desenvolvimento comportamental e cognitivo deficitárias, que **surgem durante o período de desenvolvimento da infância**, geralmente antes de a criança ingressar na escola, e implicam dificuldades significativas na aquisição de funções específicas nas áreas intelectuais, sociais e motoras (CID-11; APA, 2014).

Nas DIs, há comprometimento das habilidades cognitivas que são adquiridas desde as primeiras **fases de desenvolvimento da criança**; assim, essas deficiências se iniciam, obrigatoriamente, na infância. Adultos que aparentemente têm DI, mas têm um histórico confiável de infância e adolescência normais em termos cognitivos, não apresentam, por definição, DI (deve-se então, nesses casos, pensar em transtornos neurocognitivos – demências).

As pessoas que apresentam DI devem ter necessariamente **déficits funcionais** em suas vidas. Tais déficits têm uma base cognitiva (déficit de inteligência), mas implicam necessariamente outros aspectos além dos cognitivos e conceituais, do comportamento da pessoa e de sua vida de relações sociais. Portanto, as DIs devem, obrigatoriamente, para o diagnóstico, implicar **problemas e dificuldades adaptativas**, nos domínios conceituais e intelectuais, sociais e práticos (DSM-5, CID-11).

O **prejuízo intelectual nas DIs** implica dificuldade significativa ou impossibilidade em áreas como juízos e raciocínios, solução de problemas, planejamento, pensamento abstrato, capacidade de aprendizagem na escola e aprendizagem por experiência. Tais prejuízos devem ser, sempre que possível, confirmados por testes de inteligência devidamente padronizados, validados para o idioma e a cultura do indivíduo e aplicados e interpretados de forma individualizada.

O **prejuízo em funções adaptativas** nas DIs é expresso pelas dificuldades significativas ou impossibilidade da pessoa em ter uma vida independente e autônoma, com as responsabilidades sociais concernentes, considerando os padrões da sociedade e da cultura na qual vive. Indivíduos com DI necessitam de apoio, geralmente continuado, em diferentes níveis. Sem tal suporte, suas vidas serão limitadas ou prejudicadas em relação a comunicação, participação social e vida independente em variados ambientes, como em casa, na escola, no trabalho e na comunidade.

O diagnóstico de DI só pode ser realizado de forma confiável a partir dos 5 anos de idade; antes disso, deve-se diagnosticar os atrasos na progressão cognitiva da criança; não é possível concluir que já existe DI.

A DI no adulto caracteriza-se pela presença de inúmeras limitações em áreas como linguagem e comunicação, autocuidado (saúde, higiene e segurança), habilidades em alcançar as expectativas de seu grupo cultural, capacidade de utilização dos recursos comunitários e capacidade adaptativa básica na escola, trabalho e/ou lazer.

Dessa forma, o diagnóstico de DI exige, além de desempenho inferior a 70 em testes individuais de QI, padronizados e validados para o grupo cultural do indivíduo, a identificação de um padrão de dificuldades significativas e/ou incapacidades para a adaptação e baixos rendimentos cognitivos na vida diária.

Teste de QI e DI

A média de QI da população é, por convenção, igual a 100, e o desvio-padrão é 15. Um QI inferior a 70 (dois desvios-padrão abaixo da média populacional) é normalmente relacionado ao diagnóstico de DI. Entretanto, não deve ser feito tal diagnóstico caso tenha sido verificado, por meio de testes de inteligência, um QI abaixo de 70, mas as habilidades sociais, escolares e profissionais indiquem boa e complexa adaptação social, bem como alto rendimento intelectual individual (nesse caso, o resultado de QI baixo do teste foi um *falso positivo*). O diagnóstico de DI, portanto, exige, além de desempenho inferior a 70 nos testes individuais de QI, a identificação de um padrão de dificuldades e incapacidades de adaptação e baixos rendimentos cognitivos na vida diária do indivíduo.

Deve-se lembrar também que pessoas com DI apresentam, de modo geral, as habilidades visuoespaciais mais desenvolvidas que as capacidades cognitivas relacionadas à linguagem. A DI não deve ser considerada uma forma de doença ou transtorno mental *sensu stricto*. Os déficits na resolução de problemas, no pensamento abstrato e no julgamento social são consequências do desenvolvimento intelectual deficitário, e não de processo adquirido de transtorno do pensamento.

Entre as limitações mais significativas no indivíduo com DI, estão as dificuldades com o pensamento abstrato, metafórico e categorial, além da incapacidade de planejamento estratégico e de previsão das consequências de ações complexas. A rigidez cognitiva e a dificuldade de aprender com os erros e desenvolver, a partir deles, novas e diferentes estratégias cognitivas e de ação são elementos característicos da DI.

EPIDEMIOLOGIA DAS DEFICIÊNCIAS INTELECTUAIS

A prevalência de indivíduos com DI nas diversas sociedades parece ser bastante variável, com taxas que vão de 1 a 4%, com mediana de 1,8%; a maioria das DIs, cerca de 80%, é de grau leve (Maulik et al., 2011).

Nos países subdesenvolvidos, a prevalência de DI é estimada em 4,6%; nos países desenvolvidos, essa taxa varia entre 0,5 e 2,5%. Essa diferença possivelmente ocorre porque nos países pobres há precárias condições de saúde e de cuidados a gestantes e bebês, o que impacta no desenvolvimento neurocognitivo das crianças. Nesses países, gestantes e bebês também são afetados com mais frequência por doenças infectocontagiosas, desnutrição, violência, entre outros fatores (Mercadante et al., 2009).

O levantamento do Censo Brasileiro de 2010 estimou que 1,4% das pessoas (de todas as faixas etárias) teriam DI no Brasil (Secretaria Nacional de Promoção dos Direitos da Pessoa com Deficiência, 2012). Entretanto, essa é uma estimativa possivelmente baixa, já que se baseia em informação dos moradores do domicílio, e não em avaliação objetiva das pessoas com suspeita de DI.

Um estudo multicêntrico internacional (o *International Pilot Study of Severe Childhood Disability*, do UNICEF, Columbia University e New York Psychiatric Institute), dos anos de 1980, com 1.050 crianças de 3 a 9 anos, encontrou, por meio de questionário aos pais e avaliação por psicólogo, a estimativa de 6,7% de DI em crianças no nosso país (Stein; Durkin; Belmon, 1986). Mais recentemente, outro estudo, realizado no Rio de Janeiro, com 500 crianças de 6 a 12 anos (Assis, 2009), identificou 4% delas com DI (QI < 70). Assim, a prevalência desse tipo de deficiência no Brasil, possivelmente, deve ser maior do que o valor de 1,4%, do levantamento do Censo Brasileiro, situando-se em torno de 4 a 6%.

OS DIFERENTES NÍVEIS DE GRAVIDADE: DA INTELIGÊNCIA LIMÍTROFE ÀS DIs PROFUNDAS

Inteligência limítrofe

Muitos indivíduos com inteligência limítrofe costumam apresentar dificuldades sociais e cognitivas no contexto escolar somente quando chegam ao ensino médio ou, em alguns poucos casos, nos primeiros anos da universidade.

Em termos de nível de desempenho intelectual, para os sistemas DSM e CID, indivíduos com QI entre 70 e 84 estão na faixa de inteligência limítrofe. Entretanto, nas escalas Wechsler (WISC-IV, WAIS-III e WASI), a inteligência limítrofe é considerada apenas quando o QI está entre 70 e 79 (possivelmente porque 5 pontos é a margem de erro da medida). Essa diferença, às vezes, gera confusão na classificação e na comunicação entre profissionais.

Pessoas com inteligência limítrofe, por definição, não têm DI, e muitas delas não revelam dificuldades especiais na vida. Dificuldades podem surgir quando essas pessoas são confrontadas com exigências cognitivas mais complexas e sofisticadas nos estudos, no trabalho ou na vida familiar. Isso ocorre, sobretudo, quando são confrontadas com responsabilidades mais complexas, como em fases do casamento, da criação dos filhos e no trabalho e estudo, quando houver exigências e desafios mais complexos.

As dificuldades escolares, em geral, surgem quando tais indivíduos chegam ao final do ensino fundamental, no ensino médio ou, mais raramente, quando alcançam os primeiros anos de universidade. Eles podem se beneficiar de adaptações no ambiente escolar (orientação e reforço escolar adequado, adaptação dos métodos pedagógicos para suas dificuldades) e de ajuste individualizado das expectativas pessoais e familiares às suas reais habilidades cognitivas e profissionais. Podem também, eventualmente, se beneficiar de apoio psicoterápico especificamente planejado para suas condições.

Pessoas com inteligência limítrofe têm uma frequência mais alta de transtornos mentais (TMs, como transtornos do humor, por uso de substâncias e da personalidade) em relação à população geral. Entretanto, deve-se lembrar que pessoas com inteligência limítrofe podem ter uma vida plenamente produtiva e feliz sempre que não sejam confrontados ou discriminados por suas dificuldades cognitivas em tarefas e demandas mais sofisticadas e exigentes do que podem atender (mas isso também é válido para pessoas com inteligência normal).

Deve-se lembrar, sobretudo ao se comunicar com os pais de crianças com DI, que essa deficiência não é "algo que a criança tem", como a cor dos olhos, ou uma doença cardíaca, não é "algo que ela é", como ser magra ou ser alta, e também não é uma doença ou TM (embora seja codificada na CID). A DI é um estado particular de funcionamento mental e de interações e dificuldades sociais que é multidimensional e que pode ser afetado positivamente por apoios individualizados bem estruturados. Ela requer uma abordagem ampla e multidimensional que identifique os diferentes tipos de dificuldades e ofereça, a partir daí, apoios, orientações e intervenções que visem ajudar tais pessoas em suas vidas diárias.

Por isso, como será abordado adiante, a American Association on Intellectual and Developmental Disabilities (AAIDD) preconiza que se avalie as pessoas com DI em três domínios, a fim de que se possam planejar intervenções e apoios o mais realistas e adequados possível: **domínio conceitual**, que inclui linguagem receptiva e expressiva, leitura e escrita, conceito de dinheiro, conceitos abstratos, raciocínio lógico; **domínio social**, que implica as relações interpessoais, ações como assumir responsabilidades e seguir regras, autoestima e vulnerabilidade de ser usado ou enganado; e, por fim, **domínio prático**, que inclui as atividades da vida diária (alimentar-se, vestir-se, usar o banheiro, locomover-se) e as atividades instrumentais da vida diária (preparar refeições, ajudar a cuidar da casa, usar o transporte, lidar com os medicamentos, lidar com a internet e as redes sociais).

O **diagnóstico cuidadoso de DI e de seu nível** (leve, moderado, grave e profundo) é importante, pois permite que se **identifiquem dificuldades, riscos e limitações** que podem ser **objeto de intervenções bem planejadas**. As áreas que necessitam de avaliação, por exemplo, se referem a apoio e orientação na vida doméstica, na escola, no ensino e na aprendizagem; ajuda de amigos; planejamento da vida econômica; assistência e apoio no trabalho; acesso a recursos da comunidade (uso de transporte público, participação em centros culturais, brinquedotecas); prevenção e assistência à saúde; riscos em relação à segurança e a ser manipulado, abusado e explorado por pessoas ou grupos.

Deficiência intelectual leve

Trata-se do grupo mais frequente de pacientes e compreende cerca de 80% de todos os indivíduos com algum grau de DI. As pessoas com grau leve de DI apresentam as seguintes características:

No **domínio conceitual**:

1. As aquisições no desenvolvimento neuropsicomotor dos três primeiros anos podem ser normais. A aquisição da linguagem nos primeiros anos de vida pode ter sido normal ou um pouco mais demorada; entretanto, essas pessoas são capazes de usar a fala adequadamente em situações do dia a dia.
2. Dificuldades nas habilidades escolares, como aprendizagem de leitura, escrita e matemática, e necessidade de apoio significativo para alcançar as expectativas associadas à idade.
3. Dificuldades em lidar com conceitos abstratos complexos e raciocínio lógico, além de problemas matemáticos.

No **domínio social** (ou seja, nas interações sociais, em tarefas que impliquem relacionamentos com pares da idade e com familiares):

1. Dificuldades para perceber, com exatidão e acurácia, pistas sociais na relação com pares.
2. As conversas e a linguagem indicam que seu pensamento é mais concreto e imaturo do que o de pares da mesma idade.
3. Possíveis dificuldades na regulação das emoções com os pares da mesma idade.
4. Possíveis dificuldades em lidar com a noção de risco, apresentar julgamento social imaturo, além de risco de ser manipulado pelos outros.

No **domínio prático** (ou seja, nas atividades da vida diária e da vida laboral, na autonomia):

1. Podem ser totalmente independentes em relação aos próprios cuidados (alimentar-se, vestir-se, lavar-se, controlar esfíncteres), mas precisar de apoio para realizar tarefas complexas da vida diária que envolvam, por exemplo, a organização das compras para a casa, o uso dos meios de transporte, a administração do dinheiro.
2. São potencialmente capazes de realizar atividades que requeiram mais habilidades práticas que intelectuais, como trabalhos manuais não especializados ou semiespecializados. No período adulto, podem ter vida bastante independente e autônoma e requerer apoio para situações mais complexas e mudanças ambientais abruptas.

3. No caso de se casarem e terem filhos, pode haver dificuldades significativas para lidar com os diversos desafios e exigências do casamento e da paternidade/maternidade; podem necessitar de apoio de familiares ou amigos.

Pessoas com DI leve apresentam, nos testes de inteligência, QI na faixa de 50 a 69. Crianças com DI leve com frequência revelam algumas dificuldades emocionais (ansiedade, depressão, às vezes com agressividade), sobretudo quando percebem que são diferentes e rejeitadas pelos colegas. São, com relativa frequência, discriminadas na escola e podem sofrer *bullying* em variados graus (Goodman; Scott, 2004).

Deficiência intelectual moderada

Pessoas com DI moderada constituem cerca de 10 a 15% do total da população com DI. Elas revelam, nos testes de inteligência, QI na faixa de 35 a 49. Esses indivíduos apresentam desenvolvimento neuropsicomotor, particularmente da linguagem e da compreensão, lentificado e incompleto. Apresentam as seguintes características:

No **domínio conceitual:**

1. A aquisição da fala e de outras habilidades no período pré-escolar é claramente mais lenta em relação à das crianças de mesma idade.
2. A aquisição escolar é bastante limitada. Os progressos em leitura, escrita, matemática, percepção e uso do tempo e do dinheiro são lentos e ficam bem atrás dos de pares de mesma idade. Apenas alguns indivíduos com esse grau de deficiência aprendem elementos de leitura, escrita e cálculo. Dificilmente vão além do primeiro ou segundo ano escolar em contextos educacionais onde não há aprovação automática.
3. São capazes de realizar tarefas e trabalhos práticos e simples se forem adequadamente estruturados e tiverem apoio nos vários aspectos do trabalho.

No **domínio social:**

1. Há diferenças importantes em relação aos pares em termos de comportamento social e comunicação. A linguagem comunicativa é bem menos complexa do que a de pares de mesma idade.
2. Podem ter e manter amizades satisfatórias e eventualmente ter relacionamentos ro-

mânticos (namorar, paquerar), mas podem apresentar dificuldades para perceber regras e pistas sociais.

3. Podem ter dificuldades para tomar decisões, e os relacionamentos interpessoais podem ser limitados pelas dificuldades de comunicação e interação social.

4. Têm necessidade de receber apoio social e na comunicação para que atividades no trabalho (geralmente tarefas simples) possam ocorrer com sucesso.

5. Muitos desses indivíduos, apesar de visivelmente deficientes e desajeitados no contato interpessoal, gostam da interação social e podem estabelecer uma conversa simples.

No **domínio prático:**

1. Uma vida completamente independente na idade adulta poucas vezes é alcançada.

2. Podem ser capazes de dar conta de atividades básicas como alimentar-se, vestir-se, controlar esfíncteres e realizar higiene pessoal.

3. As tarefas domésticas, como limpar a casa, lavar pratos, arrumar as camas, podem ser aprendidas depois de paciente período de ensino.

4. Na vida adulta, necessitam de amplo apoio para o manejo de tarefas um pouco mais complexas no trabalho, para o transporte em meios coletivos e para o controle do dinheiro.

5. Epilepsia e incapacidades neurológicas e físicas são mais frequentes na DI moderada do que na leve.

Deficiência intelectual grave

Na DI grave, a linguagem geralmente está bastante afetada ou há quase total incapacidade na comunicação verbal (devendo-se, em vários casos, utilizar comunicação alternativa). Às vezes, os indivíduos não falam ou apenas aprendem algumas palavras. Os pacientes têm QI de 20 a 34. Pessoas com DI grave apresentam:

No **domínio conceitual:**

1. Pouca ou nenhuma compreensão da linguagem escrita e de conceitos que envolvam números, quantidade, tempo e dinheiro.

2. Necessitam de cuidadores praticamente em tempo integral, bem como de grande

apoio deles para a solução de problemas ao longo da vida.

No **domínio social:**

1. A linguagem falada é muito limitada em termos de vocabulário e gramática. A comunicação falada pode ser composta de palavras isoladas, e é frequente a necessidade de uso de comunicação alternativa.

2. A comunicação se atém ao foco do aqui e agora dos eventos diários.

3. Entendem apenas comunicação com discursos simples ou comunicação gestual simples.

No **domínio prático:**

1. Necessitam de apoio para todas as atividades cotidianas, inclusive para alimentar-se, vestir-se, tomar banho, urinar e defecar.

2. De modo geral, necessitam de supervisão em todos os momentos de suas vidas.

3. É comum que apresentem certos comportamentos mal-adaptativos, como de autolesão.

De modo geral, pessoas com DI grave tiveram, durante a infância, desenvolvimento motor e neuropsicológico bastante prejudicado e retardado. Tais pacientes apresentam com frequência aumentada epilepsia, déficits sensoriais e motores. Muitas, entretanto, são capazes de andar sem auxílio. Esse grupo reúne cerca de 3 a 4% dos indivíduos com DI.

Na DI grave, são frequentes os quadros autísticos, quando se observam sintomas característicos do autismo, mas não de forma completa. Nesses casos, também são comuns a hiperatividade grave e os comportamentos de autolesão, como bater a cabeça, morder as mãos ou cutucar os olhos (Goodman; Scott, 2004).

Deficiência intelectual profunda

Esse grupo compreende cerca de 1 a 2% dos indivíduos com DI. O QI dessas pessoas fica abaixo de 20. São pacientes que apresentam grave limitação da capacidade de entender (mesmo comandos simples) ou de agir de acordo com solicitações ou instruções.

Muitos dos indivíduos com DI profunda ficam restritos ao leito (devido a distúrbio motor grave), sem capacidade para a fala e sem controle voluntário dos esfíncteres. Déficits visuais e auditivos também são frequentes, assim como epilepsia e outras doenças físicas.

Para sobreviver, requerem constante supervisão e cuidados básicos. Apresentam:

No **domínio conceitual:**

1. Praticamente não há processos simbólicos, as habilidades conceituais se restringem ao mundo físico; podem utilizar objetos de forma simples, de maneira direcionada a metas, também simples.

2. Podem apresentar algumas habilidades visuoespaciais (combinar e classificar), baseadas em características físicas dos objetos. Entretanto, deficiências sensoriais e motoras podem prejudicar o uso dos objetos.

No **domínio social:**

1. Geralmente não há comunicação falada, pois a comunicação simbólica na fala e nos gestos é muito limitada. A comunicação é mais viável de forma não verbal, não simbólica.

2. Podem entender algumas instruções muito simples e gestos elementares.

3. Apreciam relacionamento com pessoas bem conhecidas, mas não conseguem iniciar interações sociais.

4. Com frequência apresentam prejuízos sensoriais e motores que impedem muitas atividades sociais.

No **domínio prático:**

1. Dependem de outras pessoas de forma integral para todos os aspectos do cuidado físico diário.

2. Ações simples com objetos podem servir como base para algumas atividades úteis.

3. Podem gostar de ouvir música, brincar na água, sair para passear, sempre com apoio integral de outras pessoas.

4. Os prejuízos sensoriais e motores com frequência impedem maior participação na vida prática da família. Podem ter comportamentos de autolesão.

Alguns aspectos das DIs, nos seus vários graus, são resumidos na Tabela 26.1.

Causas da deficiência intelectual

Na avaliação clínica, nem sempre é possível identificar as causas exatas da DI. Entretanto, estima-se que uma avaliação correta e bem-feita de uma pessoa com DI, que inclua uma anamnese completa e um exame clínico ade-

Tabela 26.1 | Aspectos gerais da deficiência intelectual em seus vários níveis

GRAU DE DEFICIÊNCIA INTELECTUAL (DI)	QI	IDADE MENTAL*	MELHOR NÍVEL ESCOLAR ALCANÇÁVEL (ESTIMATIVA APROXIMADA)	% APROXIMADA DO TOTAL DE INDIVÍDUOS COM DI	TRANSTORNOS ASSOCIADOS
Limítrofe (não é DI)	70-84 ou 70-79**	–	Dificuldades aparecem apenas no período do ensino médio	Não é considerado DI	Dificuldades de comportamento no ambiente escolar
DI leve	50-69	9-12 anos	7º a 8º ano do ensino fundamental	80%	Transtornos da conduta, transtornos do espectro autista (TEAs)
DI moderada	35-49	6-9 anos	3º ano do ensino fundamental	10-15%	Transtornos da conduta, TEAs
DI grave	20-34	3-6 anos	Não consegue frequentar a escola	3-4%	Déficits motores e sensoriais, sintomas de autismo, epilepsia
DI profunda	Abaixo de 20	Menos de 3 anos	Não consegue frequentar a escola	1-2%	Déficits motores e sensoriais, epilepsia

*__Idade mental__, grosseiramente, seria a correspondência com a idade de uma criança sem DI. Tal aproximação, entretanto, deve ser tomada de forma crítica.

**70-84 é a faixa do DSM e da CID; 70-79, a faixa dos testes Wechsler.

quado, seja capaz de identificar a etiologia da deficiência em até 70% dos casos (Moeschler; Shevell, 2014).

Sobretudo nos casos de DI leve e moderada, muitas vezes não se reconhece uma etiologia clara, e presume-se a interação de fatores genéticos e ambientais desfavoráveis.

Há alguns fatores de risco importantes para esse tipo de deficiência, que se correlacionam com maior chance de a criança apresentá-la, mas que possivelmente agem de forma somatória com outros fatores para a ocorrência de DI. São os seguintes os principais fatores de risco: **baixo peso ao nascer** (peso menor que 2,5 kg, com risco maior para inferior a 1,5 kg), **idade gestacional significativamente menor** (crianças que nascem bem antes da data prevista do parto), **idade avançada da mãe**, **nível educacional muito baixo da mãe** e **sexo masculino** da criança.

A privação psicossocial grave, relacionada a marcantes negligências (ausência total dos pais ou substitutos), desnutrição proteico-calórica nos primeiros anos de vida, falta de estímulos cognitivos e afetivos adequados e violência em relação à criança (violência verbal ou física, abuso físico, sexual, humilhações), representam fatores relevantes para a DI, sobretudo de leve e moderada.

A DI grave e profunda revela, todavia, na maioria das vezes, uma causa orgânica eventualmente reconhecível e, com frequência, vem acompanhada de distúrbios físicos e neurológicos, como epilepsia, déficit visual e/ou auditivo e incapacidades motoras.

Como um todo, as **quatro causas mais frequentes de DI** são: 1) síndrome de Down, 2) hipoxia-isquemia cerebral perinatal, 3)transtornos do espectro alcoólico fetal ou síndrome alcoólica fetal (SAF) e 4) síndrome do X frágil. O Quadro 26.3 apresenta um resumo das causas de DI.

Fenótipo físico e comportamental

Deve-se lembrar, embora pareça óbvio, que nem todas as pessoas com DI são semelhantes fisicamente ou apresentam comportamentos semelhantes. Há diferenças em termos de comportamento e risco de TMs associados que caracterizam distintos fenótipos comportamentais. O Quadro 26.4 apresenta alguns desses fenótipos diferenciais.

DEFICIÊNCIA INTELECTUAL E TRANSTORNOS MENTAIS (MUNIR, 2016)

Crianças e adolescentes com DI têm de **3 a 4 vezes** mais chances de apresentar um **TM concomitante** do que aqueles com inteligência normal (Munir, 2016). A comorbidade de DI e outros TMs, além de comum, tende a durar por todo o ciclo de vida. Estima-se que cerca de 40% das crianças e adolescentes com DI irão apresentar outro TM e que 30% irão apresentar um TM persistente.

Em um estudo com 474 crianças e adolescentes (7-20 anos de idade) holandeses com déficits que iam da inteligência limítrofe até a DI moderada, 25% apresentavam transtornos disruptivos (transtorno de oposição desafiante e transtorno da conduta), 22% transtornos de ansiedade e 4,4% transtornos do humor (Dekker; Koot, 2003).

Apenas 1 em cada 10 crianças e adolescentes que têm comorbidade DI-TM recebe tratamento em serviços especializados de saúde mental. Essa comorbidade tem maior poder de prever problemas de participação na escola e no trabalho, assim como de inclusão social em geral, do que o nível de gravidade da DI isoladamente. Da mesma forma, tal comorbidade influencia mais o bem-estar emocional dos pais do que o nível de gravidade da DI.

Em **adultos**, os TMs ocorrem também com frequência aumentada em pessoas com DI. A prevalência total varia muito nos estudos (14--75%), mas a maior parte deles a situa entre 30 e 35%. Os transtornos mais frequentes variam de acordo com o grau de DI, mas, de modo geral, são os transtornos de ansiedade (4-8%) e a esquizofrenia (3-4,5%) os que mais aparecem (Deb et al., 2001).

Independentemente de diagnóstico psiquiátrico, adultos com DI têm mais problemas agressivos e disruptivos de comportamento do que a população em geral: cerca de 8% têm comportamentos como **autolesão**, **comportamentos destrutivos/agressivos** e **comportamentos estereotipados**.

Pessoas com DI mais grave e com mais problemas de comunicação têm mais frequentemente tais problemas disruptivos. Epilepsia, sintomas autísticos e déficits sensoriais e motores são muito frequentes em pessoas com DI grave e profunda. Nesse nível de deficiência,

Inteligência e cognição social **317**

Quadro 26.3 | Causas mais importantes das deficiências intelectuais	
CAUSAS GENÉTICAS	**CAUSAS AMBIENTAIS**
Cerca de 40% das DIs	Cerca de 60% das DIs
Anormalidades cromossômicas (ACs) com frequência estão associadas a DI: cerca de 25% das DIs são causadas por ACs. A **trissomia do 21 (síndrome de Down)** é a AC mais frequente, estimando-se que seja a causa de DI em **até 20%** dos casos. Outras ACs são: trissomias do cromossomo 13 e do 18 e síndrome de Klinefelter* (cariótipo 47, XXY), que ocorre em 1 em cada 650 meninos.	**Transtornos do espectro alcoólico fetal** ou síndrome alcoólica fetal (SAF): exposição da gestante (e, consequentemente, do feto) ao **álcool** é a causa ambiental (e prevenível) mais frequente de DI e inteligência limítrofe; até cerca de **8%** das DIs seriam por SAF.
Causas monogênicas (CMs): cerca de **10%** das DIs são causadas por CMs. A **síndrome do X frágil** é a DI decorrente de causas monogênicas mais frequente; cerca de **5%** das DIs são decorrentes da síndrome do X frágil (mais comum no sexo masculino). **Outras causas monogênicas:** síndrome de Prader-Willi, síndrome de Angelman, síndrome de Williams, síndrome de Rett, síndrome velocardiofacial.	**Eventos perinatais** no feto ou bebê • **Hipoxia/isquemia cerebral** • Hemorragias periventriculares em prematuridade extrema
Síndromes neurocutâneas: **Neurofibromatose tipo 1** (com manchas na pele de coloração café com leite, habilidades visuoespaciais comprometidas, desatenção e déficit em funções executivas). **Esclerose tuberosa**, com nódulos periventriculares calcificados e túberes corticais.	**Infecções durante a gestação e no período perinatal**, sobretudo as do grupo **TORCH** (**T**oxoplasmose, **O**utras – sífilis, varicela-zóster, parvovírus B19 –, **R**ubéola, **C**itomegalovírus e infecções por **H**erpes vírus), estão associadas a anomalias congênitas, inclusive DI.
Malformações cerebrais (displasia do córtex, do corpo caloso, do cerebelo, ventriculomegalia) **Erros inatos do metabolismo:** fenilcetonúria, galactosemia.	**Eventos pós-natais** como meningite e trauma craniano. **Desnutrição proteico-calórica** nos dois primeiros anos de vida. Combinada com privação psicossocial grave, pode ter consequências nefastas e permanentes na criança. Intoxicação por **chumbo** no início da infância também está associada a DI.

*Nem toda criança com SK apresenta DI. Muitas apresentam escores de QI em torno de 90, e algumas entre 90 e 100, mas têm pior desempenho nos testes verbais. Cerca de 70 a 80% das crianças com SK têm problemas de linguagem (Boada et al., 2009).

é muitas vezes bastante difícil discriminar entre DI e TEA (Bowring et al., 2017).

SEMIOTÉCNICA DA INTELIGÊNCIA: AVALIAÇÃO SIMPLIFICADA DA INTELIGÊNCIA[1]

Será apresentada, adiante, uma avaliação inicial, simplificada, para uma primeira inferência sobre a inteligência de uma pessoa. Para

a avaliação inicial e clínica da inteligência, ver Quadro 26.5. (Atenção: tal investigação inicial não substitui uma avaliação aprofundada, com testes bem validados, aplicados individualmente e interpretados com senso crítico.)

QI e testes de avaliação da inteligência

O QI é uma medida convencional da capacidade intelectual do indivíduo baseada na averiguação das distintas habilidades intelectuais (verbais, visuoespaciais, abstração, cálculo, compreensão, entre outras), sendo obtido por meio de testes

---

[1] Ver avaliação e testes simplificados no *hotsite* do livro.

318 Psicopatologia e Semiologia dos Transtornos Mentais

Quadro 26.4 | Fenótipos físicos e comportamentais em diferentes síndromes com deficiência intelectual

SÍNDROMES	FENÓTIPO FÍSICO	FENÓTIPO COMPORTAMENTAL E TRANSTORNOS MENTAIS ASSOCIADOS
Síndrome de Down Trissomia completa do cromossomo 21 = 95% dos casos; mosaico em 2-3%.	Rosto plano, boca relativamente pequena, palato arqueado, língua com tendência à protusão. Orelhas pequenas, implantação às vezes baixa. Olhos inclinados para cima com prega epicântica. Tendência a baixa estatura, membros e mãos curtos e largos e hipotonia muscular.	Melhor em habilidades visuoespaciais, pior nas verbais, dificuldade com números e para aprender escutando. QI em torno de 50, mas um subgrupo pode chegar até 70 ou mais (mosaicos). Pontos fortes: interação social, aprendizado visual, gestual e mímica; aprende vendo. A personalidade tende a ser afável, com boa sociabilidade. Podem ter **TEA** e/ou **depressão** (esta, sobretudo, na vida adulta).
Síndrome do X frágil (SXF) Mutação no cromossomo X no gene FMR1 na região Xq27.3.	Macrocefalia (cabeça grande), face alargada, testa proeminente, queixo pronunciado, orelhas proeminentes e de implantação baixa. Articulações hiperextensíveis e hipotonia muscular, testículos grandes. No cérebro, estão aumentados o núcleo caudado, o hipocampo e os ventrículos laterais. Vérmis cerebelar pequeno.	Limítrofe ou DI (**QI geral entre 40 e 70**), mais leve em garotas (QI = 60-80), e DI tendendo a grave em meninos (QI = 35-45). Pegoraro e colaboradores (2014) **QI = 54,4 ± 4,6** (92% meninos). Melhor em habilidades verbais, pior nas visuoespaciais. Ponto forte em habilidades para a vida diária e autocuidado. Mais associação com **TDAH**, hiperatividade, pouco contato visual, fala reiterativa. Sintomas de **autismo** ou mesmo **TEA** completo.
Transtornos do espectro alcoólico fetal O álcool produz no feto lesões no cérebro, no coração, no esqueleto e nos rins.	Baixo peso ao nascer, cabeça pequena até microcefalia. **Fácies característico** com face plana, fendas palpebrais pequenas, pregas epicânticas, nariz curto, lábio superior fino, filtro nasal aplanado, ponte nasal aplanada e queixo pequeno. Alterações da visão, estrabismo e déficit auditivo. Pode haver convulsões, assim como alterações cardíacas, renais e oculares.	Dificuldades de memória, linguagem expressiva, matemática, atenção e cognição social. Faixa de QI muito variável, média de 60 a 80, mas a maioria se situa entre **QI = 70 a 79**, com **média ≈ 75** (limítrofes). Pode haver hiperatividade, **irritabilidade**, instabilidade afetiva e agressividade. Dificuldade de socialização. Pode haver **TDAH** e **TEA**.
Síndrome de Prader-Willi 70% têm uma deleção no cromossomo **15 paterno**, região 15q11-q13. Dissomia materna em 25% dos casos, também no 15.	Chama atenção a **obesidade** com **hipotonia** (que pode ser grave, com infecções respiratórias e problemas alimentares). As mãos e os pés são pequenos. Genitais pequenos. Face característica com olhos um pouco puxados, lábio superior fino, boca voltada para baixo.	Melhor em habilidades visuoespaciais e pior em linguagem. **QI: 61-70, média ≈ 65**, mais frequente DI leve (63%), moderada (31%) e grave (6%). Pegoraro e colaboradores (2014) **QI 56,4 ± 8,3. Voracidade intensa** por alimentos e ausência de saciedade, que geram a obesidade. Nos primeiros anos, tendem a ser alegres e afetivos; problemas de comportamento tendem a surgir depois dos 4 ou 5 anos. Podem ter TOC, irritabilidade e **impulsividade**. Comportamentos obstinados, automutilação, repetição de palavras. No adulto, pode ocorrer psicose.
Síndrome de Angelman Deleção no cromossomo **15 materno** (região 15q11-q13).	Crânio pequeno até microcefalia de instalação pós-natal. Protusão da língua. Hipotonia. Alterações da pigmentação da pele (da hipopigmentação até o albinismo oculocutâneo). Estrabismo, nistagmo.	Linguagem mínima ou ausente. Podem ter episódios de risos. Disposição feliz, comportamento alegre. Hiperatividade e transtornos do sono são comuns. Pode haver problemas alimentares. Crises convulsivas e tremor.

Síndrome velocardio-facial	Orelhas de implantação baixa,	Melhor em atividades verbais (embora possa
Síndrome velocardio-facial Deleções no cromossomo 22 (região 22q11.2).	Orelhas de implantação baixa, defeitos no palato e fala anasalada (hipernasalidade severa) e rouca. Doenças cardíacas congênitas, atraso no crescimento, perda auditiva, lesões renais e doenças autoimunes (artrite reumatoide e doença de Graves).	Melhor em atividades verbais (embora possa haver atraso na aquisição de linguagem) e pior em habilidades visuoespaciais. **QI na faixa normal inferior até DI moderada.** Desatenção e hiperatividade, irritabilidade, fobias, TOC e TEA na infância. Pode haver **esquizofrenia, TB e depressão** no período adulto.
Síndrome de Williams ou síndrome de Williams-Beuren Microdeleções no cromossomo 7 (região 7q11.23; inclui o gene da elastina).	**Face característica** (que lembraria elfos ou fadas): nariz pequeno arrebitado (empinado), queixo pequeno, bochechas proeminentes, lábios grossos e grandes, dentes pequenos, muito espaçados ou faltosos, esmalte dentário defeituoso, cabelo encaracolado, pálpebras volumosas e íris em formato de estrela. Altura: são mais baixos que os familiares. Tórax afundado. Alterações cardíacas (p. ex., estenose aórtica supravalvular). Alterações geniturinárias e esqueléticas.	**Bem melhor em habilidades verbais** do que visuoespaciais; melhor em memória auditiva e no reconhecimento de faces. Podem ser loquazes, com tendência à distração; interesse e facilidade com música. Pior em habilidades visuoespaciais, habilidades motoras finas e planejamento perceptual motor. DI de leve a moderada (**QI na faixa entre 50-60; média = 56-58; QI verbal melhor que QI de execução**). **Pegoraro e colaboradores (2014a) 58,9 ± 5,9**. Tendem a ser **cordiais e afetivos**, com personalidade amigável. Muito sociáveis, confiam em estranhos, com sorriso frequente. Podem ter medo de sons altos e do contato físico. Podem ser comuns **transtornos de ansiedade**, TDAH, impulsividade, sintomas de autismo.
Síndrome de Smith-Magenis Deleção de genes no cromossomo 17 (região 17p11.2).	A face é larga e quadrada, raiz nasal ampla, queixo pequeno no início da vida, depois torna-se proeminente. Orelhas de implantação baixa, boca com lábio superior em tenda e tendência a manter a boca aberta (com hipotonia, disfunção oromotora), atraso no crescimento.	Atraso na aquisição da fala, dificuldades em processamento sequencial (**graus de DI e QI muito variáveis**). Voz com tonalidade hipernasal, rouca e grave. Mais comum apresentarem problemas de sono, autolesões, letargia, estereotipias e impulsividade.

Fontes: AAMR, 2006; Pegoraro et al., 2014a.

individuais padronizados. Os testes mais utilizados e mais bem validados internacionalmente são a *Escala de Inteligência de Stanford-Binet*, a *Escala de Inteligência Wechsler para Adultos – Revisada* (WAIS-R) e a *Escala de Inteligência Wechsler para Crianças – Revisada* (WISC-R). Nos últimos anos, o grupo de psicólogos da WAIS e da WISC introduziu a WASI, que é forma abreviada dos testes de Wechsler.

Por meio da aplicação dos testes em extensas amostras populacionais, obtiveram-se normas quantitativas do QI. A média populacional do QI é igual a 100. Na faixa de 85 a 115 (QI normal médio), encontram-se 68% da população. Um QI superior a 115 ou 120 indica inteligência superior e, acima de 130, inteligência muito superior. Pessoas com QI acima do percentil 98 (ou seja, os 2% com maior QI),

que apresentam, portanto, QI acima de 130, são denominadas "superdotadas".

A avaliação da inteligência deve buscar identificar um padrão geral de rendimento intelectual, não se fixando apenas em, ou supervalorizando, áreas específicas da inteligência. A interpretação dos resultados de testes de QI deve ser feita com cautela e flexibilidade; o teste deve ser considerado um guia, um indicativo, e não algo absoluto.

Testes de avaliação da inteligência e cultura

Todo o **passado cultural** e o **contexto cultural** do indivíduo, os valores, as normas e os estilos cognitivos de seu grupo social e cultural devem ser seriamente considerados na interpretação dos resultados.

Quadro 26.5 | Semiotécnica da inteligência

Verificar, logo no início da avaliação da inteligência, se o paciente está com o nível de consciência preservado (se está plenamente desperto, sem sonolência excessiva ou turvação da consciência), se está orientado temporoespacialmente, qual seu grau de concentração e motivação e seu estado de humor (essas variáveis influenciam muito no desempenho e, consequentemente, na interpretação do nível intelectual).

Deve-se obter com precisão a **escolaridade** do paciente. Caso tenha tido **repetências** ou fracassos na escola, quantos anos de repetência? **Quais os motivos** mencionados para essas repetências ou fracasso escolar? (Faltava muito às aulas por doença ou outro motivo, não se sentia aceito na instituição, não prestava atenção às aulas, não fazia os deveres de casa, brigava muito, tinha medo da professora ou não conseguia aprender, mesmo com esforço e condições de ensino adequadas?)

Perguntar (ao paciente e a um familiar) se ele sabe **fazer contas**, se sabe **lidar com dinheiro** (como conferir o troco; pode-se simular uma compra simples e verificar essa habilidade no indivíduo).

Perguntar também se o paciente **se veste sozinho**, se **se alimenta sozinho** (e se usa talheres, apenas colher ou se usa garfo e faca, se sabe cortar o alimento sozinho), se **toma banho sozinho** adequadamente, se faz a **higiene** por conta própria, adequadamente, se é capaz de ir **sozinho de ônibus** ao centro da cidade, se **assiste à televisão e entende** o que acontece nas novelas, séries, desenhos, programas infantis ou filmes.

É interessante que crianças, ou mesmo adultos, que assistem a **programas na TV** (ou séries no computador ou TV) descrevam quais são os **personagens principais**, como se comportam, quais suas características (verificar-se, assim, o grau de compreensão que o indivíduo tem daquilo que assiste na TV ou acompanha no computador). Perguntar se **usa o computador** e, em caso afirmativo, como é esse uso, o que faz nele.

Após essa triagem inicial, verificar a **extensão do vocabulário** e o **uso preciso**, bem contextualizado, das palavras pelo paciente: pessoas que usam vocabulário relativamente extenso, preciso e bem contextualizado geralmente não têm DI nem inteligência limítrofe.

Perguntar se sabe ler; se, atualmente ou em algum período de sua vida, leu gibis, revistas, livros ou jornais (caso o livro que costuma ler ou sempre leu seja a Bíblia, pedir que cite uma passagem e que interprete seu significado, para verificar o grau de compreensão e abstração). Se já leu algum livro, pedir que resuma a obra e interprete seu conteúdo.

Perguntar se sabe **escrever** seu nome, se sabe copiar palavras, frases e, se além de saber copiar, sabe escrever "de sua cabeça" bilhetes, relatos ou cartas. Em caso positivo, pedir para o paciente escrever um bilhete ou relato com algum pedido ou lembrança, de pelo menos 3 a 5 linhas. Verificar se o texto produzido é claro, lógico, bem concatenado, se apresenta ideias mais ou menos complexas, se é mais concreto ou mais abstrato.

Verificar **informações e conhecimentos gerais**: endereço e telefone atuais; nome e idade de familiares, dos pais e dos irmãos. Perguntar qual é a capital do Brasil e a do Estado onde se encontra. Perguntar quem foram os três últimos presidentes do País, quem é o prefeito de sua cidade, qual é a diferença entre ditadura e democracia. Em que continente fica o Brasil, a França, o Canadá e o Egito.

Tentar verificar a capacidade de **abstração**, **generalização** e **sofisticação** da inteligência, perguntando: quais aves (pássaros) você conhece? O que é uma fera? O que é um monstro? De onde se obtém o açúcar? E o mel? E a gasolina? O que é maior, a Lua ou o Sol? A Terra ou a Lua? O que é uma pessoa covarde e uma pessoa corajosa? Qual é a diferença entre fé e conhecimento? Entre mentir sobre algo (errar com alguma intenção secundária) e simplesmente falar algo errado, falso, por ignorância (errar por desconhecimento)?

A **compreensão** de situações da vida é um elemento estratégico para se avaliar qualitativamente o nível de inteligência (é muito explorada nos testes de Wechsler). Pode-se, por exemplo, caso a pessoa goste de futebol, perguntar *por que o time precisa de goleiro*, ou *o jogo de juiz*. Outras perguntas de compreensão são, por exemplo, *o que você faria se a casa do vizinho estivesse pegando fogo? Ou se encontrasse a carteira de alguém na rua?* É interessante que se façam perguntas cada vez mais complexas, como *por que é importante uma pessoa ter liberdade de escolha?* Deve-se notar elementos como lógica, sofisticação e abstração nas respostas.

Ver no *hotsite*: avaliação rápida da inteligência.

É esperado que uma criança indígena, que nunca frequentou escolas com os modelos de escolaridade e de conhecimentos como os ocidentais, apresente **estratégias cognitivas** e formas de organizar sua cognição **diferentes** daquelas de crianças para as quais o teste foi padronizado e normatizado. Assim, o uso de testes padronizados para pessoas da cultura ocidental majoritária, de modo geral, deve ser considerado com muita cautela em minorias culturais ou grupos culturais distantes do padrão ocidental.

Muitos psicólogos pesquisadores dos testes de QI propuseram que os **testes não verbais** seriam mais neutros ou **menos influenciados pela cultura e escolaridade**. Por isso, tais testes seriam melhores para avaliar pessoas de minorias culturais ou grupos sem escolaridade. Entretanto, tal suposição não se confirmou na prática. Os testes não verbais parecem não prever tão bem a evolução acadêmica e profissional das pessoas quanto aqueles em que há tanto componentes verbais quanto não verbais. Além disso, mesmo testes exclusivamente não verbais são consideravelmente influenciados pela cultura (Cohen; Swerdlik; Sturman, 2014).

Cabe mencionar, ainda sobre testes de inteligência, a noção de **validade ecológica** (ou do contexto sociocultural), em que se utilizam recursos e elementos da cultura específica do grupo para a criação e/ou padronização de testes de inteligência. Tais recursos aumentariam a confiabilidade e a validade dos testes (Roazzi; Campello de Souza, 2002).

Há certo consenso de que algumas **características dos testes** os tornam um pouco **menos vulneráveis à influência da cultura**, como, por exemplo: *instruções orais na sua realização, assim como respostas orais pelo testando, prática preliminar dos itens, testes puramente pictóricos, conteúdo não verbal, testes que avaliam principalmente resolução de problemas novos e raciocínio abstrato, não uso de habilidades escolares*. Além disso, para serem menos dependentes de escolaridade e cultura, *os conteúdos dos itens devem ser familiares ao testando, ou seja, deve haver temas, objetos e valores de seu grupo social e cultural* (Cohen et al., 2014).

Deve-se, portanto, tomar **particular cuidado na interpretação e validação** dos resultados, principalmente quando o teste é aplicado em pessoas de **outras culturas**, em indivíduos marginalizados da cultura ocidental (como crianças que vivem nas ruas, grupos indígenas, pessoas de ambiente estritamente rural, entre outros grupos) e em **pessoas sem escolaridade formal**. Ademais, quando houver clara discrepância entre as subescalas verbais e de desempenho (execução), é recomendável questionar a adequação do teste.

Entretanto, apesar de tais ressalvas, os **testes de QI que são bem conduzidos** têm seu lugar como importantes instrumentos diagnósticos, úteis na clínica psiquiátrica e em psicologia clínica. Nos **Quadros 26.6 e 26.7**, são apresentados resumidamente os principais testes de inteligência disponíveis no Brasil e no mundo. No Quadro 26.6, são apresentados os mais simples, que não testam todas ou um amplo conjunto de funções cognitivas para verificar a inteligência, mas utilizam uma ou algumas habilidades para **inferir** a inteligência geral do indivíduo. No Quadro 26.7, são resumidos aqueles que avaliam a inteligência de forma mais completa, com amplo leque de habilidades que constituem o construto inteligência.

AVALIAÇÃO MÉDICA DA DI

A **avaliação médica** de pessoas com DI é feita, de modo mais frequente, em crianças ou adolescentes, e apenas eventualmente em adultos (presume-se que tal avaliação já deveria ter sido feita na infância).

Tal avaliação deve incluir uma anamnese completa com dados sobre a gestação, o parto e o período pós-natal, a história do desenvolvimento neuropsicomotor e a história familiar (de pelo menos três gerações). A avalição clínica deve também incluir: perímetro cefálico, altura (baixa estatura pode sugerir síndrome alcoólica fetal, e alta estatura, síndrome do X frágil e síndrome de Sotos), avaliação neurológica com exame neurológico, avaliações oftalmológicas e otorrinolaringológicas, avaliação da pele (anormalidades de pigmentação), dismorfismos de face e extremidades e avaliação de malformações internas.

COGNIÇÃO SOCIAL: DEFINIÇÕES

Nas últimas décadas, o emergente campo da cognição social surgiu com grande interesse

Psicopatologia e Semiologia dos Transtornos Mentais

Quadro 26.6 | Testes de inteligência: avaliação da inteligência geral por inferência de uma ou algumas habilidades cognitivas

NOME DO TESTE E AUTOR	CARACTERÍSTICAS DO TESTE	GRUPO POPULACIONAL VISADO, VALIDADE E CONFIABILIDADE
Escala de Inteligência Wechsler Abreviada (WASI-II) Segunda edição (Wechsler, 1999; 2011)	Composto de 4 subescalas das escalas de Wechsler: vocabulário, cubos (análise de estímulos visuais abstratos), raciocínio matricial e semelhanças. A partir dessas subescalas, estima-se a inteligência geral. Duração de cerca de 30 minutos.	**Pessoas entre 6 e 89 anos.** Para uso clínico e educacional. Propriedades psicométricas muito boas. É considerado, por muitos, o melhor teste de inferência da inteligência. **Traduzida para o português e validada no Brasil.**
Matrizes Progressivas de Raven Universidade de Dumfries, Escócia Raven (1936)	Testes de múltipla escolha a partir de 39 matrizes com várias figuras entre as quais há um padrão lógico. Sempre uma das caselas de cada matriz está em branco, e o examinando deve preenchê-la de acordo com seu raciocínio. Pressupõe, para inferir a inteligência, que o **raciocínio lógico espacial** tem o potencial de inferir o *fator g* de inteligência. É possivelmente o teste de raciocínio lógico visuoespacial mais difundido e aceito internacionalmente.	Abrange **todo o desenvolvimento** intelectual a partir da fase em que a criança compreende a noção de encontrar a parte que falta para completar um desenho. No Brasil, há 3 escalas Raven validadas: Escala Geral, Escala Avançada e Escala Especial (Matrizes Progressivas Coloridas), para públicos e idades distintos. **Validada no Brasil.**
Escala de Maturidade Mental Colúmbia (EMMC) Universidade Columbia, EUA (Burgemeister; Blum; Lorge [1947]/2001)	Estimativa da habilidade intelectual da criança; avalia seu raciocínio geral e sua maturidade. São apresentados 100 cartões. Cada cartão tem de 3 a 5 desenhos, sendo um deles a resposta correta. Correlações razoáveis com WISC, com **melhor sensibilidade do que especificidade.**	Para **crianças de 3 a 12 anos** (desenvolvida inicialmente para avaliar crianças com paralisia cerebral ou com outras deficiências verbais ou motoras). Escala de aplicação rápida, mas **pode falhar na detecção de inteligência limítrofe (IL) e DI leve.** **Validada no Brasil.**
Teste de Inteligência Geral Não Verbal (TIG-NV) (Tosi, 2012)	Teste que avalia algumas habilidades cognitivas, como atenção, orientação espacial, conhecimentos formais, memória, percepção e flexibilidade cognitiva. Há 30 questões que exigem distintos tipos de raciocínio. Há 6 respostas alternativas, com apenas 1 correta.	**Pessoas entre 10 e 79 anos,** sem exigência de escolaridade. Propriedades psicométricas relativamente boas, mas correlação moderada com a Raven ($r = 0,56$). **Desenvolvido e validado no Brasil.**
Conjunto R-1 e conjunto R-2 (Oliveira, 1973)	Testes não verbais de inteligência que pressupõem que o raciocínio visuoespacial se correlaciona fortemente com o *fator g* de inteligência (concebida de forma unidimensional). Compostos de figuras em que falta uma parte, as quais devem ser completadas com uma das alternativas apresentadas.	Para **adultos (R-1)** e **crianças (R-2).** Testes de **validade questionável** para detecção de IL e DI leve (pessoas com IL e DI leve podem ter habilidades visuoespaciais relativamente preservadas). Não exigem escolaridade, apenas que a pessoa seja alfabetizada. **Desenvolvidos e validados no Brasil.**

Inteligência e cognição social 323

Quadro 26.7 | Testes de inteligência: avaliação da inteligência por meio do exame do conjunto amplo de várias habilidades cognitivas

BATERIA OU TESTE	CARACTERÍSTICAS DO TESTE	GRUPO POPULACIONAL VISADO
Escala de Inteligência de Stanford-Binet – 5ª edição (Gale Roid, 2003)	Uma das melhores escalas de QI desenvolvidas até hoje. Composta de 10 subescalas, avalia amplos e distintos aspectos da inteligência.	Pode ser aplicada em crianças pequenas (de 2 anos em diante), adultos e idosos. Propriedades psicométricas muito boas. Infelizmente, **não foi traduzida para o português nem validada para o Brasil.**
Woodcock-Johnson IV (WJ-IV) (Schrank et al., 2014)	Excelente escala que avalia, por meio de 18 baterias, testes conjuntos de aquisições intelectuais acadêmicas, habilidades cognitivas e linguagem oral.	Para crianças, adolescentes e adultos. Infelizmente, **não foi traduzida para o português nem validada para o Brasil.**
Escala de Inteligência Wechsler para Adultos (WAIS-IV) (4ª edição, nos EUA)	Apresenta propriedades psicométricas muito boas. É composta por 10 subtestes nucleares e 5 complementares. Produz QI global, QI verbal e QI de desempenho, assim como 4 índices: compreensão verbal, raciocínio perceptivo, memória de trabalho e velocidade de processamento.	Para pessoas entre 16 e 90 anos de idade. No Brasil, está disponível apenas a 3ª edição (WAIS-III). **A WAIS-III foi traduzida para o português e validada para a população brasileira.**
Escala de Inteligência Wechsler para Crianças (WISC-V) (5ª edição, nos EUA)	Semelhante à WAIS, mas adaptada para crianças e adolescentes.	Para crianças e adolescentes de 6 a 16 anos. No Brasil, está disponível apenas a 4ª edição (WISC-IV). **A WISC-IV foi traduzida para o português e validada para a população brasileira.**
Escala de Inteligência Wechsler para Idade Pré-escolar (WPPSI-III) (3ª edição)	Semelhante às outras escalas Wechsler, com subtestes que produzem QI global e QI verbal e de procedimentos. Propriedades psicométricas muito boas.	Para crianças com idades entre 2,5 e 7 anos e 7 meses. **Não foi traduzida para o português nem validada para o Brasil.**
Escala de Inteligência Wechsler para Adultos Revisada como Instrumento Neuropsicológico (WAIS-R NI)	Cada subteste é calibrado em relação a desempenho neuropsicológico normal em comparação a padrões de desempenho em pessoas com danos ou lesões cerebrais.	Para adultos de 16 a 90 anos. **Não foi traduzida para o português nem validada para o Brasil.**
Bateria de Provas de Raciocínio (BPR-5) (Primi; Almeida, 2000)	Escala de inteligência construída no Brasil. Avalia 5 áreas cognitivas (raciocínio abstrato, verbal, espacial, numérico e mecânico) e produz um fator g (inteligência geral). Há a forma A, para indivíduos com nível de escolaridade entre o 7º e o 9º ano, e a forma B, para aqueles com nível médio e universitário.	Para adolescentes a partir de 11 anos e adultos. Parece apresentar boas propriedades psicométricas. **Foi desenvolvida no Brasil e validada para a população brasileira.**
Teste Não Verbal de Inteligência SON-R 21/2-7 (SON-R) Holanda (Laros; Tellegen, 1998)	Versão abreviada das escalas SON, usadas na Europa. Avalia habilidades cognitivas de crianças pequenas e investiga raciocínio abstrato e concreto, habilidades espaciais e visuomotoras. Desenvolvido a partir da Escala **S**nijders-**O**omen **N**ão verbal; por isso o nome **SON-R**.	Foi desenhado para crianças de 2,5 a 7 anos e 11 meses. Por não avaliar ou incluir habilidades linguísticas, é também adequado a crianças sem escolaridade e sem o domínio da língua portuguesa. Propriedades psicométricas muito boas. **Foi traduzido para o português e validado para a população brasileira.**

para a psicopatologia. Por cognição social entende-se o conjunto de **habilidades** necessárias e que são a base cognitiva e neuropsicológica da **interação social**, da sociabilidade, enfim, da vida de uma pessoa em sociedade.

Essas habilidades se relacionam ao **processamento de informações emocionais** e, sobretudo, **socioemocionais**. Tal processamento implica inicialmente o reconhecimento de faces e do estado afetivo no rosto observado, da voz, da prosódia e dos gestos do interlocutor. Também inclui a capacidade de perceber, processar e interpretar os **signos sociais** adequadamente, bem como de **atribuir um estado mental aos outros**, independente e autônomo em relação ao próprio estado mental, a chamada teoria da mente (Mecca; Dias; Berberian, 2016).

Os principais domínios da **cognição social**, portanto, são:

1. **Percepção e processamento das emoções**, que incluem a identificação e o reconhecimento de expressões faciais, assim como a habilidade em reconhecer as emoções nos outros a partir de dicas não faciais, como o tom de voz, a prosódia, o ritmo da fala, a postura corporal, os gestos, entre outras.

2. **Percepção social**, que inclui a capacidade de compreender, decodificar e interpretar adequadamente elementos e dicas sociais do contexto ambiental. Isso inclui **perceber o contexto social** e de interação social, entender as **regras sociais**, os modos culturalmente determinados de comportamento, suas funções e objetivos, bem como identificar os elementos e contextos que estão em jogo no comportamento dos outros e como se deve comportar a partir de tais dicas sociais, a fim de estabelecer e desenvolver relações sociais.

3. **Teoria da mente** (*theory of mind*). Talvez seja um dos elementos centrais e mais estudados da cognição social. A teoria da mente se refere a um conjunto de percepções, inferências e processamentos mentais que permitem ao indivíduo identificar e compreender as **intenções**, os **desejos**, as **disposições mentais**, as **crenças** e os raciocínios dos outros e de si mesmo. Ela pode ser resumida como **a capacidade de interpretar a mente alheia**. A teoria da mente implica a capacidade de se dar conta plenamente de que as outras pessoas têm uma mente autônoma e independente em relação à nossa própria. Ter as habilidades de teoria da mente significa ter a capacidade de perceber e inferir que outra pessoa pode ter (e, no mais das vezes, tem) pensamentos, percepções, desejos, preferências, intenções e crenças distintos e independentes dos do indivíduo, que ocorrem de forma autônoma em relação à mente deste. Ter tal habilidade é fundamental para que relações sociais se estabeleçam e se desenvolvam plenamente. Ela permite que relações de troca, reciprocidade e respeito pelas perspectivas dos outros possam ser estabelecidas e mantidas.

4. **Viés ou estilo de atribuição**, ou seja, identificou-se que também é importante para a cognição social o modo como o indivíduo atribui ou infere relações causais, como ele infere as causas dos acontecimentos.

De modo geral, as pessoas fazem constantemente inferências positivas ou negativas das relações causais, do porquê tal evento se relaciona a um outro. Quando alguém nos diz algo, faz um comentário, descreve ou nos pede algo, inferimos sobre por que essa pessoa faz isso – por exemplo, *ela diz algo ou me pede esse favor porque gosta de mim, me considera uma pessoa especial, ou porque tem raiva de mim, quer me prejudicar*. Tal estilo de atribuição é fundamental nas relações pessoais, na sociabilidade de um indivíduo.

A todo momento, diuturnamente, os seres humanos estão observando, imaginando, analisando e buscando prever como os outros sentem, pensam, avaliam e reagem. Tal atividade, cognitiva e emocional ao mesmo tempo, é atualmente considerada fundamental para toda a vida pessoal e social dos seres humanos. Ela requer uma complexa rede cerebral em ação e depende do desenvolvimento adequado do indivíduo, sobretudo nos anos de infância e adolescência. Ela é estudada neste domínio chamado "cognição social".

O sistema **Research Domain Criteria (RDoC)** dá ênfase à cognição social. Nele está assinalado que a cognição social é composta por sistemas cognitivos e afetivos, os quais fazem a intermediação das respostas mentais e comportamentais em contextos interpessoais. Para o RDoC, duas dimensões da cognição social são de particular importância: o envolvimento com o outro e a comunicação social.

A primeira dimensão de envolvimento com o outro inclui dois aspectos:

1. **Pertencimento** (*affiliation*): é o engajamento da pessoa em interações sociais positivas com outras pessoas. O pertencimento é uma consequência da motivação social e se manifesta por meio de comportamentos de aproximação social.

2. **Ligação/Apego** (*attachment*): é o engajamento seletivo do indivíduo com outra pessoa, que ocorre como consequência do desenvolvimento de um contato e ligação social.

Tanto o pertencimento como a ligação/apego necessitam da atenção e da detecção de pistas sociais, assim como de aprendizado social e da memória associados à formação de relações sociais. As **manifestações clínicas** de distúrbios no pertencimento e na ligação/apego incluem o isolamento social, a indiferença social, a anedonia e uma hiperligação (*over--attachment*) insegura e defensiva.

A segunda dimensão da cognição social para o RDoC é a **comunicação social**. Ela implica o processo dinâmico de troca de informações socialmente relevantes, que inclui aspectos tanto receptivos como produtivos de linguagem e comunicação não verbal. A comunicação social é essencial para a manutenção e a integração do indivíduo em seu ambiente. Essa comunicação deve ser interativa e recíproca.

Para a comunicação social são importantes o reconhecimento de afetos, sobretudo por meio da face, o contato ocular e a reciprocidade nos contatos. A comunicação social tipicamente utiliza informações de várias modalidades, que incluem ver a face do outro, ouvir os estímulos vocais (que podem incluir desde o choro do bebê, o encarar do bebê a sua mãe, o balbuciar na presença da mãe, até a fala adulta), observar a postura e os gestos alheios e perceber a prosódia afetiva da fala do outro.

DESENVOLVIMENTO DA COGNIÇÃO SOCIAL NA CRIANÇA

Vimos que o processo de reconhecimento de faces e de emoções por meio da face, da voz e de todo o gestual é elemento básico da cognição social. Pesquisas indicam que recém--nascidos (RNs), poucas horas depois de nascer, já evidenciam que têm preferência por rostos humanos em relação a outros objetos. Tais bebês já dirigem especificamente sua atenção para a face de suas mães, sobretudo para os olhos delas.

Os RNs também, quando ouvem sons, dão clara preferência à voz humana, com predileção maior ainda para a voz de suas mães. Assim, os seres humanos nascem com evidente propensão para a interação com outros humanos e para a cognição social (Gopnik, 2009).

Por volta dos 2 meses de idade, o bebê já é capaz de diferenciar expressões faciais, focando em partes do rosto humano. Nos 2 a 3 meses seguintes, ele discrimina nos rostos e na voz emoções como alegria, tristeza, raiva, irritação. As **emoções básicas** – alegria, tristeza, raiva, medo e nojo – são discriminadas primeiro (primeiro alegria e tristeza, depois medo e raiva).

As **emoções secundárias ou sociais**, como vergonha, orgulho, culpa, ciúme, constrangimento, são percebidas e discriminadas um pouco mais tarde. Começam a ser incorporadas pela criança quando esta tem 1,5 a 2 anos e são mais bem percebidas quando o indivíduo já tem 3 ou 4 anos de idade, quando a linguagem e a socialização já estão mais desenvolvidas (Andrade et al., 2016).

No final do primeiro ano de vida, surge a chamada **atenção conjunta (AC)**, que é o fenômeno do envolvimento do bebê em interações triádicas: a criança se interessa e se torna capaz de compartilhar sua atenção com outro ser humano (quase sempre a mãe).

A atenção ou o interesse por um objeto ou por um evento é expresso pelo bebê, que também percebe a atenção e o interesse da mãe por esses mesmos estímulos. Ocorre, então, a triangulação: bebê, coisa/evento, mãe. A AC pode ser uma resposta da criança à sugestão da mãe, que demonstra seu interesse pelo estímulo com o olhar ou apontando para ele, ou pode ser também algo espontâneo do bebê, que, ao ver algo interessante, olha ou aponta para esse estímulo e logo volta-se para a mãe para ver se ela também está olhando para o estímulo. Pode ser, ainda, alguma coisa que a criança olha ou para a qual aponta pedindo algo para a mãe.

A AC é muito importante para o desenvolvimento psíquico e social da criança, pois lhe permite compartilhar seus interesses com outra pessoa, assim como direcionar seu interesse e o interesse do outro para algo, constituindo uma espécie de **base** para todas as **interações interpessoais e sociais** futuras.

A **aquisição da linguagem** é elemento fundamental para o desenvolvimento posterior da cognição social. No final do segundo ano de vida, a criança já emprega a linguagem para lidar com suas necessidades emocionais e, a partir do terceiro e quarto anos de vida, utiliza as palavras para expressar suas emoções e sentimentos (Andrade et al., 2016); então, vai aprendendo que é possível lidar com os sentimentos e regular as emoções por meio de elementos simbólicos, como palavras, frases, enfim, com narrativas.

A partir da **segunda metade do segundo ano** de vida em diante, as crianças começam a usar palavras para nomear desejos e conseguem atribuir intenções às outras pessoas. No **terceiro e quarto anos de vida**, elas também já conseguem perceber que pessoas diferentes têm desejos diferentes e que os desejos se relacionam com emoções e ações.

A **teoria da mente**, ou seja, a capacidade de perceber que pessoas diferentes têm intenções, desejos, estados mentais e crenças diferentes e, com isso, entender e mesmo prever os comportamentos alheios começa com a percepção de expressão emocional na face, na voz e no gestual e com a inferência de que tais expressões correspondem a estados mentais. Isso já vem se desenvolvendo desde o primeiro ano de vida e, ao final do segundo ano, já está relativamente desenvolvido.

Um segundo aspecto da teoria da mente é aquele relacionado à reflexão sobre os estados mentais e as ações das outras pessoas, aos raciocínios que articulam as percepções das expressões emocionais nos outros, às inferências de seus estados mentais e modos como explicam suas ações. Tal dimensão, mais cognitiva do que perceptiva, da teoria da mente irá se desenvolver ao longo de todos os **primeiros cinco anos da infância**, alcançando geralmente uma relativa maturidade no final do quarto ano de vida. Com 5 anos, a maior parte das crianças já deve ter uma teoria da mente bastante desenvolvida.

A partir dos **6 anos de idade**, com o desenvolvimento pleno da teoria da mente, a criança consegue iniciar a compreensão de **ironia**, diferencia uma emoção real de uma apenas aparente e consegue compreender o que são **gafes sociais** (ou seja, como algo que se fala ou se faz de forma não intencional pode causar inadvertidamente vários tipos de constrangimentos nas pessoas). Também a partir dessa idade a criança consegue fazer inferências do estado mental de alguém sobre um terceiro (chamado de atribuição de **crenças de segunda ordem**). Por exemplo, *eu, Paulo, apesar de saber que Pedro fez algo errado, de forma maldosa, consigo inferir que Antônio, por não ter informações suficientes, pode estar sentindo pena de Pedro, e não raiva, como era de se esperar.*

São elementos importantes para promover o desenvolvimento da teoria da mente, segundo uma metanálise (Wellman et al., 2001): 1) ter bom desenvolvimento da linguagem; 2) brincar de faz de conta com frequência; 3) ter irmãos; 4) participar em conversas com as mães quando estas usam termos mentais; e 5) usar termos mentais nas conversas com seus pares.

A cognição social, que inclui percepção de emoções em si e nos outros, percepção social e teoria da mente, é elemento essencial para as interações sociais e toda a sociabilidade da criança, do adolescente e do adulto. Considerar a perspectiva alheia, ter habilidades sociais básicas e compreender as regras e o funcionamento da cultura em que se vive são elementos essenciais para o desenvolvimento humano pleno. O desenvolvimento adequado da cognição social tem, portanto, enormes implicações para a vida social; para o desenvolvimento pessoal afetivo, escolar e laboral; e para a qualidade de vida. Cognição social defectiva ou incompleta pode ocasionar graves consequências para crianças, adolescentes e adultos.

COGNIÇÃO SOCIAL E CÉREBRO (FRANKS, 2010)

Desde os anos de 1990 tem sido reconhecido nas neurociências que um grupo de áreas e circuitos cerebrais está particularmente associado a habilidades para a interação social e a sociabilidade. Essas estruturas têm sido descritas como componentes do chamado "cérebro social" e são constituídas principalmente por: área fusiforme facial, lobo temporal (em particular áreas relacionadas ao sulco temporal superior), ínsula, córtex do cíngulo, amígdala e córtex pré-frontal ventral medial (**Fig. 26.1**).

A **área ou giro fusiforme facial** situa-se na parte ventral do lobo occipital, na transição com o lobo temporal. É córtex associativo que recebe e faz o primeiro processamento de imagem de faces. A imagem facial, conhecida ou desconhecida, com os vários tipos e intensidade de expressão emocional, é enviada à **amígdala**. Essa estrutura, situada na parte medial do lobo temporal, processa e integra muito rapidamente os estímulos faciais e suas cargas afetivas (a amígdala é muito rápida para "aprender" e muito lenta para "esquecer"). Ela é muito ativada com faces que demonstram intensamente as emoções (sobretudo medo, raiva, ligação, aprendizado não consciente e memória emocional).

As emoções ativadas na amígdala são monitoradas e reguladas pelas **áreas pré-frontais supraorbitais mediais** (e indiretamente pelas áreas pré-frontais dorsolaterais). Áreas dos lobos temporais, como as relacionadas ao **sulco temporal superior**, também integram e analisam as informações de faces processadas na amígdala e da voz humana.

Nessas áreas, localizam-se muitos dos chamados **neurônios-espelho**, que são fundamentais para os processos de empatia e de ressonância afetiva. Esses neurônios são ativados da mesma forma quando se sente dor, nojo ou abandono e quando são percebidos em outra pessoa sentimentos como dor, nojo ou abandono.

A **ínsula**, outra estrutura medial dos hemisférios cerebrais, também tem grande população de neurônios-espelho e só existe em animais sociais; ela se expandiu nos primatas, sobretudo nos humanos. Parece "colocar" nosso corpo na experiência emocional, também permitindo que ele "sinta" o que o outro sente. Estudos de ressonância magnética funcional revelam que há ativação das mesmas áreas do córtex da ínsula tanto quando sentimos dor ou nojo ou quando observamos faces (mesmo desconhecidas) sentindo dor ou nojo.

Finalmente, o **córtex do cíngulo** (sobretudo anterior) se relaciona a comportamentos de cuidado de crianças, empatia, expressão emocional e ressonância afetiva. Quando passamos por experiências de "dor social" (ou seja, rejeição, exclusão, ostracismo ou perda de alguém querido), há ativação do córtex do cíngulo anterior, da ínsula, da amígdala e do córtex pré-frontal supraorbital medial. Há ativação dessas áreas também quando observamos pessoas passando por experiências de "dor social".

A **regulação emocional**, ou seja, a capacidade de monitorar e modular as respostas emocionais diante de estímulos e frustrações, depende da ativação de estruturas corticais frontais, como o córtex do cíngulo, o córtex frontal supraorbital medial e o córtex pré-frontal dorsolateral. Essas estruturas exercem ação regulatória sobre estruturas do sistema límbico como a amígdala e a ínsula.

Cabe ressaltar também que estudos de neuroimagem funcional indicam que em atividades que requerem que o indivíduo utilize a **teoria da mente** são ativadas quatro áreas corticais principais: aquelas relacionadas ao sulco temporal superior, o córtex frontal supraorbital medial, o córtex do cíngulo anterior e o córtex da junção temporoparietal.

Além disso, os **neurônios-espelho** representam um elemento básico da atividade do sistema nervoso relacionada à sociabilidade. Eles são particularmente ativados em atividades mentais

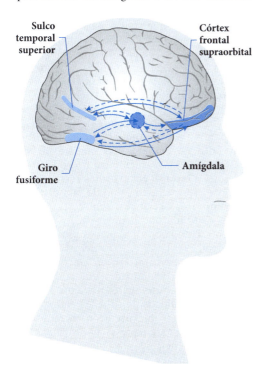

Figura 26.1 | Alguns circuitos do cérebro social.

e cognitivas que implicam imitação, estabelecimento de empatia, compreensão da ação e intenção das outras pessoas e observação e internalização da ação alheia. Todas essas atividades estão relacionadas à teoria da mente e à cognição social de modo geral.

COGNIÇÃO SOCIAL E PSICOPATOLOGIA

A cognição social está alterada em várias condições e TMs. Abordaremos aqui apenas os transtornos nos quais ela já foi estudada e aqueles nas quais ela é mais marcante e significativa para o quadro clínico, para a compreensão de mecanismos psicopatológicos e para a evolução da doença.

Transtornos do espectro autista

Em 1866, o médico-pediatra inglês John Langdon Haydon Down (1828-1896), enquanto trabalhava no *Asilo de Earlswood* para crianças com DI, em Londres, descreveu vários subtipos dessa deficiência (Down, 1866). Notou que um grupo de crianças com DI apresentava aspecto físico, corporal, que lembrava os habitantes da Mongólia e denominou esse subgrupo de DI de "mongoloídeos" (posteriormente, a síndrome cromossômica com trissomia do 21 foi denominada *síndrome de Down*, em homenagem a ele). Entretanto, deve-se assinalar, o termo *mongoloídeos* é infeliz, assim como as teorias explicativas de John L. H. Down para as DIs (apesar de seu grande poder de observação) eram infelizmente marcadas por visões distorcidas, marcadamente racistas, comuns em sua época e meio médico e intelectual, que viam uma hierarquia de inteligência entre os povos, inteligência que seria inferior em não brancos e não europeus.

Em 1887, Down descreveu o que chamou de DI **terceiro tipo** (*third kind*). O primeiro tipo seriam as DIs por ele consideradas **congênitas** ou hereditárias, e o segundo, as **acidentais**, relacionadas a doenças na gestação ou problemas e traumas no parto (Down, 1887).

Para Down, três aspectos caracterizavam essas crianças que apresentavam o **terceiro tipo** de DI:

1. Não apresentavam os aspectos físicos de muitas crianças com DI (ditos estigmas genéticos, como baixa estatura, fenda pala-

tina, baixa implantação de orelhas, entre outros).

2. Eram crianças que "regrediam", perdiam seu brilho, sua **linguagem**.

3. O desenvolvimento intelectual normal era interrompido, e essas crianças pareciam "**viver em um mundo seu, próprio**" (*lived in a world of their own*), "**falavam de si na terceira pessoa**" (*spoke in the third person*), apresentavam "**movimentos estereotipados**, rítmicos e automáticos" (*rhythmical and automatic movements*) e "**pouco responsivas** a todas as **aproximações afetivas** de amigos" (*lessened responsiveness to all endearments of friends*).

Essa descrição de John L. H. Down corresponde à descrição do psiquiatra austríaco Leo Kanner (1894-1981), em 1943, que chamou de *distúrbios autísticos do contato afetivo* o que hoje se denomina autismo. Tais crianças, segundo Kanner (1943), teriam o transtorno de **não conseguir se relacionar** de forma normal, natural, com as outras pessoas, desde o início de suas vidas. Apresentavam um tipo peculiar de **solidão autística** (*autistic aloneness*), relacionando-se melhor ou **mais com objetos inanimados** do que com pessoas, e apresentavam uma busca intensa por manter as coisas, **rotinas**, objetos sempre da mesma forma, ou seja, não toleravam mudanças da rotina (*...desire for the maintenance of sameness*).

Um ano depois, em 1944, em Viena, o pediatra Hans Asperger (1906-1980) descreveu um grupo de crianças que apresentavam um padrão comportamental bizarro, com **falta de empatia** nos contatos interpessoais, baixa capacidade para formar amizades, **foco intenso em assuntos restritos**, de interesse especial, e um tipo de **fala distinto do comum das crianças**, com certa formalidade e atitude que lembrava algo pedante que as faziam parecer "pequenos professores" (Asperger, 1944).

Os TEAs se caracterizam por comportamentos e particularidades que surgem no início da vida, nos primeiros três anos. Há significativa dificuldade de se relacionar socialmente, sobretudo na **interação socioafetiva** com pessoas, que se expressa, por exemplo, no bebê, por ausência ou atraso do sorriso social e por dificuldades no aconchego ao colo da mãe (Pegoraro; Setz; Dalgalarrondo, 2014b).

Uma parte dessas crianças, de modo geral, **não desenvolve a linguagem adequadamente**, ou, quando desenvolve alguns poucos elementos, pode regredir, perdendo-os ainda nesses primeiros anos de vida (perda da linguagem e uso de referência a si na terceira pessoa, segundo J. L. Down). Um número significativo das crianças com TEA não têm linguagem funcional capaz de desenvolver um diálogo, mesmo que mínimo, com outra pessoa. Algumas pessoas com TEA de alto funcionamento, como as com a **síndrome de Asperger**, apresentam linguagem normal, entretanto podem apresentar alterações na **prosódia** (geralmente com pouca modulação ou fala semelhante à de personagem de desenho animado ou robótica), com certa formalidade (o aspecto de "pequenos professores", segundo H. Asperger), e na **dimensão pragmática** da linguagem (uso da linguagem em situações sociais específicas).

Também são elementos importantes para o diagnóstico de TEA os **comportamentos estereotipados, repetitivos** (como balanceio, *flapping* com as mãos, o ato de andar na ponta dos pés, estalo de dedos, ruídos com a língua ou garganta), como descritos por J. L. Down. Também fazem parte desse repertório comportamental repetitivo as ecolalias imediatas ou tardias e a *sameness*, ou seja, incômodo importante com mudanças ambientais, da rotina, do lugar dos objetos na casa.

Há considerável consenso na literatura científica de que nos TEAs há significativo **déficit da cognição social**. Pessoas com TEA, mesmo as com alto funcionamento (com linguagem e inteligência normais ou próximas do normal e interações sociais), apresentam dificuldades de diferentes níveis em tarefas de cognição social, como reconhecimento de emoções (sobretudo negativas, como aversão, tristeza e susto) e de emoções expressas pela voz, na percepção, na interpretação e uso de regras sociais e na teoria da mente (sobretudo nas formas mais sofisticadas de teoria da mente).

Além disso, nos TEAs também há, no campo da cognição social, dificuldades precoces com a atenção conjunta (AC), principalmente no que diz respeito ao ato de a criança deliberadamente iniciar a AC no outro, por exemplo, apontando ou vocalizando enquanto estabelece contato visual. Apesar de tais disfunções na cognição social no TEA, tratamentos psicológicos especializados têm sido desenvolvidos, propiciando melhoras significativas em aspectos da vida diária e na sociabilidade dessas crianças.

Esquizofrenia

Na esquizofrenia também têm sido descritos déficits significativos na cognição social. O déficit no reconhecimento de emoções também pode ser verificado nessa psicose, sobretudo em emoções como raiva e no processamento de emoções e empatia. Além disso, há dificuldades na identificação e na interpretação de regras sociais.

A cognição social está implicada em todas as fases da esquizofrenia e na maior parte dos seus sintomas. Nos sintomas positivos, há distorções importantes no reconhecimento de emoções em faces, interpretação enviesada de expressões emocionais ou de faces neutras e vieses de atribuição de causas, particularmente em sintomas paranoides e outros quadros delirantes. Um dos vieses de atribuição mais estudados é o chamado "salto para conclusões" (*jump to conclusions*), que se revela por meio do modo como o paciente percebe as pessoas e os contextos sociais, ou seja, de forma muito autorreferente, fazendo atribuições indiscriminadas de intenções negativas aos outros e, ao testar a realidade, rapidamente aceitando hipóteses delirantes que seu estado afetivo lhe sugere.

O déficit em teoria da mente se relaciona ao risco de desenvolver esquizofrenia, aos sintomas clínicos, como delírios de perseguição, e, com maior impacto, ao desfecho funcional do paciente (quanto maior o déficit em teoria da mente, pior o prognóstico funcional) (Fett et al., 2011).

Síndrome de Williams

A síndrome de Williams (SW), causada por microdeleções no cromossomo 7, revela um fenótipo comportamental intrigante, no qual, além da DI, há hipersociabilidade, contato visual intenso e comportamentos sociais desinibidos ou indiscriminados. À primeira vista, essa síndrome parece o oposto dos quadros de autismo (TEA), entretanto há casos de SW em que se desenvolve um TEA e algumas dimensões da cognição social estão prejudicadas. Estudos sobre cognição social e SW devem, em breve futuro, contribuir para uma melhor compreensão tanto da síndrome como da cognição social (Osório et al., 2016).

Por fim, cabe assinalar que alterações da cognição social têm sido identificadas e estudadas em outros transtornos, como transtorno bipolar (TB), transtornos da personalidade como *borderline* e antissocial, transtornos depressivos, transtorno de déficit de atenção/hiperatividade (TDAH), entre outros.

O fenômeno *savant*, a inteligência e o autismo

No mesmo livro de 1887, J. L. H. Down descreveu o fenômeno intrigante de que algumas crianças com DI, apesar da deficiência, apresentavam habilidades especiais que se desenvolviam até um nível avançado ou extremo. Havia crianças ou jovens com marcantes habilidades artísticas de desenho e pintura, habilidades musicais e numéricas ou memória extraordinária para classes especiais de objetos, animais, bem como para livros inteiros. Down chamou essas crianças com o termo "*idiots savants*" (*idiot,* termo que se tornou muito pejorativo atualmente, era o termo empregado na época para pessoas com DI e *savant*, do francês "sábios", ou seja, "deficientes-sábios"). Tais pessoas têm sido desde então descritas com bastante minúcia (Treffert, 2009) e são hoje denominadas simplesmente *savant* ou fenômeno *savant*.

Os ***savants*** são pessoas que, apesar de terem desempenho intelectual em testes de QI um pouco abaixo da média (na faixa da inteligência limítrofe ou DI leve, mas há indivíduos com inteligência normal), apresentam habilidades muito desenvolvidas em áreas como memorização de números e listas (como listas telefônicas), marcas de carros, certos cálculos de calendário ou idade (dizer imediatamente em que dia da semana caiu 23 de março de 1312, ou quantos segundos contém o período 46 anos), desenho, música, etc. São as chamadas "ilhas de genialidade". Há espectro no fenômeno *savant*, isto é, há formas muito leves e formas muito acentuadas em relação às habilidades. De modo geral, há um componente muito importante de memória.

Os diagnósticos mais frequentes das pessoas com fenômenos *savant* são TEA (10% dos pacientes com TEA apresentam habilidades *savant* ou o fenômeno completo e 50% das pessoas *savant* têm TEA) e DI. Mais recentemente, tem sido descrito tal fenômeno em adultos ou idosos com demência ou transtorno neurocognitivo frontotemporal e após lesões cerebrais (Gazzaniga; Heaherton, 2005; Treffert, 2009).

O fenômeno ainda é pouco compreendido, e há algumas hipóteses neuropsicológicas que buscam explicar essa relação entre déficit intelectual, autismo e ilhas de cognição ou de habilidades artísticas. A maior parte das hipóteses, entretanto, propõe que o fenômeno deve implicar redução ou perda de função de certas áreas e circuitos cerebrais e, paralelamente, o aumento intenso e talvez compensatório de função em outras regiões ou circuitos do córtex cerebral (Treffert, 2009).

TESTES DE AVALIAÇÃO DA COGNIÇÃO SOCIAL

Nas últimas décadas, vários autores têm buscado desenvolver um considerável número de testes ou ferramentas para avaliação da cognição social, sobretudo da teoria da mente (ver boa revisão em Oliveira; Mecca, 2016; Sanvicente-Vieira et al., 2016).

Testes baseados na tarefa de crença falsa, como o Teste Sally-Anne, desenvolvido, a partir dos anos 1980, por Baron-Cohen e seu grupo, têm sido usados para se avaliar se a criança já adquiriu o estágio básico de teoria da mente, aquele em que ela consegue captar que outra criança tem uma visão das coisas e dos eventos diferente da sua.

Um teste de tarefas de "Crença e Emoção" e "Emoção real x Emoção aparente" foi desenvolvido por Wellman e Liu (2004) e traduzido e validado no Brasil por Pavarini e Souza (2010). Ele avalia capacidade de compartilhamento de emoções e de comportamento pró-social.

No Brasil, Mecca e Dias (2015) vêm desenvolvendo o *Teste da Teoria da Mente para Crianças* (TMEC), que avalia compreensão de perspectiva, atribuição de pensamento, conhecimento e atribuição de emoções básicas e teoria da mente. O teste é composto por pequenas histórias e material visual como bonecos, cartões com ilustrações, caixas, sacolas, bolinhas. As propriedades psicométricas do instrumento revelam bons índices de fidedignidade (Mecca; Dias, 2015).

Também já foi validado para a população brasileira um teste em adultos para avaliação de identificação de estados mentais por meio de imagens da região dos olhos, desenvolvido pelo influente pesquisador Baron-Cohen e colaboradores (2001). Esse teste avalia a percepção de estados mentais que também contribuem para os aspectos perceptivos da teoria da mente. A validação no Brasil (Miguel et al., 2017) revelou que a versão em português é adequada.

Por fim, cabe notar que recentemente foi conduzida pesquisa em Portugal, na Universidade de Algarve (Faisca et al., 2016), para validar a tradução de teste de avaliação da percepção social (e de gafes sociais), o *Faux Pas (FP) Recognition Test* (**Teste de Reconhecimento de Faux Pas**), originalmente desenvolvido por Baron-Cohen. Foi tentada pelos mesmos autores a validação de um teste de teoria da mente (*ToM Picture Stories Task*), mas os resultados psicométricos foram ruins. O Teste de Reconhecimento de Faux Pas avalia a habilidade de um adulto em inferir pensamentos e sentimentos nas outras pessoas em situações de gafes sociais (*faux pas*). É composto de 20 historietas (10 de controle e 10 de gafes sociais).

O **Quadro 26.8** apresenta os principais testes de cognição social traduzidos e validados no Brasil (ou Portugal) ou mesmo desenvolvidos no Brasil.

Quadro 26.8 | Principais testes de cognição social traduzidos e validados no Brasil (ou Portugal) ou desenvolvidos no Brasil

AUTOR E ANO	DESCRIÇÃO	FAIXA ETÁRIA DE APLICAÇÃO
Wellman e Liu (2004) Validado no Brasil por Pavarini e Souza (2010)	O **Teste de Tarefas de Crença e Emoção e Emoção real x Emoção aparente** avalia a capacidade de compartilhamento de emoções e de comportamento pró-social, inferindo-se a cognição social.	Crianças pré-escolares
Mecca e Dias (2015)	O **Teste da Teoria da Mente para Crianças** (TMEC) avalia compreensão de perspectiva, atribuição de pensamento, conhecimento e atribuição de emoções básicas e teoria da mente. O teste utiliza pequenas histórias e material visual como bonecos, cartões com ilustrações, caixas, sacolas e bolinhas.	Crianças
Baron-Cohen et al. (2001) Validado no Brasil por Miguel et al. (2017)	O teste **Lendo a mente nos olhos** é usado para avaliar a identificação de estados mentais por meio de imagens da região dos olhos. Indica os aspectos perceptivos da teoria da mente.	Adultos
Baron-Cohen et al. (1999) Validado para o português de Portugal por Faisca et al. (2016)	O **Teste de Reconhecimento de Faux Pas** avalia a percepção social (e de gafes sociais).	Adultos

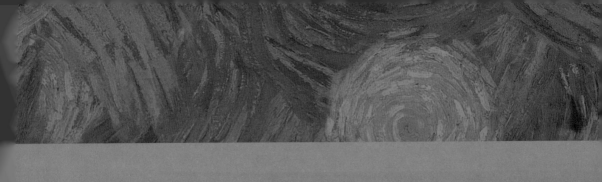

Parte III

Psicopatologia e as grandes síndromes e transtornos psicopatológicos

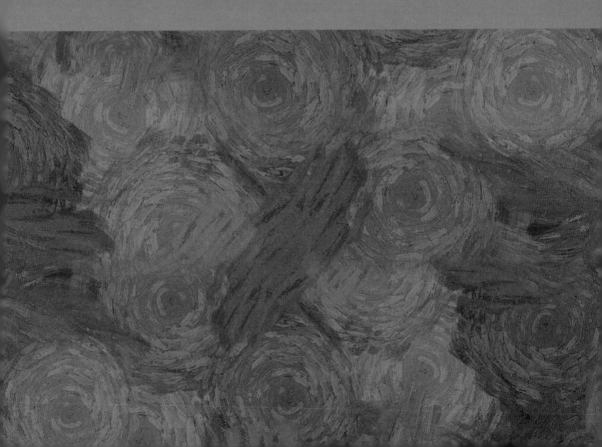

27 Do sintoma à síndrome

TRANSFUNDO OU ANCORAGEM DAS VIVÊNCIAS PSICOPATOLÓGICAS E SINTOMAS EMERGENTES

Desenvolvendo o modelo sugerido inicialmente por Karl Jaspers e Kurt Schneider, o psicopatólogo alemão Hans Jörg Weitbrecht (1909--1975) propõe ordenar as vivências psicopatológicas em duas perspectivas fundamentais. De um lado, têm-se os **transfundos** ou **ancoragens** das **vivências psicopatológicas**, espécie de palco, de contexto mais geral. Nesses transfundos surgem, por outro lado, os chamados **sintomas específicos** ou **emergentes**, aqueles que ocorrem e se desenvolvem de forma perceptível e delimitável (Weitbrecht, 1978).

Esses sintomas específicos ou emergentes são, portanto, vivências pontuais, que ocorrem sempre sobre determinado transfundo. Esse transfundo ou ancoragem, por sua vez, influencia de modo marcante o sentido, a direção, a qualidade específica do sintoma emergente. Há uma relação dialética entre o sintoma emergente e o transfundo, entre a figura e o fundo, a parte e o todo, o pontual e o contextual.

Nesse modelo, discriminam-se dois tipos básicos de transfundos: os *estáveis* e *duradouros* (personalidade e inteligência) e os *mutáveis* e *momentâneos* (nível de consciência e atenção; humor e estado afetivo de fundo):

1. Os **transfundos estáveis**, pouco mutáveis, são representados basicamente pela *personalidade* e a *inteligência*. Qualquer experiência (alucinação, delírio, afeto, entre outras) ganha conotação diferente a partir da **personalidade** específica do indivíduo que a vivencia. Pacientes passivos, dependentes, "*sem energia*" e "*astênicos*" tendem a vivenciar os sintomas de modo também passivo; já indivíduos hipersensíveis, explosivos, muito reativos a diferentes estímulos, tendem a responder aos sintomas de forma mais viva e ampla, e assim por diante. A **inteligência** é o outro transfun-

do estável. Ela determina essencialmente os contornos, a diferenciação, a profundidade e a riqueza de todos os sintomas psicopatológicos. Pacientes muito inteligentes produzem, por exemplo, delírios ricos e complexos, interpretam constantemente suas vivências e desenvolvem as dimensões conceituais dessas experiências de forma mais acabada. Sujeitos com inteligência reduzida criam quadros psicopatológicos indiscriminados, com menos detalhes, superficiais e, às vezes, pueris.

2. Os **transfundos mutáveis e momentâneos** são representados pelo *nível de consciência e atenção* e pelo *humor* e *estado afetivo de fundo*. Eles atuam decisivamente na determinação da qualidade e no sentido do conjunto das vivências psicopatológicas. O **nível de consciência** e a **atenção** estabelecem a clareza, a precisão e a nitidez dos sintomas emergentes. Sob o estado de turvação da consciência, alucinações auditivas ou visuais, recordações, sentimentos, são experimentados em uma atmosfera nebulosa, menos clara e até confusa.

O **humor** e o **estado afetivo de fundo**, momentâneos e passageiros, influem decisivamente não apenas no desencadeamento de sintomas (os chamados *sintomas catatímicos*), mas também no colorido e no brilho específico do sintoma. Uma lembrança, uma alucinação, um delírio, em um contexto ansioso ou irritado intenso, pode ganhar dimensões muito próprias. Em um estado depressivo grave, quaisquer dificuldade cognitiva, lembrança ou pensamento recorrente passam a ter uma importância enorme para o sujeito.

Os chamados **sintomas emergentes ou específicos** são, portanto, todas as vivências psicopatológicas mais destacadas, individualizáveis, que o paciente experimenta, vivências de todos os capítulos da psicopatologia geral. Incluem as esferas que, diferentemente dos transfundos e das ancoragens, são elementos precisos, mais circunscritos, como uma alucinação (sensopercepção), um sentimento determinado (afetividade), um delírio (juízo), um pensamento obsessivo (pensamento), uma paramnésia (memória), uma alteração da linguagem ou da vontade.

COMPONENTES DO SURGIMENTO, CONSTITUIÇÃO E MANIFESTAÇÃO DOS SINTOMAS E DOS TRANSTORNOS MENTAIS

Cabe abordar aqui as distintas relações entre história de vida, eventos vitais e projeto existencial do indivíduo. Além disso, em relação tanto aos sintomas como às síndromes, deve-se buscar esclarecer quais são os possíveis **fatores predisponentes** (carga genética, experiências emocionais na infância e adolescência, condições pregressas de vida) e **precipitantes** (estresses, perdas, fatores atuais ou mais recentes) e o surgimento dos transtornos mentais. Assim, é preciso notar como se articula, ao longo da vida, o conjunto de fatos biológicos, psicológicos e sociais para a ocorrência ou não de sintomas, síndromes ou transtornos mentais.

Desde a obra do psicopatólogo suíço-americano Adolf Meyer (1866-1950), considera-se em psicopatologia que, ao lado dos fatores genéticos, gestacionais e perinatais, que precedem o início propriamente dito da vida de relações de um sujeito, estão os fatores predisponentes. Assim, antes de nascer, as pessoas carregam consigo a **vulnerabilidade constitucional** (hereditariedade, constituição) para os distintos transtornos. Os chamados **fatores predisponentes** (*predisposing events*) são aqueles que se configuram com a articulação da vulnerabilidade constitucional e as primeiras experiências, no início da vida, que ocorrem na primeira e na segunda infância (0-6 anos) (Meyer, 1951; Rahe, 1990).

Esses fatores predisponentes sensibilizam o indivíduo para as diversas situações que a vida lhe colocará e tornam as pessoas mais ou menos vulneráveis para os **fatores precipitantes** (*precipitating* ou life-events), eventos que ocorrem em proximidade temporal ao surgimento propriamente dito dos sintomas e transtornos mentais (Rahe, 1990).

Assim, os **fatores predisponentes** podem incluir, além da genética, eventos ocorridos nos primeiros anos de vida, como a morte de um dos pais, abuso sexual, violência ou negligência física ou emocional, entre outros. **Fatores preci-**

pitantes (também chamados de **eventos de vida**, ou *life events*), por sua vez, são geralmente eventos estressantes e/ou traumáticos que ocorrem em proximidade ao deflagramento do transtorno mental, como morte de pessoa próxima, brigas familiares importantes, separações conjugais, desemprego, mudanças no trabalho ou estudo, casamento, perda ou ganho financeiros, traição de parceiro(a), reprovações escolares, brigas com amigos, entre outros. Os fatores predisponentes tornam as pessoas mais ou menos vulneráveis para a ação dos fatores precipitantes (Meyer, 1951). Também é importante assinalar que a **resiliência**, capacidade de absorver e lidar com os fatores precipitantes, é fundamental no processo de saúde-doença no campo da psicopatologia.

Cabe lembrar ainda que fatores precipitantes, associados à vulnerabilidade constitucional e a fatores predisponentes, ocorrem sempre em um sujeito com uma **história de vida específica** (*Lebensgeschichte*). Tal história é absolutamente única, só ocorre uma vez, em um contexto socioeconômico, político e cultural determinado, em certo período histórico. A história de vida de um sujeito relaciona-se a um **projeto de vida** (*Lebensentwurf*), como descrito por Janzarik (1996), com toda a densidade existencial e a complexidade que as noções de sujeito, projeto existencial e história de vida implicam.

Manifestação dos transtornos mentais: patogenia, patoplastia e psicoplastia

Desde o século XIX, os clínicos têm percebido que nem todos os aspectos da manifestação de uma doença derivam diretamente do processo patológico de base (em geral relacionados à predisposição constitucional e a fatores predisponentes). Nessa linha, o psicopatólogo alemão Karl Birnbaum (1878-1950) propôs que se discriminem três fatores envolvidos nas **manifestações** das doenças mentais (Birnbaum, 1923):

1. O **fator patogenético** (*patogênese*) propriamente dito está mais relacionado à manifestação dos **sintomas diretamente produzidos pelo transtorno mental** de base; assim, há o humor triste, o desânimo e a inapetência relacionados à depressão, ou as alucinações auditivas e a percepção delirante relacionadas à esquizofrenia.

2. O **fator patoplástico** (*patoplastia*) inclui as manifestações relacionadas à personalidade pré-mórbida do paciente, à história

de vida específica do sujeito e aos padrões de sentir e se comportar relacionados à cultura de origem do indivíduo, seu meio familiar, religioso, de classe social, profissional, que lhe eram particulares desde antes de adoecer. São **fatores externos e prévios ao processo patológico** de base, mas, nem por isso, menos importantes, pois intervêm de forma marcante na constituição e na **conformação** dos sintomas e na **exteriorização** do quadro clínico.

3. O **fator psicoplástico** (*psicoplastia*) relaciona-se aos eventos e às reações do indivíduo e do meio psicossocial *posteriores ao adoecer*. São as reações aos conflitos familiares, à desmoralização, às perdas sociais e ocupacionais associadas aos episódios e ao curso da síndrome ou do transtorno. Essas reações do meio, o padrão de interação do indivíduo adoentado e seu meio sociofamiliar contribuem para determinar o quadro clínico resultante.

Pode-se, assim, exemplificar esses três fatores: um homem de 50 anos é acometido de um episódio depressivo grave (*fator patogenético*); ele sempre teve personalidade extrovertida, ativa e enérgica; e é filho de italianos napolitanos (*fatores patoplásticos*). Após alguns meses do início dos sintomas depressivos, estando ele muito descuidado com suas tarefas profissionais, acaba por perder o emprego (*fator psicoplástico*). A manifestação dramática e demonstrativa dos sintomas depressivos fica por conta dos **fatores patoplásticos**; o humor triste, a perda do apetite e a anedonia podem ser atribuídos aos **fatores patogenéticos**; e, por fim, as sensações de fracasso, de inutilidade e de desmoralização diante da vida são devidas aos **fatores psicoplásticos**.

A EVOLUÇÃO TEMPORAL DOS TRANSTORNOS MENTAIS

Conceito de processo, desenvolvimento, surto, fase, reação, crise e episódio (Schneider, 1976; Vallejo Nagera, 1977; Jaspers, 1979)

Segundo a concepção psicopatológica, com base na patologia geral e na escola jasperiana, os cursos longitudinais dos transtornos mentais crônicos podem ser de dois tipos: processo e desenvolvimento. Já os fenômenos agudos ou subagudos, com caráter episódico, classificam-se em crises ou ataques, reações vivenciais, fases e surtos (Quadro 27.1).

Processo refere-se a uma transformação lenta e insidiosa da personalidade, decorrente de alterações psicologicamente incompreensíveis, de natureza endógena. O processo irreversível, supostamente de natureza corporal (neurobiológica), rompe a continuidade do sentido normal do desenvolvimento biográfico de uma pessoa. Utiliza-se o termo "processo", por exemplo, para caracterizar a natureza de um quadro esquizofrênico de evolução insidiosa, que lenta e radicalmente transforma a personalidade do sujeito acometido.

Desenvolvimento refere-se à evolução psicologicamente compreensível de uma personalidade. Essa evolução pode ser normal, configurando os distintos traços de caráter do indivíduo, ou anormal, determinando os transtornos da personalidade e as neuroses. Nesse caso, há uma conexão de sentido, uma trajetória compreensível ao longo da vida do sujeito. Fala-se, então, em "*desenvolvimento histriônico*", "*desenvolvimento hipocondríaco*".

Por sua vez, os **fenômenos agudos ou subagudos** classificam-se em: 1) crises ou ataques, 2) reações vivenciais, 3) fases e 4) surtos.

1. A *crise*, ou *ataque*, caracteriza-se, em geral, por surgimento e término abruptos, com duração de segundos ou minutos, raramente horas. Utilizam-se os termos "crise" ou "ataque" para fenômenos como crises epilépticas, crises ou ataques de pânico, crises dissociativas, crises de agitação psicomotora, entre outros.

2. A *reação vivencial anormal* caracteriza-se como um fenômeno psicologicamente compreensível, desencadeado por eventos vitais significativos para o indivíduo que os experimenta. É designada reação anormal por causa da intensidade muito marcante e duração prolongada dos sintomas. Ocorre geralmente em personalidades vulneráveis, predispostas a reagir de forma anormal a certas ocorrências da vida.

    Após a morte de uma pessoa próxima, a perda do emprego ou a separação conjugal, o indivíduo reage, por exemplo, apresentando um conjunto de sintomas depressivos ou ansiosos, sintomas fóbicos ou mesmo paranoides. A reação vivencial pode durar

Quadro 27.1 | Tipos de evolução dos quadros psiquiátricos segundo as visões de Karl Jaspers e Kurt Schneider

DIMENSÃO TEMPORAL	PSICOLOGICAMENTE COMPREENSÍVEL (CONEXÃO DE SENTIDO)	NÃO COMPREENSÍVEL PSICOLOGICAMENTE (RUPTURA NA LINHA VITAL)
Crônico	Desenvolvimento	Processo
Agudo	Reação vivencial	**Fase** (não há alterações cognitivas, afetivas e de personalidade que se mantêm após a fase) **Surto** (há alterações cognitivas, afetivas e de personalidade após o episódio agudo)

semanas ou meses, eventualmente alguns anos. Passada a reação vivencial, o indivíduo retorna ao que era antes, sua personalidade não sofre ruptura; pode empobrecer-se ou enriquecer-se, mas não se modifica radicalmente.

3. Já a *fase* refere-se particularmente aos períodos de depressão e de mania dos transtornos afetivos (transtorno bipolar e transtorno depressivo recorrente). Passada a fase, o indivíduo retorna ao que era antes dela, sem alterações duradouras na personalidade, ou seja, não há sequelas na personalidade. A fase é, em sua gênese, incompreensível psicologicamente e tem um caráter endógeno. Uma fase pode durar semanas ou meses, menos frequentemente anos, e há sempre (ou quase sempre) *restitutio ad integrum* (ou seja, recuperação total). Fala-se, então, em fase depressiva, fase maníaca e período interfásico assintomático, eutímico.

4. O *surto*, segundo a noção da patologia geral (mas assumida pela psicopatologia), é uma ocorrência aguda, que se instala de forma mais ou menos repentina, fazendo eclodir uma doença de base endógena, não compreensível psicologicamente. A característica do surto é que ele produz sequelas irreversíveis, danos à personalidade e/ou à esfera cognitiva e/ou afetiva do indivíduo.

Assim como após o primeiro surto de esclerose múltipla, o paciente "sai", geralmente, com alguma sequela sensitiva ou motora após o primeiro surto de esquizofrenia (com alucinações, delírios, percepção delirante, etc.), que pode durar de 3 a 4 meses; por exemplo, o indivíduo "sai dife-

rente", seu contato com os amigos torna-se mais distanciado, o afeto modula menos, e ele tem dificuldades na vida social, as quais não consegue explicar ou entender.

Isso decorre de "*déficit pós-esquizofrênico*", devido àquilo que Eugen Bleuler (1960, p. 268) afirmava: "Do ponto de vista científico, na esquizofrenia não há *restitutio ad integrum* (recuperação completa), ou pelo menos ao *status quo* ante (estado anterior à doença)". Tem-se, portanto, como possibilidades, um surto esquizofrênico agudo, um surto catatônico, entre outros tipos.

Após vários anos de doença, nos quais vários surtos foram se sucedendo (ou um processo insidioso foi se implantando de forma lenta), em geral o paciente se encontra no chamado *estado residual* da patologia, apresentando apenas sinais e sintomas que são sequelas desta, sintomas predominantemente negativos.

A designação *episódio* é mais genérica, compreende duração de dias até semanas. Tanto o termo *crise* como o termo *episódio* não especificam a natureza do fenômeno mórbido: são denominações referentes apenas ao aspecto temporal dele.

Na prática, é comum utilizar-se o termo *episódio* de forma inespecífica, quando não há condições de precisar a natureza do fenômeno mórbido. Assim, pode-se falar em *episódio maniatimorfo* (ou *maniatiforme*), *episódio paranoide*, *episódio apático-depressivo*, *episódio esquizofreniforme*. Quando o diagnóstico está mais bem estabelecido, deve-se usar, por exemplo, os termos *fase maníaca, fase depressiva, surto esquizofrênico*.

Dessa forma, portanto, é **incorreto** falar em *surto maníaco*, *fase esquizofrênica*, *crise maníaca*; tal uso revela o desconhecimento da terminologia e dos conceitos psicopatológicos básicos. Na dúvida, quando não se conhece ainda o tipo de fenômeno e o curso temporal do ocorrido, sugere-se utilizar o termo neutro *episódio* (assim não haverá erro ao chamar de *episódio* ou *crise* algo que é, de fato, um surto esquizofrênico ou uma fase maníaca).

A **personalidade pré-mórbida** e os **sinais pré-mórbidos** são aqueles elementos identificados em períodos da vida do paciente claramente anteriores ao surgimento da síndrome ou transtorno propriamente dito, em geral na infância. Já pertencendo ao início do transtorno, fala-se em **sinais** e **sintomas prodrômicos**, que representam de fato a fase precoce, inicial, do adoecimento.

A literatura psiquiátrica, principalmente a de língua inglesa, utiliza os seguintes termos em relação ao curso dos episódios de transtornos mentais (Frank et al., 1991):

1. **Remissão (*remission*)**. É o retorno ao estado normal tão logo acaba o episódio agudo. Fala-se em remissão espontânea quando o paciente se recupera sem o auxílio de intervenção terapêutica.

2. **Recuperação (*recovery*)**. É o retorno e a manutenção do estado normal, já tendo passado um bom período de tempo (geralmente se considera um ano) sem que o paciente apresente recaída do quadro.

3. **Recaída ou recidiva (*relapse*)**. É o retorno dos sintomas logo após haver ocorrido melhora parcial do quadro clínico ou quando o estado assintomático é ainda recente (não tendo passado um ano do episódio agudo).

4. **Recorrência (*recurrence*)**. É o surgimento de um novo episódio, depois de o indivíduo apresentar-se assintomático por um bom período (pelo menos por cerca de um ano). Pode-se dizer que a recorrência é um novo episódio da doença.

CONTEXTUALIZAÇÃO DO SINTOMA EM RELAÇÃO A SUA ORIGEM NEUROBIOLÓGICA OU SOCIOCULTURAL

A seguir, é apresentado um esquema que visa estabelecer uma contextualização mais clara do sintoma psicopatológico em relação a possíveis mecanismos cerebrais, biológicos ou psicológicos e socioculturais (Quadro 27.2).

Dessa forma, certos sintomas são tidos como intimamente dependentes de alterações neuronais, como os sintomas neurológicos primários (paralisias, anestesias, perdas sensoriais) ou os sintomas neuropsicológicos (afasias, agnosias, apraxias, algumas formas de amnésias).

Em outro extremo, há sintomas mais "*independentes*" de determinações e fatores neurobiológicos e mais associados a processos e mecanismos psicológicos, subjetivos e simbólicos (mediados pela cultura). Tal esquema visa auxiliar o estudante em relação à contextualização e à origem dos variados fenômenos observados na psicopatologia.

340 Psicopatologia e Semiologia dos Transtornos Mentais

Quadro 27.2 | A posição dos fenômenos psicopatológicos em relação à dimensão biológico--cerebral e à dimensão psicológico-subjetiva e cultural

PLANO SINTOMÁTICO (TIPOS, QUALIDADES ESPECÍFICAS DE SINTOMAS)	ÁREA ENVOLVIDA	RELAÇÃO DE DEPENDÊNCIA COM O CEREBRAL E O CULTURAL
Primeiro nível (neurológico) Sintomas, sinais e síndromes sensitivo-motoras da neurologia clássica. *Sinal de Babinski* na síndrome piramidal, cegueira cortical por lesão da área visual primária, etc.	Áreas sensitivo-motoras primárias e secundárias Cérebro/mente +++/–	Relação muito íntima com o plano biológico. Tende a ser universal, com pouca plasticidade, independentemente da biografia e da cultura.
Segundo nível (neuropsicológico) Sintomas, sinais e síndromes neuropsicológicas clássicas. Afasias, agnosias, apraxias, sintomas deficitários no *delirium*/demências. Sintomas esquizofrênicos negativos. Estado alucinatório. Sintomas psicóticos primários. Alucinações audioverbais.	Áreas secundárias e terciárias frontais, temporoparietoccipitais e límbicas Cérebro/mente +++/+	Relação íntima com o plano cerebral, mas já recebe influência do plano cultural. O sintoma é produzido pela "lesão orgânica", porém é influenciado pela biografia e pela cultura.
Terceiro nível (psicopatológico primário) Delírio e alucinações na esquizofrenia, sintomas catatímicos no transtorno bipolar (TB). Obsessões e fobias. Afetos primários como depressão e ansiedade.	Áreas terciárias Cérebro/mente +++/++	Relação mais equilibrada entre o *biológico* e o *cultural*. Sintomas são produzidos pela interação entre as alterações cerebrais patológicas e a biografia e a cultura.
Quarto nível (psicopatológico secundário) Sintomas afetivos secundários, conflitos emocionais, aspectos da personalidade, conteúdo de sintomas como delírio e obsessões. Reações da personalidade em transtornos como TB, transtorno obsessivo-compulsivo (TOC) e esquizofrenia.	Cérebro/mente ++/+++	Relação íntima com o *biográfico* e *cultural* e menos determinados pelo *cerebral*. Sintomas são construídos tendo por base a cultura e a biografia do sujeito. Muita plasticidade e especificidade cultural do sintoma.

28 As síndromes da psicopatologia, os transtornos e os modos de proceder em relação aos diagnósticos

Embora haja atualmente dois sistemas de classificação (DSM-5 e CID-11) que definem e descrevem os transtornos mentais específicos de forma clara, considera-se útil clinicamente a abordagem inicial dos quadros mentais por meio da *perspectiva sindrômica*.

As **síndromes** são conjuntos de sinais e sintomas que se agrupam de forma recorrente e são observados na prática clínica diária. São agrupamentos estáveis de sintomas, *conjuntos sígnicos* (Saurí, 2001), que podem ser produzidos por várias causas (Berrios, 1996). Identificar síndromes é o primeiro passo no sentido de ordenar a observação psicopatológica dos sinais e dos sintomas dos pacientes (Leme Lopes, 1980).

O diagnóstico sindrômico é um ato clínico modesto, mas estrategicamente importante no raciocínio clínico. Trata-se de uma **indicação preciosa para o diagnóstico** (Van Den Berg, 1970). Assim, o raciocínio clínico vai evoluindo gradativamente ao longo das primeiras avaliações para o conhecimento mais aprofundado sobre o paciente e seu sofrimento mental.

Na psicopatologia clássica, a chamada "**teoria das síndromes**" foi defendida por autores como Johannes Lange (1891-1938), Adolf Meyer (1866-1950), Bartolomé L. Lloret (1905-1966), entre outros. Nessa teoria, postula-se que, no complexo sintomático geral denominado "síndrome", há **sintomas nucleares** (como a alteração de nível de consciência e atenção no *delirium* ou a mudança do humor e do ritmo psíquico nos transtornos afetivos) e **sintomas periféricos** (que se articulam em torno e hierarquicamente de forma secundária aos sintomas nucleares) (Jablensky, 2012).

Seguramente, é desejável, sempre que possível, após a precisa caracterização dos sinais e dos sintomas e seu ordenamento em síndromes clínicas, formular hipóteses diagnósticas relativas aos **transtornos mentais específicos**, que idealmente teriam (mas raramente têm) etiologia ou fatores etiológicos determinados, fisiopatologia ou psicopatologia específicas e curso relativamente homogêneo (Betta, 1972; Messas et al., 2017).

É interessante e mais útil que os transtornos sejam definidos segundo sistemas internacionais de diagnóstico e classificação, estabelecidos por grupos de pesquisadores e profissionais experientes (como DSM-5 e CID-11), com vocabulário e construtos compreendidos e utilizados de forma estável pelos profissionais e pesquisadores, visto que, dessa forma, o conhecimento pode progredir no mundo todo, de modo mais rápido e fecundo.

Em muitas situações clínicas, por dispor-se de pouca informação sobre o paciente, pela dificuldade intrínseca do caso ou pela insuficiência de conhecimento científico, faz-se necessário utilizar e se contentar provisoriamente com o diagnóstico sindrômico (Eisenberg, 1993).

Mais recentemente, os construtos "*síndrome*", "*protótipo*" e "*dimensionalidade*" têm ganhado renovado interesse em psicopatologia por meio de modelos matemáticos computadorizados sofisticados, desenvolvidos para, a partir de grande número de dados empíricos, identificar síndromes sustentáveis que possam orientar estratégias terapêuticas mais eficazes (Goekoop; Goekoop, 2014).

A ideia de uma chamada "*medicina e psiquiatria de precisão*", que, em vez de categorias diagnósticas preestabelecidas, utilize dados básicos das dimensões clínicas (no nosso caso, psicopatologia), neuronais e genômicas, lance mão de grandes bancos de dados (*big-data systems, big-data driven*, ou seja, análises estatísticas sofisticadas com grande número de dados) e de procedimentos como uso de *definições multidimensionais*, *diagnósticos dimensionais* (em vez de categoriais), estabelecimento de *hierarquias e trajetórias multivariadas*, tem sido defendida por alguns autores (Ozomaro et al., 2013; Huys et al., 2016; Joyce et al., 2017).

PREVALÊNCIA DE TRANSTORNOS MENTAIS NO MUNDO E NO BRASIL

Na Europa, um amplo estudo multicêntrico (Lépine et al., 2005), que envolveu França (n = 2.894), Alemanha (n = 3.555), Bélgica (n = 2.419), Espanha (n = 5.473), Itália (n = 4.712) e Países Baixos (n = 2.372), pesquisou a prevalência na vida e no último ano de transtornos depressivos, de ansiedade e relacionados ao uso de álcool. Foi identificada a prevalência de pelo menos uma dessas condições, no ano, de 10% e, na vida, de 25%.

Uma metanálise de **estudos internacionais** realizados entre 1980 e 2013 (174 estudos, em **63 países diferentes**), sobre a prevalência de transtornos mentais comuns, revelou que, nos últimos 12 meses, 17,6% das pessoas apresentavam alguma psicopatologia e, durante a vida, 29,2% apresentaram pelo menos uma (Steel et al., 2014). Os dados são relativamente elevados, mas deve-se lembrar que se referem a qualquer transtorno mental, inclusive quadros leves como insônia, fobia simples e quadros ansiosos e depressivos leves.

No **Brasil**, dois estudos feitos com amostras probabilísticas, representativas, nas cidades de São Paulo (nos dois estudos) e Rio de Janeiro (incluído em um dos estudos), nos anos de 2005 a 2008, encontraram prevalências na vida, no Rio de Janeiro, de 42,1% e, em São Paulo, de 44% e prevalências nos últimos 12 meses de 31,2% (RJ) e de 29,6 a 32,5% (SP).

Assim, no Brasil, de acordo com tais estudos, a frequência de transtornos mentais parece ser consideravelmente elevada. Deve-se atentar, entretanto, para o fato de esses dados serem de grandes metrópoles, com vários milhões de habitantes (o que pode, em tese, significar um importante componente de estresse), e reunirem grande número de transtornos. A Tabela 28.1 apresenta as prevalências para os transtornos mentais mais frequentes.

As síndromes da psicopatologia, os transtornos e os modos... 343

Tabela 28.1 | Dois estudos sobre prevalência de transtornos mentais nas cidades de Rio de Janeiro e São Paulo*

TRANSTORNO MENTAL	PREVALÊNCIA NOS ÚLTIMOS 12 MESES (%) 5.037 PESSOAS ANDRADE ET AL. (2012) APENAS SÃO PAULO	PREVALÊNCIA NOS ÚLTIMOS 12 MESES (%) 3.744 PESSOAS RIBEIRO ET AL. (2013) SÃO PAULO E RIO DE JANEIRO	PREVALÊNCIA NA VIDA (%) 3.744 PESSOAS RIBEIRO ET AL. (2013) SÃO PAULO E RIO DE JANEIRO
Dependência de álcool	Total: 1,3% (casos graves: 94,5%)	São Paulo: 2,2% Rio de Janeiro: 1,0%	São Paulo: 5,8% Rio de Janeiro: 6,2%
1. Abuso de álcool 2. Uso perigoso de álcool	1. Total: 2,7% (casos graves: 47,2%)	2. São Paulo: 1,2% Rio de Janeiro: 1,7%	2. São Paulo: 8,1% Rio de Janeiro: 9,4%
Depressão maior	Total: 9,4% (casos graves: 43,1%)	São Paulo: 8,2% Rio de Janeiro: 6,0%	São Paulo: 19,9% Rio de Janeiro: 17,4%
Transtorno bipolar (tipo I e tipo II)	Total: 1,5% (casos graves: 65,4%)	não aferido	não aferido
Distimia	Total: 1,3% (casos graves: 50,9%)	São Paulo: 0,8% Rio de Janeiro: 0,8%	São Paulo: 1,4% Rio de Janeiro: 1,9%
Algum transtorno de ansiedade ou fobia	Total: 19,9% (casos graves: 36,5%)	São Paulo: 20,8% Rio de Janeiro: 18,8%	São Paulo: 30,8% Rio de Janeiro:27,7%
Transtorno de pânico	Total: 1,1% (casos graves: 56,6 %)	São Paulo: 0,1% Rio de Janeiro: 1,0%	São Paulo: 0,7% Rio de Janeiro: 1,3%
Fobia específica	Total: 10,6% (casos graves: 35%)	São Paulo: 10,2% Rio de Janeiro: 9,6%	São Paulo: 16,8% Rio de Janeiro: 14,6%
Fobia social	Total: 3,9% (casos graves: 55,6%)	São Paulo: 3,3% Rio de Janeiro: 2,1%	São Paulo: 5,7% Rio de Janeiro: 4,0%
Agorafobia	Total: 1,6% (casos graves: 57,4%)	São Paulo: 2,7% Rio de Janeiro: 2,1%	São Paulo: 4,0% Rio de Janeiro: 3,5%
Transtorno de ansiedade generalizada	Total: 2,3% (casos graves: 41,9%)	São Paulo: 3,5% Rio de Janeiro: 2,2%	São Paulo: 6,0% Rio de Janeiro: 5,8%
Transtorno obsessivo-compulsivo	Total: 3,9% (casos graves: 42,5%)	São Paulo: 3,3% Rio de Janeiro: 2,8%	São Paulo: 4,1% Rio de Janeiro: 3,6%
Transtorno de estresse pós-traumático	Total: 1,6% (casos graves: 51,1%)	São Paulo: 5,0% Rio de Janeiro: 3,3%	São Paulo: 10,2% Rio de Janeiro: 8,7%
Pelo menos algum transtorno mental	**Total: 29,6%** **(casos graves: 33,9%)**	**São Paulo: 32,5%** **Rio de Janeiro: 31,2%**	**São Paulo: 44,0%** **Rio de Janeiro: 42,1%**

*Em São Paulo, 2005-2007, com 5.037 pessoas com 18 anos ou mais; em São Paulo e no Rio de Janeiro, 2007-2008, com 3.744 pessoas entre 15 e 75 anos.

Fontes: Andrade et al., 2012; Ribeiro et al., 2013.

29 Síndromes depressivas

Um dos mais brilhantes historiadores da psicopatologia, Jean Starobinski (1920-) nos ensina que, já no século VIII a.C., na *Ilíada*, o grande poema épico da Grécia antiga, temos o personagem *Belofonte*, que padece de grave melancolia, pois, "[...] objeto de ódio para os deuses, ele vagava só na planície de Aleia, o coração devorado de tristeza, evitando os vestígios dos homens" (*Ilíada*, versos 200-3). Séculos mais tarde, na mesma Grécia antiga, o fundador da medicina ocidental, Hipócrates (460 a.C.-370 a.C.), afirmava: "*Si metus et tristitia multo tempore perseverant melancholicum hoc ipsum*" (Quando o medo e a tristeza persistem por muito tempo, constituem a melancolia) (Hipócrates, *Aforismos*, VI, 23, p. 147).

Da mesma forma, na Idade Média, os filhos de Saturno e os acometidos pelo pecado da *acedia,* ao que parece, eram melancólicos. O período renascentista é considerado a *idade de ouro da melancolia*, e, nos séculos XVIII e XIX, esse sentimento penetrou o espírito do romantismo. Assim, a depressão é reconhecida desde a Antiguidade, mudando suas feições de época para época, de cultura para cultura, mas sempre acompanhando de perto o destino do ser humano (Starobinski, 2016).

Atualmente, estima-se que, **no mundo**, a **prevalência** pontual (*point prevalence*) da depressão maior esteja em torno de 4,4 a 4,7%, a prevalência nos últimos 12 meses, de 3,0 a 6,6%, e a prevalência na vida, de até 16,2% (baixa, em torno de 5%, em países como Taiwan, China e Japão, e alta, com mais de 15%, em países como Estados Unidos, França e Holanda) (Ferrari et al., 2013; Lam et al., 2016).

No **Brasil**, um estudo na cidade de São Paulo, com 1.464 pessoas, com mais de 18 anos de idade, em 2002, revelou prevalência de depressão na vida de 17% (Andrade et al., 2002). Outro estudo, que utilizou o instrumento *Composite International Diagnostic Interview* (CIDI), com amostra das cidades de Rio de Janeiro e São Paulo, somando 3.744 pessoas, entre 15 e 75 anos, em 2007 e 2008, encontrou prevalência de depressão na vida, no Rio de Janeiro, de 17,4% e, em São Paulo, de 19,9% (Ribeiro et al., 2013).

Em uma pesquisa com **amostra nacional do Instituto Brasileiro de Geografia e Estatística (IBGE)**, em 2013, com 49.025 adultos entrevistados em 69.954 domicílios, a epidemióloga da Universidade Estadual de Campinas (Unicamp) Marilisa Berti de Azevedo Barros e colaboradores (2017) utilizaram o instrumento *Patient Health Questionnaire-9* (PHQ-9) para identificar depressão. Eles verificaram que, **nas últimas duas semanas**, 9,7% dos entrevistados haviam apresentado algum quadro depressivo (3,9% de depressão maior) e 21% haviam relatado humor depressivo; além disso, em 34,9% dos sujeitos, o humor depressivo esteve presente por mais de sete dias. Das pessoas entrevistadas, 7,2% receberam, em algum momento da vida, um diagnóstico clínico da doença.

Assim, pode-se inferir que, no Brasil, possivelmente os valores são relativamente elevados para depressão maior, considerando o cenário internacional.

No mundo, a depressão, em 2010, teria acometido cerca de 298 milhões de pessoas, das quais 187 milhões eram mulheres (Kessler et al., 2007; Ferrari et al., 2013).

A depressão causa considerável impacto na saúde física e mental e na qualidade de vida das pessoas acometidas; ela é, entre todas as doenças (físicas e mentais), uma das principais causas daquilo que a Organização Mundial da Saúde (OMS) chama de "*anos vividos com incapacidades*" (YLDs, *years lived with disability*) e "*perda de anos em termos de morte prematura e perda de anos de vida produtiva*" (DALY *Disability Adjusted Life Years*). A DALY relacionada à depressão foi associada, em 2010, a cerca de 16 milhões de suicídios (Ferrari et al., 2013).

Estudos epidemiológicos indicam que 15 a 40% das pessoas com depressão maior já tentaram alguma vez o suicídio. Estudos de suicídios completos revelam que 60% de todos eles são realizados por pessoas com depressão. Ter a doença aumenta em 20 vezes o risco de suicídio (Bolton et al., 2010).

Do ponto de vista psicopatológico, as síndromes depressivas têm como elementos mais salientes o **humor triste** e, na esfera volitiva, o **desânimo**, mais ou menos marcantes. Tal tristeza e desânimo são, na depressão, **desproporcionalmente mais intensos** e **duradouros** do que nas respostas normais de tristeza que ocorrem ao longo da vida (Del Pino, 2003).

Os quadros depressivos caracterizam-se por uma multiplicidade de sintomas afetivos, instintivos e neurovegetativos, ideativos e cognitivos, relativos à autovaloração, à vontade e à psicomotricidade.

Também podem estar presentes, em formas graves de depressão, **sintomas psicóticos** (delírios e/ou alucinações), marcante alteração psicomotora (geralmente lentificação ou estupor), assim como fenômenos biológicos (neuronais ou neuroendócrinos) associados. O Quadro 29.1 apresenta, resumidamente, os agrupamentos de sinais e sintomas de acordo com a área psicopatológica envolvida.

Quadro 29.1 | Sintomas das síndromes depressivas nas diferentes esferas psicopatológicas

SINTOMAS AFETIVOS E DE HUMOR	ALTERAÇÕES DA VOLIÇÃO E DA PSICOMOTRICIDADE

• **Tristeza,** sentimento de **melancolia**, na maior parte do dia, todos ou quase todos os dias
• **Choro** fácil e/ou frequente
• **Apatia** (indiferença afetiva; "tanto faz como tanto fez."), na maior parte do dia, todos ou quase todos os dias
• Sentimento de **falta de sentimento** ("É terrível: não consigo sentir mais nada!")
• Sentimento de **tédio**, de aborrecimento crônico
• **Irritabilidade** aumentada (a ruídos, pessoas, vozes, etc.), na maior parte do dia, todos ou quase todos os dias
São frequentes também:
  • Angústia
  • Ansiedade
  • Desespero
  • Desesperança
	• **Desânimo**, diminuição da vontade (hipobulia; "não tenho pique para mais nada")
	• **Anedonia** (incapacidade de sentir prazer em várias esferas da vida, como alimentação, sexo, amizades)
	• Tendência a permanecer quieto na cama, por todo o dia (com o quarto escuro, recusando visitas)
	• Aumento na latência entre as perguntas e as respostas
	• **Lentificação psicomotora** (pode progredir até o estupor/catatonia)
	• **Estupor/catatonia**
	• Diminuição da fala, fala em tom baixo, lenta, e aumento da latência entre perguntas e respostas
	• Mutismo (negativismo verbal completo)
	• Negativismo (recusa à alimentação, à interação pessoal, etc.)

ALTERAÇÕES IDEATIVAS	**ALTERAÇÕES DA ESFERA INSTINTIVA E NEUROVEGETATIVA**
• **Ideação negativa, pessimismo** em relação a tudo • Ideias de **arrependimento** e de **culpa** • **Ruminações** com mágoas atuais e antigas • Visão de mundo marcada pelo **tédio** ("A vida é vazia, sem sentido; nada vale a pena") • **Realismo depressivo:** inferências sobre a vida mais realistas e pessimistas em relação a pessoas sem depressão, sendo que estas tenderiam a apresentar um viés positivo de avaliação da realidade • **Ideias de morte,** desejo de desaparecer, dormir para sempre • Ideação, planos ou atos **suicidas**	• **Fadiga,** cansaço fácil e constante (sente o corpo pesado) • **Insônia** ou hipersonia • **Diminuição** ou aumento do **apetite** • Constipação, palidez, pele fria com diminuição do turgor • **Diminuição da libido** (do desejo sexual) • **Diminuição** da resposta **sexual** (disfunção erétil, orgasmo retardado ou anorgasmia)

ALTERAÇÕES DA AUTOVALORAÇÃO	ALTERAÇÕES COGNITIVAS
• Autoestima diminuída • Sentimento de insuficiência, de incapacidade • Sentimento de vergonha • Autodepreciação	• Déficit de atenção e concentração • Déficit secundário de memória • Dificuldade de tomar decisões • Pseudodemência depressiva

PERDAS E DEPRESSÃO

SINTOMAS PSICÓTICOS	ALGUNS ASPECTOS NEUROBIOLÓGICOS DA DEPRESSÃO

• **Ideias delirantes** de conteúdo negativo:
  • Delírio de ruína ou miséria
  • Delírio de culpa
  • Delírio hipocondríaco e/ou de negação de órgãos e partes do corpo
  • Delírio de inexistência (de si e/ou do mundo)
• **Alucinações**, geralmente auditivas, com conteúdos depressivos
• Ilusões auditivas ou visuais
• Ideação paranoide e outros sintomas psicóticos humor-incongruentes (delírio de perseguição, quando presente, pode revelar que, de algum modo, a pessoa "mereceria" ser perseguida e punida)
	Alterações estruturais do cérebro
	• Redução do volume do hipocampo (que se associa a formas mais graves de depressão)
	• Redução de área cinzenta em: cíngulo anterior, *striatum,* ínsula, amígdala e córtex pré-frontal
	Alterações funcionais do cérebro
	• Alterações em circuitos pré-frontal-límbicos, modulados por serotonina, e circuitos *striatum--frontais,* modulados por dopamina
	• Aumento de atividade em sistemas neurais de base para o processamento de emoções (amígdala e córtex pré-frontal) e redução em sistemas neurais de apoio à regulação de emoções (córtex pré-frontal dorsolateral)

Fontes: Kupfer et al., 2012; Singh; Gotlib, 2014.

PERDAS E DEPRESSÃO

As síndromes e as reações depressivas surgem com muita frequência após perdas significativas: de pessoa muito querida, emprego, moradia, *status* socioeconômico ou algo puramente simbólico.

Cabe aqui breve comentário sobre os diversos fatores causais e desencadeantes das síndromes depressivas. Certamente fatores biológicos, genéticos e neuroquímicos têm importante peso nos diversos quadros dessa doença. Do ponto de vista psicológico, as síndromes depressivas têm uma relação fundamental com as experiências de perda (Hofer, 1996; Del Pino, 2003). Nesse sentido, o poeta fala da experiência marcante que é a perda da pessoa amada:

A que perdi está misturada, tão misturada comigo

Que às vezes sobe ao meu coração

o seu coração morto

E sinto o seu sangue correr nas minhas veias.

A que perdi é tão presente no meu pensamento

Que sinto misturarem-se com as minhas lembranças de infância

as lembranças de sua infância desconhecida.

A que perdi é tão minha que as minhas lágrimas vieram dos seus olhos.

E as suas é que descem dos meus.

A que perdi está dentro do meu espírito como o filho no corpo materno

Como o pensamento na palavra

Como a morte no fim dos caminhos do mundo.

Augusto Frederico Schmidt
(1906-1965)

Apesar de muitas vezes ser desencadeada por perdas, a depressão não é o mesmo que o sentimento normal do luto, mesmo que marcante. Entretanto, a distinção entre luto normal, mas intenso, e depressão nem sempre é fácil. O Quadro 29.2 pretende ajudar nessa difícil tarefa de diferenciação.

Quadro 29.2 | Diferenças entre luto intenso e depressão

ASPECTOS DIFERENCIAIS	LUTO INTENSO	DEPRESSÃO
Humor/tristeza experimentados e sua evolução	Tristeza muito relacionada à experiência da perda, que tende a diminuir com o passar das semanas e meses (duração muito variável, de semanas a vários meses, eventualmente anos).	Humor deprimido constante que abrange mais que as perdas; humor que não melhora com o passar do tempo (duração variável, mas a média dos episódios fica em torno de quatro meses).
Padrão temporal	Tristeza ocorre "em ondas" ("dores do luto"), associada a lembranças da pessoa perdida.	Tristeza e desânimo oscilam menos ao longo dos dias (com exceção da depressão atípica).
Conteúdo do pensamento	Tristeza e angústia mais centradas em pensamentos relacionados à pessoa perdida.	Ruminações autocríticas e pessimistas abrangentes, não apenas relacionadas a uma perda.
Pensamento típico	"Por que não disse à pessoa que perdi o quanto a amava, por que não convivi mais com ela?"	"Nada na vida vale a pena, eu não sirvo para nada, sou um peso para as pessoas."
Fantasias relacionadas a pensamentos suicidas	"Gostaria de morrer para me juntar à pessoa perdida, para revê-la."	"Quero morrer para não sofrer mais", ou "quero morrer pois não mereço mais viver, não darei mais trabalho a meus familiares"

SUBTIPOS DE SÍNDROMES E TRANSTORNOS DEPRESSIVOS

A ordenação da depressão em vários subtipos é um desafio psicopatológico permanente (Kupfer et al., 2012; Singh; Gotlib, 2014). Os subtipos de síndromes e transtornos depressivos mais utilizados na prática clínica, de acordo com a *Classificação internacional de doenças e problemas relacionados à saúde* (CID-11) e o *Manual diagnóstico e estatístico de transtornos mentais* (DSM-5), são:

1. Episódio de depressão e transtorno depressivo maior recorrente (CID-11 e DSM-5)
2. Transtorno depressivo persistente e transtorno distímico (CID-11 e DSM-5)
3. Depressão atípica (DSM-5)
4. Depressão tipo melancólica ou endógena (CID-11 e DSM-5)
5. Depressão psicótica (CID-11 e DSM-5)
6. Estupor depressivo ou depressão catatônica (DSM-5)
7. Depressão ansiosa ou com sintomas ansiosos proeminentes (CID-11 e DSM-5) e transtorno misto de depressão e ansiedade (CID-11)
8. Depressão unipolar ou depressão bipolar
9. Depressão como transtorno disfórico pré--menstrual (CID-11 e DSM-5)
10. Depressão mista (DSM-5)
11. Depressão secundária ou transtorno depressivo devido a condição médica (incluindo aqui o transtorno depressivo induzido por substância ou medicamento) (CID-11 e DSM-5)

Episódio de depressão e transtorno depressivo maior recorrente (CID-11 e DSM-5)

No episódio depressivo, evidentes sintomas depressivos (humor deprimido, anedonia, fatigabilidade, diminuição da concentração e da autoestima, ideias de culpa e de inutilidade, distúrbios do sono e do apetite) devem estar presentes por pelo menos duas semanas e não mais que dois anos de forma ininterrupta. Os episódios na comunidade podem ser curtos (cerca de 50% dura menos do que três meses) ou longos. Cerca de 15 a 26% das pessoas com depressão maior apresentam um curso crônico de depressão, com duração de mais de dois anos (Rubio et al., 2011) (Quadro 29.3).

É o escritor Otto Lara Resende (1922-1992) quem descreve de forma muito clara a expe-

348 Psicopatologia e Semiologia dos Transtornos Mentais

riência de vivenciar um episódio de depressão. Em carta a um amigo, ele diz:

> Caí naquela depressão que me assalta de vez em quando – por que, Santo Deus? Sei lá! Depressão neurastênica, vontade de ficar quieto, calado, macambúzio. Me custa até a simples locomoção doméstica. Para sair de casa, é como arrancar uma tonelada inerte e sem rodas ladeira acima [...]

Transtorno depressivo persistente e transtorno distímico (CID-11 e DSM-5)

Um grupo de pacientes desenvolve a forma crônica de depressão, muito duradoura (pelo menos dois anos ininterruptos), que pode ser de intensidade leve (distimia) ou de moderada a grave. Ela começa geralmente na adolescência ou no início da vida adulta e persiste por vários anos. Os sintomas depressivos mais importantes são, em primeiro lugar, o **humor deprimido**, triste, na maior parte do dia, na maioria dos dias. Além disso, o paciente deve ter pelo menos dois dos seguintes sintomas: diminuição da autoestima, fatigabilidade aumentada ou falta de energia, insônia ou hipersonia, apetite diminuído ou aumentado, dificuldade em tomar decisões ou em se concentrar e sentimentos de desesperança.

Também são comuns na **distimia** o *mau humor crônico* e a *irritabilidade*. Em adultos, os sintomas devem estar presentes de forma ininterrupta por, pelo menos, dois anos e, em crianças e adolescentes, por pelo menos um ano (nesse grupo, o humor básico pode ser a **irritabilidade** em vez do humor triste). No Brasil, estudos epidemiológicos nas cidades de São Paulo e Rio de Janeiro revelaram distimia, nos últimos 12 meses, em 0,8 a 1,3% da população e pelo menos uma vez na vida em 1,4 a 1,9% da população (Andrade et al., 2012; Ribeiro et al., 2013).

Quadro 29.3 | Critérios diagnósticos para os transtornos depressivos segundo o DSM-5

Pelo menos cinco critérios (ou mais) por duas semanas, com prejuízo no funcionamento psicossocial ou sofrimento significativo. Pelo menos um dos sintomas é humor deprimido ou perda do interesse ou prazer.

CRITÉRIOS PARA O DIAGNÓSTICO	SUBTIPOS DE TRANSTORNOS DEPRESSIVOS (TD)
Para depressão maior, pelo menos 5 critérios por pelo menos duas semanas: • Sintoma obrigatório: humor deprimido ou perda de interesse ou prazer na maior parte do dia, quase todos os dias, e mais, pelo menos, 4 dos seguintes sintomas: • Desânimo, acentuada perda do interesse ou prazer (anedonia) • Redução ou aumento do apetite (redução ou ganho de peso de 5% em 1 mês) • Sono: insônia ou hipersonia • Fadiga, perda de energia • Sentimentos de inutilidade e/ou culpa, pessimismo • Baixa autoestima • Concentração prejudicada, dificuldades para pensar • Pensamentos recorrentes de morte ou suicídio • Retardo/agitação psicomotora	Transtorno depressivo maior, episódio único Transtorno depressivo maior, recorrente (> 1 episódio) Transtorno depressivo persistente e distimia: humor cronicamente deprimido por pelo menos dois anos **Gravidade:** TD leve, moderado ou grave **Características que devem ser especificadas:** TD com sintomas psicóticos congruentes com o humor TD com sintomas psicóticos incongruentes com o humor TD com catatonia (estupor depressivo): imobilidade, negativismo, mutismo, ecolalia TD com características melancólicas (depressão endógena): acentuado retardo ou agitação psicomotora, perda total de prazer, piora pela manhã, perda de peso, culpa excessiva TD com características atípicas: aumento do apetite ou ganho de peso, hipersonia, sensação de peso no corpo, sensibilidade extrema à rejeição interpessoal, humor muito reativo de acordo com as situações ambientais TD com sintomas ansiosos TD com início no periparto TD com padrão sazonal (somente episódios recorrentes), geralmente no inverno

Depressão atípica ou depressão com características atípicas (DSM-5)

Trata-se de um subtipo de depressão que pode ocorrer em episódios depressivos de intensidade leve a grave, em transtorno unipolar ou bipolar. Além de **reatividade do humor aumentada** (melhora rapidamente com eventos positivos e piora rapidamente com eventos negativos), o indivíduo deve apresentar dois ou mais dos seguintes sintomas:

- ganho de peso ou aumento do apetite (principalmente para doces);
- aumento do sono (hipersonia, geralmente mais do que 10 horas por dia ou 2 horas a mais que quando não deprimido);
- sensação de corpo, braços ou pernas muito pesados (*paralisia "de chumbo"*); a pessoa se sente, de modo geral, "pesada", com uma sobrecarga sobre os ombros;
- sensibilidade exacerbada a rejeição interpessoal, às vezes a indicativos mínimos e subjetivos de possível rejeição, podendo se manter mesmo quando a pessoa não esteja no episódio depressivo.

Depressão tipo melancólica ou endógena (CID-11 e DSM-5)

Trata-se de um subtipo no qual predominam os sintomas classicamente endógenos. Nesse caso, a pessoa deve apresentar: 1) **perda de prazer** ou incapacidade de sentir prazer (*anedonia*) em todas ou quase todas as atividades ou 2) **falta de reatividade a estímulos** em geral prazerosos.

Além de um desses dois sintomas, deve apresentar pelo menos três dos seguintes sintomas:

- **humor depressivo característico** com **prostração profunda**, desespero, hiporreatividade geral;
- **lentificação psicomotora**, demora em responder às perguntas (aumento da latência entre perguntas e respostas) ou **agitação psicomotora;**
- ideias ou **sentimentos de culpa** excessivos e/ou inadequados;
- **perda do apetite** e/ou de peso corporal;
- **depressão pior pela manhã**, que pode melhorar um pouco ao longo do dia.

Na depressão melancólica ou endógena, também se pode constatar a chamada *tristeza vital*, que é uma tristeza diferente, um peso, uma agonia *"sentida no corpo"* (qualitativamente diferente da tristeza normal). Pode ser observado também um padrão de sono característico em que o indivíduo tende a apresentar a chamada *insônia terminal* (acorda de madrugada, às 3h ou 4h, e não consegue mais dormir) (Del Porto, 2000). A depressão melancólica é considerada como de natureza mais neurobiológica, mais independente de fatores psicológicos em comparação com os outros tipos de depressão (embora toda depressão maior tenha um significativo componente neurobiológico).

Depressão psicótica ou depressão com sintomas psicóticos (CID-11 e DSM-5)

Trata-se de depressão muito grave, na qual ocorrem, associados aos sintomas depressivos, um ou mais sintomas psicóticos, como delírio e/ou alucinação. Nesse caso, os mais frequentes são sintomas como *delírio de ruína* ou *culpa*, *delírio hipocondríaco* ou de *negação de órgãos* ou alucinações com conteúdos depressivos, com vozes que dizem "você não presta", "você vai morrer na miséria" ou "seus filhos vão passar fome". As alucinações também podem ter o conteúdo de **"punição merecida"** ("vou morrer, vou sofrer, pois mereço isso").

Se os sintomas psicóticos são de conteúdo negativo, depressivo, classificam-se como sintomas psicóticos *humor-congruentes* (de culpa, doença, morte, negação de órgãos, punição merecida, entre outros). Caso contrário, são denominados sintomas psicóticos *humor-incongruentes* (delírio de perseguição, de inserção de pensamentos, autorreferente, entre outros).

Os delírios ocorrem em cerca de 25% das pessoas internadas com quadros depressivos e em 15% daquelas com depressões ambulatoriais (de Unidades Básicas de Saúde [UBSs], Centros de Atenção Psicossocial [CAPS], ambulatórios ou consultórios). Na maior parte das vezes (≈65%), trata-se de delírio humor--congruente, e, em cerca de 18% dos casos, o delírio é humor-incongruente (em ≈9% dos deprimidos delirantes, há delírios dos dois tipos) (Maj, 2008).

Alucinações auditivas ocorrem em 5 a 59% dos pacientes com depressão maior, e alucinações visuais, em 1 a 25%. Essas frequências variam muito porque foram verificadas em amostras muito heterogêneas de pacientes com depressão. De modo geral, indivíduos deprimidos encontrados na comunidade e na atenção primária (UBS) têm frequência menor de sintomas psicóticos; aqueles em ambulatórios especializados, frequência intermediária; e pessoas internadas por depressão, frequências mais altas (Baethge et al., 2005). Por fim, cabe notar que a depressão psicótica revela mais alterações cerebrais do que a não psicótica, o que indica maior gravidade fisiopatológica dessa forma da doença (Busatto et al., 2013).

Estupor depressivo ou depressão com catatonia (DSM-5)

Trata-se de estado depressivo muito grave, no qual o paciente permanece dias na cama ou sentado, em estado de *catalepsia* (imóvel; em geral rígido), com *negativismo* que se exprime pela ausência de respostas às solicitações ambientais, geralmente em estado de *mutismo* (não fala com as pessoas, apesar de estar consciente e não ter afasia), recusando alimentação, às vezes urinando no leito. O indivíduo pode, nesse estado, desidratar e vir a falecer por complicações clínicas (pneumonia, insuficiência pré-renal, desequilíbrios hidreletrolíticos, sepse, entre outras).

Depressão ansiosa ou agitada ou com sintomas ansiosos proeminentes (CID-11 e DSM-5) e transtorno misto de depressão e ansiedade (CID-11)

A ansiedade é, de modo geral, um componente frequente e importante nos quadros depressivos. O DSM-5 e a CID-11 propõem que se distinga uma forma de depressão, geralmente moderada ou grave, com marcante componente de ansiedade, tensão e inquietação psicomotora, chamada *depressão ansiosa* ou *depressão agitada*. O paciente se queixa de angústia ou ansiedade acentuada associada aos sintomas depressivos; sente-se nervoso, tenso, não para quieto; apresenta-se insone; irritado; anda de um lado para outro, desesperado. Pode ter, ainda, dificuldade para se concentrar devido a muitas preocupações; tem medo de que algo horrível possa ou irá acontecer. Também pode ter o sentimento de perda do controle de si mesmo. Na depressão ansiosa, há risco ainda maior de suicídio. A depressão ansiosa grave é, muitas vezes, difícil de diferenciar de *um episódio misto do transtorno bipolar (TB)* (ver adiante).

Já a CID-11 propõe o **transtorno misto de depressão e ansiedade**, no qual há sintomas, geralmente leves, de ambas as condições na maioria dos dias, por pelo menos duas semanas. A diferença em relação ao DSM-5 é que, na CID-11, nesse transtorno misto não pode haver sintomas suficientemente graves e numerosos para justificar o diagnóstico de episódio depressivo, distimia ou transtorno de ansiedade (como ansiedade generalizada ou pânico). Assim, essa categoria estaria reservada para ser mais utilizada na atenção primária (nas UBSs), onde os quadros de humor são, de modo geral, leves ou moderados, e uma mistura de sintomas depressivos e ansiosos leves é muito frequente.

Depressão unipolar ou depressão bipolar

Ao se diagnosticar um quadro depressivo que ocorre pela primeira vez na vida, os profissionais, os pacientes, seus familiares e amigos podem se perguntar se esse episódio está abrindo um possível transtorno depressivo recorrente (o que é frequente, e a depressão, então, é denominada "**unipolar**") ou se é o início de um TB, com episódios futuros de mania ou hipomania (então a depressão é denominada "**bipolar**").

Essa não é uma questão trivial e sem maiores implicações. Por exemplo, o tratamento com antidepressivos pode frequentemente desencadear uma fase de mania quando é empregado em depressões bipolares, a fase de mania podendo ter consequências muito graves na vida da pessoa.

Há muitos anos, os pesquisadores têm buscado verificar se algum ou alguns aspectos no episódio depressivo revelam se o caso se trata de depressão unipolar ou bipolar. O Quadro 29.4 apresenta algumas das características que podem ajudar a diferenciar ambas as condições.

Depressão como transtorno disfórico pré-menstrual (CID-11 e DSM-5)

Trata-se de forma grave de depressão relacionada à síndrome pré-menstrual que se caracteriza por ocorrer na semana final antes da menstruação, na maioria dos ciclos menstruais. Está presente pelo menos um dos seguintes sintomas intensos de humor: tristeza marcante,

Quadro 29.4 | Características da depressão unipolar e da depressão bipolar

CRITÉRIOS PARA O DIAGNÓSTICO	DEPRESSÃO UNIPOLAR	DEPRESSÃO BIPOLAR
Idade de início	Mais velha	Mais jovem
Duração da fase	Mais longa	Mais curta
Características de personalidade	Mais problemas de personalidade, sobretudo mais **neuroticismo,** mais controle dos impulsos e mais introversão	Menos problemas de personalidade, pior controle dos impulsos, mais temperamento hipertímico e busca de estímulos
História familiar de mania	Menos frequente	Mais frequente
Resposta profilática a antidepressivos	Boa	Ruim
Duração do sono	Mais curta	Mais longa
Ansiedade, queixas somáticas, perda de apetite, insônia inicial	Mais frequente	Menos frequente
Labilidade do humor, irritabilidade, insônia terminal	Menos frequente	Mais frequente
Episódio pós-parto, aspectos psicóticos, uso de drogas	Menos frequente	Mais frequente
Retardo, lentificação psicomotora	Menos frequente	Mais frequente
Agitação psicomotora	Mais frequente	Menos frequente

Fonte: Goodwin; Jamison, 2010.

nervosismo/ansiedade acentuada, sentimentos de estar "*no limite para explodir*", oscilações do humor ao longo do dia ou labilidade afetiva, irritabilidade ou raiva acentuada.

Também devem estar presentes outros sintomas, na maioria dos ciclos menstruais, que, quando somados aos anteriores, irão resultar em pelo menos cinco sintomas. São eles: interesse diminuído, dificuldade de concentração, falta de energia ou fadiga fácil, alteração do apetite, hipersonia ou insônia, "*sentir-se sobrecarregada*" ou "*fora do controle*", sintomas físicos como inchaço e aumento da sensibilidade nas mamas, dor articular ou muscular e "*sensação de inchaço*" no corpo.

Depressão mista ou depressão com características mistas (DSM-5)

A possibilidade de uma síndrome depressiva ocorrer ao mesmo tempo que uma síndrome maníaca, como que *encavaladas* uma com a outra, já foi suspeita desde o fim do século XIX. Nesse caso, durante a maioria dos dias da depressão, ocorrem também sintomas maníacos (devem ocorrer pelo menos três deles), como **humor elevado ou expansivo**, grandiosidade e **autoestima elevada**, inflada; o paciente se apresenta **loquaz**, falando muito e com pressão para falar; há aceleração do pensamento até **fuga de ideias**, **aumento da energia** no trabalho ou na vida sexual ou envolvimento em **atividades excitantes**, mas perigosas. Pode haver também **redução da necessidade de sono**.

Esses sintomas da série maníaca devem ter sido observados por outras pessoas e representar uma mudança no comportamento rotineiro do paciente (apenas o relato pessoal pode não ser suficiente para o diagnóstico).

Depressão secundária ou orgânica (transtorno depressivo devido a outra condição médica ou induzido por substância ou medicamento, CID-11 e DSM-5)

Aqui estão presentes as síndromes depressivas causadas ou fortemente associadas a uma doença física, a um quadro clínico primariamente somático, seja ele localizado no cérebro (p. ex., doença de Parkinson, doença de Huntington, acidente vascular cerebral [AVC], trauma ou tumor cerebral), seja ele sistêmico, isto é, em outra parte do organismo, mas com consequências para todos os órgãos, inclusive o cérebro.

Condições somáticas sistêmicas, como doenças endocrinológicas do tipo hipo ou hipertireoidismo, hipo ou hiperparatireoidismo, síndrome de Cushing, carências vitamínicas, como déficit de vitamina B12 (e, possivelmente, de vitamina D), doenças autoimunes, como lúpus eritematoso sistêmico, sepse e câncer, com significativa frequência, produzem quadro depressivo que faz parte da própria condição somática patológica (a síndrome depressiva é de causa orgânica).

No caso dos AVCs, ocorre depressão após o episódio agudo, e, de modo geral, AVCs no hemisfério esquerdo e mais próximos do polo frontal tendem a desencadear mais frequentemente depressões secundárias (Cummings; Trimble, 1995).

A condição médica que causa a depressão deve ser confirmada por história clínica, exame físico e/ou achados laboratoriais referentes à doença somática.

Pode ocorrer também o **transtorno depressivo induzido por substância ou medicamento**. Nesse caso, há um quadro depressivo intimamente associado durante ou logo após a intoxicação por substâncias ou fármacos. Drogas associadas à depressão são, por exemplo, álcool, cocaína, maconha, inalantes, opioides ou medicamentos como hipnóticos e ansiolíticos

(p. ex., benzodiazepínicos), anti-hipertensivos e corticosteroides (no seu uso ou em sua retirada abrupta).

A Tabela 29.1 apresenta algumas das principais condições médicas, somáticas, associadas à depressão.

Depressão como fator de risco para doenças físicas

A depressão pode ser fator de risco para várias doenças e condições físicas. Assim, por exemplo, o transtorno se associa a maior risco de obesidade, doenças coronarianas, AVC e diabetes. Os mecanismos sugeridos para tal associação relacionam-se a alterações metabólicas, imunoinflamatórias, autonômicas, aumento do cortisol sanguíneo e desregulação no eixo hipotálamo-hipófise-adrenal (Penninx et al., 2013).

Telômeros são sequências de nucleotídeos situadas na parte terminal dos cromossomos, que proporcionam estabilidade ao material genômico das células. Eles se encurtam com a reprodução celular e com o envelhecimento das células e do organismo, e tal encurtamento é indicativo de envelhecimento e desgaste celulares. Em um número consistente de estudos, a depressão, assim como a gravidade da depressão, foram associadas à significativa redução dos telômeros. Assim, pessoas com o transtorno, sobretudo grave, têm envelhecimento celular acelerado e possível aumento de condições e doenças associadas ao envelhecimento (Ridout et al., 2016).

Depressão em crianças, adolescentes e idosos

A depressão também é frequente e potencialmente grave na infância e na adolescência, em geral mais observada em meninas do que em meninos. Nessa fase da vida, é comum que os quadros depressivos ocorram associados a comportamentos disruptivos (irritabilidade, oposição aos adultos, agressividade, transgressões) e dificuldades escolares (falta às aulas, impacto no rendimento escolar). Tais comportamentos ocorrem sobretudo se a criança ou adolescente tiver baixo quociente de inteligência (QI) e viver em ambiente adverso, com graves conflitos e hostilidade por parte dos pais ou cuidadores. Nas crianças e adolescentes com depressão, há, frequentemente, piora do rendimento escolar.

Tem sido proposto que haveria duas subformas de depressão na infância e na adolescência: uma *"pura"*, sem sintomas de comportamentos disruptivos, mais frequente em garotas, e uma com sintomas disruptivos, mais comum em garotos e rapazes com **redução no QI** e **pior desempenho escolar** (Riglin et al., 2016).

Idosos frequentemente apresentam depressão (a prevalência pontual pode chegar até 15 a 20%). Os sintomas mais comuns são, além da tristeza (ou dificuldade em sentir-se alegre), *sentimentos de solidão*, choro, pouco apetite, descuido consigo mesmo, falta de esperança, *não aproveitar a vida*, sentir que *tudo é um grande esforço* e dificuldades cognitivas. A depressão em idosos se associa a risco maior de quedas, incapacidades físicas e mortalidade (Andreescu et al., 2008; Brown et al., 2016).

Depressão e personalidade

Uma linha consistente de estudos tem associado as síndromes depressivas com aspectos da personalidade antes, durante e depois dos episódios de depressão.

De modo geral, pessoas que apresentam episódios depressivos moderados ou graves tendem a apresentar o perfil de personalidade, com base no *Big-Five*, **aumentado para neuroticismo** (instabilidade emocional, tensão, tendência à ansiedade, preocupação e autopiedade) e **diminuído para extroversão** (propensão à atividade, assertividade, energia, entusiasmo, busca dos outros, socialização) (Klein et al., 2011).

Os transtornos da personalidade ocorrem em 14 a 44% das pessoas com depressão, sendo os diagnósticos mais frequentes: transtorno da personalidade *borderline* (16-31%), obsessivo-compulsiva (≈16%), paranoide (≈10%), esquizoide (≈7,4%), evitativa (≈6,5%) e antissocial (≈6,3%) (ver Cap. 25, sobre personalidade).

O **Quadro 29.5** apresenta perguntas que facilitam a identificação da depressão na história do paciente.

Os instrumentos padronizados de avaliação da depressão, *Escala de Avaliação para Depressão de Montgomery e Åsberg (MADRS)* e *Escala de Hamilton para Avaliação de Depressão*, estão disponíveis no *hotsite* desta obra.

Tabela 29.1 | Frequência da ocorrência de depressão em diferentes doenças somáticas

DOENÇA OU CONDIÇÃO MÉDICA	FREQUÊNCIAS APROXIMADAS DE DEPRESSÃO
Doença de Cushing (tumor corticotrófico da hipófise)	50-80%
Doença de Parkinson	até 75%
Esclerose múltipla	40-60%
Hipertireoidismo	31-69%
Hipotireoidismo subclínico (relação controversa)	até 49% (aumento do risco de depressão em cerca de 5 vezes)
Hipotireoidismo clínico (letargia, apatia e déficits de aprendizagem e memória são comuns às duas síndromes)	17-21%
Doença de Alzheimer	30-50%
Carência de vitamina B12	Risco de depressão grave aumentado em 2-3 vezes
Doença de Huntington (mesmo em estágios pré-clínicos)	Sintomas depressivos em 30-58%
Epilepsia	20-55%
Doença pulmonar obstrutiva crônica/asma	20-50%
Lúpus eritematoso sistêmico	39%
Câncer	Muito variável, até 38%

Doenças cardíacas	17-27%
Diabetes	9-28%
HIV/aids	5-20%
Acidentes vasculares cerebrais	14-19%
Substâncias relacionadas à depressão	Corticosteroides (sobretudo na retirada rápida), efavirenz para HIV/aids, interferon no tratamento da hepatite C

Fontes: Gupta et al., 2008; Meszaros et al., 2012; Wysokinski; Kłoszewska, 2014; Park et al., 2017; Seppälä et al., 2013; Duff et al., 2007; Sonino; Fava, 2001).

Quadro 29.5 | Semiotécnica de episódios depressivos no passado

PERGUNTAS:

- Você teve períodos em que se sentiu muito triste ou desanimado (claramente diferente do habitual)? Nesses períodos, não achava graça em nada, perdeu o interesse ou o prazer pelas coisas?
- Percebeu que o apetite diminuiu ou aumentou? Emagreceu ou engordou?
- Sentia-se também irritado ou nervoso? Tinha insônia ou dormia demais?
- Sentia-se mais cansado que o habitual? Perdeu o "pique"?
- Tinha dificuldade para trabalhar ou estudar?
- Sentia dificuldades para se concentrar ou tomar decisões?
- Tinha ideias negativas, como pensar em morrer? Sentia-se culpado ou arrependido?

EM CASO DE RESPOSTA CONFIRMANDO QUE JÁ TEVE PERÍODOS DE DEPRESSÃO, PERGUNTAR:

- Quando foi que isso aconteceu pela primeira vez? Ocorreu mais de uma vez?
- Quanto tempo duravam esses períodos? Quando foi o último período?
- O que o ajudou a melhorar? O que o fazia piorar?

30 Síndromes maníacas e transtorno bipolar

HISTÓRICO

Cento e cinquenta anos antes de Jesus Cristo, Areteu da Capadócia escrevia: "[...] alguns pacientes, depois de estarem melancólicos, têm arroubos de mania [...], assim, a mania é como uma variação do estado melancólico". Portanto, na Antiguidade, há indícios de que já se reconhecia a possibilidade de se alternarem estados melancólicos com maníacos (embora *melancolia* e *mania* naquele contexto não eram exatamente o mesmo que são hoje). Entretanto, foi apenas no século XIX que os alienistas passaram a reconhecer com mais clareza o que chamaram de *loucura circular* ou *loucura maníaco-depressiva*, o nosso atual transtorno bipolar (TB) (Goodwin; Jamison, 2010).

SINTOMAS DA SÍNDROME MANÍACA

A base da síndrome maníaca são sintomas de **euforia**, **alegria exacerbada**, *elação* (*expansão do Eu*), **grandiosidade** ou **irritabilidade** marcante, desproporcionais aos fatos da vida e distintos do estado comum de alegria ou entusiasmo que o indivíduo sadio apresenta em sua vida (Belmaker, 2004).

Além disso, quase sempre presente, observa-se nos quadros maníacos a **aceleração das funções psíquicas** (*taquipsiquismo*); pode haver agitação psicomotora, exaltação, loquacidade e *pressão para falar*, assim como pensamento acelerado até fuga de ideias (Cassidy et al., 1998). O quadro deve durar pelo menos uma semana, mas a média de duração do episódio maníaco é por volta de três meses (Goodwin; Jamison, 2010).

A atitude geral do paciente pode ser alegre, brincalhona, eufórica ou, também, muito frequentemente, irritada, arrogante e, às vezes, agressiva. Além das alterações propriamente do humor (*euforia*, *elação*) e do ritmo psíquico (*aceleração*), na esfera ideativa verifica-se, em geral,

pensamento com conteúdo "*alegre, grandioso e impreciso*", que tende a ser superficial e inconsequente. Segundo o psicopatólogo suíço Ludwig Binswanger (1881-1966), na mania "o paciente fala mais do que pensa" (Binswanger, 1973).

No episódio maníaco são frequentes a **euforia**, que é alegria marcante e desproporcional aos eventos da vida, a **elação**, que é o sentimento de expansão e engrandecimento do Eu e/ou a **irritabilidade**, em graus variados, desde leve, passando pela beligerância, até a franca agressividade. Não são raros comportamentos espalhafatosos, como tirar a roupa em ambientes públicos ou ficar cantando e/ou pregando em uma enfermaria psiquiátrica ou em um CAPS (Lim et al., 2013).

Também ocorrem **ideias de grandeza**, poder, riqueza e/ou importância social. Elas podem chegar a configurar verdadeiros delírios humor-congruentes, como **delírios de grandeza**, missão ou poder, ou humor-incongruentes, como **delírio de perseguição** ou de **passividade**. Também podem estar presentes **alucinações** (geralmente auditivas, olfativas ou visuais).

O *Manual diagnóstico e estatístico de transtornos mentais* (DSM-5) exige, para o diagnóstico de episódio maníaco, que estejam presentes, na maior parte do dia, por pelo menos uma semana (geralmente duram bem mais que isso), além de humor elevado (euforia, elação), pelo menos mais três dos sintomas de mania (quatro, se o humor for apenas irritável) descritos a seguir:

1. **Aumento da autoestima**. O paciente se sente superior, melhor que os outros, mais potente.

2. **Diminuição da necessidade de sono**. Às vezes, os familiares referem como insônia, mas, trata-se, de fato, de diminuição do tempo de sono, sem queixas do paciente (que dorme pouco, de 3 a 4 horas por noite, sem que isso o afete).

3.1 **Loquacidade**. Produção verbal rápida, fluente e persistente, ou

3.2 **Logorreia.** Produção verbal muito rápida, fluente, com perda das concatenações lógicas,

356 Psicopatologia e Semiologia dos Transtornos Mentais

substituídas por associações contingenciais ou por assonância, ou

4. **Pressão para falar**. Tendência irresistível de falar sem parar, de não conseguir interromper a fala.

5. **Alterações formais do pensamento**. Expressam-se como fuga de ideias, desorganização do pensamento, superinclusão conceitual, tangencialidade, descarrilhamento, incoerência, ilogicidade, perda dos objetivos e repetição excessiva. Pacientes maníacos apresentam também pensamentos com combinações extravagantes, com irreverência e jocosidade.

6. **Distraibilidade**. Atenção voluntária diminuída, e espontânea, aumentada.

7. **Aumento de atividade** dirigida a objetivos (no trabalho, na escola, na sexualidade) ou **agitação psicomotora**.

8. **Envolvimento excessivo** em atividades **potencialmente perigosas ou danosas**, como comprar objetos ou dar seus pertences indiscriminadamente e realizar investimentos financeiros insensatos ou indiscrições sexuais; há comportamentos sexuais aumentados, desinibidos, e o paciente se torna particularmente vulnerável a exposições sexuais de risco (sexo desprotegido).

Outros sintomas, não citados pelo DSM-5 como critérios diagnósticos, também podem ser encontrados nos episódios de mania, como:

- **Labilidade afetiva**. Oscilação rápida e fácil entre momentos alegres, eufóricos e momentos de tristeza e choros abruptos. De modo geral, são afetos superficiais.

- **Agitação psicomotora**. Pode ser muito intensa e configurar até quadro de "*furor maníaco*".

- **Arrogância**. Em alguns pacientes maníacos, é um sintoma destacável.

- **Heteroagressividade**. Geralmente desorganizada e sem objetivos precisos.

- **Desinibição social e sexual**. Leva o indivíduo a praticar comportamentos inadequados em seu meio sociocultural, os quais não realizaria fora da fase maníaca.

Em relação à frequência de comportamentos e sintomas apresentados na mania, a partir de Goodwin e Jamison (2010), resumimos e adaptamos, com base nas médias ponderadas, em ordem de frequência, nos episódios de mania: 1) **sintomas cognitivos e de humor**; 2) **comportamentos disfuncionais**; e 3) **sintomas psicóticos**. As **Tabelas 30.1** a **30.3** apresentam, de forma resumida, tais porcentagens.

Tabela 30.1 | Frequência dos sintomas cognitivos e de humor em episódios de mania

SINTOMA OU COMPORTAMENTO	FREQUÊNCIA (%)
SINTOMAS COGNITIVOS*	
Pensamentos acelerados, fuga de ideias	76%
Distraibilidade e concentração fraca	75%
Grandiosidade, ideias de grandeza não psicóticas	73%
Confusão	29%
SINTOMAS DE HUMOR**	
Irritabilidade	71%
Euforia	63%
Expansibilidade (sensação do Eu engrandecido, elação)	60%
Labilidade afetiva	49%

*Revisão de 13 estudos, que somam 968 pacientes investigados (Goodwin; Jamison, 2010, p. 77).

**Revisão de 16 estudos, que somam 1.121 pacientes investigados (Goodwin; Jamison, 2010, p. 74).

Tabela 30.2 | Comportamentos, em ordem de frequência, no episódio de mania

COMPORTAMENTOS	FREQUÊNCIA (%)
Hiperatividade (aumento significativo da atividade psicomotora, anda muito, faz muitas coisas, se ocupa muito)	90%
Hiperverbosidade (falar muito; loquaz ou logorreico)	89%
Pressão para falar e/ou rapidez no discurso	88%
Redução da necessidade de sono	83%
Hipersexualidade (desinibição sexual, aumento de atividade sexual)	51%
Comportamentos de ataque ou comportamentos violentos	47%
Hiper-religiosidade (aumento de atividades religiosas, pregação, canto de hinos, etc.)	39%
Uso de adorno na cabeça	34%
Extravagância comportamental (nas roupas, adereços, comportamentos)	32%
Nudez e/ou exposição sexual em lugares públicos	29%
Regressão comportamental pronunciada	28%
Catatonia	24%
Incontinência fecal e/ou sujidade (comportamento de urinar ou defecar em qualquer lugar)	13%

Revisão de 16 estudos, que somam 1.857 pacientes investigados.

Fonte: Goodwin; Jamison, 2010, p. 94.

Tabela 30.3 | Frequência de sintomas psicóticos no episódio de mania

SINTOMAS PSICÓTICOS	FREQUÊNCIA (%)
Qualquer tipo de delírio	**53%**
Delírio de grandeza	31%
Delírio de perseguição	29%
Delírio de passividade	12%
Qualquer tipo de alucinação	**23%**
Alucinações auditivas	18%
Alucinações visuais	12%
Alucinações olfativas	15%
História de sintomas psicóticos no passado	**61%**
Transtornos do pensamento	**19%**
Sintomas de Kurt Schneider de primeira ordem (Vozes que comandam ou comentam a ação, vivências de influência sobre o corpo ou a mente, percepção delirante.)	**18%**

Revisão de 11 estudos, que somam 5.973 pacientes investigados.

Fonte: Goodwin; Jamison, 2010, p. 87-88.

SUBTIPOS DE SÍNDROMES MANÍACAS

Mania franca ou grave

Trata-se da forma mais intensa de mania, com aceleração grave de todas as funções psíquicas (taquipsiquismo acentuado), agitação psicomotora importante, heteroagressividade, alterações formais do pensamento (como fuga de ideias ou desorganização do pensamento), ideias e delírios de grandeza.

Pacientes idosos ou com lesões cerebrais prévias, em fase de mania grave, podem se apresentar confusos, desorientados, com aparente redução do nível de consciência. Designa-se tal apresentação como **mania confusa**, na qual pode ser difícil diferenciar entre síndrome maníaca e *delirium*, ou pode mesmo exprimir a coocorrência das duas síndromes (mania e *delirium*).

Mania irritada ou disfórica

Trata-se de uma forma de mania na qual predomina a irritabilidade, o mau humor, a hostilidade em relação às pessoas; podem ocorrer heteroagressividade e destruição de objetos.

Mania com sintomas psicóticos

Trata-se de episódio maníaco grave com sintomas psicóticos, como delírio de grandeza ou poder (humor-congruente) e delírios de perseguição (humor-incongruentes). No meio sociocultural brasileiro, os delírios místico-religiosos são relativamente comuns em pacientes em fase de mania. Também, às vezes, alucinações auditivas, olfativas ou visuais podem ocorrer isoladamente ou acompanhar os delírios. A mania psicótica é, de modo geral, um quadro muito grave, com comportamentos bastante alterados, podendo haver agitação psicomotora e comportamentos disfuncionais perigosos para o paciente e seu meio social.

Mania mista ou mania com características mistas (revisão em Muneer, 2017)

Desde o início do século XX, com a obra clínica de Emil Kraepelin, são reconhecidos quadros em que sintomas maníacos e depressivos ocorrem conjuntamente ou se alternam no mesmo dia ou semana. Nos chamados quadros mistos,

há sintomas maníacos (p. ex., elação, agitação, irritabilidade, loquacidade) e sintomas depressivos (p. ex., ideias de culpa, desânimo, tristeza, ideias de suicídio) ocorrendo ao mesmo tempo ou alternando-se rapidamente (Bourgeois; Verdoux; Mainard, 1995; Muneer, 2017).

Kraepelin descreveu, no volume III (publicado em 1913) da oitava edição de seu tratado, uma série de quadros mistos de mania. Sobre esses quadros, que o autor chamava de "estados mistos" (*Mischzustände*), ele afirmou:

> Quando acompanhamos um número grande de casos dessa doença, que revelam diferentes formas da loucura maníaco-depressiva, então faz-se logo a observação que, entre as formas básicas da excitação maníaca e da depressão, numerosos quadros de transição (*Übergänge*) existem. (Kraepelin, 1913, p. 1284).

O **Quadro 30.1** apresenta os vários subtipos de estados mistos descritos por Kraepelin.

Atualmente, considera-se que são sintomas frequentes nos quadros mistos: pensamento e/ou comportamento confuso, agitação psicomotora, distúrbios do apetite, ideação suicida e, eventualmente, sintomas psicóticos. Pacientes com episódios mistos podem apresentar mais ansiedade, uso de substâncias e risco de suicídio (Muneer, 2017).

Há indicativos de que os quadros mistos sejam mais frequentes do que normalmente se pensa, ocorrendo alguma vez em até 40% dos pacientes com TB (Shim et al., 2015). Pessoas com TB e quadros mistos também apresentam, mais frequentemente, ciclos rápidos, que se repetem em um mesmo ano (ver adiante). Apresentam, ainda, tendência a ter um TB mais grave, com episódios cada vez mais intensos, pior resposta a sais de lítio e pior evolução psicossocial (Muneer, 2017).

Deve-se alertar que se trata de um diagnóstico bastante difícil, confundindo-se com depressão ansiosa, mania associada a transtornos da personalidade e mania ou depressão associadas a *delirium*.

Hipomania (ou episódio hipomaníaco)

A hipomania é uma forma atenuada de episódio maníaco que muitas vezes passa despercebida, sem receber atenção médica ou psicológica. O indivíduo está mais disposto que o normal, fala muito, conta piadas, faz muitos

Síndromes maníacas e transtorno bipolar 359

Quadro 30.1	Tipos de estados mistos (mania e depressão juntas) segundo Emil Kraepelin (1913)			
TIPO DE QUADRO MISTO	**HUMOR E AFETOS**	**ALTERAÇÕES DO PENSAMENTO**	**ATIVIDADE**	**RESUMO**
Mania ansiosa ou depressiva	Ansiedade, angústia desesperante	Distraibilidade, pensamentos brotam sem parar, fuga de ideias	Muita atividade, inquieto, pressão para agir	**Humor:** deprimido **Atividade:** maníaca **Pensamento:** maníaco
Mania com pobreza de pensamento	Euforia, satisfeito, incontido	Inibição e pobreza de pensamentos, delírios	Muita atividade, dança, muda de roupa, violento	**Humor:** maníaco **Atividade:** maníaca **Pensamento:** deprimido
Mania inibida	Euforia, exultante, irritável	Facilidade para iniciar conversas tolas, fuga de ideias	Retardo motor, quieto, grande tensão interna, às vezes violento	**Humor:** maníaco **Atividade:** deprimida **Pensamento:** maníaco
Estupor maníaco	Euforia, sorri sem motivo, bem--humorado	Inibição de pensamento, delírios isolados	Retardo motor grave, fica quieto, deitado na cama	**Humor:** maníaco **Atividade:** deprimida **Pensamento:** deprimido
Depressão excitada	Ansiedade, desanimado, choroso	Inibição de pensamento, delírios, monótono	Atividade excessiva, anda, torce as mãos, lamentação monótona	**Humor:** deprimido **Atividade:** maníaca **Pensamento:** deprimido
Depressão com fuga de ideias	Desanimado, cabisbaixo, ansioso e triste	Fuga de ideias, delírios, ideias de pecados	Retardo motor, fica mudo e rígido em sua conduta	**Humor:** deprimido **Atividade:** deprimida **Pensamento:** maníaco

Fontes: Kraepelin, 1913; Goodwin; Jamison, 2010, p. 107-108.

planos, não se ressente com as dificuldades e os limites da vida. Pode ter diminuição do sono, mas não se sente cansado após muitas atividades e deseja sempre fazer mais.

Para o DSM-5, a hipomania é muito semelhante à mania, com a ressalva de que o episódio não pode ser suficientemente grave a ponto de causar prejuízo acentuado no funcionamento social ou profissional ou de necessitar de internação (nesses casos, automaticamente o episódio é considerado de "mania", e não de "hipomania"). O DSM-5 também exige, para hipomania, um período mínimo de quatro dias (e não de uma semana, como é o caso do episódio de mania).

O característico da hipomania é que o indivíduo e seu meio não são gravemente prejudicados; a hipomania não produz disfunção social importante, e não há sintomas claramente psicóticos. Muitas vezes, a pessoa acometida não busca serviços médicos.

Ciclotimia ou transtorno ciclotímico (CID-11 e DSM-5)

Diversos pacientes apresentam, ao longo de suas vidas, muitos e frequentes períodos de poucos e leves sintomas depressivos (p. ex., sentir-se para baixo, com interesses diminuídos, cansaço) seguidos, em periodicidade variável, de certa elevação do humor (p. ex., um tanto eufórica, irritável ou com expansão do Eu e ativação psicomotora). Isso ocorre sem que o indivíduo apresente episódios completos de depressão. O diagnóstico desses indivíduos, segundo a *Classificação internacional de doenças e problemas relacionados à saúde* (CID-11) e o DSM-5, é de **ciclotimia**, transtorno ciclotímico ou personalidade ciclotímica. Para a CID-11 e o DSM-5, esses sintomas, com as oscilações de humor, devem durar no mínimo dois anos, mas geralmente acompanham as pessoas acometidas por toda a vida.

Os períodos depressivos se assemelham à distimia, e, nas fases de hipomania ou de euforia/irritabilidade (sem necessariamente haver hipomania completa), o paciente tem a sensação agradável de autoconfiança, aumento da sociabilidade, da atividade laborativa e da criatividade, entre outras. Ele permanece, aos olhos da maioria das pessoas, nos marcos da "*normalidade*", não sendo conduzido, no mais das vezes, a um tratamento médico e/ou psicológico.

TRANSTORNO BIPOLAR
(GOODWIN; JAMISON, 2010)

O TB, em seus vários tipos, é marcado por seu caráter fásico, episódico (Post; Silberstein, 1994). Os episódios de mania e depressão ocorrem de modo relativamente delimitado no tempo, e, com frequência, há períodos de remissão, em que o humor do paciente encontra-se normal, eutímico, e as alterações psicopatológicas mais intensas regridem (ver revisão em Maso et al., 2016).

Uma revisão da prevalência de TB com 85 estudos, em 44 países, nos cinco continentes, no período de 1980 a 2012, somou um total de 9.696.193 pessoas investigadas. Dessa população, 67.373 tinham o transtorno. Tal estudo indicou que a prevalência na vida foi de 1,02% de TB em adultos. Houve pronunciadas diferenças regionais; na África e na Ásia, a prevalência é menos da metade em relação à da América do Norte e da América do Sul. Comparando-se os estudos, verificou-se que as taxas não variaram nessas últimas três décadas (Moreira et al., 2017).

No Brasil, por sua vez, em um estudo epidemiológico na cidade de São Paulo, com a entrevista CIDI e diagnóstico pelo DSM-IV, entre 2005 e 2007, constatou-se a prevalência de TB (tipo I e tipo II), nos últimos 12 meses, de 1,5%, a maioria (65,4% desses 1,5%) de casos graves (Andrade et al., 2012). Estudos mais antigos no Brasil haviam indicado prevalência na vida de 1,23 até 2,99% (Moreira et al., 2017). Portanto, apesar das dificuldades nas comparações (por diferenças metodológicas entre os estudos), é plausível inferir que o TB é relativamente frequente em nosso país.

A idade média de início gira em torno de 21 anos, e a chance de recorrência, após um primeiro episódio de mania ou depressão bipolar, é de 37% no primeiro ano, chegando a 87% nos próximos cinco anos (Sit, 2004).

Apesar da possibilidade de períodos de remissão mais ou menos completa, o TB é um transtorno mental grave, com importantes implicações em termos de prejuízo na qualidade de vida, na produtividade e sociabilidade das pessoas acometidas, bem como prejuízo neuropsicológico e risco aumentado de doenças físicas e suicídio (Goodwin; Jamison, 2010).

Até a década de 1980, em torno de 12 a 15% dos indivíduos com TB terminavam suas vidas com o suicídio. Essas frequências, ao que parece, estão diminuindo para algo em torno de 5%, possivelmente associadas a melhor tratamento farmacológico e psicossocial dos pacientes (Goodwin; Jamison, 2010).

De toda forma, o risco de suicídio aumenta para indivíduos que apresentam episódios mistos, ciclagem rápida e mais sintomas ansiosos, que estão no período inicial do TB, têm quadros refratários ou recebem tratamentos inadequados para o transtorno. O risco aumenta de forma marcante se há comorbidade com transtornos da personalidade (TPs) do grupo B (TPs *borderline*, histriônica ou narcisista) e uso de substâncias como álcool, cocaína ou maconha (Goodwin; Jamison, 2010).

Em torno de 22 a 40% dos pacientes bipolares apresentam algum TP, sendo os diagnósticos mais frequentes principalmente aqueles do grupo B: transtorno da personalidade *borderline* (10-20%), histriônica (7,7%) e narcisista (4,5%). Porém, também se verificam TPs de outros grupos, como os da personalidade obsessivo-compulsiva (7,4%) e dependente (5%) (Goodwin; Jamison, 2010; Bezerra-Filho et al., 2015; Frías et al., 2016; Fornaro et al., 2016).

Transtorno bipolar tipo I e tipo II

No caso do TB tipo I, deve haver episódios depressivos intercalados com fases de normalidade e pelo menos uma (mas geralmente várias) fase maníaca bem caracterizada. No TB tipo II, ocorrem episódios depressivos intercalados com períodos de normalidade e seguidos de fases hipomaníacas (aqui o paciente não deve apresentar fases evidentemente maníacas, mas apenas hipomaníacas) (Quadro 30.2).

Transtorno bipolar, tipo ciclagem rápida

Para o diagnóstico do **tipo ciclagem rápida**, é necessário que o paciente tenha apresentado,

Síndromes maníacas e transtorno bipolar **361**

> ## Quadro 30.2 | Critérios diagnósticos para os transtornos maníacos segundo o DSM-5 e a CID-11 (período de pelo menos uma semana com sintomas bem demarcados de humor persistentemente elevado, irritado ou expansivo)

DIAGNÓSTICO DE EPISÓDIO MANÍACO E HIPOMANÍACO	SUBTIPOS DE TRANSTORNO BIPOLAR
Episódio maníaco Humor anormal e persistentemente elevado, expansivo ou irritável e pelo menos mais três dos sintomas abaixo (quatro se o humor for apenas irritado) durante pelo menos uma semana: • autoestima elevada ou grandiosidade • muito falante, loquaz ou logorreico • fuga de ideias • distraibilidade • ↓ necessidade de sono • aceleração psicomotora • desinibição social e/ou sexual ou ↑ gasto de dinheiro • ↑ envolvimento em atividades prazerosas de risco **Episódio hipomaníaco** Por pelo menos quatro dias, deve haver três ou mais sintomas bem demarcados de humor persistentemente elevado, irritado ou expansivo. Não pode haver sintomas psicóticos; os sintomas não perturbam claramente o funcionamento profissional ou social, e não há necessidade de hospitalização.	**TB tipo I** com pelo menos um episódio maníaco: Especificar: se o episódio atual ou mais recente for do tipo hipomaníaco, maníaco, misto, depressivo. **TB tipo II** com pelo menos um episódio hipomaníaco. **Transtorno ciclotímico:** por pelo menos dois anos, deve haver numerosos períodos com sintomas hipomaníacos e sintomas depressivos (que não satisfazem os critérios para episódio depressivo).

nos últimos 12 meses, pelo menos quatro episódios bem caracterizados e distintos de transtorno do humor, mania (ou hipomania) e/ou depressão. Os episódios podem ocorrer em qualquer combinação ou ordem.

Para dois episódios da mesma polaridade, deve-se verificar intervalos de pelo menos dois meses de remissão parcial ou total dos sintomas ou, no caso de episódios de polaridade distinta, guinada para episódio de polaridade oposta (depressão para mania ou o inverso, sem necessidade de períodos intermediários de normalidade do humor).

O TB do tipo ciclagem rápida tem surgimento mais precoce, curso mais longo, mais uso de álcool e substâncias ilícitas e aumento do risco de suicídio. Estima-se que 26 a 43% das pessoas com TB apresentam ou apresentarão ciclagem rápida. Não se sabe a causa das ciclagens rápidas, mas o uso de antidepressivos e o hipotireoidismo favorecem sua ocorrência. Ela parece ser mais um fenômeno transitório do que um padrão estável que caracteriza um grupo de pacientes. De toda forma, implica pior desfecho da doença (Carvalho et al., 2014).

Bases genéticas e neurobiológicas do transtorno bipolar

O TB tem uma base genética que, embora muito heterogênea, é indubitavelmente relevante. A concordância entre gêmeos idênticos é de 40 a 70%, e a herdabilidade estimada chega a 0,9, ou seja, os fatores genéticos, em uma população homogênea para fatores ambientais, explicam cerca de 90% da variabilidade para a ocorrência do transtorno (Craddock; Sklar, 2013).

Em relação ao componente cerebral do TB, há certo consenso de que haveria uma combinação de comprometimento do controle cognitivo-emocional, implicando estruturas com ação deficitária como o córtex do cíngulo anterior dorsal, e os córtices pré-frontais dorsolaterais e dorsomediais, assim como, em contraste, haveria desregulação por hiper-responsividade de áreas límbicas e paralímbicas, como a amígdala, o córtex frontal ventro-lateral e o córtex do cíngulo anterior ventral (Maletic; Raison, 2014).

Transtorno bipolar em crianças e adolescentes (Goodwin; Jamison, 2010; Serra et al., 2017)

Embora haja relativo consenso sobre os sintomas da depressão infantil, o quadro clínico da mania antes da puberdade e a evolução, no longo prazo, do TB com início na infância são ainda palco de controvérsias. À medida que a idade avança, os quadros de mania nos adolescentes vão, cada vez mais, se assemelhando aos dos adultos, e o TB infantojuvenil vai se equivalendo ao TB adulto.

É importante, para o diagnóstico de episódio de mania antes da puberdade, a presença de sintomas como euforia, grandiosidade, fuga de ideias ou pensamento acelerado, diminuição da necessidade de sono e hipersexualidade (Geller; Zimerman; Williams, 2002). Entretanto, alguns psiquiatras tendem a expandir a noção de mania, sobretudo nos Estados Unidos, sugerindo que ela se expressa na infância por sintomas comportamentais comuns, como irritabilidade, impulsividade, raiva e ataques de birra, concentração ruim, hiperatividade e dificuldades comportamentais. A evolução temporal, nessa visão mais abrangente, seria menos em fases bem delimitadas e mais crônica, diferente, portanto, da dos adultos. Dessa forma, o diagnóstico de TB na infância se apresenta de forma mais frequente e se aproxima conceitualmente do transtorno de déficit de atenção/hiperatividade (TDAH) e do transtorno disruptivo da desregulação do humor, tornando-se, na verdade, sobrerrepresentado artificialmente na infância (Charfi; Cohen, 2005; Goodwin; Jamison, 2010; Parry, 2012).

Crianças em estado de mania podem se apresentar particularmente alegres, engraçadas além da medida, mostrar comportamentos imaturos para a idade e ser difíceis de conter pelos pais, colegas ou cuidadores. Podem ser também extremamente autoconfiantes, iniciando projetos irrealistas e desafiando os adultos em níveis que podem chegar ao extremo. Em casos graves, podem também se apresentar destrutivas, abusivas fisicamente e perigosas para si e para os outros. A irritabilidade, embora seja um sintoma muito inespecífico, tende a ser frequente nos quadros de mania infantil.

Embora, até os anos de 1980, o TB tenha sido considerado inexistente ou raríssimo na infância, atualmente há consenso de que ele existe e pode ser mesmo relativamente frequente, com prevalências entre 1,5 e 2%. Entretanto, o diagnóstico de TB na infância provavelmente é feito com mais frequência por psiquiatras norte-americanos do que da Europa, da Austrália e da Nova Zelândia (Parry, 2012).

O diagnóstico diferencial mais difícil, nesse contexto, é entre os episódios de mania em contraposição ao TDAH e ao transtorno disruptivo da desregulação do humor (Carlson, 2012). Nesse sentido, o Quadro 30.3 apresenta alguns elementos a fim de facilitar essa difícil diferenciação.

SEMIOTÉCNICA DA MANIA

Para a investigação de episódios maníacos na história dos pacientes, ver Quadro 30.4. O instrumento objetivo de avaliação de quadro maníaco, *Escala de Avaliação de Mania de Young* (YMRS), está disponível no *hotsite* do livro.

Síndromes maníacas e transtorno bipolar **363**

Quadro 30.3 | Sintomas e comportamentos para diferenciar mania, TDAH e transtorno disruptivo da desregulação do humor na infância			
SINTOMAS E COMPORTAMENTOS	MANIA NA INFÂNCIA	TDAH	TRANSTORNO DISRUPTIVO DA DESREGULAÇÃO DO HUMOR
Grandiosidade	Muito frequente	Rara	Rara
Humor elevado, euforia	Muito frequente	Raro	Raro
Redução da necessidade de sono	Frequente	Rara	Rara
Pensamento acelerado	Frequente	Muito raro	Raro
Fuga de ideias	Frequente	Pouco frequente	Rara
Comportamentos de risco	Frequentes	Frequentes	Muitíssimo frequentes
Procura desinibida por pessoas	Frequente	Pouco frequente	Rara
Tolices, palhaçadas	Frequentes	Pouco frequentes	Raras
Hipersexualidade	Bem frequente	Pouco frequente	Frequente
Aumento de atividades dirigidas a objetivos	Bem frequente	Pouco frequente	Frequente
Fala acelerada	Muitíssimo frequente	Frequente	Rara
Humor irritável	Muitíssimo frequente	Muito frequente	Muitíssimo frequente
Hiperenérgico	Muitíssimo frequente	Muitíssimo frequente	Frequente
Distraibilidade	Muito frequente	Muitíssimo frequente	Frequente
Padrão de evolução temporal	Ocorre em episódios relativamente bem delimitados	Contínuo, tende a ser transtorno crônico (distraibilidade e hiperatividade persistentes)	Contínuo, tende a ser transtorno crônico (irritabilidade persistente, explosões frequentes)
Comorbidades mais frequentes	TDAH, transtornos disruptivos, sobretudo TOD e TC, e transtornos de ansiedade	Transtornos disruptivos, sobretudo TOD, e transtornos específicos da aprendizagem	Transtornos disruptivos, sobretudo TOD, e transtornos de ansiedade

Mutíssimo frequente ($\geq$ 90%), muito frequente ($\geq$ 80%), bem frequente ($\geq$ 60%), frequente ($\geq$ 40%), pouco frequente ($\geq$ 15%), raro ($\geq$ 5%), muito raro (0-4%).

TDAH: transtorno de déficit de atenção/hiperatividade; TOD: transtorno de oposição desafiante; TC: transtorno da conduta.

Fontes: Goodwin; Jaminson, 2010; Carlson, 2012; APA, 2014.

364 Psicopatologia e Semiologia dos Transtornos Mentais

Quadro 30.4 | Semiotécnica de episódios maníacos no passado

PERGUNTAS

- Você teve períodos em que se sentiu muito bem ou acelerado (claramente diferente do habitual)?
- Seus familiares ou amigos acharam que era algo mais que simplesmente estar legal?
- Teve períodos em que se sentiu muito irritado?
- Nesses períodos, sentia pouca necessidade de dormir?
- Sentia-se mais forte ou poderoso?
- Teve períodos em que você esteve bem mais ativo que o comum, envolvendo-se em muitas atividades? Houve períodos em que não conseguia ficar parado, tinha que se mexer a toda hora?
- Vinham muitas ideias na cabeça?
- Você se sentia especialmente autoconfiante?
- Sentia que se distraía com muita facilidade?

No caso de as respostas confirmarem que já houve episódio de mania ou hipomania, perguntar:

- Quando foi que isso aconteceu pela primeira vez? Ocorreu mais de uma vez?
- Quanto tempo duravam esses períodos? Teve internações psiquiátricas por causa desses episódios?
- Quando foi o último episódio? Algo ajudou você a sair desse estado ou a ficar mais calmo?

Sugestões de leitura

Há dois trabalhos históricos clássicos sobre a psicopatologia dos quadros maníacos: *Sobre la forma maníaca de vida*, de **Ludwig Binswanger** [1961] (1973), *e La mania: una psicopatologia de la alegria*, de **Carmelo Monedero** (1975).

O livro de **Frederick K. Goodwin e Kay Redfield Jamison**, *Doença maníaco-depressiva: transtorno bipolar e depressão recorrente* (2010), é um grande clássico, pois, além de completo e abrangente, inclui a maioria dos temas relevantes nessa área. Escrito de forma crítica e equilibrada, revela a excelência de seus autores em termos de conhecimentos científicos e clínicos.

31 Síndromes ansiosas e síndromes com importante componente de ansiedade

SÍNDROMES ANSIOSAS

Neste capítulo, serão abordados os transtornos mentais nos quais sintomas ansiosos configuram formas "puras" ou "quase puras" de transtornos de ansiedade (transtorno de ansiedade generalizada [TAG] e transtorno de pânico) ou aqueles nos quais a ansiedade tem importância central ou muito relevante (fobias, ansiedade social, estresse pós-traumático, quadros dissociativos e conversivos, quadros hipocondríacos e de somatização e transtorno obsessivo-compulsivo [TOC]).

As síndromes ansiosas representam os transtornos mentais mais frequentes e apresentam, mundo afora, prevalência na vida em torno de até 17 a 30% e, no último ano, em torno de até 11 a 18% (Somers et al., 2006; Kessler et al., 2007; Remes et al., 2016).

No Brasil, estudos epidemiológicos nas cidades de São Paulo e Rio de Janeiro revelaram pelo menos algum transtorno de ansiedade e/ou fobias, nos últimos 12 meses, em 18,8 a 20,8% da população e pelo menos uma vez na vida em 27,7 a 30,8% (Andrade et al., 2012; Ribeiro et al., 2013).

As síndromes ansiosas "puras" são ordenadas inicialmente em dois grandes grupos: quadros em que a ansiedade é constante e permanente (*ansiedade generalizada, livre e flutuante*) e quadros em que há *crises de ansiedade abruptas* e mais ou menos intensas. São as chamadas *crises de pânico*, que podem configurar, se ocorrerem de modo repetitivo, o **transtorno de pânico** (Hollander; Simeon, 2004). O **Quadro 31.1** resume os principais elementos desses dois transtornos segundo o *Manual diagnóstico e estatístico de transtornos mentais* (DSM-5) e a *Classificação internacional de doenças e problemas relacionados à saúde* (CID-11).

Transtorno de ansiedade generalizada

O quadro de TAG caracteriza-se pela presença de sintomas ansiosos excessivos, na maior parte dos dias, por vários meses. A pessoa vive angustiada, tensa, preocupada, permanentemente nervosa ou irritada.

Nesses quadros, são frequentes sintomas como insônia, dificuldade em relaxar, angústia constante, irritabilidade aumentada e dificuldade em concentrar-se. São também comuns sintomas físicos como cefaleias, dores musculares, dores ou queimação no estômago, taquicardia, tontura, formigamento e sudorese fria. Alguns termos populares para esses estados são: "*gastura*", "*repuxamento dos nervos*" e "*cabeça ruim*" (ver Glossário no *hotsite* do livro). Para se fazer o diagnóstico de uma síndrome ansiosa, também é necessário verificar se os sintomas ansiosos causam sofrimento clinicamente significativo e prejudicam a vida pessoal, social e ocupacional do indivíduo. No Brasil, estudos epidemiológicos nas cidades de São Paulo e Rio de Janeiro revelaram a presença de TAG, nos últimos 12 meses, em 2,2 a 3,5% da população e, pelo menos uma vez na vida, em 5,8 a 6,0% (Andrade et al., 2012; Ribeiro et al., 2013).

Transtornos da personalidade (TPs) ocorrem com frequência associados ao TAG; os diagnósticos de TP mais frequentes nesse grupo são *borderline* e paranoide (Marco, 2013; Latas; Milovanovic, 2014).

Crises de ansiedade, crises de pânico

Em muitos pacientes, a ansiedade se manifesta sob a forma de crises intermitentes, com a eclosão de vários sintomas ansiosos, em número e intensidade significativos (Nardi; Valença, 2005). Associados às crises agudas e intensas de ansiedade, pode ou não haver sintomas constantes de ansiedade generalizada.

Assim, as crises de pânico são crises marcantes de ansiedade, nas quais ocorre importante descarga do sistema nervoso autônomo. Nelas ocorrem sintomas como *batedeira* ou taquicardia, suor frio, tremores, desconforto respiratório ou sensação de asfixia, náuseas, formigamentos em membros, dedos e/ou lábios.

366 Psicopatologia e Semiologia dos Transtornos Mentais

> ## Quadro 31.1 | Critérios diagnósticos para os transtornos de ansiedade segundo o DSM-5 e a CID-11
>
> | **TRANSTORNO DE ANSIEDADE GENERALIZADA (TAG)** | **ATAQUE DE PÂNICO E TRANSTORNO DE PÂNICO** |
> |---|---|
> | <ul><li>Ansiedade, apreensão e preocupações excessivas na maioria dos dias, por muitos meses (no DSM-5, pelo menos seis meses), em diferentes atividades e eventos da vida. Além disso, a pessoa considera difícil controlar a preocupação e a ansiedade.</li><li>A ansiedade e a preocupação estão associadas a **pelo menos mais três** dos seguintes sintomas:<ul><li>inquietação ou sensação de estar "com os nervos à flor da pele"</li><li>cansaço fácil, fatigabilidade</li><li>dificuldade de concentrar-se</li><li>irritabilidade, "pavio curto"</li><li>tensão muscular, dificuldade de relaxar</li><li>alteração do sono (dificuldade de pegar no sono ou mantê-lo)</li></ul></li><li>O foco da ansiedade ou preocupação não é decorrente de outro transtorno mental (como medo de ter crises de pânico, ser contaminado – no caso de TOC –, ganhar peso – no caso da anorexia)</li><li>Ansiedade, preocupação ou sintomas físicos causam sofrimento significativo ou prejuízo no funcionamento social.</li></ul> | **Ataque de pânico**
Crises de ansiedade, de intenso desconforto ou de sensação de medo que alcançam um pico em minutos (geralmente não duram mais que meia ou uma hora), com **pelo menos quatro** dos seguintes critérios:<ul><li>palpitações ou taquicardia</li><li>sensação de falta de ar, desconforto respiratório</li><li>sensação de asfixia ou de estar sufocando</li><li>suor de mãos, pés, face, geralmente frio</li><li>medo de perder o controle ou enlouquecer</li><li>medo de morrer, de ter um ataque cardíaco</li><li>tremores ou abalos</li><li>formigamentos ou anestesias nos dedos e nos lábios</li><li>ondas de calor ou calafrios</li><li>desrealização (sensação de que o ambiente familiar está estranho) ou despersonalização (sensação de estranheza quanto a si mesmo)</li><li>tontura, instabilidade</li><li>dor ou desconforto torácico</li><li>náusea ou desconforto abdominal</li></ul>**Transtorno de pânico**<ul><li>Ter ataques de pânico de forma repetitiva e inesperada</li><li>Pelo menos um dos ataques foi seguido por período mínimo de um mês com os seguintes critérios:<ul><li>preocupação persistente com a possibilidade de ter novos ataques</li><li>preocupação com implicações ou consequências dos ataques, como perder o controle, enlouquecer ou ter um infarto</li><li>alterações do comportamento relacionadas aos ataques (evitar aglomerações, evitar sair de casa)</li><li>presença ou não de agorafobia associada</li></ul></li></ul> |
>
> O transtorno não é devido a efeitos fisiológicos diretos de uma substância (medicamento, uso de substâncias) ou a uma condição médica ou doenças (como hipertireoidismo, lúpus, diabetes, entre outras).

Nas crises intensas, os pacientes podem experimentar diversos graus da chamada **despersonalização**, que se revela como sensação de a *cabeça ficar leve*, de o *corpo ficar estranho*, sensação de *perda do controle, estranhar-se a si mesmo*. Pode ocorrer também a **desrealização**, ou seja, a sensação de que o ambiente, antes familiar, parece estranho, diferente, não familiar.

Além disso, ocorre com frequência nas crises de pânico um considerável *medo de ter um ataque do coração*, um infarto, *de mor-rer e/ou enlouquecer*. As crises são de início abrupto (chegam ao pico em 5 a 10 minutos) e de curta duração (duram em geral 15 minutos, raramente mais de 1 hora). São muitas vezes desencadeadas por determinadas condições, como estar em aglomerados humanos, ficar "preso" (ou com dificuldade para sair) em congestionamentos no trânsito, supermercados com muita gente, *shopping centers* ou estar em situações de ameaça (Costa Pereira, 1997).

Transtorno de pânico

Denomina-se o quadro de transtorno de pânico caso as crises sejam recorrentes, com desenvolvimento de medo de ter novas crises, preocupações com possíveis implicações da crise (perder o controle, ter um ataque cardíaco ou enlouquecer) e sofrimento subjetivo significativo. O transtorno de pânico pode ou não ser acompanhado de agorafobia, ou seja, muito desconforto e fobia de lugares amplos e aglomerações (Nardi; Valença, 2005).

No Brasil, estudos epidemiológicos nas cidades de São Paulo e Rio de Janeiro revelaram a presença de transtorno de pânico, nos últimos 12 meses, em 18,8 a 20,8% da população e, pelo menos uma vez na vida, em 27,7 a 30,8% (Andrade et al., 2012; Ribeiro et al., 2013).

Pessoas com transtorno de pânico têm, com bastante frequência, TP, e até um terço dos pacientes com transtorno de pânico pode ter um TP associado, como TP *borderline*, evitativa e paranoide (Marco, 2013; Latas; Milovanovic, 2014).

Transtorno de ansiedade de separação (CID-11 e DSM-5)

Sobretudo em crianças, pode haver medo e ansiedade importantes relacionados a separar-se de pessoas significativas, percebidas como protetoras (mães, avós, pais, entre outras). Tipicamente, a criança tem muito medo e ansiedade de, para ir à escola, separar-se da mãe ou de outros membros da família. Chora muito, fica muito ansiosa e amedrontada, tem medo de que algo muito ruim ocorra.

A criança muitas vezes pede ou exige que a mãe fique com ela na sala de aula. Também pode ter dificuldades em dormir sozinha e/ou ter pesadelos relacionados à separação. Em adultos, isso pode ocorrer com o(a) companheiro(a) romântico(a) (separar-se do[a] namorado[a] ou esposo[a]). Para o diagnóstico, os sintomas devem durar muitos meses e ser suficientemente graves, prejudicando o desenvolvimento escolar, pessoal e social da criança, adolescente ou adulto.

Síndromes ansiosas de base orgânica

Os quadros de **ansiedade** podem ser de **origem orgânica**, isto é, pode ocorrer uma síndrome ansiosa (em crises de pânico ou ansiedade generalizada) que é claramente resultante de doença física, uso de fármacos, substâncias ou outra condição orgânica. Nesses casos, a síndrome ansiosa associa-se temporalmente à instalação de uma doença orgânica (p. ex., hipertireoidismo, doença pulmonar obstrutiva crônica, câncer, entre outras) ou ao uso de medicamentos, como corticoides, antiparkinsonianos, anti-hipertensivos, ou substâncias tóxicas, como cocaína, álcool, maconha, gasolina, chumbo ou mercúrio.

As síndromes ansiosas também são comuns nos quadros psicopatológicos associados ao período pré-menstrual e ao puerpério e relacionados a grandes cirurgias (como transplante cardíaco). Na ansiedade de base orgânica, é particularmente frequente a presença da irritabilidade e da labilidade do humor.

A Tabela 31.1 apresenta as principais causas das síndromes de ansiedade secundárias ou orgânicas, assim como as principais substâncias que desencadeiam ou causam depressão.

Tabela 31.1 | Principais doenças físicas, condições médicas e substâncias associadas aos quadros de ansiedade orgânica

DOENÇAS FÍSICAS	FREQUÊNCIA (%)
Hipertireoidismo	60%
Hipotireoidismo	30-40%
Esclerose múltipla	32%
Câncer	Fases iniciais: 15-23% Fases terminais: 69-79%
Doença pulmonar obstrutiva crônica	Fases iniciais: 32-57% Fases terminais: 51-75%

Acidente vascular cerebral	18-25%
Síndrome do ovário policístico	20%
Doença coronariana	10-50%
Insuficiência cardíaca congestiva	2-49%
Doenças cardiovasculares	11-49%
Diabetes	1-16%
Substâncias que produzem ou desencadeiam quadros ansiosos	Corticosteroides, simpatomiméticos (ou outros broncodilatadores), cafeína, hormônios tireoidianos, antiparkinsonianos, anticolinérgicos, anti--hipertensivos, inseticidas organofosforados, gases asfixiantes, dióxido e monóxido de carbono, gasolina, tinta, cocaína, álcool, *Cannabis*, alucinógenos

Fontes: DSM-5 (APA, 2014); Remes et al., 2016.

SÍNDROMES COM IMPORTANTE COMPONENTE DE ANSIEDADE (FOBIAS E ANSIEDADE SOCIAL, DISSOCIAÇÕES, CONVERSÕES, SOMATIZAÇÕES, TRANSTORNO DE ESTRESSE PÓS--TRAUMÁTICO E TRANSTORNOS OBSESSIVO-COMPULSIVOS)

Os principais quadros psicopatológicos com **predomínio de ansiedade** eram, de modo geral, no passado, considerados formas de **neuroses** (Cordás, 2004). Assim, o TAG e o transtorno de pânico constituíam a *"neurose de angústia"*; os transtornos fóbicos (fobia social, agorafobia e fobia simples) eram considerados *"neurose fóbica"*; quadros dissociativos e conversivos eram *"neurose histérica ou histeria"*; quadros hipocondríacos e somatoformes, *"neurose hipocondríaca"*; e o TOC era a *"neurose obsessiva-compulsiva"*.

Por fim, o transtorno de estresse pós-traumático (TEPT) era nomeado *"neuroses traumáticas ou neuroses de guerra"* (*shell shock* e *war neurosis*). Isso mudou com o advento das classificações internacionais, CID-10 e CID-11, e com o DSM--III, o DSM-IV e o DSM-5 (**Quadro 31.2**).

Transtornos fóbicos

As síndromes ou transtornos fóbicos caracterizam-se por **medos intensos e irracionais**, **desproporcionais**, desencadeados por situações, objetos ou animais que objetivamente não oferecem ao indivíduo perigo real e proporcional à intensidade de tal medo. As síndromes fóbicas mais importantes são apresentadas a seguir (Hollander; Simeon 2004).

Na **agorafobia**, o medo e a angústia relacionam-se a um conglomerado de pessoas (em supermercados, *shopping centers*, congestionamento no trânsito, entre outros lugares) em espaços amplos ou em locais de onde possa ser difícil escapar ou onde o auxílio ou a presença de pessoas próximas não seja rapidamente acessível.

Os indivíduos com agorafobia têm frequentemente crises de medo, que chegam ao pânico quando estão fora de casa, em um congestionamento, em uma ponte ou túnel, em meio a uma multidão, em um estádio de futebol, em um grande supermercado, no cinema ou no teatro. Têm, com frequência, medo de viajar de ônibus, automóvel ou avião. Há tendência de evitar tais situações, o que geralmente leva a estreitamento das possibilidades vivenciais do indivíduo, restringindo-o, às vezes, a sua casa e a ambientes muito familiares e seguros.

No Brasil, estudos epidemiológicos nas cidades de São Paulo e Rio de Janeiro revelaram presença de **agorafobia**, nos últimos 12 meses, em 1,6 a 2,7% da população e, pelo menos uma vez na vida, em 3,5 a 4,0% (Andrade et al., 2012; Ribeiro et al., 2013).

Já a **fobia simples ou específica** caracteriza-se por medo intenso, persistente, desproporcional e irracional, como medo de animais (barata, sapo, cobra, passarinho, cachorro, cavalo, entre outros), medo de ver objetos cor-

Quadro 31.2 | Um pouco sobre a história e o significado do construto "neurose"

O construto *neurose* forneceu, ao longo da **história da psicopatologia no século XX**, uma moldura conceitual e classificatória bastante rica, que abarcava sintomas da série da ansiedade, da fobia, da obsessão, da dissociação, da conversão e da somatização.

As neuroses se caracterizavam, no plano da subjetividade, por **dificuldades e conflitos intrapsíquicos** e **interpessoais** que mantinham no indivíduo um estado contínuo de sofrimento associado a frustração, angústia, rigidez emocional e sentimentos de inadequação. Seus mecanismos básicos eram o recalque (mas também projeção, deslocamento, negação, regressão, racionalização e formação reativa), que representava a luta interna, quase sempre inconsciente, entre impulsos inaceitáveis perante um julgamento rígido e automático. Também de grande importância eram as dificuldades interpessoais do sujeito "neurótico", o qual era marcado pela rigidez e frustração recorrente nas relações pessoais e pela insatisfação constante com o que recebia e dava aos outros.

O psicopatólogo holandês Jan Hendrik van den Berg (1914-2012), em uma vertente existencialista, concebia a neurose como uma **perturbação do contato inter-humano**, uma perturbação nas relações com o outro. No centro de todas as neuroses, situava-se a angústia (van den Berg, 1970, p. 237).

Nessa mesma linha, para Henri Ey (1900-1977), as neuroses representavam antes uma perturbação do equilíbrio interior do sujeito neurótico do que uma mudança em seu sistema de realidade (que, nesse caso, seria a psicose). Nos neuróticos, de modo geral, dominavam as manifestações de uma angústia permanente e de **mecanismos de defesa** que, em última análise, **fracassavam na resolução de conflitos** (Ey, 1974).

Nos sistemas diagnósticos atuais, DSM e CID, o conceito de neurose acabou sendo totalmente suprimido. Em seu lugar, entrou um número maior de transtornos, como os de ansiedade (TAG e transtorno de pânico), as fobias, os TOCs, os transtornos dissociativos, os transtornos conversivos, a hipocondria e a somatização, assim como os transtornos relacionados ao estresse e a traumas psíquicos. Assim, o construto neurose como "**princípio organizador**" foi abandonado e trocado por uma variedade de transtornos específicos.

Certamente, essa troca se relacionou a certo enfraquecimento das concepções psicanalíticas na psiquiatria contemporânea e à maior ênfase em tratamentos farmacológicos e concepções neurobiológicas relacionadas aos distintos quadros ansiosos. De modo geral, os profissionais de orientação psicanalítica continuam utilizando o construto "neurose" na prática clínica e no plano teórico.

Uma das consequências do abandono de construtos abrangentes como "neurose" é o aumento marcante dos **diagnósticos de comorbidades**, em particular no campo dos transtornos de ansiedade e depressivos em relação a transtornos comórbidos da personalidade. Ao se abandonar categorias amplas, que incluem, além de sintomas, modos de ser e reagir (como a personalidade do indivíduo), os sistemas atuais geram a necessidade de múltiplos diagnósticos de comorbidade, o que muitas vezes é feito de forma estabanada e confusa.

---

tantes, como seringas, faca, vidros quebrados, ou medo de ver sangue.

A exposição ao objeto ou animal fobígenos geralmente deflagra um estado de angústia, que pode chegar a uma crise de pânico. Os indivíduos acometidos reconhecem o caráter irracional e desproporcional de seus medos. Nas cidades de Rio de Janeiro e São Paulo, a fobia simples ocorre, pelo menos uma vez na vida, em 14,6 a 16,8% da população (Andrade et al., 2012; Ribeiro et al., 2013).

Por sua vez, a **ansiedade social e a fobia social** caracterizam-se por medo intenso e persistente de situações sociais que envolvam expor-se ao contato interpessoal, demonstrar capacidade de desempenho ou participar de situações competitivas e de cobrança. "Ansiedade social" e "fobia social" são termos usados muitas vezes como sinônimos, mas tende-se a ver a fobia social como um quadro mais grave que a ansiedade social.

O indivíduo sente intensa angústia ao ter de falar em público, apresentar um seminário, fazer uma palestra, chegando a apresentar dificuldade até em utilizar banheiros públicos, alimentar-se em refeitórios públicos ou assinar cheques na frente de pessoas desconhecidas. O medo da exposição é mais forte com pessoas estranhas ou tidas, por algum motivo, como hierarquicamente em posição superior (chefes no trabalho, diretor da escola, professores, entre outras). O indivíduo tenta evitar tais situações e reconhece o caráter absurdo de seus temores. Há, geralmente, grande sofrimento com tais dificuldades, que pode comprometer a carreira estudantil e profissional das pessoas acometidas e limitar sua vida social, emocional e de lazer.

No Brasil, estudos epidemiológicos nas cidades de São Paulo e Rio de Janeiro revelaram a presença de fobia social, nos últimos 12 meses, em 2,1 a 3,9% da população e, pelo menos uma vez na vida, em 4,0 a 5,7% (Andrade et al., 2012; Ribeiro et al., 2013).

Pessoas com fobia social têm, com muita frequência, como comorbidade o **TP evitativa**

370 Psicopatologia e Semiologia dos Transtornos Mentais

(cerca de 60% das pessoas com fobia social têm TP evitativa) (Fallon et al., 2012).

Transtornos dissociativos e transtornos conversivos: histeria

No passado, de uma forma ou outra, todos os transtornos dissociativos e conversivos tendiam a ser agrupados no grande capítulo da *histeria* ou *neurose histérica*. A CID-11 e o sistema DSM, desde o DSM-III, do início dos anos de 1980, até o atual DSM-5, desmontaram o construto *histeria* em várias condições distintas.

A CID-11, entretanto, mantém, de certa forma, o construto *histeria*, ao agrupar todas ou quase todas as condições dissociativas e conversivas em uma rubrica única, denominando-a "**transtornos dissociativos**". No entanto, o DSM-5 e a CID-11 mantêm separado desses construtos o *transtorno da personalidade histriônica* (não mais presente na CID-11). O Quadro 31.3 detalha um pouco mais essas transformações dos conceitos e classificações psicopatológicas.

Conversão e dissociação

Na **conversão**, ocorrem tipicamente alterações das funções sensoriais ou das funções motoras, que lembram sintomas neurológicos, mas que são, na realidade, claramente distintos das condições neurológicas. Há, assim, a conversão de um conflito psíquico inconsciente (desejos, temores inconscientes e inaceitáveis para o indivíduo) para o corpo; **conversão** aqui significa, portanto, "*salto*" do plano psíquico para o plano de sintomas corporais.

Em relação às funções sensoriais, pode haver anestesias de partes do corpo, perda da visão, do olfato ou da audição. Em relação às funções motoras, pode haver fraqueza ou paralisias, contraturas, movimentos anormais, perturbações do andar e no ficar de pé (*astasia-abasia*) e rouquidão psicogênicas ou perda total da voz (*afonia conversiva*).

Por serem psicogênicas (de causa predominantemente psicológica), as alterações sensoriais, como perda da visão ou audição, perda da voz, anestesia das mãos ou de um braço,

---

Quadro 31.3 | A histeria ou neurose histérica e os sistemas DSM-5 e CID-11

A chamada **histeria** foi uma das mais paradigmáticas condições na história da psicopatologia; foi reconhecida (partes do construto) pelos médicos da Antiguidade, nas tradições de Hipócrates e Galeno. Muito estudada na segunda metade do século XIX e no início do XX por autores como Paul Briquet, Joseph Babinski, Jean-Marie Charcot, Sigmund Freud, Emil Kraepelin e Pierre Janet, foi marcadamente transformada nas influentes classificações norte-americanas atuais (sistema DSM) e, internacionalmente, na CID.

As **crises histéricas**, com acometimento da consciência, desmaios, movimentos abruptos e marcantes, parecidos (mas, na verdade, distintos) com a crise tônico-clônica de epilepsia, ou os **quadros conversivos** com afonia, cegueira ou paralisias psicogênicas, ocorriam, muitas vezes, em pessoas com comportamento e **personalidade** caracteristicamente **dramáticos**, certo infantilismo e, eventualmente, sedução pueril e necessidade de ser o centro das atenções.

Segundo van Den Berg (1970), o paciente histérico apresenta uma peculiaridade: **necessita de contato e tem incapacidade de mantê-lo e aprofundá-lo**. Do ponto de vista existencial, tais indivíduos vivem em um contexto de **inautenticidade no contato interpessoal**; suas relações soam falsas, eles parecem que precisam representar constantemente em seu relacionamento com as pessoas.

Subdividiam-se os quadros histéricos em três grandes subgrupos: **histeria de conversão** ou conversiva (que corresponde ao atual transtorno conversivo, no DSM-5), **histeria dissociativa** (que corresponde ao atual "transtorno dissociativo") e **forma mista de histeria** (com conversão e dissociação).

Conforme salienta Ramadan (1985, p. 8), o comprometimento provocado pela histeria não é equivalente à função biológica ou natural do órgão, segundo suas estruturas e disposições anatomofuncionais; **o distúrbio corresponde**, sempre, à utilização habitual que o paciente faz do órgão, ou **à representação imaginária e simbólica** que tem daquela função.

Ao quebrar e **subdividir a histeria** ou neurose histérica em transtornos como transtorno da personalidade histriônica, transtorno dissociativo de movimentos, sensação ou cognição, transtorno dissociativo de identidade, amnésia dissociativa, fuga dissociativa e transtorno conversivo, os sistemas DSM e CID desmontaram a noção de uma entidade nosológica unitária, com subformas inter-relacionadas, em várias condições relativamente independentes. No entanto, ao que parece, tal mudança tem produzido pouco avanço tanto para a compreensão psicopatológica como para o tratamento das pessoas acometidas.

O **sistema da CID (CID-10 e CID-11)**, de certa forma, **mantém parcialmente a noção de histeria**, ao agrupar os transtornos dissociativos e os conversivos sob a rubrica única de "transtornos dissociativos". Entretanto, os elementos da personalidade histriônica que eram integrados aos sintomas dissociativos e conversivos para formar o conceito clássico de histeria são também abandonados pela CID.

Síndromes ansiosas e síndromes com importante componente de ansiedade   371

ou as motoras, como paralisias de membros, correspondem à representação mental e simbólica do corpo, e não à neuroanatomia objetiva ou à função neurológica. Por exemplo, as paralisias de braços ou das pernas, nos quadros conversivos, não têm padrão neurológico, ou seja, no exame neurológico da região não correspondem a nenhuma síndrome neurológica, como síndrome hemiplégica piramidal, paralisia decorrente de lesão medular ou de nervo periférico. Exames como ressonância magnética do cérebro ou da coluna vertebral ou eletroneuromiografia da parte afetada são, geralmente, normais. Por isso, no DSM-5, os transtornos conversivos são também chamados de *transtornos de sintomas neurológicos funcionais* – denominação infeliz, pois não são, de fato, sintomas neurológicos.

Chama atenção, eventualmente, nesses pacientes, o fato de, ao notarem seus distúrbios corporais aparentemente muito graves (paralisias, cegueira, anestesias, entre outros), reagirem com certa indiferença. A isso, os clínicos antigos denominaram *la belle indifférence des hystériques* (*a bela indiferença das histéricas*). Essa indiferença seria devida, talvez, à noção (mesmo que inconsciente) de que tal alteração (paralisia, cegueira, entre outras) é, na realidade, transitória e passageira.

Na **dissociação**, ocorre a perturbação, a separação e o isolamento de aspectos da mente e da personalidade. Aqui, *dissociação* significa "*separação*", "*rechaço*", de uma parte da mente inaceitável para o indivíduo.

A dissociação pode ocorrer por meio de crises em que se perde parcialmente a consciência (a pessoa se "*desliga*" do ambiente e de si mesma, com desmaio parcial e abalos musculares), ou em episódios em que parte da memória é momentaneamente apagada, como a memória retrógrada de eventos traumáticos do passado (Micale, 1995). Pensamentos, desejos e experiências vividas, conflitantes com os valores do paciente, são isolados e suprimidos do campo da consciência e da memória.

Transtornos conversivos e transtornos dissociativos (DSM-5 e CID-11)

Os transtornos conversivos e os dissociativos são denominados e agrupados de forma diferente no DSM-5 e na CID-11. No DSM-5, eles são separados e situados em dois capítulos

diferentes: o de transtornos dissociativos, de um lado, e o de transtornos de sintomas somáticos e transtornos relacionados, de outro, estando neste último alojados os transtornos conversivos.

A CID-11 coloca todos os transtornos conversivos e dissociativos em um capítulo único, denominado "transtornos dissociativos".

Transtornos conversivos

Os transtornos conversivos, no DSM-5, são quadros em que um ou mais sintomas de alteração de função motora ou sensorial psicogênica estão presentes. Os sintomas devem causar sofrimento e/ou disfunção e não são explicados por causas neurológicas ou médicas somáticas.

Assim, no DSM-5, os transtornos conversivos são de:

1. fraqueza ou paralisia (das pernas, de um braço, de uma mão);
2. movimentos anormais, como tremores, distonias, mioclonias, distúrbios da marcha;
3. dificuldades ou impossibilidade de deglutição;
4. alterações da fala, como afonia ou disfonia, rouquidão ou fala arrastada;
5. ataques semelhantes a uma convulsão epiléptica ("*crise histérica*");
6. anestesia ou perda sensorial (cegueira ou visão em túnel, perda auditiva ou olfativa);
7. sintomas mistos.

Transtornos dissociativos

Os **transtornos dissociativos** se caracterizam por perda na continuidade da experiência subjetiva e perturbação da integração normal (por isso, *dissociação*), da consciência, da memória, da identidade, das emoções, das percepções, da representação corporal, do controle motor e/ou do comportamento.

Em decorrência de traumas emocionais graves ou conflitos psíquicos, o paciente "*necessita*" cindir parte de suas funções mentais, rechaçando os elementos consciente ou inconscientemente temidos ou indesejados. Há vários subtipos de transtornos dissociativos, que serão apresentados a seguir.

Na **amnésia dissociativa (DSM-5 e CID-11)**, em geral o indivíduo esquece elementos seletivos e significativos do ponto de vista psicológico (amnésia psicologicamente seletiva). Do ponto de vista temporal, trata-se, geralmente, de

372 Psicopatologia e Semiologia dos Transtornos Mentais

uma amnésia retrógrada, com o indivíduo esquecendo ou apagando todos ou alguns aspectos seletivos do passado ou de um evento passado particular (em geral traumático ou inaceitável psicologicamente).

Associada à amnésia dissociativa, pode ocorrer a chamada *fuga dissociativa*, na qual o indivíduo perambula sem rumo, por horas ou dias, em estado parcialmente alterado da consciência (e pode apresentar o chamado *estado crepuscular da consciência*).

Uma paciente nossa, internada no Hospital de Clínicas da Universidade Estadual de Campinas (HC-UNICAMP), na terceira década de vida, havia sofrido grave agressão sexual quatro meses antes e apresentou quadro de *fuga dissociativa*. Ao ser encontrada pela família, apresentava *amnésia dissociativa* retrógrada que abarcava tudo o que havia acontecido em sua vida até o período em que sofreu o trauma sexual. Afirmava que não lembrava nada de sua infância e adolescência, que acreditava que seus pais seriam realmente seus pais, pois eles o afirmavam, mas, de fato, ela não se lembrava deles, nem dos irmãos. Não lembrava nada em sua vida escolar. Sobre os eventos que ocorreram depois do trauma sexual, ela apresentava boa memória (memória anterógrada) e não mostrava dificuldades em guardar informações adquiridas depois do episódio.

Transtorno dissociativo de identidade (DSM-5 e CID-11) (Brand et al., 2016)

No transtorno dissociativo de identidade, há ruptura da identidade e presença de dois ou mais estados de personalidade distintos (*identidades dissociadas*). A ruptura da identidade implica, geralmente, marcante descontinuidade no senso de si mesmo, no senso de agência e no domínio das próprias ações. O comportamento é observado por outras pessoas ou é relatado pelo indivíduo.

Pelo menos duas *"personalidades distintas"* recorrentemente tomam o controle da consciência e do funcionamento do paciente e atuam em áreas específicas da vida diária, como na família ou no trabalho. Mudanças da personalidade são acompanhadas de alterações correlatas na sensopercepção, na cognição, no afeto, no controle motor, na memória e nos comportamentos. Há, tipicamente, episódios de amnésia associados a tais dissociações.

Embora muitos casos tenham sido relatados em trabalhos internacionais (ver Brand et al., 2016) e servido de inspiração para filmes e livros, na prática clínica, em nosso meio cultural, eles são relativamente pouco frequentes.

Transtorno de despersonalização/desrealização (DSM-5 e CID-11)

A **despersonalização** é definida como estranhamento e sensação de irrealidade em relação ao próprio Eu. A pessoa percebe seu *self* como algo estranho ou irreal, sente-se *"distante de si mesma"*, como se fosse um observador externo de si, dos seus sentimentos, pensamentos, ações e sensações corporais.

Já a **desrealização** é caracterizada por perceber o mundo ao redor, pessoas e objetos conhecidos e familiares como se fossem irreais ou estranhos, como se estivessem em um sonho, em cenas distantes ou nubladas, sem cor ou visualmente distorcidas.

Para o diagnóstico desse transtorno, é necessário que o indivíduo tenha seu senso de realidade bem preservado. Assim, não deve estar psicótico ou apresentar sintomas psicóticos associados (como delírios e/ou alucinações).

Transtorno do transe e transtorno do transe com possessão (CID-11)

No transtorno do transe, o indivíduo deve apresentar **estados de transe** nos quais há alteração de seu estado de consciência, e o **senso de identidade pessoal é alterado**. No transe com possessão, a consciência e identidade da pessoa é **substituída** por uma instância ou identidade externa "possuidora"; o indivíduo se comporta com a sensação de estar sendo controlado pela entidade ou agente "possuidor". Esses quadros de transe são recorrentes e, se o diagnóstico for feito em um episódio único, devem durar vários dias.

Os **transtornos de transe** e de **transe com possessão** são involuntários e indesejados. Eles se diferenciam de transes religiosos culturais, pois o caso diagnosticado não pode fazer parte de práticas religiosas culturais do indivíduo e de seu meio cultural. Assim, pessoas que experimentam estados de transe, por exemplo, em centros espíritas kardecistas, centros de umbanda ou candomblé não devem receber esses diagnósticos – são fenômenos religiosos e culturais normais, não psicopatológicos.

Crises histéricas: transtorno conversivo com ataques semelhantes a uma convulsão epiléptica (DSM-5)

Muito importante na prática clínica é a identificação das anteriormente chamadas *crises histéricas*. Nos dias atuais, elas são denominadas pelo DSM-5 como *transtorno conversivo com ataques semelhantes a uma convulsão epiléptica*. Tal denominação e classificação são, de certa forma, inexatas, pois se trata de mecanismo de dissociação da consciência, e não de conversão (conceitos vistos anteriormente).

Trata-se de crises de curta duração (minutos a poucas horas), com turvação mais ou menos profunda da consciência, espasmos, tremores, abalos, hipertonia ou atonia muscular. O paciente range os dentes, saliva pela boca, às vezes geme ou grita. Em geral, são crises desencadeadas por situação estressante, as quais ocorrem após discussão ou briga pessoal, recebimento de uma notícia inesperada ou ao presenciar cena emocionalmente carregada. É raro durarem mais do que algumas horas, praticamente nunca surgem durante o sono e quase nunca ocorrem sem a presença de outras pessoas.

Emil Kraepelin, em um trabalho de 1905, *Loucura histérica*, descreve uma crise desse tipo em um homem de 50 anos de idade:

> Queixava-se de mal-estar, caía ao chão em estado de rigidez, jogava a cabeça para trás do travesseiro; suas pálpebras se fechavam convulsivamente e tinha as pupilas dilatadas, com débil reação à luz. Quando se lhe abriam, forçosamente, os olhos, se viam os globos oculares em rotação brusca para cima. Se observavam também movimentos de defesa quando se lhe tocavam com uma agulha, ou se passava água ou uma solução de quinino em seus lábios. As manifestações do ataque se agrandavam com a aproximação do médico a sua cama e diminuíam até desaparecer, quando ninguém estava perto dele. Atualmente, o enfermo está dono de si, lúcido e bem orientado, ainda que um pouco confuso em suas manifestações (Kraepelin, 1905, p. 104).

Quadro 31.4 | **Diferenças entre crises dissociativas e crises epilépticas**	
CRISE DISSOCIATIVA OU CONVERSIVA SEMELHANTE A CONVULSÃO (NO PASSADO, "CRISE HISTÉRICA")	**CRISE EPILÉPTICA**
Mais comum em mulheres.	Distribuição equilibrada entre os sexos.
Antecedentes pessoais de personalidade histriônica, quadros conversivos ou dissociativos ou conflitos psicológicos importantes.	Pode ou não haver alterações psiquiátricas prévias; pode haver dificuldades emocionais relacionadas a ter uma doença crônica e aos estigmas preconceituosos relacionados à epilepsia.
Predominam manifestações motoras, que tendem a ser mais bizarras.	Segue os padrões dos diferentes tipos de crises epilépticas, como crises tônico-clônicas (as crises parciais complexas, com seus automatismos, também podem apresentar aspecto aparentemente bizarro).
Uma fase tônica que precede a clônica é mais rara.	A fase tônica (contrações musculares típicas mantidas por segundos) precede a clônica (abalos musculares dos membros e do tronco) no tipo grande mal.
O paciente quase sempre fica com os olhos fechados durante a crise.	O paciente pode ter a crise com os olhos abertos.
Quando o indivíduo prende a respiração, as extremidades quase sempre se apresentam relaxadas.	Hipertonia generalizada.
Atividade motora bilateral com preservação de consciência indica pseudocrise.	Quando há atividade motora bilateral, a consciência deve estar alterada (exceção: espasmos mioclônicos ou flexores).

Tende a surgir na presença de outras pessoas, durante o dia, após discussões ou brigas familiares; raramente surge durante o sono.	Pode surgir durante o sono ou quando o indivíduo está sozinho.
A instalação costuma ser mais lenta que abrupta.	Instalação geralmente abrupta.
A duração tende a ser mais longa que a de uma crise epiléptica.	Duração mais curta, geralmente de segundos a poucos minutos.
Geralmente não há confusão mental, obnubilação, tontura, cefaleia intensa ou hipotonia muscular após a pseudocrise.	Após a crise, podem ocorrer confusão mental e obnubilação, tontura, cefaleia intensa e hipotonia muscular.
Raramente há liberação de esfincteres e perda de urina durante a crise.	Pode haver liberação de esfincteres, com perda de urina durante a crise.
Eletrencefalograma (EEG) não demonstra alterações durante a crise; tende a ser normal nos períodos intercríticos.	O EEG pode demonstrar manifestações do tipo epiléptico na fase interictal (espículas, pontas, espícula-onda); na fase ictal, há traçado típico de crise generalizada no EEG.

Do ponto de vista clínico, é fundamental poder diferenciar tais crises das crises epilépticas. O Quadro 31.4 pretende resumir e sistematizar os elementos desse importante diagnóstico diferencial.

Transtorno de estresse pós--traumático (CID-11 e DSM-5)

O **TEPT** é um transtorno com forte componente de ansiedade que se desenvolve após a exposição do indivíduo a um ou mais eventos extremamente ameaçadores, traumáticos e horríveis (como estupro, sequestro, assalto, homicídio, desabamentos, incêndios, catástrofes naturais, eventos de guerra, entre outros).

O TEPT se caracteriza por **lembranças ou recordações vívidas** que **invadem a consciência** do indivíduo que passou pelo trauma, os chamados *flashbacks* (ou em forma de pesadelos). Estes, com frequência, se acompanham por emoções fortes e profundas, com ansiedade, medo e/ou horror e sensações físicas marcantes. Ocorrem, assim, de forma recorrente, a intensa sensação física e/ou sentimentos de que se está imerso nas mesmas emoções de quando se experimentou o evento traumático.

O paciente busca evitar os pensamentos e as recordações do evento traumático ou, ainda, evitar atividades, situações ou pessoas que de alguma forma representem reminiscências do evento. No TEPT, o indivíduo experimenta um estado de contínua sensação de ameaça; tende a estar hipervígil ou pronto para reagir a estímulos, como ruídos inesperados. Os sintomas duram muitas semanas ou meses e causam grande sofrimento (Wallace; Cooper, 2015).

Como a sociedade brasileira apresenta níveis de violência muito altos, o TEPT representa uma condição de grande relevância clínica e social para os profissionais da saúde mental. Em uma amostra representativa de adolescentes, jovens e adultos de 15 a 75 anos, que somou 3.744 pessoas entrevistadas no Rio de Janeiro e em São Paulo, cerca de 90% já haviam experimentado eventos traumáticos violentos em suas vidas. A prevalência de algum transtorno mental nessa amostra foi de 42,1 a 44,0%. O TEPT ocorreu, nos últimos 12 meses, em 1,6 a 5,0% das pessoas e, pelo menos uma vez na vida, em 8,7 a 10,2% (Andrade et al., 2012; Ribeiro et al., 2013).

Transtorno obsessivo-compulsivo

Os quadros obsessivo-compulsivos, apesar de terem marcante componente de ansiedade, tendem, nas classificações atuais, a ser colocados em um capítulo separado. Eles se caracterizam por ideias, fantasias e imagens obsessivas e por atos, rituais ou comportamentos compulsivos. Esses quadros são vividos como uma pressão sobre o indivíduo, como algo que o obriga e a que se submete.

No Brasil, estudos epidemiológicos nas cidades de São Paulo e Rio de Janeiro revelaram a presença de TOC, nos últimos 12 meses, em 2,8 a 3,9% da população (casos graves em 42,5% dos casos) e, pelo menos uma vez na vida, em 3,6 a 4,1% (Andrade et al., 2012; Ribeiro et al., 2013).

Os quadros obsessivo-compulsivos dividem-se em dois subtipos básicos: aqueles nos quais predominam as **ideias obsessivas** e aqueles nos quais predominam os **atos e os comportamentos compulsivos** (Miguel, 1996). Muito frequentemente, entretanto, se observam formas mistas.

Os **quadros obsessivos**, portanto, caracterizam-se por ideias, pensamentos, fantasias ou imagens persistentes que surgem de forma recorrente na consciência; são vivenciados com angústia e como algo que "invade" a consciência. Um paciente jovem, de 24 anos, relatava: "embora eu seja muito católico, vêm repetidamente à minha mente ideias como de que a Virgem Maria é uma prostituta, ou me imaginava tendo relação sexual com minha irmã. É horrível, mas tais ideias não param de vir à minha mente".

O indivíduo reconhece o caráter irracional e absurdo desses pensamentos e tenta, às vezes, lutar contra eles ou neutralizá-los com outros pensamentos ou com atos e rituais específicos. No entanto, geralmente, tais tentativas fracassam.

Nos **quadros compulsivos**, predominam **comportamentos e rituais repetitivos**, como lavar as mãos inúmeras vezes, tomar muitos banhos, verificar se as portas e janelas estão trancadas dezenas de vezes, colocar todos os objetos do quarto em certa ordem, etc., assim como **atos mentais**, como repetir palavras mentalmente em silêncio, fazer listas mentais, fazer determinadas contas, em geral em resposta a uma ideia obsessiva ("Devo estar com câncer, aids ou sífilis; então tenho que me lavar constantemente").

Os **comportamentos e os atos compulsivos** também podem surgir como forma de cumprir regras mágicas que precisam ser rigidamente seguidas. Outras razões para os atos e os rituais compulsivos são **pensamentos mágicos** que vinculam a realização do ato compulsivo com o afastamento de algum evento temível ou indesejado ("Se eu der 15 voltas no quarteirão antes de entrar em casa, ninguém da família morrerá").

Na prática clínica, nem sempre é fácil demarcar com precisão o limite entre a obsessão e a fobia (p. ex., obsessão por limpeza, fobia de sujeira ou contaminação) ou entre a ideia delirante e a obsessão com pouca crítica e *insight*. Da mesma forma, em alguns casos, é difícil diferenciar entre o ato compulsivo (vivenciado como obrigatório e desprazeroso) e o ato impulsivo.

Pessoas com TOC têm com frequência TP, sobretudo do grupo C: TP obsessivo-compulsiva (9-21%), TP evitativa (18%) e TP dependente (18%). Também podem apresentar TP paranoide (15%) e TP narcisista (6,3%) (Fallon et al., 2012).

CONDIÇÕES PSICOPATOLÓGICAS VIVENCIADAS SOBRETUDO NO CORPO

O termo "**somatização**" tem significação ampla, referente ao processo pelo qual um indivíduo padece em seu corpo sintomas físicos, que não têm origem exclusiva em uma doença física, mas se relacionam bem mais a dificuldades psicológicas, psicossociais ou interpessoais.

Sintomas comuns nesses quadros são dores difusas (cefaleias, lombalgias, artralgias, dores abdominais, "*corpalgias*", entre outras), sintomas gastrintestinais (náuseas, diarreia, dispepsia), fadiga, sono ruim e sintomas psicopatológicos inespecíficos, como ansiedade, depressão e irritabilidade. Somatizações são muito frequentes em adultos, principalmente mulheres, mas também ocorrem em crianças e idosos.

A somatização pode acontecer na presença de doença física demonstrável (intensificando demasiadamente a apresentação sintomática), assim como na ausência de qualquer doença ou condição física. Pode haver (mas não obrigatoriamente) o desejo, consciente ou inconsciente, de estar no papel de doente físico a fim de obter de alguma forma **ganhos primários** (nesse caso, tentativa inconsciente de se reequilibrar psicologicamente) ou **ganhos secundários** (benefícios sociais ou interpessoais concretos, como licenças médicas e aposentadoria).

Além disso, é possível que a **somatização** sirva como um **meio de comunicação** quando a expressão verbal mais direta está bloqueada. Pode também representar uma forma de expressão de sofrimento e desconforto em pessoas que não conseguem reconhecer e verbalizar seus sentimentos.

Denomina-se *alexitimia* a dificuldade de identificar sentimentos e outras experiências subjetivas e diferenciá-las de sensações corporais, assim como a dificuldade de falar

376 Psicopatologia e Semiologia dos Transtornos Mentais

sobre as próprias emoções e dificuldades subjetivas e a tendência a ter um estilo de pensamento orientado para o externo, para o concreto.

A *alexitimia* tende a ser mais frequente em alguns grupos sociais e culturais (homens, trabalhadores braçais, populações rurais, migrantes do campo para a cidade) e possivelmente se associa a certos traços de personalidade, como introversão, isolamento e dificuldades nas relações interpessoais. Há, entretanto, certa controvérsia sobre se realmente há relação entre a alexitimia e maior ocorrência de somatizações (revisão sobre alexitimia em Páez; Casullo, 2000).

Os quadros de somatização podem ser situacionais e transitórios (durante uma fase difícil da vida) ou estáveis e duradouros, passando a ser um estilo ou modo de conduzir a vida (Ford, 1986). Os indivíduos com quadros hipocondríacos e somatizações tendem a rejeitar a ideia de que seu sofrimento seja de origem psicológica ou psicossocial, voltando-se sempre à queixa corporal.

Sintomas médicos inexplicados

Há, atualmente, a tendência a se identificar os processos de somatização com o que se convencionou chamar de *"sintomas médicos inexplicados"* (SMIs) (*medically unexplained symptoms* – MUS). Tais sintomas são comuns na atenção primária e sobrecarregam tanto os pacientes como os profissionais da saúde. Os profissionais têm de enfrentar a dificuldade de fornecer aos pacientes e familiares explicações que sejam minimamente convincentes e legitimadas (van Ravenzwaaij et al., 2010).

Os SMIs têm considerável prevalência e apresentam-se frequentemente como dores de cabeça, dores nas costas e lombalgias, dores musculares e nas juntas, associadas a fadiga e mal-estar corporal geral. Para tentar explicá-los, têm sido propostas abordagens e teorias explicativas, como: *desregulação endócrina e imunológica, disfunção do sistema nervoso autonômico, modelo da amplificação somatossensorial, sensitização sistêmica, modelo do déficit em filtro de sinais e propriocepção anormal* (van Ravenzwaaij et al., 2010).

Na população em geral, dois terços dos homens e quatro quintos das mulheres relatam pelo menos uma dessas queixas, nas últimas duas semanas. Em cerca de 25 a 50% dos sintomas vistos na atenção primária, não há evidência de qualquer doença física. Em ambulatórios e consultórios de especialistas, tal frequência parece ser ainda maior (30-70%) (van Ravenzwaaij et al., 2010).

Além de se sobrepor à noção de *somatização*, a noção de SMI também se sobrepõe às noções de *fibromialgia* e *síndrome da fadiga crônica*, que serão abordadas a seguir.

Fibromialgia e síndrome da fadiga crônica

Denomina-se **fibromialgia** a condição na qual pacientes relatam dores corporais difusas, mas com maior importância nos músculos. A dor é real (estudos neurofuncionais indicam ativação de estruturas neurais relacionadas à dor) e se concentra em determinados pontos do corpo, principalmente aqueles associados às articulações.

Há maior sensibilidade à dor. Forma-se um círculo vicioso no qual o indivíduo com musculatura dolorida tem mais tensão muscular, o que amplifica a dor. Essas pessoas também têm sono de má qualidade, mais ansiedade e depressão, gerando dificuldades na realização de atividades físicas e exercícios. O sedentarismo piora as dores e tensões musculares, o que retroalimenta o círculo vicioso.

Na **síndrome da fadiga crônica**, há cansaço ou fadiga persistentes e relevantes, que duram de vários meses a vários anos (exige-se, para o diagnóstico, pelo menos seis meses), sem o diagnóstico de uma doença física ou mental que explique melhor esses sintomas. Tal síndrome acomete mais adultos, mas também foi descrita em crianças. Ela é acompanhada por outros sintomas subjetivos, como sono ruim e não reparador, dificuldades na atenção, na concentração e na memória, mal-estar após exercícios físicos, dores musculares e nas articulações, sensibilidade aumentada nos linfonodos cervicais ou axilares, dor de garganta e cefaleia (ver revisão em Zorzanelli, 2010).

Tanto a fibromialgia como a síndrome da fadiga crônica (mas também a distimia, os quadros mistos de ansiedade e depressão e outros transtornos de somatização) se assemelham à categoria histórica chamada *"neurastenia"* (**Quadro 31.5**).

Síndromes ansiosas e síndromes com importante componente de ansiedade **377**

Hipocondria ou transtorno hipocondríaco

No **transtorno hipocondríaco** (*transtorno de ansiedade de doença*, CID-11 e DSM-5, *nosofobia*, CID-11), predominam os temores e as preocupações intensas com a ideia de ter uma patologia grave. Essas ideias surgem geralmente a partir de sensações corporais ou sinais físicos mínimos ou insignificantes.

O indivíduo procura constantemente médicos e serviços de saúde para ver se "agora tem a doença mesmo" ou para receber garantias do contrário. Entretanto, embora haja preocupação enorme com a possibilidade de sofrer de tais doenças, tal preocupação não tem caráter delirante, e o indivíduo pode fazer uma crítica, em algum momento, quanto ao caráter absurdo de suas preocupações.

Nos transtornos hipocondríacos, são frequentes alterações comórbidas de personalidade: 40 a 70% das pessoas com transtorno hipocondríaco têm algum TP, geralmente os da personalidade paranoide (19%), evitativa (18%) e obsessivo-compulsiva (14%). Em um estudo na Grécia, os TPs mais comuns foram TP histriônica (22%) e TP obsessivo-compulsiva (22%) (Fallon et al., 2012).

Os instrumentos padronizados de avaliação de quadros ansiosos, *Escala de Avaliação de Ansiedade de Hamilton*, e de TOC, *Escala Yale-Brown de Obsessões e Compulsões* (Y-BOCS), estão disponíveis no *hotsite* do livro.

Quadro 31.5 | A neurastenia

Introduzida pelo norte-americano Georg Miller Beard (1839-1883), em 1869, a neurastenia já foi uma categoria muito utilizada por clínicos e pelo público leigo. Atualmente, está em relativo desuso e tende a ser substituída pelos conceitos de síndrome da fadiga crônica, distimia, fibromialgia, entre outros.

A neurastenia se caracteriza por fadiga fácil depois de esforço físico ou mental, dores musculares, dificuldade em relaxar, sensação de fraqueza e exaustão corporal, irritabilidade, dificuldade em concentrar-se, tonturas, cefaleias e insegurança. Pode haver dificuldades com o sono. Sintomas depressivos sobrepõem-se amplamente aos da neurastenia (Bertolote, 1997).

Por fim, cabe assinalar que, na prática clínica diária, sintomas como dores musculares, cansaço, tontura, dores abdominais e de outras partes do corpo, em mais de 15% dos casos, permanecem sem justificativas biomédicas e são identificados como SMI.

Segundo Kirmayer e colaboradores (2004), tais sintomas ocorrem nas mais diversas culturas e estão associados a estresses emocionais e sociais dos mais variados (as próprias culturas dispõem de sistemas médico-explicativos que formulam hipóteses locais que elucidam e classificam tais experiências), não sendo sempre adequado reduzi-los à categoria de somatização ou transtorno psicossomático.

Quadro 31.6 | Semiotécnica de síndromes com predomínio de ansiedade

PERGUNTAS

- **Ataques de pânico:** Você já teve ataques ou crises de medo intenso, em que se sentiu muito mal? Teve crises intensas de ansiedade? Sentia batedeira, falta de ar, formigamentos, sensação de que iria morrer ou perder o controle? Duravam quanto tempo? Quando foi a primeira crise? Quantas crises, em média, ocorriam em um mês?

- **Agorafobia:** Tem medo de lugares muito amplos, como supermercados, estádios, cinemas, congestionamento de carros? Tem medo de ter um ataque de ansiedade nesses lugares ou de não poder escapar deles?

- **Fobias simples:** Tem medo de alguma coisa ou de algum animal em especial (cobra, sapo, barata, cachorro)? Tem medo de ver sangue, facas, giletes ou vidros quebrados? Tem medo de avião?

- **Fobia social:** Você se acha uma pessoa tímida? Tem medo de falar em público, dar aulas ou apresentar seminários? Tem medo de ir a festas e conhecer gente nova? Tem receio de falar com pessoas que considera mais importantes que você? Tem medo ou sente desconforto em se alimentar na frente de desconhecidos?

- **Crises dissociativas:** Já teve desmaios ou crises nervosas em que "desligou" (perdeu a consciência)? Quando ocorreram? Quanto tempo duravam as crises? Com que frequência têm ocorrido? Algo facilita que as crises ocorram (discussões, brigas, contrariedades)? Você tem algum grau de controle sobre esses desmaios?

- **Sintomas conversivos:** Já teve paralisias ou anestesias de partes do corpo? Como surgiram? Estavam relacionadas a algum problema pessoal? Você ficou assustado com isso? Teve outros problemas no corpo (p. ex., perder a voz, a visão) relacionados com períodos de nervosismo ou com brigas ou outros problemas pessoais?

- **Sintomas hipocondríacos:** Sente-se muito preocupado com sua saúde física? Acha que tem alguma doença? Acha que pode ser algo grave? Apesar de os exames serem negativos, acha que realmente deve ter algo grave?

Em caso de as respostas confirmarem que já houve síndromes ansiosas, sintomas ansiosos, ou de somatizações, perguntar:

- Quando foi que esses problemas (sintomas) começaram a acontecer?

- Houve períodos em que estiveram melhores ou piores?

- Algo ajudou você a melhorar em relação a esses problemas?

SEMIOLOGIA DE QUADROS OBSESSIVO-COMPULSIVOS

PERGUNTAS

Ideias obsessivas: Você tem algumas ideias ou pensamentos que não saem de sua cabeça e que voltam sem parar, incomodando-lhe? Quais são esses pensamentos? O que acha deles? São absurdos ou reais?

Atos compulsivos: Você realiza algum tipo de ato ou ritual de forma repetitiva? Tem manias como lavar as mãos muitas vezes, verificar repetidamente se as portas e as janelas da casa estão realmente fechadas? Demora muito tempo no banho? Os atos, os rituais ou as manias servem para neutralizar algum pensamento ou ideia?

32 Síndromes psicóticas (quadros do espectro da esquizofrenia e outras psicoses)

As síndromes psicóticas caracterizam-se por experiências como alucinações e delírios, desorganização marcante do pensamento e/ou do comportamento ou comportamento catatônico (Janzarik, 2003; APA, 2014; CID-11, 2018). Experiência intensa de estar sendo perseguido ou ameaçado (por pessoas ou forças estranhas), assim como alterações evidentes na vida pessoal, familiar e social, são frequentes nos quadros psicóticos. São condições, de modo geral, de acentuada gravidade (Schimid, 1991; Gaebel; Zielasek, 2015).

Não há consenso pleno, entretanto, sobre a definição precisa de "*psicose*" (Nielsen et al., 2008). Os autores de **orientação psicodinâmica**, assim como muitos psicólogos clínicos, tendem a dar ênfase à *perda de contato com a realidade* e/ou a distorções muito marcantes na percepção e na relação com a realidade. O "*teste de realidade*", que é a função do ego em avaliar e julgar de modo objetivo o mundo externo, estaria gravemente prejudicada na psicose (tal visão tem origem nas noções de Freud e de Bleuler de esquizofrenia).

Já os autores de **orientação fenomenológica** formulam que na psicose ocorrem alterações básicas na estrutura de experiências fundamentais, como as do espaço e do tempo. Há, então, perda de elementos normalmente compartilhados do senso comum (a chamada *folk epistemology*). Ocorre transformação de como o indivíduo se dirige ao mundo e às pessoas, uma mudança do *vetor da intencionalidade*.

Normalmente partimos de nós mesmos para dirigir nossa consciência em direção ao mundo; na psicose, o mundo é que é percebido como se dirigindo ao sujeito. O mundo *invade*, por assim dizer, a consciência. Há, assim, a chamada *inversão do arco intencional da consciência*. Na visão fenomenológica, profundas modificações do *eu corporal* e do *senso de agência do* self estariam na base da psicose.

Esse modo de entender o que é psicose, em certo sentido, se contrapõe à **orientação da psiquiatria clínica**, que dá ênfase à noção de *psicose como presença de sintomas psicóticos* (delírios, alucinações, desorganizações marcantes de pensamento e comportamento). Tais elementos clínicos são os parâmetros de identificação e diagnóstico de psicoses sugeridos pela *Classificação internacional de doenças e problemas relacionados à saúde* (CID-11) e pelo *Manual diagnóstico e estatístico de transtornos mentais* (DSM-5).

De toda forma, é consensual que pacientes psicóticos geralmente têm *insight* muito prejudicado (precária consciência da doença) em relação aos seus sintomas e a sua condição clínica geral (Mella et al., 2011; Dantas et al., 2011). Além disso, a condição é um transtorno quase sempre muito grave e profundamente perturbador para o indivíduo e pessoas próximas.

ESQUIZOFRENIA

A principal forma de psicose ou síndrome psicótica, por sua frequência e sua importância clínica, é, certamente, a esquizofrenia (Tsuang; Stone; Faraone, 2000; Tandon; Keshavan; Nasrallah, 2008).

Essa doença, internacionalmente, tem incidência anual (casos novos por ano) em torno de **15 a 42 por 100 mil habitantes** e prevalência pontual (*point prevalence*) de 0,4% (4,5 pessoas por 1.000 habitantes). O risco de ter esquizofrenia alguma vez na vida é, em média, de **0,7%** – 7 pessoas em cada 1.000 habitantes (Tandon et al., 2009). No Brasil, a **prevalência alguma vez na vida** é semelhante, em torno de **0,8%** (Mari; Leitão, 2000; Matos et al., 2015).

Um estudo recente sobre a **incidência anual de casos tratados** (casos novos por ano que chegam a serviços de saúde mental) de psicoses não afetivas em seis países (cinco europeus e no Brasil, em Ribeirão Preto/SP) envolveu população total de 12,9 milhões de pessoas, de 2010 a 2015. A incidência global foi de **16,9 por 100 mil habitantes** (mas houve marcante variação entre os locais, de 5,2 por 100 mil em Santiago, Espanha, a 57,5 por 100 mil, no sudeste de Londres). No Brasil, em

Ribeirão Preto (SP), nesse estudo, a taxa de incidência anual foi de **14,8 por 100 mil habitantes**. No total dos países, ter o *status* de **minoria racial ou étnica** se associou a maior risco de psicose (Jongsma et al., 2018). Assim, os dados indicam que o Brasil tem situação intermediária (nem baixa, nem alta) em termos de incidência e prevalência de psicoses não afetivas (a maior parte das quais é esquizofrenia).

O conceito de esquizofrenia

A proposta de se recortar uma entidade nosológica que incluiria formas distintas de "*loucura*" (*paranoide, catatônica* e dos jovens ou *hebefrênica*) foi feita pelo psiquiatra alemão Emil Kraepelin (1856-1926), em 1896, que a nomeou *dementia praecox* ("*dementia*" pela noção de que a maior parte dos pacientes teria evolução muito ruim e "*praecox*" pelo seu início frequente em jovens e adultos jovens). Já o psiquiatra suíço Eugen Bleuler (1857-1939) propôs, em 1911, o termo *esquizofrenia*, dando ênfase à desarmonia interna do funcionamento mental e à quebra radical do contato com a realidade que ele notava nesse transtorno. Apesar de o surgimento dos antipsicóticos de primeira (anos de 1950) e segunda gerações (anos de 1980 e 1990) ter mudado bastante as possibilidades terapêuticas, alguns elementos clínicos do construto nosológico "esquizofrenia" permanecem com considerável estabilidade (Leme Lopes, 1980) desde Kraepelin e Bleuler até as visões e classificações atuais, como a CID-11 e o DSM-5.

Entre as mais importantes propostas para conceitualizar o que deve ser compreendido como esquizofrenia estão as noções apresentadas tanto por autores importantes da psicopatologia como pelos sistemas diagnósticos atuais. Essas visões estão apresentadas no Quadro 32.1.

Os psicopatólogos do fim do século XIX e início do XX distinguiram **quatro subtipos de esquizofrenia**: a **forma paranoide**, caracterizada por alucinações e ideias delirantes, principalmente de conteúdo persecutório; a **forma catatônica**, marcada por alterações motoras, hipertonia, flexibilidade cerácea e alterações da vontade, como negativismo, mutismo e impulsividade; a **forma hebefrênica**, caracterizada por pensamento desorganizado, comportamento bizarro e afeto marcadamente pueril, infantilizado; e um **subtipo dito "simples"**, no qual, apesar de faltarem sintomas característicos, seria observado um lento e progressivo empobrecimento psíquico e comportamental, com negligência quanto aos cuidados de si (higiene, roupas, saúde), embotamento afetivo e distanciamento social.

Entretanto, os **subtipos clínicos da esquizofrenia** foram abandonados pelos sistemas de classificação atuais (CID-11 e DSM-5), pois não se revelaram suficientemente úteis, pelas seguintes razões (Braff et al., 2013):

- não são estáveis ao longo do tempo (pacientes com frequência "mudam" de subtipo ao longo dos anos);
- não predizem padrão de evolução da doença;
- não predizem resposta a tratamentos farmacológicos ou psicossociais;
- são muito heterogêneos em relação às bases genéticas e neuronais da esquizofrenia;
- a delimitação dos subtipos tem sido cada vez menos utilizada em pesquisas.

Nas últimas décadas, em contraposição à definição de subtipos delimitados, tem-se dado muito mais importância à identificação de conjuntos de sintomas e comportamentos, que podem se combinar de formas muito variadas e heterogêneas, nas diversas fases da esquizofrenia, nas quais preponderariam distintas dimensões sintomatológicas. Seria, então, de interesse "**estadiar**" a evolução da doença observando-se a progressão e a regressão desses sintomas e dimensões sintomatológicas ao longo do tempo. A seguir, são apresentados os principais grupos de sintomas da esquizofrenia (Andreasen, 1995; Tandon et al., 2009; APA, 2014; CID-11, 2018):

1. **Sintomas negativos**
2. **Sintomas positivos**
3. **Sintomas de desorganização**
4. **Sintomas psicomotores/catatonia**
5. **Sintomas/prejuízos cognitivos**
6. **Sintomas de humor**

Sintomas negativos (síndrome negativa ou deficitária) (Dantas; Banzato, 2007)

Os sintomas negativos das psicoses esquizofrênicas caracterizam-se pela **perda de certas funções psíquicas** (na esfera da vontade, do pensamento, da linguagem, etc.) e pelo **empobrecimento global da vida afetiva, cognitiva e social** do indivíduo. Os principais sintomas ditos negativos nas síndromes esquizofrênicas são:

Síndromes psicóticas (quadros do espectro da esquizofrenia e outras psicoses) 381

Quadro 32.1 | Definições e visões de esquizofrenia

EMIL KRAEPELIN (1856-1926)

- Alterações da vontade (perda do elã vital, negativismo)
- Aplainamento até embotamento afetivo
- Alterações da atenção e da compreensão
- Transtorno do pensamento, no sentido de associações frouxas
- Alterações do juízo, da avaliação da realidade
- Alucinações, especialmente auditivas
- Vivências de influência sobre o pensamento
- Evolução deteriorante (83% dos casos) no sentido de embotamento geral da personalidade

EUGEN BLEULER (1857-1939)

- Alterações formais do pensamento, no sentido de afrouxamento até perda das associações
- Aplainamento até embotamento afetivo
- Ambivalência afetiva; afetos contraditórios vivenciados intensamente ao mesmo tempo
- "Autismo", como tendência a isolamento psíquico global em relação ao mundo
- Dissociação ideoafetiva, desarmonia profunda entre as ideias e os afetos
- Evolução muito heterogênea; muitos casos podem apresentar evolução benigna

KARL JASPERS (1883-1969)

- Ideias delirantes primárias, não compreensíveis psicologicamente
- Humor delirante precede o delírio
- Alucinações verdadeiras, primárias
- Vivências de influência, vivências do "feito"
- Analisando-se a vida total do paciente, nota-se que ocorreu quebra na curva existencial, transformação radical da personalidade e da existência da pessoa

KURT SCHNEIDER (1887-1967)

- Percepção delirante
- Vozes que comentam a ação
- Vozes que comandam a ação
- Eco ou sonorização do pensamento
- Difusão do pensamento
- Roubo do pensamento
- Vivências de influência no plano corporal, dos afetos, das tendências, da vontade ou do pensamento

CID-11

Podem estar presentes alterações em múltiplas dimensões mentais e comportamentais, inclusive:

- pensamento (delírios e/ou desorganização da forma do pensamento)
- percepção (alucinações)
- experiências de alterações do *self* (experiência de que os sentimentos, impulsos, pensamentos ou atos estão sob controle de forças externas)
- perdas cognitivas (déficits na atenção, na memória verbal e na cognição social)
- alterações da volição (perda da motivação)
- alterações dos afetos (aplainamento emocional)
- alterações psicomotoras, inclusive catatonia

São considerados sintomas nucleares: delírios e/ou alucinações persistentes, transtornos formais do pensamento, experiências de influência, passividade ou controle. Os sintomas devem estar presentes por, pelo menos, um mês.

DSM-5

A. Dois ou mais dos seguintes sintomas (de 1 a 5) devem estar presentes com duração significativa por, pelo menos, um mês:
  1. delírios
  2. alucinações
  3. discurso desorganizado
  4. comportamento grosseiramente desorganizado ou catatônico
  5. sintomas negativos (embotamento afetivo, alogia, avolição)

B. Disfunções sociais, no trabalho e/ou no estudo, denotando perdas nas habilidades interpessoais e produtivas.

C. Duração dos sintomas principais de pelo menos um mês (de A. 1 a 5) e do quadro deficitário (sintomas prodrômicos ou residuais) de pelo menos seis meses.

- **Distanciamento e aplainamento afetivo ou *afeto embotado***, em graus variáveis até, em alguns casos, grave embotamento afetivo; perda da capacidade de se sintonizar afetivamente com as pessoas, de ter e/ou demonstrar ressonância afetiva no contato interpessoal.

- Um conjunto de alterações que resultam em **retração social ou associalidade**. Assim, em decorrência de alterações nas esferas afetivas (sobretudo **apatia**) e volitivas (**abulia e redução do "*drive***", do impulso para agir socialmente), o indivíduo vai se isolando progressivamente do convívio social, havendo **restrição dos interesses**.

- **Alogia ou empobrecimento da linguagem e do pensamento**, que se constata pela diminuição da fluência verbal e pelo discurso empobrecido.

- **Diminuição da vontade (avolição)**, que se expressa geralmente por diminuição da iniciativa e por **hipopragmatismo**, ou seja, dificuldade ou incapacidade de realizar ações, tarefas, trabalhos minimamente organizados que exijam iniciativa, motivação, organização e persistência.

- **Anedonia**, diminuição da **capacidade de experimentar e sentir prazer**. A anedonia na esquizofrenia é distinta daquela experimentada nas depressões, pois, enquanto na esquizofrenia não há evidente desconforto subjetivo com a experiência de anedonia, nos quadros depressivos ela se apresenta marcada por desconforto subjetivo, mais ou menos intenso.

Busca-se atualmente identificar se os **sintomas negativos** que o paciente apresenta são **primários** (decorrentes de forma intrínseca da própria esquizofrenia) ou **secundários** (decorrentes de efeitos colaterais dos medicamentos antipsicóticos, de depressão ou de privação e isolamento social). Os sintomas negativos podem surgir devido à ação inibitória de sintomas positivos – por exemplo, o indivíduo fica pouco ativo, sem iniciativa, isolado dos outros, pois experimenta delírio ou alucinação que o ameaça e impõe retaliações caso saia de seu isolamento.

Em decorrência dos sintomas negativos, observa-se, em uma parte das pessoas com esquizofrenia, uma considerável **negligência** quanto a si mesmo, que se revela pelo descuido e desinteresse para consigo mesmo, com higiene pobre, roupas malcuidadas, descuido da aparência e/ou dos cuidados com a saúde, cabelos sujos, dentes apodrecidos, entre outros aspectos.

O distanciamento e o embotamento afetivo, assim como a retração social e a restrição dos interesses pelo mundo externo, correspondem, em certa medida, ao que Eugen Bleuler (1857-1939) denominou *"autismo na esquizofrenia"* (Bleuler, 1911). Para o autor, a síndrome autística da esquizofrenia (construto claramente distinto do atual *autismo infantil ou TEA*) incluiria, além de dificuldade ou incapacidade de estabelecer contato afetivo com outras pessoas e retração do convívio social, a inacessibilidade ao mundo interno do paciente (em casos extremos, mutismo e comportamento marcadamente negativista), atitudes e comportamentos rígidos e pensamento bizarro ou idiossincrático (Parnas; Bovet, 1991).

Não se conhece o que **causa** a **neurofisiopatologia dos sintomas negativos**; sabe-se que eles são relativamente refratários ao tratamento farmacológico e representam, ao lado das perdas cognitivas, importante componente que agrava o curso da doença e empobrece consideravelmente a vida social, laboral e afetiva de pessoas com esquizofrenia.

Sintomas positivos (síndrome positiva ou de sintomas produtivos)

Diferentemente dos sintomas negativos, que se manifestam principalmente pelas ausências e pelos déficits psíquicos e comportamentais, os sintomas ditos positivos são manifestações novas, salientes, do processo esquizofrênico. Os principais sintomas positivos da esquizofrenia são:

- **Alucinações**, que são consideravelmente frequentes, mas também pode haver ilusões ou pseudoalucinações. O tipo de alucinação mais frequente é a auditiva (alucinações audioverbais, ou seja, "vozes" que o paciente ouve, geralmente com conteúdos de acusação, ameaça ou pejorativos), mas também pode haver alucinações/ilusões visuais, táteis, gustativas (gosto de veneno nos alimentos) e/ou olfativas (auto-ósmicas, sentir cheiro de pus ou de algo apodrecido dentro do abdome, sentir cheiro de podre).

- **Ideias delirantes (delírio)**, frequentemente de conteúdo persecutório, autorreferentes ou de influência, mas pode haver delírios com outros conteúdos ou de outra natureza.

Síndromes psicóticas (quadros do espectro da esquizofrenia e outras psicoses) 383

A duração, a abrangência, o grau de sistematização e a implicação de "*tendência à ação*" dos delírios são bem variáveis. Os delírios e as alucinações com conteúdos implausíveis, bizarros (eventos ou fatos praticamente impossíveis de ocorrer), assim como não congruentes com o humor basal do paciente, são indicadores robustos de esquizofrenia.

- Outras formas de **distorção da realidade** ou dificuldades com o teste de realidade, como a presença de ideias muito deturpadas, marcadamente bizarras, sobre a realidade, sobre os fatos do mundo, sobre a história do paciente, embora não sejam necessariamente delírios, podem estar presentes.

O psicopatólogo alemão **Kurt Schneider** (1887-1967) propôs que alguns sintomas, que poderiam ser incluídos junto ao grupo dos sintomas positivos, teriam um **peso maior** para o **diagnóstico da esquizofrenia** (Tandon; Greden, 1987; Schneider, 1992), denominados, então, "*sintomas de primeira ordem*". São eles:

1. **Percepção delirante**. Uma percepção normal recebe instantaneamente uma significação delirante. Essa vivência delirante ocorre de modo simultâneo ao ato perceptivo, em geral de forma abrupta, maciça, como uma espécie de "*revelação*". Para Schneider (1992), essa é a forma fundamental do delírio na esquizofrenia.

2. **Alucinações auditivas características**. São as "*vozes*" que acompanham as ações do paciente com observações, que fazem comentários; ocorrem na forma de fala e resposta ou vozes que comandam a ação do indivíduo. Elas transmitem ordens ao paciente ou fazem comentários sobre seus atos.

3. **Eco do pensamento** ou **sonorização do pensamento** (*Gedankenlautwerden*). O indivíduo escuta seus pensamentos ao pensá-los; um paciente de Schneider dizia: "são os meus pensamentos que ouço. Eles se fazem ouvir quando há silêncio".

4. **Difusão, divulgação ou publicação do pensamento**. Nesse caso, o indivíduo tem a sensação de que seus pensamentos são ouvidos ou percebidos claramente pelos outros, no momento em que os pensa. Um paciente que entrevistamos dizia: "tudo o que penso é transmitido por uma espécie de rádio para todos os pontos da Terra, todos ficam imediatamente sabendo".

5. **Roubo do pensamento**. Experiência na qual o indivíduo tem a sensação de que seu pensamento é inexplicavelmente extraído de sua mente, como se fosse roubado.

6. **Distúrbios da vivência do eu**. Vivências de influência sobre o corpo ou sobre a vida mental. Aqui, dois tipos de vivências de influência são mais significativos:
   - **Vivências de influência sobre o corpo**. São experiências nas quais o paciente sente que uma força ou um ser externo age sobre seu organismo, sobre seus órgãos, emitindo raios, ondas, sinais elétricos ou eletromagnéticos, influenciando as funções corporais, tocando seus genitais, tendo relações sexuais consigo; *uma bala de revólver gira dentro de meu peito* ou *uma força pressiona meu cérebro*, ou, ainda, *sou penetrada à noite pelo demônio*.
   - **Vivências do "*fabricado*" ou do "*feito*"** por outros (ou por forças externas) **impostas** ao indivíduo **nos campos da sensação, do sentimento, das tendências, do impulso, da vontade ou do pensamento**. Referem-se à experiência de que algo influencia de forma maciça seus sentimentos, impulsos, vontades ou pensamentos. Essas vivências têm a peculiar qualidade de serem experimentadas como algo "*feito*" ou "fabricado" e imposto de fora; é a vivência de uma imposição estranha – *um* chip *de computador foi instalado em minha cabeça e comanda meus pensamentos (ou sentimentos, impulsos, vontades)*.

Os **sintomas de primeira ordem** indicariam profunda alteração da relação eu-mundo, uma alteração radical do *self*, de "*membranas*" que delimitariam o eu/*self* em relação ao mundo, uma **perda marcante da dimensão da intimidade**. Ao sentir que uma força, um comando (sob a forma de "raios", "transmissões", "ondas"), é imposto de fora, feito a sua revelia, o indivíduo vivencia a perda do controle sobre si mesmo, a **invasão maciça de algo do mundo externo sobre seu ser íntimo**.

Esse tipo de experiência psicótica, dos pensamentos mais íntimos serem imediatamente percebidos por outras pessoas, de pensamentos/sentimentos/vontades serem impostos de fora para dentro do eu, em conjunto com a experiência de difusão ou publicação do pensamento, expressa a vivência de uma considerável "fusão" do eu com o mundo, um avançar

Sintomas de desorganização (síndrome de desorganização)

Essa síndrome tem certa correspondência ou semelhança com o subtipo classicamente denominado esquizofrenia hebefrênica. Assim, nas formas desorganizadas da doença, observam-se:

- **Pensamento progressivamente desorganizado**, de leve **afrouxamento das associações**, passando por **descarrilamento do pensamento** até a total **desagregação** e produção de um pensamento totalmente incompreensível, totalmente incoerente. Nesses casos, geralmente é observada a fragmentação da progressão lógica do discurso.

- Discurso que revela **tangencialidade e circunstancialidade** em níveis não totalmente desorganizados da linguagem/pensamento. A presença de **neologismos** eventualmente é incluída aqui, mas pode também ser classificada junto aos sintomas positivos.

- **Comportamentos desorganizados** e incompreensíveis, particularmente comportamentos sociais e sexuais **bizarros e inadequados**, observados em vestimenta, adornos, aparência e expressão geral bizarra.

- **Afeto inadequado**, marcadamente ambivalente, **incongruente** e em **descompasso** franco entre as esferas afetivas, ideativas e volitivas pode ser incluído como parte da síndrome de desorganização. Tal incongruência ou desarmonia interna foi reiteradamente pensada como um dos elementos centrais da esquizofrenia. Foi denominada por Erwin Stransky (1877-1962) de "**ataxia intrapsíquica**"; por Philippe Chaslin (1857-1923) de "**loucura discordante**"; e por Eugen Bleuler (1857-1939) de "**dissociação ideoafetiva**".

Sintomas psicomotores e catatonia (síndrome psicomotora)

Não é incomum pacientes com esquizofrenia apresentarem **lentificação e empobrecimento psicomotor** com restrição do repertório da esfera gestual e motora.

Alterações psicomotoras também são verificadas na forma de **estereotipias de movimentos** (atos, gestos, atitudes mais complexos

que os tiques, repetidos de forma mecânica, sem finalidades), **maneirismos** (gestos complexos, repetidos, que parecem ter um objetivo e significado para o indivíduo, mas que são percebidos pelo observador como algo excessivo, excêntrico e muito bizarro) e **posturas bizarras**. Alguns pacientes fazem **caretas** (que não se sabe por que), vestem roupas e usam adornos bizarros.

A **síndrome catatônica** ou **catatonia** é a manifestação psicomotora mais marcante na esquizofrenia. Na catatonia, embora os pacientes apresentem o nível de consciência preservado, podem revelar sintomas de **estupor** (diminuição marcante até ausência de atividade psicomotora, com retenção da consciência, mutismo e negativismo; o paciente fica no leito, parado, sem fazer nada, sem responder a solicitações, sem se alimentar e às vezes sem sair para urinar ou defecar).

Também pertencem à catatonia a **flexibilidade cerácea**, ou **catalepsia** (o paciente fica na posição que o colocam, mesmo em posições dos membros contra a gravidade), a **ecolalia** (repetir mecanicamente palavras do interlocutor) e/ou a **ecopraxia** (repetir mecanicamente atos dos outros). Um grupo menor de pacientes em catatonia apresenta, alternadamente com a lentificação e o estupor, momentos de muita **agitação** psicomotora, às vezes com agressividade impulsiva, aparentemente imotivada (chamada de "*excitação catatônica*" ou "*furor catatônico*"). Cabe salientar que, na CID-11, a catatonia é também considerada uma síndrome psicopatológica autônoma, situada na "vizinhança" da esquizofrenia.

Sintomas/prejuízos cognitivos

Há **alterações cognitivas difusas** na doença, que, na maior parte das vezes, precedem mesmo o surgimento dos sintomas psicóticos e são muito relevantes, pois afetam marcadamente a evolução funcional dos pacientes (revisão em Dantas et al., 2010). Essas alterações são muito frequentes e acometem possivelmente a maioria dos indivíduos acometidos pela doença.

Alterações cognitivas na esquizofrenia incluem os seguintes domínios da cognição: **atenção, memória episódica, memória de trabalho, velocidade de processamento** e **funções executivas** frontais (inclusive fluência verbal).

São particularmente importantes, pelas suas repercussões para a vida social e socioafe-

Síndromes psicóticas (quadros do espectro da esquizofrenia e outras psicoses)

tiva do indivíduo, as alterações da **cognição social**. Aqui se verifica **déficit** em **teoria da mente** (sistema de inferências ligado à compreensão de intenções, disposições e crenças dos outros e de si mesmo).

Também em relação à cognição social, observam-se **dificuldades na percepção e no gerenciamento de emoções** (perceber e compreender as emoções a partir de pistas faciais, tom de voz, gestos) e **déficit na percepção social** (compreender o contexto social, decodificar e identificar dicas sociais de acordo com o ambiente).

Por fim, a cognição social pode estar prejudicada em relação ao **viés ou estilo de atribuição**, que é o modo como se inferem as causas dos acontecimentos referentes às outras pessoas, a si mesmo ou a fatores ambientais. Observa-se, na esquizofrenia, tendência a apresentar vieses de atribuição no sentido de atribuições negativas aos outros em vez de ao ambiente, ou atribuições mais hostis às ações e aos comportamentos dos outros do que de fato está ocorrendo (Mecca; Martins Dias; Berberian, 2016).

As alterações cognitivas na doença são, atualmente, consideradas uma dimensão muito relevante desse transtorno, pois são fortes preditores de pior evolução na vida social e do trabalho. Embora haja pesquisas com tentativas de intervenções, tratamentos farmacológicos e neuropsicológicos são de muito modesta eficácia para as alterações cognitivas.

Sintomas de humor

Há redução da experiência e da expressão emocional em muitos pacientes (vista também como uma dimensão dos sintomas negativos). Em contraste com tal redução, os indivíduos apresentam com frequência aumento da reatividade emocional (sobretudo quando também apresentam sintomas positivos, quando expostos a muitos estímulos). Essa combinação de redução da expressão emocional com maior reatividade emocional tem sido denominada de "*paradoxo emocional da esquizofrenia*" (Aleman; Kahn, 2005).

Pessoas com esquizofrenia apresentam taxas mais altas do que a população em geral de **sintomas ansiosos e depressivos, bem como depressão clínica**. Os sintomas ansiosos são dos diversos tipos: ansiedade generalizada, ataques de pânico, ansiedade/fobia social e sintomas obsessivo-compulsivos. Os sintomas de humor podem também surgir atrelados a sintomas da esquizofrenia ou a efeitos colaterais dos antipsicóticos (chamada de "**disforia dos neurolépticos**"). Tais sintomas podem ocorrer antes da eclosão dos sintomas positivos, nos quadros com atividade psicótica, entre os surtos, ou nos períodos após os surtos (no caso de sintomas depressivos, denomina-se "**depressão pós-psicótica**"). Sintomas de humor contribuem significativamente para o sofrimento e as dificuldades pessoais e sociais que a esquizofrenia implica.

Outras características e sintomas associados à esquizofrenia

A **falta de *insight*** é um elemento importante da maioria dos pacientes (Dantas et al., 2011), os quais, em geral, não acham que têm qualquer problema ou doença; às vezes, reconhecem a presença dos sintomas, mas atribuem-nos a outras causas ou fatores (nervosismo, influências espirituais, religiosas, ação do demônio, dificuldades na vida que todos têm, etc.).

É também comum os pacientes negarem que tenham necessidade de tratamento, acompanhamento médico e/ou psicológico ou tratamento medicamentoso. O *insight* e sua falta não são, de modo geral, um fenômeno do tipo "*tudo ou nada*"; há graus de *insight* e áreas dele mais prejudicadas ou não; por exemplo, uma pessoa com esquizofrenia pode não ter *insight* algum sobre o caráter patológico de sua condição, mas reconhece que necessita de ajuda para dificuldades nas relações familiares e por isso aceita o uso de medicação antipsicótica e intervenções psicossociais para a doença.

Nos surtos psicóticos, quando há necessidade de internação, os pacientes com bastante frequência a recusam, mesmo após terem apresentado comportamentos francamente disfuncionais ou destrutivos, como agressões graves a pessoas ou destruição de objetos na casa, entre outros.

Pacientes com esquizofrenia apresentam **sintomas neurológicos inespecíficos** (*neurological hard* e principalmente *soft signs*): prejuízo na função olfativa (déficits na identificação e na discriminação de odores), hipoalgesia (sensibilidade diminuída à dor) e alterações da motilidade dos olhos (anormalidades oculomotoras, dos movimentos sacádicos dos olhos). Também podem apresentar prejuízo nas habilidades de coordenação motora fina e de sequenciamento de tarefas motoras complexas, presença aumen-

386 Psicopatologia e Semiologia dos Transtornos Mentais

tada de reflexos primitivos de liberação cortical, assim como maior prevalência de mancinismo (predomínio da mão esquerda ou dominância lateral mista, o que indica, possivelmente, anomalia da dominância hemisférica cerebral).

Um bom resumo do que foi identificado e conhecido de forma consistente pelas pesquisas científicas sobre a esquizofrenia nas últimas décadas foi apresentado em uma série de artigos no periódico científico *Schizophrenia Research*, que resultou na série *Schizophrenia, Just the Facts* (Tandon; Keshavan; Nasrallah, 2008; Tandon et al., 2009). O **Quadro 32.2** apresenta resumidamente esses fatos e conhecimentos mais bem confirmados pelas pesquisas.

TRANSTORNO DELIRANTE (PARANOIA) E ESQUIZOFRENIA TARDIA (PARAFRENIA) (APA, 2014; CID-11, 2018; OPJORDSMOEN, 2014)

Uma forma de psicose próxima à esquizofrenia, mas distinta, é o transtorno delirante, que se caracteriza pelo surgimento e pelo desenvolvimento de um **delírio** ou **sistema delirante** (vários delírios de alguma forma interligados tematicamente) com considerável preservação da personalidade, da afetividade, da cognição e do resto do psiquismo do indivíduo acometido. Não deve haver pensamento e/ou comportamento francamente desorganizado ou sintomas negativos marcantes.

No passado denominado "*paranoia*" por Kraepelin (termo que, curiosamente, no linguajar popular, é usado como sinônimo de ideias de perseguição), esse transtorno se caracteriza por delírios bem organizados e sistematizados, às vezes com temática complexa, que permanecem como que "encistados", "cristalizados", em um domínio da vida e da personalidade do paciente, sem comprometer todo o resto (comprometimento que ocorre, por exemplo, na esquizofrenia).

Kraepelin caracterizava a *paranoia* como o desenvolvimento lento e insidioso de um "sistema delirante durável, imutável, ao lado de uma perfeita conservação da lucidez e da ordem no pensamento, vontade e ação" (Ramos, 1933).

Alucinações não devem ser o elemento proeminente do quadro, mas, se ocorrerem, geralmente têm relação com o tema do delírio. Também, como alteração do reconhecimento,

podem ocorrer falsas identificações de pessoas, em geral associadas ao tema do delírio.

O transtorno delirante ocorre geralmente em sujeitos com mais de 40 ou 50 anos de idade e costuma ter curso crônico e estável. A duração do delírio deve ser de no mínimo um mês (DSM-5) ou três meses (CID-11), mas em geral é mais longa, podendo perdurar anos.

O transtorno delirante, tal como descrito nos sistemas diagnósticos atuais (CID-11 e DSM-5), é um construto heterogêneo. Poucos casos são subagudos e transitórios, com remissão completa após alguns meses, e outros evoluem para quadros mais graves de esquizofrenia. Entre esses dois extremos, há pessoas com delírios persistentes, que expressam a ideia clássica de paranoia (Opjordsmoen, 2014).

O termo **parafrenia** é uma entidade nosológica da tradição psicopatológica (mas que não aparece nos sistemas atuais) referente a formas de psicose esquizofreniforme, de aparecimento tardio (após os 50 ou 60 anos), em que surgem delírios, em geral organizados e acompanhados de alucinações, mas nas quais, de forma semelhante ao transtorno delirante, há relativa preservação da personalidade, sem alterações ou com alterações mínimas da afetividade e da vontade (e quando ocorrem são relacionadas ao delírio e às alucinações). Alguns autores consideram a parafrenia uma forma tardia de esquizofrenia, que surge em geral após os 50 anos de idade (Howard; Almeida; Levy, 1994).

TRANSTORNOS PSICÓTICOS AGUDOS, BREVES E TRANSITÓRIOS (PSICOSES REATIVAS E/OU PSICOSES PSICOGÊNICAS) (NUGENT ET AL., 2011; APA, 2014; CID-11, 2018)

A observação clínica registra, desde há muitas décadas, casos de pacientes com quadros psicóticos, com sintomas mais ou menos semelhantes à esquizofrenia (pode haver alucinações e delírios, bem como discurso e comportamento desorganizados), de **surgimento bem agudo** (geralmente eclodem e alcançam máxima gravidade em até duas semanas). Entretanto, tais quadros, diferentemente da esquizofrenia (com curso em geral grave e deteriorante) revelam remissão relativamente rápida dos sintomas (dias ou semanas) e não implicam deterioração

Síndromes psicóticas (quadros do espectro da esquizofrenia e outras psicoses) **387**

> **Quadro 32.2 | Alguns dos aspectos mais relevantes descritos pela pesquisa científica sobre a esquizofrenia**
>
> 1. A esquizofrenia se caracteriza pela combinação de **sintomas positivos, negativos, desorganização, sintomas cognitivos, psicomotores** e **de humor**. Ela geralmente é diagnosticada quando sintomas positivos e negativos ocorrem em conjunto com **perdas no funcionamento social**, na **ausência de sintomas proeminentes de humor** (mania e/ou depressão), mas não são decorrentes de doenças neurológicas ou do uso de substâncias.
>
> 2. O **surgimento** dos sintomas psicóticos ocorre, de modo geral, na **adolescência e no início do período adulto**. Nos homens, tende a surgir alguns anos mais cedo do que nas mulheres.
>
> 3. A esquizofrenia é uma **doença crônica**, com **surtos recorrentes; não há, de modo geral, remissão completa** depois dos surtos. A evolução da vida social e econômica implica, geralmente, menores taxas de emprego e de independência econômica, e também há maior probabilidade de o indivíduo acometido ficar em situação de rua ou ser preso. O curso da doença é, de modo geral, dividido em três fases: **fase pré-mórbida, fase de sintomas psicóticos** e **fase crônica**, em que há graus diversos de perdas e deteriorações implicadas.
>
> 4. As **causas** (etiologia) da esquizofrenia **não são conhecidas**. Nos estudos de neuroimagem e neuropatologia, foram identificados de forma consistente **redução do volume cerebral total** e do volume de substância cinzenta, alargamento dos ventrículos e redução de estruturas como áreas mediais dos lobos temporais, do córtex pré-frontal e do tálamo. O **componente genético é importante**, embora heterogêneo, e **fatores de risco** identificados (de **pequeno efeito, mas somatórios**) são: complicações obstétricas e perinatais, infecções na gestação, baixo peso ao nascer, uso de maconha na infância e na adolescência.
>
> 5. A **pior evolução** se associa a **sexo masculino**, surgimento **mais precoce** da doença, **períodos mais prolongados sem tratamento** (*duration of untreated psychosis*), gravidade do acometimento **cognitivo** (sobretudo da **cognição social**) e dos **sintomas negativos**.
>
> 6. A **diferenciação nosológica** entre a esquizofrenia e outros transtornos mentais graves pode ser **pouco clara**, sobretudo com outros transtornos que ocorram com sintomas psicóticos (alucinação, delírio e desorganização).
>
> 7. Há considerável **heterogeneidade entre os pacientes** acometidos pela esquizofrenia em termos de **bases neurobiológicas, manifestações clínicas, curso** e **resposta ao tratamento**.
>
> 8. A **gravidade dos diferentes sintomas e** *clusters* (agrupamentos) de sintomas **varia muito** entre os pacientes e ao longo do curso da doença.
>
> 9. Há **perdas ou acometimentos cognitivos globais**, mas de intensidades muito variáveis, entre os pacientes. Há **pouco ou nenhum** *insight* sobre a doença na maior parte das pessoas acometidas.
>
> 10. Pode haver perdas adicionais em **áreas específicas da cognição**, como **funções executivas** do lobo frontal, **memória, atenção, velocidade de processamento** psicomotor e **cognição social** (teoria da mente, reconhecimento de emoções nas outras pessoas, percepção social e viés de atribuição).
>
> 11. As **perdas ou acometimentos cognitivos** estão, de modo geral, presentes antes mesmo do surgimento **dos sintomas psicóticos** e **persistem** durante o curso da doença. Há, também, em uma parte substancial de pacientes, outros prejuízos pré-mórbidos (que antecedem a patologia), como retração social, dificuldades nos relacionamentos, ser desengonçado socialmente.
>
> 12. São muito frequentes entre os pacientes **obesidade** e **doenças cardiovasculares**. Há prevalência aumentada (em relação à população em geral) de **tabagismo** e **uso de substâncias**. Pessoas com esquizofrenia **vivem em média 15 a 25 anos a menos** do que a população em geral, em decorrência de terem mais doenças e condições físicas (além de obesidade e condições cardiovasculares, diabetes, doenças pulmonares, infecções, entre outras) e hábitos e estilo de vida de maior risco para a saúde (como os mencionados anteriormente).
>
> 13. Verificam-se taxas aumentas e risco aumentado de **suicídio** entre os pacientes. Pode haver aumento de **comportamentos violentos em algumas fases** específicas da doença. Os antipsicóticos, sobretudo para os sintomas positivos, são as intervenções terapêuticas com mais evidência de eficiência; entretanto, não são ou são muito pouco eficazes para sintomas negativos e cognitivos. A **clozapina**, embora implique efeitos colaterais potencialmente graves, é o tratamento mais eficaz entre todos os antipsicóticos.

Fontes: Adaptado de Keshavan; Nasrallah, 2008; e Tandon et al, 2009.

da vida social ou empobrecimento psíquico em forma de sintomas negativos ou perdas cognitivas (Castagnini; Berrios, 2009).

A duração do episódio não deve ultrapassar três meses (CID-11) ou um mês (DSM--5), mas, de modo geral, dura de poucos dias a um mês. Há, após o episódio psicótico, retorno completo ao nível de funcionamento anterior à eclosão dos sintomas psicóticos agudos.

Uma parte (mas nem todos) desses casos surge após **estressores evidentes**, mais ou menos intensos, como assalto, acidente grave de trânsito ou de trabalho, morte de parentes ou amigos queridos, perder-se em uma cidade ou em uma floresta, entre ouras situações.

No transtorno psicótico breve, predominam, de característica, sintomas floridos, como ideias delirantes ou deliroides (em geral paranoides), alucinações visuais e/ou auditivas, muitas vezes com **intensa perplexidade**, certa **confusão mental** e **turbulência emocional**, e pode haver ansiedade acentuada e medos difusos. Sintomas catatônicos também podem estar presentes. Os sintomas tipicamente mudam muito, tanto em sua natureza como em sua intensidade, às vezes, de um dia para outro, ou no mesmo dia. Deve-se notar também que o surgimento de sintomas exuberantes, floridos e rapidamente mutáveis, sobretudo em casos de início bem agudo e com estressores importantes que desencadeiam o quadro, indica, de modo geral, melhor prognóstico para tais episódios psicóticos.

Diagnóstico diferencial

O transtorno psicótico agudo pode confundir-se com transtorno de estresse pós-traumático ou com quadros graves e prolongados de transtorno dissociativo (frequentemente denominado na tradição psicopatológica de *histeria*). Transtornos ou traços de personalidade do grupo B (sobretudo transtornos da personalidade *borderline* e histriônica) e transtorno da personalidade esquizotípica, além de traços de personalidade do tipo "psicoticismo", podem preceder ou predispor as pessoas a apresentar transtorno psicótico agudo/breve.

TRANSTORNO ESQUIZOAFETIVO
(HECKERS ET AL., 2009; JAGER ET AL., 2011)

Um grupo de pacientes não pode ser compreendido e classificado nem plenamente no campo da esquizofrenia, nem no campo de um transtorno do humor grave, mesmo aqueles com sintomas psicóticos. A ideia de que haveria uma *psicose intermediária* entre a esquizofrenia e as psicoses afetivas é antiga (Kasanin, 1933), e muitos estudos têm buscado esclarecer o *status* nosológico e sintomatológico dessas psicoses mescladas ou intermediárias (Lena et al., 2016).

O transtorno esquizoafetivo se caracteriza pela presença de proeminentes sintomas requeridos para o diagnóstico de esquizofrenia em conjunto (no mesmo episódio, simultaneamente, ou com distância de poucos dias entre eles) com sintomas típicos de um episódio de depressão maior, de mania ou de episódio misto (para a CID-11, concomitância com duração de pelo menos um mês).

Para o DSM-5, o transtorno esquizoafetivo se caracteriza pela concomitância de sintomas evidentes de esquizofrenia (critérios A) associados a sintomas suficientes para o diagnóstico de episódio depressivo maior ou episódio maníaco. Entretanto, para diferenciar o transtorno esquizoafetivo dos quadros de depressão ou mania psicótica, o DSM-5 exige que haja pelo menos **duas semanas** de **delírios** ou **alucinações** *na ausência de episódio depressivo maior ou mania*. Além disso, para o DSM-5, os episódios de depressão maior ou mania estão presentes na maior parte da duração total do transtorno.

A escala de avaliação padronizada de síndromes psicóticas, *Escala das Síndromes Positiva e Negativa* (**PANSS**) (**expandida**), é um bom instrumento geral para a avaliação da sintomatologia psicótica.

33 Síndromes psicomotoras

Os dois principais tipos de síndromes psicomotoras são as de agitação psicomotora e as de estupor/catatonia e lentificação psicomotora. O conhecimento de tais síndromes tem particular relevância para a prática clínica em emergências psiquiátricas e serviços de saúde mental que recebem pacientes em estado agudo (Wilcox; Duffy, 2015).

Em muitos desses casos, com certa frequência, é difícil estabelecer um diagnóstico nosológico específico (de um transtorno mental específico). Por isso, o recurso inicial ao diagnóstico sindrômico pode ser de considerável utilidade. Também serão abordadas neste capítulo, de forma breve, as síndromes de transtornos disruptivos ou agressivos, relevantes, sobretudo, na psicopatologia da infância e da adolescência.

SÍNDROMES DE AGITAÇÃO PSICOMOTORA

Os quadros de agitação psicomotora são muito comuns nos serviços de emergência e representam considerável dificuldade diagnóstica e terapêutica (revisões em Tardiff, 1988; Tesar, 1993). Nessas síndromes, observam-se acentuada aceleração da esfera motora e aumento da excitabilidade; além disso, o paciente anda de um lado para outro, gesticula, demonstrando inquietação constante. É comum estarem associados à agitação psicomotora sintomas como loquacidade ou logorreia, insônia, irritabilidade, hostilidade e agressividade (Quadro 33.1) (Chamberlain; Sahakian, 2007).

Atualmente, há protocolos detalhados para se identificar e lidar clinicamente com quadros graves de agitação psicomotora. Recomendamos aquele realizado pela Universidade de Barcelona (Vieta et al., 2017).

Não é incomum encontrar, na sala de emergência, um paciente em franca agitação psicomotora, trazido por policiais ou transeuntes, sem que uma história pregressa possa ser colhida. Nesse sentido, faz-se necessária a rápida identificação de possíveis sinais e sintomas indicativos de uma ou outra nosologia específica. A seguir, são apresentados os subtipos de síndromes de agitação psicomotora.

Agitação maníaca

Nesses casos, muitas vezes há intensa agitação psicomotora, secundária a um marcante taquipsiquismo que domina o quadro. O indivíduo se apresenta logorreico, inquieto, com ideias de grandeza e perda das inibições sociais. Pode apresentar-se arrogante e, eventualmente, irritado e agressivo.

Agitação paranoide

Aqui, a agitação psicomotora é secundária a vivências paranoides, como alucinações e ideias delirantes. O paciente se apresenta muito desconfiado, atento a tudo, com o olhar assustado e fácies tensa, pronto a se defender de supostas

---

Quadro 33.1 | Algumas sugestões para a entrevista com paciente hostil ou agressivo

- Escolher, para entrevistar o paciente, ambiente seguro, com possibilidade de evasão ou com facilidade para pedir ajuda a outras pessoas. O profissional não deve se arriscar, pois pode ser agredido fisicamente.
- Lembrar-se de que a atitude hostil do paciente é geralmente decorrente do transtorno; quase nunca é específica em relação a quem o está entrevistando pela primeira vez na vida.
- Com o paciente hostil e paranoide, convém assegurar-lhe de que, na situação de entrevista, está protegido, seguro. O profissional deve adotar atitude discreta, tranquila, com simplicidade e serenidade. Apesar de atitude serena, deve-se manter atitude firme e segura, visando não demonstrar medo ou hostilidade em relação ao paciente. O profissional deve gesticular pouco, sem movimentos abruptos e falar em um tom sereno e firme, mas um pouco mais baixo do que o do paciente.

ameaças e possíveis agressões a sua pessoa. Eventualmente fica hostil e agressivo.

Agitação catatônica

É uma agitação impulsiva, com momentos inesperados de explosões agressivas e agitação intensa. Pode estar associada a ideias delirantes e alucinações, mas, em muitos casos, revela apenas as profundas alterações volitivas da esquizofrenia catatônica.

Agitação psico-orgânica (*no delirium*)

Nesses casos, verifica-se que o paciente, além de agitado e irritado, apresenta rebaixamento do nível de consciência, dificuldade em compreender o ambiente, desorientação temporoespacial, pensamento confuso e perplexidade. As agitações psicomotoras em quadros psico-orgânicos ocorrem com maior frequência nas intoxicações (por cocaína, anfetaminas, atropínicos, corticoides, alucinógenos, etc.), nas síndromes de abstinência (álcool, benzodiazepínicos, barbitúricos, etc.) e após trauma craniencefálico.

Agitação nas demências

Pacientes com demência (doença de Alzheimer, demência frontotemporal, demência vascular, entre outros tipos) não raramente apresentam quadros de agitação psicomotora, às vezes intensos. Essas condições podem estar associadas a episódios paranoides, com muita desconfiança, medos difusos, sensação de que se está sendo roubado ou assaltado. Tais episódios podem ocorrer também em associação com reduções transitórias do nível de consciência, em que há piora das capacidades cognitivas (já deterioradas) e dificuldade de compreender os estímulos ambientais.

Agitação nos quadros de deficiência intelectual com transtornos mentais e de comportamento

Segundo Bastos (1997), o paciente com deficiência intelectual pode desenvolver temporariamente agitação psicomotora devido a dificuldades em compreender questões sutis e complexas relacionadas a normas e valores sociais. Nessas situações, vê-se constrangido, sem saber lidar com as dificuldades, desesperando-se e entrando em estado de agitação. Às vezes, chora, grita, faz birras, foge de casa, podendo mesmo apresentar-se heteroagressivo.

Agitação explosiva associada a transtornos da personalidade

Pacientes com transtornos da personalidade, de tipo *borderline*, histriônico, antissocial, tendem a reagir a frustrações, às vezes mínimas, de forma explosiva e agressiva. A agitação surge repentinamente e desaparece quando o indivíduo obtém o que quer. Esse pode ser um padrão comportamental repetitivo, pois com certa frequência o paciente obtém o que quer, ou seja, a agitação psicomotora é reforçada pelo ambiente. Tal padrão muitas vezes encontra-se no ambiente familiar dessas pessoas, onde a reação explosiva e agressiva transformou-se em forma de comunicação e de obtenção do desejado.

Agitação histriônica

Como nota Bastos (1997), essa agitação é mais teatral, demonstrativa, escandalosa. O indivíduo busca chamar atenção, mobilizar as pessoas, estar no "centro do palco". As agitações histéricas surgem comumente como forma de lidar com frustrações e de obter coisas; portanto, também têm sentido comunicativo.

Agitação ansiosa

Indivíduos em estado de ansiedade intensa, de angústia profunda, podem apresentar-se consideravelmente agitados, andando de um lado para outro, esfregando as mãos, roendo as unhas. Mostram-se muito irritados e podem reagir de forma hostil e agressiva. De modo geral, a ansiedade vem associada a todos os estados de agitação. Nesse caso, porém, ela é seu elemento central. Também podem apresentar agitação psicomotora pacientes com formas acentuadas de depressão ansiosa (denominada depressão agitada); nesses casos, o risco de suicídio deve ser sempre considerado.

Alterações da volição e homicídio

Embora o homicídio seja um fenômeno social complexo, ele tem certamente algumas implicações psicopatológicas. Cerca de um terço dos indivíduos que praticam homicídio pode apresentar algum transtorno psiquiátrico (Sims, 1995). Porém, tal dado talvez seja distinto (menor proporção com transtorno mental) no contexto social brasileiro contemporâneo.

Embora haja controvérsias em torno desses fenômenos e suas classificações, o homicídio praticado no contexto de um estado mental gravemente alterado ou que está intimamente relacionado ao transtorno mental do homicida é denominado **homicídio patológico**.

Tal forma de homicídio, por exemplo, pode ser praticada por mulheres no contexto de quadro depressivo grave, psicótico, cujas vítimas são crianças, geralmente os próprios filhos. Em depressões delirantes, pode ocorrer o chamado *homicídio piedoso*, no qual o indivíduo mata o filho para livrá-lo do enorme sofrimento do qual acredita (com frequência, delirantemente) que este padecerá ao longo de sua vida.

Homicídios patológicos praticados por homens geralmente se associam ao diagnóstico de esquizofrenia e ocorrem no contexto de intensa atividade delirante paranoide; o indivíduo pratica um ataque homicida sobre o suposto perseguidor. O matricídio também, com frequência, é uma forma de homicídio patológico realizada por pacientes psicóticos.

Em homicídios comuns, não decorrentes diretamente de transtornos mentais, com frequência, o indivíduo que pratica o ato está alcoolizado no momento do crime. Em todo o mundo, cerca de 30% dos crimes estão relacionados ao consumo de álcool. As pesquisas revelam que, independentemente de fatores socioeconômicos e demográficos, o maior acesso a bebidas alcoólicas se relaciona a taxas mais altas de crimes, ataques violentos, destruição de propriedade e dirigir alcoolizado (Fitterer; Nelson, 2015).

Além do álcool, o uso de substâncias como cocaína, maconha e anfetaminas tem sido associado à atividade criminosa, sobretudo em adolescentes e jovens. Diagnósticos de transtornos disruptivos também colaboram para aumentar o risco de atos criminosos cometidos por essa população. Deve-se lembrar, entretanto, que cerca de 88% dos jovens com transtornos mentais não praticam nenhum tipo crime (Kendell et al., 2014).

SÍNDROMES DE ESTUPOR E/OU CATATONIA

Em relação aos construtos psicopatológicos "*estupor*" e "*catatonia*", há algumas confusões conceituais e terminológicas (revisão em Berrios, 1981). Na tradição médica, os quadros em que existe imobilidade, ausência de reatividade e sintomas como mutismo e negativismo, geralmente com preservação do nível da consciência, são chamados de *estupor*. Entretanto, o sistema do *Manual diagnóstico e estatístico de transtornos mentais* (DSM) optou por designar tais quadros como *catatonia*. Para o DSM, o *estupor* (definido como ausência de atividade psicomotora) é apenas um dos sintomas da *catatonia*. Utilizaremos o termo "estupor", mas lembramos ao leitor que, onde se lê aqui *estupor*, no sistema DSM equivaleria a *catatonia*. Cabe lembrar que, na CID-11, a categoria "catatonia" é considerada uma síndrome psicopatológica autônoma (GA4), que pode ocorrer em associação a outros transtornos mentais (como esquizofrenia, depressão, autismo, etc.).

As síndromes de estupor incluem quadros de diferentes etiologias, com retardo psicomotor em graus variáveis e ausência de reatividade com preservação de consciência (Rasmussen et al., 2016). De modo geral, caracteriza-se pela recusa absoluta ou incapacidade do indivíduo de responder, reagir ou comportar-se de acordo com as solicitações do ambiente. Com frequência, o indivíduo em estupor está em mutismo (não se comunica verbalmente), restringe-se a sua cama ou a uma cadeira, não interage com as pessoas por meio da mímica, do olhar ou de gestos e recusa-se a alimentar-se, apresentando-se, no mais das vezes, com hipertonia generalizada (os músculos estão tensos, resistindo à mobilização passiva).

O estupor é um estado involuntário; o paciente não se comporta assim por "birra" ou para obter algo. É como se estivesse "*congelado*" (*freezing* e imobilidade) psiquicamente, não podendo reagir aos diversos estímulos ambientais. O estado de estupor denota profunda alteração da esfera volitiva.

Existem quatro subtipos de estupor, relacionados a quadros nosológicos específicos ou distintos mecanismos produtores. Existem quatro subtipos de estupor, relacionados a quadros nosológicos específicos ou distintos mecanismos produtores: estupor depressivo, estupor na esquizofrenia, estupor psicogênico e estupor orgânico.

Como assinalado no capítulo sobre volição, os sintomas mais frequentes nos quadros de estupor/catatonia são a **imobilidade** e o **mutismo** (em 97% dos casos), seguidos de **recusa a se alimentar**, a ter contato com pessoas e a manter o olhar fixo (em cerca de 90% dos casos). Outros sintomas, como negativismo e postura bizarra, ocorrem em cerca de metade dos pacientes. Por fim, em um quarto desses indivíduos, pode-se encontrar flexibilidade cerácea, estereotipias e ecolalia (Rasmussen et al., 2016).

O estupor/catatonia pode, eventualmente, ser revertido com o uso de benzodiazepínicos em doses altas ou eletroconvulsoterapia.

Estupor/catatonia depressiva

Neste caso, tem-se um quadro de estupor secundário a um estado depressivo muito intenso. O indivíduo, além de estar em mutismo, imóvel, sem se alimentar, pode apresentar fácies triste e desanimada. Muitas vezes, é difícil saber o estado afetivo do paciente durante o episódio de estupor. Apenas pela história da doença, ou retrospectivamente, após o indivíduo sair do quadro de mutismo, é que se tem acesso ao seu verdadeiro estado mental.

Deve-se inquirir junto a familiares e pessoas amigas sobre o estado mental do paciente antes de entrar no quadro de estupor. Nos quadros de estupor/catatonia depressiva, geralmente se relata que o quadro se iniciou com sintomas depressivos (tristeza, desânimo, perda do apetite, sentimentos de menos-valia, anedonia), progrediu com lentificação psicomotora, desejo de ficar isolado das pessoas, até entrar propriamente no quadro de estupor/catatonia.

Estupor catatônico na esquizofrenia

No estupor catatônico, há, além de ausência de reatividade e imobilidade, mutismo, rigidez hipertônica, negativismo passivo (indivíduo não faz o que lhe é solicitado) ou ativo (opõe-se ativamente às solicitações). Também podem ser observados flexibilidade cerácea (paciente permanece na posição em que é colocado), fenômenos em eco (ecolalia, ecopraxia, ecomimia) e, eventualmente, repentes abruptos de agitação e explosões agressivas (chamados de *furor catatônico*).

Estupor/catatonia psicogênica (traumático, de choque psicológico ou *estupor histérico*)

Nesse caso, observa-se um quadro de instalação geralmente aguda, com frequência após trauma psíquico ou evento vital de importante significado emocional para o indivíduo. O paciente se encontra em mutismo, em *estado de choque emocional*. Além disso, essa forma de estupor pode assemelhar-se ao estupor catatônico ou depressivo, o que, às vezes, torna difícil o diagnóstico diferencial.

Estupor/catatonia orgânica

Decorre de grande número de distúrbios neurológicos ou sistêmicos (metabólicos, eletrolíticos, endócrinos, neoplásicos, inflamatórios, entre outros) que afetam o cérebro de forma grave e, geralmente, difusa.

No estupor orgânico, tem-se com frequência alteração do nível de consciência, com sonolência, déficit de atenção e flutuação temporal. Verificam-se, além disso, **reflexos neurológicos primitivos**, indicativos de encefalopatia, como o *grasping*, o *snout* e o reflexo palmomentual. Pode haver **hipotonia generalizada** (em vez de hipertonia, que é o estado mais comum no estupor depressivo, esquizofrênico e psicogênico). O eletrencefalograma pode revelar lentificação global.

SÍNDROMES DE COMPORTAMENTOS DISRUPTIVOS E AGRESSIVOS NA INFÂNCIA E NA ADOLESCÊNCIA

Transtornos agressivos ou disruptivos são relativamente frequentes na infância e na adolescência e se relacionam com o autocontrole das emoções e do comportamento. Crianças e adolescentes com tais transtornos têm problemas na regulação emocional, revelam comportamentos agressivos, que violam os direitos dos outros, além de apresentarem conflitos com normas sociais e figuras de autoridade e atitudes destrutivas com os outros e consigo mesmos.

Os transtornos disruptivos, do controle de impulsos e da conduta tendem a ser mais frequentes em meninos, ocorrem em vários ambientes (não são restritos a um único ambiente como escola, lar, clube, etc.) e são relativamente duradouros, em geral com duração de vários anos.

Transtorno disruptivo da desregulação do humor (DSM-5)

Nesse transtorno, o sintoma central é a **irritabilidade crônica grave**. O diagnóstico geralmente é feito antes dos 10 anos de idade (e não pode, pela primeira vez, ser feito depois dos 18 anos), e tal categoria diagnóstica não deve ser aplicada a crianças com menos de 6 anos de idade.

A criança tem **explosões de raiva** que não se explicam pela sua idade e estágio de desenvolvimento; as explosões são frequentes, de três ou mais vezes por semana; e o **humor entre as explosões é persistentemente irritável ou zangado**. As explosões geralmente ocorrem em diversos ambientes, mas, para o diagnóstico, devem ser graves em pelo menos um dos ambientes. Estima-se que a prevalência do transtorno, no período de seis meses a um ano, esteja em torno de 2 a 5%.

Transtorno de oposição desafiante (DSM-5 e CID-11)

Nessa condição, observa-se, em crianças e adolescentes, humor de base irritável ou raivoso, assim como comportamento frequentemente desafiante ou questionador e índole vingativa. A prevalência na vida varia de 1 a 11%, e a média estimada fica em torno de 3,3%.

Assim, são crianças que em seu **humor raivoso ou irritável** perdem com frequência a calma, são muito sensíveis ou facilmente incomodadas e se apresentam também frequentemente raivosas ou ressentidas.

O **comportamento desafiante e/ou questionador** revela frequente questionamento de **figuras de autoridade** (pais, professores, pessoas adultas com papel de educador ou disciplinar), recusa a obedecer a regras ou pedidos de tais figuras e atitude desafiadora dirigida a tais pessoas. Crianças com o transtorno com frequência culpam outros por seus erros ou mau comportamento e incomodam deliberadamente as demais pessoas. Por fim, cabe mencionar que nesse transtorno é frequente uma **índole vingativa**, raivosa e com níveis altos de reatividade emocional.

A CID-11 traz uma interessante distinção no transtorno de oposição desafiante (TOD). Foram incluídas duas novas dimensões que diferenciam subtipos de TOD: com ou sem irritabilidade e raiva crônicas, assim como os subtipos com emoções pró-sociais presentes ou com ausência ou limitação de emoções pró-sociais. Esse é um esforço para individualizar subtipos de transtornos disruptivos mais específicos.

Tais comportamentos, para se fazer o diagnóstico pelo DSM-5, devem estar presentes pelo menos uma vez por semana, por pelo menos seis meses.

Transtorno da conduta (DSM-5 e CID-11)

O transtorno da conduta (DSM-5), ou transtorno dissocial de conduta (CID-11), se caracteriza por um padrão de comportamentos agressivos e transgressivos repetitivos e persistentes (devem estar presentes por pelo menos um ano para o diagnóstico). Os direitos básicos dos outros são desrespeitados, e as normas, as regras sociais e as leis são violadas.

A criança ou adolescente apresenta comportamento agressivo, geralmente sádico, para com os outros (muitas vezes menores) ou com animais. Também pode estar presente a destruição de propriedades; mentiras são comuns, assim como roubos. O transtorno, em geral, é de longa duração (anos) e prejudica gravemente a vida da criança e de seus familiares. Atos violentos, criminosos ou antissociais isolados não devem receber esse diagnóstico. É comum nessas crianças e adolescentes o fracasso escolar, e diagnósticos comórbidos frequentes são transtorno de déficit de atenção/hiperatividade (TDAH), deficiência intelectual leve ou inteligência limítrofe e, na adolescência, os transtornos por uso de substâncias.

A CID-11 introduziu uma interessante distinção no transtorno da conduta, diferenciando aqueles com emoções pró-sociais presentes de um subtipo com ausência ou limitação de emoções pró-sociais.

Transtorno explosivo intermitente (DSM-5 e CID-11)

Nesse caso, há **explosões comportamentais recorrentes**; a criança ou adolescente apresenta uma falha básica em controlar os impulsos agressivos. Produz agressões verbais em acessos de raiva, xingamentos, discussões violentas. Nas explosões, pode quebrar objetos e bater em animais ou em outras pessoas.

A dimensão da agressividade expressa durante as explosões é claramente desproporcional em relação às provocações ou aos estressores psicossociais desencadeantes. Deve-se atentar aqui para o fato de as explosões de agressividade não poderem ser premeditadas, não terem objetivos de atingir a um fim predeterminado tangível (obter dinheiro, intimidar os outros ou obter mais poder). São explosões impulsivas, e não instrumentais para obter ganhos desejados.

Esse diagnóstico pode ser difícil de diferenciar do *transtorno disruptivo da desregulação do humor*. Neste último, o básico é a irritabilidade crônica grave, enquanto no *transtorno explosivo intermitente* a falha básica é em controlar os impulsos agressivos. De toda forma, há sobreposição conceitual entre esses dois construtos.

34 | Síndromes relacionadas ao comportamento alimentar

O COMPORTAMENTO ALIMENTAR

O comportamento alimentar, apesar de sua aparente banalidade na vida cotidiana, é um fenômeno humano complexo e de importância central nas sociedades humanas e na experiência subjetiva das pessoas. Segundo os psicopatólogos Bernard e Trouvé (1976) e o historiador italiano Paolo Rossi (2014), o comportamento alimentar reúne algumas dimensões básicas:

- **Dimensão fisiológico-nutritiva**. Relaciona-se a aspectos metabólicos, endócrinos, neuroquímicos e neuronais, que regulam os mecanismos de fome e saciedade, a demanda e a satisfação das necessidades nutricionais.

- **Dimensão afetiva e relacional**. A fome e a alimentação vinculam-se à satisfação e ao prazer. O prazer alimentar oral tem, segundo a psicanálise, uma conotação nitidamente libidinal. No desenvolvimento da criança, a zona bucal e a amamentação são os mediadores da primeira relação interpessoal fundamental: a relação mãe-bebê. O alimentar seu filho, para a mãe, é muito mais que uma tarefa fisiológica: tem sentido afetivo especial, pode exprimir sentimentos e participar da construção de um dos vínculos humanos mais importantes (Dara et al., 2009).

- **Dimensão social e cultural**. Ao longo da história da humanidade, todas as sociedades e culturas estabelecem regras, tabus e rituais em relação aos alimentos e aos comportamentos alimentares. Por exemplo, é muito comum que se prefira fazer refeições com pessoas e grupos por quem se tem particular afeição. Os mais importantes momentos da vida pessoal e social são demarcados por encontros nos quais a alimentação é ponto central, como jantares de formatura, noivado, almoços de família, de aniversário, cerimônias de casamento e, em muitas sociedades, mesmo os funerais são marcados por refeições cerimoniais (Flandrin; Montanari, 2015).

A conduta alimentar é motivada pelas sensações básicas de fome, sede e saciedade. Estas são geradas, controladas e monitoradas por diversas áreas do organismo: o *hipotálamo* (centro da saciedade) e várias estruturas límbicas e corticais, mediadas por substâncias como a insulina, a leptina e a grelina. Além disso, mudanças sociais e culturais relacionadas ao padrão de beleza, sobretudo feminina (*beleza magra*), têm tido impacto internacional sobre a prevalência e o curso das síndromes de comportamento alimentar, que têm aumentado em muitas regiões do mundo (Gerbasi et al., 2014).

No Brasil, os transtornos do comportamento alimentar são frequentes e cada vez mais reconhecidos como um problema de saúde pública. Em um estudo epidemiológico em seis cidades pequenas do interior de Minas Gerais, com 1.807 crianças e adolescentes (7-19 anos) estudantes de escolas públicas, a prevalência de comportamentos alimentares alterados que indicavam risco para transtornos alimentares (teste de atitudes alimentares [EAT] $\geq$ 20) foi de 13,3% (Vilela et al., 2002). Em Porto Alegre (RS), um estudo epidemiológico com amostra representativa em domicílios, com 1.525 mulheres, de 12 a 29 anos de idade, revelou a prevalência de comportamentos alimentares alterados (EAT $\geq$ 20) em 16,5% das adolescentes e jovens adultas (Nunes et al., 2003).

TRANSTORNOS ALIMENTARES

Anorexia nervosa (DSM-5 e CID-11)

A anorexia nervosa caracteriza-se pela presença de peso muito baixo em relação à altura devido à restrição de ingesta calórica em relação às necessidades, o que leva à *perda de peso autoinduzida*. Tal perda se dá, portanto, por abstenção de alimentos que engordam ou por comportamentos como vômitos e/ou purgação autoinduzidos, exercício excessivo e uso de anorexígenos e/ou laxantes e diuréticos

(Fichter, 2005; Wilson; Shafran, 2005). A anorexia nervosa ocorre bem mais em mulheres (proporção mulheres:homens de 10:1), com prevalência nos últimos 12 meses de 0,4% entre jovens do sexo feminino (APA, 2014).

Há **busca implacável de magreza** e **medo intenso e mórbido de parecer ou ficar gorda(o)** (Nunes; Abuchaim, 1995). Para o diagnóstico, o índice de massa corporal deve ser menor do que 18,5 em adultos ou abaixo do quinto percentil em crianças e adolescentes. Essa perda de peso corporal não deve ser devida a outra doença (CID-11, 2018).

Pode haver vômitos autoinduzidos, uso de laxantes e gastos excessivos de energia, tipicamente associados ao medo de ganhar peso. O baixo peso e a forma do corpo (estar *bem magra*) são centrais para a autoavaliação da pessoa e, frequentemente, **percebidos de forma distorcida**, como se fossem normais ou mesmo obesas (ou com partes do corpo "muito gordas"), em uma pessoa que, de fato, está extremamente magra (CID-11, 2018).

Quando a perda de peso marcante ocorre, surgem alterações endócrinas como amenorreia hipotalâmica (suspensão da menstruação), hipercortisolemia relativa, resistência nutricialmente adquirida ao hormônio do crescimento, baixo nível de fator 1 de crescimento *insulina-like*, queda da leptina, da insulina, da amilina e outras incretinas, assim como aumento da grelina (resistência à grelina), do PYY e da adiponectina. Há também queda importante da densidade óssea, e podem ocorrer fraturas e mudanças na microarquitetura dos ossos (Misra; Klibanski, 2014).

Tem sido sugerido que a anorexia nervosa possa ser compreendida como uma perturbação das vias de recompensa ou uma tentativa de preservar a homeostase (equilíbrio fundamental) mental. Tem sido dada ênfase especial à **resistência à grelina** e à importância de **peptídeos orexígenos no hipotálamo lateral**, além de à intervenção da microbiota e do sistema de sinalização de neuropeptídeos (ver Gorwood et al., 2016).

Do ponto de vista psicopatológico, é característica da anorexia nervosa a **distorção da imagem corporal**: apesar de muito emagrecida, a paciente percebe-se gorda, sente que algumas partes de seu corpo, como o abdome, as coxas e as nádegas, estão "*muito gordas*". O pavor de engordar persiste como uma ideia permanente, mesmo que a paciente esteja com o peso bem abaixo do normal. Essa distorção da imagem corporal é uma *ideia prevalente*, típica, mas não obrigatória, na anorexia nervosa.

Não é incomum que a pessoa com anorexia apresente episódios de bulimia (comer compulsivo seguido de vômitos e/ou purgação). Eles ocorrem com mais frequência em garotas adolescentes e mulheres jovens, e muitos casos se iniciam com dietas aparentemente inocentes, que evoluem para graves quadros anoréticos.

Parece haver prevalência bem maior do transtorno em sociedades industrializadas, ocidentais, nas quais, especialmente em relação às mulheres, ser atraente está ligado à magreza (Gerbasi et al., 2014). Outro mecanismo envolvido é a luta obstinada por "controle total". A paciente busca tenazmente controlar sua vida por meio da alimentação, do peso e das formas corporais. Tenta controlar conflitos (na área do relacionamento com os pais, com amigos, no campo da sexualidade, etc.) por meio do controle do peso e da imagem corporal. A mortalidade é variável (em torno de 5%) devido a complicações cardiovasculares, hidreletrolíticas, metabólicas e endocrinológicas.

Atualmente, o *Manual diagnóstico e estatístico de transtornos mentais* (DSM-5) reconhece dois subtipos de anorexia nervosa: o **tipo restritivo**, no qual a paciente se torna e permanece anorética pela restrição de alimentos, podendo apresentar ou não sintomas obsessivo-compulsivos, e o **tipo compulsão alimentar purgativa**, no qual, além de evitar ingerir alimentos calóricos, a pessoa tem comportamentos ativos de perda de calorias, como vômitos autoinduzidos, exercícios excessivos e uso de laxantes, diuréticos e enemas (Keel; Fichter; Quadflieg, 2004).

Deve-se diferenciar a anorexia nervosa do **transtorno alimentar restritivo/evitativo** (CID-11 e DSM-5). Este se caracteriza por **esquiva ou restrição graves na área da alimentação**, "*produzidas*", em certo sentido, pela aversão a alimentos pela pessoa acometida (não por falta de alimentos). Geralmente o padrão começa a desenvolver-se na fase de criança lactente ou na primeira infância (0-3 anos) e pode persistir ao longo da infância, da adolescência e do período adulto. O comportamento alimentar restritivo resulta em aporte inadequado e insuficiente de quantidade e variedade de alimentos para o gasto energético e as necessidades nutricionais.

A restrição alimentar causa **perda de peso significativa**, falha em ganhar peso adequado

Psicopatologia e Semiologia dos Transtornos Mentais

para o desenvolvimento infantil ou, na gestante, para o desenvolvimento da gestação. A alimentação pode depender de suplemento nutricional ou nutrição enteral por sonda. Importante salientar aqui que o padrão alimentar restritivo, **diferentemente do que ocorre na anorexia nervosa, não reflete preocupações com o peso** ou com as **formas corporais**. O comportamento está centrado em **evitar alimentos**, não em parecer magro ou no pavor de engordar.

Bulimia nervosa (DSM-5 e CID-11)

A bulimia nervosa (BN) caracteriza-se por preocupação persistente com o comer e desejo irresistível de se alimentar, com o paciente sucumbindo a repetidos **episódios de hiperfagia**, ou *binge eating* ("*ataques*" à geladeira, à despensa, com sensação de perda do controle no comer). Caracteriza-se, ainda, por preocupação excessiva com controle do peso corporal, que leva o paciente a tomar medidas extremas, como vômitos autoinduzidos, purgação, enemas e diuréticos, a fim de mitigar os efeitos do aumento de peso decorrente da ingestão de alimentos (Mehler, 2003).

Os indivíduos com BN estão geralmente dentro da faixa de peso normal, embora alguns possam apresentar-se levemente acima ou abaixo dela (mas na obesidade mórbida ela também está presente). O comportamento purgativo pode produzir alterações hidreletrolíticas (hipocalemia, hiponatremia e hipocloremia). A perda de ácido gástrico por meio dos vômitos pode ocasionar alcalose metabólica, e a frequente indução de diarreia pelo abuso de laxantes pode causar acidose metabólica.

O vômito recorrente pode acarretar perda significativa e permanente do esmalte dentário, o que pode levar à perda dos dentes. Da mesma forma que a anorexia nervosa, a bulimia ocorre, em cerca de 90% dos casos, em mulheres (proporção mulheres:homens de 10:1), iniciando-se no fim da adolescência ou no início da idade adulta. A prevalência global em jovens do sexo feminino é de 1 a 1,5% (APA, 2014). Os indivíduos com BN tipicamente se envergonham de seus problemas alimentares e procuram ocultar seus sintomas. Há um sentimento importante de *falta de controle*.

No Brasil, em um estudo epidemiológico realizado em Minas Gerais (mencionado anteriormente), com 1.807 crianças e adolescentes (7-19 anos), a prevalência de possível BN (BITE

≥ 20) foi de 1,1% (Vilela et al., 2002). Na cidade de São Paulo, um estudo epidemiológico com 1.464 pessoas revelou a prevalência de BN de 2,4% em mulheres e de 0,3% em homens (Andrade et al., 2002). No estudo epidemiológico referido, de Porto Alegre, com amostra representativa de 1.525 mulheres, de 12 a 29 anos de idade, a prevalência de possível BN (BITE ≥ 20) foi de 2,9% (Nunes et al., 2003). Assim, esse transtorno não só está presente em nossa sociedade como tem níveis, no mínimo, semelhantes aos da população norte-americana.

Como a BN é um comportamento socialmente condenável, as pacientes costumam negar os sintomas quando inquiridas por profissionais de saúde. O DSM-5 indica quatro níveis de gravidade da BN:

1. **leve**, com média de 1 a 3 episódios de bulimia e comportamentos compensatórios inapropriados (vômitos autoinduzidos, uso de laxantes, diuréticos, entre outros) por semana;

2. **moderada**, com 4 a 7 episódios semanais;

3. **grave**, com 8 a 13 episódios por semana;

4. **extrema**, com mais de 14 episódios semanais.

Por fim, é importante citar que o **transtorno de compulsão alimentar** (DSM-5 e CID-11) se caracteriza por episódios frequentes e recorrentes de comer compulsivo (*binge eating*), pelo menos uma vez por semana, por vários meses. O indivíduo tem a sensação subjetiva de perda do controle em comer, não consegue, na compulsão, parar de comer. Sente muito sofrimento com isso, acompanhado de sentimentos de culpa e repulsa de seus comportamentos. Entretanto, nesse caso, **diferentemente da BN, não há comportamentos purgativos** após a compulsão alimentar. A pessoa não produz vômito autoinduzido, não faz exercícios extremos e não abusa de laxantes ou enemas; ela apresenta apenas a compulsão alimentar.

Outros transtornos do comportamento alimentar

O transtorno denominado "**pica**" (DSM-5 e CID-11), já descrito por Hipócrates, 400 anos antes de Cristo (que a descreveu como "ânsia por comer terra devido a uma alteração sanguínea"), caracteriza-se pela ingestão persistente e regular de substâncias não alimentares, muitas vezes bizarras, como *geofagia* (comer argila, terra) ou comer reboco, giz, gesso, plástico, metal, papel ou, ainda, ingredientes crus dos alimentos (como grande quantidade de sal ou farinha), durante o período mínimo de um mês.

O curioso nome *pica* foi dado a esse transtorno em alusão ao nome científico de uma ave, a *pega-rabuda*, ou *pega-rabilonga* (nome científico em latim ***Pica pica***, em inglês *magpie*), um tipo de corvo de 45 cm que, por ser extremamente voraz, come quase de tudo. Alguns autores sugerem incluir a ***coprofagia*** (comer fezes) e a ***potomania*** (ingerir grandes quantidades de água) como variantes desse transtorno (Kouidrat et al., 2014).

A ingestão de substâncias deve ser inapropriada para o estágio de desenvolvimento da criança (para o diagnóstico, a criança deve ter mais de 2 anos) e não faz parte de uma prática culturalmente sancionada e compartilhada (a geofagia, sobretudo argila, já foi prática cultural em algumas regiões da África). A pica é um transtorno observado com maior frequência em crianças pequenas, gestantes, lactantes, pessoas com deficiência intelectual, autismo ou esquizofrenia (Kouidrat et al., 2014; Tokue et al., 2015).

O transtorno causa danos à saúde, prejuízo do funcionamento social ou risco significativo devido à frequência, à quantidade ou à natureza das substâncias ou objetos ingeridos. A relação entre pica e déficits de micronutrientes tem sido postulada (mas não confirmada), pois há com frequência anemia e níveis baixos de hemoglobina, do hematócrito e de zinco, entretanto os sentidos causais não puderam ser esclarecidos (Miao et al., 2015).

No **transtorno de ruminação** (DSM-5 e CID-11), há o comportamento repetido e intencional de regurgitar (do estômago para a boca novamente) o alimento ingerido. O alimento regurgitado pode ser remastigado e reengolido ou pode simplesmente ser cuspido, ejetado para fora da boca (não como vômito).

Para esse diagnóstico, o comportamento deve ocorrer com frequência, em geral várias vezes por semana, durante pelo menos um mês. Esse comportamento não é explicado por causas físicas gastrintestinais, como refluxo gastresofágico ou estenose do piloro, e não ocorre exclusivamente durante o curso de outro transtorno alimentar (anorexia, BN, compulsão ou evitação alimentar). Em crianças, a idade mínima para o diagnóstico do transtorno é de 2 anos.

Obesidade

Embora a obesidade não seja classificada como um transtorno do comportamento alimentar, será abordada aqui devido a sua frequência e grande importância para a saúde física e mental. Ela é uma condição complexa, determinada por fatores genéticos, desenvolvimento psicológico, familiares e culturais.

A obesidade é mais frequente em indivíduos de baixo nível socioeconômico e do sexo feminino e em sociedades industrializadas e urbanas, bem como culturas nas quais a atividade física não é predominante. A pandemia da obesidade, que cresce a cada ano em muitos países, tem tido marcante impacto na vida contemporânea (Wadden, 1995; Swinburn et al., 2011). Além disso, a condição tem grande importância para a saúde pública, pois associa-se a taxas elevadas de (Halpern, 1998; Kolotkin; Andersen, 2017):

- **Morbidade**. Aumento na prevalência de diabetes melito tipo 2, hipertensão arterial, apneia do sono, problemas ortopédicos e dermatológicos. Em mulheres ocorrem irregularidades menstruais, hiperandrogenismo e infertilidade. Em homens ocorre diminuição dos níveis de testosterona e disfunção erétil.

- **Mortalidade**. Ocorre por distúrbios cardiovasculares, respiratórios e endócrinos, assim como pelo risco aumentado de tumores de mama, útero, ovário, próstata, intestino grosso e vias biliares.

- **Piora na qualidade de vida**. A obesidade impacta seriamente na qualidade de vida das pessoas. Tem sido demonstrado que o tratamento exitoso da obesidade mórbida (com cirurgia bariátrica ou tratamento clínico) tem importante efeito positivo sobre a qualidade de vida.

Um dos pontos fundamentais da obesidade é a disfunção dos mecanismos de saciedade do indivíduo. De modo geral, o indivíduo não se alimenta apenas de forma precipitada ou voraz; ele faz suas refeições de forma contínua enquanto houver alimento disponível; *não é capaz (ou tem dificuldade) de parar de comer*. O indivíduo com obesidade é muito sensível a assuntos alimentares e preocupado com a comida, com os diferentes sabores dos alimentos, com sua disponibilidade e aparência, entre outros aspectos.

35 Transtornos devidos ou relacionados a substâncias e comportamentos aditivos

Diferentes usos e modos de relação dos seres humanos com substâncias psicoativas com ação incisiva sobre o cérebro e, em função disso, sobre o psiquismo e o comportamento remontam à origem das sociedades humanas (Meyer, 1996; Camí; Farré, 2003; Britto Pereira, 2013).

As **substâncias** com ação no cérebro e repercussões no psiquismo/comportamento que fazem parte deste capítulo da psicopatologia são: álcool, cafeína, tabaco, *Cannabis* (ou maconha), psicoestimulantes como cocaína (pó ou *crack*) e anfetamínicos, opioides, alucinógenos, inalantes, sedativos, hipnóticos e ansiolíticos.

Essas substâncias produzem, de modo geral, sensações de prazer ou excitação (*respostas de recompensa*), cuja correspondência cerebral está vinculada às chamadas **áreas e circuitos de recompensa do cérebro**. As principais estruturas desses circuitos são o *nucleus accumbens* **(NAc)**, a área tegmental ventral e a amígdala, e o principal neurotransmissor envolvido é a dopamina (Gardner, 2011).

Pessoas com transtornos mentais graves são mais propensas a fazer uso e a desenvolver dependência de substâncias, particularmente de maconha e álcool.

Segundo a *Classificação internacional de doenças e problemas relacionados à saúde* (CID-11), os **transtornos devidos a substâncias** são ordenados em categoria única, para cada tipo de substância (álcool, cocaína, maconha, etc.). Nessa categoria (p. ex., transtorno devido ao álcool), para cada tipo de problema, deve-se, quando necessário, acrescentar os especificadores ou subtipos – por exemplo, transtorno devido ao álcool: *intoxicação, dependência, abstinência e quadros psicopatológicos induzidos*.

Já no *Manual diagnóstico e estatístico de transtornos mentais* (DSM-5), os transtornos relacionados a substâncias são classificados em dois grandes grupos: **1) transtornos por uso de substâncias** e **2) transtornos induzidos por substâncias**. A seguir, são apresentados esses dois grupos.

TRANSTORNOS POR USO DE SUBSTÂNCIAS (DSM-5)

Nessa categoria, tem-se o uso contínuo e recorrente de uma substância (que deve ser especificada no diagnóstico) mantido apesar de problemas significativos que dele decorrem. O indivíduo apresenta:

1. dificuldade importante ou **baixo controle** sobre tal uso;

2. **prejuízos psicossociais e sociais** evidentes;

3. **riscos físicos e psicológicos;**

4. fenômenos farmacológicos como **tolerância e abstinência.**

A categoria "*transtorno por uso de substâncias*" vem substituir, no DSM-5, a noção mais restrita de "*dependência química*" (que é fenômeno farmacológico, podendo ou não estar rigorosamente presente nesses transtornos).

O **baixo controle** sobre o uso é um elemento básico desses transtornos. Ele se expressa pelo **fracasso** em relação a **tentativas de reduzir ou regular o consumo**. O indivíduo pode **gastar muito tempo para obter a droga**, e grande parte (se não todas) das **atividades diárias gira em torno da substância**. Há, em geral, *fissura* (forte desejo ou necessidade intensa de usar a droga) para o uso, normalmente desencadeada por um ambiente onde a droga foi consumida ou obtida anteriormente.

O **prejuízo psicossocial** ou **social** se verifica pelas dificuldades em cumprir as obrigações nos estudos, no trabalho ou em casa, bem como pelo abandono de importantes atividades sociais, profissionais, estudantis e recreacionais em virtude do uso da substância.

O indivíduo continua a usar a droga apesar dos **problemas interpessoais** e **sociais** relacionados ao consumo. Além disso, o uso envolve **riscos à integridade física e/ou psicológica** da pessoa. O indivíduo, apesar de tais riscos, não consegue manter-se abstinente.

Por fim, pode haver também critérios farmacológicos que caracterizam o transtorno por uso de substâncias (mas que não são necessários para o diagnóstico, pelo DSM-5): a *tolerância* e a *abstinência*.

A **tolerância** se verifica pela necessidade de doses acentuadamente maiores da substância para obter o efeito desejado, ou o efeito da substância nas mesmas doses é acentuadamente reduzido com o passar do tempo. Algumas drogas, como álcool, opioides e benzodiazepínicos, revelam com frequência o fenômeno da tolerância.

Já a **abstinência**, ou síndrome de abstinência, pode ocorrer quando a concentração da droga no organismo da pessoa diminui, e o indivíduo passa a apresentar sintomas como tremores, ansiedade, sudorese, insônia ou sonolência (os sintomas específicos dependem muito do tipo específico de substância). A abstinência ocorre com frequência em relação a álcool, opioides, cafeína, tabaco, estimulantes (como cocaína e anfetamínicos) e sedativos (como benzodiazepínicos).

TRANSTORNOS INDUZIDOS POR SUBSTÂNCIAS (DSM-5)

Nessa categoria, são considerados transtornos induzidos a **intoxicação** e a síndrome de **abstinência** da substância, além dos vários **quadros psicopatológicos** que podem ser **induzidos pelo uso**, como psicoses, quadros de humor (mania ou depressão), quadros ansiosos, *delirium* e transtorno neurocognitivo.

Os transtornos induzidos são, portanto, devidos aos efeitos fisiológicos da substância no cérebro. Há uma relação específica entre o uso e a síndrome induzida. Trata-se de quadros geralmente reversíveis que podem durar horas ou dias, mas que não ultrapassam, de modo geral, um mês sem o uso da substância.

A **intoxicação** é definida como uma síndrome reversível específica, com alterações comportamentais ou mentais, como prejuízo do nível de consciência (*embriaguez*, sedação, torpor), perturbação da percepção, da atenção, do pensamento, do julgamento e do comportamento psicomotor, além de agressividade, beligerância ou humor instável, causados por uma substância recentemente ingerida. Com o termo *binge*, descrevem-se os episódios de consumo intenso, rápido e compulsivo, que se relaciona intimamente à intoxicação (Ribeiro; Andrade, 2007).

De particular interesse no trabalho clínico com pacientes é a **diferenciação** entre os quadros psicopatológicos graves **induzidos** por substâncias (ou, menos frequentemente, por *síndrome de abstinência*) e **episódios** (de esquizofrenia, mania, depressão, entre outros) **independentes** do efeito delas. Aqui, usam-se dois parâmetros importantes:

1. Nos **quadros induzidos por substâncias** (ou pela síndrome de abstinência da substância), os sintomas devem regredir em, no máximo, **até 30 dias** após o indivíduo ter cessado o uso. Em geral, o quadro vai regredindo após alguns dias sem o consumo (ou da passagem da abstinência), e, em uma ou duas semanas, todos os sintomas desaparecem. Os quadros induzidos dependem diretamente da ação da substância (ou dos efeitos da síndrome de abstinência) no cérebro do paciente. Por exemplo, aquelas que com mais frequência produzem quadros psicóticos induzidos são os alucinógenos (como a dietilamida do ácido lisérgico [LSD]), a cocaína, a maconha e as anfetaminas.

2. Nos **quadros independentes**, é comum que o episódio já tenha surgido outra vez na vida, independentemente do uso da substância. De modo geral, nos quadros independentes, como um surto de esquizofrenia ou um episódio de mania, a duração é superior a 30 dias. Uma dificuldade importante aqui é que com frequência **episódios independentes** de, por exemplo, **esquizofrenia**, **mania** ou **depressão** podem ser **desencadeados** pelo uso intenso de substâncias ou **piorados** em sua intensidade. A diferença entre *desencadeado* (o transtorno básico, fundamental, é a esquizofrenia ou a mania) e *induzido* (o transtorno de base é relacionado à substância) pode ser difícil de se estabelecer, mas é muito importante do ponto de vista psicopatológico.

INÍCIO E DESENVOLVIMENTO DE TRANSTORNOS POR USO DE SUBSTÂNCIAS

Não há uma razão única que explique, para todas as pessoas, por que se passa a usar substâncias ou quando e por que tal uso se torna um transtorno destrutivo para o indivíduo e para a sociedade (Dawes et al., 2000).

Para muitas pessoas, sobretudo adolescentes, verifica-se que **o início do uso de substâncias** está relacionado aos seguintes fatores: curiosidade, convivência e pressão de pares ou companheiros(as) que já fazem uso da substância, tentativa de ser aceito pelo grupo, sensação de fazer parte de uma subcultura, excitação por estar fazendo algo ilegal, secreto, expressão de hostilidade e independência em relação aos pais ou professores, tentativa de reduzir sensações desagradáveis (tensão, ansiedade, solidão, tristeza, sensação de impotência).

A **diminuição da autoestima** é um ponto importante nos transtornos por uso de substâncias. Ela ocorre associada com redução dos interesses, deterioração dos cuidados consigo mesmo, perda de vínculos sociais (não relacionados à obtenção e ao uso da substância) e, eventualmente, envolvimento em atividades ilegais e criminosas para obtenção da substância. Essa diminuição da autoestima relaciona-se também com perda do autorrespeito, sentimentos de vazio e de solidão.

Alguns indivíduos, no curso do transtorno (p. ex., nos transtornos por uso de álcool, cocaína em forma do pó ou *crack*), **descuidam do vestuário**, da **higiene** e dos **dentes**, tornam-se desnutridos e podem vir a ter vida sexual promíscua para obtenção da substância (como, por exemplo, no caso do transtorno relacionado ao uso de *crack*). Isso pode ser um fator importante para a contaminação por doenças sexualmente transmissíveis, como a aids e a sífilis.

Assim, como o envolvimento com a substância acaba por tornar-se algo compulsório, o processo de recuperação implica envolver-se afetivamente em outras atividades e desenvolver vínculos com pessoas significativas, a fim de se reconquistar, desse modo, a autoestima, a sociabilidade positiva e o desejo de viver (Alverson; Alverson; Drahe, 2000).

As **teorias sobre adição ou dependência** de substâncias versam a respeito de possíveis mecanismos neurobiológicos, teorias de comportamento aprendido e mecanismos de memória até teorias psicanalíticas, psicossociais, sociológicas e antropológicas (Camí; Farré, 2003).

Entretanto, atualmente há ênfase nas bases neurobiológicas do uso de substâncias, as quais apontam para a importância de regiões corticais pré-frontais, por meio de sua ação de modulação comportamental e do processo de tomada

de decisões. Essas regiões interagem com estruturas subcorticais (como o sistema límbico e o sistema de recompensa, o NAc), que estão relacionadas a recompensas imediatas. A ativação do sistema de recompensa é modulada pelos níveis de dopamina não apenas durante a realização de atividades percebidas como prazerosas, mas também em sua antecipação.

Não poderemos, no espaço deste livro, abordar todas as substâncias envolvidas nos transtornos. Optamos, então, por apresentar as mais importantes, por sua frequência em nosso meio e por sua relevância psicopatológica: álcool, maconha e cocaína/*crack* (o tabaco e a cafeína, apesar de representarem uso importante do ponto de vista epidemiológico, não acarretam consequências psicopatológicas na mesma intensidade que essas três substâncias).

ÁLCOOL: TRANSTORNOS POR USO E TRANSTORNOS INDUZIDOS (DSM-5 E CID-11)

Bebidas alcoólicas têm sido utilizadas pelos seres humanos desde a pré-história (Room; Babor; Rehm, 2005). Os graves problemas relacionados ao álcool, entretanto, ganharam proporções epidêmicas nos últimos três séculos (Britto Pereira, 2013).

No Brasil, segundo o estudo epidemiológico de transtornos mentais, coordenado por Jair J. Mari, da Universidade Federal de São Paulo (Unifesp), feito entre 2007 e 2008, com 3.744 pessoas entrevistadas (de 15 a 75 anos), a prevalência de dependência de álcool na vida foi, em São Paulo, de 5,8% e, no Rio de Janeiro, de 6,2% (Ribeiro et al., 2013). A prevalência nos últimos 12 meses (que melhor se aproximaria da prevalência atual) situa-se, nessas duas cidades, entre 1,0 e 2,2% (Andrade et al., 2012; Ribeiro et al., 2013).

De acordo com o II Levantamento Nacional de Álcool e Drogas (II LENAD), estudo realizado em todo o Brasil, em 2012, com 149 municípios sorteados e 4.607 pessoas entrevistadas, com 14 anos ou mais, a prevalência de dependência de álcool na vida foi de 6,8% (em homens, 10,5% e, em mulheres, 3,6%). Esse estudo mostra ainda que houve crescimento nas taxas de *binge drinking* (beber de uma vez grande quantidade de álcool) e associação de uso com acidentes e violência (INPAD, 2014). Assim, é possível concluir que, segundo todos os estudos revisados, a prevalência de dependência de álcool na vida no Brasil situa-se entre 6 e 7%, e tal dependência tem implicações gravíssimas para a vida das pessoas e para a sociedade.

Segundo a CID-11, os transtornos devidos ao uso de álcool expressam um padrão de consequências negativas decorrente do uso da substância, inclusive intoxicação alcoólica, uso perigoso, dependência, síndrome de abstinência e transtornos mentais induzidos pelo álcool.

A CID-11 mantém o construto "**dependência de álcool**" como a incapacidade de poder regular ou controlar o uso de bebidas alcoólicas que pode surgir a partir de uso repetido ou contínuo importante. O elemento central aqui é a **forte necessidade ou compulsão de usar o álcool**, associada à incapacidade de controlar o consumo, com aumento de sua prioridade em relação a outras atividades e persistência de tal prioridade apesar de suas consequências danosas. As pessoas com dependência de álcool geralmente desenvolvem sintomas de **tolerância** e **abstinência**.

Os transtornos por uso ou devido ao álcool (DSM-5 e CID-11) revelam, de modo geral, um estado psíquico e físico resultante da ingestão repetitiva de álcool durante um período de pelo menos 12 meses. O fenômeno de tolerância está frequentemente presente (mas não é obrigatório).

O indivíduo, em geral, passa a apresentar o comportamento de beber logo pela manhã, para aliviar o desconforto de uma abstinência incipiente. **A relevância da bebida** vai crescendo, o indivíduo não obtém gratificação de outras fontes, apenas do álcool, e muito tempo é gasto em atividades para obtenção da substância, na sua utilização ou na recuperação de seus efeitos.

É comum que o indivíduo **negue** terminantemente ou **minimize** que o álcool seja um problema em sua vida, que usa bebidas alcoólicas de forma claramente perigosa e prejudicial, que não consegue parar de beber ou que perdeu o controle sobre seu padrão de ingesta (Duffy, 1995).

Síndromes associadas aos transtornos devidos ao álcool

O *delirium tremens* é uma forma grave de síndrome de abstinência de álcool, em que ocorrem, além dos sintomas clássicos do *delirium* (rebaixamento do nível de consciência, alteração da atenção, confusão mental, desorientação temporoespacial, flutuação dos sin-

tomas ao longo do dia), intensas **manifestações autonômicas** (como tremores, febre, sudorese profusa, entre outras), **ilusões e alucinações visuais** e táteis marcantes, principalmente com insetos e pequenos animais (***zoopsias***).

A ***alucinose alcoólica*** pode ocorrer durante a síndrome de abstinência ou em períodos independentes dela, com o indivíduo sóbrio (com o sensório claro) ou alcoolizado. Caracteriza-se por **alucinações audioverbais** de vozes que, tipicamente, *falam do paciente na terceira pessoa* ("O João é mesmo um sem-vergonha, um frouxo", etc.) ou o humilham e desprezam. O indivíduo pode ou não ter crítica de tal experiência alucinatória. A alucinose alcoólica pode durar apenas horas ou dias, mas também pode persistir por meses e até algum tempo mesmo após o paciente ter parado de beber.

O *delírio de ciúmes* associado aos transtornos devidos ao álcool é também bastante típico. Em geral, o indivíduo (mais frequente em homens) passa a acreditar plenamente no fato de que sua esposa, parceira ou parceiro, o trai de modo vil, com muitos homens, com seu melhor amigo, com toda a vizinhança. Sente-se profundamente humilhado com tal *"traição"*. Muitas vezes, esse delírio se insere em uma dinâmica social e conjugal particular de deterioração dos relacionamentos.

O paciente, já dependente de álcool há meses ou anos, perde o interesse afetivo e sexual pela esposa (sua *"paixão"* tende para o álcool mesmo); pode apresentar dificuldades de ereção (por neuropatia alcoólica); é hostilizado pela companheira, pois com frequência a agride verbal ou fisicamente; perde o emprego; está desmoralizado diante dos filhos e dos amigos. Nesse contexto, portanto, o delírio de ciúmes ganha um sentido psicológico, pelo menos em parte, compreensível. Não é raro que tal delírio termine com o homicídio da mulher e/ou com o suicídio do indivíduo com dependência.

A chamada ***embriaguez patológica*** (intoxicação idiossincrática, *mania à potu*), embora descrita há muito tempo, desperta controvérsias conceituais e não é aceita por todos. Caracteriza-se por uma resposta paradoxal, intensa, à ingestão de pequena quantidade de álcool. A compreensão de seus possíveis mecanismos também é ainda precária. O paciente pode tornar-se muito excitado, violento, às vezes paranoide e mesmo homicida (*"fúria alcoólica"*). Tal agitação surge de forma inexplicável, dura várias horas, é seguida de exaustão e termina comumente com sono profundo e amnésia posterior em relação ao evento. O quadro costuma ocorrer entre indivíduos que revelam pouca capacidade para lidar com seus impulsos agressivos.

MACONHA: TRANSTORNOS POR USO E TRANSTORNOS INDUZIDOS (DSM-5 E CID-11)

A *Cannabis* (ou *substâncias canabinoides* extraídas da planta *Cannabis sativa*) é a droga ilícita mais utilizada no mundo (APA, 2014). No Brasil, é denominada *maconha, baseado, beck, erva, bagulho, Maria Joana, fininho, fuminho, ganja* ou *baura*. Entre as cerca de 60 substâncias canabinoides, o princípio ativo mais importante para os transtornos por uso de maconha é o delta-9-tetra-hidrocanabinol (delta-9-THC). Os canabinoides agem sobre os receptores de canabinoides CB1 e CB2, encontrados em todo o sistema nervoso central.

A maconha, em geral, é fumada, e seu uso produz efeitos muito variáveis, mas os mais comuns relatados por usuários são *relaxamento, sensação de prazer* (de "brisa" ou "barato"), *risos espontâneos sem motivos e fome ("larica"); pode haver também distorções da percepção do tempo e do espaço, de leves a moderadas, dificuldade na atenção e na concentração, sensação de que os sentidos estão aguçados, hiperemia da mucosa conjuntival ("olhos vermelhos") e boca seca*. Nos primeiros usos, parte dos usuários pode sentir ansiedade mais ou menos intensa e ter crises de pânico, taquicardia, perturbação da coordenação motora fina ou pensamentos confusos.

A potência da *Cannabis* revela variações pronunciadas; a concentração no material vegetal típico de um cigarro de maconha varia de 1 a 15%; no haxixe (resina extraída das flores e inflorescências de *Cannabis sativa* ou *Cannabis indica*); de 10 a 20%; e no óleo de haxixe, de 15 a 60%.

No Brasil, o uso da droga, nos últimos 12 meses, foi de 2,1% para a população em geral, e ser do sexo masculino, ter melhor nível educacional, estar desempregado e morar nas Regiões Sul e Sudeste associaram-se aos maiores índices de consumo (Jungerman et al., 2010). De acordo com o II LENAD, a prevalência de pessoas que já experimentaram maconha na vida foi de 7%, ou seja, para todo o Brasil (em pessoas com 14 anos ou mais), estimou-se que 8 milhões de pessoas já tenham experimentado a substância. Dessa população, 42%, ou 3,4 milhões, usaram-na nos últimos 12 meses, e, destas, 37%, ou 1,3 milhão de pessoas, são dependentes da droga (INPAD, 2018). Assim, a maconha, além de representar a principal droga ilícita usada entre a população brasileira, produz dependência em um contingente importante de pessoas, sobretudo adolescentes e jovens.

Pessoas com **transtorno por uso de Cannabis** podem usar a substância o dia inteiro, ao longo de um período de meses ou anos, passando muitas horas do dia sob sua influência. Surgem problemas recorrentes relacionados à família, à escola ou ao trabalho, como ausências repetidas e negligência de obrigações familiares (DSM-5).

Em indivíduos que usam maconha persistentemente, tem sido relatada **tolerância farmacológica e comportamental** à maioria de seus efeitos. A interrupção abrupta do uso diário ou quase diário da droga frequentemente resulta em **síndrome de abstinência da substância**, com ansiedade, inquietação, irritabilidade, raiva ou agressividade, humor deprimido, insônia, redução do apetite. Tal síndrome, embora não seja grave como no caso do álcool, pode produzir sofrimento significativo e dificuldade em cessar o uso (DSM-5).

A progressão de uso esporádico para transtorno por uso de *Cannabis* é mais rápida em adolescentes do que em adultos. Nos adolescentes, observam-se também, com mais frequência, alterações no humor, no nível de energia e em padrões de alimentação. Há, geralmente, queda acentuada nas notas na escola, faltas às aulas e menor interesse nas atividades e no rendimento escolares. Nos casos mais graves, há progressão para o uso solitário ou ao longo de todo o dia, o que interfere gravemente no funcionamento diário, no estado psicológico e nas relações sociais do indivíduo (DSM-5).

O início precoce do uso dessa droga, particularmente antes dos 15 anos, é um forte preditor de desenvolvimento do transtorno por uso de *Cannabis*. Fatores de risco incluem também situação familiar instável ou violenta, fracasso escolar, tabagismo e uso de maconha por familiares próximos.

A facilidade de acesso à substância também representa fator de risco (DSM-5). Debate-se, nos últimos anos, sobre as potenciais consequências positivas e negativas da legalização da maconha em muitos países, assim como no Brasil. Trata-se de debate complexo, com níveis e perspectivas distintos, inclusive aspectos psicopatológicos, farmacológicos, sociológicos, antropológicos, políticos, criminológicos e filosóficos.

Transtornos induzidos pela maconha e consequências do uso crônico

Em fases mais avançadas do transtorno por uso de maconha, há prejuízo psicossocial e das funções cognitivas, com comprometimento das funções executivas frontais, o que dificulta ainda mais a vida do indivíduo na escola, no trabalho e nas relações sociais (DSM-5).

Pesquisas epidemiológicas têm revelado, nas últimas décadas, uma associação clara entre o uso de *Cannabis* na adolescência e o risco de desenvolver transtorno psicótico, em particular esquizofrenia. Nesse sentido, a associação entre uso da droga na adolescência e desenvolvimento de psicose ao longo da vida apresenta os índices necessários para a **atribuição de causalidade**, como *relação temporal, gradiente biológico, plausibilidade neurobiológica, evidência experimental, consistência e coerência* (ver revisão em Radhakrishnan et al., 2014).

Além disso, a fumaça do cigarro de maconha contém altos níveis de compostos carcinogênicos, o que produz risco semelhante ao do tabaco, no sentido de causarem doenças pulmonares e câncer associados a tal uso. Além disso, uma parte das pessoas com consumo crônico da substância desenvolve um quadro apático-depressivo semelhante a uma distimia, às vezes denominado *"**síndrome amotivacional da maconha**"* (DSM-5).

COCAÍNA/*CRACK*: TRANSTORNOS POR USO E TRANSTORNOS INDUZIDOS (DSM-5 E CID-11)

A cocaína, substância extraída das folhas da planta *Erythroxylon coca*, é utilizada no Brasil de três modos principais: inalada, injetada na veia ou fumada. A **cocaína em forma de pó**, que geralmente é branco (pois o cloridrato de cocaína em pó é misturado pelos produtores e traficantes com talco, areia fina, pó de giz, cal ou leite em pó, para *"render mais"*), costuma ser **inalada**, mas pode ser também diluída em água e **injetada** (atualmente, um modo menos frequente de uso).

A cocaína **fumada** se apresenta como *crack*, que é mistura de cloridrato de cocaína com bicarbonato de sódio e água (por *"cozimento"* da pasta básica combinada com bicarbonato), solidificada em cristais e vendida em forma de pequenas pedras, que são geralmente aquecidas (o *crack* vaporiza a 90ºC) e fumadas em cachimbos ou dispositivos semelhantes. O nome *crack* parece ter sido dado pelo fato de o cristal de cocaína, ao ser fumado, produzir um estalido, um *"crack"*.

Quando aspirada, a **cocaína-pó** leva de 1 a 2 minutos para iniciar sua ação, que se prolonga por 30 a 45 minutos. Já a **cocaína-*crack*** fumada é absorvida muito rapidamente, agindo no cérebro logo após à inalação da fumaça, cujo efeito intenso perdura por volta de 10 minutos (*"barato imediato e intenso, mas de curta duração"*). Em função disso, a fissura por voltar a usar o *crack* é muito intensa, e a dependência produzida por ele é uma das mais graves.

No Brasil, em estudo coordenado por Ronaldo Laranjeira, da Unifesp, em 2011-2012 (com 4.607 pessoas com 14 anos ou mais), o consumo de qualquer forma de cocaína (pó e *crack*) pelo menos uma vez no último ano ocorreu em 2,2% das pessoas; o uso de cocaína cheirada (pó), na vida, em 3,9% e, no último ano, em 1,7%. O uso na vida de *crack* foi de 1,5% e, no último ano, de 0,8%. Entre todos os usuários de cocaína, estimou-se que 41,4% apresentavam o quadro de dependência da substância (Abdalla et al., 2014). Estimou-se também que, no Brasil, 2,6 milhões de pessoas usaram alguma forma de cocaína (pó ou *crack*) no último ano (ocupando o lugar de segundo país do mundo, atrás dos Estados Unidos, em usuários de cocaína). O *crack* foi usado por 244 mil adolescentes nos últimos 12 meses (LENAD, 2012). Assim, do ponto de vista numérico e humano, o problema da cocaína (pó e/ou *crack*) é indubitavelmente relevante e assustador.

Os efeitos imediatos mais frequentes da cocaína (pó ou *crack*) são: *"sensação subjetiva de bem-estar ou euforia"*, de estar *"mais ativo, mais alerta, autoconfiante ou forte"*, com *"mais energia"* e pensamento acelerado. Fisicamente, pode haver taquicardia, aumento da frequência respiratória, sudorese, dilatação das pupilas, tremores leves de mãos e pés, tiques e contrações musculares de língua e mandíbula.

Em algumas pessoas, ou em doses mais altas, podem ocorrer ***desconfiança*** mais ou menos intensa, ideias e/ou forte sensação de perseguição (a chamada "*noia*"), ansiedade e crises de pânico. Alguns usuários relatam aumento do desejo sexual, e pode haver também irritabilidade, agressividade e comportamento violento, além de instabilidade emocional e perturbação da atenção e da concentração.

Doses mais altas costumam produzir, além da sensação de perseguição, aceleração marcante do pensamento, ideias de referência, zumbidos, alucinações auditivas e alucinações táteis (que geralmente o indivíduo reconhece como efeito da droga). Com tais doses, irritabilidade, ameaças e comportamento agressivo se tornam mais frequentes. Tais alterações em geral remitem em um prazo de horas a dias após a interrupção do uso da substância (mais raramente, podem perdurar por poucas semanas).

A cocaína pode produzir um **transtorno psicótico induzido** pela ação da droga que é sintomaticamente parecido com um surto esquizofrênico ou um episódio de mania psicótica.

A cocaína representa um **risco importante para a saúde física**, sobretudo em jovens. Sua ação no coração está relacionada a risco aumentado de infarto do miocárdio, arritmias, dor torácica, acidentes vasculares cerebrais e morte súbita em jovens usuários. A utilização da forma fumada (*crack*) associa-se a quadros respiratórios de variada intensidade, entre eles o chamado "*pulmão de crack*" (insuficiência respiratória associada a alterações de opacidade pulmonar). A **síndrome de abstinência da cocaína** geralmente não é grave, expressando-se com apatia, tristeza e sonolência nos dias após a interrupção, podendo mimetizar um quadro depressivo.

Os **transtornos por uso de cocaína**, sobretudo na forma de **crack** (que produz dependência mais grave que aquela associada ao pó), têm ganhado marcante relevância social em muitos países, inclusive no Brasil. O *crack* surgiu, no início dos anos de 1980, nos Estados Unidos, como uma forma mais barata de cocaína, vendida em áreas pobres e centrais de grandes cidades.

No Brasil, o uso fumado de um preparado com *crack* e maconha, conhecido como **mesclado**, tem-se difundindo marcadamente (Gonçalves; Nappo, 2015).

A dependência de *crack* é das mais intensas; ela leva os indivíduos dependentes a praticarem comportamentos extremos para obter dinheiro e poder comprar ou obter mais pedras, como tráfico, mendicância, prostituição, furto ou assalto com violência. A saúde física é, muitas vezes, totalmente descuidada, e o indivíduo pode perder vínculos importantes em sua vida, refazendo apenas aqueles que o levam a obter novamente a droga.

No Brasil, o *crack* chegou no início dos anos de 1990, e seu uso cresceu vertiginosamente em algumas regiões da cidade de São Paulo (assim como em outras cidades), passando a reunir usuários e traficantes em espaços públicos, que foram então chamados de **cracolândias**. A partir de 2010, a quase totalidade das cidades brasileiras já apresentava população dependente de *crack* e, muitas, cracolândias.

Em 2005, estimou-se que 0,7% das pessoas nas grandes cidades brasileiras já haviam experimentado, pelo menos uma vez, o *crack*; em 2011, esse número foi para 1,5% (pouco mais que o dobro). Em 2011, estimou-se que haveria cerca de 370 mil pessoas usuárias de *crack* nas capitais dos Estados brasileiros (Abdalla et al., 2014).

Em um estudo publicado em 2011, um grupo de 131 adultos jovens, dependentes de *crack* na cidade de São Paulo, foi seguido por 12 anos (107 foram encontrados até o fim do estudo). Dos 131 iniciais, 43 (33%) estavam abstinentes havia 12 meses, 22 (17%) se mantiveram usando *crack* nos últimos 12 meses, 13 (10%) estavam presos e 2, desaparecidos. Dos 131, 27 (21%) haviam morrido; desses 27, 16 morreram em decorrência de homicídio, 6 de HIV/aids, 3 de *overdose*, 1 de afogamento, e 1 de hepatite B (Dias et al., 2011). Assim, violências de variados tipos e sofrimentos extremos marcam a vida de boa parte dos usuários de *crack*.

Formas específicas e inusitadas de sociabilidade, violência e sofrimento convivem nesses espaços chamados *cracolândias* (Rui, 2014) e causam profundo impacto na vida social, desencadeando marcantes e difíceis controvérsias sobre como a sociedade poderia ou deveria lidar com tal realidade.

Além dos quadros de dependência, as consequências do uso de drogas são percebidas cotidianamente nos serviços médicos de emergência. Um estudo que avaliou 437 indivíduos, com mais de 18 anos, atendidos em unidade de emergência em Campinas (SP), de 2012 a 2014, em decorrência de **traumas** (acidentes automobilísticos, atropelamentos, quedas, entre outras causas), apontou que 171 (39%) apresentaram *screening* positivo para substâncias psicoativas, as mais frequentes álcool, cocaína e maconha (Diniz Oliveira, 2015).

SEMIOTÉCNICA DE AVALIAÇÃO EM PESSOAS COM PROBLEMAS OU TRANSTORNOS RELACIONADOS A ÁLCOOL E OUTRAS SUBSTÂNCIAS

O **Quadro 35.1** apresenta itens a serem avaliados na abordagem inicial de pacientes com uso e/ou dependência de substâncias.

O instrumento mais utilizado para a avaliação padronizada do uso de bebidas alcoólicas e da gravidade dos problemas e/ou transtorno por uso de álcool é o ***Teste de Identificação de Problemas Relacionados ao Uso de Álcool*** **(AUDIT)** (disponível no *hotsite* do livro), e para a avaliação do uso de álcool e **outras substâncias**, o instrumento padronizado é o **ASSIST-OMS** (também no *hotsite do livro*).

Quadro 35.1 | Semiotécnica de avaliação em pessoas com problemas ou transtornos relacionados a álcool e outras substâncias

INICIAR AVALIAÇÃO DO PACIENTE

- **Queixa principal** e **história do problema atual** (para pessoas com envolvimento ou dependência de substâncias, verificar na história clínica: **tipo de substância** utilizado, **idade** de início e **padrão de uso** [quantidade e frequência]), **substância(s) de escolha** (em ordem de preferência e de quantidade), **vias de administração**, **circunstâncias** de uso, **reações** ao consumo, **estado emocional** antes, durante e depois do uso, **quantidade de consumo** nos últimos meses e semanas, **último uso**, fatores reforçadores e atenuadores do consumo, manifestação de **sintomas de abstinência e tolerância**. **Contexto/motivos** que levaram ao uso de substâncias. Avaliar se há envolvimento e apoio de família e rede social.

- Verificar também: **história de tratamento** em ambulatórios, Centro de Atenção Psicossocial Álcool e Drogas (CAPS-AD), comunidades terapêuticas e internações psiquiátricas, **consequências** (sociais, legais, comorbidades, familiares), **maior período de sobriedade**, fatores de risco e de contenção para o consumo (como precipitantes emocionais), **história familiar** de uso de substâncias (se for o caso, ambiente e circunstâncias familiares de uso da substância). **Sinais e sintomas psicopatológicos atuais** e identificação de **comorbidades psicopatológicas** (depressão, mania, psicose, transtornos da personalidade, etc.).

HISTÓRICO DE SAÚDE FÍSICA

- História médica, história de uso de medicamentos
- Testagem para HIV, hepatites e sífilis
- História familiar, inclusive de uso de substâncias
- História psicopatológica e história de vida
- Sinais e sintomas médicos somáticos atuais

AVALIAÇÃO PSICOLÓGICA, PSICOSSOCIAL E SOCIOCULTURAL

- Avaliação do padrão de relações interpessoais e da dinâmica familiar
- Avaliação da rede de contatos sociais, do "subgrupo" cultural ao qual o paciente pertence, valores ("ethos") do grupo
- História legal (brigas, roubos, problemas com a polícia, processos, prisões, crimes cometidos, etc.)

INÍCIO E DESENVOLVIMENTO DE TRATAMENTO

- Verificar a **motivação** do indivíduo para mudança e investir no estabelecimento de vínculo.
- Verificar problemas com intoxicação (sintomáticos e reversores) e abstinência (desmame, substituição, tolerância cruzada e uso de atenuadores sintomáticos).
- Elaborar com o paciente os objetivos pessoais quanto ao tratamento. Incluir família e amigos.
- Verificar se há necessidade de tratamento de emergência ou de problemas mais agudos.
- Pensar em **intervenção breve inicial** com: avaliação dos principais problemas (triagem), estabelecimento de metas com paciente e familiares e amigos, discussão de prós e contras do uso de substâncias para o indivíduo; pensar no desenvolvimento da autoeficácia do sujeito.
- **Intervenção no médio e no longo prazo:** abordagens psicoterápicas aceitáveis e viáveis para o paciente, abordagens farmacológicas. Manutenção da abstinência: técnicas *anticraving*, redutor de efeito reforçador, fatores aversivos, acentuadores de sintomas, comorbidades. Utilizar grupos de mútua ajuda (como "alcoólicos anônimos – AA" e "narcóticos anônimos – NA").

DEPENDÊNCIAS COMPORTAMENTAIS OU TRANSTORNOS ADITIVOS NÃO RELACIONADOS A SUBSTÂNCIAS (CID-11 E DSM-5)

Nas últimas décadas, expandiu-se a noção de dependência, das dependências químicas para outras dependências comportamentais (como jogo, compras, internet, sexo, entre outras). Trata-se de quadros de dependência que, embora não tenham o elemento bioquímico de uma substância agindo no cérebro, têm muitos elementos semelhantes às dependências químicas e implicam estruturas e circuitos cerebrais análogos. Infelizmente, por razões de espaço, serão abordadas algumas dessas outras dependências de modo resumido (ver Razzouk, 1998; Silveira; Vieira; Palomo, 2000; Tavares, 2000; APA, 2014).

TRANSTORNO DO JOGO E DE APOSTAS (CID-11 E DSM-5) E TRANSTORNO DE DEPENDÊNCIA DA INTERNET

Os comportamentos de jogo problemático, sejam eles em jogos comuns de azar, sejam eles em apostas, do tipo *off-line* (jogos presenciais, a dinheiro, de baralho, bingos, caça-níqueis, roletas, etc.) ou *online*, na internet, se caracterizam por **padrão persistente de comportamento de jogo** no qual há prejuízo na capacidade de autocontrole, ou seja, há **perda do controle** em relação a **começar a jogar** e/ou na **frequência**, **intensidade**, **duração** ou **término** das partidas.

Além disso, há crescente prioridade do jogo na vida da pessoa, que ganha precedência sobre outras áreas importantes de interesse e atividades diárias (como relacionamentos, família, amizades, estudo, trabalho, etc.). O indivíduo com tal dependência continua ou aumenta o jogar, apesar das consequências. Também tende a negar seu envolvimento com os jogos e as consequências de tal dependência.

Atividades na internet que podem ou não envolver o jogar ("*digital gaming*" ou "*vídeo-gaming*"), não necessariamente a dinheiro, têm sido reconhecidas como uma forma importante de adição ou dependência comportamental (Block, 2008; Kuss; Lopez-Fernandez, 2016).

Aqui pode haver também a perda de controle e a intensidade crescente de prioridade de tal atividade, o que prejudica significativamente outras dimensões importantes da vida (como relacionamentos, família, amizades, estudos, trabalho, entre outras). Observa-se, além disso, que, nas últimas décadas, uma porcentagem significativa de adolescentes e jovens se torna dependente de atividades na internet e/ou na tela (*e-phones, smartphones, tablets,* computadores, etc.), o que implica dificuldades psicopatológicas relevantes para suas vidas (Ho et al., 2014).

Como instrumento de avaliação padronizada de dependência da internet, está disponível, no *hotsite* do livro, o *Teste de Dependência da Internet* (TDI).

Outras dependências comportamentais importantes são o *comprar compulsivo* e o *sexo compulsivo*, que podem ter consequências muito danosas à vida das pessoas acometidas.

36 Síndromes relacionadas ao sono

Há grande variabilidade individual em relação ao padrão e à necessidade de sono. Algumas pessoas sentem-se descansadas e ativas durante o dia dormindo 5 horas por noite; outras necessitam de 10 a 12 horas de sono para se sentirem bem durante o dia. Com frequência, problemas com o sono são acompanhados de depressão, ansiedade e alterações cognitivas, o que revela comorbidades frequentes que agravam os transtornos. Os transtornos do sono, pela sua frequência e impacto, representam um importante desafio à saúde pública (Colten; Altevogt, 2006).

Segundo a *Classificação internacional dos distúrbios do sono* (CIDS-2), existem mais de 81 distúrbios (estudados pela chamada *medicina do sono*) (Thorpy, 2012). Entretanto, essa classificação é feita para uso de especialistas nesses transtornos. Para os profissionais da saúde não especialistas em sono, em geral, os transtornos do sono mais importantes devem ser apresentados de forma mais acessível (APA, 2014):

1. transtorno de insônia;
2. transtorno de hipersonolência;
3. síndrome das pernas inquietas;
4. transtornos do sono relacionados à respiração (apneias do sono);
5. transtornos do sono-vigília do ritmo circadiano (tipo fase do sono atrasada e fase do sono avançada);
6. narcolepsia;
7. parassonias (sonambulismo, terror noturno, bruxismo).

O diagnóstico dos transtornos do sono é realizado por meio de anamnese detalhada referente aos comportamentos relacionados ao sono e à sonolência, sempre que possível com o paciente e pessoa que convive com ele e observa com frequência seu tipo e padrão de sono e vigília.

Deve-se também, sempre que possível, utilizar o laboratório de sono, no qual são feitas as polissonografias com avaliações global, fisiológica e comportamental do sono, por meio de exames como eletrencefalograma, eletrocardiograma, eletroculograma, avaliação do fluxo aéreo oral e nasal, gases sanguíneos (saturação de oxigênio, concentração de dióxido de carbono), monitoração de movimentos corporais (como eletromiograma tibial), entre outros.

TRANSTORNO DE INSÔNIA (DSM-5)

A insônia é um dos sintomas mais comuns em saúde mental; calcula-se que cerca de um terço da população adulta tenha pelo menos alguns dias de insônia clinicamente significativa durante um ano e que 6 a 10% da população adulta apresentem o transtorno de insônia (APA, 2014).

O transtorno de insônia caracteriza-se pela dificuldade em adormecer (insônia inicial), em permanecer adormecido ou por despertares frequentes (sono entrecortado) ou despertar muito precoce, com o indivíduo acordando de madrugada (geralmente por volta das 3 às 5 horas da manhã) e não conseguindo voltar a dormir (Silber, 2005; APA, 2014). Não importa só a redução da quantidade de sono, mas também de sua qualidade e, sobretudo, a sensação de ter tido um sono reparador.

De acordo com o *Manual diagnóstico e estatístico de transtornos mentais* (DSM-5), as dificuldades com o sono devem ocorrer por pelo menos três noites por semana e permanecer por pelo menos três meses. Ter insônia implica prejuízo no funcionamento diário e piora na qualidade de vida em decorrência do sono ruim. Ainda para o diagnóstico, o transtorno de insônia não deve ser causado pelo efeito fisiológico de alguma substância ingerida ou por condição médica (dor, insuficiência cardíaca congestiva, doença pulmonar obstrutiva crônica).

A coexistência de outros transtornos mentais e transtorno de insônia é frequente. O diagnóstico deste último (com transtorno depressivo maior, por exemplo) pode, eventualmente, ser mantido se a insônia desenvolver seu próprio curso ao longo da vida da pessoa, podendo inclusive precipitar novos episódios do outro transtorno mental (depressão, mania, esquizofrenia, entre outros).

Nos Estados Unidos, em torno de 10% dos adultos apresentam transtorno de insônia, sendo esta mais frequente no sexo feminino, com razão de 1,4:1 (Ohayon, 2002).

No Brasil, em um amplo estudo com jovens, adultos e idosos (pessoas com mais de 16 anos) coordenado por Sergio Tufik, da Universidade Federal de São Paulo (Unifesp), foram entrevistadas 2.110 pessoas de 150 cidades das diferentes Regiões do País (erro amostral ± 2%), em março de 2008. Do total, 63% relatavam alguma queixa relacionada ao sono. Queixas de problemas de sono mais frequentes do que três vezes por semana estiveram presentes nas seguintes frequências: 61% de roncos, 53% de pernas inquietas, 37% de pausas respiratórias e 17% de pesadelos. A queixa de **insônia** em mais de três vezes por semana foi relatada por **35% das pessoas** (Bittencourt et al., 2009).

Em outro estudo, na cidade de São Paulo, publicado em 2013, com 1.042 pessoas, de 20 a 80 anos de idade, a prevalência de **insônia subjetiva** (relatada pelos participantes), segundo o DSM-IV, foi de 15%. Entretanto, utilizando-se avaliação polissonográfica, verificou-se que a prevalência de **insônia objetiva** era de 32%,

o dobro, portanto (Castro et al., 2013). Dessa forma, pode-se concluir que os transtornos do sono e, em particular, o de insônia são frequentes na população de nosso país.

Do ponto de vista epidemiológico, a insônia ocorre mais comumente em mulheres, idosos, pessoas de baixo nível socioeconômico, divorciados, viúvos e em indivíduos internados em hospitais ou em prisões.

Cerca de metade dos quadros de insônia se associa a transtornos psicopatológicos (depressão, ansiedade, fobias, dependência química, transtorno bipolar, entre outros) ou doenças ou condições médicas (obesidade, síndromes dolorosas, refluxo gastresofágico, doenças pulmonares que implicam dificuldades respiratórias, insuficiência cardíaca congestiva e hipertrofia prostática).

Alguns hábitos e fatores relacionados à insônia são: hábitos inadequados como dormir muito durante o dia ou acordar em horas diferentes a cada dia, tomar quantidades excessivas de café durante o período noturno, ingerir excessivamente álcool ou outras substâncias psicoativas, comer excessivamente à noite, além de realizar tarefas e atividades muito tensas no período noturno. Para melhorar o padrão de sono, fazem-se recomendações de higiene do sono com base nas orientações apresentadas no **Quadro 36.1**.

Quadro 36.1 | Orientações que os profissionais da saúde podem fornecer aos indivíduos que têm insônia ou dificuldade para dormir (higiene do sono)

FATORES ASSOCIADOS À INSÔNIA	FATORES FACILITADORES DO SONO
• Ingestão de café à tarde ou à noite	• Hábito de acordar todos os dias na mesma hora
• Ingestão de bebidas alcoólicas à noite	• Não forçar o sono e retirar o despertador do lado da cama
• Alimentação copiosa à noite	• Atividades relaxantes no período noturno, como tomar banho, beber um chá quente com uma pessoa amiga, etc.
• Trabalhos difíceis e estressantes no período noturno	• Quarto escuro, fresco e silencioso
• Atividade tensa no período noturno (trabalho intelectual difícil, uso do computador, esportes competitivos, etc.)	• Peso corporal adequado
• Televisão no quarto	• Atividade física regular
• Hábito de despertar e levantar da cama a cada dia em horários muito diferentes	
• Trabalho em turnos	

TRANSTORNO DE HIPERSONOLÊNCIA (DSM-5)

No transtorno de hipersonolência, o sujeito relata sonolência excessiva apesar de dormir pelo menos 7 horas por dia. Durante o dia, há períodos recorrentes de sono ou de *cair no sono* ou de sentir que o sono não é reparador, mesmo depois de haver dormido bem. Há queixas de não se sentir totalmente acordado depois de um despertar abrupto.

Pessoas com esse transtorno conseguem dormir rapidamente, e há boa eficiência do sono (≥ 90%); entretanto, podem ter dificuldade para acordar pela manhã e, às vezes, parecem confusas ou atáxicas (desequilíbrio motor) ao acordar. Ao despertar do sono da noite (ou depois de um cochilo), o indivíduo pode apresentar declínio da habilidade motora, lapsos de memória, desorientação no tempo e no espaço e sensação de atordoamento. Estima-se que cerca de 1% da população na Europa e nos Estados Unidos apresente esse transtorno (DSM-5).

SÍNDROME DAS PERNAS INQUIETAS (DSM-5)

Essa síndrome se caracteriza pela necessidade de mover as pernas, em geral acompanhada pela sensação de desconforto nelas ou "dentro" delas (mais raramente, pode acometer os braços e todo o corpo). Podem ocorrer sensações parestésicas (formigamentos, sensação de peso ou de *pinicar*, etc.) nas pernas, entre o tornozelo e o joelho. Esse desconforto se intensifica com o repouso e melhora com o movimento. A sensação se agrava durante período de repouso ou inatividade e é pior no final da tarde ou à noite, prejudicando gravemente o sono.

A necessidade de movimentar as pernas é aliviada, completa ou parcialmente, pelo movimento. Para o diagnóstico, ela deve ocorrer por pelo menos três vezes por semana e persistir por pelo menos três meses (DSM-5).

Estima-se que a síndrome das pernas inquietas ocorra em 1,5 a 5% da população, aumentando com a idade. Quando se exige para o diagnóstico que ocorra pelo menos três vezes por semana, a taxa é de 1,6% e, pelo menos uma vez por semana, de 4,5% (APA, 2014).

Fatores de risco incluem sexo feminino, envelhecimento e história familiar. Há associa-ções genômicas descritas, e o gene BTBD9 confere risco elevado (80%). A resposta terapêutica positiva a agentes dopaminérgicos (levodopa, bromocriptina, pergolida) ajuda no diagnóstico. Na síndrome das pernas inquietas, são comuns as mioclonias noturnas (80-90% dos casos), que são movimentos das pernas repetitivos e estereotipados que predominam durante o estágio 2 do sono não REM (APA, 2014).

TRANSTORNOS DO SONO RELACIONADOS À RESPIRAÇÃO (APNEIAS DO SONO)

De modo geral, a apneia do sono caracteriza-se pela ocorrência de muitas **pausas respiratórias curtas, de 10 a 50 segundos**, durante o sono. Nos episódios de apneia, o indivíduo pode roncar, a saturação sanguínea de oxigênio cai, e, com frequência, ocorre breve despertar.

O DSM-5 subdivide os transtornos do sono relacionados à respiração (TSRR) em apneia e hipopneia obstrutivas do sono, apneia central do sono e hipoventilação relacionada ao sono.

Apneia e hipopneia obstrutivas do sono

Trata-se de um tipo de apneia/hipopneia (pausa respiratória) causado pela obstrução das vias aéreas superiores (VAS), ocorrendo periodicamente o colabamento das VAS. Tal distúrbio associa-se, com frequência, a sobrepeso ou obesidade, pescoço curto e/ou alterações estruturais da cavidade orofaríngea (como palato rebaixado). Há, com frequência, o relato de roncos altos, interrompidos periodicamente por pausas respiratórias.

A apneia obstrutiva frequentemente é acompanhada de sonolência diurna mais ou menos intensa, fadiga e sensação de sono não reparador. Havendo os **sintomas** de roncos e/ou respiração difícil durante a noite, deve também haver, para o diagnóstico, evidências polissonográficas de **pelo menos cinco apneias/ hipopneias obstrutivas por hora de sono**. Se não houver os sintomas relatados, caso a polissonografia identifique **15 ou mais apneias/ hipopneias por hora de sono**, faz-se também o diagnóstico de apneia/hipopneia obstrutiva do sono, ou seja, com base mais em evidência laboratorial do que clínica (DSM-5).

Nos Estados Unidos, a prevalência de apneia/hipopneia obstrutivas do sono é de 1 a 2% em crianças, de 2 a 15% em adultos de meia-idade e de 20% ou mais em idosos. É, também, de 2 a 4 vezes mais frequente em homens do que em mulheres (APA, 2014).

No Brasil, realizou-se, em 2005, um estudo epidemiológico transversal com **amostra representativa** da cidade de Pelotas (RS), em 1.957 domicílios elegíveis, com 3.136 adultos (com 20 anos ou mais). Esse estudo revelou que 50,5% das pessoas apresentavam *ronco habitual*, e **9,9%**, **apneia obstrutiva do sono** (definida como pausas respiratórias durante o sono e relato concomitante de roncos). A apneia obstrutiva do sono foi mais frequente em homens, idosos, tabagistas e obesos (Noali et al., 2008).

Apneia central do sono

A **apneia central do sono** caracteriza-se por episódios repetidos de apneia (pausas respiratórias breves) e hipopneia enquanto o paciente dorme, causados pela *variabilidade no esforço respiratório* (involuntário). É, assim, um *transtorno do controle (involuntário) ventilatório*, em eventos que ocorrem em padrão periódico ou intermitente. O paciente apresenta despertares frequentes durante a noite, às vezes associados com sensação de sufocamento. As principais queixas são de sono não reparador, sonolência, insônia e cansaço pela manhã. O sobrepeso não é tão frequente, e o ronco, quando observado, não é de forte intensidade.

Quando a apneia central do sono acomete pessoas com insuficiência cardíaca, acidente vascular cerebral ou insuficiência renal, pode apresentar um padrão respiratório denominado **respiração de *Cheyne-Stokes***. Esta se caracteriza por um padrão periódico do **tipo crescendo-decrescendo** no volume corrente de ar, relacionado a apneias e hipopneias centrais, que ocorre com frequência de pelo menos cinco eventos por hora, acompanhados de despertares frequentes (DSM-5).

Também se descreve a **hipoventilação relacionada ao sono (HRS)**, na qual a polissonografia revela respiração no sono reduzida associada a níveis elevados de CO_2. Com frequência, as pessoas com HRS relatam sonolência excessiva durante o dia, excitações e despertares frequentes durante o sono, cefaleias matutinas e insônia.

TRANSTORNOS DO SONO-VIGÍLIA DO RITMO CIRCADIANO

Nesse caso, verifica-se um padrão persistente ou recorrente de perturbação do sono devido a **alterações do sistema circadiano** (regulação fisiológica do ritmo sono-vigília em um dia de 24 horas), em que há desequilíbrio entre o ritmo circadiano endógeno (o ritmo biológico do indivíduo, ao longo do dia) e os horários de sono e de vigília impostos ou normatizados pelo ambiente físico (luminosidade) e social, sejam as normas da família, sejam as exigências do trabalho e/ou escola.

Tipo fase do sono atrasada e tipo fase do sono avançada (DSM-5)

O transtorno do sono **tipo fase do sono atrasada** se manifesta por histórias de atraso no horário principal do sono (em geral, mais que 2 horas) em relação aos horários desejados de dormir e despertar, o que acaba resultando em sintomas de insônia e sonolência excessiva durante o dia. A prevalência nos Estados Unidos é de cerca de 0,17% na população em geral, mas em **adolescentes** pode situar-se entre **7 e 16%**. O curso é persistente, com duração superior a três meses (Zhu; Zee, 2012; APA, 2014).

De modo geral, o indivíduo não consegue dormir na mesma hora que seus familiares ou pares, ou que deseja, podendo atrasar progressivamente o horário em que adormece. Tem de despertar nos horários relacionados a estudo, trabalho ou outra atividade social, apresentando, então, importante fadiga e sonolência ao longo do dia (um paciente de 22 anos relatava "não consigo dormir na hora que desejo, cada dia adormeço mais tarde e passo os dias de forma imprestável, com um cansaço enorme").

O transtorno **tipo fase do sono avançada** se caracteriza pelos horários de adormecer e despertar estarem várias horas avançadas em relação aos horários desejados ou convencionais. São os indivíduos chamados "*tipos matutinos*", com horários de dormir de 2 a 4 horas mais cedo que o habitual em seu grupo.

Há hipóteses de que tal transtorno se relacione, além de a fatores neurobiológicos, ao padrão cultural de adolescentes e jovens, como os estímulos excitantes de participação noturna na internet, em *videogames* e redes sociais. Os fenômenos de transtornos do sono relacio-

NARCOLEPSIA (DSM-5)

A narcolepsia, descrita inicialmente em 1877 e renascida para as pesquisas nos anos de 1970 e 1980, caracteriza-se por ataques ou *períodos recorrentes de necessidade irresistível de dormir, cair no sono ou cochilar em um mesmo dia.* Os ataques do transtorno devem ocorrer por pelo menos três vezes por semana, durante pelo menos três meses (DSM-5). Os ataques de narcolepsia são ataques diurnos de sono REM, com sonolência intensa e abrupta, como se a atividade neurofisiológica característica desse tipo de sono *"invadisse"* a vigília (revisão em Mignot, 2014).

Além da sonolência diurna, a narcolepsia manifesta-se clinicamente por **ataques de cataplexia**, que é uma crise breve (de segundos a minutos) de perda bilateral de tônus muscular, com manutenção da consciência, geralmente desencadeados por risos ou brincadeiras. O indivíduo cai repentinamente ao chão. Crianças podem ter uma forma parcial da cataplexia, com hipotonia sem queda, abertura da mandíbula e projeção da língua.

Para o diagnóstico, também é importante verificar a deficiência do neuropeptídeo produzido na área hipotalâmica lateral, **hipocretina-1**, no líquor (líquido cerebrospinal). Os níveis de hipocretina-1 devem ser iguais ou inferiores a um terço dos valores obtidos em indivíduos saudáveis. A polissonografia do sono noturno demonstra latência do sono REM inferior ou igual a 15 minutos. Podem ocorrer também alucinações hipnagógicas (ao adormecer) ou hipnopômpicas (ao despertar) (Dauvilliers; Arnulf; Mignot, 2007).

A causa da narcolepsia foi identificada por neurocientistas da Stanford University (W. C. Dement, C. Guilleminault e E. J. M. Mignot, entre outros). Ela ocorre devido à perda de cerca de 70 mil neurônios hipotalâmicos produtores de neuropeptídeos denominados hipocretinas, particularmente da hipocretina-1. Isso está associado a um mecanismo autoimune, pois foram identificadas alterações e marcadores genéticos e imunológicos (HLA subtipo DR2 e DQ602) nos indivíduos com narcolepsia.

PARASSONIAS

As parassonias caracterizam-se por eventos comportamentais ou fisiológicos anormais associados a estágios específicos do sono ou da transição sono-vigília, alterações do despertar ou despertar incompleto (revisão em Howell, 2012).

O **sonambulismo** é um transtorno de despertar do sono não REM caracterizado por levantar-se da cama durante o sono com *olhar fixo* e *rosto vazio*. O indivíduo não responde aos esforços de comunicação feitos pelos outros e pode executar comportamentos complexos durante o episódio, geralmente iniciados na fase 3 ou 4 do sono não REM (sono profundo, de ondas lentas).

O comportamento complexo pode incluir atos automáticos como andar, trocar de roupa, urinar no armário. O indivíduo pode ser acordado apenas com muita dificuldade. É relativamente comum na infância e na adolescência (principalmente em crianças entre 4 e 8 anos), tendendo a desaparecer na fase adulta.

O **terror noturno** caracteriza-se por despertar de uma fase de sono profundo (sono de ondas lentas, geralmente na fase 4) com um grito lancinante, *de pânico*, acompanhado de manifestações de medo intenso e sintomas autonômicos (taquicardia, respiração rápida, sudorese e midríase). A crise costuma durar de 5 a 20 minutos. **Não se trata de um pesadelo** (que é um tipo de sonho, ocorrendo mais frequentemente na fase REM). Em geral, após o grito, o indivíduo se senta na cama, agitado e, aparentemente, com muito medo, apresentando midríase e taquipneia, depois volta a dormir. Há poucas respostas aos esforços dos outros de confortar a pessoa.

Tanto para o sonambulismo como para o terror noturno, no dia seguinte, o indivíduo não se lembra de nada ou quase nada do que ocorreu, havendo, portanto, amnésia em relação ao episódio.

O **sonilóquio** (falar dormindo) é a produção de sons, palavras ou mesmo frases durante a noite, sem a tomada momentânea de consciência do indivíduo que as produz e sem a lembrança, no dia seguinte, de ter falado ou do conteúdo daquilo que foi dito. A **paralisia do sono** consiste em um despertar (ou adormecer) incompleto. O indivíduo, ao despertar (ou ao adormecer), apresenta fraqueza muscular importante e é incapaz de realizar atividade motora voluntária. Por alguns segundos, sente-se muito angustiado por não poder mover um só dedo, apesar de já estar consciente; logo, então, desperta. Podem ocorrer alucinações hipnagógicas (alucinações geralmente visuais, ao adormecer) ou hipnopômpicas (o mesmo, ao despertar).

O **bruxismo** também pode ser considerado um transtorno do despertar parcial, a partir de um período de sono profundo (fase 3 ou 4). Dormindo, o indivíduo range vigorosamente os dentes, devido à atividade rítmica do músculo masseter. As consequências são desgaste dos dentes, dor local, cefaleias, disfunção da articulação temporomandibular e sono de má qualidade (Azevedo; Alóe; Tavares, 2007).

A **enurese noturna** também ocorre durante o sono profundo, geralmente em crianças com mais de 4 anos de idade (até essa idade, a enurese não é considerada anormal). Acomete mais crianças de até 6 anos (25% dos meninos e 15% das meninas) e ocorre em 2% dos adultos. Há micção involuntária durante a noite, em geral no primeiro terço (com mais frequência no estágio 2 do sono não REM), devido ao relaxamento do esfíncter urinário.

Tanto tendência hereditária (há muita recorrência familiar do transtorno) como conflitos emocionais (insegurança, hostilidade, medo, separação ou doença dos pais ou avós) estão associados à enurese na infância. A condição tende a desaparecer com o passar dos anos; porém, um número considerável de crianças enuréticas sente muita vergonha, culpa ou ansiedade por apresentar tal transtorno.

Os **pesadelos** são sonhos ansiosos, com conteúdos ameaçadores e terroríficos, que ocorrem, na maior parte das vezes, durante o sono REM, no terço final da noite. O indivíduo pode acordar durante o episódio e, muitas vezes, lembrar-se com clareza de seu conteúdo no dia seguinte. Os pesadelos podem estar associados a conflitos emocionais inconscientes ou conscientes, períodos de ansiedade e tensão, preocupações e temores antigos ou atuais. Deve-se buscar diferenciar claramente os pesadelos (sono REM, último terço da noite) do terror noturno (sono profundo, primeiro terço da noite).

Quando há recorrência dos pesadelos, extremamente disfóricos, com sensação de ameaça à sobrevivência ou à integridade física, e a experiência causa sofrimento significativo ou prejuízo no funcionamento social, profissional ou em outras áreas da vida do indivíduo, o DSM-5 propõe denominar **transtorno do pesadelo**.

37 Sexualidade e psicopatologia

O que será que me dá
Que me queima por dentro, será que me dá
Que me perturba o sono, será que me dá
Que todos os tremores me vem agitar
Que todos os ardores me vem atiçar
Que todos os suores me vem encharcar
Que todos os meus nervos estão a rogar
Que todos os meus órgãos estão a clamar
E uma aflição medonha me faz implorar
O que não tem vergonha, nem nunca terá
O que não tem governo, nem nunca terá
O que não tem juízo

Chico Buarque de Hollanda

A SEXUALIDADE HUMANA

A sexualidade, desejo fundamental do ser, ocupa um lugar central em nossa condição existencial. Ela compreende três dimensões básicas: biológicas, psicológicas e socioculturais (Basson, 2006).

As **dimensões biológicas** da sexualidade reúnem principalmente aspectos neuronais, hormonais e anatomofisiológicos genitais. Os **aspectos neuronais** se revelam pela ativação de áreas e circuitos de estruturas subcorticais e do córtex cerebral relacionados com o desejo, a resposta e o comportamento sexuais. São ativados, na resposta sexual, por exemplo, circuitos relacionados à área septal, ao hipotálamo, ao hipocampo e à amígdala, assim como ao córtex do cíngulo (Federman, 2006; Yang; Shah, 2014).

Os **aspectos hormonais** da biologia da sexualidade incluem a ação dos hormônios esteroides sexuais no organismo. As implicações comportamentais e sexuais desses hormônios são extremamente complexas, e continuamente ocorrem controvérsias científicas em torno de suas ações no psiquismo (Yang; Shah, 2014). Os principais hormônios sexuais são o **estrógeno** (relacionado aos caracteres sexuais femininos secundários) e a **progesterona** (precursora na síntese de estrógeno e testoste-

rona; prepara a mucosa do útero para receber o óvulo, inibe contrações uterinas e prepara as mamas para a produção de leite). A **testosterona** é um hormônio com muitas e complexas implicações comportamentais. Ela está relacionada aos caracteres sexuais masculinos secundários e à resposta sexual em homens e em mulheres. Tem sido estudado e debatido seu possível papel na agressividade e em comportamentos de dominação e competição, tanto em homens como em mulheres (van Anders; Steiger; Goldey, 2015). Os hormônios **vasopressina** e **oxitocina** estão relacionados à experiência de ligação afetiva, também implicada na resposta sexual.

As **dimensões psicológicas** dizem respeito aos aspectos particulares e individuais do desejo erótico, das fantasias sexuais e da dimensão subjetiva de prazer que a vida sexual pode produzir. As **dimensões socioculturais** se relacionam ao conjunto de valores culturais, práticas, repertórios e proibições que cada sociedade produz no campo da sexualidade. Com sentido mais especificamente humano e subjetivo da experiência sexual, tem-se o vasto e fascinante campo do *"erótico"* (Bataille, 1987).

Enquanto o impulso e o comportamento sexuais no plano biológico são relativamente restritos em seus repertórios, pois se sustentam sobre aspectos instintivos e biológicos que têm um fim determinado (a reprodução), o desejo e o comportamento eróticos são extremamente plásticos e comportam uma infinidade de variações. Assim, a vida erótica e sexual humana é extremamente vinculada à vida afetiva do sujeito, a sua personalidade total e aos símbolos, valores, práticas e padrões culturais que geram e conformam as fantasias e as práticas sexuais mais variadas (Gregersen, 1983).

Segundo Carmelo Monedero (1973), a sexualidade não é uma simples tensão orgânica anônima e disforme. Muito pelo contrário, toda a vivência humana está carregada de intencionalidade, de desejos que buscam, de uma forma ou outra, a satisfação. A forma específica, diz ainda Monedero, pela qual cada um realiza sua sexualidade e seu erotismo é também característica de sua existência no mundo. Portanto, para ele, a sexualidade, o erotismo, compõe um daqueles terrenos, um daqueles palcos, onde se lançam e ganham vida todos os elementos, conflitos e peculiaridades dos seres humanos.

Diferenças entre homens e mulheres

As expectativas, os papéis e os valores que as sociedades e culturas estabelecem para mulheres e homens variam de época para época e de cultura para cultura (Stearns, 2010). A criança, nas diversas culturas, é socializada de forma mais ou menos marcante para pertencer a um gênero ou a outro, introjetando papéis, valores e atitudes de gênero que existem e circulam em cada sociedade (Giddens, 1993).

Nas últimas décadas, nas sociedades ocidentais urbanizadas e industrializadas, têm sido questionadas por vários grupos sociais (como feministas, militantes lésbicas, *gays*, bissexuais, travestis, transexuais e transgêneros [LGBT], entre outros) a rigidez e a estereotipia das demarcações entre o feminino e o masculino. Tais demarcações estão relacionadas a formas de discriminação e valoração pejorativa e injusta em relação às mulheres e às pessoas LGBT (Irineu; Froemming, 2012).

Além de todos os aspectos relacionados a valores, papéis sociais e padrões de socialização de homens e mulheres, de relevância para a psicopatologia são também as diferenças neuropsicológicas associadas aos cérebros de ambos os sexos.

A diferenciação do cérebro feminino e do masculino (o chamado *dimorfismo sexual*) começa a ocorrer muito cedo no desenvolvimento do feto. No início do período pré-natal, os hormônios sexuais produzidos pelas gônadas do feto direcionam a diferenciação de seu cérebro. Posteriormente, os hormônios sexuais na criança e no adolescente continuam a agir sobre esse órgão, que tem grande quantidade de receptores para tais hormônios. Variações pronunciadas nessa ação hormonal sobre o cérebro ocorrem na puberdade, nas fases do ciclo menstrual, na menopausa e na andropausa e nos casos em que a pessoa recebe hormônios exógenos.

Nos últimos anos, tem sido salientado por pesquisas neurobiológicas que os hormônios não apenas influenciam comportamentos diferenciais entre os gêneros, mas o sentido inverso também é verdadeiro. Fatores sociais e modos de socialização no gênero masculino, por exemplo, aumentam os níveis e as ações da testosterona, o que indica que não só a neurobiologia influencia comportamentos sociais, mas que também estes agem sobre a neurobiologia (van Anders; Steiger; Goldey, 2015).

Em relação ao cérebro, um amplo número de pesquisas científicas tem identificado diferenças entre os sexos/gêneros em relação à morfologia (anatomia), à conectividade e às funções cerebrais (para uma boa revisão ver Kreukels; Guillamon, 2016). Tais diferenças podem, pelo menos em parte, estar associadas a distinções quanto ao funcionamento mental e ao comportamento, à psicopatologia e ao padrão cognitivo em algumas tarefas neuropsicológicas.

Homens tendem a ter cérebros um pouco maiores que as mulheres, simplesmente em razão de seu maior volume corporal global. O desenvolvimento do córtex cerebral difere em meninas e meninos, o que resulta em sua espessura maior nas garotas em comparação à dos garotos. No nível subcortical, as mulheres têm hipocampos maiores do que os homens, com maior densidade de receptores de hormônios estrogênicos. Por sua vez, a amígdala é maior nos homens e tem maior densidade de receptores de hormônios androgênicos do que receptores estrogênicos (Kreukels; Guillamon, 2016).

O padrão de conectividade cerebral também difere entre os sexos. Homens têm maior conectividade intra-hemisférica (ou seja, entre as áreas de cada hemisfério, internamente), e

Sexualidade e psicopatologia   415

mulheres têm maior conectividade inter-hemisférica, ou seja, entre os hemisférios direito e esquerdo (Kreukels; Guillamon, 2016).

Diferenças entre os gêneros feminino e masculino também são notadas em relação às funções cognitivas e suas respectivas ativações cerebrais. Demonstrado de forma muito consistente e validado transculturalmente, garotas têm melhor *performance* em tarefas relacionadas à linguagem, e garotos em tarefas visuoespaciais (Kreukels; Guillamon, 2016).

Fases do ciclo ou ato sexual

Um dos aspectos relevantes da sexualidade humana é aquele estudado ao se analisar as fases distintas do ato ou ciclo sexual. São quatro fases: desejo sexual, excitação física, orgasmo e resolução (Sadock; Sadock, 2007).

A **fase do desejo sexual** é a mais complexa do ponto de vista psicológico. Ela depende intimamente do mundo de fantasias eróticas, das representações sociais e dos símbolos culturais relacionados à sexualidade (Kaplan, 1983). Além disso, o desejo sexual tem também um componente biológico, influenciado por fatores hormonais e neuronais (Basson; Schultz, 2007). Nessa fase, o indivíduo pode já ter sensações físicas relacionadas à atração que uma pessoa ou imagem desperta nele.

A **fase da excitação física** é a etapa inicial da relação sexual propriamente dita, com modificações corporais preparatórias do intercurso sexual. O homem apresenta ereção peniana, vasodilatação reflexa e preenchimento sanguíneo dos corpos cavernosos do pênis.

Na mulher, ocorre congestão sanguínea do órgão genital, com aumento do volume dos genitais externos e do tamanho do clitóris e secreção de líquido lubrificante da vagina, relacionada à possibilidade de penetração. Os mamilos, em ambos os sexos, se tornam eretos, mas de forma mais intensa nas mulheres. A fase de excitação pode durar de alguns minutos a várias horas. Entretanto, uma excitação mais intensa que precede o orgasmo dura, de modo geral, de 30 segundos a alguns minutos (Basson; Schultz, 2007).

A **fase de orgasmo** é o pico do prazer sexual, em que há liberação da tensão sexual e contração rítmica dos músculos do períneo e dos órgãos reprodutivos pélvicos. O orgasmo masculino está intimamente relacionado à ejaculação. Já no orgasmo feminino, ocorrem de 3 a 12 contrações rítmicas em volta da entrada da vagina, acompanhadas de forte sensação de prazer. O orgasmo dura, em média, de 3 a 25 segundos e está associado, geralmente, à sensação intensa de prazer e a um estado particular da consciência (Sadock; Sadock, 2007).

A **fase de resolução** é a etapa de retorno às condições normais do organismo, voltando as frequências cardíaca e respiratória, a pressão arterial e as condições dos genitais gradativamente ao estado anterior ao ato sexual.

A sexualidade humana varia entre as sociedades, culturas e períodos históricos. Para situar o perfil de alguns aspectos do comportamento sexual da população brasileira, são apresentados, nas **Tabelas 37.1** e **37.2**, dados relativos a comportamentos e experiências sexuais, na sua evolução, nas últimas quatro décadas.

SOBRE OS CHAMADOS "TRANSTORNOS OU DISFUNÇÕES SEXUAIS"

A partir da 11ª edição da *Classificação internacional de doenças e problemas relacionados à saúde* (CID-11), os chamados transtornos sexuais não integram mais o capítulo "Transtornos mentais e comportamentais". Isso é válido tanto para a **incongruência de gênero** (anteriormente chamada de transexualidade e, no DSM-5, de *disforia de gênero*) como para os transtornos relacionados ao ciclo ou ato sexual (transtornos da excitação sexual, do orgasmo, disfunção erétil, entre outros).

No *Manual diagnóstico e estatístico de transtornos mentais* (DSM-5), foi mantido, junto com os outros capítulos de transtornos mentais, o capítulo "Disfunções sexuais", que inclui todas as disfunções relacionadas ao ato sexual. A disforia de gênero foi mantida no manual, colocada em capítulo separado, logo após o de disfunções sexuais.

Optamos, neste livro, por apresentar brevemente as disfunções sexuais (disfunções relacionadas ao ato sexual), assim como as parafilias, considerando-as como *disfunções* ou *transtornos*.

Já tanto a chamada *disforia de gênero* como as orientações do desejo erótico homossexuais ou bissexuais serão abordadas em item separado, considerando-as não como transtornos ou disfunções, mas como *variabilidades não patológicas da sexualidade humana*. Assim, abordaremos a incongruência de gênero, a homosse-

Tabela 37.1 | Dados sobre comportamento sexual da população no Brasil

CAVALLIERI E COLABORADORES, 1983 3.356 ADULTOS ≥ 18 ANOS 20 GRANDES CIDADES BRASILEIRAS	DATAFOLHA, 1998 2.054 ADULTOS DE 18 A 60 ANOS 94 CIDADES BRASILEIRAS
1980	**1998**
Início da vida sexual • Homens: 12-17 anos • Mulheres: 17-20 anos	• Homens: 15 anos • Mulheres: 18 anos
Frequência • Maioria: 10-20 relações sexuais por mês	• 18% todos os dias • 47% pelo menos uma vez por semana • 13% pelo menos uma vez por mês • 2% algumas vezes ao ano • 6% não tiveram relações sexuais
Orgasmo • Não investigado	"Sempre tem orgasmo" • Homens: 61% • Mulheres: 31% "Raramente ou nunca tem orgasmo" • Homens: 7% • Mulheres: 16%
Parceiro(a) fixo(a) • 13,7% (maioria homens): mais de uma parceira	• Homens: 63% • Mulheres: 81% **Masturbação (1-7 vezes/semana)** • Homens: 26% • Mulheres: 11%
Relações homossexuais "Já tiveram relações homossexuais" • 10% (quase todos homens)	"Já tiveram relações homossexuais" • Homens: 14% • Mulheres: 5%
Sexo oral e anal • Rejeitam sexo oral: 19% • Já praticaram sexo anal: 42% • Sexo anal: prática mais aceita por homens	• Praticam sexo oral: 53% • Praticam sexo anal: 39%

Fontes: Cavallieri et al., 1983; Datafolha,1998.

Tabela 37.2 | Dados sobre comportamento sexual da população no Brasil

ABDO, 2004 7.103 ADULTOS DE 18 A 80 ANOS CIDADES DAS 5 REGIÕES	ABDO, 2016 3.000 ADULTOS, 18 A 70 ANOS, 1.530 HOMENS E 1.470 MULHERES, DE 7 GRANDES CIDADES DAS 5 REGIÕES
2003	**2016**
Início da vida sexual • Homens heterossexuais: 14,7-16,4 anos • Homens homossexuais: 15,3-22,5 anos • Mulheres heterossexuais: 17,2-22,3 anos • Mulheres homossexuais: 16,5-21,7 anos	• Homens: 17 anos • Mulheres: 18,5 anos
Frequência • Mulheres: 2,3 relações sexuais por semana • Homens: 3,2 relações sexuais por semana*	• Mulheres: 2,7 relações sexuais por semana • Homens: 3,2 relações sexuais por semana*
Orgasmo "Não tem orgasmo" • Mulheres: 26,2% • Homens: 4,9% *3 em cada 10 brasileiros(as) têm dificuldades para chegar ao orgasmo*	"Dificuldades para alcançar o orgasmo" • Mulheres: 44,4% *40,3% das mulheres afirmam ter dor durante o ato sexual*
Número de parceiros nos últimos 12 meses • Homens heterossexuais: 2,7 • Homens homossexuais: 4,6 • Mulheres heterossexuais: 1,3 • Mulheres homossexuais: 2,1 • Mulheres bissexuais: 8,5 **Caso extraconjugal** • Homens: 50,6% • Mulheres: 25,7%	• Homens: 2,1 • Mulheres: 1,3
Homossexualidade e bissexualidade "Consideram-se homossexuais" • Homens: 6,1% • Mulheres: 2,4% "Consideram-se bissexuais" • Homens: 1,8% • Mulheres: 0,9%	**Homossexualidade e bissexualidade (em 2008)*** "Já tiveram relações homossexuais" • Homens: 14% • Mulheres: 5%
Sexo oral e anal "Sexo oral faz parte do ato sexual" • Homens: 66,8% • Mulheres: 62,4% "Sexo anal faz parte do ato sexual" • Homens: 28,4% • Mulheres: 15%	**Dificuldades sexuais nos homens** • Dificuldades para manter a ereção: 32,4% • Baixo desejo sexual: 31% • Dificuldade na ejaculação: 29%

*Provavelmente os homens têm com mais frequência relações com mais de uma pessoa.

Fontes: Abdo, 2004; Abdo, 2016; *Abdo, 2008.

Psicopatologia e Semiologia dos Transtornos Mentais

xualidade e a bissexualidade como possibilidades normais no amplo leque de formas que a sexualidade humana pode tomar nas diferentes sociedades e momentos históricos.

TRANSTORNOS OU DISFUNÇÕES SEXUAIS (APA, 2014)

As disfunções sexuais são síndromes que incluem as várias formas pelas quais indivíduos adultos apresentam dificuldades na experiência pessoal de atividade sexual não coercitiva. Na CID-11, para se considerar uma síndrome como disfunção sexual, os seguintes fatores devem estar presentes:

1. ocorrência frequente do transtorno ou disfunção, podendo estar ausente em algumas situações;
2. o transtorno deve estar presente por pelo menos alguns meses;
3. o transtorno deve estar associado a sofrimento ou disfunção clinicamente significativos.

Transtornos ou disfunções do desejo e da resposta sexual

Em qualquer momento do ciclo de desejo e resposta sexuais, podem ocorrer disfunções que comprometam a atividade sexual satisfatória (Basson; Schultz, 2007; APA, 2014). Os distúrbios mais comuns são apresentados a seguir.

Desejo sexual inibido: transtorno do interesse/excitação sexual feminino e transtorno do desejo sexual masculino hipoativo

A inibição persistente de qualquer tipo de desejo de natureza sexual, fantasias ou interesse por temas ou pela atividade sexual relaciona-se a padrões culturais, à faixa etária e à situação de vida da pessoa acometida. É relevante, do ponto de vista prático, quando a ausência de desejo sexual desperta sofrimento no sujeito ou em seu parceiro/a.

Fatores relacionados ao desejo sexual inibido são determinados por conflitos intrapsíquicos; repressão exacerbada relacionada à temática sexual; padrões educacionais e culturais que associam fortemente a sexualidade ao pecado, à culpa e à "sujeira"; e conflitos interpessoais, particularmente a hostilidade no relacionamento do casal, que acaba se convertendo em inibição do desejo. Disfunções fisiológicas (hormonais, metabólicas, medicamentosas, etc.) também podem contribuir para a inibição do desejo sexual.

Segundo as pesquisadoras Basson e Schultz (2007), estudos indicam que, embora o desejo sexual, ou *drive* sexual, costume ser sentido diariamente por homens jovens e de meia-idade e por mulheres que estão nas fases iniciais de seus relacionamentos amorosos, ele parece tornar-se menos frequente em mulheres de meia-idade, apesar de muitas delas, a despeito disso, relatarem satisfação em suas vidas sexuais. Igualmente, em tais pesquisas, muitas mulheres relatam que, apesar de não sentirem desejo no início da relação sexual, suas relações terminam sendo satisfatórias. Por esse motivo, Basson e Schultz (2007) acreditam que tal perfil diferencial entre os dois gêneros deva ser levado em conta para a definição de transtorno do desejo sexual inibido.

Transtorno da dor gênito-pélvica/penetração

Na mulher, o transtorno da dor gênito-pélvica/penetração (anteriormente chamada de *dispareunia*) caracteriza-se por dificuldades persistentes ou recorrentes com a penetração vaginal durante o ato sexual. A mulher pode sentir intensa dor vulvovaginal ou pélvica durante a relação ou ter, por antecipação, medo ou ansiedade intensa de dor vulvovaginal ou pélvica. Ocorre tensão ou contração marcante dos músculos do assoalho pélvico durante as tentativas de penetração vaginal.

O transtorno da dor gênito-pélvica/penetração e o transtorno de excitação e orgasmo são comumente condições crônicas e estão, de modo geral, relacionadas a muitos problemas ginecológicos (vulvovestibulite, atrofia vulvovaginal, dor abdominal crônica, sintomas do trato geniturinário baixo, etc.), além de haver com frequência dificuldades psicológicas e psicopatológicas associadas (Basson; Schultz, 2007).

Transtorno do orgasmo feminino

O retardo acentuado ou a ausência de excitação sexual, designada no passado como *frigidez* (termo errôneo, pois a mulher com tal dificuldade não é "fria"), manifestam-se pela dificuldade ou incapacidade em atingir o orgasmo ou, ainda, por intensidade muito reduzida de sensações orgásmicas.

Relacionados a dificuldades ou ausência de excitação e orgasmo feminino, identificam-se fatores intrapsíquicos como ansiedade, diminuição da autoestima, frustrações crônicas, sentimentos de medo, de culpa, irritabilidade e depressão, bem como fatores interpessoais, geralmente da relação íntima do casal, como histórico de ter sofrido violência, hostilidade inconsciente ou consciente, luta pelo controle e por poder na relação conjugal, desprezo pelo parceiro, entre outros. Particularmente importante é a qualidade do relacionamento afetivo do casal.

Frequentemente, o homem alcança nível de excitação, ejaculação e orgasmo mais cedo que a mulher e, com certa frequência, abandona a relação sexual antes de ela ter atingido o grau de excitação suficiente para que sejam desencadeadas as reações fisiológicas e emocionais do orgasmo.

Não é rara a insensibilidade do homem em relação a desejos, fantasias e ritmo de resposta sexual da mulher. O homem, muitas vezes, não sabe ou não consegue acariciar e excitar a mulher, não quer ou não consegue esperar que ela alcance, no seu ritmo, o patamar de excitação necessário ao orgasmo.

Podem contribuir para a disfunção de excitação e/ou do orgasmo feminino fatores orgânicos, como dor pélvica ou abdominal, corrimentos e pruridos vaginais, bem como o uso de medicamentos, como sedativos e antidepressivos (principalmente os serotonérgicos), que podem inibir a excitação e o orgasmo na mulher (e no homem).

Transtorno erétil

O termo "transtorno erétil" (antes chamado de *impotentia coeundi*) tem sido preferido ao termo "impotência sexual", para não se confundir a dificuldade em obter uma ereção, devida geralmente a ansiedade e conflitos psicológicos ou a doenças orgânicas, com as conotações pejorativas associadas à ideia de "impotência" ("*fraqueza de caráter*" e/ou pouca "*masculinidade*"). Tais conotações, além de imprecisas, podem ser muito desmoralizantes para o homem em nosso contexto cultural.

Pode-se definir a disfunção erétil pela falha parcial ou total do homem em alcançar e/ou manter a ereção até o fim do ato sexual ou, ainda, pela diminuição acentuada na rigidez erétil. Tal disfunção deve durar no mínimo seis meses e causar sofrimento clinicamente significativo.

A ereção reflexa é controlada pelo plexo sacral, pelos nervos pudendo e erigente. A ereção mediada por mecanismos "psicogênicos", por sua vez, é influenciada pelo córtex cerebral e plexos simpáticos toracolombares e parassimpáticos sacrais. Também, no cérebro, o sistema límbico desempenha importante papel na ereção, o que explica a poderosa ação inibitória da ansiedade sobre a ereção.

Tradicionalmente, diferenciava-se a disfunção erétil de base psicogênica daquela de base orgânica; entretanto, sabe-se que, em muitos casos, há a somatória dos dois componentes. Aquelas de base psicogênica tendem a ser mais situacionais e transitórias; as orgânicas, mais constantes e inespecíficas. De modo geral, a disfunção erétil persistente resulta de uma interação complexa de fatores psicológicos, psicopatológicos, neurológicos, vasculares, endócrinos e mecânicos (Quadro 37.1).

É comum (e normal) a ocorrência transitória de episódios ou períodos de dificuldade ou incapacidade erétil em uma grande porcentagem dos homens. Frequentemente, quando o indivíduo está muito ansioso, com muitas expectativas em relação ao ato sexual, a ansiedade acaba por produzir intensa inibição sobre o reflexo de ereção. Quanto mais ele deseja e se esforça, maior a ansiedade e maior a inibição do reflexo. Além disso, fatores como hostilidade inconsciente em relação à parceira, sentimentos de culpa, de inferioridade ou depressão podem contribuir significativamente para as dificuldades eréteis do homem.

No homem, a disfunção erétil está também associada a condições como depressão, abuso de álcool, hipertensão, diabetes, patologia vascular, insuficiência renal, insuficiência cardíaca, apneia do sono e, mais raramente, baixos níveis de testosterona.

Transtornos da ejaculação

A **ejaculação precoce, rápida ou prematura** ocorre de forma muito rápida (geralmente, em menos de um minuto), antes de o homem desejá-la, por dificuldade significativa no controle voluntário mínimo que tem sobre ela durante a atividade sexual. A causa da ejaculação precoce é predominantemente de base psicológica e psicodinâmica na maioria dos casos. Um forte

Quadro 37.1 | Causas orgânicas mais frequentes de disfunção erétil

1.	Endócrinas	Diabetes (neuropatia diabética, cistograma anormal), obesidade, disfunções do eixo hipofisário (hipogonadismo, adenomas secretores de prolactina), baixos níveis de testosterona (4-5% das disfunções eréteis)
2.	Substâncias psicoativas	Álcool (pelo uso agudo, no ato sexual, ou crônico, pela neuropatia periférica associada ao alcoolismo crônico), fármacos com ação anticolinérgica ou simpaticolítica, anti-hipertensivos, antidepressivos, antipsicóticos, sedativos de modo geral
3.	Vasculares e cardiovasculares	Hipertensão arterial, doença arterial coronariana, insuficiência cardíaca, insuficiência renal, arterites, priapismo, tromboembolismos, etc.
4.	Sequelas de cirurgias	Prostatectomia radical, cistectomia, ressecção abdominal do reto, esfincterotomia externa, etc.
5.	Disfunções medulares	Trauma ou tumores
6.	Outros distúrbios neurológicos	Doença de Parkinson, esclerose múltipla, sífilis
7.	Disfunções autonômicas não diabéticas	Síndromes de Shy-Drager e de Riley-Day
8.	Outras causas urológicas	Uretrites, prostatites, cistites, fimose, hidrocele, ruptura de uretra
9.	Outras causas	Neoplasias

componente de ansiedade tem papel importante na sua gênese.

Em adolescentes e jovens, o fato de o indivíduo ter suas primeiras relações sexuais em circunstâncias estressantes, rodeado de medos e tabus, é, em muitos casos, um elemento ansiogênico que apressa a ejaculação, "resolvendo-se", assim, a ansiedade quanto a ter ou não ter a relação sexual. É comum o indivíduo, amadurecido após algum tempo no que concerne a sua sexualidade, e mesmo por certo treino e aprendizado em lidar com suas reações físicas no ato sexual, *"aprender"* a adiar a ejaculação e alcançá-la quando deseja. A ejaculação precoce também pode estar associada a condições médicas como prostatites, epididimites e uretrites (Basson; Schultz, 2007).

Já a **ejaculação retardada** se caracteriza por atraso acentuado da ejaculação sem o indivíduo desejá-lo ou baixa frequência ou mesmo ausência da ejaculação. Pode haver tentativas prolongadas de atingir o orgasmo a ponto de o indivíduo apresentar exaustão ou desconforto genital. O uso de antidepressivos serotonérgicos e a perda de nervos sensoriais periféricos de condução rápida, assim como cirurgia de bexiga e a redução na secreção de hormônios esteroides sexuais, fenômenos geralmente associados à idade acima dos 50 anos, são fatores mais comuns nessa condição.

Transtornos parafílicos e parafilias (CID-11 e DSM-5)

Os transtornos parafílicos dizem respeito a padrões de fantasias, impulsos e comportamentos sexuais que implicam sofrimento ou prejuízo significativos à pessoa com tal transtorno ou cuja satisfação da fantasia/impulso sexual causa dano ou risco de dano a outros (como crianças, na pedofilia, ou mulheres vítimas de homens com transtorno exibicionista), ou, ainda, **quando não há consentimento** do(a) outro(a) na realização do comportamento sexual.

O termo "**parafilia**" diz respeito a qualquer interesse sexual intenso e persistente que difira da estimulação genital ou das carícias preliminares com parceiros humanos que consentem e que tenham maturidade física (i.e., que não sejam crianças). Por sua vez, os **transtornos parafílicos** são parafilias que implicam sofrimento, dano ou prejuízo significativos para os indivíduos que as apresentam ou cuja satisfação da parafilia implica dano ou risco de dano a outra pessoa.

Os transtornos parafílicos eram chamados no passado de "*perversões sexuais*", termo abandonado, já que, na linguagem corriqueira, a palavra "perversão" é rapidamente associada com *maldade, ruindade, erro moral*, que vincularia tais transtornos imediatamente a uma condenação moral.

Em certos casos, as fronteiras entre o normal e o patológico nos transtornos parafílicos são um tanto arbitrárias, visto que nem sempre é fácil a discriminação entre o gostar e integrar determinada fantasia ou prática, em meio à atividade sexual geral, e o fixar-se de forma intensa a um padrão sexual frequente, muitas vezes exclusivo, e que traz sofrimento ou dano significativo.

É importante ressaltar que se exige para o diagnóstico de transtornos parafílicos sua associação com sofrimento significativo ou com dano ou lesão para si e/ou para outros. De modo geral, para esse diagnóstico, os comportamentos devem estar presentes por período de **pelo menos seis meses** (Quadro 37.2).

Alguns dos principais transtornos parafílicos

O **transtorno exibicionista** caracteriza-se pela compulsão e prazer em mostrar os genitais (quase sempre homens) a uma pessoa que não espera o fato (quase sempre mulher, criança, adolescente ou jovem do gênero feminino), que geralmente está desprevenida e sente essa exposição como marcante violência. Já o **transtorno voyeurista** é a compulsão em observar uma pessoa (frequentemente mulher) se despindo ou tendo relações sexuais, que ignora estar sendo observada.

No **transtorno do sadismo sexual**, o prazer e a excitação encontram-se ligados ao ato de produzir, na realidade ou na fantasia, dor e/ou humilhação no parceiro ou abusar dele e subjugá-lo. Por sua vez, no **transtorno do masoquismo sexual**, a excitação e o prazer ocorrem ao ser o indivíduo subjugado, humilhado, torturado ou ameaçado pelo parceiro.

O **transtorno pedofílico**, ou **pedofilia**, é, entre todas as parafilias, uma das mais perturbadoras do ponto de vista do sofrimento humano implicado. Caracteriza-se por fantasias sexualmente excitantes, impulsos sexuais ou comportamentos intensos e recorrentes que envolvem atividade sexual com criança ou crianças pré-púberes (em geral, com 13 anos ou menos). Além disso, para o diagnóstico, exige-se que ou o indivíduo tenha colocado em prática tais impulsos sexuais, ou que os impulsos ou fantasias sexuais tenham causado para si sofrimento intenso ou dificuldades interpessoais significativas.

O transtorno pedofílico pode ser heterossexual, homossexual ou bissexual; o agressor e a vítima podem ser membros da mesma família, conhecidos ou pessoas estranhas entre si. O transtorno pode incluir apenas jogos sexuais com a criança (observar ou despir a criança ou despir-se na frente dela), masturbação ou relação sexual completa com penetração vaginal ou anal. No DSM-5, salienta-se que o indivíduo com o transtorno deve ter pelo menos 16 anos de idade e que seja pelo menos cinco anos mais velho que a criança ou crianças envolvidas.

O **transtorno fetichista** se caracteriza pela obtenção de prazer e excitação pelo uso particular de adornos, peças de vestuário ou objetos. Geralmente, o indivíduo com transtorno fetichista utiliza, na masturbação ou no ato sexual, objetos relacionados ao corpo, como sapatos, meias, *lingerie*, luvas, etc., masturbando-se ao contato de tais objetos. Para o diagnóstico desse transtorno, as fantasias, impulsos e/ou comportamentos devem causar sofrimento marcante e significativo ou prejuízo importante no funcionamento social, profissional ou em outras áreas

---

Quadro 37.2 | Os transtornos parafílicos segundo a CID-11

Segundo a CID-11, os transtornos parafílicos se caracterizam por padrões intensos e atípicos de excitação sexual que se manifestam por pensamentos, fantasias, "fissuras" e comportamentos cujo foco envolve outras pessoas, que não aceitam a atividade sexual (ou, por serem crianças, não podem consentir com maturidade). A atividade sexual lhes foi imposta ou elas se sentiram marcadamente incomodadas ou em sofrimento.

Apenas são considerados transtornos parafílicos padrões de excitação e atividade sexual que ocorrem em comportamentos solitários ou com indivíduos que consentem se tal comportamento sexual se associa a sofrimento significativo ou implica risco significativo à pessoa ou possibilidade de morte.

importantes da vida da pessoa. Na **zoofilia**, um ou mais animais são utilizados para a atividade sexual, que pode incluir a masturbação, o contato oral-genital ou o coito completo.

O **transtorno transvéstico** é marcado pela excitação sexual recorrente e intensa que o indivíduo obtém em vestir-se como o sexo oposto. Tal comportamento apenas será considerado transtorno se causar sofrimento clinicamente significativo para o indivíduo ou prejuízo importante no funcionamento social, profissional ou em outras áreas relevantes de sua vida.

O **transtorno frotteurista** se caracteriza pela excitação sexual intensa e recorrente que resulta de tocar ou esfregar-se em pessoas que não consentiram tais atos. Para o diagnóstico, é necessário que o indivíduo tenha colocado em prática tais comportamentos ou que as fantasias e os impulsos não realizados de tocar ou esfregar-se em pessoas que não consentem tragam sofrimento importante para ele.

Transtornos do desenvolvimento sexual

Os transtornos do desenvolvimento sexual (TDSs) são definidos como uma variedade de condições físicas, de patologias resultantes de **anomalias cromossômicas** e do **desenvolvimento sexual** (p.ex. síndrome de insensibilidade aos andrógenos, hiperplasia adrenal congênita) que resultam em **características sexuais (anatômicas) mistas**, infertilidade e, mais raramente, **genitália ambígua**.

Nos dias atuais, usa-se preferencialmente na literatura médica o termo *"transtornos do desenvolvimento sexual"* para tais condições, substituindo o antigo *intersexo* ou *intersexualidade*. Também são incluídas no grupo dos TDSs síndromes genéticas, como, por exemplo, as de Turner (cariótipo X0) e de Klinefelter (cariótipo XXY).

Deve-se alertar para não confundir a condição médica **TDS** com a incongruência/disforia de gênero (que será abordada a seguir). Há, entretanto, maior frequência de disforia de gênero em pessoas com TDS do que na população em geral. Por exemplo, em um estudo com 250 mulheres com cariótipo feminino (XX) e hiperplasia adrenal congênita, 5,2% delas apresentavam disforia de gênero, em comparação a taxas de menos de 1% na população em geral (Dessens et al., 2005).

Hipersexualidade

Hipersexualidade é a condição em que há impulso e comportamentos sexuais excessivos, que geram sofrimento importante, tanto em homens como em mulheres. Pode implicar preocupações intensas e repetitivas com fantasias sexuais, *"necessidade constante e intensa de sexo"* e comportamentos sexuais excessivos que produzem sofrimento e prejuízo psicossocial ao indivíduo (revisão em Derbyshire; Grant, 2015).

A hipersexualidade, para ser considerada patológica, deve ser disfuncional e causar sofrimento significativo. Alguns termos para essa condição foram sugeridos na história da psicopatologia, como *"Don Juanismo"* e *"satiríase"* (hipersexualidade em homens) e *"ninfomania"* (hipersexualidade em mulheres).

A hipersexualidade pode ser sintoma de outra condição ou pode ser um transtorno primário. Neste último caso, é definida como um transtorno não parafílico do desejo e da impulsividade sexuais. Nesse transtorno, há desregulação e aumento pronunciado da excitação, do desejo e/ou do impulso sexuais; também pode haver dependência de sexo e/ou sexo compulsivo. Tal condição não foi incluída no DSM-5, mas deve ser incluída na CID-11.

Como sintoma de outra condição, o mais frequente é a **hipersexualidade** associada à desinibição nos **quadros de mania aguda** (do transtorno bipolar [TB]). Estudos empíricos indicam que a hipersexualidade está presente em cerca de 51 a 57% dos pacientes em fase maníaca. Podem ocorrer aumento dos pensamentos e das fantasias sexuais, atividade sexual desinibida e delírios com conteúdos sexuais (Heare; Barsky; Faziola, 2016).

Também pode ocorrer hipersexualidade em pessoas que abusam de anfetaminas, em pacientes com doença de Parkinson após o uso de L-dopa ou após cirurgia de estimulação de núcleos subtalâmicos, em quadros orgânicos com hipofrontalidade (lesões das áreas pré-frontais do cérebro), em quadros demenciais (em torno de 7% das pessoas com demência apresentam hipersexualidade) e em alguns adolescentes com deficiência intelectual. Crianças que sofrem abuso sexual podem apresentar comportamento hipersexualizado em períodos após o abuso (Series; Dégano, 2005).

VARIABILIDADES DA SEXUALIDADE HUMANA

Incongruência de gênero (CID-11) ou disforia de gênero (DSM-5)

Os termos "sexo" e "gênero" são utilizados atualmente com algumas conotações diferentes e algumas que se sobrepõem. O termo "**sexo**" é mais utilizado no sentido biológico, como a dimensão estritamente biológica que caracteriza os animais sexuados (inclusive os humanos, na sua dimensão biológica).

O termo "**gênero**" é utilizado para caracterizar os aspectos comportamentais, psicológicos, sociológicos, culturais e políticos diferenciais entre o gênero feminino e masculino ou mesmo a ausência ou negação desses dois gêneros. Muitos autores, entretanto, usam os dois termos como sinônimos. Contudo, para seres humanos, o termo preferível é "gênero", a não ser quando se deseja referir a aspectos estritamente biológicos (quando então se prefere o termo "sexo") (ver Money, 1985).

As chamadas "*minorias sexuais*", ou população LGBT, tiveram sua existência e presença na sociedade mais visíveis nas últimas décadas. A importância de abordá-las neste livro se relaciona não somente ao fato de esse grupo ser numericamente significativo na população em geral (algo, no total, em torno de 3 a 10%), mas também porque esses grupos apresentam, com frequência, sofrimento emocional marcante relacionado à discriminação, à rejeição, ao ódio e à ignorância.

A primeira forma de variabilidade que abordaremos é a **incongruência de gênero** (CID-11), ou **disforia de gênero** (DSM-5), caracterizada por incongruência marcante e persistente entre a **experiência de gênero** do indivíduo (como ele/ela se percebe, sente, vivencia seu gênero) e o chamado **gênero designado** (que, frequentemente, se correlaciona com o sexo biológico de nascimento). A incongruência ou disforia de gênero é uma condição relacionada à identidade de gênero (ver revisão histórica em Saadeh, 2004).

Por exemplo, apresenta incongruência ou disforia de gênero uma criança de 8 anos que, ao nascer, por apresentar determinada anatomia genital (apresenta pênis, testículos, cariótipo XY), teve seu *gênero designado* como masculino, mas que, ao longo dos anos, se sente, se percebe e deseja ser uma menina (*experiência de gênero*). Apesar de ser genética e anatomicamente um menino, ela tem forte desejo de pertencer ao gênero feminino, se percebe e se identifica como garota, tem forte preferência por roupas e papéis femininos e pode ter forte desgosto com a própria anatomia sexual.

Também apresenta incongruência de gênero uma pessoa adulta que nasceu com o sexo biológico feminino (com vagina, útero, cariótipo XX), mas que se sente e se percebe um rapaz, tem uma identidade masculina, prefere vestir-se como um homem e ter o corpo e papéis sociais convencionalmente atribuídos aos homens.

Tal caracterização independe de a pessoa ter feito ou não (ou desejar fazer) **tratamento hormonal** ou **cirurgias de redesignação sexual** (também chamadas de *cirurgias de reconstrução sexual, de reconstrução genital, de redesignação de gênero, de confirmação de gênero* ou *de afirmação de sexo*). Tais procedimentos implicam mudanças das características anatômicas sexuais, que podem envolver seios, feminilização da face, lipoaspiração, histerectomia e cirurgias dos genitais (genitoplastias de feminilização ou de masculinização, como a faloplastia e a construção de neovagina). Esses procedimentos visam adequar características anatômicas ao gênero desejado, em conformidade com a experiência e a identidade de gênero do sujeito. Tais tratamentos também exigem, nos sistemas de assistência à saúde, um diagnóstico (p. ex., no Brasil, pela CID), sendo essa outra razão para incluirmos esse tema complexo neste capítulo.

O **DSM-5** denomina essa condição "*disforia de gênero*"; tal designação é às vezes criticada, pois uma parte das pessoas se percebe como de um gênero diferente do sexo de nascimento, mas tal percepção não vem acompanhada de disforia ou sofrimento subjetivo (mas essa é uma pequena minoria). Alguns também sugerem que a *disforia* seja considerada transtorno, e a *identidade transgênero* não seja assim identificada, de forma que o papel dos serviços de saúde se atenha a ajudar tais pessoas no seu sofrimento decorrente da disforia, sem medicalizar questões de identidade.

O grupo de trabalho da CID-11 sobre o tema, a partir de discussões com grupos de profissionais da saúde e pessoas transgênero, por entender que as próprias pessoas com tal condição preferem o termo *incongruência de*

Quadro 37.3 | Glossário de termos relacionados a questões LGBT

Ponto-chave: *identidade de gênero é condição distinta de orientação sexual.* A **orientação sexual** implica atração sexual e amorosa, envolvendo fantasias, desejos, afetos e práticas dirigidos a pessoas do mesmo gênero ou de gênero diferente. Por sua vez, a **identidade de gênero** envolve a experiência identitária de gênero, ou seja, sentir-se e identificar-se como mulher, menina, ou homem, menino. Como todas as pessoas, as pessoas transgênero apresentam uma variedade de orientações e comportamentos sexuais.

TERMINOLOGIA RELACIONADA A *TRANSGÊNERO*

- **Mulheres transgênero ou transexuais (mulheres trans):** são mulheres que, embora tivessem o gênero designado de nascimento masculino (pela anatomia ao nascer), têm identidade/experiência de gênero feminina. Uma mulher trans pode buscar ou não tratamentos e intervenções para sua feminilização física; também pode buscar aspectos parciais (não completos) de tal feminilização. Por exemplo, uma garota trans pode escolher colocar prótese mamária e manter sua genitália masculina.

- **Homens transgênero ou transexuais (homens trans):** são homens que, embora tivessem o gênero designado de nascimento feminino (pela anatomia ao nascer), têm identidade/experiência de gênero masculina. Um homem trans pode buscar ou não tratamentos e intervenções para sua masculinização física; também pode buscar aspectos parciais (não completos) de tal masculinização. Por exemplo, um rapaz trans pode escolher fazer ressecção das mamas e manter sua genitália feminina.

- **Mulheres cis:** são mulheres cuja identidade de gênero é igual à do gênero designado ao nascer, à do sexo biológico.

- **Homens cis:** são homens cuja identidade de gênero é igual à do gênero designado ao nascer, à do sexo biológico.

- **Transexual/transgênero:** para a literatura de língua inglesa, transexual é termo que teve sua origem na literatura médica e psicológica para descrever o então transtorno de identidade, quando a identidade de gênero é oposta ao sexo anatômico, retendo certa conotação *"biologizante"* ou *"patologizante"*. Consequentemente, no contexto anglo-saxão, o termo *transgênero* é mais bem aceito que *transexual*. No Brasil, entretanto, o termo "transexual" tem sido usado para designar pessoas cuja experiência de gênero difere do gênero designado ao nascimento (pelo sexo biológico), e o Ministério da Saúde recomenda esse uso nos documentos voltados a políticas de inclusão.

- ***Cross-dresser:*** é uma pessoa que se veste como do outro sexo anatômico, que pode ou não buscar mudanças físicas em seu corpo. As pessoas podem vestir-se dessa forma por uma variedade de razões, inclusive diversão, entretenimento ou objetivos artísticos (p. ex., as ***drag queens*** e os ***drag kings***), ou simplesmente porque usar tais roupas lhes traz prazer e gratificação.

- **Andrógino:** é uma pessoa que pode se apresentar com poucas características definidoras de gênero ou que busca ter características dos dois gêneros.

- **Bigêneros e não binários:** uma pessoa bigênero tem identidade de gênero que inclui os dois gêneros. Pessoas bigênero podem mudar de papéis e roupas de um gênero para outro, de forma mais ou menos rápida e fluida. **Não binários** são pessoas que rejeitam a "obrigação" de se situar em um gênero ou outro, rejeitam ser definidas como mulher ou homem.

- **Transição de gênero ou *"transicionar"*:** é um processo vivenciado por muitas pessoas trans que buscam alinhar seus corpos com suas mentes, identidade e sentimentos. Há muitos aspectos da transição de gênero que podem ocorrer sequencial ou simultaneamente. A transição pode incluir as dimensões social, psicológica, linguística (o gênero que deseja ser tratada[o]), legal (incluindo nome social e gênero que constam nos documentos de identificação), a dimensão física (uso de hormônios, cirurgias), intelectual e/ou espiritual, todas elas compondo o *self* do indivíduo. O termo *transição* ou *transicionar* deve ser preferido a "mudança de sexo" e "sexo pré-cirúrgico ou pós-cirúrgico", termos inadequados, dado que indicam que uma pessoa trans obrigatoriamente deveria fazer tais procedimentos para realmente ser do gênero com o qual se identifica.

- **Termos pejorativos:** alguns termos são experimentados como formas de acusação, de valoração pejorativa ou deslegitimização. Eles variam muito, podendo ser, para alguns, por exemplo, *travesti, traveco, hermafrodita, bicha, veado,* etc. Embora os profissionais da saúde não devam usar termos pejorativos, membros da própria comunidade LGBT podem eventualmente utilizá-los como uma gíria ou forma de identificação grupal.

gênero, optou por estabelecer esse termo na designação atual (Beek; Cohen-Kettenis; Bouman et al., 2016).

Os termos ***transgênero*** e ***transexual*** são utilizados, no Brasil, muitas vezes de forma intercambiável, para designar pessoas (geralmente adultos ou adolescentes e crianças) com *incongruência de gênero/disforia de gênero.* Entretanto, "*transgênero*" é um termo *guarda-chuva, amplo,* que abrange mais subgrupos de pessoas cuja identidade de gênero muitas vezes ultrapassa os paradigmas convencionais do sexo ou do gênero.

O termo "transgênero" pode incluir, por exemplo, além de homens e mulheres com incongruência de gênero, pessoas *cross-dressers, drag queens, drag kings,* travestis, andróginos e indivíduos bigêneros. O termo *travesti* é geralmente utilizado por pessoas cujo sexo biológico ao nascer era masculino, mas que vivenciam papéis de gênero feminino, podendo eventualmente não se reconhecer nem como homens, nem como mulheres, mas como um *"terceiro gênero"* ou um *"não gênero".*

O texto do DSM-5 alerta que essa área que envolve sexo e gênero é altamente sujeita a controvérsias, debates e tensões relacionadas aos usos de termos linguísticos. Resulta nesse campo uma proliferação de termos cujos significados variam ao longo do tempo, entre as disciplinas acadêmicas e científicas e entre os grupos sociais que se identificam como população LGBT. Por isso, neste capítulo, é apresentado um pequeno glossário de termos relacionados a esse assunto.

Papel ou expressão de gênero é o modo como a pessoa se comporta, expressando socialmente seu gênero. Por **identidade de gênero** entende-se o senso íntimo, pessoal, de perceber-se, sentir-se e desejar ser e viver como uma pessoa do gênero feminino ou masculino. Deve-se chamar atenção para o fato de a incongruência de gênero/disforia de gênero ser condição relacionada à identidade de gênero (incluindo, geralmente, também o papel de gênero), e a homossexualidade se referir à orientação do desejo sexual.

Coerentemente com a ideia de que incongruência de gênero não é um transtorno mental, o grupo de trabalho da CID-11, liderado por Geoffrey M. Reed e Peggy T. Cohen-Kettenis, optou por não incluir a incongruência de gênero no capítulo de transtornos mentais, mas alocá-la no capítulo denominado *condições relacionadas à saúde sexual* (Reed et al., 2016). Isso permite e facilita que pessoas incluídas na condição *incongruência de gênero* recebam apoio e intervenções médicas e psicológicas, quando desejadas, e que tais intervenções sejam oferecidas pelos sistemas de saúde público e privado dos diversos países (processo também chamado de *"despatologização"* sem *"desmedicalização"*).

A **prevalência** de pessoas com **incongruência de gênero** na população em geral varia consideravelmente entre os estudos, dependendo do desenho metodológico do estudo e da de-finição de disforia/incongruência de gênero ou transgênero. Por exemplo, em levantamentos populacionais que definiram pessoas transgênero como aquelas que solicitam a cirurgia de redesignação sexual, a prevalência estimada foi de 1 a 30 por 100 mil habitantes (0,001-0,003%) (para uma boa revisão, ver Collin et al., 2016).

Por sua vez, em levantamentos que consideraram todos aqueles que se identificam simplesmente como *transgênero,* independentemente de desejarem ou não fazer hormonização e/ou cirurgia de redesignação sexual, a prevalência ficou entre 1 e 7 por mil pessoas (ou seja, de 0,1 a 0,7%) (Collin et al., 2016).

Em uma revisão ampla sobre a prevalência de incongruência de gênero em **adolescentes e jovens** nos Estados Unidos (idades entre 12 e 29 anos), a prevalência foi de 0,17 a 1,3%, ou seja, de cerca de 2 a 13 pessoas por mil adolescentes e jovens. Na Nova Zelândia, a prevalência foi de 12 em cada mil adolescentes e jovens que se identificaram como tendo incongruência de gênero (Connolly et al., 2016).

Crianças podem manifestar preferência por ser e se comportar como o gênero oposto ao seu sexo de nascimento relativamente cedo, desde os 3 ou 4 anos de vida. Tais indivíduos com disforia de gênero apresentam mais sofrimento emocional e mais transtornos mentais internalizantes, como ansiedade, fobias e depressão, do que a população geral de crianças (Saadeh; Gagliotti, 2016).

Os dados de que se dispõe sobre a **evolução da incongruência de gênero da infância para a vida adulta** revelam que, de 10 estudos de seguimento com coortes de crianças com incongruência de gênero, que somaram 317 indivíduos já estudados, apenas em torno de 15% se mantêm um adulto com incongruência de gênero. Esses 15% que mantiveram a incongruência de gênero eram as crianças cuja incongruência de gênero na infância fora mais marcante. Os cerca de 85% que não mantêm a incongruência de gênero no período adulto, em sua maior parte, se tornam adultos cisgênero com orientação sexual homossexual ou bissexual, e uma pequena parte apresenta orientação heterossexual (Ristori; Steensma, 2016).

De modo geral, as crianças com incongruência que não a mantiveram tendiam a afirmar que **"desejavam"** ser do gênero oposto ao sexo biológico de nascimento, e aquelas que se mantiveram com a incongruência afirmavam que "**eram**" do gênero oposto (Ristori; Steensma, 2016).

Um dado intrigante é o de possível associação, em alguns casos, entre **incongruência de gênero** e **transtornos do espectro autista (TEA)**. Um estudo na Holanda, com 108 crianças com incongruência de gênero, revelou que 6,4% delas apresentavam TEA, em comparação com as taxas de 0,6 a 1% na população geral (Ristori; Steensma, 2016). Tal associação necessita de mais estudos para ser ou não confirmada e, se for, deverá ser mais estudada para ser mais bem compreendida.

Não se conhecem os fatores que estão na origem causal da incongruência de gênero. Fatores biológicos, assim como fatores psicológicos e socioculturais, têm sido investigados. Há evidências para fatores genéticos, pois estudos com gêmeos revelam concordância significativamente maior entre gêmeos monozigóticos quando comparados a dizigóticos.

Em uma revisão dos casos publicados, Heylens e colaboradores (2012) encontraram, em 23 pares de gêmeas monozigóticas, concordância de 39,1% e, em 21 pares de gêmeas dizigóticas, concordantes para gênero feminino, nenhuma concordância. Os fatores genéticos influenciam a diferenciação do cérebro, e genes situados nos cromossomos X e Y se tornaram, por isso, os principais candidatos para tais efeitos (Heylens et al., 2012).

Uma das mais estudadas entre as hipóteses causais se refere à exposição atípica aos hormônios gonadais no período fetal. O período genético de diferenciação das gônadas precede o de diferenciação cerebral. Além disso, uma série de estudos *post-mortem* identificou que vários núcleos hipotalâmicos apresentavam tamanho e número de neurônios compatíveis com o gênero da identidade, e não com o gênero designado (sexo biológico) ao nascimento (Swaab; Garcia-Falgueras, 2009).

Os achados de **neuroimagem** estrutural e funcional em pessoas com incongruência de gênero são intrigantes (ver excelente revisão em Kreukels; Guillamon, 2016). Por exemplo, **mulheres e homens trans** apresentam estrutura anatômica cerebral que, em algumas áreas e estruturas, se assemelha àquela do sexo de nascimento, e outras áreas e estruturas se assemelham ao gênero atual (da *experiência de gênero*). Investigações recentes (Kreukels; Guillamon, 2016) revelam que mulheres transgênero e cisgênero, tanto adultas como adolescentes, apre-

sentaram respostas semelhantes de ativação do hipotálamo a sinais químicos-sexuais (estimulação com *androstenediona*) masculinos; ou seja, o hipotálamo tem padrão de resposta "feminina" semelhante, sejam elas mulheres trans, sejam elas mulheres cis. Tais investigações também revelam padrões semelhantes de ativação de áreas cerebrais por filmes eróticos, tanto em mulheres trans como em mulheres cis.

Foram estudados também alguns padrões de ativação por ouvir voz masculina ou feminina, assim como em tarefas visuoespaciais de rotação e funções frontais executivas. Tais estudos indicam que pessoas transgênero parecem ter uma ativação cerebral que difere daquela das pessoas de seu sexo de nascimento, situando-se, no caso das funções frontais executivas, em um ponto intermediário entre os dois sexos. Outro achado dessas pesquisas cerebrais é do efeito de hormônios sexuais (sobretudo testosterona) e seu bloqueio produzindo modificações tanto da estrutura morfológica como dos padrões de ativação cerebral.

Pessoas transgênero, pelas marcantes dificuldades psicossociais que têm na vida, causadas por discriminação, *bullying* e violência (muitas vezes explícita e física), acabam por apresentar mais sofrimento mental e desenvolver alguns transtornos mentais, como os de ansiedade e depressivos, bem como comportamentos suicidas.

No levantamento norte-americano sobre a população transgênero, de 2015 (National Center for Transgender Equality, 2015), 27.715 pessoas transgênero responderam aos questionários. A Tabela 37.3 resume os achados sobre essa população de transgêneros nos Estados Unidos (infelizmente não há estudos desse tipo para a população brasileira).

A Tabela 37.4 apresenta, de forma resumida, alguns trabalhos sobre a saúde mental de pessoas transgênero.

Em uma revisão ampla de artigos internacionais publicados entre 2005 e 2015 sobre **comportamento suicida** na **população transgênero**, identificou-se que: na Índia, 50% tentaram o suicídio pelo menos uma vez antes dos 20 anos de idade; nos Estados Unidos, 41% tentaram pelo menos uma vez na vida o suicídio; na Austrália, 50%; na Inglaterra, 48%. As tentativas de suicídio e o suicídio completo foram associados aos seguintes fatores: rejeição e ausência de suporte pela família e sociedade, abuso sexual na infância, abandono escolar precoce, casa-

Sexualidade e psicopatologia 427

Tabela 37.3 | Para amostra de população transgênero norte-americana em 2015 (n = 27.715)

VARIÁVEL ESTUDADA	% NA POPULAÇÃO TRANSGÊNERO	% NA POPULAÇÃO EM GERAL
Apresentaram sofrimento psicológico importante (*serious psychological distress*) no mês anterior à pesquisa	39%	5%
Tentaram suicídio uma ou mais vezes na vida	40%	4,6%
Tentaram suicídio no ano anterior	7%	0,6%
Quando na escola, sofreram violência verbal	54%	-
Quando na escola, sofreram ataques físicos	24%	-
Vivem em situação de pobreza	29%	14%
Não têm seu nome social nos documentos	68%	-
Entre aqueles que solicitaram emprego ou estavam empregados, não conseguiram a vaga ou foram demitidos por serem transgêneros	27%	-
Viveram em situação de rua (*homelessness*) alguma vez na vida	30%	-
Trabalharam com sexo (prostituição) alguma vez na vida para se sustentar (*taxas mais altas para mulheres trans negras)	12%	-
Sofreram maus-tratos por policiais no último ano	58%	-

mentos forçados, exploração sexual e financeira por parceiros e polícia e falta de medidas legais de proteção (Virupaksha et al., 2016).

Estudos internacionais revelam que a população transgênero, sobretudo as mulheres trans, apresentou risco significativo de contaminação por HIV. Enquanto nos Estados Unidos aproximadamente 28% da população transgênero estão infectados pelo vírus, nos diversos países do mundo essa prevalência na população transgênero varia de 11%, na China, a 34%, na Argentina (Poteat et al., 2016).

No Brasil, enquanto a prevalência de HIV na população em geral de 15 a 49 anos é de 0,6%, as prevalências na população transgênero foram de 12%, em Fortaleza, de 24%, em Campo Grande, e de 25% em um *pool* de várias cidades. Estima-se que um percentual de pessoas transgênero (de 10 até 50%), sobretudo

mulheres trans, recorrem ao trabalho sexual em algum momento de suas vidas para subsistência básica, como obter alimentação, moradia ou substâncias das quais se tornaram dependentes (Poteat et al., 2016).

Homossexualidade e bissexualidade

A **homossexualidade** refere-se à condição na qual o interesse e o desejo erótico orientam-se em direção a pessoas do mesmo gênero. Em geral, mas não sempre, é um padrão duradouro de estruturação do desejo sexual (Byne; Parsons, 1993). A **bissexualidade**, por sua vez, se refere a pessoas que sentem interesse e desejos eróticos por pessoas dos dois gêneros, seja simultânea ou alternadamente, em suas vidas.

A homossexualidade e a bissexualidade estão presentes em quase todas as culturas e épocas históricas; pouquíssimas sociedades não as regis-

428 Psicopatologia e Semiologia dos Transtornos Mentais

Tabela 37.4 | Transtornos e problemas de saúde mental da população transgênero

AUTOR, ANO E PAÍS	NÚMERO DE PESSOAS ESTUDADAS	PRINCIPAIS RESULTADOS
Bockting e colaboradores (2013) Levantamento feito nos Estados Unidos, por contato *on-line*, em 2003	1.093 pessoas transgênero (mulheres e homens) estratificadas por gênero	Depressão clínica (44,1%), ansiedade (33,2%) e somatização (27,5%). O estigma social se correlacionou com o estresse psicológico.
Horvath (2014) Levantamento feito nos Estados Unidos, por contato *on-line*, em 2003	1.229 adultos rurais e urbanos que se identificaram como transgêneros	• **Mulheres trans:** 25% tentaram suicídio pelo menos 1 vez na vida e 15% usaram maconha no último mês (contra 6% na população em geral de adultos). • **Homens trans:** 38% tentaram suicídio pelo menos 1 vez na vida e 29% usaram maconha no último mês (contra 6% na população em geral de adultos).
Connolly e colaboradores (2016)	**Ampla revisão** sobre transtornos mentais **em adolescentes e jovens (12-29 anos)** com incongruência de gênero	• **Depressão:** 12-64%, mas, na maior parte dos estudos, taxas entre 35-50%. • **Tentativas de suicídio na vida:** 9,3-30%, mas, na maior parte dos estudos, taxas entre 12-20%. • **Automutilações:** 13-53%, mas, na maior parte dos estudos, taxas entre 20-45%. • **Transtornos alimentares** (anorexia e bulimia)**:** 2-16%, mas, na maior parte dos estudos, taxas entre 5-13%.
Connolly e colaboradores (2016) (Mesma revisão que a citada anteriormente, mas aqui são colocados os **dados com comparações com a população em geral**)*	**Revisão** sobre transtornos mentais em adolescentes e jovens (12-29 anos) com incongruência de gênero **em comparação com a população em geral de mesma idade**	**Na Nova Zelândia* (n = 8.166 pessoas trans)** • **Depressão:** 41% pop. trans e 11,8% pop. cis. • **Tentativas de suicídio na vida:** 19,1% pop. trans e 4,1% pop. cis. • **Automutilações:** 45,5% pop. trans e 23,4% pop. cis. **Em Boston (Estados Unidos)** (n = 360) • **Depressão:** 50,6% pop. trans e 20,6% pop. cis. • **Tentativas de suicídio na vida:** 31% pop. trans e 11% pop. cis. • **Automutilações:** 30% pop. trans e 8% pop. cis.

Fontes: Bockting et al., 2013; Horvath, 2014; Connolly et al., 2016.

Pop. trans, população transgênero; pop. cis, população cisgênero ou em geral. *Nas comparações na Nova Zelândia, as diferenças estatísticas foram de p ≤ 0,0001. **Nas comparações em Boston, as diferenças estatísticas foram de p ≤ 0,02.

tram. Elas apresentam contornos e formas marcadamente diferentes entre as distintas culturas, sejam elas tribais, rurais, sejam elas urbanas e industrializadas. Há tendência majoritária a considerar a heterossexualidade o padrão mais aceito, entretanto muitas culturas guardam formas de aceitação, ritualização e/ou valorização tanto de comportamentos homossexuais como da homossexualidade, da bissexualidade e da transgeneridade (ver revisão em Endleman, 1986).

A homossexualidade e a bissexualidade não são consideradas transtornos mentais desde os anos de 1970. São formas de variabilidade da vida sexual humana. Todavia, apesar de não representar um transtorno mental, pes-

soas com orientação homossexual e bissexual tendem a apresentar mais sofrimento mental (mais sintomas ansiosos, depressivos, ideias e atos suicidas, etc.), relacionado, sobretudo, à intensa discriminação e violência que sofrem na sociedade em geral e em ambientes como, por exemplo, escola, trabalho, ambientes públicos, família e igreja (Warner et al., 2004; Levounis; Drescher; Barber, 2014). A **Tabela 37.5** apresenta alguns estudos sobre sofrimento e transtornos mentais na população de *gays*, lésbicas e bissexuais.

A frequência da homossexualidade e da bissexualidade na população varia consideravelmente entre os estudos. Há grandes dificuldades e problemas metodológicos em torno desse tema; por causa da homofobia, ainda é difícil para as pessoas se identificarem abertamente, além de haver o problema da utilização de diferentes definições e formas de captar e abordar as populações estudadas. Os estudos populacionais internacionais mais bem conduzidos metodologicamente têm revelado prevalências de 2 a 9% para a homossexualidade feminina e de 0,5 a 15% para a homossexualidade masculina. Para ambos os gêneros considerados em conjunto, a homossexualidade tem prevalências em torno de 2 a 7% (Camperio Ciani et al., 2015).

No Brasil, em 1998, uma pesquisa do Datafolha indicou que já tiveram alguma relação homossexual 14% dos homens e 5% das mulheres. Segundo dados das investigações de Carmita Abdo e sua equipe do Instituto de Psiquiatria da Universidade de São Paulo (USP),

em 2004, cerca de 6,1% dos homens se declararam *gays*, e 2,4% das mulheres se declararam lésbicas. Declararam-se bissexuais 1,8% dos homens e 0,9% das mulheres. Em 2008, em uma pesquisa em 10 grandes cidades brasileiras, que envolveu 8.200 pessoas investigadas, 7,8% dos homens e 4,9% das mulheres se afirmaram homossexuais, e disseram ser bissexuais 2,6% dos homens e 1,4% das mulheres (Abdo et al., 2008). Ainda não é possível saber se tal aumento de prevalência é real ou decorrente da maior possibilidade de as pessoas se identificarem com mais liberdade.

Assim como para a transgeneridade, para a homossexualidade e a bissexualidade não se sabe o que está causalmente associado a ter esta ou aquela orientação do desejo sexual (ver James, 2005). Fatores biológicos, sobretudo genéticos, parecem ter seu papel na preferência sexual das pessoas, mas certamente

Tabela 37.5 | Estudos sobre transtornos e problemas de saúde mental da população homossexual e bissexual

AUTOR, ANO E PAÍS	NÚMERO DE PESSOAS ESTUDADAS	PRINCIPAIS RESULTADOS
Warner e colaboradores (2004) Inglaterra e País de Gales Levantamento feito entre 2000 e 2002	1.285 *gays*, lésbicas e bissexuais	43% sofriam de algum transtorno mental, e 31% já haviam tentado suicídio na vida. Isso foi associado estatisticamente a experiência de *bullying* na escola e agressões físicas recentes.
Bolton e Sareen (2011) Estados Unidos *National Epidemiologic Survey on Alcohol and Related Conditions* 2001-2005	34.653 pessoas, 2% *gays*, lésbicas e bissexuais	Em relação aos heterossexuais, tentativas de suicídio foram 3 vezes mais frequentes em bissexuais. Lésbicas e mulheres bissexuais tiveram o triplo de probabilidade de apresentar transtornos por uso de substâncias, e *gays* e homens bissexuais 2 vezes mais chance de ter transtornos de ansiedade e psicoses.
Oswalt e Wyatt (2011) Estados Unidos Censo Universitário de 2009	**27.454 estudantes de 55 universidades do Censo Universitário de 2009** 1,9% homossexuais e 2,9% bissexuais	Estudantes homossexuais e bissexuais apresentaram significativamente mais estresse e depressão. Também sofreram mais agressão física e sexual.
Sandfort e colaboradores (2014) Holanda Levantamento de 2007-2009	**6.646 holandeses, de 18 a 64 anos** 2,2% dos homens e 2,0% das mulheres tinham relações homossexuais	Homens com relações homossexuais apresentaram maior chance de ter transtornos de ansiedade. Mulheres com relações homossexuais apresentaram maior chance de ter dependência de álcool e/ou drogas.
Lunn e colaboradores (2017) Estados Unidos National Health Interview Survey 2013-2015	**Levantamento nacional com 229 milhões de pessoas** 2,4% tinham "orientação sexual minoritária" (*gays*, lésbicas e bissexuais)	*Gays*, lésbicas e bissexuais apresentaram melhor escolaridade e mais tabagismo. Bissexuais apresentaram mais *binge drinking* (beber compulsivo).

Fontes: Warner et al., 2004; Oswalt; Wyatt, 2011; Lunn et al., 2017; Bolton; Sareen, 2011; Sandfort et al., 2014.

não explicam a totalidade do comportamento sexual dos seres humanos (Camperio Ciani et al., 2015).

Estudos indicam que a homossexualidade tende a ter recorrência em famílias; cerca de 9% dos irmãos de homossexuais masculinos são também homens homossexuais. Estudos genéticos que compararam homens gêmeos monozigóticos e dizigóticos indicam concordância nos monozigóticos de 20 a 60%, ficando a maior parte dos estudos entre 45 e 50%, enquanto entre gêmeos dizigóticos a concordância vai de 0 a 22%, ficando a maior parte dos estudos entre 14 e 15%. Em mulheres homossexuais, a concordância em monozigóticas é de 25 a 66%, ficando a maior parte entre 30 e 50%. Em dizigóticas, as taxas variam entre 12 e 30%.

Portanto, os dados sugerem uma participação da genética não desprezível na origem da homossexualidade (Dawood et al., 2009). Há indícios de que a homossexualidade masculina tenha uma base genética maior que a feminina, que, por sua vez, estaria mais relacionada a fatores sociais e culturais (Camperio Ciani et al., 2015).

Em relação à genética interagindo com o ambiente fetal, além de os homens *gays* tenderem a ter mais irmãos do que a população em geral, eles também tendem a ser o irmão caçula, o que talvez indique um fator imunológico (hipótese de que o sistema imune materno bloquearia a ação de hormônios masculinos no cérebro do feto) (Balthazart, 2011). Entretanto, deve-se realçar que os fatores causais, tanto da homossexualidade como da bissexualidade e da transgeneridade, estão muito longe de ser claramente identificados e bem compreendidos.

HOMOFOBIA E TRANSFOBIA
(CHARDA ET AL., 2015; COSTA ET AL., 2017)

Homofobia é o conjunto de discursos e ideologias, comportamentos, atitudes e ações sistemáticas de ódio, rejeição e/ou desprezo contra pessoas homossexuais pelo simples fato de serem homossexuais ou bissexuais. **Transfobia** é o mesmo para a população transgênero, muitas vezes de forma mais intensa. São formas de preconceito e discriminação hediondas e inaceitáveis e que devem ser claramente combatidas.

Crianças e adolescentes homossexuais, bissexuais ou com incongruência de gênero sofrem **bullying** (qualquer agressão ou intimidação sistemática, seja verbal, física ou psicológica) escolar na infância e adolescência com extrema frequência. Ao longo da vida, a maioria, se não a totalidade, das pessoas LGBT são recorrentemente vítimas de comentários, boatos, piadas, xingamentos, fofocas e apelidos ofensivos. Além de serem, com frequência, excluídas de seus pares na escola ou no trabalho, sofrem *cyber-bullying* (mediante mensagens por *e-mail*, redes sociais), indo tal violência até **agressão física**, ameaça de morte, espancamentos e **homicídios**.

Em 68 países, apurou-se (*ONG Transgender Europe*) que, entre 01 de janeiro de 2008 e 30 de setembro de 2016, foram assassinadas 2.264 pessoas transgênero (destas, cerca de 900 foram no Brasil). Em 2006, no Brasil, estima-se que foram mortas em torno de 340 pessoas LGBT, e, em 2015, 318. Estima-se que o Brasil seja o país onde há mais assassinatos em números absolutos de pessoas transgênero (*ONG Transgender Europe*); a maioria dos homicídios relatados constitui "*crimes de ódio*" (as pessoas são mortas pelo simples fato de serem LGBT) (Mott L., Grupo Gay da Bahia-GGB).

Em muitos países (cerca de 60 países no mundo, a maioria da África e do Oriente Médio, mas também a Jamaica e a vizinha Guiana, no continente americano), a homossexualidade é legalmente proibida. Em pelo menos 13 países (como Arábia Saudita, Dubai, Iêmen, Irã, Maldivas, Mauritânia, Paquistão, Nigéria e Somália), uma pessoa homossexual pode receber a **pena de morte** pelo simples fato de ser identificada como homossexual.

A **homofobia internalizada** e a **transfobia internalizada** (também denominadas homonegatividade ou transnegatividade internalizada) se referem a processos nos quais valores, mensagens e ideologias socioculturais e políticas negativas (de rejeição e ódio às pessoas LGBT e suas identidades, sentimentos e práticas) são internalizadas (muitas vezes inconscientemente) pelas próprias pessoas LGBT, que, com isso, constroem uma autoimagem negativa, o que resulta em sentimentos de culpa, vergonha, baixa autoestima e outras vivências negativas voltadas para si mesmas (ver revisão em Berg; Munthe-Kaasa; Ross, 2016).

Deve-se reconhecer que, no passado, a psiquiatria, a psicopatologia, a psicologia clínica e a psicanálise desenvolveram, em alguns momentos, teorias preconceituosas e não científicas sobre a homossexualidade e a transgeneridade (Bulamah, 2016). Essas nossas disciplinas deveriam fazer uma decidida autocrítica por ter direta ou indiretamente contribuído no sentido de reforçar preconceitos sociais e, de uma ou outra forma, legitimar uma visão negativa das chamadas minorias sexuais (homossexuais, bissexuais e transgêneros).

OUTROS PROBLEMAS RELACIONADOS À SEXUALIDADE

O **abuso sexual** e o **estupro** são fenômenos trágicos e extremamente dolorosos que, infelizmente, fazem parte da vida diária da maioria das sociedades atuais (OMS, 2005). Por parte do agressor, é uma forma de descarregar a tensão, a agressividade ou o sadismo sobre uma vítima que não pode lhe oferecer resistência. Durante o estupro, a vítima geralmente sente grande medo e pânico, podendo experimentar "estado de choque". Dias a meses depois, a vítima pode sentir-se muito envergonhada, deprimida, humilhada, com raiva e medo.

A violência sexual é fenômeno que, lamentavelmente, se mantém frequente na sociedade brasileira. Em 2014, o índice brasileiro de estupros foi de 23,5 casos por 100 mil habitantes por ano, mas estima-se que 35% dos casos não tenham sido relatados. (Os dados apresentados a seguir têm as seguintes fontes: IPEA, 2014; *Datafolha*, 2014; Cerqueira; Santa Cruz; Coelho, 2017).

Embora haja problemas metodológicos nos diferentes levantamentos, taxas internacionais mais altas são registradas no continente africano, na África do Sul, em Botswana e Lesotho (de 80 a 130 por 100 mil/ano), e as mais baixas, com menos de 3 por 100 mil/ano, em países como Polônia, Espanha, Canadá, Hong-Kong (no Japão, seria menos de 1 por 100 mil/ano). Assim, os 23,5 por 100 mil/ano no Brasil indicam taxas altas no panorama internacional. Também se estima que 90% das mulheres e 42% dos homens da população geral brasileira tenham medo de ser vítimas de agressão sexual.

Cerca de 90% das vítimas de estupro no Brasil são do sexo feminino. Cerca de 70% são crianças ou adolescentes. Estima-se que 24%

dos agressores das crianças sejam seus pais ou padrastos e que 32% sejam "amigos" ou conhecidos da vítima. Quanto mais avança a idade, maior é a frequência de estupros cometidos por pessoa desconhecida. Em adultos, estima-se que cerca de 60% dos estupros sejam realizados por desconhecidos da vítima. Por volta de 15% dos estupros notificados no Sistema de Informação de Agravos de Notificação (SINAN) foram coletivos, ou seja, envolveram dois ou mais estupradores.

Sobre a evolução do estupro no Brasil, segundo dados do Ministério da Saúde, coligidos pelo jornal *Folha de São Paulo* (edição do dia 23/8/2017), no País há dados que indicam que o estupro está aumentando marcadamente: em 2011, foram notificados 12.087 estupros; em 2013, 19.129; e, em 2016, 22.804 (destes, 3.526 foram coletivos). Em torno de 40% dos estupros foram sofridos por crianças; 24%, por adolescentes; e 36%, por mulheres adultas. Cerca de 15% dos estupros são coletivos. São dados horrorosos que revelam um aspecto sombrio de nossa sociedade, em particular da violência extrema praticada contra crianças e mulheres (ver pesquisas do grupo coordenado por Renata C. S. Azevedo, da UNICAMP).

As consequências psicológicas e psicopatológicas do estupro podem ser catastróficas. Estudos indicam forte relação entre ter sofrido abuso sexual/estupro na infância e apresentar transtornos da conduta na adolescência, assim como no período adulto ter depressão, transtornos alimentares, transtornos da personalidade (em especial *borderline* ou histriônica) e transtornos relacionados a substâncias (Charam, 1997).

Por fim, cabe mencionar a **misoginia** (ódio e repulsa às mulheres e a tudo que seja ligado ao feminino) e seu aspecto mais extremo, o **feminicídio**, o crime de ódio no qual o assassinato de mulheres ocorre por questões de gênero, ou seja, a mulher é assassinada simplesmente por ser mulher. Esse crime, com maior frequência, é perpetrado por parceiros ou ex-parceiros no âmbito doméstico (o homicídio ocorre geralmente após anos de violência doméstica, estupro, agressões e ofensas). Trata-se de crime motivado por desprezo, ódio ou sensação de perda do controle e de propriedade sobre a mulher.

Estima-se que em torno de 13 a 15 mulheres sejam assassinadas por dia no Brasil (homicídios devido a violência por gênero), e tal violência incide mais ainda em mulheres negras. Em 2013, o Brasil registrou a taxa de 4,8 feminicídios por 100 mil mulheres/ano. Embora a qualidade das estatísticas possa variar de país para país, nos dados disponíveis, o Brasil ocupa a quinta pior posição no *ranking* de 83 nações, atrás apenas de El Salvador (8,9), Colômbia (6,3), Guatemala (6,2) e Federação Russa (5,3). As taxas mais baixas são observadas em países como Reino Unido (0,1), Singapura (0,2), Dinamarca (0,2) e Japão (0,3) (por 100 mil mulheres/ano) (ver revisão em Waiselfisz, 2015).

38 Transtornos neurocognitivos (síndromes mentais orgânicas)

As síndromes denominadas pela tradição da psicopatologia como **síndromes mentais orgânicas** (entre elas *delirium*, demências, transtorno amnéstico, etc.) foram reagrupadas nos sistemas diagnósticos atuais (DSM-5; CID-11) e atualmente são denominadas **transtornos neurocognitivos (TNCs)**.

Todos os TNCs, apesar de terem necessariamente uma causa (etiologia) orgânica indiscutível e, muitas vezes, identificável (doenças ou condições como Alzheimer, Parkinson, encefalite, insuficiências renal ou hepática, etc.), são estudados pela psicopatologia (e abordados pela psiquiatria e pela psicologia clínica, e não apenas pela neurologia) pelo fato de suas manifestações clínicas serem predominantemente mentais (que inclui a cognição) e comportamentais.

Os TNCs foram subdivididos em dois grandes grupos: de um lado, o *delirium* (quadros agudos, de curta duração) e, de outro lado, os **TNCs de longa duração ou crônicos** (demências, síndrome amnéstica, TNC leve, etc.). Estes últimos, de longa duração, foram subdivididos de forma nova pelos sistemas diagnósticos em maiores e leves.

Na denominação **TNC leve** (também designado **comprometimento cognitivo leve – CCL**) estão reunidos quadros semelhantes aos TNCs maiores, mas com menor gravidade ou em fase inicial. O importante é que, para serem classificados como TNCs leves, os déficits neurocognitivos **não podem** interferir na capacidade de **ser independente** do indivíduo ou nas suas atividades cotidianas (**autonomia** básica para a vida diária), e o prejuízo cognitivo deve ser, de modo geral, de pouca gravidade. Uma porcentagem maior de pacientes com TNCs leves (do que pessoas sem tais transtornos), com o tempo, evolui para demência – é a chamada *conversão* **de TNC leve para TNC maior** (a taxa de conversão anual de TNC leve para demência é de aproximadamente 5 a 20%) (Langa; Levine, 2014).

Para o *Manual diagnóstico e estatístico de transtornos mentais* (**DSM-5**), os TNCs maiores devem ser agrupados juntos, de modo a fundir as demências e as síndromes amnésticas no grupo único: TNCs maiores. A ***Classificação internacional de doenças e problemas relacionados à saúde*** (**CID-11**), porém, mantém o esquema que separa as demências, de um lado, o transtorno amnéstico, de outro, e um terceiro grupo de transtornos, agrupados em outro capítulo vizinho (denominado "Síndromes mentais e comportamentais associadas a outras doenças ou transtornos médicos"), no qual devem ser situados os transtornos conhecidos como alucinose orgânica, transtorno delirante orgânico, catatonia orgânica, transtorno de humor orgânico, entre outros.

A seguir, serão abordados os TNCs por meio do *delirium*, um TNC agudo de curta duração.

DELIRIUM

Delirium é o TNC encontrado com mais frequência no dia a dia da prática clínica, em hospitais gerais, enfermarias e lares de idosos (Trzepacz; Meagher; Wise, 2006). Essa síndrome é aguda (dura em média uma semana) e ocorre frequentemente com alteração da atenção e do nível de consciência, desorientação e pensamento confuso. O quadro clínico do *delirium* recebe, às vezes, por diferentes especialidades médicas com que se deparam no dia a dia, **denominações diferentes**, o que dificulta a comunicação clínica e a pesquisa sobre o tema. Os termos mais comumente utilizados são: delirium, *estado confusional agudo, "paciente confuso", síndrome confusional aguda, síndrome orgânico-cerebral aguda* e *encefalopatia metabólica*.

De todos esses sinônimos mencionados, o termo *delirium* é o mais adequado, por ser o termo utilizado na CID e no DSM e por ser o mais utilizado na grande maioria das publicações científicas. Atenção! Em livros e artigos antigos, muitos autores se referem ao *delirium* como **delírio** (adjetivado com, por exemplo, delírio onírico, febril, tóxico, infeccioso, agudo orgânico). Isso pode causar confusão e enganos para quem está estudando o tema.

Para a psicopatologia contemporânea, o termo **delírio** (ingl. *delusion*; fr. *délire*; esp. *delírio*; al. *Wahn;* it. *delirio*) designa um sintoma psicopatológico, a **ideia delirante**, que é alteração do juízo de realidade (visto no Cap. 21), totalmente separado em termos de classificação do *delirium*, que é um TNC ou síndrome mental orgânica aguda, que estamos abordando nesta parte do livro.

Características principais do *delirium* (Trzepacz; Meagher; Wise, 2006; APA, 2014)

1. O *delirium* pode ser causado tanto por *distúrbios próprios do cérebro* (infecções e inflamações do cérebro, neoplasia, acidentes vasculares, etc.) como por *distúrbios com origem fora dele*, mas com envolvimento sistêmico e **impacto sobre esse órgão**; ou seja, alterações que mesmo ocorrendo fora do cérebro (p. ex., em fígado, rins, coração, pulmão, com as respectivas insuficiências hepática, renal, cardiorrespiratória) acarretam repercussões significativas sobre o funcionamento cerebral. Portanto, no *delirium* sempre há alteração cerebral, direta ou indireta, funcional e/ou estrutural.

2. Há **instalação aguda ou subaguda** (horas a dias), com duração geralmente de uma semana; de forma menos frequente, pode se prolongar até um mês (*delirium* mais prolongado que um mês é bem mais raro).

3. Existem evidências de **disfunção difusa do tecido cerebral**, normalmente envolvendo os hemisférios cerebrais (sobretudo o córtex pré-frontal, o parietal não dominante e o giro fusiforme anterior), o sistema reticular ativador ascendente e o sistema nervoso autônomo.

   Do ponto de vista neurobioquímico, na base dos sintomas do *delirium* há disfunção na interação de vários neurotransmissores, como acetilcolina, dopamina, noradrenalina, glutamato e GABA. De modo geral, pode-se resumir de forma didática tais alterações como deficiência no sistema colinérgico de neurotransmissão, com **hipoatividade das vias colinérgicas** (da acetilcolina) e **hiperatividade das vias dopaminérgicas**. Além disso, parece ocorrer no *delirium*

resposta aberrante ao estresse, inclusive hiperatividade do eixo hipotálamo-hipófise-adrenal (Cerejeira; Nogueira; Luís; Vaz-Serra; Mukaetova-Ladinska, 2012).

4. A disfunção do tecido cerebral é **potencialmente reversível** se a causa for tratada com sucesso ou remitir espontaneamente. Entretanto, a possibilidade de os quadros de *delirium* cursarem com sequelas cognitivas mais ou menos notáveis tem sido crescentemente aventada e é tema de discussão na literatura (Inouye et al., 2016).

5. As **manifestações clínicas podem variar** de paciente para paciente e de um episódio para outro.

6. No *delirium*, o **traçado do eletrencefalograma** (EEG) está tipicamente **lentificado**, com exceção do *delirium tremens* (forma grave de abstinência alcoólica), situação em que o EEG se apresenta, em geral, acelerado.

Quadro clínico do *delirium*

No *delirium* verifica-se o rebaixamento do nível da consciência pela sonolência evidente ou por sinais indiretos, como desorientação temporoespacial e alterações da atenção.

1. **Rebaixamento do nível da consciência e alteração da atenção**. São as alterações básicas que podem ser acompanhadas secundariamente de outras mudanças psicopatológicas (como do pensamento, da sensopercepção, da psicomotricidade e do humor). Verifica-se o rebaixamento do nível da consciência pela sonolência evidente (face sonolenta com pálpebras um pouco caídas e pouca reatividade do indivíduo, revelando tal sonolência) ou por sinais indiretos, como desorientação principalmente temporal (mas também frequentemente espacial), perplexidade, mudança no estado de alerta e da atenção. As alterações da atenção são notadas pela dificuldade em focalizar, direcionar e manter a atenção e a concentração.

2. **Orientação e memória**. É muito frequente a desorientação alopsíquica (temporal e espacial) nos quadros de *delirium*. A desorientação temporal é a primeira a ocorrer, seguida, muitas vezes, por desorientação espacial. Pode ocorrer prejuízo na identificação espacial e no reconhecimento: o paciente confunde o quarto do hospital com seu quarto

em casa ou identifica um enfermeiro desconhecido como um velho amigo (falso reconhecimento).

3. **Pensamento ilógico, confuso e desorganização do discurso**. De forma característica, o paciente com *delirium* apresenta-se confuso, seu pensamento é ilógico e seu discurso é pouco compreensível, com ideias que se articulam apenas frouxamente, produzindo conteúdos inusitados e, com frequência, bizarros.

4. **Alterações da sensopercepção**. Depende da alteração do nível de consciência. Geralmente ocorrem ilusões visuais (mais frequentes em ambientes com pouca luminosidade) ou alucinações visuais e/ou táteis. É frequente, no caso de ilusões/alucinações visuais, figurar animais, sobretudo pequenos, como aranhas, baratas, formigas, cobras, lagartos, etc. (essas ilusões/alucinações são chamadas de **zoopsias**).

5. **Humor**. Em geral, a ansiedade pode ser intensa, e o paciente pode apresentar estados de perplexidade intensa e patológica, irritação, terror e pavor. Pode haver, eventualmente, ideação paranoide (ideias de perseguição) pouco organizada. A labilidade afetiva também é frequente no *delirium*. Na subforma hipoativa de *delirium* (ver adiante), pode ocorrer apatia em vez de ansiedade.

6. **Psicomotricidade**. Ocorre mais frequentemente a agitação psicomotora, mas também podem ser observadas (na subforma hipoativa) lentificação motora, pouca movimentação e hipersonolência.

7. **Flutuação do quadro ao longo das 24 horas**. É muito típica no *delirium* a flutuação do quadro clínico ao longo do dia. Por exemplo, às vezes se entrevista uma paciente às 11 horas da manhã, e ela está aparentemente bem, conversando, relativamente orientada e atenta. Ao entrevistá-la às 6 horas da tarde, entretanto, ela parece outra pessoa; apresenta-se marcadamente sonolenta, com pensamento muito confuso, desorientada, com alucinações visuais. No dia seguinte, pela manhã, ela pode voltar a se apresentar bem novamente, piorando outra vez à tarde.

8. **Perturbação do ciclo sono-vigília**. É muito comum haver no *delirium* inversão do ciclo sono-vigília (ciclo normal: vigilância durante o dia e sono durante a noite). Assim, ocorrem insônia e certa agitação no período noturno e sonolência no período diurno. Em geral, o paciente apresenta estado de hipervigilância à tarde e no início e meio da noite, e dorme durante a manhã, às vezes até o início da tarde (fica muito ativo e confuso durante o fim da tarde e da noite, dormindo no fim da madrugada e pela manhã).

Deve-se chamar atenção aqui para o fenômeno denominado ***sundowning*** (pôr do sol), que ocorre frequentemente em idosos com demência. Em geral, no fim da tarde e início da noite (perto do pôr do sol, quando a luminosidade diminui), a pessoa fica inquieta (podendo ficar bem agitada), ansiosa, irritada (até a agressividade), desorientada e bastante confusa. O *sundowning* é considerado uma manifestação de demência ou, mais propriamente, de ***delirium* sobreposto à demência**. Uma das hipóteses principais é a de que o fenômeno decorra de alteração da ritmicidade do ciclo sono-vigília por possível disfunção do núcleo supraquiasmático do hipotálamo e diminuição da produção de melatonina (Khachiyants et al., 2011).

A Tabela 38.1 apresenta os principais sintomas do *delirium* em ordem de frequência. Observa-se que os sintomas mais frequentes são desorientação, nível de consciência alterado, déficit de atenção e perturbação do ciclo sono-vigília.

Os critérios para *delirium* foram revistos no DSM-5. Cabe notar que, quando comparados às definições anteriores (como do DSM-IV), os novos critérios parecem ser menos inclusivos e deixam de diagnosticar entre 11 e 70% dos casos englobados pelas diretrizes anteriores (Meaguer et al., 2014).

A ênfase dada a "perturbação da atenção", em primeiro lugar, colocando-se "consciência" depois de atenção, resulta em maior foco para alterações de atenção. Isso pode estreitar o conceito e diminuir o número de pacientes diagnosticados. Se for utilizado o DSM-5, recomenda-se que se dê ênfase a uma noção mais ampla de desatenção (incluindo pacientes que saíram do coma e são difíceis de avaliar cognitivamente), para não se deixar de fazer o diagnóstico de *delirium* em indivíduos que, de fato, apresentem a síndrome classicamente descrita (Siddiqui et al., 2014).

Tabela 38.1 | Sintomas mais frequentes no *delirium,* segundo revisão de Trzepacz, Meagher e Wise (2006); estudos de Meagher e colaboradores (2007) e Grover (2014)

FUNÇÃO ALTERADA OU SINTOMA	REVISÃO DE TRZEPACZ, MEAGHER E WISE (2006) %	MEAGHER E COLABORADORES (2007) N = 100 %	GROVER (2014) N = 321 %
Desorientação	43-100	76	99
Nível de consciência alterado	58-100	-	98
Déficit de atenção	17-100	97	100
Perturbação do ciclo sono-vigília	25-96	97	98
Pensamento ilógico, confuso	95	54	85
Déficits cognitivos difusos	77	87-89	63-96
Prejuízo da memória	64-90	88	53-96
Déficits de linguagem	41-93	57	87
Labilidade afetiva	43-63	53	86
Alterações psicomotoras	38-93	62	51-90
Alucinações e outros transtornos da sensopercepção	25-41	50	79
Delírios, pensamento delirante	18-68	31	45

Evolução temporal do *delirium*

1. No início, nas fases prodrômicas, o paciente pode sentir-se ansioso e apresentar dificuldade para se concentrar; está inquieto, com medo e um tanto perplexo. Pode apresentar hipersensibilidade a luz e sons, dificuldade para adormecer e sonhos ameaçadores ou pesadelos.

2. Com o evoluir do quadro, geralmente no fim da tarde e no início da noite, começam a surgir ilusões visuais e táteis (roupas penduradas na parede parecem monstros, bichos), e a ansiedade e a agitação psicomotora se intensificam. Podem ocorrer fenômenos do sistema nervoso autonômico (simpático e parassimpático), como suar profusamente, apresentar febre, taquicardia e tremores, às vezes grosseiros (inclusive **flapping**, **ou asteríxis**, que é um reflexo desencadeado ao se empurrar levemente as pontas dos dedos da mão bem aberta, estendida, e a resposta obtida são movimentos alternados de flexão e extensão, para frente e para trás, como um bater de asas).

3. O *delirium* manifesta-se com mais intensidade ao entardecer, à noite e de madrugada.

4. Depois de alguns dias, o paciente retorna a seu estado normal de vigília, desaparecendo todos os sintomas do *delirium*; geralmente permanecem apenas reminiscências vagas do que ocorreu.

É importante atentar que, no *delirium*, com frequência ocorre essa variação temporal marcante, que pode, inclusive, causar dificuldades diagnósticas consideráveis. Em relação à duração do *delirium*, o DSM-5 propõe subdividi-lo em **agudo** (duração de poucas horas a dias) ou **persistente** (duração de semana a meses).

Subtipos de *delirium*: hiperativo, hipoativo e misto (Camus; Burtin; Simeone et al., 2000; Trzepacz; Meagher; Wise, 2006)

Considera-se atualmente que o *delirium* pode ser dividido em **três formas clínicas**, de acordo com o nível de atividade psicomotora (Trzepacz; Meaghen; Wise, 2006). O *delirium* **hiperativo** é a forma mais saliente e exuberante da condição e é relativamente frequente (em torno de 30-45% dos casos). Nesse caso, verifica-se considerável aumento da atividade psicomotora, com inquietação ou mesmo agitação; pode ocorrer também oscilação do humor, com ansiedade, agressividade, ilusões ou alucinações visuais e discurso confuso. Essa forma de *delirium* ocorre tipicamente no *delirium tremens* e em outros casos associados a intoxicação e abstinência de substâncias. O *delirium* hiperativo, apesar de aparentemente mais grave, tem prognóstico melhor.

Já o *delirium* **hipoativo** manifesta-se por redução da atividade psicomotora, sendo a forma menos comum (em torno de 15-25% dos casos). O paciente apresenta-se com pouca expressão motora e afetiva (permanece apático em seu leito, retraído, movendo-se e falando pouco) e, geralmente, considerável sonolência. Essa subforma de *delirium* implica maior dificuldade diagnóstica e pode ser confundida com depressão grave. Costuma ocorrer associada a encefalopatias metabólicas e lesões neurológicas mais graves. O *delirium* hipoativo tem prognóstico pior e implica com mais frequência (que o hiperativo e o misto) a morte do paciente.

Por fim, o subtipo de *delirium* **misto** é a forma mais comum (em torno de 40-50%). O indivíduo apresenta períodos em que o nível de atividade psicomotora está hiperativo e outros em que está hipoativo; há, portanto, oscilação de quadros hiperativos em um momento e de quadros hipoativos em outro (não predominando nenhum dos dois subtipos).

O interesse nessa classificação de *delirium* em hiperativo, hipoativo e misto se deve à possível associação com diferenças na neuropatogenia e no prognóstico, com implicações para o diagnóstico e o tratamento (Trzepacz et al., 2010).

Classificação de subtipos de *delirium* de acordo com os fatores causais (etiologia)

Inicialmente, deve-se esclarecer que muitas vezes o *delirium* não tem uma causa única; ele representa a **somatória de fatores** que em seu conjunto *agridem* o cérebro e causam o quadro. Há fatores **predisponentes** (fatores já estabelecidos que aumentam o risco de *delirium*) e **precipitantes** (que desencadeiam o quadro atual de *delirium*).

Consideram-se **fatores predisponentes** idade avançada, presença de demência (sobretudo de moderada a grave) ou de declínio cognitivo, história anterior de um ou vários episódios de *delirium*, lesões cerebrais prévias (trauma craniencefálico, encefalite, acidentes vasculares cerebrais, etc.), presença de doença sistêmica grave, déficits sensoriais múltiplos, história de dependência ou uso pesado prolongado de álcool ou outras drogas. Esses fatores predisponentes favorecem de modo somatório o desenvolvimento de *delirium*.

Podem-se dividir os **fatores precipitantes** em alguns grupos: fatores tóxicos e fatores metabólicos e traumáticos.

Nos **fatores tóxicos**, tem-se o uso de psicofármacos (sobretudo medicações com ação anticolinérgica e benzodiazepínicos, uso concomitante de muitos psicofármacos e em doses altas, uso de corticosteroides) e de drogas como álcool, alucinógenos, entre outras. A abstinência de substâncias (álcool, benzodiazepínicos, opioides) também pode desencadear *delirium*.

Entre os **fatores metabólicos e traumáticos**, devem-se citar aqueles que diminuem o aporte energético para o cérebro, como hipoxia, hipoglicemia, déficits cardiovasculares, anemia.

Outras condições importantes são: infecções agudas e estado toxêmico e febril, distúrbios hidreletrolíticos, estresses operatórios e pós-operatórios (sobretudo em grandes cirurgias), trauma craniencefálico, carências vitamínicas (sobretudo de vitamina B12, ácido fólico, tiamina e ácido nicotínico). Por fim, podem desencadear *delirium* situações como estar em unidade de terapia intensiva (UTI) e, para pessoas muito vulneráveis ou com déficit cognitivo/demência, mudanças ambientais repentinas, internações, entre outras.

Os fatores predisponentes mencionados implicam o que se denomina **reserva cerebral funcional limitada** ou **diminuída**. Pessoas com tal reserva diminuída têm cérebros com menos recursos compensatórios perante novas agressões, novas lesões, alterações funcionais e perdas neuronais. Dessa forma, um cérebro lesado, atrofiado e com pouca reserva funcional (condições predisponentes) é muito mais vulnerável a "desenvolver" *delirium* (*pela ação dos fa-*

tores precipitantes), mesmo após alterações leves ambientais ou psicológicas, como mudança de ambiente diário (de cidade, domicílio ou mesmo do quarto onde dorme). Além disso, **nos indivíduos muito vulneráveis** (com reserva cerebral limitada), estresses biológicos aparentemente pouco intensos, como infecção urinária, desidratação, cirurgias pequenas ou mesmo doses baixas de uma medicação, também podem desencadear quadros de *delirium*.

Estudos em idosos hospitalizados revelam que o risco para *delirium* é proporcional ao número e à gravidade de fatores de risco presentes (quanto mais fatores, quanto maior sua gravidade, maior o risco). Fatores como infecção, desidratação, medicamentos (sobretudo com efeito anticolinérgico) e dor podem se somar para precipitar a condição (Elie; Cole; Primeau et al., 1998; Inouye; Charpentier, 1996).

Pesquisa da etiologia e manejo dos quadros de *delirium*

Na investigação das etiologias do *delirium*, deve-se realizar pesquisa exaustiva de todas as suas possíveis causas. Não se deve interromper a investigação quando uma primeira causa tiver sido identificada, pois é importante lembrar que, na maioria das vezes, os quadros são precipitados por mais de um fator, com efeito somatório, e todos eles devem ser abordados no tratamento.

Independentemente da rápida identificação das diversas causas do *delirium*, deve-se estar atento a quatro possíveis fatores etiológicos, que são particularmente importantes, pois podem causar lesões cerebrais irreversíveis:

1. **Hipoglicemia**. É fator importante de lesão irreversível ao sistema nervoso central (SNC). Muitas vezes, o paciente não tem história anterior de diabetes. Na suspeita de hipoglicemia, deve-se sempre colher rapidamente a glicemia e repor a glicose por via intravenosa.

2. **Hipoxia ou anoxia**. Podem causar danos irreversíveis no SNC. Ocorrem por duas causas:
   - **Hipoperfusão**. Embora o sangue esteja bem oxigenado, o cérebro é inadequadamente perfundido pelo sangue por déficit cardiovascular.
   - **Hipoxia por déficit de oxigenação pulmonar**. Quando a perfusão cerebral é normal, mas o sangue não é adequadamente oxigenado.

Deve-se identificar rapidamente a causa da hipoxia (no caso de hipoperfusão, pode ser infarto do miocárdio, arritmia ou parada cardíaca; no caso de oxigenação inadequada do sangue, pode ser função ventilatória inadequada, anemia grave, hemorragias graves, etc.).

3. **Hipertermia (febre) e desidratação**. Hipertermia grave é causa frequente de *delirium*. Quando grave e prolongada, pode causar dano cerebral. Deve ser tratada imediatamente por métodos farmacológicos e físicos. A desidratação é um fator comum para desencadear *delirium*, sobretudo em idosos.

4. **Deficiências de vitaminas (B1, B12, etc.)**. A deficiência de tiamina (vitamina B1) causa a síndrome de Wernicke (ver adiante), que, caso não tratada prontamente, pode produzir perdas de memória irreversíveis. Essa síndrome caracteriza-se por *delirium*, ataxia (distúrbio do equilíbrio), distúrbios dos movimentos oculares, nistagmo e fraqueza muscular. Ocorre com frequência em alcoolistas crônicos desnutridos, na *hiperêmese gravídica* (vômitos excessivos na gestação) e em quadros graves de desnutrição e/ou consumpção. Em indivíduos com déficits nutricionais (sobretudo de alimentos de origem animal), pode haver também deficiência de vitamina B12 associada a quadros de *delirium* e de demência.

Diagnóstico diferencial do *delirium*

1. **Esquizofrenia**. Seu surgimento tende a ser mais lento e insidioso que o do *delirium*; o indivíduo apresenta personalidade pré-mórbida para o transtorno (personalidade esquizoide ou esquizotípica). Na esquizofrenia, há pouca flutuação do quadro clínico; não há distúrbio do ciclo sono-vigília nem alteração do nível de consciência. Também cabe lembrar que, nesse transtorno, a orientação está comumente preservada; as alucinações em geral são auditivas (no *delirium*, predominam as ilusões e alucinações visuais); e o delírio persecutório costuma ser personalizado (o perigo dirige-se exclusivamente contra o paciente).

No *delirium* não há embotamento afetivo; na esquizofrenia não há alterações autonômicas (hipertermia, sudorese, alterações rápidas da frequência cardíaca e

Transtornos neurocognitivos (síndromes mentais orgânicas)   439

da pressão arterial). Da mesma forma, na esquizofrenia não há o **asteríxis**, ou *flapping* (teste neurológico em que, após estímulo das mãos estendidas, há o reflexo de flexão-extensão da mão como o bater de asas de um pássaro), e as **mioclonias multifocais** (abalos musculares bruscos, breves e involuntários).

2. **Transtornos dissociativos (histeria ou dissociação em outros quadros)**. Diferentemente do que ocorre nos transtornos dissociativos, no *delirium*, os antecedentes psicológicos do paciente não indicam problemas nas relações interpessoais. Os transtornos dissociativos geralmente envolvem desorientação autopsíquica, e, no caso de alucinações ou ilusões, estas podem ter caráter mais teatral.

3. **TNCs maiores (demências)**. Às vezes é difícil diferenciar, sobretudo em idosos, um quadro de *delirium* e um quadro de demência. O curso e a instalação das demências são geralmente lentos, insidiosos, surgindo em meses ou anos. Diferentemente, a instalação e o curso do *delirium* são mais rápidos (horas a dias) e circunscritos no tempo.

   Essa diferenciação é muitas vezes difícil, pois pessoas com demência têm, com muito maior frequência do que pessoas sadias, quadros de *delirium*. No caso de haver as duas condições presentes ao mesmo tempo, denomina-se *delirium* **sobreposto à demência** (condição muito frequente). Nesses casos, para se identificar o que é mais importante clinicamente (o *delirium* ou a demência), deve-se verificar se rebaixamento do nível de consciência, início agudo e flutuação circadiana dominam o quadro (aí se dará prioridade ao *delirium*), ou se perdas de memória e outras funções cognitivas, de surgimento lento e progressivo, é que predominam (aí se dará prioridade à demência). Nessas situações, o EEG pode ser útil, pois tende a estar lentificado quando há *delirium*.

4. **Afasias**. A afasia de compreensão (afasia fluente, de Wernicke) pode ser confundida com a confusão mental associada a *delirium*. O indivíduo afásico geralmente utiliza construções gramaticais estranhas, incomuns, além de neologismos. Não há alteração do nível de consciência, e esses pacientes afásicos em geral apresentam outras alterações do exame neurológico (como hemiparesia ou hemiplegia à direita).

5. **Mania**. Em idosos, pode-se confundir com o *delirium*, principalmente nas fases iniciais, com quadros de mania. Não há alteração do nível de consciência na mania, e o quadro se caracteriza por euforia, irritabilidade e agitação psicomotora, que são mais estáveis ao longo do tempo em comparação ao *delirium*. Entretanto, é relativamente comum que idosos com mania se apresentem confusos e desorientados. Na mania, esses sintomas desaparecem paralelamente à redução do taquipsiquismo geral (aceleração geral das funções psíquicas e motoras).

6. **Depressão**. O *delirium*, sobretudo do subtipo hipoativo, com marcante apatia e redução da psicomotricidade, pode ser confundido com quadros depressivos graves.

No Quadro 38.1 são apresentados aspectos clínicos significativos para o diagnóstico diferencial entre *delirium*, demência, depressão e esquizofrenia (modificado de Trzepacz; Meagher; Wise, 2006).

INSTRUMENTOS DE AVALIAÇÃO

Um dos principais instrumentos desenvolvidos para auxiliar na identificação de *delirium* é o ***Confusion Assessment Method* (CAM)**. Em virtude de sua acurácia, rápida aplicação e facilidade, tornou-se o instrumento padronizado *mais amplamente utilizado na prática clínica e na pesquisa*. Apresenta sensibilidade de 94% e especificidade de 89% (Wei, 2008). A versão em português do CAM está disponível no *hotsite* do livro.

Quadro 38.1 | Características clínicas do *delirium* em comparação a demência, mania ou depressão e esquizofrenia

CARACTERÍSTICAS	DELIRIUM	DEMÊNCIA	MANIA OU DEPRESSÃO	ESQUIZOFRENIA
Início	**Agudo** (em horas ou semanas)	Lento, insidioso (geralmente em anos)	Variável, mas os episódios tendem a ser mais agudos	Variável, mas tende a ser insidioso
Curso	**Quadro flutuante**, dura cerca de uma semana (raramente mais que um mês)	Progressivo, com perdas cognitivas cumulativas Em geral irreversível; vai se agravando ao longo dos meses e anos	Episódios que se repetem, geralmente sem deterioração cognitiva	Surtos com possível deterioração (mas menos intensa que nas demências)
Reversibilidade	**Sim** (é frequente o retorno à normalidade)	**Não** (apenas muito raramente se encontram demências reversíveis)	**Sim**, nos períodos de eutimia Pode ou não haver prejuízos cognitivos, ou eles podem ser discretos	**Em parte** Com prejuízos (sintomas negativos e/ou cognitivos)
Nível de consciência	**Está sempre rebaixado** (mas flutua ao longo do dia)	Normal	Normal (nos quadros agudos pode haver perplexidade)	Normal (em quadros agudos pode haver perplexidade)
Atenção/ memória	**Déficit de atenção e memória**	Alterações de atenção e memória de evolução lenta e progressiva	Atenção prejudicada Memória algo prejudicada, mas só nos quadros agudos	Atenção e memória prejudicadas, mas há muito tempo
Ideias delirantes e alucinações	**Fenômeno efêmero, fragmentado e desorganizado**	Conteúdo geralmente paranoide, pouco organizado e elaborado	Sintomas geralmente congruentes com o humor (às vezes, incongruentes)	Frequentemente presentes O conteúdo pode ser organizado e elaborado

39 Demências e outros transtornos neurocognitivos de longa duração

Neste capítulo serão abordados os transtornos neurocognitivos (TNCs) crônicos, de longa duração (i.e., que não o *delirium*). Os TNCs crônicos são transtornos psicopatológicos nos quais as **alterações clínicas principais são déficits cognitivos adquiridos** referentes aos domínios cognitivos apresentados no Quadro 39.1. Aqui é, portanto, onde se situa o grande capítulo das **demências,** além do transtorno amnéstico e dos TNCs leves (comprometimento cognitivo leve-CCL).

É importante ressaltar o que esses transtornos não são e o que não incluem. **Não são transtornos do desenvolvimento que surgem na infância, adolescência ou juventude e permanecem ao longo da vida** (como a deficiência intelectual). Além disso, embora haja alterações cognitivas em outros transtornos mentais graves, como esquizofrenia e transtorno bipolar (TB), não é dessa alteração cognitiva que se trata nas demências.

Na grande maioria das vezes, as demências são transtornos que surgem na senilidade (após os 65 anos), mas também ocorrem, embora bem menos frequentemente, na forma pré-senil (entre os 50-65 anos). As perdas cognitivas nas demências evoluem para déficits bem mais marcantes do que em transtornos como esquizofrenia e TB.

Estima-se que, no mundo, cerca de 35 milhões de pessoas tenham demência. No grupo de pessoas com mais de 65 anos, a condição afeta cerca de 5% e, no grupo com mais de 90 anos, cerca de 50%. Assim, em pessoas idosas, a demência aumenta sua frequência à medida que a idade avança (World Health Organization [WHO], 2012).

Nas demências, o **curso** das **perdas cognitivas e da limitação da vida funcional** é quase sempre **progressivo** (na esquizofrenia, por exemplo, as perdas tendem a ser precoces e mais estáveis). Os TNCs (demências) são causados por doenças neurodegenerativas e cerebrovasculares, ou seja, têm uma etiologia neuropatológica específica e bem estabelecida.

Para a realização do diagnóstico de um TNC maior (demência) ou leve (CCL), é necessário que haja **perda ou declínio** de alguma **função cognitiva** (de um dos diversos domínios cognitivos, apresentados no Quadro 39.1) **em relação aos estágios anteriores da vida,** quando essa função ou domínio estava normal ou, se já reduzida desde a infância, sofreu clara redução em relação ao seu nível anterior. Por exemplo, uma pessoa que, quando criança e ao longo da vida, teve deficiência intelectual associada a síndrome de Down ou síndrome alcoólica fetal pode desenvolver na velhice demência por doença de Alzheimer (DA) (ou por outra causa) caso apresente declínio cognitivo significativo – em relação ao seu nível prévio (nos períodos infantil e adulto) – nesse estágio da vida.

Na tradição psicopatológica e neurológica, a função ou domínio cognitivo classicamente alterada nas demências (TNC maior) foi a **memória** (além de outras funções cognitivas alteradas que acompanhavam o declínio da memória). Entretanto, nos sistemas diagnósticos atuais (CID-11 e DSM-5), para se diagnosticar a demência, **não se exige mais que seja especificamente a memória** o domínio cognitivo alterado (embora em grande parte dos casos ela esteja alterada, e, na DA, essa alteração seja proeminente desde o início). O Quadro 39.1 apresenta os vários domínios cognitivos que podem estar alterados nos TNCs. Sempre que possível, quando se constata um TNC, deve-se fazer o esforço para detectar a etiologia subjacente (p. ex., doença cerebrovascular, DA, degeneração lobar frontotemporal, doença com corpos de Lewy [DCL], doença de Parkinson [DP], entre outras).

É bastante relevante fazer o esforço para se identificar os domínios cognitivos mais comprometidos, por meio da história clínica e de testes neuropsicológicos. Isso permite que se estabeleçam hipóteses diagnósticas anatômicas e neuropsicológicas, ou seja, que se compreendam quais circuitos e regiões no cérebro podem apresentar disfunções, que resultam nos sintomas do paciente.

Por sua vez, o diagnóstico anatômico e neuropsicológico contribui para a elaboração de hipóteses etiológicas, já que determinadas condições neuropatológicas acometem inicialmente regiões e estruturas específicas do cérebro. Por exemplo, o declínio da memória episódica recente está associado à atrofia dos hipocampos e dos córtices entorrinais, localizados na região mesial dos lobos temporais. Essas alterações anatômicas são típicas dos estágios iniciais da DA.

DEMÊNCIAS OU TRANSTORNO NEUROCOGNITIVO MAIOR

Nas demências ou síndromes demenciais (TNCs maiores), costuma haver, de modo geral, empobrecimento e simplificação progressiva de todos os processos psíquicos, cognitivos e afetivos.

Segundo a CID-11 (2018) e o DSM-5, a **demência** se caracteriza por ser uma síndrome mental orgânica na qual o indivíduo apresenta:

1. **Declínio do funcionamento cognitivo prévio**, em **domínios cognitivos** como memória, linguagem, funções executivas, julgamento, atenção, velocidade de processamento, cognição social, velocidade psicomotora e habilidades visuoespaciais ou visuoperceptivas (apresentados no Quadro 39.1).

   Esse declínio surge frequentemente como preocupação de uma pessoa que convive com o paciente (esposa, marido, filhos, amigos, entre outras), que nota seu declínio. Pode ser (mas é menos frequente) que o declínio seja notado pelo próprio paciente (isso ocorre, sobretudo, no CCL que precede a demência ou nos estágios iniciais de demência leve). Também é importante que o declínio seja avaliado e documentado por meio de testes neuropsicológicos padronizados, realizados por profissional com formação adequada (de modo geral, psicólogo com alguma formação em diagnóstico neuropsicológico).

   Como mencionado anteriormente, a CID-11 (assim como o DSM-5) não mais exige que haja perda da memória para o diagnóstico de demência; entretanto, o **declínio da memória** é frequentemente um dos elementos centrais da maior parte desses quadros (com exceção da **demência por degeneração lobar frontotemporal**, na qual, sobretudo em suas fases iniciais, há preservação relativa da memória, da aprendizagem e da função perceptomotora).

   O déficit de memória implica a *memória imediata* (conceituada por alguns autores como *memória de trabalho*) e a *memória recente*, classicamente incluídas na *memória de fixação*. Apenas em fases avançadas há perda da memória remota e da capacidade de evocação. As perdas de memória seguem, de modo geral, a lei de Ribot (ver capítulo sobre memória).

2. O declínio cognitivo **não deve ser atribuído ao envelhecimento** normal. O declínio cognitivo do **envelhecimento normal afeta**, principalmente, a **velocidade de processamento**. Deve-se sempre suspeitar de declínio cognitivo patológico quando ele afeta outros domínios cognitivos, além da velocidade de processamento. Para diferenciar mais minuciosamente o declínio cognitivo normal do patológico, são necessários testes cognitivos validados e calibrados para idade, sexo e escolaridade do paciente.

3. O declínio cognitivo **deve interferir** significativamente na **independência** do indivíduo em sua vida diária, em sua autonomia. O paciente precisa de ajuda para realizar atividades diárias mais complexas, como lidar com finanças, planejar e executar uma reunião de família, controlar uso de medicamentos, fazer compras, pagar contas, etc.

4. O declínio cognitivo é atribuído a uma **causa neuronal subjacente**, DA, vasculopatia cerebral, degeneração lobar frontotemporal, neuroinfecção, trauma craniencefálico, uso crônico de substâncias, etc.

Embora o DSM-5 exija que haja apenas declínio em um dos domínios cognitivos (a **CID-11 exige dois domínios**), de modo geral, vários domínios cognitivos são afetados na demência.

Além da memória, pode haver **alterações da linguagem**, que no início se manifestam como **dificuldade em encontrar as palavras**, mas posteriormente se revelam com o crescente **uso de termos genéricos e inespecíficos** ("*aquela coisa*" para se referir ao liquidificador ou "*aquele homem*" para se referir ao médico) e **substituição de palavras específicas** por *termos dêiticos* ("isso", "ele", "aquilo", "lá", "ali").

Demências e outros transtornos neurocognitivos de longa duração   443

Quadro 39.1 | Domínios neurocognitivos (DSM-5 e CID-11) dos declínios nos TNCs (demências)

DOMÍNIO COGNITIVO	FUNÇÕES COGNITIVAS ESPECÍFICAS	EXEMPLOS DE ALTERAÇÕES
Memória e aprendizagem[1]	• Memória imediata • Memória recente • Memória de fixação	Não se lembra de eventos recentes, repete-se nas conversas, esquece compromissos. Não consegue recordar pequenas listas de compras. Não se lembra de quem o visitou ontem ou de como foi o último fim de semana.
Atenção[2]	• Atenção sustentada • Atenção seletiva • Atenção dividida	Não consegue manter a atenção ao longo do tempo, em ambientes com muitos estímulos, quando há estímulos concorrentes ou distraidores. Leva mais tempo do que anteriormente para realizar tarefas rotineiras.
Velocidade de processamento[11] (*information processing speed**) ***muito relacionado à atenção**	Quão rápido o indivíduo é para realizar tarefas cognitivas simples ou automáticas (geralmente em testes sob pressão do tempo). Aqui estão inclusos: foco e sustentação da atenção e elementos não atencionais, como percepção e motivação.	O indivíduo apresenta lentificação na velocidade de resolução de tarefas cognitivas, assim como aumento no tempo de reação (em testes como "trilhas").
Velocidade psicomotora[11] (*psychomotor speed*)	Velocidade e eficiência do *output* global da motricidade. É o tempo necessário para processar um sinal e realizar a resposta motora adequada.	Lentificação das respostas motoras. Fala e movimentos voluntários lentificados. Avalia-se, por exemplo, por meio da máxima velocidade em que o indivíduo consegue bater os dedos da mão.
Função executiva[3]	• Planejamento • Flexibilidade cognitiva • Memória de trabalho • Tomada de decisão • Uso de *feedbacks* para corrigir a ação • Inibição e substituição de hábitos, quando necessário	Muita dificuldade em atividades sequenciais, que exigem planejamento e monitoração da ação. Dificuldade em organizar, planejar, tomar decisões e corrigi-las quando necessário. Dificuldade em retomar uma tarefa interrompida, em manter informações em um período curto de tempo.
Julgamento[10]	Capacidade de compreender, lidar e avaliar informações e situações complexas e multidimensionais da vida real.	Dificuldade ou incapacidade de julgar situações cotidianas, avaliar e decidir em relação a demandas relacionadas a si e ao mundo.
Linguagem[4]	• Linguagem expressiva • Linguagem receptiva • Gramática e sintaxe • Pragmática	Dificuldade para encontrar palavras. Linguagem se torna menos específica; usa mais termos genéricos, como "aquela coisa", "aquele homem". Não lembra do nome de familiares e amigos conhecidos. Erros gramaticais, palavras idiossincráticas e palavras deformadas (parafasias), ecolalia.
Percepção,[5] **habilidades/atividades visuoespaciais, visuoconstrutivas,**[6] **praxia**[7] **e gnosia**[8]	• Percepção visual • Habilidades visuoconstrutivas • Habilidades perceptuomotoras • Praxia • Gnosia	Dificuldade em reconhecer padrões espaciais com perspectiva, falha em desenhar ou copiar figuras, em dirigir veículos de forma orientada no espaço, não consegue imitar gestos (para escovar os dentes, como se dá "adeus" com as mãos, como se usa um martelo), não consegue reconhecer faces conhecidas e reconhecer cores.

| Cognição social[9] | • Reconhecer emoções em si mesmo e nos outros e lidar com elas
• Reconhecer e lidar com situações sociais complexas
• Teoria da mente
• Atribuição de causalidade (viés de atribuição) | Dificuldade em reconhecer emoções positivas e negativas nos rostos de outros. Prejuízo na "teoria da mente"; não identifica como pode estar o estado mental de outra pessoa (desejos, pensamentos, intenções). Perde o "tato" e a habilidade na relação com as demais pessoas. Não consegue lidar com situações sociais minimamente complexas. |

Fonte: Adaptado do DSM-5 (APA, 2014); da CID-11 (2018). [1]Ver capítulo sobre memória; [2]ver capítulo sobre atenção; [3]ver capítulos sobre volição; [4]ver capítulo sobre linguagem; [5]ver capítulo sobre sensopercepção; [6 e 7]ver capítulo sobre volição; [8]ver capítulo sobre memória; [9]ver capítulo sobre inteligência e cognição social; [10]julgamento é domínio cognitivo considerado apenas na CID-11, não no DSM-5; [11]a CID-11 denomina o domínio *"velocidade psicomotora"*, e o DSM-5, *"velocidade de processamento"*; são dois construtos neuropsicológicos que muito se sobrepõem.

Com o evoluir da demência, ocorrem **parafasias fonêmicas** (usa *bolo* em vez de *lobo*, ou *grápis* em vez de *lápis*), **parafasias verbais ou semânticas** (falhas de nomeação no processo de seleção linguística, trocando, por exemplo, *mãe* por *irmã*, *livro* por *caderno*, *copo* por *garrafa*) e **parafasias narrativas** (erros de substituição de categorias narrativas, introduzindo em certa história elementos de uma outra, sem relação necessária). Tais alterações da linguagem podem se acentuar com a evolução da demência, o que pode levar ao surgimento de quadros graves de afasias, ecolalia ou perda total da linguagem.

O paciente pode também apresentar dificuldades em lembrar nome de familiares e amigos próximos, devido ao declínio da memória ou a **agnosias** (p. ex., prosopagnosia, ou dificuldade/incapacidade de reconhecer faces conhecidas) relacionadas ao reconhecimento de locais de sua cidade ou de cores. Pode apresentar também **apraxias**, ou seja, déficit em processos pragmáticos das atividades gestuais no vestir-se, construir objetos (*mostre-me como se escova os dentes, como se usa um martelo*). Surgem, ainda, dificuldades crescentes para o **raciocínio** complexo, de **habilidades aritméticas** (acalculia), do **julgamento**, da compreensão de problemas e de novas situações ambientais, da capacidade de **aprendizagem** e da **orientação direita-esquerda**.

Alterações das **funções executivas** associadas ao lobo frontal são bastante comuns e importantes: perda da capacidade de planejamento e monitoração de atos complexos, da capacidade para solução de problemas novos, diminuição da fluência verbal, perseveração, perda da flexibilidade cognitiva, dificuldades com o pensamento abstrato.

Sintomas neuropsiquiátricos e alterações da personalidade são também frequentes nas demências, como ideias paranoides (*os filhos estão roubando seus pertences, a cuidadora rouba seu dinheiro, etc.*), depressão, ansiedade, disforia, alucinações e heteroagressividade.

Em muitos casos, nota-se a perda dos hábitos sociais e do controle emocional, com prejuízo do tato social e atitudes às vezes grosseiras e inadequadas (uma pessoa anteriormente gentil e respeitosa passa a *contar piadas fora de contexto, piadas e palavras grosseiras, dá cantadas e faz aproximações eróticas inadequadas*, como com parentes próximos ou esposa/marido de amigos). Verifica-se também progressivo desleixo com **higiene pessoal**, vestimenta, alimentação, atividades fisiológicas e de toalete. Pode haver tendência à desinibição da personalidade e à deterioração do comportamento social global.

Em geral, o **curso** das demências é insidioso e progressivo, frequentemente também irreversível. Embora representem uma pequena minoria, existem formas tratáveis e, em parte, reversíveis de demência (p. ex., demência por hidrocefalia de pressão normal, demência por déficit de vitamina B12).

Há presença de **alterações geralmente difusas do tecido cerebral**, sobretudo do córtex dos hemisférios cerebrais (mas há também acometimento do tálamo, dos núcleos da base, da substância branca subcortical e da glia). A síndrome demencial é, portanto, decorrente de doença cerebral difusa, crônica e, na maior parte dos casos, é progressiva e irreversível.

Em geral, o **nível de consciência apresenta-se normal**; o paciente está desperto, vígil; seu sensório é claro. Não há obnubilação da consciência (ausência de *delirium* na maior parte do tempo). Nos casos de demência por **DCL**, há episódios de alteração do nível de consciência semelhantes ao *delirium* (*delirium-like*), que, inclusive, precedem os outros sintomas psicopatológicos e neurocognitivos dessa forma de demência).

As demências implicam, portanto, progressiva e, com o tempo, profunda desorganização da vida mental e social do sujeito (Gil et al., 2001). Há a dolorosa perda da vida psíquica, sentida sobretudo por pessoas mais próximas do paciente (Garner, 1997). O Quadro 39.2 apresenta, de forma resumida, o que especialistas de diversas áreas com grande experiência clínica, neuropsicológica e social concordam a respeito do tema "demências".

Diagnóstico diferencial da síndrome demencial

1. **Transtorno depressivo** que produz alterações cognitivas transitórias e funcionalmente derivável da alteração do humor.

Denomina-se *pseudodemência depressiva* a perda de memória de pacientes deprimidos secundária a déficit de atenção, concentração e motivação. As perdas de memória, da atenção, da concentração e da motivação são revertidas após o tratamento exitoso da depressão.

2. O quadro de *delirium* também implica déficits cognitivos, sobretudo da atenção, da concentração e da memória. Entretanto, nele há quase sempre alteração do nível de consciência, que está na base das alterações cognitivas da condição, assim como flutuação do quadro no período circadiano (geralmente com piora ao anoitecer).

3. **Deficiência intelectual** leve ou moderada: quando não se tem a história clínica do indivíduo, pode-se cair no equívoco de atribuir as dificuldades cognitivas de um paciente com deficiência intelectual congênita a uma suposta síndrome demencial. Além disso, na deficiência intelectual, as dificuldades cognitivas são mais homogêneas que nas demências. No indivíduo com deficiência intelectual, as alterações da cognição e da adaptação social podem ser rastreadas desde sua

---

> **Quadro 39.2 | Pontos de concordância sobre demência indicados por profissionais experientes da Austrália, do Reino Unido e dos Estados Unidos utilizando-se a metodologia de estudos *Delphi***
>
> - **A demência não é parte do envelhecimento normal.**
> - A demência afeta as pessoas em cinco domínios: cognitivo, funcionamento na vida, psiquiátrico, psicológico/comportamental e físico.
> - **A avaliação clínica cuidadosa em pessoa com demência é importante para se identificar se ela está sofrendo também de outras condições médicas, psiquiátricas e psicológicas tratáveis.**
> - Mudanças comportamentais fazem parte dos sintomas de demência.
> - **Intervenções não farmacológicas geralmente são mais apropriadas para se tratar de problemas comportamentais relacionados com a demência.**
> - A dor física em uma pessoa com demência, mesmo avançada, deve ser cuidadosamente investigada, identificada e tratada.
> - **Depressão e *delirium* devem ser atentamente identificados e tratados nas pessoas com demência.**
> - Medicação psicofarmacológica pode causar dano em uma pessoa com demência (se prescrita de forma inadequada por profissional que não está devidamente capacitado).
> - **Intervenções psicossociais podem melhorar a qualidade de vida das pessoas com demência.**
> - Os cuidadores de pessoas com demência necessitam de apoio.
> - **Pessoas com demência podem captar e entender melhor do que podem expressar.**
> - É possível se comunicar mesmo com pessoas com demência avançada; elas podem ser capazes de se comunicar, por exemplo, com meios não verbais.
> - **Os desejos de uma pessoa com demência devem ser levados em conta quando se planeja seu tratamento e cuidado psicossocial.**

Fonte: Annear et al., 2015.

infância; nas demências, o passado do sujeito revela uma vida cognitiva geralmente normal.

TRANSTORNOS NEUROCOGNITIVOS LEVES (CID-11 E DSM-5) OU COMPROMETIMENTO COGNITIVO LEVE (LANGA; LEVINE, 2014; SACHS-ERICSSON; BLAZER, 2015)

No **TNC leve (ou CCL)**, ocorre a **experiência subjetiva de um declínio cognitivo** a partir do nível prévio de funcionamento cognitivo. Segundo a **CID-11**, esse declínio deve ser notado pelo paciente; já o **DSM-5** admite que o prejuízo possa ser notado pelo indivíduo **ou** por um informante ou clínico que o conheça bem. Tal declínio subjetivo deve ser acompanhado por **evidências objetivas de declínio no desempenho** de uma ou mais funções dos **diversos domínios cognitivos** (Quadro 39.1), de preferência documentado por testes neuropsicológicos padronizados e validados na cultura do paciente, cujos resultados devem ser analisados considerando-se idade, sexo e escolaridade da pessoa.

O **declínio objetivo** é referente ao que se espera para o indivíduo em termos de idade e nível de funcionamento intelectual prévio. Ele também não pode ser tão grave que **comprometa significativamente a independência** e a **autonomia** do indivíduo em sua vida diária (sua funcionalidade). O declínio cognitivo objetivo não é inteiramente explicado pelo envelhecimento normal; ele é causado por fatores neuronais (DA ou doença cerebrovascular em suas fases iniciais, DCL, DP, degeneração lobar frontotemporal, alcoolismo, trauma craniencefálico, etc.) que afetam partes específicas do cérebro.

A **experiência subjetiva de declínio** cognitivo inclui, mais frequentemente, preocupações com a memória, a atenção e as funções executivas, como, por exemplo: *não consigo guardar o nome de pessoas conhecidas; esqueço-me em demasia de compromissos, de onde coloquei as chaves, os documentos; não consigo acompanhar o desenrolar de um programa na TV; tenho dificuldade de retomar uma tarefa quando interrompida; não consigo guardar uma pequena lista de compras, organizar um almoço de família no domingo ou fazer meu imposto de renda* (Rabin et al., 2015).

ETIOLOGIAS MAIS FREQUENTES DOS TNCs MAIORES (DEMÊNCIAS) E LEVES

Por definição, os TNCs maiores ou leves têm necessariamente uma ou mais causas orgânicas, relacionadas à função cerebral. Dessa forma, é importante poder identificar a etiologia que está na base de um desses transtornos. A seguir, serão expostas algumas das principais características das doenças que mais frequentemente causam essas condições. A Tabela 39.1 apresenta em ordem de frequência as principais causas de TNC, sobretudo maior.

Doença de Alzheimer (DSM-5 – transtorno neurocognitivo maior ou leve devido à doença de Alzheimer) (Cummings, 2004; Jack Jr. et al., 2011; Scheltens; Blennow; Breteler et al., 2016)

A DA é uma condição de **início insidioso e evolução lenta, gradual e constantemente progressiva**, sem platôs prolongados. Os déficits de memória episódica para fatos recentes são os sintomas principais e iniciais da maior parte dos casos.

A DA é uma doença decorrente de processo neurodegenerativo que se manifesta por perdas cognitivas, em particular da **memória episódica** (sobretudo para eventos autobiográficos recentes) e da aprendizagem. Também estão prejudicadas, sobretudo a partir das fases intermediárias da doença, a linguagem, a capacidade visuoconstrutiva e perceptomotora, assim como as funções executivas, com empobrecimento progressivo da vida mental e cognitiva nas atividades diárias.

Em relação à linguagem, pacientes com DA revelam alterações **e falhas importantes em aspectos léxico-semânticos** (por deterioração do "*estoque semântico*", o "*dicionário*" individual de cada pessoa, ou por falha em acessar tal estoque) e pragmáticos, havendo, assim, dificuldades no processo de nomeação e de fluência verbal (sobretudo para categorias semânticas). Contudo, há certa preservação dos aspectos fonológico-sintáticos até fases relativamente avançadas da demência. Pacientes com DA têm, por isso, linguagem relativamente *fluente* (mas com conteúdo empobrecido) por não apresentarem dificuldades fonético-fonológicas.

Tabela 39.1 | Principais causas de demência, em ordem de frequência, em porcentagem de todas os TNCs, por faixa etária

DOENÇA OU CONDIÇÃO QUE CAUSA DEMÊNCIA	FAIXA ETÁRIA < 65 ANOS	FAIXA ETÁRIA > 65 ANOS	INDEPENDENTEMENTE DA FAIXA ETÁRIA
Doença de Alzheimer	27-39%	55-71%	35-75%
Doença cerebrovascular	6-29%[1]	11-30%	15-30%
Doença com corpos de Lewy e doença de Parkinson	2,0-7,5%	7-20%	5-15%
Degeneração lobar frontotemporal	4-25%[2]	2-11%	3-10%
TNC por álcool (alcoolismo)	5-12%	1-3%	2-8%
Outras	19%	5-20%	11-20%

Fontes: Dados com base em Bermejo-Pareja; Benito-León; Vega et al., 2008; Jefferies; Agrawal, 2009; Grinberg et al., 2013; Deviveni; Onyike, 2015; Brunnström, 2017. Em relação à faixa etária, quanto mais avançada a idade (oitava e nona décadas de vida), mais as etiologias mistas se tornam frequentes. [1]Frequências discordantes: há um estudo no Japão com 43% de demência por doença cerebrovascular, com n = 617 pessoas; [2]estudo francês, com taxa de 80% de demência por degeneração lobar frontotemporal em pessoas com menos de 65 anos, n = 811 pessoas.

Na doença, a **cognição social**, assim como a **memória de procedimentos** (dançar, fazer tricô, tocar instrumentos musicais, etc.), tendem a ficar mais preservadas (sobretudo nas fases iniciais e intermediárias) do que em outros tipos de demência.

A **sobrevida** após o diagnóstico é de, em média, cerca de **10 anos**; entretanto, há pacientes que sobrevivem até cerca de 20 anos ou mais.

A DA é, na velhice, **a etiologia mais comum para TNC**.

É questionável se, com o avançar da idade, a DA seria algo inexorável (se envelhecêssemos o suficiente todos chegaríamos a tê-la) (Ritchie, 1997). As incidências e as prevalências da doença por faixa etária mostram aumento exponencial com o avançar da idade; ou seja, quanto mais avançado for o grupo etário que se aborda, maior será a frequência da DA.

Entretanto, deve-se atentar para o fato de que alterações neuropatológicas da doença podem ser identificadas até 15 anos antes do início dos sintomas. Por isso, atualmente, enfatiza-se o **diagnóstico precoce, pré-clínico**, da doença, por meio dos **biomarcadores** (estudo no liquor de substância amiloide beta-42, que se correlaciona com a deposição no córtex de amiloide; da proteína tau, que se relaciona com a intensidade da neurodegeneração; da tau fosforilada, que se relaciona com as mudanças patológicas neurofibrilares;

ressonância magnética do cérebro, de modo a avaliar atrofia temporal medial e volume do hipocampo; tomografia por emissão de pósitrons [PET] de amiloide e de tau) (Scheltens et al., 2016).

Alterações neuroquímicas e patológicas características da DA são, principalmente, a produção e o acúmulo anormais de duas proteínas no cérebro: o depósito de **beta-amiloide** no espaço extracelular e a hiperfosforilação de **proteína tau**, no espaço intracelular. Inicialmente, a partir de fatores genéticos e ambientais, o processamento da APP (proteína precursora de amiloide) resulta na liberação de peptídeos amiloides (AB 40-42) no espaço extracelular, que, em conjunto com a redução do *clearance* (limpeza) desses peptídeos, geneticamente determinado pelos polimorfismos da alipoproteína E (apoE), causa a agregação desses peptídeos, formando proteínas amiloides, as quais se acumulam no espaço extracelular, resultando nas **placas senis** (para aspectos neuropatológicos e fisiopatológicos da DA, ver os trabalhos do grupo do Prof. Wagner F. Gattaz, da USP-SP).

As proteínas amiloides interferem no funcionamento das sinapses e da glia, bem como disparam processos inflamatórios que contribuem para a perda de sinapses e da integridade dos neurônios e, por fim, para a morte neuronal e a atrofia cerebral. Os peptídeos amiloides são neurotóxicos e disparam sinais intracelulares que também contribuem para a morte neuronal. Além disso, por meio desses sinais, os peptídeos amiloides induzem, dentro do neurônio, a hiperfosforilação da proteína tau (proteína de sustentação dos microtúbulos neuronais). Há, então, a desestruturação e o colabamento dos microtúbulos celulares, com formação, dentro do neurônio, dos **emaranhados neurofibrilares**. Com isso, há prejuízo do transporte celular de nutrientes, proteínas e neurotransmissores e, por fim, morte neuronal.

Com a perda neuronal, ocorre progressivamente atrofia cerebral, a qual se inicia, na maioria dos casos, em hipocampos e regiões mesiais (parte interna) dos lobos temporais. Também ocorre morte celular no núcleo de Meynert, levando ao déficit de acetilcolina, principal disfunção neuroquímica da DA (Kovacs, 2016; Scheltens et al., 2016).

O fator genético mais bem estudado na DA é o polimorfismo da apoE, no cromossomo 19. O alelo apoE*4 se associa a maior risco da condição (mas também de várias outras doenças, como Parkinson, corpos de Lewy, demências vascular e frontotemporal). Indivíduos homozigotos para apoE*4 têm risco aumentado de desenvolver demência, e o alelo apoE*2 é protetivo.

Sintomas neuropsiquiátricos não cognitivos ocorrem com frequência na DA; **depressão e apatia**, no início, e, nas fases mais avançadas, **irritabilidade, agitação, sintomas psicóticos, agressividade e perambulação**, assim como alterações da personalidade, ocorrem associadas ao processo degenerativo do tecido cerebral. A ocorrência de depressão ou psicose superposta à demência, na DA, é mais comum na variante frontal dessa doença.

A forma típica da DA é aquela em que predominam o déficit de memória episódica e múltiplas perdas cognitivas em outros domínios, porém perdas menos relevantes que a de memória episódica. Têm sido relatadas nos últimos anos formas ou **variantes atípicas** ou **não amnésticas da DA**, ou seja, variantes em que a perda da memória episódica não ocupa o primeiro plano ou é modesta, e outras perdas cognitivas e comportamentais são mais importantes. Elas são comuns na DA de início precoce (< 65 anos), na qual se estima que até um terço dos pacientes pode apresentar variantes atípicas. São as seguintes as variantes atípicas: **variante com atrofia cortical posterior ou visual** (com alterações progressivas e proeminentes da percepção e das habilidades visuais), **variante afásica** (com afasias fluentes ou não fluentes), **variante com atrofia frontal** (com manifestações predominantemente comportamentais), **variante disexecutiva** (perda das funções executivas) e **variantes motoras** (que se assemelham à síndrome corticobasal, com déficits motores, rigidez e espasmo dos músculos, lentidão e mobilidade reduzida) (Galton et al., 2000; Dickerson et al., 2017).

Doença cerebrovascular (DSM-5 – transtorno neurocognitivo vascular maior ou leve) (Engelhardt et al., 2006; Battistin; Cagnin, 2010)

O termo **"demência vascular", ou "TNC vascular"**, se refere ao conjunto de quadros de perdas cognitivas que configuram um TNC, maior ou leve, e nos quais a doença cerebrovascular, seja decorrente de acidentes vasculares em grandes vasos, seja de doença microvascular, é o principal fator, a patologia dominante ou exclusiva que determina o declínio cognitivo e a demência. O diagnóstico de TNC vascular é facilitado quando há evidências (neuroimagem com evidências de acidentes vasculares, infartos subcorticais, leucoencefalopatia ou microangiopatia, muitas vezes pronunciadas) de que ocorreu lesão no cérebro associada à doença cerebrovascular.

Além disso, nos pacientes com **TNC vascular**, são mais frequentes condições associadas à patologia vascular disseminada, como hipertensão arterial, diabetes e obesidade, dislipidemias, além de sopro carotídeo e doença cardíaca.

O diagnóstico de **TNC maior ou leve (TNC vascular)** é mais evidente quando o surgimento dos déficits cognitivos é temporalmente relacionado a um ou mais eventos cardiovasculares (p. ex., acidentes vasculares isquêmicos ou hemorrágicos). Porém, isso é válido para **doenças de grandes vasos** e os respectivos acidentes vasculares desses vasos.

A evolução dessas demências de grandes vasos, com acidentes vasculares cerebrais (AVCs) repetidos, devido aos períodos alternados de piora rápida (após o AVC) e posterior estabilização, revela, com certa frequência, o perfil de **evolução do tipo "em escada"**, diferindo, portanto, da evolução de outras demências degenerativas (como DA), cujas perdas cognitivas são mais insidiosas, homogêneas e progressivas.

Para **doenças vasculares de pequenos vasos** (doença microvascular), o padrão de progressão é gradativo (mais parecido com o padrão da DA). Assim, na doença de pequenos vasos, ocorre efeito cumulativo, decorrente de alterações degenerativas desses pequenos vasos arteriais que produzem lesões pequenas e múltiplas que se somam no tecido cerebral.

Clinicamente, na demência por doença de pequenos vasos, os circuitos cerebrais mais afetados são os da **conexão córtico-subcortical pré-frontal**, de forma que os domínios cognitivos mais comprometidos são as funções executivas (planejamento e monitorização das ações, flexibilidade cognitiva, perseverações), a memória de trabalho, a atenção complexa (atenção sustentada, seletiva ou dividida) e a velocidade de processamento. Além disso, ocorrem também sintomas neuropsiquiátricos de depressão e apatia.

O que caracteriza, portanto, clinicamente, uma demência por doença microvascular é uma *síndrome disexecutivo-apática* (ou seja, a combinação de déficits nas funções executivas e apatia/depressão).

Por sua vez, os domínios cognitivos afetados pela **demência de grandes vasos**, pós--AVC, dependem da região cerebral acometida. Entretanto, é relativamente comum encontrar-se, nesses casos, afasia motora, labilidade emocional e déficits motores lateralizados.

Degeneração lobar frontotemporal ou demência frontotemporal (DSM-5 – transtorno neurocognitivo frontotemporal maior ou leve) (Askin-Edgar; White; Cummings, 2006; Warrem et al., 2013)

Embora na degeneração lobar frontotemporal haja preservação relativa (sobretudo nas fases iniciais) da memória e da aprendizagem, assim como das funções perceptomotoras (gnosia, praxia), nessas demências há acometimento já nas fases iniciais das funções executivas, da memória de trabalho, da atenção e da cognição social, além de prejuízo no controle dos impulsos.

Essas demências produzem alterações marcantes da **personalidade** (perda da empatia, desinibição e/ou apatia, mudanças no paladar) e do **comportamento** (comportamentos perseverantes, compulsivos, hiperoralidade). Há declínio na **cognição social** (reconhecimento das emoções nos outros, perda da "teoria da mente") e nas **funções executivas** do lobo frontal (perda em planejamento, monitoração da ação e flexibilidade cognitiva).

Distúrbios significativos da **linguagem** são muito importantes nas variantes linguísticas (dificuldade em encontrar palavras, nomear objetos, compreender palavras e em habilidades gramaticais). Clinicamente, chama a atenção nas alterações de personalidade a **perda do "tato social"** (incapacidade de entender e interpretar sinais sociais) (Baldwin; Förstl, 1993; Warrem et al., 2013).

As demências na degeneração lobar frontotemporal são, de modo geral, **quadros muito graves** (p. ex., o declínio cognitivo é mais rápido do que na DA) e são relativamente comuns na faixa etária abaixo de **65 anos**. A sobrevida é de 6 a 11 anos após o surgimento dos sintomas e, geralmente, de 3 a 4 anos após o diagnóstico.

Existem duas grandes **variantes de demência frontotemporal**. Na primeira, há predomínio de alterações comportamentais e da personalidade (**variante comportamental**), com apatia ou desinibição e prejuízo nos autocuidados e na higiene (dificuldade para se vestir, tomar banho, se arrumar). Nessa variante comportamental também se observam hiperoralidade (comer em excesso, ingerir substâncias não comestíveis), comportamento estereotipado e repetitivo (esfregar as mãos, reler o mesmo livro, cantar a mesma canção, ir ao mesmo lugar repetidamente), comportamentos socialmente inadequados, como comportamento hipersexual (piadas com conteúdo sexual fora de contexto, masturbação compulsiva), comportamentos impulsivos, irritabilidade excessiva, assim como alteração importante na responsabilidade social e perda grosseira do tato social.

Na segunda variante, ocorre predomínio de declínio linguístico (na verdade, duas **subvariantes linguísticas**). Nessas variantes linguísticas, há duas subvariantes: **afasia progressiva primária fluente (demência semântica) e afasia progressiva primária não fluente** (Mesulam, 2003). Na afasia progressiva primária fluente, há **produção de linguagem**, mas perda do *significado das palavras* e da capacidade de nomeação de objetos e pessoas. Mais tardiamente, ocorre perda de discriminação de odores e sabores.

A outra subvariante é a **afasia progressiva primária não fluente**; nela, há progressiva **perda da produção de linguagem**, mesmo com esforço.

Na produção da fala empobrecida ocorrem muitos erros gramaticais, com frases grosseiramente telegráficas e alterações fonêmicas (no som do discurso) e fonéticas (na articulação das sílabas e das palavras) (Askin-Edgar; White; Cummings, 2006; Warrem et al., 2013; Mesulam M-M. et al., 2014).

Doença com corpos de Lewy (DSM-5 – transtorno neurocognitivo maior ou leve com corpos de lewy) (Walker; Possin; Boeve et al. 2015; Hogan; Fiest; Roberts et al., 2016)

Essa demência é uma **alfa-sinucleidopatia**, pois, do ponto de vista neurobioquímico e neuropatológico, há duplicações errôneas e agregação de uma proteína, a alfa-sinucleína (as sinucleidopatias são: DCL e DP) (há debates sobre se a atrofia sistêmica múltipla também estaria incluída aqui).

A **DCL** ocorre devido a alteração patológica nos neurônios em forma de inclusões citoplasmáticas esféricas intraneuronais (os corpos de Lewy), localizadas predominantemente em neurônios do córtex cerebral (concentrando-se em regiões paralímbicas), mas também espalhadas por núcleos subcorticais e substância negra (Askin-Edgar; White; Cummings, 2006). Na demência por DCL (ela representa de 3-7% de todas as demências), ocorrem os seguintes sinais e sintomas:

1. **Prejuízo cognitivo flutuante (*delirium--like*)**. Há, nesses pacientes, a história prodrômica de episódios de flutuação dos sintomas cognitivos (*delirium-like*), frequentemente desencadeados por doenças, estresses orgânicos. Os episódios de *delirium-like* frequentemente antecedem o declínio cognitivo.

2. **Alucinações visuais**. Essas alucinações são recorrentes, tipicamente de contornos nítidos, detalhadas e bem formadas (Ransmayr et al., 2000).

3. **Declínio cognitivo progressivo**. Na DCL, o declínio cognitivo deve preceder pelo menos em um ano os sintomas motores parkinsonianos (se os sintomas parkinsonianos precedem o declínio cognitivo, deve-se pensar em demência por DP, e não em demência por DCL).

4. Após o surgimento de declínio cognitivo progressivo, ocorrem **sintomas de parkin-**sonismo, o qual é, entretanto, um tanto distinto daquele da DP. Na DCL ocorrem também rigidez, redução e lentificação dos movimentos (hipocinesia), porém os sintomas parkinsonianos aqui se caracterizam por serem um quadro simétrico bilateral (a DP com frequência se inicia com quadros assimétricos), predominantemente axial (do tronco, afetando menos os membros) e sem resposta ao tratamento com levodopa.

5. É muito comum, e muitas vezes pode anteceder ou ser sintoma muito precoce na doença, o **transtorno comportamental do sono REM (TCSREM)** (sono do movimento rápido dos olhos). No TCSREM, geralmente 90 minutos depois de ter adormecido (mas o predomínio é no final do período de sono), o indivíduo ainda dormindo apresenta vocalizações e comportamentos motores complexos (pode saltar, cair da cama, esmurrar, empurrar, chutar), relacionados a sonhos cheios de ação, eventualmente com violência. Logo em seguida, o indivíduo desperta e está alerta e orientado e com frequência consegue lembrar-se do sonho.

6. Os pacientes com DCL são extremamente **sensíveis aos efeitos colaterais dos antipsicóticos**, sobretudo os de primeira geração.

Às vezes é difícil diferenciar a demência por DCL da demência associada à DP. No caso da DP, obrigatoriamente, seus sintomas motores característicos (rigidez, tremores, lentificação motora) devem anteceder o surgimento do declínio cognitivo. Além disso, na DCL, ocorrem os episódios *delirium-like* que precedem o declínio cognitivo e, mais frequentemente, alucinações nítidas e bem formadas.

Cerca de 50% dos pacientes com DCL são extremamente sensíveis aos efeitos colaterais dos antipsicóticos neurolépticos (de primeira geração, como haloperidol, penfluridol, clorpromazina, entre outros). Os indivíduos com demência por DP podem também apresentar alucinações, porém nesse caso elas são frequentemente secundárias ao uso de medicamentos antiparkinsonianos (como levodopa).

Por fim, cabe mencionar as demências associadas a duas condições neurológicas importantes: DP e doença de Huntington.

A **DP**, como a DCL, é uma alfa-sinucleidopatia. Além disso, representa risco significativo para o desenvolvimento de TNC leve e maior.

Com o curso da doença, até 75% das pessoas acometidas podem desenvolver um TNC maior.

O padrão cognitivo é variável, mas com frequência há prejuízo das funções executivas frontais, da memória e das habilidades visuoespaciais, com lentificação do processamento de informações. Características associadas são sintomas como depressão (muito comum na DP) e ansiedade, alucinações, delírios, mudanças na personalidade, sonolência excessiva durante o dia e transtorno de comportamento associado ao sono REM.

A **doença de Huntington** é uma doença neurodegenerativa grave decorrente de mutação autossômica dominante, com repetições CAG no cromossomo 4. É comum haver evidente história familiar para essa doença. A sobrevida é de 15 a 20 anos após o diagnóstico. A evolução para demência é praticamente inevitável. Antecedem a demência o declínio das funções executivas e alterações comportamentais como depressão, ansiedade, apatia e sintomas psicóticos, que podem surgir antes dos sintomas motores (movimentos coreicos e lentificação motora).

Outras formas de demência

Um número muito grande de condições pode produzir quadros demenciais, sobretudo em idosos. Denomina-se **demência mista** a coocorrência de duas ou mais causas para declínio cognitivo e demência. A coocorrência mais comum é de DA e doenças vasculares compatíveis com demência vascular, mas pode ocorrer qualquer combinação de doenças que causam demência. Outras condições associadas às demências são: demência relacionada ao alcoolismo crônico, paralisia supranuclear progressiva, doença de Hallervorden-Spatz, degeneração corticobasal, atrofias de múltiplos sistemas, demência por hidrocefalia de pressão normal, encefalopatias espongiformes subagudas (a mais comum é a doença de Creutzfeldt-Jakob) (Quadro 39.3).

PERGUNTAS DE RASTREAMENTO AOS FAMILIARES, ACOMPANHANTES OU CUIDADORES SOBRE POSSÍVEL TNC MAIOR (DEMÊNCIA)

O Quadro 39.4 apresenta possibilidades de perguntas de rastreamento a serem feitas aos familiares, acompanhantes ou cuidadores do paciente sobre possível TNC maior.

Para instrumentos padronizados para avaliar demências, ver os instrumentos Miniexame do Estado Mental, MOCA e Teste de Pfeffer no *hotsite* do livro.

Quadro 39.3	Outras causas de demência	
Demências associadas a substâncias tóxicas	• Alcoolismo crônico, metais pesados como mercúrio, chumbo, arsênico, tálio, etc.
Demências por deficiências vitamínicas	• Deficiência de vitamina B12 (cianocobalamina), ácido fólico, vitamina B1 (tiamina), ácido nicotínico (deficiência causa a pelagra, associada à demência), etc.
Demências por infecções do SNC	• Neurossífilis, neurocisticercose, demência como sequela de encefalites (p. ex., herpes simples)
Demências por hidrocefalias	• Hidrocefalia de pressão normal, outras hidrocefalias
Demências por traumas físicos	• Trauma craniencefálico, choque elétrico, choque térmico, hipertermia, hipotermia
Demências por tumores intracranianos e outras lesões expansivas	• Neoplasias cerebrais, meningiomas, hematoma subdural crônico
Demências por endocrinopatias e causas metabólicas	• Hipotireoidismo, hipo ou hiperparatireoidismo, hiperinsulinismo, demência dialítica, etc.
Demências secundárias à infecção pelo HIV	• complexo cognitivo-motor da aids, leucoencefalopatia multifocal progressiva (LEMP), neurotoxoplasmose, neurotuberculose, meningoencefalite por citomegalovírus, linfoma do SNC, etc.

OUTROS TRANSTORNOS NEUROCOGNITIVOS CRÔNICOS, DE LONGA DURAÇÃO (PREVIAMENTE DENOMINADOS SÍNDROMES MENTAIS ORGÂNICAS FOCAIS OU LOCALIZADAS)

Transtorno amnéstico (síndrome amnéstica) (Spiers; Maguire; Burgess, 2001; Szabo, 2014; Small; Butler; Zabar; Barash, 2016)

Essa é uma condição que permanece autônoma na **CID-11**, mas que no DSM-5 foi agrupada com as demências, nos TNC maiores (desaparecendo, portanto, do DSM-5). O transtorno amnéstico se caracteriza por declínio grave da memória em relação à idade do indivíduo acometido e seu nível intelectual. Há declínio desproporcional da memória em relação aos outros domínios cognitivos.

Ocorre declínio muito grave na capacidade de reter novas informações (memória de fixação) e de aprender conteúdos novos. Pode haver também muita dificuldade ou incapacidade de evocar informações previamente aprendidas. Não deve haver alterações do nível de consciência e da cognição, considerada de forma mais ampla. Assim, a memória recente é bem mais atingida que a memória tardia, de evocação, e a atenção e a memória imediata podem estar relativamente preservadas. O declínio da memória no transtorno amnéstico é decorrente de alterações neuronais, como neuroinfecção (p. ex., encefalite herpética), deficiência vitamínica (principalmente de vitamina B1, a tiamina), trauma craniencefálico, tumor ou outras doenças, ou de uso de substâncias que acometam áreas cerebrais específicas relacionadas à memória.

Na tradição médica e neuropsiquiátrica, o transtorno amnéstico é também chamado de síndrome de Wernicke-Korsakoff (SWK), e caracteriza-se pela perda da memória de fixação. Nos casos graves, o paciente é incapaz de reter qualquer nova informação; não aprende nada. Segundos após ser apresentado ao médico, não sabe dizer quem ele é e qual seu nome. Entretanto, a CID-11 prefere restringir o uso do termo SWK quando se estão usando categorias diagnósticas do capítulo de transtornos nutricionais, 5B5A (pela principal causa da SWK ser a deficiência grave de vitamina B1, tiamina). Neste livro, usamos SWK e síndrome amnéstica como sinônimos.

A **SWK** é constituída por duas "*subsíndromes*" que, com frequência, sucedem-se temporalmente: a síndrome de Wernicke e a de Korsakoff. A **síndrome de Wernicke** corresponde ao quadro agudo e manifesta-se pela tríade: **1) oftalmoplegias (paresias de diversos músculos dos globos oculares, com ou sem nistagmo), 2) ataxia (alteração do equilíbrio)** e **3) confusão mental**. O quadro ocorre com grande frequência em decorrência da deficiência de vitamina B1 (tiamina), em geral em indivíduos desnutridos, alcoolistas crônicos, pessoas com caquexia, com anorexia nervosa, gestantes que apresentam

---

> **Quadro 39.4 | Possíveis perguntas de rastreamento para familiares e cuidadores de paciente com suspeita de TNC maior**
>
> Comparando o comportamento, a memória e as habilidades do paciente no momento atual em relação a 5 ou 10 anos atrás (quando ele ainda estava bem), você diria que:
>
> - Ele tem dificuldades para lembrar coisas que aconteceram recentemente?
> - Tem dificuldades para lembrar onde as coisas costumam ser guardadas?
> - Tem dificuldades para lembrar coisas sobre a família e os amigos, como nomes, profissões, aniversários e endereços?
> - Às vezes, confunde pessoas, não sabe quem é uma pessoa previamente conhecida (sobrinho, neto, conhecido da família ou mesmo filho ou o cônjuge)?
> - Tem dificuldades para lidar com questões financeiras, controlar a conta no banco, lidar com dinheiro, conferir trocos, pagar as contas?
> - Tem dificuldades para achar a palavra certa quando está falando sobre as coisas? Usa termos mais inespecíficos, como "aquela coisa", "aquela pessoa", "aquele lugar"?
> - Tem dificuldades para fazer as coisas rotineiras da casa, como cozinhar, limpar, fazer as compras?
> - Já se perdeu na cidade? E no seu bairro? Já se perdeu em sua casa?

Demências e outros transtornos neurocognitivos de longa duração

vômitos muito graves (hiperêmese gravídica), entre outros quadros (Sechi; Serra, 2007).

Já a **síndrome de Korsakoff** (Kopelman, 1995), que corresponde ao componente crônico, sequelar, da SWK, é classicamente definida pela tríade: **1) perda da memória de fixação** (geralmente memória episódica anterógrada, de curto prazo); **2) desorientação temporoespacial** e **3) confabulações**. Tanto a desorientação como as confabulações são hipoteticamente consideradas como consequências da grave incapacidade do paciente em reter novas informações. Ele se desorienta pois não assimila a passagem do tempo, não fixa os lugares por onde passa; ele confabula pois, perplexo diante de suas falhas de memória (lacunas mnêmicas), preenche inadvertidamente (de forma não consciente e não voluntária) tais falhas com material inventado, conteúdos colhidos de suas fantasias. A confabulação pode ter um caráter de grandeza (ver mais sobre confabulação no Cap. 17, sobre a memória).

Do ponto de vista cerebral, pode-se afirmar que a SWK resulta de lesões no sistema límbico associadas à memória, localizadas nas regiões mesiais dos lobos temporais. Há, assim, lesões nos corpos mamilares, nos núcleos dorsomediais do tálamo, no hipocampo, no fórnix ou no trato mamilotalâmico. Spiers e colaboradores (2001) revisaram 147 casos (de 179 publicações) de alterações de memória (relacionadas ao transtorno amnéstico) por lesões no hipocampo e no fórnix. Verificaram que era consistente o déficit de memória episódica anterógrada, com relativa preservação da memória de procedimentos e da memória de trabalho.

O Quadro 39.5 apresenta diversos fatores etiológicos associados ao transtorno amnéstico e seus respectivos locais lesionados (a partir de Cummings, 1995).

OUTRAS SÍNDROMES MENTAIS ORGÂNICAS

Síndromes mentais e comportamentais associadas a outras doenças, transtornos ou condições (biomédicas) classificados em outro lugar

No **DSM-5**, as anteriormente denominadas "síndromes mentais orgânicas focais" (alucinose or-

gânica, transtorno delirante orgânico, transtorno catatônico orgânico, transtorno orgânico do humor, etc.) foram reagrupadas em dois capítulos. Elas podem ser especificadores dos TNCs maiores ou leves. Ou seja, se o paciente apresenta declínio neurocognitivo maior ou leve e quadro delirante ou alucinatório de base orgânica, o diagnóstico será TNC (maior ou leve) com o **especificador** *"perturbação comportamental"* **(incluindo sintomas neuropsiquiátricos e comportamentos alterados)**. Essa *perturbação* diz respeito a sintomas psicopatológicos e comportamentais (nesses casos denominados "sintomas neuropsiquiátricos"), que com frequência podem ser depressão ou mania, alucinação, delírio, estupor catatônico, entre outros.

Ainda no DSM-5, caso o paciente apresente um quadro alucinatório ou delirante, catatonia, alteração do humor, transtorno obsessivo-compulsivo (TOC), entre outros, e esses quadros decorrerem de doença física ou de substâncias, sem um TNC concomitante, sugere-se que sejam diagnosticados como, por exemplo, "transtorno psicótico por condição médica" (p. ex., tumor cerebral, insuficiência hepática, etc.) ou "por substância/medicamento".

Já a **CID-11** decidiu por agrupar esses transtornos psicopatológicos decorrentes de doenças físicas e substâncias em um capítulo separado, denominado *"Síndromes mentais e comportamentais associadas a doenças ou transtornos classificados em outros lugares"*. Pela CID-11, os quadros psicopatológicos com comprovada causa orgânica, cerebral, como alucinose orgânica, transtorno delirante (esquizofreniforme) orgânico, transtorno catatônico orgânico, transtorno orgânico do humor, transtorno orgânico da personalidade, são colocados nesse capítulo.

Deve haver evidências objetivas da história clínica, do exame físico e/ou de exames laboratoriais e de neuroimagem de que o quadro psicopatológico (p. ex., as alucinações, o delírio, a alteração de humor, etc.) é causado por doenças ou condições físicas (como lúpus, tumores cerebrais, infecções cerebrais, alterações da tireoide ou paratireoide, entre outras). Os sintomas não são explicáveis por *delirium* ou outra doença mental, e não são repercussões nem consequências psicológicas da patologia ou condição física (como ansiedade ou depressão decorrentes de saber que tem uma doença física grave ou da dor e da incapacitação causadas pela condição) (Quadro 39.6).

454 Psicopatologia e Semiologia dos Transtornos Mentais

Quadro 39.5 | Fatores etiológicos e locais de lesão nas síndromes amnésticas

SÍNDROME OU FATOR ETIOLÓGICO	LOCAL DA LESÃO
Déficit de tiamina (vitamina B1)	Hipocampo, fórnix, corpos mamilares, tálamo
Encefalite por herpes simples	Hipocampo
Distúrbios cerebrovasculares (principalmente da artéria cerebral posterior)	Hipocampo, tálamo
Trauma craniencefálico	Hipocampo
Anoxia	Hipocampo
Hipoglicemia	Hipocampo
Hemorragia subaracnoidea (ruptura de aneurisma da artéria cerebral anterior)	Fórnix
Neoplasias	Fórnix, hipocampo, tálamo, lobo temporal
Amnésia global transitória	Isquemias do hipocampo
Cirurgia	Lobo temporal

Quadro 39.6 | Síndromes mentais e comportamentais orgânicas, secundárias, associadas a doenças ou transtornos classificados em outros lugares (SMCD)

SMCD (CID-11)	CARACTERÍSTICAS
Síndrome psicótica secundária	Alucinose orgânica, transtorno delirante orgânico e transtorno catatônico orgânico. Quadros de alucinação auditiva e/ou visual, delírios ou catatonia persistentes ou recorrentes, com fator cerebral causal identificável ou fortemente provável.
Síndrome de humor secundária	Transtornos do humor com alterações depressivas, maníacas ou bipolares nos quais o fator cerebral é identificável ou fortemente presumido.
Síndrome ansiosa secundária	Transtornos de ansiedade (ansiedade generalizada e/ou pânico) nos quais o fator cerebral é identificável ou fortemente presumido.
Síndrome obsessiva--compulsiva secundária	Transtornos obsessivo-compulsivos nos quais o fator cerebral é identificável ou fortemente presumido.
Síndrome dissociativa secundária	Quadros de dissociação ou de conversão nos quais o fator cerebral é identificável ou fortemente presumido.
Síndrome de controle de impulso secundária	Quadros de perda do controle de impulsos, recorrentes e significativos clinicamente, nos quais o fator cerebral é identificável ou fortemente presumido.
Síndrome de personalidade secundária	Transtornos da personalidade decorrentes de doença ou fator cerebral identificável ou fortemente presumido.
Síndrome do neurodesenvolvimento secundária	Transtornos do neurodesenvolvimento (TEA, entre outros) decorrentes de doença ou fator cerebral identificável ou fortemente presumido.
Síndrome neurocognitiva secundária	Na CID-11, quando ocorrerem síndromes com alterações neurocognitivas que não preenchem os critérios para TNC maior ou leve, devem ser classificadas dessa maneira.

TEA, transtorno do espectro autista; DI, deficiência intelectual.

40 Síndromes relacionadas à cultura

PSICOPATOLOGIA E CULTURA

O universo cultural no qual o indivíduo se desenvolveu traz consigo um conjunto de valores, símbolos, atitudes, modos de sentir, de sofrer, enfim, formas de organizar a subjetividade e a vida social, que são fundamentais na constituição do sujeito, das suas relações interpessoais e de seu adoecer.

O ser humano deve ser compreendido em suas duas dimensões básicas: sua constituição, seu funcionamento biológico (natureza) e o conjunto de experiências interpessoais; e sua história e o contexto social no qual vive e foi formado (cultura).

A significação dos fenômenos naturais (fisiologia, doenças físicas, alterações neuronais) é sempre produto de uma reinterpretação, de um "*constituir sentidos*" à luz do contexto cultural (a chamada "*segunda natureza*"). Essa dupla dimensão da experiência humana é reconhecida desde a Antiguidade; assim, o filósofo estoico de Roma, Cícero (106-43 a.C.), afirmava que "pelo uso das nossas próprias mãos criamos dentro do reino da natureza uma segunda natureza para nós mesmos". Essa *segunda natureza* (cultura) que o ser humano cria para si próprio torna-se o instrumento pelo qual ele interpreta a natureza (biologia) que ele não fez. Ou seja, a significação dos fenômenos naturais (fisiologia, doenças físicas, alterações neuronais) é sempre produto de uma reinterpretação, de um "constituir sentidos" à luz do contexto cultural (a segunda natureza) (Dalgalarrondo, 2013).

Cultura é algo difícil de definir, pois tem sido concebida de inúmeras maneiras por seus estudiosos (ver revisão crítica e abrangente em Cunha, 2009). Para o antropólogo Clifford Geertz (1926-2006), trata-se de um padrão de significados transmitido historicamente, incorporado em símbolos, um sistema de concepções herdadas expressas em formas simbólicas por meio das quais os seres humanos comunicam, perpetuam e desenvolvem seu conhecimento e suas atividades em relação à vida (Geertz, 1978).

Ele cita o seguinte exemplo, bastante elucidativo (Geertz, 1978, p. 16):

> Consideremos dois garotos piscando rapidamente o olho direito. Num deles, esse é um tique involuntário; no outro, é uma piscadela conspiratória a um amigo... Assim, este último, o piscador, executou duas ações – contrair a pálpebra (ato neurológico) e piscar (ato cultural) –, enquanto o que tem um tique nervoso apenas executou uma – contraiu as pálpebras (ato neurológico). Contrair as pálpebras de propósito, quando existe um código público no qual agir assim significa um sinal conspiratório, é piscar; um gesto pleno de história e significado, um sinal de cultura.

Há muitas décadas, os pesquisadores em psicopatologia têm-se interessado vivamente pela relação entre os transtornos mentais e a cultura. Têm sido descritas algumas "síndromes culturalmente relacionadas", ou seja, determinados quadros sintomáticos que ocorrem em apenas certos grupos culturais. Tais síndromes seriam "próprias" e circunscritas a apenas alguns grupos culturais e, de alguma forma, resultariam de repertórios comportamentais específicos para se lidar com o sofrimento, característicos de cada cultura (Leff, 1988; Lantéri-Laura, 2004; APA, 2014). O **Quadro 40.1** apresenta, de forma resumida, as principais dessas síndromes, observadas por diversos psicopatólogos em diferentes culturas, desde o fim do século XIX até os dias atuais (ver revisão em Kohrt et al., 2014).

Os diferentes modos de experimentação e representação do sofrimento mental e os diversos transtornos mentais que cada cultura expressa ou desenvolve têm sido objeto de interesse da psicopatologia. Nos últimos dois séculos, os psicopatólogos apreenderam a importância que se deve dar à ***linguagem das emoções*** (termos das línguas locais e formas verbais e não verbais de expressar os diferentes sentimentos e emoções) de cada povo, etnia ou grupo cultural para se acessar os sintomas e os transtornos mentais em cada região e grupo social.

Quadro 40.1 | Síndromes relacionadas à cultura no contexto internacional

SÍNDROME	GRUPO CULTURAL	CARACTERÍSTICAS
Ataque de nervios	América Latina (principalmente hispânica)	Ataque de desespero intenso, choro, berros descontrolados, tremores, calor no tórax, agressividade, desmaios que ocorrem em brigas familiares, funerais e outras situações de sofrimento intenso. Descrito pela primeira vez na Costa Rica, mas difundido na América Latina.
Susto	América Latina (principalmente hispânica)	Após grande susto, a alma deixa o corpo, o que resulta em infelicidade e doença. O indivíduo passa a apresentar mal-estar generalizado, perda do prazer, desânimo.
Latah	Malásia	Quadro de extrema sugestionabilidade, acompanhado de obediência automática, ecopraxia, ecomimia, ecolalia, tiques motores, pequenos saltos, etc.
Amok	Malásia	Um período (horas ou dias) de recolhimento ou tristeza é seguido por episódio intenso de agitação psicomotora; o sujeito sai correndo, atacando e destruindo tudo que se encontra ao seu alcance, inclusive cometendo homicídios. Termina com exaustão e amnésia do ocorrido.
Koro	Sudeste asiático	Crença de que o pênis irá encolher, retraindo-se em direção ao abdome, causando a morte do infeliz.
Dhat	Sul da Ásia	Rapazes que sentem sintomas diversos (angústia, fraqueza, fadiga, disfunção erétil) pois acreditam que devido à perda do sêmen perdem um dos sete fluidos da medicina Ayurveda, essenciais ao equilíbrio.
Taijin Kyofusho	Japão	*Taihin kyofusho* significa "medo interpessoal" em japonês. É uma síndrome em que há ansiedade e evitação das pessoas, pois o indivíduo sente que sua aparência e suas atitudes são ofensivas aos outros.
Shenjing shuairuo	China	*Shenjing shuairuo* significa "fraqueza do sistema nervoso" em mandarim. Na medicina tradicional chinesa, é uma síndrome de fadiga, irritabilidade misturada com aflição e sofrimento acerca de pensamentos conflitantes e desejos não satisfeitos.
Pibloktoq	Inuítes do Círculo Polar Ártico	Irritabilidade seguida de intensa agitação psicomotora (indivíduo joga-se no chão, rola pela neve, etc.), convulsões, sono profundo e amnésia do ocorrido.
Windigo	Algonkians do Canadá	Medo intenso e convicção de tornar-se canibal por meio da possessão pelo *windigo*, uma criatura mítica maligna.
Brain Fag	África subsaariana	Cansaço crônico, cefaleia, dificuldades visuais e cognitivas. Tende a ocorrer em grupos recém-urbanizados.
Voodoo e Maladi moun	Haiti	Feitiçaria ou inveja contra a vítima, que pode passar a ser rejeitada pelo meio social, tornando-se deprimida, apática, inapetente, podendo morrer por tal quadro (a chamada morte *voodoo*).
Couvade (choco)	Difundido pelo mundo	É o resguardo tomado pelo pai antes, durante ou depois do parto da mulher. O pai pode ter sintomas semelhantes aos da mulher grávida (náuseas, indisposição, dores nas costas, etc.).

Da mesma forma, verificou-se que, no campo da saúde e da psicopatologia, é preciso captar como é e como se desenvolve o chamado *idioma de sofrimento* (padrões de expressão de afetos dolorosos, de conflitos pessoais, familiares e sociais e as formas de expressar sofrimento subjetivo, psíquico e social) em cada contexto sociocultural.

Além disso, no trabalho clínico e na pesquisa, é fundamental procurar compreender os *processos simbólicos de cura e tratamento* e os modos de abordagem popular para o sofrimento mental, o desvio comportamental e os transtornos mentais por meio das formas de religiosidade, das tradições sociais e familiares e da ação dos agentes populares de cura (Kleinman, 1988).

Recentemente, tem crescido o interesse pela identificação da influência que variáveis socioculturais exercem sobre a frequência, a constituição e as formas de manifestação das diversas síndromes psicopatológicas. As dimensões mais estudadas têm sido migração e urbanização recente, exílio político e/ou econômico, pobreza, filiação religiosa e religiosidade, assim como violência e criminalidade.

Os pesquisadores têm investigado em que grau os transtornos mentais "clássicos" (depressão, esquizofrenia, fobias, entre outros) variam de um contexto cultural para outro. As comparações têm sido feitas principalmente entre dois polos básicos – o das sociedades industrializadas e o das sociedades rurais ou semirrurais (Quadro 40.2):

1. **Sociedades mais industrializadas e urbanizadas** (p. ex., países da Europa Ocidental e da América do Norte), imersas na cultura da "modernidade" e "hiper- ou pós-modernidade". Nessas sociedades, predominam a família nuclear, pouca influência da religião e da tradição sobre os valores e as atitudes dos indivíduos, maior nível escolar, menos assimetria de poder nas relações homem-mulher e maior separação entre o domínio da vida privada e o da vida pública.

2. **Sociedades "tradicionais", rurais ou semirrurais** (p. ex., muitos países africanos, determinadas áreas dos países asiáticos, da Oceania e da América Latina), imersas na cultura da "tradição", nas quais predominam família extensa, forte influência da religião sobre as decisões pessoais e sobre a subjetividade, baixa escolaridade formal, marcante assimetria de poder nas relações homem-mulher e interpenetração dos domínios privado e público.

Obviamente, o contexto sociocultural brasileiro também oferece formas particulares de organização do sofrimento mental. Nesse sentido, são expostas, no Quadro 40.3, de modo resumido, algumas síndromes relacionadas à cultura, bem como seus sintomas, observados em diferentes grupos culturais da realidade brasileira (São Paulo, 1936; Araújo, 1979).

No contexto da psicopatologia contemporânea, faz-se necessário o esforço contínuo de integração de conhecimentos e construtos das neurociências cognitivas, da epidemiologia clínica e da farmacologia, em acentuado desenvolvimento e crescente influência, com a perspectiva de se valorizar de forma cuidadosa e hábil a importância indelével e decisiva da cultura e dos processos sociais na experiência subjetiva e interpessoal, intrínsecas aos transtornos mentais (ver revisão em Choudhury; Kirmayer, 2009).

Quadro 40.2 | Diferença do padrão de transtornos e sintomas mentais nos polos de sociedades mais modernas e industrializadas e daquelas mais rurais e tradicionais

TRANSTORNO MENTAL	SOCIEDADES MAIS INDUSTRIALIZADAS E URBANIZADAS	SOCIEDADES MAIS RURAIS E TRADICIONAIS
Depressão	Predominam: • Humor triste • Delírios de ruína • Redução da autoestima • Ideias de culpa • Autoacusação	Predominam: • Sintomas somáticos (cefaleias, "corpalgia") • Agitação psicomotora • Confusão mental • Sintomas histéricos • A depressão "endógena" seria mais rara entre grupos indígenas e na África
Síndromes ansiosas	Mais sintomas psíquicos	Mais sintomas somáticos
Esquizofrenia	• Pior prognóstico • Mais sintomas afetivos, principalmente depressão • Mais "inserção" e "publicação" do pensamento • Em alguns países desenvolvidos, minorias étnicas (com muitos adolescentes que usam maconha) têm maior incidência de esquizofrenia. • Nos Estados Unidos, negros teriam mais sintomas paranoides do que brancos. Na Inglaterra, filhos e netos de afro-caribenhos apresentam significativamente mais esquizofrenia	• Melhor prognóstico • Mais alucinações visuais e auditivas • Mais "vozes que comentam a ação" • Formas confusionais (seriam quadros orgânicos?) • Formas paranoides desorganizadas • Delírios místicos, de possessão e de missão • Delírios hipocondríacos • Delírios com ancestrais
Psicoses reativas	Menos frequentes	• Mais frequentes • Haveria, de fato, um número significativo desses casos em países subdesenvolvidos
Transtorno bipolar	Nos Estados Unidos, parece haver, entre os negros, uma proporção maior de esquizofrenia e menor de transtorno bipolar em comparação com os brancos	Formas de "mania reativa" seriam mais frequentes
Anorexia nervosa	Seria mais frequente em sociedades urbanas, ricas e ocidentais Nessas sociedades, embora ocorram casos, seriam mais raros em negros e grupos migrantes do Terceiro Mundo	Seria rara em sociedades rurais e pobres
Transtorno obsessivo-compulsivo	Mais frequente nos países ocidentais	Seria mais raro na África
Histeria ou transtornos dissociativos	Menos frequente em países como a Inglaterra e a Escandinávia	• Mais frequente em sociedades não industrializadas • Mais frequente nos países árabes (?)

Síndromes relacionadas à cultura 459

Quadro 40.3 | Síndromes relacionadas à cultura no contexto brasileiro

SÍNDROME "CULTURAL"	GRUPO RELIGIOSO OU CULTURAL	CARACTERÍSTICAS
Dom da fala ou glossolalia	Principalmente em grupos pentecostais ou neopentecostais	Em estado de transe, de beatitude, o crente passa a falar uma linguagem incompreensível (como se fosse uma língua estrangeira), às vezes gutural. O fenômeno é interpretado como um dom oferecido ao crente pelo Espírito Santo.
Obsessão ou "estar obsedado ou obsidiado"	No espiritismo kardecista	Geralmente um espírito obsessor exerce ação negativa sobre o indivíduo, causando sintomas muito variados, como angústia, depressão, fobias, dependências químicas, ideias suicidas, psicoses, etc. Os espíritas preconizam a cura pelo tratamento espiritual da "desobsessão".
Estados de possessão	Nas religiões afro--brasileiras (candomblé, umbanda), eventualmente no pentecostalismo, em outras religiões evangélicas e no catolicismo	Estado de transe que dura de minutos a horas, com alteração da consciência, perda temporária da identidade pessoal, movimentos rítmicos do tronco, caretas e gestos estereotipados. O indivíduo tem a sensação de ter sido possuído por uma entidade (no Candomblé ou Umbanda, um dos Orixás, na Umbanda, Pomba gira, Exu, Caboclos, etc.)
Gastura	Populações rurais ou recentemente urbanizadas	Mal-estar, sensação desagradável por ver ou ouvir alguma coisa que não se pode suportar. Também ansiedade e irritabilidade, aflição sentida principalmente no corpo, como indisposição estomacal e azia.
Quebranto ou mau-olhado	Generalizado na cultura popular, mas mais difundido em populações rurais	Produzido por indivíduo maldoso, invejoso, com uma "irradiação maléfica". A vítima pode apresentar os olhos lacrimejantes, bocejar constante, moleza no corpo, inapetência, tristeza. Pode ficar doente, definhar e até morrer. Animal com mau-olhado fica jururu; ave, encoruja. Trata-se com benzedura, defumação com palha de alho, por nove dias seguidos.
Espinhela caída	Populações rurais ou recentemente urbanizadas	A reentrância do apêndice xifoide, segundo a crença popular, produz sintomatologia multiforme, mas especialmente vômitos, astenia, estado de fraqueza e apatia generalizada, dor nas costas, epigastralgia, tosse seca.
Calundu	Nordeste brasileiro	Estado disfórico, de irritação repentina, mau humor e depressão.
Caruara ou "treme-treme"	Nordeste, principalmente na Bahia (registros históricos)	Forma de histeria conversiva, geralmente de natureza epidêmica, com fraqueza ou paralisia nas pernas, desequilíbrio (astasia-abasia), dura de 3 a 15 meses, desaparecendo de forma repentina ou gradual.
Tangolomango	Crença trazida ao Brasil pelos escravos africanos, mais difundida no Nordeste (registro histórico)	Mal súbito, geralmente incurável e causado por sortilégio, feitiçaria. Faz o indivíduo definhar.
Banzo ou banza	Em escravos negros e em índios escravizados (entidade histórica; não se observa mais atualmente)	Nostalgia, melancolia, estado progressivo de apatia, tristeza, desânimo, inapetência, podendo evoluir até o estupor e a morte.

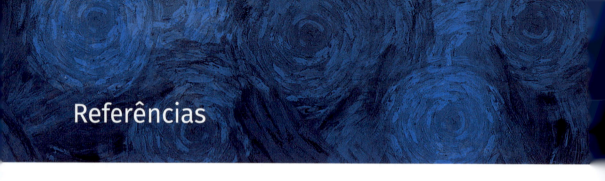

Referências

ABDALLA, R. R. et al. Prevalence of cocaine use in Brazil: data from the II Brazilian national alcohol and drugs survey (BNADS). Addict Behav., v. 39, n. 1, p.297--301, 2014.

ABDO, C. *Descobrimento sexual do Brasil*. São Paulo: Summus, 2004.

ABDO, C. H. N. Diagnóstico em psiquiatria e relação médico-paciente. *Revista da Associação Médica do Brasil*, n. 42, p. 222-228, 1996.

ABDO, C. *Pesquisa "Mosaico 2.0"*. São Paulo: ProSex - IPq – USP-SP, 2016.

ABDO, C. *Pesquisa "Mosaico Brasil"*. São Paulo: ProSex - IPq – USP-SP, 2008.

ABORAYA, A. et al. The Standard for Clinicians' Interview in Psychiatry (SCIP): a clinician-administered tool with categorical, dimensional, and numeric output — conceptual development, design, and description of the SCIP. *Innov Clin Neurosci.*, v. 13, n. 5-6, p. 31–77, 2016.

ABRAM, S. V.; DeYOUNG, C. G. Using personality neuroscience to study personality disorder. *Personality Disorders: Theory, Research, and Treatment*, v. 8, n. 1, p. 2-13, 2017.

ABRAMOVITCH, A. et al. Comorbidity between attention deficit/hyperactivity disorder and obsessive-compulsive disorder across the lifespan: A systematic and critical review. *Harv Rev Psychiatry*, v. 23, n. 4, p. 245-262, 2015.

ABREU, C. N.; TAVARES, H., CORDÁS, T. A. et al. *Manual clínico dos transtornos do controle dos impulsos*. Porto Alegre: Artmed, 2008.

ALEMAN, A.; KAHN, R.S. Strange feelings: do amygdale abnormalities dysregulate the emotional brain in schizophrenia? *Progr. Neurobiol.*, v. 77, p. 283-298, 2005.

ALEMAN, A.; LARØI, F. *Hallucinations*: The science of idiosyncratic perception. Washington, D.C.: American Psychological Association, 2008.

ALLIK, J.; McCRAE, R. R. A five-factor theory perspective. In: McCRAE, R.R.; ALLIK, J. (Eds.). *The five-factor model of personality across cultures* (p. 303–322). New York: Kluwer Academic/Plenum, 2002.

ALLIK, J.; McCRAE, R. R. Toward a geography of personality traits: Patterns of profiles across 36 cultures. *Journal of Cross-Cultural Psychology*, v. 35, p. 13-28, 2004.

ALLPORT, G. W. A teoria de traços comuns. In: ALLPORT, G. W. *Personalidade*. São Paulo: USP, 1973.

ALLY, B. A. et al. A case of hyperthymesia: rethinking the role of the amygdala in autobiographical memory. Neurocase, v. 19, n. 2, p. 166-181, 2013.

ALMEIDA FILHO, N. For a general theory of health: preliminary anthropological and epistemological notes. *Cadernos de Saúde Pública*, v. 17, n. 4, p. 753-770, 2001.

ALMEIDA FILHO, N. O conceito de saúde: ponto-cego da epidemiologia? *Revista Brasileira de Epidemiologia*, v. 3, n. 1-3, p. 4-20, 2000.

ALMEIDA FILHO, N.; JUCÁ, V. Saúde como ausência de doença: crítica da teoria funcionalista de Christopher Boorse. *Ciência e Saúde Coletiva*, v. 7, n. 4, p. 879-889, 2002.

ALOÉ, F.; AZEVEDO, A. P.; HASAN, R. Mecanismos do ciclo sono-vigília. *Revista Brasileira de Psiquiatria*, v. 27, n. 1, p. 33-39, 2005.

ALONSO-FERNANDES, F. *Fundamentos de la psiquiatria atual*. Madrid: Paz Montalvo, 1977.

ALTSHULER, L. L. et al. Mutism: review, differential diagnosis, and report of 22 cases. *Am. J. Psychiatry*, v. 143, n. 11, p. 1409-1414, 1986.

ALVAREZ-TOMÁS, I. et al. Long-term course of borderline personality disorder: a prospective 10-year follow-up study. *J. Pers. Disord.*, v. 17, p. 1-16, 2016.

ALVERSON, H.; ALVERSON, M.; DRAHE, R. E. An ethnographic study of the longitudinal course of substance abuse among people with severe mental illness. *Community Mental Health Journal*, v. 36, n. 6, p. 557-569, 2000.

ALVES, L. M. et al. *Dislexia*: novos temas, novas perspectivas. Rio de Janeiro: Wak, 2011.

AMAD, A. et al. Personality and personality disorders in the elderly: diagnostic, course and management. *Encephale*, v. 39, n. 5, p. 374-382, 2013.

AMERICAN ACADEMY OF CHILD AND ADOLESCENT PSYCHIATRY. Practice parameters for the psychiatric assessment of children and adolescents. *Journal of the American Academy of Child and Adolescent Psychiatry*, v. 36, n. 10, p. 4-20, 1997.

AMERICAN ASSOCIATION OF MENTAL RETARDATION (AAMR). *Retardo mental*: definição, classificação e sistemas de apoio. 10. ed. Porto Alegre: Artmed, 2006.

AMERICAN PSYCHIATRIC ASSOCIATION. *Manual diagnóstico e estatístico de transtornos mentais*: DSM-IV-TR. 4. ed. rev. Porto Alegre: Artmed, 2002.

AMERICAN PSYCHIATRIC ASSOCIATION. *Manual diagnóstico e estatístico de transtornos mentais*: DSM-5. 5. ed. Porto Alegre: Artmed, 2014. 992p.

AMORIM, P. Mini International Neuropsyquiatric Interview (MINI): validação de entrevista breve para diagnóstico de transtornos mentais. *Revista Brasileira de Psiquiatria*, v. 22, n. 3, p. 106-115, 2000.

ANDERSON, M. L. Precis of after phrenology: neural reuse and the interactive brain. *Behavioral and Brain Sciences*, 39, 2016.

ANDRADE, C. D. *Quixote e Sancho, de Portinari*. 1974.

ANDRADE, L. et al. Prevalence of ICD-10 mental disorders in a catchment área in the city of São Paulo, Brazil. *Soc. Psychiatry Psychiatr Epidemiol.*, v. 37, n. 7, p. 316-325, 2002.

ANDRADE, L. H. et al. Instrumento utilizado; WHO *Composite International Diagnostic Interview* (CIDI, diagnósticos pelo DSM-IV), 2012b.

ANDRADE, L. H. et al. Mental disorders in megacities: findings from the São Paulo megacity mental health survey, Brazil. *PLoS ONE*, v. 7, n. 2, p. e31879, 2012a.

ANDRADE, N. C. et al. Reconhecimento de emoções: reflexões para a promoção de saúde na primeira infância. In: MECCA, T. P.; DIAS, N. M.; Arthur A BERBERIAN, A. A. *Cognição social*: teoria, pesquisa, aplicação. São Paulo: Memnon, 2016.

ANDREASEN, N. C. et al. Symptoms of schizophrenia: methods, meanings, and mechanisms. *Archives of General Psychiatry*, v. 52, p. 341-351, 1995.

ANDREASEN, N. C. Scale for the assessment of thought, language, and communication (TLC). *Schizophr Bull.*, v. 12, n. 3, p. 473-482, 1986.

ANDREASEN, N. C. Thought, language, and communication disorders. II. Diagnostic significance. *Arch Gen Psychiatry*, v. 36, p. 1325-1330, 1979.

ANDREESCU, C. et al. Twelve-year depressive symptom trajectories and their predictors in a community sample of older adults. *Int. Psychogeriatr.*, v. 20, n. 2, p. 221-236, 2008.

ANNEAR, M. J. et al. What should we know about dementia in the 21st Century? A Delphi consensus study. *BMC Geriatrics*, v. 15, p. 5, 2015.

ANTHONY, J. C.; LeRESCHE, L.; NIAZ, U. Limits of the mini-mental state as a screening for dementia and delirium among hospital patients. *Pscyhological Medicine*, v. 12, p. 397-408, 1982.

ANTOINE, C. et al. Conscience des déficits et anosognosie dans la maladie d'Alzheimer. *L'Encephale*, v. 30, p. 570-577, 2004.

ANZELLOTTI, F. et al. Autoscopic phenomena: case report and review of literature. *Behavioral and Brain Functions*, v. 7, p.2, 2011.

APPELBAUM, P. S.; ROBBINS, P. C.; ROTH, L. H. Dimensional approach to delusions: comparison across types and diagnoses. *The American Journal of Psychiatry*, v. 156, n. 12, p. 1938-1943, 1999.

AQUINO, T. *As paixões da alma*. São Paulo: Edipro, 2015.

ARANTES, P. R. et al. *Atlas de ressonância magnética do crânio*. São Paulo: Edusp, 2007.

ARAÚJO, A. M. *Medicina rústica*. São Paulo: Companhia Editora Nacional, 1979.

ARAÚJO, L. F. S. C.; DALGALARRONDO, P.; BANZATO, C.E.M. On the notion of causality in medicine: addressing Austin Bradford-Hill and John L. Mackie. *Revista de Psiquiatria Clínica*, v. 41, n.2, p. 56-61, 2014.

ARENDT, H. *A vida do espírito*. Rio de Janeiro: Civilização Brasileira, 2017.

ARENS, E.A. et al. Borderline personality disorder in four different age groups: a cross-sectional study of community residents in Germany. *J. Pers. Disord.*, v. 27, n. 2, p. 196-207, 2013.

ARISTÓTELES. *Metafísica*. São Paulo: Abril,1973.

ARISTÓTELES. *Retórica das paixões*. São Paulo: Martins Fontes, 2000.

ARNOLD, M. B. *Emotion and personality*. New York: Columbia University, 1960.

ARTENI, N. S.; ALEXANDRE NETTO, C. Neuroplasticidade. In: KAPCZINSKI, F.; QUEVEDO, J.; IZQUIERDO, I. *Bases biológicas dos transtornos psiquiátricos*. Porto Alegre: Artmed, 2004.

ASKIN-EDGAR, S.; WHITE, K. E.; CUMMINGS, J. L. Aspectos neuropsiquiátricos da doença de Alzheimer e de outras demências. In: YUDOFSKY, S. C.; HALES, R. E. *Neuropsiquiatria e neurociências na prática clínica*. 4. ed. Porto Alegre: Artmed, 2006.

ASPERGER, H. Die Autistischen Psychopathen in Kindesalter. *Archiv. fur Psychiatrie und Nervenkrankheiten*, v. 117, p. 76-136, 1944.

ASSIS, M. [1884]. Manuscrito de um sacristão. In: ASSIS, M. *Histórias sem data*: contos. Rio de Janeiro: Nova Aguilar, 1994. Cap. 4.

ASSIS, M. O cônego ou metafísica do estilo. In: ASSIS, M. *Várias histórias*, 1896.

ASSIS, S.G. Children and youth with and without disabilities. *Cien. Saude Colet.*, v. 14, p. 26-29, 2009.

AWH, E.; BELOPOLSKY, A.V.; THEEUWES, J. 2012. Top-down *versus* bottom-up attentional control: a failed theoretical dichotomy. *Trends Cogn Sci.*, v. 16, p. 437-443, 2012.

AYALA-GUERRERO, F. Evolução do sono nos vertebrados. *Jornal Brasileiro de Psiquiatria*, v. 43, n. 1, p. 49-55, 1994.

AZEVEDO, A. P.; ALÓE, F.; TAVARES, S. M. A. Transtornos do sono. In: LOUZÃ NETO, M. R.; ELKIS, H. *Psiquiatria básica*. 2. ed. Porto Alegre: Artmed, 2007.

BABA, A.; HAMADA, H. Musical hallucinations in schizophrenia. *Psychopathology*, v. 32, p. 242-251, 1999.

BACELLAR R. C. *Brazils Contribution to Tropical Medicine and Malaria*. Rio de Janeiro: Olímpica, 1963.

BAETHGE, C. et al. Hallucinations in bipolar disorder: characteristics and comparison to unipolar depression and schizophrenia. *Bipolar Disorders,* v. 7, p. 136-145, 2005.

BALDWIN, B.; FÖRSTL, H. 'Pick's disease'—101 years on still there, but in need of reform. *The British Journal of Psychiatry,* v. 163, p. 100-104, 1993.

BALTHAZART, J. Hormones and human sexual orientation. *Endocrinology,* v. 152, n. 8, p. 2937-2947, 2011.

BANZATO, C.E.M.; DALGALARRONDO, P. O paciente com transtorno mental grave. In: BOTEGA, N. J. *Prática psiquiátrica no hospital geral.* 4. ed. Porto Alegre: Artmed, 2017.

BAQUERO, M.; MARTÍN, N. Depressive symptoms in neurodegenerative diseases *World J Clin Cases,* v. 3, n. 8, p. 682-693, 2015.

BAR-ON, R.; PARKER, J. D. A. *Manual de inteligência emocional.* Porto Alegre: Artmed, 2002.

BARON-COHEN S. et al. Recognition of faux pas by normally developing children and children with asperger syndrome or high-functioning autism. *Journal of Autism and Developmental Disorders,* v. 29, n.5, p. 407–418, 1999.

BARON-COHEN, S. et al. The reading the mind in the eyes" test revised version: a study with normal adults, and adults with Asperger syndrome or high-functioning autism. *Journal of Child Psychology and Psychiatry,* v. 42, n. 2, p. 241-251, 2001.

BASSITT, D. P. *Contribuição ao estudo da discinesia tardia*: aspectos clínicos, fisiopatológicos e terapêuticos. 1998. Dissertação (Mestrado)- Faculdade de Medicina da USP, São Paulo, 1998.

BASSON, R. Sexual desire and arousal disorders in women. *The New England Journal of Medicine,* v. 354, p. 1497-1506, 2006.

BASSON, R.; SCHULTZ, W. W. Sexual dysfunction 1: sexual sequelae of general medical disorders. *The Lancet,* v. 369, p. 409-424, 2007.

BASTOS, C. L. *Manual do exame psíquico.* Rio de Janeiro: Revinter, 1997.

BASTOS, O. Curso sobre delírios: I-IV. *Jornal Brasileiro de Psiquiatria,* v. 35, n. 1-4, 1986.

BASU, A. et al. Electroconvulsive therapy for long-term mutism in a case of noncatatonic paranoid schizophrenia. *Innov. Clin. Neurosci.,* v. 10, n. 7-8, p. 10-12, 2013.

BATAILLE, G. *O erotismo.* Porto Alegre: L&PM, 1987.

BATTISTIN, L.; CAGNIN, A. Vascular cognitive disorder: a biological and clinical overview. *Neurochem Res.,* v. 35, n. 12, p. 1933-1938, 2010.

BAYLES, K.A. et al. Verbal perseveration in individuals with Alzheimer's disease. *Semin. Speech Lang.,* v. 25, n. 4, p. 335-347, 2004.

BEARD, R. M. *Como a criança pensa.* São Paulo: IBRASA, 1978.

BEAVAN, V.; READ, J.; CARTWRIGHT, C. The prevalence of voice hearers in the general population: a literature review. *J. Ment. Health,* v. 20, p. 281-292, 2011.

BECK, A. T.; BECK, J. S. The personality belief questionnaire. Unpublished assessment instrument. Bala Cynwyd: The Beck Institute for Cognitive Therapy and Research, 1991.

BEEK, T. F.; COHEN-KETTENIS, P.T.; BOUMAN, W.P. et al. Gender incongruence of adolescence and adulthood: acceptability and clinical utility of the World Health Organization's proposed ICD-11 Criteria. *Plos One,* 2016.

BEHLAU, M. et al. Functional dysphonia: strategies to improve patient outcomes. *Patient Related Outcome Measures,* v. 6, p. 243-253, 2015.

BEHRENDT, R. P.; YOUNG, C. Hallucinations in schizophrenia, sensory impairment, and brain disease: a unifying model. *Behavioral and Brain Sciences,* v. 27, p. 771--830, 2004.

BELL, V. et al. 'Internet delusions': a case series and theoretical integration. *Psychopathology,* v. 38, p. 144--150, 2005.

BELMAKER, R. H. Bipolar disorder. *New England Journal of Medicine,* v. 351, p. 476-486, 2004.

BENSON, D. F. The Geschwind syndrome. *Advances in Neurology,* v. 55, p. 411-421, 1991.

BENSON, D. F.; STUSS, D. T. Frontal lobe influence on delusions: a clinical perspective. *Schizophrenia Bulletin,* v. 16, n. 3, p. 403-411, 1990.

BENTON, A.; TRANEL, D. Visuoperceptual, visuospatial, and visuoconstructive disorders. In: HEILMAN, K. M.; VALENSTEIN, E. (Ed.). *Clinical neuropsychology.* New York: Oxford University, 1993.

BEN-ZEEV et al. Predicting the occurrence, conviction, distress, and disruption of different delusional experiences in the daily life of people with schizophrenia. *Schizophrenia Bulletin,* v. 38, n. 4, p. 826-837, 2012.

BERDIAEFF, N. *Versuch einer paradoxalen Ethik.* Berlin: [s.n.], 1935.

BERG, R.C.; MUNTHE-KAASA, H.M.; ROSS, M.W. Internalized homonegativity: a systematic mapping review of empirical research. *Journal of Homosexuality,* v. 63, n. 4, p. 541-558, 2016.

BERGSON, H. *Cartas, conferências e outros escritos.* São Paulo: Abril Cultural, 1984.

BERGSON, H. *O pensamento e o movente.* São Paulo: Abril Cultural, 1984. (Os pensadores).

BERLINCK, M. T. O que é psicopatologia fundamental. *Psicanálise e Universidade,* v. 7, p. 115-131, 1997.

BERMEJO-PAREJA, F.; BENITO-LEÓN, J.; VEJA, S. et al. Incidence and subtypes of dementia in three elderly populations of central Spain. *J. Neurol. Sci.,* v. 264, n. 1-2, p. 63-72, 2008.

BERNARD, P.; TROUVÉ, S. *Sémiologie psychiatrique.* Paris: Masson, 1976.

BERRIOS, G. E. Descriptive psychopathology. In: BERRIOS, G. E. *The history of mental symptoms*. Cambridge: Cambridge University, 1996.

BERRIOS, G. E. Musical hallucinations: a statistical analysis of 46 cases. *Psychopathology*, v. 24, p. 356-360, 1991.

BERRIOS, G. E. Personality and its disorders. In: BERRIOS, G. E. *The history of mental symptoms*. Cambridge: Cambridge University, 1996.

BERRIOS, G. E. Stupor revisited comprehensive. *Psychiatry*, v. 22, n. 5, p. 466-478, 1981.

BERRIOS, G. E. Tactile hallucinations: conceptual and historical aspects. *Journal of Neurology, Neurosurgery, and Psychiatry*, v. 45, p. 285-293, 1982.

BERRIOS, G. E.; FUENTENEBRO DE DIEGO, F. Diacronia del delírio: los estados predelirantes. In: BERRIOS, G. E.; FUENTENEBRO DE DIEGO, F. *Delirio*: historia, clínica, metateoría. Madrid: Editorial Trotta, 1996.

BERRIOS, G. E.; KAN, C. S. A conceptual history and quantitative analysis of 178 historical cases of dysmorphophobia. *Acta Psychiatrica Scandinavica*, v. 94, p. 1-7, 1996.

BERTHIER, M. L. et al. Thinking on treating echolalia in aphasia: recommendations and caveats for future research directions. *Frontiers in Human Neuroscience*, v. 11, art. 164, 2017.

BERTOLOTE, J. M. *Glossário de termos de psiquiatria e saúde mental da CID-10 e seus derivados*. Porto Alegre: Artmed, 1997.

BETTA, J. C. *Manual de psiquiatria*. Buenos Aires: Albatros, 1972.

BEZERRA-FILHO, S. et al. (2015) Personality disorders in euthymic bipolar patients: a systematic review. Rev. Bras. Psiquiatr., v. 37, n. 2, p. 162-167, 2015.

BHAVSAR, V.; BHUGRA, D. Religious delusions: finding meanings in psychosis. *Psychopathology*, v. 41, p. 165-172, 2008.

BICKLEY, L.S.; SZILAGYI, P.G. *Bate's guide to physical examination and history taking*. Philapdelphia: Wolters Kluwer/Lippincott Williams & Wilkins, 2013.

BIÉDER, J. Troubles du langage chez des patients dits schizophrènes. Annales Médicopsychologiques, v. 158, n. 5, p. 419-423, 2000.

BILDER, R.M. Neuropsychology 3.0: evidence-based science and practice. *J Int Neuropsychol Soc.*, v. 17,n.1, p. 7-13, 2011.

BILLER, J.; GRUENER, G.; BRAZIS, P. *DeMyer's the neurologic examination*: a programmed text. (6. ed.). New York: McGraw-Hill Medical, 2011.

BINET, A.; SIMON, T.H. Méthodes nouvelles pour le diagnostic du niveau intellectuel des anormaux. *L'Année Psychologique*, v. 11, p. 191-244, 1904.

BINETTI, G et al. Delusions in Alzheimer's disease and multi-infarct dementia. *Acta Neurol. Scand.*, v. 88, n. 1, p. 5-9, 1993.

BINSWANGER, L. [1961] Sobre la forma maníaca de vida. In: BINSWANGER, L. *Artículos y conferencias escogidas I-II*. Madrid: Gredos, 1973.

BINSWANGER, L. Der fall Lola Voss. *Das Schweizer Archiv fúr Neurologie und Psychiatrie*, v. 63, 1949.

BIRMES, P. et al. Serotonin syndrome: a brief review. *CMAJ*, v. 168, p. 1439-1442, 2003.

BIRNBAUM, K. *Der Aufbau der Psichose*: Grundzüge der Psychiarischen Strukturanalyse. Berlin: Springer-Verlag, 1923.

BIRNBAUM, K. *Grundzüge der Kulturpsychopathologie*. Berlin: Springer-Verlag, 1924.

BISHOP, D.V.M. Ten questions about terminology for children with unexplained language problems. *Int. J. Lang. Commun. Disord.*, v. 49, n. 4, p. 381-415, 2014.

BISSONETTE, G.B.; POWELL, E.M.; ROESCH, M.R. Neural structures underlying set-shifting: roles of medial prefrontal cortex and anterior cingulate cortex. *Behav Brain Res.*, v. 1, n. 250, p. 91-101, 2013.

BITTENCOURT, L.R.A. et al. Sleep complaints in the adult brazilian population: a national survey based on screening questions. *J. Clin. Sleep Med.*, v. 5, n. 5, p. 459--463, 2009.

BLACKWOOD, N. J. et al. Cognitive neuropsychiatric models of persecutory delusions. *The American Journal of Psychiatry*, v. 158, p. 527-539, 2001.

BLAIR, C. How similar are fluid cognition and general intelligence? A developmental neuroscience perspective on fluid cogniton as an aspect of human cognitive ability. *Behavioral and Brain Sciences*, v. 29, p. 109-160, 2006.

BLANCHÉ, R. *Estruturas intelectuais: ensaio sobre a organização sistemática dos conceitos*. São Paulo: Perspectiva, 2012.

BLEULER, E. *Afectividad, sugestibilidad, paranoia*. Madrid: Morata, 1942.

BLEULER, E. *Demencia precoz*: el grupo de las esquizofrenias. Buenos Aires: Ediciones Hormé, 1960.

BLEULER, E. *Psiquiatria*. Rio de Janeiro: Guanabara Koogan, 1985.

BLOCK, J.J. Issues for DSM-V: internet addiction. *Am. J. Psychiatry*, v. 165, p. 306-307, 2008.

BLOOM, L. et al. Adult–child discourse: developmental interaction between information processing and linguistic knowledge. *Cogn. Psychol.*, v. 8, p. 521-552, 1976.

BOADA, R. et al. The cognitive phenotype in Klinefelter syndrome: a review of the literature including genetic and formonal factors. *Dev. Disabil. Res. Rev.*, v. 15, n. 4, p. 284--294, 2009.

BOCKTING, W.O. et al. Stigma, mental health, and resilience in an online sample of the US transgender population. *American Journal of Public Health*, v. 103, n. 5, p. 943-952, 2013.

BODEI, R. *As lógicas do delírio*. Bauru: EDUSC, 2003.

BOLTANSKI, L. *As classes sociais e o corpo*. Rio de Janeiro: Graal, 1984.

BOLTON, J. M. et al. A population-based longitudinal study of risk factors for suicide attempts in major depressive disorder. *J. Psychiatr. Res.*, v. 44, n. 13, p. 817-826, 2010.

BOLTON, S.L.; SAREEN, J. Sexual orientation and its relation to mental disorders and suicide attempts: findings from a nationally representative sample. *Can. J. Psychiatry*, v. 56, n. 1, p. 35-43, 2011.

BORGATTA, E. F. The structure of personality characteristics. *Behavioral Science*, v. 9, p. 8-17, 1964.

BOSI, E. *Memória e sociedade*: lembrança de velhos. São Paulo: Companhia das Letras, 1994.

BOTEGA, N.J. *Crise suicida*: avaliação e manejo. Porto Alegre: Artmed, 2015.

BOTT, N. et al. Cotard delusion in the context of schizophrenia: a case report and review of the literature. *Frontiers in Psychology*, v. 7, n. 7, p. 1351, 2016.

BOURGEOIS, M.; VERDOUX, H.; MAINARD, C. H. D. Manies dysphoriques et états mixtes. *L'Encephale*, sup. 6, p. 21-32, 1995.

BOWRING, D.L. et al. Challenging behaviours in adults with an intellectual disability: a total population study and exploration of risk indices. *Br. J. Clin. Psychol.*, v. 56, n. 1, p. 16-32, 2017.

BRACHA, H.S. Freeze, flight, fight, fright, faint: adaptationist perspectives on the acute stress response spectrum. *CNS Spectr.*, v. 9, p. 679-685, 2004.

BRADFORD-HILL, A. The environment and disease: association or causation. *Proc. R. Soc. Med.*, v. 1, n.12, p. 295-300, 1964.

BRAFF, D.L. et al. Lack of use in the literature from the last 20 years supports dropping traditional schizophrenia subtypes from DSM-5 and ICD-11. *Schizophrenia Bulletin*, v. 39, n. 4, p. 751-753, 2013.

BRAND, B.L. et al. Separating fact from fiction: an empirical examination of six myths about dissociative identity disorder. *Harv Rev Psychiatry*, v. 24, n. 4, p. 257- -270, 2016.

BREUER J.; FREUD S. *Studien über Hysterie*. Leipzig und Wien: Franz Deuticke, 1895.

BRITO, M.E. *Traços de personalidade em pacientes com diagnóstico de transtornos do humor*. Dissertação de Mestrado. FCM-UNICAMP, 2015.

BRITTO PEREIRA, V. *Ensaios sobre a embriaguez*. Rio de Janeiro: Record, 2013.

BROCA, P. Sur la circonvolution limbique et la scissure limbique. *Bul.l Soc. d'Anth.*, v. 12, p. 646-657, 1877.

BROWN, D. E. *Human universals*. New York: McGraw- -Hill, 1991.

BROWN, P.J. et al. The depressed frail phenotype: the clinical manifestation of increased biological aging. *Am J Geriatr Psychiatry*, v. 24, n. 11, p. 1084-1094, 2016.

BRUGGER, P.; REGARD, M.; LANDIS, T. Unilateral felt "presences": the neuropsychiatry of one's invisible Doppelgaenger. Neuropsychiatry, *Neuropsychology and Behavioral Neurology*, v. 9, p. 114-122, 1996.

BRUNNSTRÖM, H. Prevalence of dementia subtypes in United States Medicare fee-for-service beneficiaries, 2011–2013. *Alzheimer's & Dementia*, v. 13, p. 28-37, 2017.

BUDSON, A. E.; PRICE, B. H. Memory dysfunction. *The New England Journal of Medicine*, v. 352, n. 7, p. 692-699, 2005.

BULAMAH, L. C. *História de uma regra não escrita*: a proscrição da homossexualidade masculina no movimento psicanalítico. São Paulo: Annablume, 2016.

BUNGE, M. Diez rivales en la lucha por el alma. In: BUNGE, M. *Mente y sociedad*. Madrid: Alianza, 1989.

BURGEMEISTER, B. B.; BLUM, L. H. E LORGE, I. Escala de Maturidade Mental Colúmbia: manual para aplicação e interpretação. 3. ed. São Paulo: Casa do Psicólogo, 2001. (Edição original em inglês de 1954).

BUSATTO, G.F. et al. Structural and functional neuroimaging studies in major depressive disorder with psychotic features: a critical review. *Schizophrenia Bulletin*, v. 39, n. 4, p. 776-786, 2013.

BUSCHMAN, T.J.; KASTNER, S. 2015 From behavior to neural dynamics: an integrated theory of attention. *Neuron*, v. 88, n. 1, p. 127–144, 2015.

BUSH, G. Cingulate, frontal and parietal cortical dysfunction in attention-deficit/hyperactivity disorder. *Biol Psychiatry*, v. 69, n. 12, p. 1160-1167, 2011.

BUTLER, R.A. et al. Capturing multidimensionality in stroke aphasia: mapping principal behavioural components to neural structures. *Brain*, v. 137, p. 3248–3266, 2014.

BUTLER, R.W.; BRAFF, D.L. Delusions: a review and integration. *Schizophrenia Bulletin*, v. 17, n. 4, p. 633-647, 1991.

BYNE, W.; PARSONS, B. Human sexual orientation. *Archives of General Psychiatry*, v. 50, p. 228-239, 1993.

BZDOK, D. et al. An investigation of the structural, connectional, and functional subspecialization in the human amygdala. *Hum. Brain Mapp.*, v. 34, p. 3247-3266, 2013.

CABRAL, A.; NICK, E. *Dicionário técnico de psicologia*. São Paulo: Cultrix, 1996.

CAHANA-AMITAY, D. et al. Language as a stressor in afasia. *Aphasiology*, v. 25, n. 2, p. 593-614, 2011.

CAHANA-AMITAY, D.; ALBERT, M.L. Brain and language: Evidence for neural multifunctionality. *Behavioural Neurology*, art. ID 260381, 2014.

CAILLARD, V. *A doença maníaca*. Rio de Janeiro: Zahar Editores, 1984.

CAIRNS, H. et al. Akinetic mutismwith an epidermoid cyst of the 3rd ventricle. *Brain*, v. 64, n. 4, p. 273-290, 1941.

CAIXETA, L. *Demência*: abordagem multidisciplinar. São Paulo: Atheneu, 2006.

CÂMARA CASCUDO, L. *Dicionário do Folclore Brasileiro*. 11. ed. São Paulo: Global, 2002.

CAMÍ, J.; FARRÉ, M. Drug addiction. *The New England Journal of Medicine*, v. 349, p. 975-986, 2003.

CAMÕES, L. de. *Livro dos sonetos*. Porto Alegre: LPM Editores. 1997.

CAMPBELL, M.M. et al. The content of delusions in a sample of South African Xhosa people with schizophrenia. *BMC Psychiatry*, v. 17, p. 41, 2017.

CAMPBELL, R. J. *Dicionário de psiquiatria*. São Paulo: Martins Fontes, 1986.

CAMPERIO CIANI, A. et al. Human homosexuality: a paradigmatic arena for sexually antagonistic selection? *Cold. Spring Harb. Perspect. Biol.*, v. 7, p. a0176570, 2015.

CAMPOS, M.C. et al. Confiabilidade do Teste dos Cinco Dígitos em adultos brasileiros. *J. Bras. Psiquiatr.*, v. 65, n. 2, p. 135-139, 2016.

CAMUS, V.; BURTIN, B.; SIMEONE, I. et al. Factor analysis supports the evidence of existing hyperactive and hypoactive subtypes of delirium. *Int. J. Geriatr. Psychiatry*, v. 15, n. 4, p. 313-316, 2000.

CANALES, J.Z.; FIQUER, J.T.; CAMPOS, R.N. et al. Investigation of associations between recurrence of major depressive disorder and spinal posture alignment: a quantitative cross-sectional study. *Gait & Posture*, v. 52, p. 258-264, 2017.

CANGUILHEM, G. *O normal e o patológico*. Rio de Janeiro: Forense-Universitária, 1978.

CANNON, B.J.; KRAMER, L.M. Delusion contente across the 20th century in an American psychiatric hospital. *Int. J. Soc. Psychiatry*, v. 58, n. 3, p. 323-327, 2011.

CANNON, W. B. The James-Lange theory of emotion: a critical examination and an alternative theory. *The American Journal of Psychology*, v. 39, p. 106-124, 1927.

CAPGRAS, J.; REBOUL-LACHAUX, J. L'illusion des 'sosies': dans un délire systématisé chronique. *Bull. Soc. Clin. Med. Ment.*, v. 11, p. 6-16, 1923.

CARLAT, D. J. *Entrevista psiquiátrica*. 2. ed. Porto Alegre: Artmed, 2007.

CARLSON, G.A. Differential diagnosis of bipolar disorder in children and adolescentes. *World Psychiatry*, v. 11, p. 146-152, 2012.

CARRERA, M. et al. Personality traits in early phases of panic disorder: implications on the presence of agoraphobia, clinical severity and short-term outcome. *Acta Psychiatr Scand.*, v. 114, n. 6, p. 417-25, 2006.

CARROL, J. B. Psychometrics, intelligence, and public perception. *Intelligence*, v. 24, p. 25-52, 1977.

CARROLL, J. B. *Human cognitive abilities*: a survey of factor-analytic studies. Cambridge: University of Cambridge, 1993.

CARTER, R.; FFYTCHE, D.H. On visual hallucinations and cortical networks: a transdiagnostic review. *J. Neurol.*, v. 262, p. 1780-1790, 2015.

CARVALHO, A.F. et al. Rapid cycling in bipolar disorder: a systematic review. *J. Clin. Psychiatry*, v. 75, n. 6, p. e578--e586, 2014.

CARVALHO, L. F.; BARTHOLOMEU E SILVA, D.; SILVA, M.C.R. Instrumentos para avaliação dos transtornos da personalidade no Brasil. *Aval. Psicol.*, v. 9, n. 2, p. 289-298, 2010.

CASSIDY, F. et al. A factor analysis of the signs and symptoms of mania. *Archives of General Psychiatry*, v. 55, p. 27-32, 1998.

CASSIN, S.E.; VON RANSON, K.M. Personality and eating disorders: a decade in review. Clin Psychol Rev., v. 25, n. 7, p. 895-916, 2005.

CASTAGNINI, A.; BERRIOS, G.E. Acute and transient psychotic disorders (ICD-10 F23): a review from an European perspective. *Eur. Arch. Psychiatry Clin. Neurosci.*, v. 259, n. 8, p. 433-443, 2009.

CASTRO, L.S. et al. Objective prevalence of insomnia in the São Paulo, Brazil epidemiologic sleep study. *Annals of Neurology*, v. 74, n. 4, p. 537–546, 2013.

CATALANO, G. et al. Delusions about the internet. *South Med J.*, v. 92, p. 609-610, 1999.

CATTEL, R.B. *Abilities*: their structure, grouth and action. Boston: Houghton Miffl, 1971 (Trabalho original publicado em 1947).

CATTS, S. V. et al. Allusive thinking in parentes of schizophrenics. *The Journal of Nervous and Mental Disease*, v. 181, p. 298-302, 1993.

CAVALLIERI, A. et al. *Pesquisa acerca dos hábitos e atitudes sexuais dos brasileiros*. São Paulo: Cultrix, 1983.

CEREJEIRA, J.; NOGUEIRA, V.; LUÍS, P.; VAZ-SERRA, A.; MUKAETOVA-LADINSKA, E.B. The cholinergic system and inflammation: common pathways in delirium pathophysiology. *J. Am. Geriatr. Soc.*, v. 60, n. 4, p. 669--675, 2012.

CERQUEIRA D.; SANTA CRUZ, D.; COELHO, H.F. Estupro no Brasil: vítimas, autores, fatores situacionais e evolução das notificações no sistema de saúde entre 2011 e 2014. In: *Texto para discussão, 2313*. Rio de Janeiro: Instituto de Pesquisa Econômica Aplicada, 2017.

CHAMBERLAIN, S.R.; SAHAKIAN, B.J. The neuropsychiatry of impulsivity. *Curr. Opin. Psychiatry*, v. 20, n. 3, p. 255–261, 2007.

CHANDWICK, P. et al. The revised Beliefs About Voices Questionnaire (BAVQ-R). *Br. J. Psychiatry*, v. 177, p. 229--232, 2000.

CHARAM, I. *O estupro e o assédio sexual*. Rio de Janeiro: Rosa dos Tempos, 1997.

CHARDA, A.N. et al. Experiences of homophobia among gay and bisexual men: results from a cross-sectional study in seven countries. *Cult. Health Sex.*, v. 17, n. 10, p. 1174-1189, 2015.

CHARFI, F.; COHEN, D. Trouble hyperactif avec déficit de l'attention et trouble bipolaire sontils liés? *Neuropsychiatrie de L'Enfance et de L'Adolescence*, v. 53, p. 121-127, 2005.

CHAUDHURY, S. Hallucinations: clinical aspects and management. *Ind. Psychiatry J.*, v. 19, n. 1, p. 5-12, 2010.

CHENIAUX, E. *Manual de psicopatologia*. 2. ed. Rio de Janeiro: Guanabara Koogan, 2005.

CHO, Y.J. et al. Palilalia, echolalia, and echopraxia-palipraxia as ictal manifestations in a patient with left frontal lobe epilepsy. *Epilepsia*, v. 50, n. 6, p. 1616-1619, 2009.

CHOMSKY, N. *Novos horizontes no estudo da linguagem e da mente*. São Paulo: Unesp, 2005.

CHOUDHURY, S.; KIRMAYER, L. J. Cultural neuroscience and psychopathology: prospects for cultural psychiatry. *Prog. Brain Res.*, v. 178, p. 263-283, 2009.

CHURCHLAND, P. M. *Matéria e consciência*: uma introdução contemporânea à filosofia da mente. São Paulo: Unesp, 2004.

CID-11. World Health Organization-WHO. *International Classification of Diseases (ICD-11)*. 2018. Disponível em: <https://icd.who.int/dev11/l-m/en>. Acesso em: 19 jun. 2018.

CLÉRAMBAULT, G. G. [1920]. *Automatismo mental, paranoia*. Buenos Aires: Polemos, 1995.

CLÉRAMBAULT, G. G. [1921]. *Automatismo mental, paranoia*. Buenos Aires: Polemos, 1995.

CLONINGER, C. R.; GOTTESMAN, I. L. Genetic and environmental factors in antisocial behaviors. In: MEDNICK, S. A. et al. *The causes of crime: new biological approaches*. New York: Cambridge University, 1987.

CLONINGER, C.R. Temperament and personality. *Current Opinion in Neurobiology*, v. 4, p. 266-273, 1994.

COÊLHO, N. L.; TOURINHO, E. Z. O conceito de ansiedade na análise do comportamento. *Psicologia: Reflexão e Crítica*, v. 21, n. 2, p. 171-178, 2008.

COHEN, R. A.; SALLOWAY, S.; ZAWACKI, T. Aspectos neuropsiquiátricos dos transtornos de atenção. In: YUDOFSKY, S. C.; HALES, R. E. *Neuropsiquiatria e neurociências na prática clínica*. 4. ed. Porto Alegre: Artmed, 2006.

COHEN, R. J., SWERDLIK, M.E., STURMAN, E.D. *Testagem e avaliação psicológica*: introdução a testes e medidas. 8. ed. Porto Alegre: Artmed, 2014.

COLLERTON, D.; PERRY, E.; McKEITH, I. Why people see things that are not there: a novel perception and attention deficit model for recurrent complex visual hallucinations. Behavioral and Brain Sciences, v. 8, p. 737-794, 2005.

COLLIN, L. et al. Prevalence of transgender depends on the "case" definition: a systematic review. *J. Sex. Med.*, v. 13, n. 4, p. 613-626, 2016.

COLTEN, H. R.; ALTEVOGT, B. M. *Sleep disorders and sleep deprivation*: an unmet public health problem. Washington: National Academies, 2006.

COMPTON, M. T. et al. Which came first, delusions or hallucinations? An exploration of clinical differences among patients with first-episode psychosis. *Psychiatry Res.*, v. 30, n. 2-3, p. 702-707, 2012.

CONNERS, C.K. *Conners' continuous performance test for Windows* [computer program]. Toronto: Multi-Health, 2002.

CONNOLLY, M.D. et al. The mental health of transgender youth: advances in understanding. *Journal of Adolescent Health*, 2016.

CONNORS, M. H.; HALLIGAN, P. W. A cognitive account of belief: a tentative road map. *Frontiers in Psychology*, v. 5, art. 1588, 2015.

CONRAD, P. *The medicalization of Society*: on the transformation of human conditions into treatable disorders. Baltimore: Johns Hopkins University, 2007.

COOK, C. C. H. Religious psychopathology: the prevalence of religious content of delusions and hallucinations in mental disorder. *International Journal of Social Psychiatry*, v. 61, n. 4, p. 404-425, 2015.

CORDÁS, T.A. *Uma breve história dos transtornos ansiosos*. São Paulo: Lemos Editorial, 2004.

CORIN, E. The thickness of being: intentional worlds, strategies of identity and experience among schizophrenics. Psychiatry, v. 61, p. 133-146, 1998.

CORIN, E.; LAUZON, G. Positive withdrawal and the quest for meaning: the recontruction of experience among schizophrenics. *Psychiatry*, v. 55, n. 3, p. 266-278, 1992.

CORLETT, P.R. et al. Toward a neurobiology of delusions. *Prog Neurobiol.*, v. 92, n. 3, p. 345-369, 2010.

CORROW, J.C. et al. Getting lost: topographic skills in acquired and developmental prosopagnosia. *Cortex*, v. 76, p. 89-103, 2016.

CORYELL, W. et al. The significance of psychotic features in manic episodes: a report from the NIMH collaborative study. *J. Affect Disord.*, n. 1-3, p. 79-88, 2001.

COSTA PEREIRA, M. E. *Pânico*: contribuição à psicopatologia dos ataques de pânico. São Paulo: Lemos, 1997.

COSTA, A. B. et al. The experience of sexual stigma and the increased risk of attempted suicide in young Brazilian people from low socioeconomic group. *Frontiers in Psychology*, 2017.

COSTA, C. *Filosofia da mente*. Rio de Janeiro: Jorge Zahar Editor, 2005.

COTARD, J. Del delírio de las negaciones. In: STAGNARO, J. C. (selección y presentación de textos). *Alucinar y delirar*. Buenos Aires: Editorial Polemos, 2010. Tomo I.

COURBON, P.; FAIL, G. Syndrome d' "Ilusion de Fregoli" et schizophrenie. Bulletin de la Societe Clinique de Medecine Mentale. *History of Psychiatry*, v. 5, p. 134--137, 1994.

COURTINE, J. J.; HAROCHE, C. *História do rosto*: exprimir e calar as emoções. Petrópolis: Vozes, 2016.

COWAN, C. S. M. et al. Gutsy moves: the amygdala as a critical node in microbiota to brain signaling. *BioEssays*, 2017.

CRADDOCK, N.; SKLAR, P. Genetics of bipolar disorder. *Lancet*, v. 381, p. 1654-1662, 2013.

CRAIG-MCQUAIDE, A. et al. A review of brain circuitries involved in stuttering. *Frontiers in Human Neuroscience*, v. 8, art. 884, 2014.

CRICK, F.; KOCH, C. Consciousness and neuroscience. *Cortex*, v. 8, p. 97-107, 1998.

CRIDER, A. Perseveration in schizophrenia. *Schizophr Bull.*, v. 23, n. 1, p. 63-74, 1997.

CROW, T. J.; STEVENS, M. Age disorientation in chronic schizophrenics: the nature of the cognitive deficit. *The British Journal of Psychiatry*, v. 133, p. 137-142, 1978.

CUMMINGS, J. L. Alzheimer disease. *The New England Journal of Medicine*, v. 351, p. 56-67, 2004.

CUMMINGS, J. L. Hallucinations. In: CUMMINGS, J. L. *Clinical neuropsychiatry*. Orlando: Grune & Stratton, 1985.

CUMMINGS, J. L. Neuropsychiatry: clinical assessment and approach to diagnosis. In: KAPLAN, H. I.; SADOCK, B. J. *Comprehensive textbook of psychiatry IV*. Baltimore: Williams e Wilkins, 1995.

CUMMINGS, J. L.; MILLER, B. L. Visual hallucinations: Clinical occurrence and use in differential diagnosis. *West. J. Med.*, v. 146, p. 46-51, 1987.

CUMMINGS, J. L.; TRIMBLE, M. R. *Neuropsychiatry and behavioral neurology*. Washington: American Psychiatric, 1995.

CUMMINGS, J. L.; TRIMBLE, M. R. *Neuropsychiatry and behavioral neurology*. Washington: American Psychiatric, 1995.

CUNHA, M. C. *Cultura com aspas e outros ensaios*. São Paulo: Cosac Naify, 2009.

CUTTING, J. *Principles of psychopathology*: two worlds – two minds – two hemispheres. Oxford: Oxford University, 1997.

CUVILLIER, A. *ABC de psicologia*. São Paulo: Companhia Editora Nacional, 1937.

DALGALARRONDO, P. *A evolução do cérebro*. Porto Alegre: Artmed, 2011.

DALGALARRONDO, P. Epicuro e a cura da alma: anotações sobre uma ética para a clínica psiquiátrica. In: SPREMBERG, A.N. ; ARAÚJO, L. F. S. C. (Org.) *Introdução à Filosofia da Psiquiatria*. Pelotas: UFPel, 2018. p. 96-112.

DALGALARRONDO, P. et al. Delírio: características psicopatológicas e dimensões comportamentais em amostras clínicas. *Jornal Brasileiro de Psiquiatria*, v. 52, n. 3, p. 191-199, 2003.

DALGALARRONDO, P. *Natureza e cultura na delimitação do humano*: debates e disputas entre antropologia e biologia. Tese (Doutorado em Antropologia social) - Instituto de Filosofia e Ciências Humanas, UNICAMP, Campinas, 2013.

DALGALARRONDO, P. *Religião, psicopatologia e saúde mental*. Porto Alegre: Artmed, 2007.

DALGALARRONDO, P.; FUJISAWA, G.; BANZATO, C. E. M. Capgras syndrome and blindness: against the prosopagnosia hypothesis. *Canadian Journal of Psychiatry*, v. 47, n. 4, p. 387-388, 2002.

DALGALARRONDO, P.; JACQUES DE MORAES, M. Alterações orgânicas e exames laboratoriais: uma revisão para o psiquiatra clínico. In: BRASIL, M. A. A.; BOTEGA, N. J. (Ed.). *PEC*: programa de educação continuada: textos de aulas. Rio de Janeiro: Guanabara Koogan, 2004.

DALLA BARBA, G. et al. Cortical networks implicated in semantic and episodic memory: common or unique? *Cortex*, v. 34, p. 547-561, 1998.

DALLA BARBA, G.; LA CORTE, V. A neurophenomenological model for the role of the hippocampus in temporal consciousness: evidence from confabulation. *Frontiers in Behavioral Neuroscience*, v. 9, art. 218, 2015.

DAMASCENO, B. P. Time perception as a complex functional system: neuropsychological approach. *International Journal of Neuroscience*, v. 85, p. 237-262, 1996.

DAMÁSIO, A. *Ao encontro de Espinosa*: As emoções sociais e a neurologia do sentir. Lisboa: Círculo de Leitores, 2012.

DANTAS, C. R. et al. Cognition in schizophrenia: an introduction for the clinician. In: DEKA, K.; BHUYAN, D. (Eds.). *Psychiatric Update*. 2. ed. Milan Nagar, Dibrugarh: Kaustubh Prakashan & Printers, 2010.

DANTAS, C. R. et al. Deficit and nondeficit schizophrenia: boundaries in question. *Schizophrenia Research*, v. 130, n. 1-3, p. 289-90, 2011a.

DANTAS, C. R. et al. Insight controlled for cognition in deficit and nondeficit schizophrenia. *Schizophrenia Research*, v. 128, n. 1-3, p. 124-126, 2011b.

DANTAS, C. R.; BANZATO, C. E. M. Aubrey Lewis e a psicopatologia do insight. *Revista Latinoamericana de Psicopatologia Fundamental*, v. 6, n. 4, p. 106-112, 2004.

DANTAS, C. R.; BANZATO, C. E. M. Predictors of insight in psychotic patients. *Schizophrenia Research*, v. 91, n. 1-3, p. 263-265, 2007.

DARA, R. et al. Child and parent characteristics related to parental feeding practices: a cross-cultural examination in the US and France. *Appetite*, v. 52, n. 1, p. 10, 2009.

DARWIN, C. *A expressão das emoções no homem e nos animais*. São Paulo: Companhia das Letras 2009. (Trabalho original publicado em 1872).

DARWIN, C. *A origem do homem e a seleção sexual*. São Paulo: Hemus, 1974.

DARWIN, C. *The expression of the emotions in man and animals*. New York: Greenwood, 1955.

DATAFOLHA. *9º Anuário do Fórum Brasileiro de Segurança Pública*, 2014.

DATAFOLHA. *A sexualidade dos brasileiros*. Disponível em: <http://media.folha.uol.com.br/datafolha/2013/05/02/sexualidade_18011998.pdf>. Acesso em 18 abr. 2018.

DAUVILLIERS, Y.; ARNULF, I.; MIGNOT, E. Narcolepsy with cataplexy. *The Lancet*, v. 369, p. 499-511, 2007.

DAVID, A. S. On insight and psychosis: discussion paper. *J. R. Soc. Med.*, v. 83, n. 5, p. 325–329, 1990.

DAVID, C. N. et al. Childhood onset schizophrenia: high rate of visual hallucinations. *J. Am. Acad. Child Adolesc. Psychiatry*, v. 50, n. 7, p. 681-686, 2011.

DAWES, M. A. et al. Developmental sources of variation in liability to adolescent substance use disorders. *Drug and Alcohol Dependence*, v. 61, p. 3-14, 2000.

DAWOOD, K. et al. Genetic and environmental influences on sexual orientation. In: KIM, Y. K. (ed.) *Handbook of behavior genetics*. New Yok: Springer, 2009.

DE AZEVEDO BARROS, M.B. et al. Depressão e comportamentos de saúde em adultos brasileiros – PNS 2013. *Rev. Saúde Pública*, v. 51, n.1, p. 8s, 2017.

DE LOORE, E. et al. Persistence and outcome of auditory hallucinations in adolescence: A longitudinal general population study of 1800 individuals. *Schizophrenia Research*, v. 127, p. 252-256, 2011.

DEB, S. et al. Mental disorder in adults with intellectual disability. *Journal of Intellectual Disability Research*, v. 45, n. 6, p. 495-505, 2001.

DEKKER, M. C.; KOOT, H. M. DSM-IV - Disorders in children with borderline to moderate intellectual disability I: Prevalence and Impact. *Journal of the American Academy of Child & Adolescent Psychiatry*, v. 42, n. 8, p. 915-922, 2003.

DEL PINO, C. C. *Teoria de los sentimientos*. Barcelona: Fabula TusQuets, 2003.

DEL PORTO, J. A. Conceito de depressão e seus limites. In: LAFER, B. et al. *Depressão no ciclo da vida*. Porto Alegre: Artmed, 2000.

DENNIS, E. L. et al. Development of brain structural connectivity between ages 12 and 30: A 4-Tesla Diffusion Imaging study in 439 adolescents and adults. *Neuroimage*, v. 64, p. 671-684, 2013.

DERBYSHIRE, K.; GRANT, J.E. Compulsive sexual behavior: A review of the literature. *Journal of Behavioral Addictions,* v. 4, n. 2, p. 37-43, 2015.

DESCARTES, R. *As paixões da alma*. São Paulo: Abril Cultural, 1973. (Os Pensadores.)

DESCARTES, R. *Meditações metafísicas*. São Paulo: Abril Cultural, 1973. (Os Pensadores.)

DESSENS, A. B. et al. Gender dysphoria and gender change in chromosomal females with congenital adrenal hyperplasia. *Archives of Sexual Behavior*, v. 34, n. 4, p. 389-397, 2005.

DEVINENI, B.; ONYIKE, C. U. Young-onset dementia epidemiology applied to neuropsychiatry practice. *Psychiatr. Clin. North. Am.,* v. 38, n. 2, p. 233-48, 2015.

DEWALD, P. *Psicoterapia*: uma abordagem psicodinâmica. Porto Alegre: Artmed, 1981.

DIANO, M. et al. Amygdala response to emotional stimuli without awareness: Facts and interpretations. *Frontiers in Psychology*, v. 7, art. 2029, 2017.

DIAS, A. C. et al. Mortality rate among crack/cocaine-dependent patients: a 12-year prospective cohort study conducted in Brazil. *Journal of Substance Abuse Treatment*, v. 41, p. 273-278, 2011.

DICKERSON, B. C. et al. Approach to atypical Alzheimer's disease and case studies of the major subtypes CNS. *Spectrums*, v. 22, n. 6, p. 1-11, 2017.

DINIZ OLIVEIRA, K. *Detecção de substâncias psicoativas em pacientes admitidos por trauma em unidade de emergência*: estudo de correlações. Tese de doutorado, FCM-UNICAMP, 2015.

DODET, P. et al. Lucid dreaming in narcolepsy. *SLEEP*, v. 38, n. 3, p. 487-497, 2015.

DODRILL, C. B. Myths of neuropsychology. *The Clinical Neuropsychologist*, v. 11, p. 1-17, 1997.

DOMHOFF, G. H. Making sense of dreaming. *Science*, v. 299, p. 1987-1988, 2003.

DONATO, H. *Dicionário de Mitologia*. São Paulo: Cultrix, 1973.

DÓRIA, C. S. *Psicologia científica geral*. Rio de Janeiro: Agir, 1977.

DOWN, J. L. *Mental affec Asperger tions of childhood and youth*. London: Churchill, 1887.

DOWN, J. L. Observations on an ethnic classification of idiots. *London Hospital Reports*, v. 3, p. 259-262, 1866.

DRAKE, R. et al. The Psychotic Symptom Rating Scales (PSYRATS): their usefulness and properties in first episode psychosis. *Schizophr Res.*, v. 89, n. 1-3), p. 119-122, 2007.

DRESSEN, L.; ARNTZ, A.; WEERTMAN, A. *Personality disorder belief questionnaire*. Maastricht: Universiteit Maastricht, 2004. (Trabalho não publicado).

DU, J. et al. The personality and psychological stress predict major adverse cardiovascular events in patients with coronary heart disease after percutaneous coronary intervention for five years. *Medicine*, v. 95, n. 15, p. e3364, 2016.

DU, S., TAO, Y.; MARTINEZ, A. M. Compound facial expressions of emotion. *Proceedings of the National Academy of Sciences*, v. 111, n. 15, p. E1454-E1462, 2014.

DUBOIS, J.; ADOLPHS, R. Neuropsychology: how many emotions are there? *Current Biology*, v. 25, n. 15, p. R669-R672, 2015.

DUDLEY, R. et al. Psychosis, delusions and the "jumping to conclusions" reasoning bias: a systematic review and meta-analysis. *Schizophrenia Bulletin,* v. 42, n. 3, p. 652--665, 2016.

DUFF, K. et al. Predict-HD investigators of the Huntington Study Group. Psychiatric symptoms in Huntington's disease before diagnosis: the predict-HD Study. *Biol Psychiatry*, v. 62, p. 1341-1346, 2007.

DUFFY, J. D. The neurology of alcoholic denial: implications for assessment and treatment. *Canadian Journal of Psychiatry*, v. 40, n. 257-263, 1995.

DUPRÉ, E. *La mythomanie:* Étude psychologique et medico-légale du mensonge et de la fabulation morbide. Paris: Gainche, 1905.

DUYCKAERTS, F. *A noção de normal em psicologia clínica.* São Paulo: Herder, 1966.

ECHEBURUA, E. et al. Alcoholism and personality disorders: an exploratory study. *Alcohol & Alcoholism,* v. 40, n. 4, p. 323-326, 2005.

EDWARDS, A. L. *Personal preference schedule.* New York: Psychological Corporation, 1959.

EGGERMONT, J.J.; LARRY, E.; ROBE, L.E. Tinnitus: animal models and findings in humans. *Cell Tissue Res.,* v. 361, p. 311-336, 2015.

EICHENBAUM, H. et al. Hippocampus at 25. *Hippocampus,* v. 26, n. 10, p. 1238-1249, 2016.

EISENBERG, L. Separating syndromes clinically: problems of definition. In: PICHOT, P.; REIN, W. *The clinical approach in psychiatry.* Paris: [S.n.], 1993

EKMAN, P. A methodological discussion of nonverbal behavior. *Journal of Psychology,* v. 43, p. 141-149, 1957.

EKMAN, P.; FRIESEN, W.V. Constants across cultures in the face and emotion. *Journal of Personality and Social Psychology,* v. 17, p. 124-129, 1971.

EKMAN, P. Basic emotions. In: DALGLEISH, T.; POWER, M. *Handbook of cognition and emotion.* Sussex: John Wiley & Sons, 1999.

ELIADE, M. *O sagrado e o profano.* São Paulo: Martins Fontes, 1992.

ELIAS NETTO, C. *Dicionário do dialeto caipiracicabano.* Piracicaba: Academia Piracicabana de Letras, 1996.

ELIE, M.; COLE, M.G.; PRIMEAU, F.J. et al. Delirium risk factors in elderly hospitalized patients. *J. Gen. Intern. Med.,* v. 13, n. 3, p. 204-212, 1998.

ELVEVÅG, B. et al. An Examination of the language construct in NIMH's research domain criteria: time for reconceptualization! *Am. J. Med. Genet.,* Part B 171B, p. 904-919, 2016.

ENDLEMAN, R. Homosexuality in tribal societies. *Transcultural Psychiatric Research Review,* v. 23, p. 187-218, 1986.

ENGELHARDT, E. Demência vascular: os grandes subtipos clínico-patológicos isquêmicos. *Revista Brasileira de Neurologia,* v. 42, n. 4, p. 5-15, 2006.

ENGELHARDT, E.; LAKS, J.; ROZENTHAL, M. Distúrbios da linguagem: afasias – aspectos neuroclínicos e neuropsicológicos. *Revista Brasileira de Neurologia,* v. 32, p. 21-26, 1996.

ERHART, S. M. et al. Clinical utility of magnetic resonance imaging radiographs for suspected organic syndromes in adult psychiatry. *J Clin Psychiatry,* v. 66, p. 968-973, 2005.

ERIKSON, E. H. *El ciclo vital completado.* Buenos Aires: Paidós, 1985.

ERIKSON, E. H. *Identidade, juventude e crise.* Rio de Janeiro: Zahar, 1976.

ERKWOH, R. K. et al. Command hallucinations: who obeys and who resists when? *Psychopathology,* v. 35, p. 272-279, 2002.

ESPINOSA, B. Ética. Belo Horizonte: Autêntica, 2009.

EVANS, R. I. *Jean Piaget:* o homem e as ideias. Rio de Janeiro: Forense, 1980.

EY, H. La posición de la psiquiatria dentro del marco de las ciências médicas. In: EY, H. *Estudios psiquiátricos.* Buenos Aires: Editorial Polemos, 2008. v. 1.

EY, H. *Manuel de psychiatrie.* Paris: Masson. 1965.

EY, H. *Tratado de las alucinaciones.* Buenos Aires: Editorial Polemos, 2009.

EY, H.; BERNARD, P.; BRISSET, C. *Tratado de psiquiatria.* Barcelona: Masson, 1974.

EYSENCK, H. J. *The structure of human personality:* manual of modern Psychology). London: Methuen, 1953.

FACIONE, P. A. et al. The disposition toward critical thinking: its character, measurement, and relationship to critical thinking skill. *Informal Logic,* v. 20, p. 61-84, 2000.

FAISCA, L. et al. Portuguese adaptation of a faux pastest and a theory of mind picture storiestask. *Psychopathology,* 2016

FALLON, B. A. et al. Personality disorders in hypochondriasis: prevalence and comparison with two anxiety disorders. *Psychosomatics,* v. 53, n. 6, p. 566-574, 2012.

FAROOQ, O.; FINE, E.J. Alice in wonderland syndrome: a historical and medical review. *Pediatr. Neurol.,* 2017.

FEDERMAN, D. D. The biology of human sex differences. *The New England Journal of Medicine,* v. 354, p. 1507-1514, 2006.

FEIN, G. Psychiatric comorbidity in alcohol dependence. *Neuropsychol Rev.,* v. 25, n. 4, p. 456-475, 2015.

FELDMAN, R. S. *Introdução à psicologia.* 10. ed. Porto Alegre: Artmed, 2015.

FENELON, G. et al. Hallucinose musicale: 7 cas. *Revue du Neurologie,* v. 149, p. 462-467, 1993.

FERGUSON, E. et al. A taxometric analysis of type-D personality. *Psychosomatic Medicine,* v. 71, n. 9, p. 981-986, 2009.

FERRARI, A. J. et al. Burden of depressive disorders by country, sex, age, and year: findings from the global burden of disease study 2010. *PLoS Med,* v. 10, n. 11, p. e1001547, 2013.

FERRARI, A. J. et al. Global variation in the prevalence and incidence of major depressive disorder: a systematic review of the epidemiological literature. *Psychological Medicine,* v. 43, p. 471-481, 2013.

FERRARI, M. Cognitive performance and lefthandedness. *Journal of Rehabilitation,* v. 73, n. 1, p. 47-54, 2007.

FERREIRA DE CASTRO, E. et al. Parasuicide and mental disorders. *Acta Psychiatrica Scandinavica,* v. 97, p. 25-31, 1998.

FETT, A. K. et al. The relationship between neurocognition and social cognition with functional outcomes in schizophrenia: a meta-analysis. *Neuroscience and Biobehavioral Reviews*, v. 35, n. 3, p. 573-588, 2011.

FFYTCHE, D. H.; WIBLE, C. G. From Tones in tinnitus to sensed social interaction in schizophrenia: how understanding cortical organization can inform the study of hallucinations and psychosis. *Schizophrenia Bulletin*, v. 40 n. 4, p. S305-316, 2014.

FICHTER, M. M. Anorektische und bulimische Essstörungen. *Der Nervenarzt*, v. 9, p. 1141-1153, p. 2005.

FIELDS, R. D. Changes in the brain white matter. *Science*, v. 330, p. 768-769, 2010.

FIKS, J. P. *Delírio*: um novo conceito projetado em cinemas. São Paulo: Via Lettera, 2002.

FINE, J. *El linguaje en psiquiatria*: un manual de prática clínica. Buenos Aires: Editorial Polemos, 2007.

FINEBERG, N. A. et al. New developments in human neurocognition: clinical, genetic and brain imaging correlates of impulsivity and compulsivity. *CNS Spectr.*, v. 19, n. 1, p. 69-89, 2014.

FINGER, S. *Origins of neuroscience*. New York: Oxford University, 1994.

FINK, M. et al. Catatonia is not schizophrenia: Kraepelin's error and the need to recognize catatonia as an independent syndrome in medical nomenclature. *Schizophrenia Bulletin*, v. 36, n. 2, p. 314-320, 2010.

FIQUER, J. T. *Comunicação não verbal em enfermaria psiquiátrica*: uso de indicadores expressivos na avaliação diagnóstica e prognóstica de pacientes em episódios psicóticos iniciais. Projeto de Pesquisa. Campinas: UNICAMP, 2017.

FIQUER, J. T.; BOGGIO, P. S.; GORENSTEIN, C. Talking bodies: Nonverbal behavior in the assessment of depression severity. *Journal of Affective Disorders*, v. 150, p. 1114-1119, 2013.

FIRBANK, M. et al. Neural correlates of attention-executive dysfunction in Lewy body dementia and Alzheimer's disease. *Human Brain Mapping*, v. 37, n. 1254-1270, 2016.

FISCHER-BAUM, S. et al. Perseveration during verbal fluency in traumatic brain injury reflects impairments in working memory. *Neuropsychology*, v. 30, n. 7, p. 791-799, 2016.

FITTERER, J. L.; NELSON, T. A. A review of the statistical and quantitative methods used to study alcohol-attributable crime. *PLoS One*, v. 10, n. 9, p. e0139344, 2015.

FLANDRIN, J. L.; MONTANARI, M. *História da alimentação*. São Paulo: Estação Liberdade, 2015.

FONSECA-PEDRERO, E. et al. Strange-face-in-the--mirror illusion in schizotypy during adolescence. *Schizophrenia Bulletin*, v. 41, n. 2, p. S475-S482, 2015.

FORD, C. V. The somatizing disorders. *Psychosomatics*, v. 27, p. 327-337, 1986.

FORNARO, M. et al. The prevalence and predictors of bipolar and borderline personality disorders comorbidity: Systematic review and meta-analysis. *J. Affect Disord.*, v. 195, p. 105-118, 2016.

FÖRSTL, H. et al. Psychiatric, neurological and medical aspects of misidentification syndromes: a review of 260 cases. *Psychol Med.*, v. 21, n. 4, p. 905-910, 1991.

FOSTER, J. K. *Memória*. Porto Alegre: L&PM, 2011.

FOXX, R. M.; FAW, G. D. Long-term follow-up of echolalia and question answering. *Journal of Applied Behavior Analysis*, v. 23, p. 387-396, 1990.

FRANK, E. et al. Conceptualization and rationale for consensus definitions of terms in major depressive disorder. Remission, recovery, relapse, and recurrence. *Arch. Gen. Psychiatry*, v. 48, p. 851-855, 1991.

FRANKLIN, T. B. et al. Epigenetic transmission of the impact of early stress across generations. *Biological Psychiatry*, v. 68, n. 5, p. 408-415, 2010.

FRANKS, D. D. *Neurosociology:* the nexus between neuroscience and social psychology. New York: Springer, 2010.

FRANKS, D. D. What is social about the human brain? In: FRANKS, D. D. *Neurosociology*: *The nexus between neuroscience and social psychology*. London: Springer Verlag, 2010.

FRAZER, J. G. *O ramo de ouro*. Rio de Janeiro: Guanabara Koogan, 1982.

FREEMAN, D. et al. Jumping to conclusions and paranoid ideation in the general population. *Schizophr Res.*, v. 102, n. 1-3, p. 254-260, 2008.

FREUD, S. [1895]. Sobre la justificación de separar de la neurastenia un determinado síndrome en calidad de "neurosis de angustia". In: FREUD, S. *Obras completas*. Buenos Aires: Amorrortu, 1986. v. 3.

FREUD, S. [1905]. *Drei Abhandlungen zur Sexualtheorie*. Frankfurt: Fischer, 1958.

FREUD, S. [1906]. Der Wahn und die Traume in W. H. Jensens Gradiva. In: FREUD, S. *Studienausgabe Band X*. Frankfurt: Fischer Taschenbuch, 1982.

FREUD, S. [1911]. *Formulações sobre os dois princípios do funcionamento mental*. Rio de Janeiro: Imago, 1980.

FREUD, S. [1911]. *Notas psicanalíticas sobre um relato autobiográfico de um caso de paranóia (dementia paranoides)*: o caso Schereber. Rio de Janeiro: Imago, 1976.

FREUD, S. [1915]. A repressão. Rio de Janeiro: Imago, 1974.

FREUD, S. [1923]. Das Ich und das Es. In: FREUD, S. Studienausgabe Band III, Fischer Wissenschaft, Frankfurt am Main, 1982.

FREUD, S. [1926]. Inibición, sintoma y angustia. In: FREUD, S. *Obras completas*. Buenos Aires: Amorrortu, 1986. v. 20.

FREUD, S. [1926]. Psicanálise In: *O tesouro da Enciclopédia Britânica*. Rio de Janeiro: Nova Fronteira, 1994.

FREUD, S. [1931]. Tipos libidinales. In: FREUD, S. *Obras completas*. Buenos Aires: Amorrortu, 1986. v. 21.

FREUD, S. [1932]. Nuevas conferencias de introdución al psicoanálisis (1932-1936) [32ª Conferência e 34ª Conferência]. In: FREUD, S. *Obras completas*. Buenos Aires: Amorrortu, 1986.

FREUD, S. *Charakter und Analerotik, Studienausgabe Band VII*. Fischer Wissenschaft: Frankfurt am Main, 1982.

FRÍAS, Á. et al. Comorbidity between bipolar disorder and borderline personality disorder: prevalence, explanatory theories, and clinical impact. *J Affect Disord.*, v. 15, n. 202, p. 210-219, 2016.

FRIEDMAN, L.; WIECHERS, I.R. The brain hallucinates and gets caught in the web. *The Lancet*, v. 348, supl. 2, p. 21-28, 1996.

FRITH, C. D.; DONE, D. J. Towards a neuropsychology of schizophrenia. *British Journal of Psychiatry*, v. 153, p. 437-443, 1988.

FUCHS, T. From self-disorders to ego disorders. *Psychopathology*, v. 48, p. 324-331, 2015.

FUCHS, T.; KOCH, S.C. Embodied affectivity: on moving and being moved. *Frontiers in Psychology*, v. 5, art. 508, 2014.

FULFORD, K. W. M. Facts/values: tem principles of values-based medicine, In: RADDEN, J. *The philosophy of psychiatry*: a companion. New York: Oxford University, 2004.

FULLER, G. Neurological examination made easy. (5. ed.). Edinburgh: Churchill Livingstone/Elsevier, 2013.

FURNHAM, A. A bright side, facet analysis of histrionic personality disorder: the relationship between the HDS Colourful factor and the NEO-PI-R facets in a large adult sample. *J. Soc. Psychol.*, v. 154, n. 6, p. 527-36, 2014.

GADAMER, H. G. Entrevista concedida a Philippe Forge e Jacques le Rider no dia 19 de abril de 1981. In: *ENTREVISTAS do Le Monde-Filosofia*. São Paulo: Ática, 1990.

GAEBEL, W. Hemisphaerenfunktionen und psychiatrische Erkrankungen. *Der Nervenarzt*, v. 59, p. 437-448, 1988.

GAEBEL, W.; ZIELASEK, J. Focus on psychosis. *Dialogues Clin. Neurosci.*, v. 17, n. 1, p. 9-18, 2015.

GALTON, C. J. et al. Atypical and typical presentations of Alzheimer's disease: a clinical, neuropsychological, neuroimaging and pathological study of 13 cases. *Brain*, v. 123, n. 3, p. 484-98, 2000.

GAO, B. et al. Spontaneous activity associated with delusions of schizophrenia in the left medial superior frontal gyrus: a resting-state fMRI study. *PLoS One*, v. 10, n. 7, 2015.

GARDNER, E. L. Introduction: addiction and brain reward and anti-reward pathways. *Adv. Psychosom. Med.*, v. 30, p. 22-60, 2011.

GARDNER, H. *Estruturas da mente*: a teoria das inteligências múltiplas. Porto Alegre: Artmed, 1994.

GARNER, J. Dementia: an intimate death. *The British Journal of Medical Psychology*, v. 70, p. 177-184, 1997.

GAZDAG, G. et al. Catatonia as a putative nosological entity: a historical Sketch. *World J. Psychiatr.*, v. 7, n. 3, p. 177-183, 2017.

GAZZANIGA, M.; HEATHERTON, T. *Ciência psicológica*: mente, cérebro e comportamento. Porto Alegre: Artmed, 2005.

GEERTZ, C. Por uma teoria interpretativa da cultura. In: GEERTZ, C. *A interpretação das culturas*. Rio de Janeiro: Zahar, 1978.

GELLER, B.; ZIMERMAN, B.; WILLIAMS. M. DSM-IV mania symptoms in a prepubertal and early adolescent bipolar disorder pyhenotype compared to attention-deficit hyperactive and normal controls. *Journal of Child and Adolescent Psychopharmacology*, v. 12, p. 11-25, 2002.

GERBASI, M. E. et al. Globalization and eating disorder risk: Peer influence, perceived social norms, and adolescent disordered eating in Fiji. *Int J Eat Disord.*, v. 47, n. 7, p. 727–737, 2014.

GERNSBACHER, M. A. et al. Language and speech in autism. *Annu Rev Linguist.*, v. 2, p. 413-425, 2016.

GERRANS, P. Nativism and neuroconstructivism in the explanation of Williams syndrome. *Biology and Philosophy*, v. 18, p. 41-52, 2003.

GERRANS, P. *The measure of madness*: philosophy of mind and cognitive neuropsychiatry. MIT, 2014.

GHAZNAVI, S.; DECKERSBACH, T. Rumination in bipolar disorder: evidence for na unquiet mind. *Biology of Mood & Anxiety Disorders*, v. 2, p. 2, 2012.

GIDDENS, A. *A transformação da intimidade: Sexualidade, amor e erotismo nas sociedades modernas*. São Paulo: Unesp, 1993.

GIGLIO, J. S. Psicopatologia e semiologia da afetividade. *Boletim Psiquiátrico UNICAMP*, v. 2, p. 43-45, 1974.

GIL, R. et al. Self-consciousness and Alzheimer's disease. *Acta Neurologica Scandinavica*, v. 104, p. 296-300, 2001.

GLASZIOU, P. Too much medicine; too little care: time to wind back the harms of overdiagnosis and overtreatment. *British Medical Journal*, v. 347, p. f4247, 2013.

GOEKOOP, R.; GOEKOOP, J. G. A network view on psychiatric disorders: network clusters of symptoms as elementary syndromes of psychopathology. *PLoS One*, v. 9, n. 11, p. e112734, 2014.

GOETZ, C. G.; TANNER, C. M.; KLAWANS, H. L. Pharmacology of hallucinations induced by long-term drug. *American Journal of Psychiatry*, v. 139, n. 4, p. 494-497, 1982.

GOLD, J.; GOLD, I. The "Truman Show " delusion: psychosis in the global village. *Cogn. Neuropsychiatry*, v. 17, n. 6, p. 455-472, 2012.

GOLDSTEIN, E. B. *Sensation and perception*. 5. ed. Wadsworth: Sage, 2010.

GOLEMAN, D. *Emotional intelligence*: why it can matter more than IQ. New York: Bantam, 1994.

GONÇALVES, D. M.; CLONINGER, C. R. Validation and normative studies of the Brazilian Portuguese and American versions of the Temperament and Character Inventory – Revised (TCI-R). *J. Affect Disorders*, v. 124, 126-133, 2010.

GONÇALVES, J. R.; NAPPO, S.A. Factors that lead to the use of crack cocaine in combination with marijuana in Brazil: a qualitative study. *BMC Public Health*, v. 15, p. 706, 2015.

GOODMAN, A. Organic unity theory: the mindbody problem revisited. *American Journal of Psychiatry*, v. 148, p. 553-563, 1991.

GOODMAN, R.; SCOTT. S. *Psiquiatria Infantil*. São Paulo: Roca, 2004.

GOODWIN, F. K.; JAMISON, K. R. *Doença maníaco-depressiva, transtorno bipolar e depressão recorrente*. Porto Alegre: Artmed, 2010.

GOPNIK, A. *The philosophical baby*. New York: Farrar, Straus and Giroux, 2009.

GORDON, B. Neuropsychology and advances in memory function. *Current Opinion in Neurology*, v. 10, p. 306-312, 1997.

GORENSTEIN, C.; WANG, Y-P.; HUNGERBÜHLER, I. (orgs.) *Instrumentos de avaliação em saúde mental*. Porto Alegre: Artmed, 2016.

GORWOOD, P. et al. New insights in anorexia nervosa. *Front Neurosci.*, v. 10, p. 256, 2016.

GOULD, S. J. *A falsa medida do homem*. São Paulo: Martins Fontes, 1991.

GRADY, B.; LOEWENTHAL, K. M. Features associated with speaking in tongues: glossolalia. *The British Journal of Medical Psychology*, v. 70, p. 185-191, 1997.

GRANT, B. F. et al. Prevalence, correlates, and disability of personality disorders in the United States: results from the national epidemiologic survey on alcohol and related conditions. *J. Clin. Psychiatry*, v. 65, n. 7, p. 948-958, 2004.

GRAS, A. et al. Hallucinations and borderline personality disorder: a review. Encephale., v. 40, n. 6, p. 431-438, 2014.

GREDEN, J. F.; GENERO, N.; PRICE, H. L. Agitation-increased electromyogram activity in the corrugator muscle region: a possible explanation of the 'Omega Sign'? Am. J. Psychiatry, v. 142, p. 348-351 1985.

GREGERSEN, E. *Práticas sexuais*: a história da sexualidade humana. São Paulo: Roca, 1983.

GRIESINGER, W. *Patologia y terapêutica de las enfermedades mentales*. Buenos Aires: Polemos Editorial, 1997.

GRIFFITHS, P. E. *What emotions really are*: the problem of psychological categories. Chicago: University of Chicago, 1997.

GRIFFITHS, P. E.; SCARANTINO, A. Emotions in the wild: the situated perspective on emotion. In: ROBBINS, P.; AYDEDE, M. (Eds.). *Cambridge handbook of situated cognition*. (In press).

GRINBERG, L. T. et. al. Prevalence of dementia subtypes in a developing country: a clinicopathological study. *Clinics*, v. 68, n. 8, p. 1140-5, 2013.

GRONDIN, S. *Psychology of perception*. Switzerland: Springer International Publishing, 2016.

GROSS, R. G.; GROSSMAN, M. Update on apraxia. *Curr. Neurol. Neurosci. Rep.*, v. 8, n. 6, p. 490-496, 2008.

GROVER, S. et al. Comparison of symptoms of delirium across various motoric subtypes. *Psychiatry and Clinical Neurosciences*, v. 68, p. 283-291, 2014.

GRUPO GAY DA BAHIA (GGB). *Onda de assassinato de gays no Brasil*, 12 fev. 2007. Disponível em: <http://www.ggb.org.br/onda_de_assasinatos_2007.html>. Acesso em: 28 mar. 2018.

GUILHERMANO, L. G. Cyro Martins homenageado. *Jornal da Sociedade de Psiquiatria do Rio Grande do Sul*, v. 7, n.23, p. 12, 1996.

GUILLAUME, P. *Manual de psicologia*. São Paulo: Editora Nacional, 1967.

GUPTA, S. et al. Prevalence of hypothyroidism and importance of cholesterol estimation in patients suffering from major depressive disorder. *J. Indian Med. Assoc.*, v. 106, p. 240-242, 2008.

GUTIÉRREZ-LOBO, K.; SCHMID-SIEGEL, B.; BANKIER, B.; WALTER, H. Delusions in firstadmitted patients: gender, themes and diagnoses. *Psychopathology*, v. 34, p. 1-7, 2001.

GUZZETTA, F.; GIROLAM, G. Epidemiology of personality disorders In: GELDER, M. G.; ANDREASEN, N.; LOPEZ-IBOR, J. J.; GEDDES, J. *New Oxford textbook of psychiatry*. 3. ed. Oxford: Oxford University, 2012.

HAERER, A. F. *DeJong's the neurologic examination*. Philadelphia: J.B. Lippincott, 1992.

HÄFNER, H. Ernst Kretschmer 1888-1964. *Psychological Medicine*, v. 20, p. 487-492, 1990.

HAKIM, H. et al. Pathogenesis of reduplicative paramnesia. *J. Neurol. Neurosurg. Psychiatry*, v. 51, n. 6, p. 839-841, 1988.

HALBWACHS, M. *A memória coletiva*. São Paulo: Centauro, 2004. (Ttrabalho original publicado em 1950).

HALLIDAY, M. A. K. *Na introduction to functional grammar*. 3. ed. Londres: Arnold, 2004.

HALPERN, A. A importância da obesidade. *Diabetes e Metabolism*, v. 3, p. 114-115, 1998.

HAMMACK, S. E. et al. Overlapping neurobiology of learned helplessness and conditioned defeat: implications for PTSD and mood disorders. *Neuropharmacology*, v. 62, n. 2, p. 565–575, 2012.

HARAND, C. et al. The hippocampus remains activated over the long term for the retrieval of truly episodic memories. *PLoS One*, v. 7, n. 8, p. e43495, 2012.

HARDING, A. J.; BROE, G. A.; HALLIDAY, G. M. Visual hallucinations in Lewy body disease relate to Lewy bodies in the temporal lobe. *Brain*, v. 125, p. 391-403, 2002.

HARKY-VALLÉE, R. *Que é um conceito?* São Paulo: Parábola, 2013.

HARVEY, S. B. et al. Conversion disorder: towards a neurobiological understanding. *Neuropsychiatric Disease and Treatment*, v. 2, n. 1, p. 13-20.

HAUSER, M. *Moral minds*: how nature designed our universal sense of right and wrong. New York: Harper Collins, 2007.

HAUSER, M. D. et al. Perseveration, inhibition and the prefrontal cortex: a new look.*Curr Opin Neurobiol.*, v. 9, n. 2, p. 214-222, 1999.

HAWRYLYCZ, M. J. et al. An anatomically comprehensive atlas of the adult human brain transcriptome. *Nature*, v. 489, p. 391-399, 2012.

HAWTON, K. Assessment of suicide risk. *The British Journal of Psychiatry*, v. 150, p. 145-153, 1987.

HEARE, M. R.; BARSKY, M.; FAZIOLA, L. R. A case of mania presenting with hypersexual behavior and gender dysphoria that resolved with valproic acid. *Mental Illness*, v. 8, n. 2, p. 27-28, 2016.

HECKERS, S. et al. Is schizoaffective disorder a useful diagnosis? *Curr. Psychiatry Rep.*, v. 11, p. 332-337, 2009.

HEILMAN, K. M.; VALENSTEIN, E. (Ed.). *Clinical neuropsychology*. New York: Oxford University, 1993.

HEINE, S. J.; BUCHTEL, E. E. Personality: the universal and the culturally specific. *Annu Rev Psychol.*, v. 60, p. 369-394, 2009.

HELMAN, C.G. Corpo: definições culturais de anatomia e fisiologia. In: HELMAN, C.G. *Cultura, saúde e doença*. Porto Alegre: Artmed, 2009.

HELMAN, K. M.; VALENSTEIN, E. (Ed.). *Clinical neuropsychology*. New York: Oxford University, 1993.

HEMSEY, D. R.; GARET, P. A. The formation of maintenance of delusions: a Bayesian analysis. *The British Journal of Psychiatry*, v. 149, p. 51-56, 1986.

HENKIN, R.I. et al. Olfactory hallucinations without clinical motor activity: a comparison of unirhinal with birhinal phantosmia. *Brain Sci.*, v. 3, p. 1483-1553, 2013.

HERPERTZ, S.; SASS, H. Impulsivitaet und Impulskontrolle. *Nervenarzt*, v. 68, p. 171-183, 1997.

HEYLENS, G. et al. Gender identity disorder in twins: a review of the case report literature. *The Journal of Sexual Medicine*, v. 9, n. 3, p. 751-757, 2012.

HIPÓCRATES. *Aforismos de Hipocrates, en latin y castellano*. Valencia: Cabrerizo, 1830. p. 147.

HILT, L.M.; POLLAK, S.D. Characterizing the ruminative process in young adolescents. *J. Clin. Child Adolesc. Psychol.*, v. 42, n. 4, p. 519-530.

HINSHELWOOD, R. D. *Dicionário do pensamento Kleiniano*. Porto Alegre: Artmed, 1992.

HINZEN, W.; ROSSELLÓ, J. The linguistics of schizophrenia: thought disturbance as language pathology across positive symptoms. *Frontiers in Psychology*, v. 6, art. 971, 2015.

HIRJAK, D.; FUCHS, T. Delusions of technical alien control: a phenomenological description of three cases. *Psychopathology*, v. 43, n. 2, p. 96-103, 2010.

HJELMSLEV, L. T. Prolegômenos a uma teoria da linguagem. São Paulo: Abril Cultural, 1975. (Os pensadores).

HO, R. C. et al. The association between internet addiction and psychiatric co-morbidity: a meta-analysis. *BMC Psychiatry*, v. 14, p. 183, 2014.

HOBSON, J. A. *Dreaming*: an introduction to the science of sleep. New York: Oxford University, 2002.

HOFER, M. A. On the nature and consequences of early loss. *Psychosomatic Medicine*, v. 58, p. 570-581, 1996.

HOFFMANN, H.J.; REED, G. Epidemiology of tinnitus. In: SNOW, J. B. (ed.). *Tinnitus*: theory and management. Hamilton: BC Decker, 2004. p. 6-41.

HOGAN, D. B.; FIEST, K. M.; ROBERTS, J. I. et al. The prevalence and incidence of dementia with lewy bodies: a systematic review. *Can. J. Neurol. Sci.*, v. 43, supl. 1, p. s83-95, 2016.

HOLLANDA, C. B. O que será (À *flor da pele*). Intérprete: Chico Buarque. In: HOLLANDA, C.B. *Meus caros amigos*. Rio de Janeiro: Phonogram/Philips, 1976. 1 disco sonoro. Lado A, faixa 1 (4min 10s).

HOLLANDER, E.; POSNER, N.; CHERKASKY, S. Aspectos neuropsiquiátricos da agressão e de transtornos do controle dos impulsos. In: YUDOFSKY, S. C.; HALES, R. E. *Neuropsiquiatria e neurociências na prática clínica*. Porto Alegre: Artmed, 2006.

HOLLANDER, E.; SIMEON, D. *Transtornos de ansiedade*. Porto Alegre: Artmed, 2004.

HOLT, A. E. M.; ALBERT, M. L. Cognitive neuroscience of delusions in aging. *Neuropsychiatric Disease and Treatment*, v. 2, n. 2, p. 181-189, 2006.

HORVATH, K. J. A comparison of mental health, substance use, and sexual risk behaviors between rural and non-rural transgender persons. *J. Homosex.*, v. 61, n. 8, p. 1117-1130, 2014.

HOWARD, R.; ALMEIDA, O.; LEVY, R. Phenomenology, demography and diagnosis in late paraphrenia. *Psychological Medicine*, v. 24, p. 397-410, 1994.

HOWELL, M. J. Parasomnias: an updated review. *Neurotherapeutics*, v. 9, p. 753-775, 2012.

HUA, A.; MAJOR, N. Selective mutism. *Curr. Opin. Pediatr.*, v. 28, n. 1, p. 114-20, 2016.

HUANG, X. et al. Decreased left putamen and thalamus volume correlates with delusions in first-episode schizophrenia patients. *Frontiers in Psychiatry*, v. 8, art. 245, 2017.

HUANG, Y. et al. A case of idiopathic hypertrophic pachymeningitis presenting with chronic headache and multiple cranial nerve palsies: a case report. *Medicine*, v. 96, n. 29, p. e7549, 2017.

HUGDAHL, K. Auditory hallucinations: a review of the ERC "VOICE" project. *World J. Psychiatry*, v. 5, n. 2, p. 193-209, 2015.

HUGDAHL, K. et al. Glutamate as a mediating transmitter for auditory hallucinations in schizophrenia: a (1)H MRS study. *Schizophr. Res.*, v. 161, n. 2-3, p. 252--260, 2015.

HUME, D. *Investigação sobre o entendimento humano*. São Paulo: Abril, 1973. (Os pensadores).

HUMPSTON, C. S.; BROOME, M. R. Perplexity. In: STANGHELLINI, G.; ARAGONA, M. *An experiential approach to psychopathology*: what is it like to suffer from mental disorders? Switzerland: Springer, 2016.

HUYS, Q. J. M. et al. Computational psychiatry as a bridge from neuroscience to clinical applications. *Nat. Neurosci.*, v. 19, n. 3, 404-413, 2016.

ILLMAN, N. A. et al. Déjà experiences in temporal lobe epilepsy. *Epilepsy Res. Treat.*, p. 539-567, 2012.

INOUYE, S. K. et al. The short-term and long-term relationship between delirium and cognitive trajectory in older surgical patients. *Alzheimer's Dement*, v. 12, n. 7, p. 766-775, 2016.

INOUYE, S. K.; CHARPENTIER, P. A. Precipitating factors for delirium in hospitalized elderly persons. Predictive model and interrelationship with baseline vulnerability. *JAMA*, v. 275, n. 11, p. 852-857, 1996.

INSTITUTO DE PESQUISA ECONÔMICA APLICADA (IPEA). *Estupro no Brasil*: uma radiografia segundo os dados da Saúde, 2014.

INSTITUTO NACIONAL DE CIÊNCIA E TECNOLOGIA PARA POLÍTICAS DO ÁLCOOL E OUTRAS DROGAS (INPAD). II Levantamento Nacional de Álcool e Drogas (II LENAD). São Paulo: INPAD, UNIFESP, 2014.

IONESCU, S. *Catorce enfoques de la psicopatologia*. Mexico: Fondo de Cultura Economica, 1994.

IONESCU, S. *Quatorze abordagens de psicopatologia*. 2. ed. Porto Alegre: Artmed, 1997.

IRINEU, B. A.; FROEMMING, C. N. *Gênero, sexualidade e direitos*: construindo políticas de enfrentamento ao sexismo e a homofobia. Tocantins: Biblioteca da Universidade Federal do Tocantins, 2012.

IRWIN, M. R. Why Sleep Is Important for Health: A Psychoneuroimmunology Perspective. *Annual Review of Psychology*, v. 3, n. 66, p. 143-172, 2015.

IYASSU, R. et al. Psychological characteristics of religious delusions. *Soc. Psychiatry Psychiatr. Epidemiol.*, v. 49, p. 1051-1061, 2014.

IZQUIERDO, I. *Memória*. Porto Alegre: Artmed, 2002.

JABLENSKY, A. Prototypes, syndromes and dimensions of psychopathology: an open agenda for research. *World Psychiatry*, v. 11, p. 1, 2012.

JABLENSKY, A., et al. *People living with psychotic illness*: an australian study 1997–98. Canberra: Commonwealth of Australia, 1999. Disponível em: <http://www.psychiatry.uwa.edu.au/__data/assets/pdf_file/0020/2311904/1999-Jablensky-et-al-LowPrev-Report4-AGPS.pdf>. Acesso em: 11 jun. 2018.

JACK JR, C. R. et al. Introduction to the recommendations from the National Institute on Aging Alzheimer's Association workgroups on diagnostic guidelines for Alzheimer's disease. *Alzheimers Dement*, v. 7, n. 3, p. 257--262, 2011.

JAGER, M. et al. Schizoaffective disorder – an ongoing challenge for psychiatric nosology. *Eur. Psychiatry*, v. 26, p. 159-165, 2011.

JAKOBSON, R. *A fonologia em relação com a fonética*. São Paulo: Abril Cultural, 1975. (Os pensadores).

JAKOBSON, R. *Linguistica e comunicação*. São Paulo: Cultrix, 1970.

JAKŠIĆ, N. et al. The role of personality traits in posttraumatic stress disorder (PTSD). *Psychiatria Danubina*, v. 3, p. 256-266, 2012.

JAMES, W. H. Biological and psychosocial determinants of male and female human sexual orientation. *J. Biosoc. Sci.*, v. 37, n. 5, p. 555-567, 2005.

JAMES, W. *The principles of psychology*. Chicago: Encyclopaedia Britannica, 1977.

JANCKE, L.; SHAH, N. J.; PETERS, M. Cortical activations in primary and secondary motor areas for complex bimanual movements in professional pianists. *Brain Research and Cognition*, v. 10, p. 177-183, 2000.

JANZARIK, W. Der Psychose-Begriff und die Qualität des Psychotischen. *Der Nervenarzt*, v. 74, p. 3-11, 2003.

JANZARIK, W. Lebensereignis, Lebensgeschichte, Lebensentwurf: Psychopathologische und forensische Aspecte. *Nervenarzt*, v. 67, p. 545-551, 1996.

JARDRI, R. et al. Are hallucinations due to an imbalance between excitatory and inhibitory influences on the brain? *Schizophr. Bull.*, v. 42, n. 5, p. 1124-1134, 2016.

JASPERS, K. *Psicopatologia geral*. Rio de Janeiro: Atheneu, 1979.

JEFFERIES, K.; AGRAWAL, N. Early-onset dementia. *Advances in Psychiatric Treatment*, v. 15, n. 5, p. 380-388, 2009.

JELLINGER, K. A. Cerebral correlates of psychotic syndromes in neurodegenerative diseases. *J. Cell. Mol. Med.*, v. 16, n. 5, p. 995-1012, 2012.

JIAJIA ZHU, J. et al. Neural substrates underlying delusions in schizophrenia. *Scientific Reports*, v. 6, p. 33857, 2016.

JONGSMA, H. E. et al. Treated incidence of psychotic disorders in the multinational EU-GEI atudy. *JAMA Psychiatry*, v. 75, n. 1, p. 36-46, 2018.

JOSEPHS, K. A. et al. Visual hallucinations in posterior cortical atrophy. *Arch Neurol.*, v. 63, n. 10, p. 1427-1432, 2006.

JOYCE, D. W. et al. Realising stratified psychiatry using multidimensional signatures and trajectories. *J. Transl. Med.*, v. 15, p. 15, 2017.

JUNG, C. G. Ab-*reações, análise dos sonhos, transferência.* Petrópolis: Vozes, 1999.

JUNG, R. E.; HAIER, R. J. The parieto-frontal integration theory (P-FIT) of intelligence: converging neuroimaging evidence. *Behavioral and Brain Sciences*, v. 30, p. 135-187, 2007.

JUNGERMAN, F. S. et al. Prevalence of cannabis use in Brazil: data from the I Brazilian National Alcohol Survey (BNAS). *Addict Behav.*, v. 35, n. 3, p. 190-193, 2010.

KAGAN, J. Born to be shy? In: COLAN, R. (Ed.). *States of mind.* New York: Wiley, 1999.

KALA, A. K.; WIG, N. N. Delusions across cultures. *Int J Soc Psychiatry*, v. 28, n. 3, p. 185-193, 1982.

KALARIA, R. J. et al. Stroke injury, cognitive impairment and vascular dementia. *Biochim Biophys Acta*, v. 1862, n. 5, p. 915-925, 2016.

KANDEL, E. R. A new intellectual framework for psychiatry. *The American Journal of Psychiatry*, v. 155, p. 457-469, 1998.

KANDEL, E. R.; SCHWARTZ, J. H.; JESSEL, T. M. *Essentials of neural science and behavior.* New Jersey: Appleton and Lange, 1995.

KANDINSKY, V. K. *Kritische und klinische Betrachtungen im Gebiete der Sinnestäuschungen.* Berlin: Vertrag von Friedländer und Sohn, 1885.

KANNER, L. Autistic disturbances of affective contact. *Nerv. Child.*, v. 2, p. 217-250, 1943.

KAPLAN, H. I.; SADOCK, B. J. *Comprehensive textbook of psychiatry IV.* Baltimore: Williams e Wilkins, 1995.

KAPLAN, H. S. *O desejo sexual.* Rio de Janeiro: Nova Fronteira, 1983.

KASANIN, J. The acute schizoaffective psychoses. *American Journal of Psychiatry*, v. 90, n. 1, p. 97-126, 1933.

KASPER, D. L. et al. *Medicina interna de Harrison.* 19. ed. Porto Alegre: AMGH, 2017.

KECK, P. E. et al. Psychosis in bipolar disorder: phenomenology and impact on morbidity and course of illness. *Compr Psychiatry*, v. 44, n. 4, p. 263-269, 2003.

KEEFE, R. S. E. The contribution of neuropsychology to psychiatry. *The American Journal of Psychiatry*, v. 152, p. 6-15, 1995.

KEEL, P. K.; FICHTER, M.; QUADFLIEG, N. Application of a latent class analysis to empirically define eating disorder phenotypes. *Archives of General Psychiatry*, v. 61, p. 192-200, 2004.

KELLEHEAR, A. Culture, biology, and the neardeath experience. *Journal of Nervous and Mental Disease*, v. 181, n. 3, p. 148-156, 1993.

KELLEHER, I. et al. Prevalence of psychotic symptoms in childhood and adolescence: a systematic review and meta-analysis of population-based studies. *Psychol. Med.*, v. 42, p. 1857-1863, 2012.

KENDELL, L. et al. Crime and psychiatric disorders among youth in the US population: an analysis of national comorbidity survey-adolescent supplement. *J. Am. Acad. Child Adolesc Psychiatry*, v. 53, n. 8, p. 888-898, 2014.

KENDLER, K. S.; GLAZER, W. M.; MORGENSTERN, H. Dimension of delusional experience. *The American Journal of Psychiatry*, v. 140, n. 466-469, 1983.

KESSLER, R. C. et al. Lifetime prevalence and age of onset distributions of mental disorders in the World Health Organization's World Mental Health Survey Initiative. *World Psychiatry*, v. 6, p. 168-176, 2007.

KHACHIYANTS, N. et al. Sundown syndrome in persons with dementia: an update. *Psychiatry Investig*, v. 8, p. 275-287, 2011.

KIEKHÖFEL, E. *As neurociências*: questões filosóficas. São Paulo: Martins Fontes, 2014.

KIM K. et al. Schizophrenic delusions in Seoul, Shanghai, Taipei: a transcultural study. *Journal Korean Med Sci*, v. 16, p. 88-94, 2001.

KIM, J. G. et al. A neural basis for developmental topographic disorientation. *The Journal of Neuroscience*, v. 35, n. 37, p. 12954-12969, 2015.

KIM, K. I. et al. Schizophrenic delusions among Koreans, Korean-Chinese and Chinese: a transcultural study. *Int. J. Soc. Psychiatry*, v. 39, n. 3, p. 190-199, 1993.

KIRMAYER, L. J. et al. Explaining medically unexplained symptoms. *Canadian Journal of Psychiatry*, v. 49, n. 10, p. 663-672, 2004.

KISHI, M. et al. Transient phonemic paraphasia by bilateral hippocampus lesion in a case of limbic encephalitis. *Neurology International*, v. 2, p. e8, 2010.

KITAMURA, T.; KUMAR, R. Times passes slowly for patients with depressive state. *Acta Psych Scand.*, v. 65, p. 415-420, 1982.

KLEIN, D. N. et al. Personality and depression: explanatory models and review of the evidence. *Annu. Ver. Clin. Psychol.*, v. 7, p. 269-295, 2011.

KLEIN, M. *Inveja e gratidão.* Rio de Janeiro: Imago, 1974.

KLEINMAN, A. *Rethinking psychiatry*: from cultural category to personal experience. New York: The Free, 1988.

KNAPP, M. L.; HALL, J. A. *Comunicação não verbal na interação humana.* 2. ed. Rio de Janeiro: JSN, 1999.

KOBIERSKA, M. et al. Coprolalia and copropraxia in patients with Gilles de la Tourette syndrome. *Neurol Neurochir Pol.*, v. 48, n. 1, p. 1-7, 2014.

KOHRT, B. A. et al. Cultural concepts of distress and psychiatric disorders: literature review and research recommendations for global mental health epidemiology. *International Journal of Epidemiology*, v. 43, p. 365-406, 2014.

KOIĆ, E. et al. Glossolalia. *Coll. Antropol.*, v. 29, n. 1, p. 373-379, 2005.

KOLANOWSKI, A. et al. Factors associated with sustained attention during an activity intervention in persons with dementia. *Dement Geriatr Cogn Disord.*, v. 33, n. 4, p. 233-239, 2012.

KOLOTKIN, R. L.; ANDERSEN, J. R. A systematic review of reviews: exploring the relationship between obesity, weight loss and health-related quality of life. *Clin. Obes.*, v. 7, n. 5, p. 273-289, 2017.

KONRAD. K. *Die beginnende Schizophrenie*: Versuch einer Gestaltanalyse des Wahns. 6. Auflage. Stuttgart: Georg Thieme, 1992.

KOPELMAN, M. D. The Korsakoff syndrome. *The British Journal of Psychiatry*, v. 166, p. 154-173, 1995.

KORNBROT, D. E. et al. Time perception and depressive realism: Judgemente type, psychophysical function and bias. *Plos One*, v. 8, issue 8, p. e71585, 2013.

KOUIDRAT, Y. et al. Eating disorders in schizophrenia: implications for research and management. *Schizophr. Res. Treatment*, p. 791573, 2014.

KOVACS, G. G. Molecular pathological classification of neurodegenerative diseases: turning towards precision medicine. *Int. J. Mol. Sci.*, v. 17, n. 2, p. 189, 2016.

KOZLOWSKA, K. et al. Fear and the defense cascade: clinical implications and management. *Harvard Review of Psychiatry*, v. 23, n. 4, p. 263-287, 2015.

KRAEPELIN, E. *Klinische Psychiatrie, III Band, II Teil*. Leipzig: Verlag von Johann Ambrosius Barth, 1913.

KRAEPELIN, E. Locura histérica, 1905. In: CONTI, N. A.; STAGNARO, J. C. *Historia de la ansiedad*: textos escogidos. Buenos Aires: Editorial Polemos, 2007.

KRAEPELIN, E. Parafrenias. In: KRAEPELIN, E. *La demencia precoz*. Buenos Aires: Polemos, 1996. Parte 2.

KRAEPELIN, E. *Psychiatrie*: Ein Lehrbuch für Studirende und Aertzte, I Band. Leipzig: Verlag von Johann Ambrosius Barth, 1899.

KRATZ, T. The Diagnosis and treatment of behavioral disorders in dementia. *Deutsches Ärzteblatt International*, v. 114, p. 447-454, 2017.

KRAUSE-UTZ, A. et al. Dissociation and alterations in brain function and structure. *Curr Psychiatry Rep*, v. 19, p. 6, 2017.

KREININ, A. et al. Clinico-epidemiological comparison of delusion-prominent and hallucination-prominent clinical subgroups of paranoid schizophrenia. *Clin Schizophr Relat Psychoses*, v. 9, n. 3, p. 117-124, 2015.

KREUKELS, B. P. C.; GUILLAMON, A. A neuroimaging studies in people with gender incongruence. *International Review of Psychiatry*, v. 28, n. 1, p. 120-128, 2016.

KREUZER, P. M. et al. Chronic tinnitus: an interdisciplinary challenge. *Deutsches Ärzteblatt International*, v. 110, n. 16, p. 278-284, 2013.

KRIEGER, D. M. et al. Personality disorder and substance related disorders: a six-month follow-up study with a Brazilian sample. *J. Bras. Psiquiatr.*, v. 65, n. 2, p. 127-134, 2016.

KRING, A. M.; EARNST, K. S. Nonverbal behavior in schizophrenia. In: PHILIPPOT, P.; FELDMAN, R.S.; COATS, E.J. *Nonverbal behavior in clinical settings*. New York: Oxford University, 2003.

KRISHNAMOORTHY, T. et al. The role of electroencephalography in the diagnosis of serotonin syndrome. *J Intensive Care Soc.*, v. 17, n. 3, p. 258-261, 2016.

KROLL, N. E. A. et al. Retrieval of old memories: the temporofrontal hypothesis. *Brain*, v. 120, p. 1377-1399, 1997.

KÜHN, S.; GALLINAT, J. Quantitative meta-analysis on state and trait aspects of auditory verbal hallucinations in schizophrenia. *Schizophrenia Bulletin*, v. 38, n. 4, p. 779-786, 2012.

KULHARI, A. et al. Auditory hallucinosis as a presenting feature of interpeduncularLipoma with proximal P1 segment fenestration: report of a rare case and review of literature on peduncular hallucinosis. *Journal of Vascular and Interventional Neurology*, v. 9, n. 1, p. 7-11, 2016.

KULICK, C. V. ; MONTGOMERY, K. M.; NIRENBERG, M. J. Comprehensive identification of delusions and olfactory, tactile, gustatory, and minor hallucinations in Parkinson's disease psychosis. *Parkinsonism & Related Disorders*, 2018.

KUMAR, S. et al. A brain basis for musical hallucinations. *Cortex*, v. 52, p. 86-87, 2014.

KUPFER, D. J. et al. Major depressive disorder: new clinical, neurobiological, and treatment perspectives *Lancet*, v. 379, n. 9820, p. 1045-1055, 2012.

KUROWSKI, K.; BLUMSTEIN, S. E. Phonetic basis of phonemic paraphasias in aphasia: evidence for cascading activation. *Cortex*, v. 75, p. 193-203, 2016.

KUSS, D. J.; LOPEZ-FERNANDEZ, O. Internet addiction and problematic Internet use: a systematic review of clinical research. *World J. Psychiatr.*, v. 6, n. 1, p. 143-176, 2016.

LACAN, J. *As psicoses*: 1955-1956. Rio de Janeiro: Jorge Zahar, 1985. (O seminário, 3).

LAKS, J.; ROZENTHAL, M.; ENGELHARDT, E. Neuropsicologia das emoções. *Revista Brasileira de Neurologia*, v. 32, n. 5, p. 177-181, 1996.

LALANDE, A. *Vocabulário técnico e crítico da filosofia*. São Paulo: Martins Fontes, 1996.

LAM, R. W. et al. Canadian network for mood and anxiety treatments (CANMAT) 2016. *The Canadian Journal of Psychiatry*, v. 61, n. 9, p. 510-523, 2016.

LANGA, K. M.; LEVINE, D. A. The Diagnosis and management of mild cognitive impairment: a clinical review. *JAMA*, v. 312, n. 23, p. 2551-2561, 2014.

LANGDON, R. et al. The Fregoli delusion: a disorder of person identification and tracking. *Topics in Cognitive Science*, v. 6, p. 615-631, 2014.

LANGNER, R.; EICKHOFF, S. B. Sustaining attention to simple tasks: a meta-analytic review of the neural mechanisms of vigilant attention *Psychol Bull.*, v. 139, n. 4, p. 870-900, 2013.

LANTÉRI-LAURA, G. Culture et sémiologie psychiatrique. *L'Evolution Psychiatrique*, v. 69, p. 3-21, 2004.

LANTÉRI-LAURA, G. *Las alucinaciones*. México: Fondo de Cultura Económica, 1994.

LAPLANCHE, J.; PONTALIS, j.-B. *Vocabulário de psicanálise*. São Paulo: Martins Fontes, 1986.

LARANJEIRA, R. et al. II Levantamento Nacional de Álcool e Drogas (LENAD), 2012. São Paulo: Instituto Nacional de Ciência e Tecnologia para Políticas Públicas de Álcool e Outras Drogas (INPAD), UNIFESP, 2014.

LARØI, F.; VAN DER LINDEN, M. Nonclinical participants' reports of hallucinatory experiences. *Can. J. Behav. Sci.*, v. 37, p. 33-43, 2005.

LAROS J. A.; REIS, R. R.; TELLEGEN, P. J. Indicações da validade convergente do teste Não-Verbal de Inteligência Son-R 2½-7[A]. *Avaliação Psicológica*, v. 9, n. 1, p. 43-52, 2010.

LATAS, M.; MILOVANOVIC, S. Personality disorders and anxiety disorders: what is the relationship? *Curr Opin Psychiatry*, v. 27, n. 1, p. 57-61, 2014.

LATZMAN, R. D. et al. Translating chimpanzee personality to humans: Investigating the transportability of chimpanzee-derived personality scales to humans. *Am. J. Primatol.*, v. 78, n. 6, p. 601-609, 2016.

LAW, N. et al. Clinical and neuroanatomical predictorsof cerebellar mutism syndrome. *Neuro-Oncology*, v. 14, n. 10, p. 1294-1303, 2012.

LE GOFF, J. *História e memória*. Campinas: UNICAMP, 2003.

LE HERON, C. et al. The anatomy of apathy: A neurocognitive framework for amotivated Behaviour. *Neuropsychologia*, 2017.

LEDOUX, J. E. Emotion circuits in the brain. *Annual Review of Neurosciences*, v. 23, p. 155-184, 2000.

LEE, J. W. Chronic 'speech catatonia' with constant logorrhea, verbigeration and echolalia successfully treated with lorazepam: a case report. *Psychiatry Clin. Neurosci.*, v. 58, n. 6, p. 666-668, 2004.

LEE, S. A. et al. Non-conscious perception of emotions in psychiatric disorders: the unsolved puzzle of psychopathology. *Psychiatry Investig.*, v. 13, n. 2, p. 165-173, 2016.

LEEDE-SMITH, S.; BARKUS, E. A comprehensive review of auditory verbal hallucinations: lifetime prevalence, correlates and mechanisms in healthy and clinical individuals. *Frontiers in Human Neuroscience*, v. 7, art. 367, 2013.

LEFF, J. Psychiatry around the globe. London: Gaskell, 1988.

LEITE, A. F. et al. Caracterização do ceceio em pacientes de um centro clínico de fonoaudiologia. *Revista da Sociedade Brasileira de Fonoaudiologia*, v. 13, n. 1, p. 30-36, 2008.

LEITE, D. T.; LOPES, E. J.; LOPES, R. F. F. Características psicométricas do questionário de crenças dos transtornos de personalidade – forma reduzida. *Revista Brasileira de Terapia Comportamental e Cognitiva*, v. 14, n. 3, p. 51-69, 2012.

LEME LOPES, J. *As dimensões do diagnóstico psiquiátrico*. Rio de Janeiro: Agir, 1954.

LEME LOPES, J. *Delírio*: possibilidades e tratamento. Rio de Janeiro: Atheneu, 1982.

LEME LOPES, J. *Diagnóstico em psiquiatria*. Rio de Janeiro: Cultura Médica, 1980.

LENA, R. L. et al. Characteristics and heterogeneity of schizoaffective disorder compared with unipolar depression and schizophrenia – a systematic literature review and meta-analysis. *Journal of Affective Disorders,* v. 191, p. 8-14, 2016.

LEONHARD, K. *Ausdruckssprache der Seele*. Berlin: Karl F. Haug Verlag, 1949.

LÉPINE, J. P. et al. Prévalence et comorbidité des troubles psychiatriques dans la population générale. *L'Encéphale*, v. 31, p. 182-194, 2005.

LEPORE, F. E. Spontaneous visual phenomena with visual loss: 104 patients with lesions of retinal and neural afferent pathways. *Neurology*, v. 40, p. 444-447, 1990.

LEPOUTRE, T. et al. The lacanian concept of paranoia: an historical perspective. *Frontiers in Psychology*, v. 8, art. 1564, 2017.

LERICHE, R. Introduction générale: De la santé à la maladie; La douler dans les maladies; Où va la médicine? In: *ENCYCLOPEDIE Française*, 1936. Tomo 6.

LERNER, I. et al. Excessive attractor instability accounts for semantic priming in schizophrenia. *PLoS One*, v. 7, n. 7, p. e40663, 2012.

LEVENSON, R. W. Basic emotion questions. *Emotion Review*, v. 3, n. 4, p. 379-386, 2001.

LEVOUNIS, P.; DRESCHER, J.; BARBER, M. E. *O livro de casos clínicos GLBT*. Porto Alegre: Artmed, 2014.

LEVY, D. L. et al. The genetic basis of thought disorder and language and communication disturbances in schizophrenia. *J. Neurolinguistics*, v. 23, n. 3, p. 176, 2010.

LEWIS, A. The psychopathology of insight. *Revista Latinoamericana de Psicopatologia Fundamental*, v. 7, n. 1, p. 113-127, 2004.

LEZAK, M. D.; HOWIESON, D. B.; LORING, D. W. *Neuropsychological assessment*. New York: Oxford University, 2004.

LEZAK, M. D. et al. *Neuropsychological assessment*. 5. ed. Oxford: Oxford University, 2012.

LEZAK, M. D.; HOWIESON, D. B.; BIGLER, E. D. *Neuropsychological assessment*. 5. ed. New York: Oxford University, 2012.

LIM, L. et al. Bipolar patients sing more in Singapore: singing as a signal for mania in psychotic patients. *Ann Acad Med Singapore*, v. 42, p. 524-526, 2013.

LINDQUIST, K. A. et al. The brain basis of emotion: a meta-analytic review. *Behavioral and Brain Sciences*, v. 35, p. 121-202, 2012.

LIVERANI, M. C. et al. No influence of positive emotion on orbitofrontal reality filtering: Relevance for confabulation. *Frontiers in Behavioral Neurosciences*, v. 10, art. 98, 2016.

LIVESLEY, W. J. et al. Genetic and environmental contributions to dimensions of personality disorder. *The American Journal of Psychiatry*, v. 150, p. 1826-1831, 1993.

LÓPEZ IBOR, J. J. *Lecciones de psicología médica*. Madrid: Paz Montalvo, 1970. V. 1.

LÓPEZ IBOR, J. J.; LÓPEZ IBOR ALIÑO, J. J. *El cuerpo y la corporalidad*. Madrid: Gredos, 1974.

LÓPEZ IBOR, J. J. Analyse structurale de l'expérience de dépersonnalisation. *L'Encéphale*, v. 630, p. 5-6, 1957.

LUCRÉCIO CARO, T. *Da natureza*. São Paulo: Abril, 1973. (Os Pensadores).

LUNN, M. R. et al. Sociodemographic characteristics and health outcomes among lesbian, gay, and bisexual U.S. adults using healthy people 2020 leading health indicators. *LGBT Health*, v. 4, n. 4, p. 283-294, 2017.

LURIA, A.R. *Fundamentos de neuropsicologia*. Rio de Janeiro: Livros Técnicos e Científicos, 1981.

LYKETSOS, C. G.; TREISMAN, G. J. Depressive syndromes and causal associations. *Psychosomatics*, v. 37, p. 407-412, 1996.

LYONS, J. *As ideias de Chomsky*. São Paulo: Cultrix, 1989.

MACK, J. et al. 2012 Prevalence of psychotic symptoms in a community-based Parkinson's disease sample. *Am. J. Geriatr. Psychiatry*, v. 20, n. 2, p. 123-132, 2012.

MACKINNON, R. A.; MICHELS, R. *A entrevista psiquiátrica na prática clínica*. 2. ed. Porto Alegre: Armed, 2008.

MACLEAN, P. D. *The triune brais in evolution*: role in paleocerebral functions. New York: PlenoPress, 1990.

MADALOZZO, D.; TOGNOLA, W. A. Afasias: correlações clínico-topográficas. *Revista Brasileira de Neurologia*, v. 42, n. 2, p. 5-13, 2006.

MAGNIN, E. et al. Pali and echo phenomena: symptoms of persistence and perseveration. *Front. Neurol. Neurosci.*, v. 41, p. 28-39, 2018.

MAIER, S.F.; SELIGMAN, M.E.P. Learned helplessness at fifty: insights from neuroscience. *Psychol. Ver.*, v. 123, n. 4, p. 349-367, 2016.

MAJ, M. Delusions in major depressive disorder: recommendations for the DSM-V. *Psychopathology, Psychopathology*, n. 41, p. 1-3, 2008

MAK, A. D.; LAM, L. C. Neurocognitive profiles of people with borderline personality disorder. *Curr. Opin. Psychiatry*, v. 26, n. 1, p. 90-96, 2013.

MALETIC, V.; RAISON, C. Integrated neurobiology of bipolar disorder. *Front. Psychiatry*, v. 5, art. 98, 2014.

MALLOY-DINIZ, L. F. et al. 2007. The Rey Auditory-Verbal Learning Test: applicability for the Brazilian elderly population. *Revista Brasileira de Psiquiatria*, v. 29, n. 4, p. 324-329, 2007.

MARCO, L. Relationship between temperament and anxiety disorders: a systematic review. *Mediterranean Journal of Clinical Psychology*, v. 1, n.1, 2013.

MARCONDES, D. *Textos básicos de ética*. Rio de Janeiro: Zahar, 2007.

MARENGO, J. T.; HARROW, M. Schizophrenic thought disorder at follow-up. A persistent or episodic course? *Arch Gen Psychiatry*, v. 44, p. 651-659, 1987.

MARGARITI, M. M.; VASSILIS, P. Kontaxakis 2006 approaching delusional misidentification syndromes as a disorder of the sense of uniqueness. *Psychopathology*, v. 39, p. 261-268, 2006.

MARI, J. J.; LEITÃO, R. J. A epidemiologia da esquizofrenia. *Revista Brasileira de Psiquiatria*, v. 22, supl. I, p. 15-17, 2000.

MARQUES, A. *Manual de diagnóstico clínico*. Recife: Universidade Federal de Pernambuco, 1970.

MARSMAN, A. et al. Glutamate in schizophrenia: a focused review and meta-analysis of ^{1}H-MRS studies. *Schizophr Bull.*, v. 39, n. 1, p. 120-129, 2013.

MARTINS JR, C. R. et al. *Semiologia neurológica*. Rio de Janeiro: Revinter, 2017.

MARTINS, C. *Perspectivas da relação médico-paciente*. 2. ed. Porto Alegre: Artmed, 1981.

MARTINS, M. R. et al. Versões alternativas do subteste Memória Lógica da WMS-R: análise de desempenho de uma amostra saudável da cidade de São Paulo. *Psicologia: Reflexão e Crítica*, v. 28, n. 3, p. 444-453, 2015.

MASO, B. L. et al. Historical underpinnings of bipolar disorder diagnostic criteria. *Behav. Sci. (Basel)*, v. 6, n. 3, p. 14, 2016.

MASON, O. J. et al. Ever-present threats from information technology: the cyber-paranoia and fear scale. *Front. Psychol.*, v. 5, art. 1298, 2014.

MASSOT-TARRÚS, A. et al. Coprolalia as a manifestation of epileptic seizures. *Epilepsy Behav.*, v. 60, p. 99-106, 2016.

MATOS, G. et al. Schizophrenia, the forgotten disorder: the scenario in Brazil *Revista Brasileira de Psiquiatria*, v. 37, p. 269-270, 2015.

MATTHEWS, B. R. Memory dysfunction continuum. *Minneap Minn*, v. 21, p. 613-626, 2015.

MATTHEWS, E. *Mente*. Porto Alegre: Artmed, 2007.

MATTHEWS, M.; NIGG, J. T.; FAIR, D. A. Attention deficit hyperactivity disorder. *Curr Top Behav Neurosci.*, v. 16, p. 235-266, 2014.

MATTOS, J. *Manual das doenças mentais*. Porto: Central, 1884.

MAULIK, P. K. et al. Prevalence of intellectual disability: a meta-analysis of population-based studies. *Res. Dev. Disabil.*, v. 32, p. 419-436, 2011.

MAYER-GROSS, W. *Selbstschilderungen der Verwirrtheit*: Die oneroide erlebnisform. Berlin: Spring, 1924.

MAYER-GROSS, W.; SLATER, E.; ROTH, M. *Psiquiatria clínica*. São Paulo: Mestre Jou, 1976.

MCCRAE, R. R.; COSTA, P. T. Personality trait structure as a human universal. *American Psychologist*, v. 52, p. 509-516, 1997.

MCCRAE, R. R.; TERRACCIANO, A. Universal features of personality traits from the observer's perspective: Data from 50 cultures. *Journal of Personality and Social Psychology*, v. 88, n. 3, p. 547-561, 2005.

MCDOUGALL, W. Of the words character and personality. *Journal of Personality*, v. 1, n. 1, p. 3-16, 1932.

MCGEE, G.; MORRIER, M. Clinical implications of research in nonverbal behavior of children wth autismo. In: PHILIPPOT, P.; FELDMAN, R.S.; COATS, E. J. *Nonverbal behavior in clinical settings*. New York: Oxford University, 2003.

MCGUIRE, P. K.; SHAH, G. M.; MURRAY, R. M. Increased blood flow in Broca'a area during auditory hallucination in schizophrenia. *Lancet*, v. 342, n. 8873, p. 703-706, 1993.

MEAGHER, D. J. et al. Concordance between DSM-IV and DSM-5 criteria for delirium diagnosis in a pooled database of 768 prospectively evaluated patients using the delirium rating scale-revised-98. *BMC Med.*, v. 12, n. 1, p. 164, 2014.

MEAGHER, D. J. et al. Phenomenology of delirium. *British Journal of Psychiatry*, v. 190, p. 135-141, 2007.

MECCA, T. P.; DIAS, N. M. *Teste da teoria da mente para crianças (TMEC)*. São Paulo: Produção Técnica, 2015.

MECCA, T. P.; MARTINS DIAS, N.; BERBERIAN, A. A. *Cognição social*: teoria, pesquisa e aplicação. São Paulo: Mennon Edições Científicas, 2016.

MEHLER, P. S. Bulimia nervosa. *The New England Journal of Medicine*, v. 349, n. 9, p. 875-881, 2003.

MELLA, L. B. et al. Insight na psicose: uma análise conceitual. *J. Bras. Psiquiatr.*, v. 60, n. 2, p. 135-140, 2011.

MELLON, C. D.; CLARK, L. D. A developmental plasticity model for phenotypic variation in major psychiatric disorders. *Perspectives in Biology and Medicine*, v. 34, n. 1, p. 35-43, 1990.

MENON, M. et al. Exploring the neural correlates of delusions of reference. *Biol Psychiatry*, v. 70, n. 12, p. 1127-1133, 2011.

MERCADANTE, M.T. et al. Perspectives of intellectual disability in Latin American countries: epidemiology, policy, and services for children and adults. *Current Opinion in Psychiatry*, v. 22, p. 469-474, 2009.

MESSAS, G. et al. A meta-analysis of the core essence of psychopathological entities: an historical exercise in phenomenological psychiatry. *History of Psychiatry*, v. 28, n. 4, p. 473-481, 2017.

MESULAM, M. M. Primary progressive aphasia: a language-based dementia. *The New England Journal of Medicine*, v. 349, p. 1535-1542, 2003.

MESULAM, M. M. et al. The Wernicke conundrum and the anatomy of language comprehension in primary progressive afasia. *Brain*, v. 138, p. 2423-2437, 2015.

MESULAM, M. M. et al. Primary progressive aphasia and the evolving neurology of the language network. *Nat. Rev. Neurol.*, v. 10, n. 10, p. 554-569, 2014.

MESZAROS, Z. S. et al. Psychiatric symptoms in systemic lupus erythematosus: a systematic review. *J. Clin. Psychiatry*, v. 73, n. 7, p. 993-1001, 2012.

MEYER, A. *The collected papers of Adolf Meyer*. Baltimore: John Hopkins, 1951.

MEYER, M. *O filósofo e as paixões*: esboço de uma história da natureza humana. Porto: Edições Asa, 1994.

MEYER, R. E. The disease called addiction: emerging evidence in a 200-year debate. *Lancet*, v. 347, p. 162-166, 1996.

MEYERS, B. S. et al. A delusion assessment scale for psychotic major depression: Reliability, validity, and utility. *Biol Psychiatry*, v. 15, n. 12, p. 1336-1342, 2006.

MEYNERT, T. Klinische Vorlesungen über Psychiatrie auf wissenschaftlichen Grundlagen. Wien: Braunmüller, 1890.

MIAO, D. et al. A meta-analysis of pica and micronutrient status. *Am. J. Hum. Biol.*, v. 27, n. 1, p. 84-93, 2015.

MICALE, M. S. *Approaching hysteria*: disease and its interpretations. Princeton: Princeton University, 1995.

MIGNOT, E. J. M. History of narcolepsy at Stanford University. *Immunol Res.*, v. 58, p. 315-339, 2014.

MIGUEL, E. C.; RAUCH, S. L.; JENIKE, M. A. Transtorno obsessivo-compulsivo. In: MIGUEL, E.; RAUCH, S.; LECKMAN, J. *Neuropsiquiatria dos gânglios da base*. São Paulo: Lemos, 1998.

MIGUEL, E. Transtornos do espectro obsessivo-compulsivo: diagnóstico e tratamento. Rio de Janeiro: Guanabara Koogan, 1996.

MIGUEL, F. K. et al. Validity of the reading the mind in the eyes test in a Brazilian Sample. *Paidéia*, v. 27, n. 66, p. 16-23, 2017.

MIJAJLOVIĆ, M. D. et al. Post-stroke dementia: a comprehensive review. *BMC Med.*, v. 15, n. 1, p. 11, 2017.

MILLER K. M. et al. Is the N-Back Task a valid neuropsychological measure for assessing working memory? *Archives of Clinical Neuropsychology*, v. 24, p. 711-717, 2009.

MINKOWSKI, E. *Traité de psychopathologie*. Paris: Universitaires de France, 1966.

MIOTTO, E. C. et al. Spatial working memory and strategy formation in patients with frontal lobe excisions. *Cortex*, v. 32, p. 613-630, 1996.

MIRA Y LÓPES, E. *Psicologia geral*. São Paulo: Melhoramentos, 1974.

MIRANDA, M. C. et al. A comparative study of performance in the Conner's Continuous Performance Test between Brazilian and North American children. *Atten Disord.*, v.11, n. 5, p. 588-98, 2008

MIRANDA, M. C.; RIVERO, T. S.; AMODEO BUENO, O. F. Effects of age and gender on performance on Conners' Continuous Performance Test in Brazilian adolescentes. *Psychol. Neurosci.*, v. 6, 2013.

MISRA, M.; KLIBANSKI, A. Endocrine consequences of anorexia nervosa. *Lancet Diabetes Endocrinol.*, v. 2, n. 7, p. 581-592, 2014.

MOESCHLER, J. B.; SHEVELL, M. Committee on Genetics. Comprehensive evaluation of the child with intellectual disability or global and developmental delays. *Pediatrics*, v. 134, n. 3, p. e903-918, 2014.

MONEDERO, C. *La mania*: una psicopatologia de la alegria. Madrid: Biblioteca Nueva, 1975.

MONEDERO, C. *Psicopatologia general*. Madrid: Biblioteca Nueva, 1973.

MONEY, J. The conceptual neutering of gender and criminalization of sex. *Archives of Sexual Behavior*, v. 14, n. 3, p. 279-290, 1985.

MONTERO, P. *Magia e pensamento mágico*. São Paulo: Ática, 1990.

MOREIRA, L. R. et al. Review and meta-analysis of epidemiologic studies of adult bipolar disorder. *Journal of Clinical Psychiatry*, 2017.

MORRIS, C. *Signs, language and behavior*. New York: G. Brazillen, 1946.

MORRIS, R. et al. Attention to irrelevant cues is related to positive symptoms in schizophrenia. *Schizophr Bull.*, v. 39, n. 3, p. 575–582, 2013.

MORRISON, J. *Entrevista inicial em saúde mental*. Porto Alegre: Artmed, 2010.

MORUZZI, G.; MAGOUN, H.W. Brain stem reticular formation and activation of the EEG. *Electroencephalogr Clin Neurophysiol.*, v. 1, n. 4, p. 455-473, 1949.

MOSKOWITZ, A. K. "Scared stiff": catatonia as an evolutionary based ear response. *Psychol. Rev.*, v. 111, p. 984--1002, 2004.

MUNEER, A. Mixed states in bipolar disorder: etiology, pathogenesis and treatment. *Chonnam Med. J.*, v. 53, n. 1, p. 1-13, 2017.

MUNIR, K. M. The co-occurrence of mental disorders in children and adolescents with intellectual disability/intellectual developmental disorder. *Curr. Opin. Psychiatry*, v. 29, n. 2, p. 95-102, 2016.

MURAT, L. *O homem que se achava Napoleão*: por uma história política da loucura. São Paulo: Três Estrelas, 2012.

MURIS, P. et al. Children of few words: relations among selective mutism, behavioral inhibition, and (social) anxiety symptoms in 3- to 6-year-olds. *Child Psychiatry Hum. Dev.*, v. 47, p. 94-101, 2016.

MUSTAFA, M. B. et al. Severity-based adaptation with limited data for ASR to aid dysarthric speakers. *Plos One*, v. 9, 2014.

MYERS, I. B.; BRIGGS, K. C. Myers-Briggs type indicator. Palo Alto: Consulting Psychologists, 1976 (Trabalho original pubicado em 1943).

NAGEL, T. Como é ser um morcego. In: BONJOUR, L.; BAKER, A. *Filosofia*: textos fundamentais comentados. Porto Alegre: Artmed, 2010.

NAGEL, T. What is it like to be a bat? *The Philosophical Review*, v. 83, n. 4, p. 435-450, 1974.

NAHM, M. Albert Heim (1849-1937): the multifaceted geologist who influenced research into near-death experiences and suggestion therapy. *Explore*, v. 12, n. 4, p. 256--258, 2016

NARANG, B. et al. Synaesthesia, reflex hallucinations and Mitempfindung - one of the same or different entities? *Australian & New Zealand Journal of Psychiatry*, v. 48, n. 4, p. 380, 2015.

NARDI, A. G.; VALENÇA, A. M. *Transtorno de pânico*: diagnóstico e tratamento. Rio de Janeiro: Guanabara Koogan, 2005.

NATIONAL CENTER FOR TRANSGENDER EQUALITY, U.S. *Transgender Survey*, Executive Summary, 2015.

NEELEMAN, J.; Mann, A. H. Treatment of hysterical aphonia with hypnosis and prokinetic therapy. *British Journal of Psychiatry*, v. 163, p. 816-819, 1993.

NEISSEER, U. et al. Intelligence: knowns and unknowns. *American Psychologist*, v. 51, p. 77-101, 1996.

NELSON, K. R. et al. Does the arousal system contribute to near-death experience? *Neurology*, v. 66, p. 1003-1009, 2006.

NERVAL, G. *Aurélia*. Paris: Librairie Générale Française, 1999.

NEUMANN, K. et al. The Pathogenesis, assessment and treatment of speech fluency disorders. *Dtsch. Arztebl Int.*, v. 114, p. 383-390, 2017.

NEWBERG, A. B. et al. The measurement of regional cerebral blood flow during glossolalia: a preliminary SPECT study. *Psychiatry Res.*, v. 22, n. 1, p. 67-71, 2006.

NIELSEN, J. et al. Do we agree about when patients are psychotics? *Acta Psychiatrica Scandinavica*, v. 118, p. 330--333, 2008.

NIEMANTSVERDRIET, M. B. A. et al. Hallucinations in borderline personality disorder: prevalence, characteristics and associations with comorbid symptoms and disorders. *Scientific Reports (Nature)*, v. 7, p. 13920, 2017.

NIR, Y.; TONONI, G. Dreaming and the brain: from phenomenology to neurophysiology. *Trends Cogn Sci.*, v. 14, n. 2, p. 88, 2010.

NITRINI, R.; BACHESCHI, L. A. *A neurologia que todo médico deve saber.* 3. ed. Rio de Janeiro: Revinter, 2015.

NOALI, R. B. et al. Ronco habitual e apnéia obstrutiva observada em adultos: estudo de base populacional, Pelotas, RS. *Rev Saúde Pública*, v. 42, n. 2, p. 224-33, 2008.

NOBRE DE MELO, A. L. *Psiquiatria.* Rio de Janeiro: Civilização Brasileira, 1979. V. 1.

NORBURY, C. F. et al. Language growth in children with heterogeneous language disorders: a population study. *Journal of Child Psychology and Psychiatry*, v. 58, n. 10, p. 1092-1105, 2017.

NORMAN, W. T. Toward an adequate taxonomy of personality attributes: Replicated factor 54 structure in peer nomination personality ratings. *Journal of Abnormal and Social Psychology*, v. 66, p. 574-583, 1963.

NORMAN, W. T.; GOLDBERG, L. R. Raters, ratees, and randomness in personality structure. *Journal of Personality and Social Psychology*, v. 4, n. 6, p. 681-691, 1966.

NOTREDAME, C. E. et al. What visual illusions teach us about schizophrenia. *Front. Integr. Neurosci.*, v. 8, art. 63, 2014.

NUCCI, M. G. *Formulação cultural do caso em saúde mental*: uma experiência num centro primário de saúde na cidade de Campinas, SP. 2002. Dissertação (Mestrado) - Faculdade de Ciências Médicas, UNICAMP, Campinas, 2002.

NUEVO, R. et al. The continuum of psychotic symptoms in the general population: a cross-national study. *Schizophr Bull.*, v. 38, n. 3, p. 475-485, 2012.

NUGENT, K. L. et al. Nonaffective acute psychoses: uncertainties on the way to DSM-5 and ICD-11. *Curr. Psychiatry Rep.*, v. 13, n. 3, p. 203-210, 2011

NUNES, M. A. A.; ABUCHAIM, A. L. G. Anorexia nervosa, parte I: quadro clínico, critérios diagnósticos e etiologia. *Jornal Brasileiro de Psiquiatria*, v. 44, supl. 1, p. S5-S9, 1995.

NUNES, M. A. et al. Prevalence of abnormal eating behaviours and inappropriate methods of weight control in young women from Brazil: a population-based study. *Eating and Weight Disorders: Studies on Anorexia, Bulimia and Obesity*, v. 8, n. 2, p. 100-110, 2003.

O'CONNOR, A. R.; MOULIN, C. J. A. Déjà vu experiences in healthy subjects are unrelated to laboratory tests of recollection and familiarity for word stimuli. *Front Psychol.*, v. 4, p. 881, 2013.

OHAYON, M. M. Epidemiology of insomnia: what we know and what we still need to learn. *Sleep Med. Rev.,* v. 6, p. 97-111, 2002.

OHAYON, M. M. Prevalence of hallucinations and their pathological associations in the general population. *Psychiatry Res.*, v. 97, p. 153-116, 2000.

OHI, K. et al. The five-factor model personality traits in schizophrenia: a meta-analysis. *Psychiatry Res.*, v. 30, n. 240, p. 34-41, 2016.

OJEDA, C. Historia y redescripción de la angustia clínica. *Ver. Chil. Neuro-Psiquiat.*, v. 41, n. 2, p. 95-102, 2003.

OLDHAM, J. M. The alternative DSM-5 model for personality disorders. *World Psychiatry*, v. 14, n. 2, p. 234- -236, 2015.

OLIVEIRA, J. M.; AMARAL, J. R. *Princípios de neurociência.* São Paulo: Tecnopress, 1997.

OLIVEIRA, P. V.; MECCA, T. P. Ferramentas para avaliação de teoria da mente na infância. In: MECCA, T. O.; DIAS, N. M.; BERBERIAN, A. A. *Cognição social*: teoria, pesquisa e aplicação. São Paulo: Memnon, 2016.

OLIVEIRA, R. *Manual do Teste R-2 (para crianças).* São Paulo: Vetor, 1997.

OLIVEIRA, R. *Teste R-1 de inteligência não-verbal.* São Paulo: Vetor, 1973.

OPJORDSMOEN, S. Delusional disorder as a partial psychosis. *Schizophrenia Bulletin,* v. 40, n. 2, p. 244-247, 2014.

ORGANIZAÇÃO MUNDIAL DA SAÚDE (OMS). *Classificação de transtornos mentais e de comportamento da CID-10*: descrições clínicas e diretrizes diagnósticas. Porto Alegre: Artmed, 1993.

ORGANIZACIÓN MUNDIAL DE LA SALUD (OMS). *Estudio multipaís de la OMS sobre salud de la mujer y violencia doméstica.* Genebra: Organización Mundial de la Salud, 2005.

OSÓRIO, A. A. C. et al. Cognição social e síndrome de Williams-Beuren. In: MECCA, T. O.; DIAS, N. M.; BERBERIAN, A. A. *Cognição social*: teoria, pesquisa e aplicação. São Paulo: Memnon, 2016.

OSWALT, S. B.; WYATT, T. J. Sexual orientation and diferences in mental health, stress and academic performance in a National Sample of U.S. College Students. *Journal of Homosexuality*, v. 58, p. 1255-1280, 2011.

OTHMER, E.; OTHMER, S. C. *The clinical interview using DSM-IV*: the difficult patient. Washington: American Psychiatric, 1994.

OUDMAN, E. et al. Procedural learning and memory rehabilitation in Korsakoff's syndrome: a review of the literature. *Neuropsychol Rev.*, v. 25, n. 2, p. 134-148, 2015.

OZOMARO, U. et al. Personalized medicine in psychiatry: problems and promises. *BMC Medicine*, v. 11, p. 132, 2013.

PÁEZ, D.; CASULLO, M. M. *Cultura y alexitimia*: como expresamos aquello que sentimos? Buenos Aires: Paidós, 2000.

PAILHEZ, G.; BULBENA, A. Body shape and psychiatric diagnosis revisited. *Int. J. Psychiatry Clin. Pract.*, v. 14, n. 4, p. 236-243, 2010.

PAIM, I. *Curso de psicopatologia.* 10. ed. São Paulo: EPU, 1986.

PAIM, I. *Fenomenologia da atividade representativa.* São Paulo: Grijalbo, 1972.

PALLY, R. How brain development is shaped by genetic and environmental factors. International. *Journal of Psychoanalysis*, v. 78, p. 587-593, 1997.

PANG, L. Hallucinations experienced by visually impaired: Charles Bonnet Syndrome. *Optometry and Vision Science*, v. 93, n. 12, 2016.

PAOLINI, E.; MORETTI, P.; COMPTON, M. T. Delusions in first-episode psychosis: principal component analysis of twelve types of delusions and demographic and clinical correlates of resulting domains. *Psychiatry Res.*, v. 30, n. 243, p. 5-13, 2016.

PAPALIA, D. E.; FELDMAN, R. D. *Desenvolvimento humano*. 12. ed. Porto Alegre: Artmed, 2013.

PAPALIA, D. E.; OLDS, S. W.; FELDMAN, R. D. *Desenvolvimento humano*. 8. ed. Porto Alegre: Artmed, 2006.

PAPEZ, J. W. A proposed mechanism of emotion. *Journal of Neuropsychiatry and Clinical Neurosciences*, v. 7, n. 1, p. 103-112, 1995. (Reimpressão do artigo de 1937).

PARADELA, E. M. P. et al. Adaptação para o português do Cambridge Cognitive Examination-Revised aplicado em um ambulatório público de geriatria. *Cadernos de Saúde Pública*, v. 25, n. 12, p. 2562-2570, 2009.

PARASURAMAN, R.; GREENWOOD, P. M. The apolipoprotein e gene, attention, and brain function. *Neuropsychology*, v. 16, n. 2, p. 254-274, 2012.

PARK, D. C.; REUTER-LORENZ, P. The Adaptive brain: Aging and neurocognitive scaffolding. *Annual Review of Psychology*, v. 60, p. 173-196, 2009.

PARK, J. E. Apraxia: review and update. *J Clin Neurol*, v. 13, n. 4, p. 317-324.

PARK, S. C. et al. Screening for depressive disorder in elderly patients with chronic physical diseases using the patient health questionnaire. *Psychiatry Investig*, v. 14, n. 3, p. 306-313, 2017.

PARKER, E. S. et al. A case of unusual autobiographical remembering. *Neurocase*, v. 12, p. 35-49, 2006.

PARKER, M. The amygdala: responsible for memories of reward as well as punishment? *Behavioral and Brain Sciences*, v. 23, n. 2, p. 213-214, 2000.

PARNAS, J. et al. EASE: Examination of Anomalous self-experience. *Psychopathology*, v. 38, p. 236-258, 2005.

PARNAS, J.; BOVET, P. Autism in schizophrenia revisited. *Comprehensive Psychiatry*, v. 32, n. 1, p. 7-21, 1991.

PARRY, P. I. On your child does not have bipolar disorder. *Journal of the American Academy of Child and Adolescent Psychiatry*, v. 51, n. 11, p. 1218-1219, 2012.

PATRU, M. C.; RESER, D. H. A new perspective on delusional states: evidence for claustrum involvement. *Front Psychiatry.*, v. 6, art. 158, 2015.

PAUSE, B. M. et al. Perspectives on episodic-like and episodic memory. *Front. Behav. Neurosci.*, v. 7, n. 33, 2013.

PAVARINI, G.; SOUZA, D. H. Teoria da mente, empatia e motivação pró-social em crianças pré-escolares. *Psicologia em Estudo*, v. 15, n. 3, p. 613-622, 2010.

PEARSE, L. J. et al. A study of psychotic symptoms in borderline personality disorder. *J. Nerv. Ment. Dis.*, v. 202, n. 5, p. 368-371, 2014.

PECHEY, R.; HALLIGAN, P. The prevalence of delusion-like beliefs relative to sociocultural beliefs in the general population. *Psychopathology*, v. 44, n. 2, p.106--115, 2011.

PEGORARO, L. F. L. et al. Cognitive and behavioral heterogeneity in genetic syndromes. *J. Pediatr.*, v. 90, n. 2, p. 155-60, 2014a.

PEGORARO, L. F. L.; SETZ, E. Z. F.; DALGALAR-RONDO, P. Ethological approach to autism spectrum disorders. *Evolutionary Psychology*, v. 12, n. 1, p. 223-244, 2014b.

PEIRCE, C. S. Fenomenologia. In: PEIRCE, C. S. *Escritos coligidos*. São Paulo: Abril Cultural, 1974. Cap. 8. (Os pensadores).

PENDLETON, D. et al. *A nova consulta*: desenvolvendo a comunicação entre médico e paciente. Porto Alegre: Artmed, 2011.

PENHA, J. *Períodos filosóficos*. São Paulo: Ática, 1991.

PENNINX, B. W. J. H. et al. Understanding the somatic consequences of depression: biological mechanisms and the role of depression symptom profile. *BMC Medicine*, v. 11, p. 129, 2013.

PEREIRA, M. E. C. *Contribuição à psicopatologia dos ataques de pânico*. São Paulo: Lemos, 1997.

PERES, A. J. S.; LAROS, J. Á. *Avaliação Psicológica*, v. 15, n. 2, p. 141-150, 2016.

PEREYRA, C. R. Semiologia y psicopatologia de los procesos de la esfera intelecutal. Buenos Aires: Salermo, 1973.

PEREZ, J. E.; RIGGIO, R. Nonverbal social skills and psychopathology. In: PHILIPPOT, P.; FELDMAN, R. S.; COATS, E. J. *Nonverbal behavior in clinical settings*. New York: Oxford University, 2003.

PERME, B. et al. Follow-up study of alcoholic hallucinosis. *Indian Journal of Psychiatry*, v. 45, n. 4, p. 244-246, 2003.

PERRY, P. J. WILBORN, C. A. Serotonin syndrome vs neuroleptic malignant syndrome: a contrast of causes, diagnoses, and management. *Ann. Clin. Psychiatry*, v. 24, p. 155-162, 2012.

PERVIN, L. A.; JOHN, O. P. *Personalidade*: teoria e pesquisa. Porto Alegre: Artmed, 2004.

PESSOA, F. *Livro do desassossego por Bernardo Soares*. São Paulo: Brasiliense, 1995.

PESSOA, F. Outras quadras (poema 614). In: PESSOA, F. *Novas poesias inéditas*. 4. ed. Lisboa: Ática, 1993. p. 30.

PETERS, E. R. et al. Measurement of delusional ideation in normal population: introducing the PDI (Peters et al Delusions Inventory). *Schizophr. Bull.*, v. 25, p. 553-576, 1999.

PETERS, U. H. *Wörterbuch der Psychiatrie und medizinischen Psychologie*. München e Wien: Urban e Schwarzenberg, 1984.

PHILIPPOT, P.; FELDMAN, R. S.; COATS, E. J. *Nonverbal behavior in clinical settings*. New York: Oxford University, 2003.

PIAGET, J.; INHELDER, B. *A psicologia da criança*. São Paulo: Difusão Européia do Livro, 1973.

PICHOT, P. Nosological models in psychiatry. *The British Journal of Psychiatry*, v. 164, p. 232-240, 1994.

PIÉRON, H. *Dicionário de psicologia*. 10. ed. São Paulo: Globo, 1996.

PINKER, S. *Do que é feito o pensamento*: a língua como janela para a natureza humana. São Paulo: Companhia das Letras, 2008.

PIRAS, F. et al. Time dysperception perspective for acquired brain injury. *Frontiers in Neurology*, v. 4, art. 217, 2014.

POECK, K. Pathological laughter and crying. In: VINKEN, P. J.; BRUYN, G. W.; KLAWANS, H. V. *Handbook of clinical neurology*. Amsterdam: Elsevier, 1985.

POLITIS, M.; LOANE, C. Reduplicative paramnesia: a review. *Psychopathology*, v. 45, p. 337-343, 2012.

POPE, H. G.; LIPINSKI JR, J. F. Diagnosis in schizophrenia and manic-depressive illness: a reassessment of the specificity of 'schizophrenic' symptomsin the light of current research. *Arch Gen Psychiatry*, v. 35, p. 811-882, 1978.

POROT, A. *Diccionario de psiquiatria clínica y terapêutica*. Barcelona: Labor, 1967.

PORTO NORONHA, A.P. Análise de testes de personalidade: Qualidade do material, das instruções, da documentação e dos itens. *Rev. Estudos de Psicologia*, v. 19, n. 3, p. 55-65, 2002.

POTEAT, T. et al. Global epidemiology of HIV infection and related syndemics affecting transgender people. *Acquir. Immune. Defic. Syndr.*, v. 72, supl. 3, p. S210--S219, 2016.

PRANDI, R. *Segredos guardados*: orixás na alma brasileira. São Paulo: Companhia das Letras, 2005.

PRIMI, R.; ALMEIDA, L. S. Estudo de Validação da Bateria de Provas de Raciocínio (BPR-5) *Psicologia: Teoria e Pesquisa*, v. 16, n. 2, p. 165-173, 2000.

PUENTE, R. F.; BARACAT JR, J. *Tratados sobre o tempo*: Aristóteles, Plotino e Agostinho. Belo Horizonte: UFMG, 2014.

QIAO, J. et al. Functional neural circuits that underlie developmental stuttering. *PLoS One*, v. 12, n. 7, p. e0179255, 2017.

QIU, F. et al. Factor analysis of temperament and personality traits in bipolar patients: correlates with comorbidity and disorder severity. *Journal of Afective Disorders,* 2017.

QUEIROZ, P. P.; GUILHARDI, H. J. Identificação e análise de contingências geradoras de ansiedade: Caso clínico. In: GUILHARDI, H.J. et al. (Eds.). *Sobre comportamento e cognição,* Santo André: ESETed., 2001. p. 257--268. (v. 7).

QUINTILIANO, M. F. *Instituição oratória*. Campinas: UNICAMP, 2015.Tomo I.

RABEYRON, T.; LOOSE, T. Anomalous experiences, Ttrauma, and symbolization processes at the frontiers between psychoanalysis and cognitive neurosciences. *Frontiers in Psychology*, v. 6, art. 1926, 2015.

RABIN, L. A. et al. Subjective cognitive decline in older adults: an overview of self-report measures used across 19 international research studies. *J. Alzheimers Dis.*, v. 24, n. 48, p. S63-S86, 2015.

RADANOVIC, M. et al. Formal Thought Disorder and language impairment in schizophrenia. *Arq Neuropsiquiatr.* v. 71, n. 1, p. 55-60, 2013.

RADHAKRISHNAN, R. et al. Gone to pot: a review of the association between cannabis and psychosis. *Front. Psychiatry*, v. 5, art. 54, 2014.

RAHE, R. H. Psychosocial stressors and adjustment disorder: Van Gogh's life chart illustrates stress and disease. *J. Clin Psychiatry*, v. 51, n. 11, p. 13-19, 1990.

RAMADAN, Z. B. A. *A histeria*. São Paulo: Ática, 1985.

RAMOS JR, J. *Semiotécnica da observação clínica*. 7. ed. São Paulo: Sarvier, 1986.

RAMOS, A. *Psiquiatria e psicanálise*. Rio de Janeiro: Guanabara Koogan, 1933.

RAMOS, G. Insônia, conto Minsk. In: RAMOS, G. *Literatura comentada*. São Paulo: Abril Educação, 1981.

RAMOS, G. *Minsk*. Rio de Janeiro: Record, 2013.

RANJANA et al. Temperament and Character Profile in Obsessive Compulsive Disorder (OCD): A Pre and Post Intervention Analysis. *Int. J. Sch. Cong. Psychol.*, 2014.

RANK, O. *O duplo*. Rio de Janeiro: Brasílica, 1939.

RANSMAYR, G. et al. Demenz mit Lewy-Körperchen. *Der Nervenarzt*, v. 71, p. 929-935, 2000.

RASMUSSEN, S. A. et al. Catatonia: our current understanding of its diagnosis, treatment and pathophysiology. *World J Psychiatr,* v. 6, n. 4, p. 391-398, 2016.

RATCLIFFE, M.; WILKINSON, S. How anxiety induces verbal hallucinations. *Consciousness and Cognition*, v. 39, p. 48-58, 2016.

RAVEN, J. C. Mental tests used in genetic studies: the performances of related individuals in tests mainly educative and mainly reproductive. London: University of London, 1936.

RAY, B. R. et al. Intraoperative neurological event during cesarean section under spinal anesthesia with fentanyl and bupivacaine: Case report and review of literature. *J. Anaesthesiol. Clin. Pharmacol.*, v. 28, p. 374-377, 2012.

RAZZINI, C. et al. Correlations between personality factors and coronary artery disease: from type A behaviour pattern to type D personality. *J. Cardiovasc. Med.*, v. 9, n. 8, p. 761-768, 2008.

RAZZOUK, D. Dependência de Internet: uma nova categoria diagnóstica? *Psychiatry-on-Line-Brazil*, v. 3, p. 3, 1998.

484 **Referências**

REED, G. M. et al. Disorders related to sexuality and gender identity in the ICD-11: revising the ICD-10 classification based on current scientific evidence, best clinical practices, and human rights considerations. *World Psychiatry*, v. 15, p. 205-221, 2016.

REEVE, S. et al. Bryony Sheaves, Daniel Freeman the role of sleep dysfunction in the occurrence of delusions and hallucinations: a systematic review. *Clinical Psychology Review*, v. 42, p. 96-115, 2015.

REEVE, S. et al. The role of sleep dysfunction in the occurrence of delusions and hallucinations: A systematic review. *Clinical Psychology Review*, v. 42, p. 96-115, 2015.

REEVES, R. R. et al. Temporal lobe discharges and glossolalia. *Neurocase.*, v. 20, n. 2, p. 236-240, 2014.

REILLY, J. et al. Cognition, language, and clinical pathological features of non-Alzheimer's dementias: an overview. *J. Commun. Disord.*, v. 43, n. 5, p. 438-452, 2010.

REININGHAUS, U. et al. Stress sensitivity, aberrant salience, and threat anticipation in early psychosis: An experience sampling study. *Schizophrenia Bulletin*, v. 42, n. 3, p. 712-722, 2016.

REITER, R. et al. Hoarseness: causes and treatments. *Deutsches Ärzteblatt International*, v. 112, p. 329-337, 2015.

REMES, O. et al. A systematic review of reviews on the prevalence of anxiety disorders in adult populations. *Brain and Behavior*, v. 6, n. 7, p. e00497, 2016.

REZENDE, C. B.; COELHO, M. C. *Antropologia das emoções*. Rio de Janeiro: FGV, 2010.

RIBEIRO, P. L.; ANDRADE, A. G. Transtornos mentais relacionados ao uso de substâncias psicoativas. In: LOUZÃ NETO, M. R.; ELKIS, H. *Psiquiatria básica*. Porto Alegre: Artmed, 2007.

RIBEIRO, P.C.C. et al. Desempenho de idosos na bateria cognitiva CERAD: relações com variáveis sociodemográficas e saúde percebida. *Psicologia: Reflexão e Crítica*, v. 23, n. 1, p. 102-109, 2010.

RIBEIRO, W. S. et al. The impact of epidemic violence on the prevalence of psychiatric disorders in São Paulo and Rio de Janeiro, Brazil. *PLoS One*, v. 8, n. 5, p. e63545, 2013.

RIBOT, T. *Les maladies de la mémoire*. Paris: Félix Alcan, 1881.

RICHARDSON, K. *Compreender a inteligência*. Lisboa: Instituto Piaget, 1999.

RIDOUT, K. K. et al. Depression and telomere length: a meta-analysis. *J. Affect Disord.*, v. 191, p. 237-247, 2016.

RIGLIN, L. et al Profiling depression in childhood and adolescence: the role of conduct problems. *Journal of Child Psychology and Psychiatry*, v. 57, n. 4, p. 481-490, 2016.

RISTORI, J.; STEENSMA, T. D. Gender dysphoria in childhood. *International Review of Psychiatry*, 2016.

RITCHIE, K. Eugeria, longevity and normal ageing. *The British Journal of Psychiatry*, v. 171, p. 501, 1997.

RIX, K. J. B.; SNAITH R. P. The psychopathology of body image. *The British Journal of Psychiatry*, v. 153, supl. 2, p. 6-55, 1988.

ROAZZI, A.; CAMPELLO DE SOUZA, B. Repensando a inteligência. *Paidéia*, v. 12, n. 23, p. 31-35, 2002.

ROBERTO, T. M. G. Fonologia, fonética e ensino: guia introdutório. Parábola, 2016.

ROBSON, H. et al. The anterior temporal lobes support residual comprehension in Wernicke's afasia. *Brain*, v. 137, p. 931-943, 2014.

ROCHA, A. R. H. M. F. N. *Escala da personalidade Tipo D: validação para a população portuguesa*. Lisboa: Universidade Lusófona de Humanidades e Tecnologias. Escola de Psicologia e de Ciências da Vida, 2015.

ROCHE, E. et al. The epidemiology and associated phenomenology of formal thought disorder: a systematic review. *Schizophrenia Bulletin*, v. 41, n. 4, p. 951-962, 2015.

RODRIGUES, A. C. T.; BANZATO, C. E. M. Delusional misidentification syndrome: why such nosologic challenge remains intractable. *Psychopathology*, v. 39, p. 296-302, 2006.

RODRIGUES, A. C. T.; BANZATO, C. E. M. Validade: um exame de seu significado na nosologia psiquiátrica. In: RODRIGUES, A.C.T. et al. *Psicopatologia conceitual*. São Paulo: Roca, 2012.

RODRIGUES, A. C. T. et al. Capgras syndrome. In: VOLKMAR, F.R. (ed.). *Encyclopedia of autism spectrum disorders* (p.522-528). New York: Springer, 2013.

ROID G. H. *Stanford-Binet Intelligence Scales*. 5. ed. Itasca: Riverside, 2003.

ROLLS, E. T. Précis of the brain and emotion. *Behavioral and Brain Sciences*, v. 23, n. 2, p. 177-234, 2000.

ROOM, R.; BABOR, T.; REHM, J. Alcohol and public health. *The Lancet*, v. 365, p. 519-530, 2005.

ROSENMAN, R. H. et al. Coronary heart disease in the Western Collaborative Group Study. Final follow-up experience of 8 years. *Journal of the American Medical Association*, v. 233, p. 872-877, 1975.

ROSENWEIN, B. *História das emoções*: problemas e métodos. São Paulo: Letra e Voz, 2011.

ROSSI, P. *Comer*: necessidade, desejo, obsessão. São Paulo: Unesp, 2014.

ROSSI, P. *O passado, a memória, o esquecimento*. São Paulo: Unesp, 2010.

ROSSIER, J. et al. Personality disorders and the five-factor model among french speakers in Africa and Europe. *The Canadian Journal of Psychiatry*, v. 53, n. 8, p. 534-544, 2008.

ROTHSCHILD, A. J. 2013 Challenges in the treatment of major depressive disorder With psychotic features. *Schizophrenia Bulletin*, v. 39, n. 4, p. 787-796, 2013.

RUBIO, J. M. et al. Epidemiology of chronic and non-chronic major depressive disorder: results from the national epidemiologic survey on alcohol and related conditions. *Depress Anxiety*, v. 28, p. 622-631, 2011.

RUEDA, F. J. M.; Monteiro R. M. Bateria Psicológica para Avaliação da Atenção (BPA): desempenho de diferentes faixas etárias. *Psico-USF*, v. 18, n. 1, p. 99-108, 2013.

RUI, T. *Nas tramas do crack*: etnografia da abjeção. São Paulo: Terceiro Nome, 2014.

RULE, A. Ordered thoughts on thought disorder. *Psychiatric Bulletin*, v. 29, p. 462-464, 2005.

RUSCIO, A. M. et al. Perseverative thought: a robust predictor of response to emotional challenge in generalized anxiety disorder and major depressive disorder. *Behav. Res. Ther.*, v. 49, n. 12, p. 867-874, 2011.

RUTTER, M.; TAYLOR, E. *Child and adolescente psychiatry*. 4th ed. London: Blackwell, 2002.

SÁ JR, L. S. M. Fundamentos de psicopatologia: bases do exame psíquico. Rio de Janeiro: Atheneu, 1988.

SAAD, A. G. F.; GOLDFELD, M. A ecolalia no desenvolvimento da linguagem de pessoas autistas: uma revisão bibliográfica. *Pró-Fono: Revista de Atualização Científica*, v. 21, n. 3, p. 255-260, 2009.

SAADEH, A. *Transtorno de identidade sexual*: um estudo psicopatológico de transexualismo masculino e feminino. Tese (Doutorado) - Faculdade de Medicina, USP, São Paulo, 2004.

SAADEH, A.; GAGLIOTTI, D. A. M. Transtornos da identidade de gênero na infância e na adolescência. In: DAMIANI, D. (Org.). *Endocrinologia pediátrica*. 3. ed. Barueri: Manole, 2016. v. 4, p. 197-214.

SACHS-ERICSSON, N.; BLAZER, D. G. The new DSM-5 diagnosis of mild neurocognitive disorder and its relation to research in mild cognitive impairment. *Aging Ment Health*, v. 19, n. 1, p. 2-12, 2015.

SADOCK, B. J.; SADOCK, V. A. *Compêndio de psiquiatria*: ciência do comportamento e psiquiatria clínica. 9. ed. Porto Alegre: Artmed, 2007.

SALTHOUSE, T. A. The processing-speed theory of adult age diferences in cognitiion. *Psychological Review*, v. 103, p. 403-428, 1996.

SAMUEL, D. B.; WIDIGER, T. A. A meta-analytic review of the relationships between the five-factor model and DSM-IV-TR personality disorders: a facet level analysis. *Clinical Psychology Review*, v. 28, n. 8, p. 1326-1342, 2008.

SANDFORT, T. G. M. et al. Same-sex sexuality and psychiatric disorders in the second Netherlands Mental Health Survey and Incidence Study (NEMESIS-2). *LGBT Health*, v. 1, n. 4, p. 292-301, 2014.

SANDIFER JR, M. G.; HORDERN, A.; GRENN, L. M. The psychiatric interview: the impact of the first three minutes. *The American Journal of Psychiatry*, v. 126, n. 7, p. 968-973, 1970.

SANVICENTE-VIEIRA, B. et al. Avaliação de teoria da mente em adultos. In: MECCA, T. O.; DIAS, N. M.; BERBERIAN, A. A. *Cognição social*: teoria, pesquisa e aplicação. São Paulo: Memnon, 2016.

SANVITO, W. L. *Propedêutica neurológica básica*. São Paulo: Gráfica, 1981.

SANVITO, W. L. Síndrome de Kluver-Bucy determinada por encefalite a virus. *Arquivos de Neuro-Psiquiatria*, v. 40, p. 251-259, 1982.

SANVITO, W. L. *Propedêutica neurológica básica*. Rio de Janeiro: Revinter, 2000.

SÃO PAULO, F. *Linguagem médica popular no Brasil*. Rio de Janeiro: Barreto, 1936.

SARAMAGO, J. *Cadernos de Lanzarote*. São Paulo: Companhia das Letras, 1997.

SAULSMAN, L. M.; PAGE, A. C. The five-factor model and personality disorder empirical literature: a meta-analytic review. *Clinical Psychology Review*, v. 23, n. 8, p. 1055–1085, 2004.

SAURÍ, J. J. *O que é diagnosticar em psiquiatria*. São Paulo: Escuta, 2001.

SAUSSURE, F. *Curso de linguística geral*. São Paulo: Cultrix, 1970.

SCARANTINO, A. Core affect and natural affective kinds. *Philosophy of Science*, v. 76, n. 5, p. 940-957.

SCHELTENS, P. et al. Alzheimer's disease. *The Lancet*, n.15, 2016 (www.thelancet.com Published online).

SCHELTENS, P.; BLENNOW, K.; BRETELER, M. M. et al. Alzheimer's disease. *Lancet*, v. 388, n. 10043, p. 505-517, 2016.

SCHILDER, P.; WEITMAN, R. Imagem do corpo: as energies constitutivas da psique. São Paulo: Martins Fontes, 1994.

SCHIMID, G. B. Chaos theory and schizophrenia: elementary aspects. *Psychopathology*, v. 24, p. 185-198, 1991.

SCHNEIDER JR, R. et al. Temperament and character traits associated with the use of alcohol, cannabis, cocaine, benzodiazepines, and hallucinogens: evidence from a large Brazilian web survey. *Revista Brasileira de Psiquiatria*, v. 37, p. 31-39, 2015.

SCHNEIDER, K. *Die psychopathischen Persönlichkeiten*. Deuticke: Wien, 1950.

SCHNEIDER, K. *Klinische Psychopathologie*. Stuttgart: Georg Thieme, 1992.

SCHNEIDER, K. *Las personalidades psicopáticas*. Madrid: Morata, 1974.

SCHNEIDER, K. *Psicopatologia clínica*. São Paulo: Mestre Jou, 1976.

SCHNIDER, A. Orbitofrontal reality filtering. *Frontiers in Behavioral Neurosciences*, v. 7, art. 67, 2013.

SCHRANK, F. A.; MCGREW, K. S.; MATHER, N. *Woodcock-Johnson IV tests of cognitive abilities*. Rolling Meadows: Riverside, 2014.

SCHÜLE, H. *Handbuch der Geisteskrankheiten*. Leipzig: Vogel, 1878.

SCOTT, J. et al. Psychotic-like experiences in the general community: the correlates of CIDI psychosis screen items in an Australian sample. *Psychol. Med.*, v. 36, n. 2, p. 231-238, 2006.

SEARLE, J. R. Consciousness. *Annual Review of Neuroscience*, v. 23, p. 557-578, 2000.

SECHI, G. P.; SERRA, A. Wernicke's encephalophaty: new clinical settings and recent advances in diagnosis and management. *Lancet Neurol.*, v. 6, p. 442-455, 2007.

SECRETARIA NACIONAL DE PROMOÇÃO DOS DIREITOS DA PESSOA COM DEFICIÊNCIA. *Cartilha do Censo de 2010*: pessoas com deficiência. Brasília, 2012.

SÉGLAS, J. Los transtornos del linguaje en los alienados, 1892. In: SÉGLAS, L. et al. *Lenguaje y psicopatologia*. Buenos Aires: Editorial Polemos, 2012.

SELAIMEN, C. et al. Avaliação da depressão e de testes neuropsicológicos en pacientes com desordens têmporo-mandibulares. *Ciência & Saúde Coletiva*, v. 12, n. 6, p. 1629-1639, 2007.

SELIGMAN, M. E. P.; MAIER, S. F. Failure to escape traumatic shock. *Journal of Experimental Psychology*, v. 74, p. 1-9, 1967.

SENATOROV, V. V. et al. Aphonia induced by simultaneous bilateral ischemic infarctions of the putamen nuclei: a case report and review of the literature. *J Med Case Rep.*, v. 7, p. 83, 2013.

SEPPÄLÄ, J. et al. Association between vitamin b12 levels and melancholic depressive symptoms: a Finnish population-based study. *BMC Psychiatry*, v. 13, p. 145, 2013.

SERIES, H.; DÉGANO, P. Hypersexuality in dementia. *Advances in Psychiatric Treatment*, v. 11, n. 6, p. 424-431, 2005.

SERRA, G. et al. Pediatric mania: the controversy between euphoria and irritability. *Current Neuropharmacology*, v. 15, p. 386-393, 2017.

SHAFFER, D.; LUCAS, C. P.; RICHTERS, J. E. *Diagnostic assessment in child and adolescente psychopathology*. New York: Guilford, 1999.

SHAKEEL, M. K.; DOCHERTY, N. M. Confabulations in schizophrenia. *Cogn. Neuropsychiatry*, v. 20, n. 1, p. 1-13, 2015.

SHALEV, I. et al. Stress and telomere biology: a lifespan perspective. *Psychoneuroendocrinology*, v. 38, n. 9, p. 1835-1842, 2013.

SHARP, D. *Jung Lexicon*: a primer of terms and concepts. New York: Inner City Books, 1991.

SHEA, S. C. *Psychiatric interviewing*: the art of understanding. 2. ed. Philadelphia: W. B. Saunders, 1998.

SHERGILL, S. S. et al. Temporal course of auditory hallucinations. *The British Journal of Psychiatry*, v. 185, p. 516--517, 2004.

SHERGILL, S. S. et al. Modality specific modal correlates of auditory and somatic hallucinations. *J. Neurol. Neurosurg. Psychiatry*, v. 71, p. 688-690, 2001.

SHIM, I. H., et al. Prevalence rates and clinical implications of bipolar disorder "with mixed features" as defined by DSM-5. *J. Affect Disord.*, v. 173, p. 120-125, 2015.

SHINN, A. K. et al. Auditory hallucinations in a cross-diagnostic sample of psychotic disorder patients: A descriptive, cross-sectional study. *Compr. Psychiatry*, v. 53, n. 6, p. 718-726, 2012.

SHINN, A. K. et al. The special treatment of first rank auditory hallucinations and bizarre delusions in the diagnosis of schizophrenia. *Schizophr. Res.*, v. 146, n. 0, p. 17-21, 2013.

SIDDIQUI, N. et al. The DSM-5 criteria, level of arousal and delirium diagnosis: inclusiveness is safer. *BMC Med.*, v. 12, n. 1, 2014.

SIENAERT, P. et al. A clinical review of the treatment of catatonia. *Frontiers in Psychiatry*, v. 5, art. 181, 2014.

SIGNER, S. F. "*Les psychoses passionnelles*" reconsidered: a review of de Clerambault's cases and syndrome with respect to mood disorders. *J. Psychiatr. Neurosci.*, v. 16, n. 2, p. 81-90, 1991.

SIHVONEN, A. J. et al. Revisiting the neural basis of acquired amusia: lesion patterns and structural changes underlying amusia recovery. *Frontiers in Neuroscience*, v. 11, art. 426, 2017.

SILBER, M. H. Chronic insomnia. *The New England Journal of Medicine*, v. 353, p. 803-810, 2005.

SILBERSWEIG, D. A. et al. A functional neuroanatomy of hallucinations in schizophrenia. *Nature*, v. 378, p. 176-179, 1995.

SILVA, P. Jealousy in couple relationships: nature, assessment and therapy. *Behavior Research and Therapy*, v. 35, p. 973-985, 1997

SILVEIRA, D. X.; VIEIRA A. C.; PALOMO, V. Criteria validity and reliability of the Brazilian version of a sexual addiction screening scale. *Revista Brasileira de Psiquiatria*, v. 22, p. 4-10, 2000.

SIMANKE, R. T. *A formação da teoria freudiana das psicoses*. Rio de Janeiro: 34, 1994.

SIMARD, M. et al. A review of the cognitive and behavioral symptoms in dementia with Lewy bodies. *J. Neuropsychiatry Clin. Neurosci.*, v. 12, n. 4, p. 425-450, 2000.

SIMS, A. Delusions and awareness of reality. *The British Journal of Psychiatry*, v. 159, n. 14, 1991.

SIMS, A. *Sintomas da mente*: introdução à psicopatologia descritiva. Porto Alegre: Artmed, 2001.

SIMS, A. *Symptoms in the mind*: an introduction to descriptive psychopathology. London: Sounders, 1995.

SINGH, M. K.; GOTLIB, I. H. The neuroscience of depression: implications for assessment and intervention. *Behav Res Ther.*, v. 62, p. 60-73, 2014.

SIT, D. Women and bipolar disorder across the life span. *J. Am. Med. Womens Assoc.*, v. 59, n. 2, p. 91-100, 2004.

SKODLAR, B. et al. Sociopolitical, technical and scientific changes in the content of delusions in schizophrenia patients related to various psychopathology of schizophrenia in Ljubljana (Slovenia) from 1881 to 2000. *International Journal of Social Psychiatry*, v. 54, n. 2, p. 101--111. 2008.

SMALL, J. E.; BUTLER, P. M.; ZABAR, Y.; BARASH, J. A. Complete, bilateral hippocampal ischemia: a case series. *Neurocase*, v. 22, p. 411-415, 2016.

SNOWLING, M. J.; MELBY-LERVÅG, M. Oral language deficits in familial dyslexia: A meta-analysis and review. *Psychological Bulletin*, v. 142, n. 5, p. 498-545, 2016.

SOARES, W. B. et al. Psychotic symptoms in older people without dementia from a Brazilian community-based sample: A seven years' follow-up. *Plos One,* 2017.

SOMERS, J. M. et al. Prevalence and incidence studies of anxiety disorders: a systematic review of the literature. *Can. J. Psychiatry*, v. 51, p. 100-113, 2006.

SONENREICH, C. *Contribuição para o estudo da etiologia do alcoolismo*. 1971. Tese (Doutorado) – Faculdade de Medicina da USP, São Paulo, 1971.

SONENREICH, C.; CORRÊA, F. K. *Escolhas do psiquiatra*: saber e carisma. São Paulo: Manole, 1985.

SONG, H.; STEVENS, C. F.; GAGE, F. H. Astroglia induce neurogenesis from adult neural stem cells. *Nature*, v. 417, p. 39-44, 2002.

SONINO, N.; FAVA, G. A. Psychiatric disorders associated with Cushing's syndrome. Epidemiology, pathophysiology and treatment. *CNS Drugs*, v. 15, n. 5, p. 361--373, 2001.

SOUQUES, M. A. Palilalie. *Ver. Neurol.*, v. 16, p. 340-349, 1908.

SPEARMAN, C. *The abilities of man*: their nature and measurements. New York: Macmillan, 1927.

SPEARMAN, C. E. General inteligence, objectively determined and measured. *American Journal of Psychology*, v. 15, p. 201-299, 1904.

SPIERS, H. J.; MAGUIRE, E. A.; BURGESS, N. Hippocampalamnesia. *Neurocase*, v. 7, p. 357-382, 2001.

SPOLETINI, M. A. et al. The language of schizophrenia: an analysis of micro and macrolinguistic abilities and their neuropsychological correlates. *Schizophr. Res.*, v. 105, n. 1-3, p. 144-155, 2008.

SPORNS, O. *Networks of the brains*. Boston: MIT, 2010.

SQUIRE, L. R.; KANDEL, E. R. *Memória*: da mente às moléculas. Porto Alegre: Artmed, 2003.

STANGHELLINI G. et al. Psychopathology of lived time: abnormal time experiences in persons with schizophrenia. *Schizophrenia Bulletin*, v. 42, n. 1, p. 45-55, 2016.

STAROBINSKI, J. *A tinta da melancolia*: uma história cultural da tristeza. São Paulo: Companhia das Letras, 2016.

STAROBINSKI, J. História do tratamento da melancolia. In: STAROBINSKI, J. *A tinta da melancolia*: uma história cultural da tristeza. São Paulo: Companhia das Letras, 2016.

STEARNS, P. N. *História da sexualidade*. São Paulo: Contexto, 2010.

STEEL, Z. et al. The global prevalence of common mental disorders: a systematic review and meta-analysis 1980--2013. *Int. J. Epidemiol.*, v. 43, n. 2, p. 476-493, 2014.

STEIN, Z.; DURKIN, M.; BELMON, L. 'Serious' mental retardation in developing countries: an epidemiologic approach. *Ann. N. Y. Acad. Sci.*, v. 477, p. 8-21, 1986.

STERNBERG, R. J. The concept of intelligence and its role in lifelong learning and success. *American Psychologist*, v. 52, p. 1030-1037, 1997.

STIEGLER, L. N. Examining the echolalia literature: where do speech-language pathologists stand? *Am. J. Speech Lang. Pathol.*, v. 24, n. 4, p. 750-762, 2015.

STOMPEA, T.A. et al. Comparison of delusions among schizophrenics in Austria and in Pakistan. *Psychopathology*, v. 32, p. 225-234, 1999.

STÖRRING, G. E. *Wesen und Bedeutung des Symptoms der Ratlosigkeit bei psychischen Erkrankungen*: ein Beitrag zur Differentialdiagnose der Geistesstörungen. Leipzig: Thieme, 1939.

STRANGE, B. A. et al. Functional organization of the hippocampal longitudinal axis. *Nat. Ver. Neurosci.*, v. 15, p. 655-669, 2014.

STRANSKY, E. Towards and understanding of certain symptoms of dementia praecox [1904]. In: CUTTING, J.; SHEPHERD, M. The clinical roots of the schizophrenia concept. Cambridge: Cambridge University, 1987.

STRAUSS. Revisited: a psychosis continuum in the general population? *Schizophr. Res.*, v. 45, n. 1-2, p. 11-20, 1969.

STRAWN, J. R. et al. Neuroleptic malignant syndrome. *Am. J. Psychiatry*, v. 164, n. 6, p. 870-876, 2007.

SUDDENDORF, T.; CORBALLIS, M. C. The evolution of foresight: what is mental time travel, and is it unique to humans? *Behav. Brain Sci.*, v. 30, p. 299-351, 2007.

SULLIVAN, H. S. *A entrevista psiquiátrica*. Rio de Janeiro: Interciência, 1983.

SULLIVAN, H. S. Personal psychopathology. New York: W. Norton, 1965.

SULTZER, D. L. et al. Neurobiology of delusions, memory, and insight in Alzheimer's disease. *Am J Geriatr Psychiatry*, v. 22, n. 11, p. 1346-1355, 2014.

SWAAB, D. F.; GARCIA-FALGUERAS, A. Sexual differentiation of the human brain in relation to gender identity and sexual orientation. *Functional Neurology*, v. 24, p. 17-28, 2009.

SWANSON, D. W.; BOHNERT, P. J.; SMITH, J. A. The *paranoid*. Boston: Little Brown and Co., 1970.

SWINBURN, B. A. et al. The global obesity pandemic: shaped by global drivers and local environments. *Lancet*, v. 378, p. 804-814, 2011.

SZABO, K. Hippocampal stroke. *Front Neurol Neurosci.*, v. 34, p. 150-156, 2014.

SZATLOCZKI, G. et al. Speaking in Alzheimer's disease, is that an early sign? importance of changes in language abilities in Alzheimer's disease. *Frontiers in Aging Neuroscience*, v. 7, art. 195, 2015.

TAE-SUNG, L. et al. Topographical disorientation in mild cognitive impairment. *J. Clin. Neurol.*, v. 6, p. 204-211, 2010.

TAMBURINI, A. Sulla genesi delle allucinazioni. *Rivista Sperimentale di Freniatria e di Medicina Legale*, p. 126-158, 1880.

TAN, S. et al. Paranoid schizophrenia with delusions regarding the internet. *J Psychiatry Neurosci.*, v. 22, p. 143, 1997.

TANDON, R. et al. Schizophrenia, "just the facts" 4. Clinical features and conceptualization. *Schizophr. Resear.*, v. 110, p. 1-23, 2009.

TANDON, R.; GREDEN, J. F. Schneiderian first rank symptoms: reconfirmation on high specificity for schizophrenia. *Acta Psychiatrica Scandinavica*, v. 75, p. 392-396, 1987.

TANDON, R.; KESHAVAN, M. S.; NASRALLAH, H.A. Schizophrenia, "Just the Facts": what we know in 2008 part 1: overview. *Schizophr. Res.*, v. 100, n. 1-3, p.4-19, 2008.

TARDIFF, K. J. Violence. In: TALBOTT, J. A.; HALES R. E.; YUDOFSKY, S. C. *Textbook of psychiatry*. New York: The American Psychiatric, 1988.

TARSKI, A. *La concepción semántica de la verdad y los fundamentos de da semántica.* In: BUNGE, M. Antologia semántica. Buenos Aires: Eudeba, 1960.

TATE, R. L.; PFAFF, A.; JURJEVIC, L. Resolution of disorientation and amnesia during post-traumatic amnesia. *J. Neurol Neurosurg Psychiatry*, v. 68, p. 178-185, 2000.

TATEYAMA, M. et al. Transcultural study of schizophrenic delusions: Tokyo versus Vienna and Tübingen (Germany). *Psychopathology*, v. 31, p. 59-68, 1998.

TATOSSIAN, A. *Fenomenologia das psicoses*. São Paulo: Escuta, 2006.

TAVARES, H. *Jogo patológico e suas relações com o espectro impulsivo-compulsivo.* 2000. Tese (Doutorado) - Faculdade de Medicina, Universidade Estadual de São Paulo, São Paulo, 2000.

TAVARES, H.; GORENSTEIN, C. Instrumentos de avaliação de personalidade. In: GORENSTEIN, C.; WANG, Y. P.; HUNGERBÜHLER, I. *Instrumentos de avaliação em saúde mental*. Porto Alegre: Artmed, 2016.

TAVARES, S.; ALOÉ, F. Classificação das insônias. *Atualização em Neuropsiquiatria*, v. 1, p. 8-19, 1998.

TEIXEIRA, J. F. *Filosofia do cérebro*. São Paulo: Paulus, 2012.

TEKI, S. A citation-based analysis and review of significant papers on timing and time perception. *Frontiers in Neurosciences*, v. 10, art. 330, 2016.

TEMMINGH, H. The prevalence and correlates of hallucinations in a general population sample: findings from the South African Stress and Health Study. *Afr. J. Psychiatry*, v. 14, n. 3, p. 211-217, 2011.

TERBAND, H. et al. Auditory-motor interactions in pediatric motor speech disorders: neurocomputational modeling of disordered development. *J. Commun. Disord.*, v. 47, p. 17-33, 2014.

TESAR, G. E. The ag itated patient: evaluation and behavioral management. *Hospital and Community Psychiatry*, v. 44, p. 329-331, 1993.

THOM, R. et al. Pseudologia fantastica in the emergency department: a case report and review of the literature. *Case Rep Psychiatry*, art. ID 8961256, 2017.

THOMAS, P.; FRASER, W. Linguistics, human communication and psychiatry. *British Journal of Psychiatry*, v. 165, p. 585-592, 1994.

THOME, J.; EISCH, A. Neuroneogenese: Relevanz für Pathophysiologie und Pharmakotherapie psychiatrisher Erkrankungen. *Der Nervenarzt*, v. 76, p. 11-19, 2005.

THORPY, M. J. Classification of sleep disorders. *Neurotherapeutics*, v. 9, n. 4, p. 687-701, 2012.

THURSTONE, L. L. *The Vectors of Mind. Psychological Review*, v. 41, p. 1-32, 1934.

THURSTONE, L. L. Primary mental abilities. *Psychometric Monographs*, v. 1, 1938.

TIEN, A. Y. Distribution of hallucinations in the population. *Social Psychiatry and Psychiatric Epidemiology*, v. 26, p. 287-292, 1991.

TOKUE, H. et al. Intestinal obstruction in a mentally retarded patient due to pica. *Ann. Gen. Psychiatry*, v. 14, p. 22, 2015.

TOSI, S. M. V. D. *TIG-NV - Teste de inteligência geral não-verbal.* São Paulo: Casa do Psicólogo, 2012.

TRADWAY, M.T.; ZALD, D.H. Reconsidering anhedonia in depression: lessons from Translational Neuroscience. *Neurosc. Biobehav. Rev.*, v. 35, p. 537-555, 2011.

TREFFERT, D.A. The savant syndrome: an extraordinary condition. A synopsis: past, present, future. *Phil. Trans. R. Soc. B.*, v. 364, p. 1351-1357, 2009.

TRULL,T. J.; WIDIGER, T. A. Dimensional models of personality: the five-factor model and the DSM-5. *Dialogues Clin. Neurosci.*, v. 15, p. 135-146, 2013.

TRZEPACZ, P. T. et al. Delirium. In: LEVENSON, J. L. et al. (eds.). *The American Psychiatric Publishing textbook of psychosomatic medicine*: psychiatric care of the medically ill. 2. ed. Arlington: American Psychiatric Publishing, 2010.

TRZEPACZ, P. T.; MEAGHER, D. J.; WISE, M. G. Aspectos neuropsiquiátricos do delirium. In: YODOFSKY, S. C; HALES, R. E. Neuropsiquiatria e neurociências na prática clínica. 4. ed. Porto Alegre: Artmed, 2006.

TSUANG, M. T.; STONE, W. S.; FARAONE, S. V. Toward reformulating the diagnosis of schizophrenia. *The American Journal of Psychiatry*, v. 157, n. 7, p. 1041-1050, 2000.

TUCKER-DROB, E. M. et al. Emergence of a gene x socioeconomic status interaction on infant mental ability between 10 months and 2 years. *Psychological Science*, v. 22, p. 125-133, 2011.

TUPES, E. C.; CHRISTEL, R. E. *Recurrent personality factors based on trait ratings*. [S. l.]: Technical Report, 1961.

TURNER, M. Malingering. *The British Journal of Psychiatry*, v. 171, p. 409-411, 1997.

TYRER, P. et al. Personality disorder: a new global perspective. *World Psychiatry*, v. 9, p. 56-60, 2010.

UBINHA, P. T. Psicopatologia e semiologia da sensopercepção. *Boletim Psiquiátrico UNICAMP*, v. 2, p. 29-33, 1974.

ULLRICH, S. et al. Delusions, anger, and serious violence: new findings from the MacArthur violence risk assessment study. *Schizophrenia Bulletin*, v. 40, n. 5, p. 1174-1181, 2014.

UMEZAKI, Y. et al. Brain perfusion asymmetry in patients with somatic delusions. *Eur. Arch. Psychiatry Clin. Neurosci.*, v. 263, p. 315-323, 2013.

VALLEJO NÁGERA, A. *Propedéutica clínica psiquiátrica*. Madrid: Labor, 1944.

VALLEJO NAGERA, J. A. *Introdución a la psiquiatria*. Barcelona: Editorial Científico-Médica, 1977.

VAN ANDERS, S. M.; STEIGER, J.; GOLDEY, K. L. Effects of gendered behavior on testosterone in women and men. *Proc Natl Acad Sci U S A*, v. 112, n. 45, p. 13805--13810, 2015.

VAN DEN BERG, J. H. *Pequena Psiquiatria*. São Paulo: Mestre Jou, 1970.

VAN LEEUWEN, T. M. et al. The merit of synesthesia for consciousness research. *Front Psychol.*, v. 2, n. 6, p. 1850, 2015.

VAN OS, J.; HANSSEN, M.; BIJL, R. V.; RAVELLI, A. Strauss (1969) revisited: a psychosis continuum in the general population? *Schizophrenia Research*, v. 45, n. 1-2, p. 11–20, 2000.

VAN OS, J.; REININGHAUS, U. Psychosis as a transdiagnostic and extended phenotype in the general population. *World Psychiatry*, v. 15, n. 2, p. 118-124, 2016.

VAN RAVENZWAAIJ, J. et al. Explanatory models of medically unexplained symptoms: a qualitative analysis of the literature. *Mental Health in Family Medicine*, v. 7, p. 223-231, 2010.

VASCONCELOS, M. M. Retardo mental. *Jornal de Pediatria*, v. 80, (2 Supl): p. 71-82, 2004.

VEALE, D. Over-valued ideas: a conceptual analysis. *Behavior Research and Therapy*, v. 40, n. 4, p. 383-400, 2002.

VELING, W. et al. Environmental social stress, paranoia and psychosis liability: a virtual reality study. *Schizophrenia Bulletin*, 2017.

VERMA, M.; HOWARD, R. J. Semantic memory and language dysfunction in early Alzheimer's disease: a review. *Int. J. Geriatr, Psychiatry*, v. 27, n. 12, p. 1209-1217, 2012.

VESALIUS, A. *De Humani Corporis Fabrica*. Suíssa: Basel, 1543.

VIETA, E. et al. Protocol for the management of psychiatric patients with psychomotor agitation. *BMC Psychiatry*, v. 17, p. 328, 2017.

VIETTA, S. *Racionalidade*: uma história universal. Campinas: UNICAMP, 2015.

VIGNAT, J. P. La clinique des états de conscience. *Annales Médico-Pschologiques*, v. 154, n. 10, p. 589-600, 1996.

VILELA, J. E. M. et al. Transtornos alimentares em escolares. *J. Pediatria*, v. 80, n. 1, p. 49-54, 2002.

VIRUPAKSHA, H. G. et al. Suicide and suicidal behavior among transgender persons. *Indian J. Psychol. Med.*, v. 38, n. 6, p. 505-509, 2016.

VOLTAIRE, F-M. A. [1764] *Dicionário filosófico*. São Paulo: Atena, 1959.

VÖRÖS, V. et al. 'Clonal pluralization of the self': a new form of delusional misidentification syndrome. *Psychopathology*, v. 36, p. 46-48, 2003.

VYGOTSKY, L. S. *A formação social da mente*. São Paulo: Martins Fontes, 2008.

WADDEN, T. A. Obesity. In: KAPLAN, H. I.; SADOCK, B. J. (Ed.). *Comprehensive textbook of psychiatry IV*. Baltimore: Williams e Wilkins, 1995.

WAISELFISZ, J. J. *Mapa da violência 2015*: homicídio de mulheres no Brasil. Brasília, 2015. Disponível em: <https://www.mapadaviolencia.org.br/>. Acesso em: 19 jun. 2018.

WALDÖ, M. L. et al. Psychotic symptoms in frontotemporal dementia: a diagnostic dilemma? *International Psychogeriatrics*, v. 27, n. 4, p. 531-539, 2015.

WALKER, Z.; POSSIN, K.L.; Boeve, B.F. et al. Lewy body dementias. *Lancet*, v. 386, n. 10004, p. 1683-1697, 2015.

WALLACE, D.; COOPER, J. Update on the management of post-traumatic stress disorder. *Aust Prescr.*, v. 38, n. 2, p. 55-59, 2015.

WALLIN, A. et al. Alzheimer's disease—subcortical vascular disease spectrum in a hospital-based setting: overview of results from the Gothenburg MCI and dementia studies. *Journal of Cerebral Blood Flow & Metabolism*, v. 36, n. 1, p. 95-113, 2016.

WALSH-MESSINGER, J. et al. Impairment in Emotional Modulation of Attention and Memory in Schizophrenia. *Schizophr Res.*, v. 157, n. 0, p. 63-69, 2014.

WARNER, J. et al. Rates and predictors of mental illness in gay men, lesbians and bissexual men and women. *British Journal of Psychiatry*, v. 185, p. 479-485, 2004.

WARREM, J. D. et al. Frontotemporal dementia. *British Medical Journal*, v. 347, p. f4827, 2013.

WARTEGG, E. *Teste de Wartegg*: diagnóstico de camadas - Livros I e II. São Paulo: Casa do Psicólogo, 1993 (Trabalho original publicado em 1987).

WATARI, T. et al. Broca afasia. *BMJ*, 2014.

WATERS, F. et al. Visual hallucinations in the psychosis spectrum and comparative information from neurodegenerative disorders and eye disease. *Schizophrenia Bulletin*, v. 40, n. 4, p. S233-S245, 2014.

WATERS, F. et al. What is the link between hallucinations, dreams, and hypnagogic–hypnopompic experiences? *Schizophrenia Bulletin*, v. 42, n. 5, p. 1098-1109, 2016.

WECHSLER, D. *Wechsler Abbreviated Scale of Intelligence.* 2. ed. (WASI´-II), San Antonio: NCS Pearson, 2011.

WECHSLER, D. Nonintellective factors in general inteligence. *The Journal of Abnormal and Social Psychology*, v. 38, n. 1, p. 101-103, 1943.

WECHSLER, D. *The measurement and appraisal of adult intelligence*. Baltimore: Williams & Wilkins, 1958.

WEEDWOOD, B. *História concisa da lingüística*. São Paulo: Parábola, 2002.

WEI, L. A. et al. The Confusion Assessment Method: A Systematic Review of Current Usage. *Journal of the American Geriatrics Society*, v. 56, n. 5, p. 823-830, 2008.

WEISKRANTZ, L. *Blindsight.* Oxford: Oxford University, 2009.

WEISS, A. et al. A cross-setting study of chimpanzee (Pan troglodytes) personality structure and development: zoological parks and Yerkes National Primate Research Center. *Am. J. Primatol.*, v. 69, n. 11, p. 1264-1277, 2007.

WEITBRECHT, H. J. *Manual de psiquiatria*. Madrid: Editorial Gredos, 1978.

WELLMAN, H. M., et al. Meta-analysis of theory-of-mind development: the truth about false belief. *Child Development*, v. 72, n. 3, p. 655-684, 2001.

WELLMAN, H. M.; LIU, D. Scaling of Theory-of-Mind Tasks. *Child Development*, v. 75, n. 2, p. 523-541, 2004.

WELLS, C. E. et al. Persistent psychogenic déjà vu: a case report. *J. Med. Case Rep.*, v. 8, p. 414, 2014.

WERNICKE, C. *Tratado de psiquiatria*. Buenos Aires: Polemos Editorial, 1996. p. 403-411.

WESTON, S. J. et al. Personality traits predict the onset of disease. *Social Psychological and Personality Science*, p. 1-9, 2014.

WIDIGER, T. A. Personality and psychopathology. *World Psychiatry*, v. 10, p. 103-106, 2011.

WILCOX, J. A.; DUFFY, P. R. The syndrome of catatonia. *Behav. Sci.*, v. 5, p. 576-588, 2015.

WING, J. K.; COOPER, J. E.; SARTORIUS, N. *An instruction manual for the PSE and Catego Program*. Cambridge: Cambridge University, 1974.

WING, L.; SHAH, A. A systematic examination of catatonia-like clinical pictures in autism spectrum disorders. *Int Rev Neurobiol.*, v. 72, p. 21-39, 2006.

WITTMANN, M. The inner experience of time. *Phil. Trans. R. Soc. B*, v. 364, p. 1955-1967, 2009.

WOERNER, W. et al. The strengths and difficulties questionnaire overseas: evaluations and applications of the SDQ beyond Europe. *Eur. Child Adolesc. Psychiatry*, v. 13, n. 2, p. 47-54, 2004.

WONG, P. Selective mutism: a review of etiology, comorbidities, and treatment. *Psychiatry*, v. 7, n. 3, p. 23-31, 2010.

WONG, S. et al. Contrasting prefrontal cortex contributions to episodic memory dysfunction in behavioural variant frontotemporal dementia and Alzheimer's disease. *PLoS One*, v. 9, n. 2, p. e87778, 2014.

WOO, Y. S. et al. Cognitive deficits as a mediator of poor occupational function in remitted major depressive disorder patients. *Clin Psychopharmacol Neurosci.*, v. 14, n. 1, p. 1-16, 2016.

WOOD, R. A. et al. Fifty percent prevalence of extracampine hallucinations in Parkinson's disease patients. *Frontiers in Neurology*, v. 6, art. 26, 2015.

WORLD HEALTH ORGANIZATION (WHO). *Preamble to the constitution of the Worl Health Organization*: official records of the WHO, Geneve, n. 2, p. 100. 1946.

WORLD HEALTH ORGANIZATION (WHO). *Dementia*: a public gealth priority. Geneva: WHO, 2012.

WU, J. Q. et al. Episodic future thinking in generalized anxiety disorder. *J. Anxiety Disord.*, v. 36, p. 1-8, 2015.

WYSOKINSKI, A.; KŁOSZEWSKA, I. Level of thyroid-stimulating hormone (TSH) in patients with acute schizophrenia, unipolar depression or bipolar disorder. *Neurochem. Res.*, v. 39, p. 1245-1253, 2014.

YAGER, J.; GITLIN, M. J. Clinical manifestations of psychiatric disorders. In: KAPLAN, H. I.; SADOCK,

YANG, C. F.; SHAH, N. M. Representing sex in the brain, One module at a time. *Neuron.*, v. 82, n. 2, p. 261-278, 2014.

YASUDA, Y. et al. Paramedian thalamic and midbrain infarcts associated with palilalia. *Journal of Neurology, Neurosurgery and Psychiatry*, v. 53, p. 797-799, 1990.

YOURGANOV, G. et al. Predicting aphasia type from brain damage measured with structural MRI. *Cortex*, v. 73, p. 203-215, 2015.

YUANA, P.; RAZA, N. Prefrontal cortex and executive functions in healthy adults: A meta-analysis of structural neuroimaging studies *Neurosci Biobehav Rev.*, v. 1, p. 180--192, 2014.

YUDOFSKY, S. C.; HALES, R. E. *Compêndio de neuropsiquiatria*. Porto Alegre: Artmed, 1996.

ZACHARIAS, J. J. M. *QUATI*: Questionário de Avaliação Tipológica – Manual. São Paulo: Vetor, 1994.

ZAHAVI, D. *Subjectivity and selfhood*: Investigating the first person perspective. Cambridge: MIT, 2006.

ZAJONC, R. Feeling and thinking: preferences need no inferences. *American Psychologist*, v. 35, n. 2, p. 151--175, 1980.

ZANINOTTO, L. et al. A meta-analysis of temperament and character dimensions in patients with mood disorders: Comparison to healthy controls and unaffected siblings. *J. Affect Disord.*, v. 194, p. 84-97, 2016.

ZAWADZKI, J. A. et al. Cognitive factors associated with subclinical delusional ideation in the general population. *Psychiatry Res.*, v. 197, n. 3, p. 345-349, 2012.

ZEIDMAN, P.; MAGUIRE, E. A. Anterior hippocampus: the anatomy of perception, imagination and episodic memory. *Nat Rev Neurosci.*, v. 17, n. 3, p. 173-182, 2016.

ZEMAN, A. Z. J.; GRAYLING, A. C.; COWEY, A. Contemporary theories of consciousness. *Journal of Neurology, Neurosurgery, and Psychiatry*, v. 62, p. 549-552, 1997.

ZHU, J. et al. Neural substrates underlying delusions in schizophrenia. *Nature: Scientific Reports*, v. 6, p. 33857, 2016.

ZHU, L.; ZEE, P. C. Circadian rhythm sleep disorders. *Neurol Clin.*, v. 30, n. 4, p. 1167-1191, 2012.

ZIERMANS, T. et al. Formal thought disorder and executive functioning in children and adolescents with autism spectrum disorder: old leads and new avenues. *J. Autism Dev. Disord.*, v. 47, p. 1756-1768, 2017.

ZIMMERMAN, M. et al. Principal diagnoses in psychiatric outpatients with borderline personality disorder: Implications for screening recommendations. *Ann. Clin. Psychiatry*, v. 29, n. 1, p. 54-60, 2017.

ZOLA, I. Medicine as an institution of social control. *Soc Review*, v.20, n. 4, p. 487-504, 1972.

ZONNENBERG, C. et al. Auditory verbal hallucinations in patients with borderline personality disorder. *Tijdschr Psychiatr.*, v. 58, n. 2, p. 122-129, 2016.

ZORZANELLI, R. T. A síndrome da fadiga crônica: apresentação e controvérsias. *Psicologia em Estudo*, v. 15, n. 1, p. 65-71, 2010.

ZORZANELLI, R.; BEZERRA JR, B.; FREIRE COSTA, J. *A criação de diagnósticos em psiquiatria contemporânea.* Rio de Janeiro: Garamond Universitária/FAPERJ, 2014.

ZORZANELLI, R.; DALGALARRONDO, P.; BANZATO, C. E. M. Realismo e pragmatismo em psiquiatria: um debate. *Rev. Latinoam. Psicopat. Fund*, v. 19, n.3, p. 527-543, 2016.

ZORZANELLI, R. T. et al. Um panorama sobre as variações em torno do conceito de medicalização entre 1950-2010. *Ciência & Saúde Coletiva*, v. 19, n.6, p. 1859--1868, 2014.

ZUCCO, G. M.; PRIFTIS, K.; STEVENSON, R. J. From blindsignt to blind smell: a mini review. *Translational neuroscience*, v. 6, p. 8-12, 2015.

Índice

A

Afetividade e suas alterações, 148-171
  afetos, 150
  afetos qualitativamente alterados nas psicoses, 168
    ambivalência afetiva, 168
    inadequação do afeto ou paratimia, 168
    neotimia, 168
  alterações das emoções e dos sentimentos, 165
    anedonia, 166
    apatia, 166
    "bela indiferença", 167
    fobias, 165
    incontinência afetiva, 167
    indiferença afetiva, 167
    labilidade afetiva, 167
    medo, 165
    pânico, 165
    sentimento de falta de sentimento, 166
  alterações psicopatológicas da afetividade, 162
    alterações do humor, 162
    catatimia, 163
  ansiedade, angústia e medo, 163
    dimensões mentais da ansiedade, 163q
    dimensões somáticas da ansiedade, 163q
  aspectos cerebrais e neuropsicológicos das emoções, 157
    sistema límbico e as emoções, 157
      amígdala, 158
      amígdala e respostas emocionais não conscientes, 159
      circuito septo-hipocampal, 160
      estudos de neuroimagem funcional, 161q
      giro do cíngulo, 160
      ínsula, 159
      lobo parietal direito, 160
      lobos frontais e as emoções, 159
      sistema límbico, 157f
  aspectos psicodinâmicos das emoções e vida afetiva, 160
    concepção de Melanie Klein, 161
    concepção freudiana, 160
  definições básicas, 148
  emoção *versus* razão, 150
  emoções, 148

  emoções não conscientes em pessoas com transtornos mentais, 171
  filósofos ocidentais e as principais paixões, emoções e sentimentos, 151q
  humor ou estado de ânimo, 148
  instrumentos padronizados de avaliação da afetividade, 171
  paixões, 150
  reação afetiva, 150
  redução dos afetos nas psicoses, 167
    devastação afetiva, 168
    distanciamento afetivo, 167
    embotamento afetivo, 167
    hipomodulação do afeto, 167
    pobreza de sentimentos, 167
  sentimentos, 149
  tipos e classificações das emoções, 152
    emoções das pessoas, 152
      emoções de fundo, 154
      emoções e experiências, 154q
      emoções não conscientes, 154
      emoções secundárias ou sociais, 153
      emoções universais, primárias ou básicas, 152
    experiências afetivas negativas e positivas, 152
    polos ou valências da afetividade, 152
    teorias da afetividade e das emoções, 155
      teoria de Cannon-Bard, 155
      teoria de James-Lange, 155
      teoria de Lazarus, 156
      teoria de Schachter-Singer, 156
      teoria dos dois fatores, 156
  valor diagnóstico, 168
    demências e outras condições neuropsiquiátricas, 169
    esquizofrenia, 169
    mania, 169
    semiotécnica da afetividade, 170q
    transtorno depressivo, 168
    transtornos da personalidade, 169

Aspecto geral do paciente e comunicação não verbal, 55-65
  aspecto geral do paciente, 55
  psicopatologia e semiologia da comunicação não verbal, 55

aspectos gerais dos pacientes
verificados por meio de roupas,
higiene e adornos corporais, 64q
comunicação não verbal, 55
comunicação não verbal e psicopatologia, 58
comunicação não verbal nas principais
síndromes e transtornos psicopatológicos, 59
ansiedade, 60
autismo, 62
depressão, 59
esquizofrenia, 61
mania, 62
sinal do ômega em pessoa
com melancolia, 60f
possíveis atitudes globais do paciente, 65q
principais aspectos da comunicação
não verbal do paciente, 64q
semiotécnica do aspecto geral do paciente
e da comunicação não verbal, 63

Atenção e suas alterações, 82-92
definições básicas, 82
neuroanatomia e redes neurais da atenção, 86
neuropsicologia da atenção, 85
atenção e funções executivas frontais, 85
atenção e memória de trabalho, 85
psicologia da atenção, 82
conceitos da psicologia e da psicopatologia
clássicas da atenção, 82
hábito e sensibilização, 83
neuropsicologia contemporânea da atenção, 83
psicopatologia da atenção, 87
semiotécnica da atenção, 89
testes de atenção, 89
continuous performance tests (CPTs), 89
semiotécnica clínica simplificada
e rápida da atenção, 90q
teste de dígitos das baterias
WISC-III e WAIS-III, 90
testes psicológicos padronizados, 92q
valor diagnóstico das alterações da atenção, 87
distúrbios neuropsicológicos, 87
distúrbios neuropsiquiátricos, 87
transtornos mentais, 88

Avaliação do paciente, 41-44
avaliação física, 41
avaliação neurológica, 42
avaliação psicológica, 43
avaliação psicopatológica, 41
exame neurológico, 43q
exames complementares, 43

Avaliação do paciente e funções psíquicas alteradas, 39-65

C

Consciência e suas alterações, 69-81
alterações normais da consciência, 72
ritmos circadianos, 72
sonho, 74
sono, 72
sono normal, 74
alterações patológicas da consciência, 75
alterações qualitativas da consciência, 78
outras alterações da consciência, 80
experiência de quase-morte, 81
perplexidade patológica, 80
perdas abruptas da consciência, 76, 77q
rebaixamento do nível de consciência, 75
semiótica da consciência-I, 81q
síndromes psicopatológicas associadas
ao rebaixamento prolongado do
nível de consciência, 78
delirium, 78
outras síndromes, 78
bases neuroanatômicas do nível de consciência, 70
bases neurofuncionais do nível de consciência, 70
campo da consciência, 71
características funcionais do inconsciente, 72
caráter dinâmico do inconsciente, 72
definições básicas, 81
neuropsicologia da consciência, 70

Contribuições da filosofia à psicopatologia, 26-34
causalidade em psicopatologia, 30
analogia, 31
coerência, 31
consistência, 31
especificidade, 31
evidência experimental, 31
força da associação, 31
gradiente biológico ou dose-resposta, 31
plausibilidade, 31
temporalidade, 31
perspectivas dualistas, 26
dualismo epifenomenista, 27
dualismo interacionista ou cartesiano, 26
dualismo paralelista, 27
perspectivas monistas, 27
argumentos contra o fisicalismo, 30
monismo espiritualista, 28
monismos materialistas ou fisicalismos, 28
behaviorismo analítico, 29
eliminacionismo, 28
funcionalismo em filosofia da mente, 29
teoria da identidade mente-cérebro
ou espírito-matéria, 28
teoria da mente como emergente, 29

494   Índice

teorias do duplo aspecto ou
monismo anômalo, 29
relação mente-cérebro, 26
valores em psicopatologia e na prática clínica, 33
verdade em psicopatologia, 32

Contribuições das neurociências à psicopatologia, 19-25
desenvolvimento do cérebro no ciclo vital, 20
experiências negativas, transtornos
mentais e neuroplasticidade, 24
funções e áreas cerebrais, 21
funções neuropsicológicas predominantes
do hemisfério direito, 22q
funções neuropsicológicas predominantes
do hemisfério esquerdo, 22q
hemisfério esquerdo *versus* direito, 21
porção anterior *versus* posterior do cérebro, 21
genética molecular, neurociências e psicopatologia, 25
limites da aplicação da neuropsicologia
e dos testes neuropsicológicos, 23
neuropsicologia e psicopatologia, 21
sistema de conservação de informações, 23
sistema de controle da atividade, 23
sistema de elaboração, 23
sistema de programação, 23
sistema de recepção, 23
sistema de regulação, 23
sistema do tônus do córtex, 23
plasticidade neuronal, 24
sistemas neurais, 19

D

Demências, 441-454
comprometimento cognitivo leve, 446
demências ou transtorno neurocognitivo maior, 442
diagnóstico diferencial da síndrome demencial, 445
domínios neurocognitivos dos
declínios nos TNCs, 443q
etiologias mais frequentes dos
TNCs maiores e leves, 446
degeneração lobar frontotemporal ou
demência frontotemporal, 449
doença cerebrovascular, 448
doença com corpos de Lewy, 450
doença de Alzheimer, 446
outras formas de demência, 451, 451q
principais causas de demência, 447t
outras síndromes mentais orgânicas, 453
síndromes mentais e comportamentais
associadas a outras doenças, 453
síndromes mentais e comportamentais
orgânicas, secundárias, associadas a
doenças ou transtornos classificados
em outros lugares (SMCD), 454q

outros transtornos neurocognitivos
crônicos, de longa, 452
fatores etiológicos e locais de lesão
nas síndromes amnésticas, 454q
transtorno amnéstico (síndrome amnéstica), 452
perguntas de rastreamento aos familiares,
acompanhantes ou cuidadores sobre
possível TNC maior, 451
pontos de concordância sobre demência, 445q
possíveis perguntas de rastreamento
para familiares e cuidadores de paciente
com suspeita de TNC maior, 452q
transtornos neurocognitivos leves, 446

Diagnóstico psicopatológico, princípios gerais do, 35-38
diagnóstico pluridimensional em saúde mental, 38q

E

Entrevista com o paciente, 45
primeira entrevista, 47
anamnese, 49
avaliação inicial e perguntas introdutórias, 53
confiabilidade dos dados obtidos:
simulação e dissimulação, 51
crítica do paciente e insight em relação
a sintomas e transtornos, 51
entrevista e dados fornecidos
por um "informante", 51
entrevistas diagnósticas padronizadas
em psicopatologia, 53
exame psíquico, 49
exames complementares, 49
exames somáticos, 49
perspectiva transversal *versus* longitudinal, 52
pontos adicionais sobre a anamnese
em psicopatologia, 50
profissional se apresenta ao paciente, 47
relato do caso por escrito, 52
resumo do exame do estado
mental do paciente, 50q
transferência e contratransferência, 49
regras "de ouro" da entrevista em saúde mental, 47q

Eu, o *self*: psicopatologia, 256-269
alterações da experiência do *self* ou
experiências anômalas do *self*, 266
alterações da autoconsciência e da presença, 267
alterações da consciência do Eu e
a proposta do EASE, 269q
alterações do *self* anímico (*self* psíquico), 266
alterações do *self* corporal, 266
alterações do *self* social, 267
alterações do *self* total, 267

Índice 495

alterações do esquema corporal em
  transtornos mentais, 262
despersonalização e desrealização, 260
    valor semiológico, 260
noção de *self* e suas vicissitudes, 257
origem e desenvolvimento do Eu, 256
psicopatologia do Eu corporal, 260
    cenestesia e cenestopatia, 261
    definições básicas, 260
    somatognosia e suas alterações, 261
psicopatologia do Eu e do *self*, 258
    Eu e a consciência do Eu, 258
        alteração da consciência da existência, 259
        alteração da consciência de execução, 259
        consciência da oposição do Eu
          em relação ao mundo, 259
        consciência de atividade do Eu, 259
        consciência de identidade
          do Eu no tempo, 258
        consciência de unidade do Eu, 258
valoração do Eu, 263
        conceito de identidade psicossocial, 264
        crise de identidade, 265
        definições básicas, 263
        diminuição da valoração do Eu, 264
        estados de possessão como experiência
          cultural relacionada ao Eu, 265
        transtornos de identidade, 265

F

Funções psíquicas compostas, 255

Funções psíquicas compostas e suas alterações, 254-332

Funções psíquicas elementares e suas alterações
  no Exame do Estado Mental, 66-253

Funções psíquicas elementares, introdução às, 67-68
        exame do estado mental atual, 68q
        limitações de uma psicopatologia, 67

G

Grandes síndromes psicopatológicas, 333-459

I

Imaginação *ver* Sensopercepção e suas alterações, 105-128

Inteligência e cognição social, 302-331
    avaliação médica da DI, 321

cognição social, 320
cognição social e cérebro, 326
cognição social e psicopatologia, 328
    autismo, 330
    esquizofrenia, 329
    fenômeno *savant*, 330
    inteligência, 330
    síndrome de Williams, 329
    transtornos do espectro autista, 328
críticas ao construto aos testes de QI, 308
críticas ao construto inteligência, 308
deficiência intelectual e transtornos mentais, 316
deficiências intelectuais, 310
definições, 302
desenvolvimento da cognição social na criança, 325
desenvolvimento da inteligência na
  criança e no adolescente, 302
    período operatório-concreto, 304
    período operatório-formal, 305
    período pré-operatório, 304
    período sensório-motor, 304
diferenças dos construtos psicologia da
  inteligência e neuropsicologia, 303q
diferentes níveis de gravidade, 311
    aspectos gerais da deficiência intelectual
      em seus vários níveis, 315t
    causas da deficiência intelectual, 315
    causas mais importantes das
      deficiências intelectuais, 317q
    deficiência intelectual grave, 314
    deficiência intelectual leve, 312
    deficiência intelectual moderada, 313
    deficiência intelectual profunda, 314
    fenótipo físico e comportamental, 316
    fenótipos físicos e comportamentais em
      diferentes síndromes, 318q-319q
    inteligência limítrofe, 311
epidemiologia das deficiências intelectuais, 311
inteligência e cérebro, 309
inteligência, genética e ambiente, 309
modelos de inteligências múltiplas, 305
        inteligência geral *versus*
          inteligências múltiplas, 305
        modelos multidimensionais
          de inteligência, 307q
principais testes de cognição social
  traduzidos e validados no Brasil, 331q
psicologia da inteligência e neuropsicologia, 302
QI e testes de avaliação da inteligência, 317
        semiotécnica da inteligência, 321q
        testes de avaliação da inteligência
          e da cultura, 319
        testes de inteligência, 322q
semiotécnica da inteligência, 317
teste de DI, 311

teste de QI, 311
testes de avaliação da cognição social, 330
testes de inteligência: QI, 306
transtornos do desenvolvimento intelectual, 310

J

Juízo de realidade e suas alterações, 206-231
  alucinações, 215f
  definições psicológicas, 206
  delírio, 208, 215f
    delírio primário, 210
    delírio secundário, 211
    delírios compartilhados, 211
    dimensões, 210
    estrutura dos delírios, 211
    ideias delirantes verdadeiras, 210
    ideias deliroides, 211
    mecanismos constitutivos do delírio, 213
      delírio alucinatório, 214
      delírio imaginativo, 213
      delírio interpretativo, 213
      delírio intuitivo, 213
      delírio mnêmico, 214
      delírio onírico, 214
      delírios catatímicos da mania, 213
      delírios da depressão, 213
    surgimento e evolução do delírio, 212
  diagnóstico diferencial do delírio, 227
    delírio *versus* alucinação, 228
    frequência de delírio nos diferentes
      transtornos mentais, 230t
    frequência de transtornos mentais
      e neuropsiquiátricos, 230t
    ideias obsessivas *versus* ideias delirantes, 227
    ideias prevalentes *versus* ideias delirantes, 227
    mitomania *versus* ideias delirantes, 228
    pseudologia fantástica *versus*
      ideias delirantes, 228
    valor diagnóstico dos delírios, 229
  disforias, 215f
  distinção fundamental, 206
    alterações patológicas do juízo, 207
    crenças culturais e superstições, 207
    ideias prevalentes, 207
    ideias sobrevaloradas, 207
    preconceito, 207
    transtornos mentais, 208q
  fatores que determinam os
    conteúdos dos delírios, 223
    delírios, internet e mundo tecnológico
      contemporâneo, 223

possíveis causas e teorias
  etiológicas dos delírios, 224
    afetividade, emoções negativas,
      estresse diário e delírio, 225
    modelos existenciais, 224
    modelos neurobiológicos e
      neuropsicológicos, 226
    modelos psicanalíticos e psicodinâmicos, 224
    psicologia cognitivista e delírio, 225
  frequência dos delírios segundo seus conteúdos, 220
  instrumentos padronizados para a
    avaliação do delírio, 229
  mecanismos de manutenção do delírio, 216
  relações entre delírio e alucinação, 215
  semiotécnica do delírio e dos demais
    transtornos do juízo de realidade, 231
  tipos de delírio, 216, 222t
    delírio cenestopático, 220
    delírio de autoacusação, 220
    delírio de ciúmes, 218
    delírio de culpa, 220
    delírio de falsa identificação, 218
    delírio de grandeza ou missão, 217
    delírio de infidelidade, 218
    delírio de influência ou controle, 217
    delírio de negação de órgãos, 220
    delírio de referência, 216
    delírio de relação, 217
    delírio de ruína, 219
    delírio erótico, 218
    delírio hipocondríaco, 220
    delírio religioso ou místico, 217
    delírios de conteúdo depressivo, 219
    delírios de perseguição, 216
    delírios menos frequentes, 221q
    mecanismo de projeção, 216

L

Linguagem e suas alterações, 232-253
  alterações patológicas, 235
    acelerações psicopatológicas da linguagem, 243
    alogia, verbigeração e mussitação, 247
    alterações da fala, 240
      afonia, 241
    alterações da linguagem
      associadas a estados, 240
      dislexia, 240
    alterações da linguagem em crianças, 243
    alterações da linguagem secundárias
      a disfunção, 235
    bradifasia, 244
    diagnósticos diferenciais no mutismo, 245q

Índice 497

distúrbios da fala em crianças, 241
dislalia e disglossia, 241
ecolalia, 246
gagueira, 242
glossolalia e pararrespostas, 247
lesão neuronal identificável, 235
linguagem e cérebro, 235
afasias, 236
agrafia, 238
alexia, 238
disartria, 239
parafasias, 239
semiotécnica simplificada da afasia, 240q
tipos de afasia e suas características
clínicas, 237q
mutismo, 244
mutismo acinético, 245
mutismo cerebelar, 245
mutismo eletivo, 244
mutismos com bases neurobiológicas, 244
neologismos, 248
palilalia e logoclonia, 247
perseveração verbal, 245
semiotécnica em pacientes que
estão em mutismo, 246q
tiques verbais ou fonéticos e coprolalia, 247
definições, 232
funções, 233
linguagem na esquizofrenia, 249
linguagem nas demências, 249
alterações da linguagem nas
outras demências, 250
demência com corpos de Lewy, 250
demência frontotemporal (DFT), 250
demência na doença de Parkinson, 251
demência vascular, 250
demência de Alzheimer, 249
linguagem em outros transtornos mentais, 251
depressão, 252
mania, 252
transtorno de déficit de atenção/
hiperatividade, 251
transtornos da personalidade, 252
linguagem nos transtornos do
espectro autista, 251
semiotécnica simplificada da linguagem, 252q

M

Memória e suas alterações, 129-147
alterações do reconhecimento, 142
agnosias, 142

alterações do reconhecimento associadas
a transtornos mentais, 143
alterações do reconhecimento/
identificação de origem delirante, 143
alterações do reconhecimento
não delirantes, 145
fenômenos do jamais visto, 145
instrumentos neuropsicológicos
padronizados, 147q
semiotécnica da memória, 146q
síndromes delirantes de falsa
identificação, 145q
síndromes delirantes de falso
reconhecimento, 145q
valor diagnóstico, 144
outras alterações orgânicas do
reconhecimento, 143
alterações patológicas da memória, 139
alterações qualitativas (paramnésias), 140
confabulações, 141
fabulações, 141
outras alterações qualitativas
da memória, 141
criptomnésias, 142
ecmnésia, 142
lembrança obsessiva, 142
alterações quantitativas, 140
amnésia anterógrada, 140
amnésias, 140
hipomnésias, 140
retrógrada, 140
bases neurobiológicas da memória, 132
cognição geral, 133q
hipocampos, 133q
memória, 133q
definições básicas, 129
fases ou elementos básicos da memória, 130
fatores associados ao processo de memorização, 132
memória segundo o tempo de aquisição, 131
memória segundo o tempo de armazenamento, 131
memória segundo o tempo de evocação, 131
memória social, 130q
tipos específicos de memória, 133
caráter consciente ou não consciente
do processo mnêmico, 134
devaneios, 135
memórias, 135
viagem mental no tempo, 135
memórias classificadas segundo a
estrutura cerebral envolvida, 135
alterações da memória de
procedimentos, 139
alterações da memória episódica, 137
alterações da memória semântica, 138

498 Índice

investigação semiológica da
memória episódica, 137
investigação semiológica da
memória semântica, 138
memória de procedimentos, 138
memória episódica, 136
memória semântica, 137

N

Normalidade e da medicalização, a questão da, 14-18
medicalização, 17
normalidade em psicopatologia, 14
critérios de normalidade, 16
normalidade como ausência de doença, 16
normalidade como bem-estar, 16
normalidade como liberdade, 17
normalidade como processo, 16
normalidade estatística, 16
normalidade funcional, 16
normalidade ideal, 16
normalidade operacional, 17
normalidade subjetiva, 17
epidemiologia dos transtornos mentais, 15
orientação e capacitação profissional, 15
planejamento em saúde mental
e políticas de saúde, 15
prática clínica, 15
psiquiatria cultural e etnopsiquiatria, 15
psiquiatria e psicologia legal ou forense, 15
psicologização, 17
psiquiatrização, 17

O

Orientação e suas alterações, 93-99
definições básicas, 93
distúrbios da orientação na psicopatologia
de Carl Wernicke, 94q
orientação espacial, 93
orientação temporal, 94
neuropsicologia da orientação, 94
alterações da orientação espacial, 95q
áreas cerebrais disfuncionais, 95q
áreas cerebrais e diferentes aspectos
da orientação temporal, 97q
áreas cerebrais e diferentes aspectos
da percepção do tempo, 97q
áreas cerebrais e diferentes aspectos
da temporalidade, 97q
neuropsicologia da orientação espacial, 94
neuropsicologia da orientação temporal, 95

neuropsicologia da orientação topográfica, 94
psicopatologia da orientação, 96
alterações da orientação temporal
e temporalidade, 98q
semiotécnica da orientação, 99q

P

Pensamento e suas alterações, 195-205
alterações do conteúdo do pensamento, 204
alterações do processo de pensar, 202
alterações do curso do pensamento, 202
aceleração do pensamento, 202
bloqueio ou interceptação
do pensamento, 202
fuga de ideias, 202
lentificação do pensamento, 202
roubo do pensamento, 202
alterações formais do pensamento, 202
afrouxamento das associações, 203
desagregação do pensamento, 203
descarrilhamento do pensamento, 203
dissociação e incoerência do pensamento, 203
valor diagnóstico das alterações
formais do pensamento, 203
definições básicas, 195
conceitos, 195
juízos, 196
raciocínio, 196
instrumentos padronizados para avaliar
alterações do pensamento, 205
pensamento crítico, 197
pensamento dedutivo, 197
pensamento indutivo, 197
pensamento intuitivo, 197
pensamento lógico, 196
pensamentos errôneos e vieses de pensamento, 197
processo do pensar, 198
psicopatologia do pensamento, 198
alterações dos conceitos, dos
juízos e do raciocínio, 198
condensação dos conceitos, 198
desintegração e transformação
dos conceitos, 198
alterações dos juízos, 199
juízo deficiente, 199
juízo prejudicado, 199
juízos de existência, 199
juízos de realidade, 199
semiotécnica do pensamento, 205q
tipos alterados de pensamento, 199
concretismo, 200
pensamento concreto, 200

Índice **499**

pensamento confusional, 201
pensamento deficitário, 200
pensamento demencial, 201
pensamento dereístico, 199
pensamento desagregado, 201
pensamento inibido, 200
pensamento mágico, 199
pensamento obsessivo, 201
pensamento prolixo, 200
pensamento ruminativo perseverativo, 201
pensamento vago, 200
ruminações, 201
wishful thinking, 199

Personalidade e suas alterações, 270-301
avaliação da personalidade e seus transtornos, 295
caráter, 271
constituição corporal, 270
definições básicas, 270
entrevistas psiquiátricas padronizadas, 298
estudo da personalidade por meio de
métodos empíricos e psicométricos, 274
abordagem fatorial dos traços, 275
estudo dos traços de personalidade, 274
hipótese léxica fundamental, 274
modelos atuais de personalidade baseados
em estudos empíricos, 275
domínios do modelo alternativo
do DSM-5, 278q
domínios do modelo dos cinco
grandes fatores, 278q
modelo de personalidade de
Robert Cloninger, 277
modelo dos cinco grandes fatores, 276
modelo dos cinco grandes fatores e
estrutura e funcionamento cerebral, 277
modelos de Hans Jürgen Eysenck, 275
modelos de Raymond B. Cattel, 275
outros transtornos da personalidade e
padrões de personalidade, 289
personalidade padrão passivo-agressiva, 289
personalidade, doenças físicas e psicossomáticas, 293
padrões de personalidade e doenças físicas, 296t
personalidade e condições médicas
e neurológicas, 289
personalidade, seu desenvolvimento e seus tipos, 272
possíveis transtornos da personalidade
e perfil de personalidade, 297
instrumentos padronizados
baseados em questões, 299q
instrumentos projetivos de avaliação
da personalidade, 300q
outros testes de personalidade
disponíveis no Brasil, 300q-301q
perguntas gerais, 297
semiotécnica da personalidade, 297q

testes psicométricos e testes projetivos, 297
relação entre personalidade e os outros
transtornos mentais, 293
traços de personalidade dos modelos
Big Five e de Cloninger, 294t-295t
transtornos da personalidade (TPs), 294t-295t
transtornos mentais, 294t-295t
temperamento, 271
tipologias humanas ou padrões de personalidade, 271
traços proeminentes de personalidade
e modelo alternativo, 290
nível de funcionamento, 290
nível de funcionamento da personalidade, 292q
traços do modelo dos cinco
grandes fatores, 291q
transtornos da personalidade, 279
conceito, 279
prevalência em populações clínicas, 283t
prevalência na população em geral, 283t
segundo as classificações atuais, 281
grupo A: padrão "esquisitice e/
ou desconfiança", 286
transtorno da personalidade
esquizoide, 286
transtorno da personalidade
esquizotípica, 287
transtorno da personalidade
paranoide, 286
grupo B: padrão instabilidade e/
ou manipulação, 281
transtorno da personalidade
antissocial (TPA), 284
transtorno da personalidade
borderline, 281
transtorno da personalidade
histriônica (TPH), 284
transtorno da personalidade
narcisista, 285
grupo C: padrão "ansiedade e/ou
controle e/ou insegurança", 287
transtorno da personalidade ansiosa, 289
transtorno da personalidade
dependente, 288
transtorno da personalidade
evitativa, 288
transtorno da personalidade
obsessivo-compulsiva, 288
transtornos da personalidade
segundo a CID-11, 282q
transtornos da personalidade
segundo o DSM-5, 282q

Psicopatologia, aspectos gerais da, 1-38

Psicopatologia e ordenação dos seus fenômenos, 6-9
ordenação dos fenômenos, 8
fenômenos em parte diferentes, 8

500 Índice

fenômenos em parte semelhantes, 8
fenômenos qualitativamente distintos
das vivências normais, 8
fenômenos qualitativamente novos, 8
fenômenos semelhantes em
quase todas as pessoas, 8
fenômenos semelhantes em todas as pessoas, 8
patogênese, 7
patoplastia, 7
sintomas psicopatológicos
temas existenciais, 8q
temores, 8q

Psicopatologia, principais campos e tipos de, 10-13
contribuições da psicologia à psicopatologia, 12
psicopatologia biológica, 12
psicopatologia categorial, 11
psicopatologia cognitivista, 11
psicopatologia comportamental, 11
psicopatologia descritiva, 10
psicopatologia dimensional, 11
psicopatologia dinâmica, 10
psicopatologia existencial, 11
psicopatologia fundamental, 12
psicopatologia médica, 11
psicopatologia operacional-pragmática, 12
psicopatologia psicanalítica, 11
psicopatologia sociocultural, 12
relações da psicopatologia com a psicologia geral, 13
psicopatologia como "patologia do psicológico", 13
psicopatologia como "psicologia do patológico", 13
psicopatologia como propedêutica psiquiátrica, 13
psicopatologia como semiologia psiquiátrica, 13

Q

Quadros do espectro da esquizofrenia *ver*
Síndromes psicóticas, 379-388

Quadros do espectro de outras psicoses
ver Síndromes psicóticas, 379-388

R

Representação *ver* Sensopercepção
e suas alterações, 105-128

S

Semiologia psiquiátrica, introdução geral à, 3-5
divisões da semiologia, 5

geral, 3
semiologia médica, 3
semiologia psicopatológica, 3
síndromes e entidades nosológicas, 5
sintoma psicopatológico, dimensão dupla do, 4

Sensopercepção e suas alterações, 105-128
alterações da sensopercepção, 108
alterações qualitativas, 109
alucinações, 110
alucinações em pessoas sem
transtorno mental, 110
alucinações, estresse, ansiedade
e problemas do sono, 111
alucinose, 121
alucinose auditiva, 121
alucinose peduncular de Lhermitte, 121
esquema da relação entre estresses
e alucinações, 111q
ilusões em diferentes
transtornos mentais, 109
tipos de alucinações mais
importantes na clínica, 111
alucinação autoscópica, 120
alucinações auditivas, 111
alucinações auditivas complexas, 112
alucinações auditivas simples, 111
alucinações cenestésicas
(somáticas) e cinestésicas, 118
alucinações combinadas,
multimodais ou polimodais, 119
alucinações extracampinas, 119
alucinações funcionais ou reflexas, 119
alucinações hipnagógicas e
hipnopômpicas, 120
alucinações musicais, 113
alucinações olfativas e gustativas, 117
alucinações táteis, 117
alucinações visuais, 115
frequência nos diferentes
transtornos mentais, 114t, 116t
valor diagnóstico, 113, 115,
117, 118, 119, 120
tipos de ilusão, 109
alterações quantitativas, 108
definições básicas, 105
delimitação dos conceitos de imagem, 106
delimitação dos conceitos de imaginação, 106
delimitação dos conceitos de representação, 106
estudos de neurociências e neuroimagem
funcional das alucinações, 125
novas perspectivas sobre fenômenos perceptivos, 107
possíveis causas e teorias etiológicas
das alucinações, 121
abordagem fenomenológica das alucinações, 121

Índice **501**

alucinações como fenômeno de
deaferentação/liberação neuronal, 123
características das alucinações das
psicoses funcionais, 124q
características das alucinações
de deaferentação, 124q
características das alucinações
ictais (epilepsia), 124q
estudos de Augusto Tamburini
sobre as alucinações, 123q
perspectivas psicanalíticas das alucinações, 122
teoria da alucinação como transtorno
da linguagem interna, 125
teoria da desorganização global do
funcionamento cerebral e mental, 123
teoria irritativa ou disfuncional cortical, 122
teorias neurobioquímicas das alucinações, 123
tratado de Henri Ey sobre as alucinações, 125q
psicopatologia da imaginação e da representação, 126
alterações da representação, 126
alucinação e delírio, 127
semiotécnica da sensopercepção, 128q

Sexualidade e psicopatologia, 413-432
outros problemas relacionados à sexualidade, 431
sexualidade humana, 413
dados sobre comportamento sexual da
população no Brasil, 416t, 417t
diferenças entre homens e mulheres, 414
fases do ciclo ou ato sexual, 415
transtornos ou disfunções sexuais, 415, 418
transtornos do desenvolvimento sexual, 422
hipersexualidade, 422
transtornos ou disfunções do desejo
e da resposta sexual, 418
causas orgânicas mais frequentes
de disfunção erétil, 420q
desejo sexual inibido, 418
transtorno da dor gênito-
-pélvica/penetração, 418
transtorno do orgasmo feminino, 418
transtorno erétil, 419
transtornos da ejaculação, 419
transtornos parafílicos e parafilias, 420
alguns dos principais transtornos
parafílicos, 421
transtornos parafílicos segundo
a CID-11, 421q
variabilidades da sexualidade humana, 423
amostra de população transgênero
norte-americana, 427t
disforia de gênero, 423
glossário de termos relacionados
a questões LGBT, 424q
incongruência de gênero, 423
homofobia e transfobia, 430

homossexualidade e bissexualidade, 427
problemas de saúde mental da população
homossexual e bissexual, 429t
transtornos da população
homossexual e bissexual, 429t
transtornos e problemas de saúde mental
da população transgênero, 428t

Síndromes ansiosas e síndromes com importante
componente de ansiedade, 365-378
condições psicopatológicas vivenciadas
predominantemente no corpo, 375
fibromialgia e síndrome da fadiga crônica, 376
hipocondria ou transtorno hipocondríaco, 377
neurastenia, 377q
semiologia de quadros obsessivo-
-compulsivos, 378q
semiotécnica de síndromes com
predomínio de ansiedade, 377q-378q
sintomas médicos inexplicados, 376
síndromes ansiosas, 365
crises de ansiedade, 365
crises de pânico, 365
critérios diagnósticos para os
transtornos de ansiedade, 366q
principais condições médicas associadas aos
quadros de ansiedade orgânica, 367t-368t
principais doenças físicas, associadas aos
quadros de ansiedade orgânica, 367t-368t
principais substâncias associadas aos
quadros de ansiedade orgânica, 367t-368t
síndromes ansiosas de base orgânica, 367
transtorno de ansiedade de separação, 367
transtorno de ansiedade generalizada, 365
transtorno de pânico, 367
síndromes com importante
componente de ansiedade, 368
histeria ou neurose histérica e os
sistemas DSM-5 e CID-11, 370q
história e significado do
construto "neurose", 369q
transtorno de estresse pós-traumático, 374
transtorno obsessivo-compulsivo, 374
transtornos dissociativos e
transtornos conversivos, 370
conversão e dissociação, 370
crises histéricas, 373
diferenças crises dissociativas e
crises epilépticas, 373q-374q
transtorno de despersonalização/
desrealização, 372
transtorno dissociativo de identidade, 372
transtorno do transe com possessão, 372
transtornos conversivos e
transtornos dissociativos, 371
transtornos dissociativos, 371
transtornos fóbicos, 368

502 Índice

Síndromes da psicopatologia, transtornos e modos de proceder em relação aos diagnósticos, 341-343
  prevalência de transtornos mentais nas cidades de Rio de Janeiro, 343t
  prevalência de transtornos mentais nas cidades de São Paulo, 343t
  prevalência de transtornos mentais no Brasil, 342
  prevalência de transtornos mentais no mundo, 342

Síndromes depressivas, 344-354
  diferenças entre luto intenso e depressão, 347q
  perdas e depressão, 346
  sintomas nas diferentes esferas psicopatológicas, 345q-346q
  subtipos de síndromes e transtornos depressivos, 347
    características da depressão bipolar, 351q
    características da depressão unipolar, 351q
    critérios diagnósticos para os transtornos depressivos, 348q
    depressão ansiosa ou agitada, 350
    depressão atípica, 349
    depressão bipolar, 350
    depressão com características atípicas, 349
    depressão com características mistas, 351
    depressão com catatonia, 350
    depressão com sintomas psicóticos, 349
    depressão como fator de risco para doenças físicas, 352
    depressão como transtorno disfórico pré-menstrual, 350
    depressão e personalidade, 353
    depressão em adolescentes, 352
    depressão em crianças, 352
    depressão em diferentes doenças somáticas, 353t-354t
    depressão em idosos, 352
    depressão mista, 351
    depressão orgânica, 352
    depressão psicótica, 349
    depressão secundária, 352
    depressão tipo endógena, 349
    depressão tipo melancólica, 349
    depressão unipolar, 350
    episódio de depressão recorrente, 347
    episódio de transtorno depressivo maior recorrente, 347
    estupor depressivo, 350
    semiotécnica de episódios depressivos no passado, 354q
    transtorno depressivo persistente, 348
    transtorno distímico, 348
    transtorno misto de depressão e ansiedade, 350

Síndromes maníacas e transtorno bipolar, 355-364
  histórico, 355
  semiotécnica da mania, 362

semiotécnica de episódios maníacos no passado, 364q
sintomas da síndrome maníaca, 355
  comportamentos no episódio de mania, 357t
  frequência de sintomas psicóticos, 357t
  frequência dos sintomas cognitivos e de humor, 356t
subtipos de síndromes maníacas, 358
  ciclotimia ou transtorno ciclotímico, 359
  hipomania, 358
  mania com características mistas, 358
  mania com sintomas psicóticos, 358
  mania disfórica, 358
  mania irritada, 358
  mania mista, 358
  tipos de estados mistos, 359q
transtorno bipolar, 360
  bases genéticas do transtorno bipolar, 361
  bases neurobiológicas do transtorno bipolar, 361
  critérios diagnósticos para os transtornos maníacos, 361q
  sintomas e comportamentos para diferenciar mania, 363q
  sintomas e comportamentos para diferenciar TDAH, 363q
  sintomas e comportamentos para diferenciar transtorno disruptivo da desregulação do humor na infância, 363q
  tipo ciclagem rápida, 360
  transtorno bipolar em crianças e adolescentes, 362
  transtorno bipolar tipo I, 360
  transtorno bipolar tipo II, 360

Síndromes mentais orgânicas ver Transtornos neurocognitivos, 433-440

Síndromes psicóticas, 379-388
  aspectos mais relevantes descritos pela pesquisa científica, 387q
  esquizofrenia, 379
    conceito, 380
      outras características, 385
      sintomas associados à esquizofrenia, 385
      sintomas de desorganização, 384
      sintomas de humor, 385
      sintomas negativos, 380
      sintomas positivos, 382
      sintomas psicomotores e catatonia, 384
      sintomas/prejuízos cognitivos, 384
    definições, 381q
    visões, 381q
  esquizofrenia tardia (parafrenia), 386
  psicoses psicogênicas, 386
  psicoses reativas, 386
  transtorno delirante (paranoia), 386
    diagnóstico diferencial, 388

Índice **503**

transtorno esquizoafetivo, 388

transtornos psicóticos agudos, 386

transtornos psicóticos breves, 386

transtornos psicóticos transitórios, 386

Síndromes psicomotoras, 389-393

síndromes de agitação psicomotora, 389

agitação ansiosa, 390

agitação catatônica, 390

agitação explosiva associada a
transtornos da personalidade, 390

agitação histriônica, 390

agitação maníaca, 389

agitação nas demências, 390

agitação nos quadros de
deficiência intelectual, 390

agitação paranoide, 389

agitação psico-orgânica (no *delirium*), 390

alterações da volição e homicídio, 390

entrevista com paciente hostil ou agressivo, 389q

síndromes de comportamentos disruptivos e
agressivos na infância e na adolescência, 392

transtorno da conduta, 393

transtorno de oposição desafiante, 393

transtorno disruptivo da
desregulação do humor, 392

transtorno explosivo intermitente, 393

síndromes de estupor e/ou catatonia, 391

estupor/catatonia de choque psicológico, 392

estupor/catatonia depressiva, 392

estupor/catatonia estupor histérico, 392

estupor/catatonia orgânica, 392

estupor/catatonia psicogênica, 392

estupor/catatonia traumático, 392

estupor catatônico na esquizofrenia, 392

Síndromes relacionadas à cultura, 455-459

padrão de transtornos e sintomas mentais nos polos
de sociedades mais modernas e industrializadas
e daquelas mais rurais e tradicionais, 458q

psicopatologia e cultura, 455

síndromes relacionadas à cultura
no contexto brasileiro, 459q

síndromes relacionadas à cultura no
contexto internacional, 456q

Síndromes relacionadas ao comportamento
alimentar, 394-397

comportamento alimentar, 394

transtornos alimentares, 394

anorexia nervosa, 394

bulimia nervosa, 396

obesidade, 397

outros transtornos do comportamento
alimentar, 396

Síndromes relacionadas ao sono, 407-412

higiene do sono, 408q

narcolepsia, 411

orientações aos indivíduos que têm insônia
ou dificuldade para dormir, 408q

parassonias, 411

síndrome das pernas inquietas, 409

transtorno de hipersonolência, 409

transtorno de insônia, 407

transtornos do sono relacionados à
respiração (apneias do sono), 409

apneia central do sono, 410

apneia e hipopneia obstrutivas do sono, 409

transtornos do sono-vigília do ritmo circadiano, 410

tipo fase do sono atrasada e tipo
fase do sono avançada, 410

Sintoma à síndrome, 335-340

componentes da constituição dos sintomas
e dos transtornos mentais, 336

componentes da manifestação dos sintomas
e dos transtornos mentais, 336

componentes do surgimento dos sintomas
e dos transtornos mentais, 336

contextualização do sintoma em relação
a sua origem neurobiológica, 339

contextualização do sintoma em relação
a sua origem sociocultural, 339

evolução temporal dos transtornos mentais, 337

conceito de crise, 337

conceito de desenvolvimento, 337

conceito de episódio, 337

conceito de fase, 337

conceito de processo, 337

conceito de reação, 337

conceito de surto, 337

tipos de evolução dos quadros
psiquiátricos, 338q

fenômenos psicopatológicos em relação à
dimensão biológico-cerebral, 340q

fenômenos psicopatológicos em relação
à dimensão cultural, 340q

fenômenos psicopatológicos em relação à
dimensão psicológico-subjetiva, 340q

manifestação dos transtornos mentais, 336

transfundo ou ancoragem das
vivências psicopatológicas, 335

T

Transtornos da personalidade e traços do modelo
dos cinco grandes fatores (*Big Five*), 290

Transtornos devidos ou relacionados a substâncias
e comportamentos aditivos, 398-406

álcool: transtornos por uso e
transtornos induzidos, 400

cocaína/crack: transtornos por uso
  e transtornos induzidos, 403
dependências comportamentais não
  relacionados a substâncias, 406
início e desenvolvimento de transtornos
  por uso de substâncias, 399
maconha: transtornos por uso e
  transtornos induzidos, 402
semiotécnica de avaliação em pessoas com
  problemas relacionados a álcool, 405, 405q
síndromes associadas aos transtornos
  devidos ao álcool, 401
transtorno de dependência da internet, 406
transtorno do jogo, 406
transtornos aditivos não relacionados
  a substâncias, 406
transtornos induzidos pela maconha e
  consequências do uso crônico, 403
transtornos induzidos por substâncias, 399
transtornos por uso de substâncias, 398

Transtornos neurocognitivos, 433-440
  delirium, 433
    características clínicas do *delirium* em
      comparação à demência, 440q
    características clínicas do *delirium* em
      comparação à depressão, 440q
    características clínicas do *delirium* em
      comparação à esquizofrenia, 440q
    características clínicas do *delirium*
      em comparação à mania, 440q
    características principais do *delirium*, 434
    classificação de subtipos de *delirium*, 437
    diagnóstico diferencial do *delirium*, 438
    evolução temporal do *delirium*, 436
    pesquisa da etiologia e manejo dos
      quadros de *delirium*, 438
    quadro clínico do *delirium*, 434
    sintomas mais frequentes no *delirium*, 436
    subtipos de *delirium*: hiperativo,
      hipoativo e misto, 437
  instrumentos de avaliação, 439

Transtornos neurocognitivos de longa
  duração *ver* Demências, 441-454

V

Vivências do tempo e do espaço e suas alterações, 100-104
  anormalidades da vivência do espaço, 103
  anormalidades da vivência do
    tempo e ritmo psíquico, 102
      alterações da vivência do tempo
        na esquizofrenia, 103
      atomização do tempo, 103
      ilusão sobre a duração do tempo, 103
      inibição da sensação de fluir do tempo, 103
  definições básicas, 100
  espaço e tempo profanos e sagrados, 102
  percepção do tempo e senso de realidade, 101
  qualidades da vivência de tempo, 102

Vontade, psicomotricidade, agir e suas alterações, 172-194
  ação do indivíduo sobre o mundo
    e os lobos frontais, 175
  alterações da marcha, 189
    principais padrões de marchas
      neurológicas, 190q
  alterações da psicomotricidade, 183
    estupor e catatonia, 184
      catatonia, 184
      estupor, 184
    cascata de defesa, *freezing* e reações
      de imobilidade, 186
      cascata de defesa nos mamíferos
        e nos humanos, 187q
    conversão, 188
    desamparo aprendido, 186
    estereotipias motoras e maneirismos, 188
    tiques múltiplos, motores e/ou vocais, 188
  alterações da vontade, 177
  alterações motoras, 192
    decorrentes de doenças e condições
      neurológicas, 192
    decorrentes do uso de psicofármacos, 192
  alterações motoras associadas ao
    uso de psicofármacos, 193q
  apraxias, 190
    semiotécnica resumida da apraxia, 191q
    tipos de apraxias de acordo com o
      hemisfério cerebral lesado, 191q
  atos impulsivos e atos compulsivos, 177
    atos compulsivos, 178
    atos impulsivos, 177
    bases neurobiológicas da compulsividade, 178
    bases neurobiológicas da impulsividade, 178
    tipos de impulsos e compulsões patológicas, 179
      atos relacionados ao
        comportamento sexuais, 181
      atos relacionados ao desejo, 181
      compulsões relacionadas à
        ingestão de alimentos, 180
      compulsões relacionadas à
        ingestão de substâncias, 180
      compulsões relacionadas ao
        comportamento sexuais, 181
      compulsões relacionadas ao desejo, 181
      fatores de proteção para o suicídio, 180q
      fatores de risco para o suicídio, 180q
      impulsos e compulsões agressivas
        autodestrutivas, 179
      impulsos e compulsões heterodestrutivas, 179

impulsos relacionados à ingestão de alimentos, 180

impulsos relacionados à ingestão de substâncias, 180

outras alterações da vontade, 183
- automatismos, 183
- fenômenos em eco, 183
- negativismo, 183
- obediência automática, 183

outros impulsos e compulsões, 182

semiotécnica da ideação e do impulso suicidas, 181

transtornos relacionados a atos compulsivos, 179q

transtornos relacionados a atos impulsivos, 179q

ato volitivo ou ato de vontade, 174

atos volitivos, 176

comportamento moral, agressividade e funcionamento cerebral, 175

comportamentos morais, 176

comportamentos volitivos, 177q

definições básicas, 172

filósofos e pensadores sobre determinismo, 173q-174q

filósofos e pensadores sobre livre-arbítrio, 173q-174q

filósofos e pensadores sobre vontade, 173q-174q

hipobulia/abulia, 177

instrumentos padronizados de avaliação das alterações da volição, 192

movimentos involuntários decorrentes de doenças neurológicas, 193q

outras alterações psicopatológicas da psicomotricidade, 189

principais síndromes frontais, 175q

processo volitivo, 174

semiotécnica da volição e da psicomotricidade, 194q

valores morais, 177q

variabilidade cultural, 176